U0284313

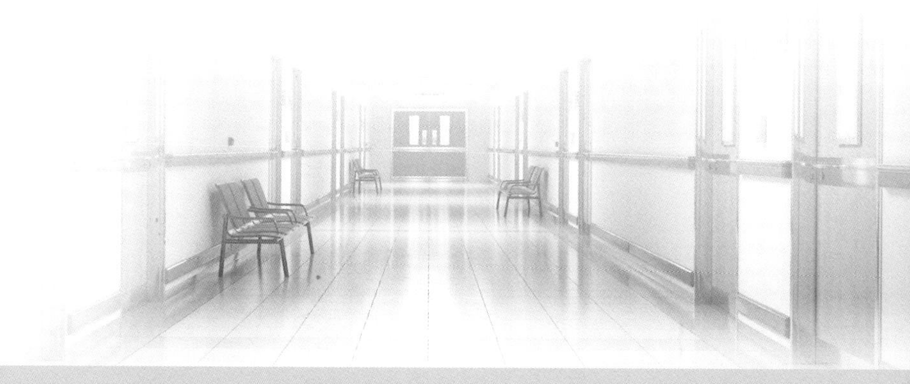

儿科查房实用手册

主　编　尚云晓　陈　宁

副主编　杨　男　岳冬梅　刘雪雁　王丽杰

编　者（按姓氏笔画排序）

于文婷　于宪一　于雪馨　王　弘　王　忻　王　佳
王　虹　王　洋　王　菲　王　策　王玉静　王丽杰
王秀丽　王植嘉　尹　璐　叶晓琳　田维敏　冯　雍
邢艳琳　朱万红　乔　琳　刘　畅　刘　思　刘　喆
刘春峰　刘雪雁　许　巍　许玲芬　孙　乐　杜　悦
李　爽　李玖军　李雪梅　杨　男　杨　敏　杨凤华
杨宇婷　杨运刚　杨雨晨　吴　捷　吴　琼　何秋颖
佟玉静　佟雅洁　邹　凝　宋文良　迟昨非　张　丹
张　洲　张　晗　张俊梅　陈　宁　陈　丽　范玉颖
尚云晓　岳冬梅　郑　悦　单丽沈　宛　洋　相　云
顾　敏　徐　刚　郭　静　唐　诗　韩　梅　程　琪
程　超　蔡栩栩　滕　旭　魏　兵

人民卫生出版社

·北　京·

图书在版编目（CIP）数据

儿科查房实用手册 / 尚云晓，陈宁主编 . —北京：人民卫生出版社，2023.6

ISBN 978-7-117-34413-5

Ⅰ. ①儿… Ⅱ. ①尚… ②陈… Ⅲ. ①小儿疾病 – 诊疗 – 手册 Ⅳ. ①R72-62

中国国家版本馆 CIP 数据核字（2023）第 022609 号

儿科查房实用手册

Erke Chafang Shiyong Shouce

主　　编：尚云晓　陈　宁
出版发行：人民卫生出版社（中继线 010-59780011）
地　　址：北京市朝阳区潘家园南里 19 号
邮　　编：100021
E - mail：pmph @ pmph.com
购书热线：010-59787592　010-59787584　010-65264830
印　　刷：北京瑞禾彩色印刷有限公司
经　　销：新华书店
开　　本：889 × 1194　1/32　　印张：25　　插页：4
字　　数：691 千字
版　　次：2023 年 6 月第 1 版
印　　次：2023 年 6 月第 1 次印刷
标准书号：ISBN 978-7-117-34413-5
定　　价：98.00 元
打击盗版举报电话：010-59787491　E-mail：WQ @ pmph.com
质量问题联系电话：010-59787234　E-mail：zhiliang @ pmph.com
数字融合服务电话：4001118166　E-mail：zengzhi @ pmph.com

主编简介

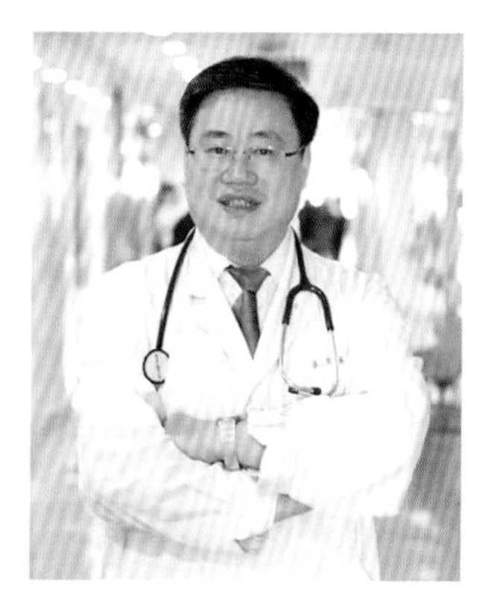

尚云晓 教授

中国医科大学附属盛京医院小儿呼吸内科(国家临床重点专科)主任,教授,博士研究生导师,第五届人民名医,第二届辽宁名医。

学术兼职:中华医学会儿科学分会呼吸学组副组长、毛细支气管炎协作组组长;中国优生优育协会儿童呼吸健康专业委员会主任委员;中国中西医结合学会儿科专业委员会副主任委员(7、8届)、呼吸学组组长;中国医师协会儿科医师分会常务委员;中华中医药学会儿童肺炎联盟委员会副主席;中国妇幼保健协会儿童变态反应专业委员会副主任委员;国家卫生健康委员会手足口病规范防治宣贯项目执行副主席兼特聘指导专家;国家卫计委合理用药专家委员会儿童用药专家组专家;教育部教学指导委员会儿科学专业教学指导分委会委员;中国妇幼保健协会儿科疾病和保健分会常务委员、儿科疾病和保健学组副组长;中国医药技术协会生物诊断技术分会常务委员、"特殊病原体实验诊断"专业学组副组长;中国中药协会儿童健康与药物研究专业委员会常务委员、药物研究与评价学组副组长;国家远程医疗中心儿童哮喘行动计划委员会副主任委员;中国研究型医院学会过敏医学专业委员会常务委员；中国医药教育协会儿科专业委员会常务委员；中国医药新闻信息协会儿童安全用药分会常务委员；辽宁省医师协会儿科医师分会会长；辽宁省生命科学学会儿科分会主任委员；辽宁省医学会儿科学分会呼吸学组组长；东北三省及内蒙地区儿童哮喘协作组组长；辽宁省儿童哮喘协作组组长；《国际儿科学杂志》编辑部主任；《中国实用儿科杂志》副主编；2006年荣获首届“宋庆龄儿科医学奖”；主编医学专著8部，副主编7部。

主编简介

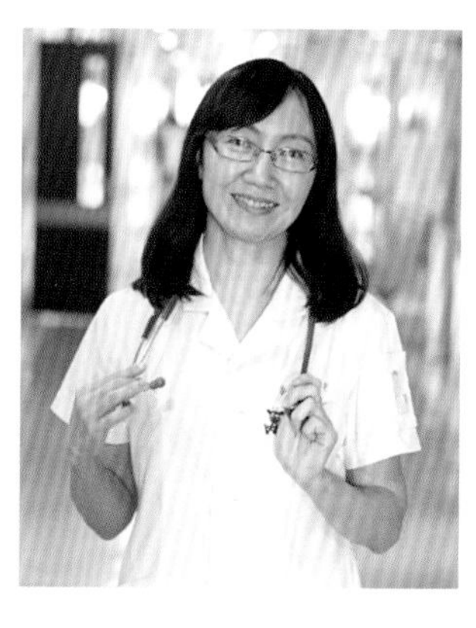

陈　宁　副教授

中国医科大学附属盛京医院小儿呼吸内科(国家临床重点专科)副主任,副主任医师,硕士研究生导师。

学术兼职:中华医学会儿科学分会呼吸学组呼吸免疫协作组副组长;中华医学会儿科学分会呼吸学组儿童间质性肺疾病协作组委员;中华中医药学会儿童健康协同创新平台委员会委员;中国医药质量管理协会儿科呼吸标准化诊治与质量控制委员会委员;辽宁省儿童哮喘协作组委员;辽宁省生命科学学会儿科呼吸分会常务委员;辽宁省中西医结合学会儿科专业委员会常务委员;东三省微生态学组常务委员;东三省及内蒙地区肺部疑难病及罕见病协作组组长;《国际儿科学杂志》审稿专家;《小儿呼吸系统疑难重症病例解析》《儿科疑难病例诊治思路详解》副主编。

前　言

随着现代医学的飞速发展，人们对儿科疾病的认识逐渐深入。近年来，随着儿科疾病谱的变化，很多儿科疾病的诊断及治疗也在不断更新。为满足儿科各级临床医生对疾病诊疗的需求，本书从临床实用性出发，对儿科各系统疾病近年来的诊治进展、诊治体会等以查房思路的方式进行归纳总结。

本书由来自国家儿童区域医疗中心（东北区）中国医科大学附属盛京医院儿内科医生完成撰写。编者中既有在国内儿内科各专业领域的学术带头人，也有在临床一线工作，有着丰富的临床诊治经验的、优秀的儿科中青年骨干医生。按照儿科的专业分类，本书共分 11 章，覆盖了儿科急重症、新生儿，呼吸系统，消化系统，心血管系统、泌尿系统、免疫系统、神经系统、内分泌、血液系统，包含各系统常见疾病的临床查房。另外，为帮助儿科临床医生加深肺功能检查的理解和临床实际应用，本书特在书末附有儿童肺功能检查原理、适应证、临床应用及报告解读。

与其他同类书籍不同的是，本书按照以下思路进行编写：①覆盖疾病的基础知识和最新诊治进展，归纳疾病临床特征，包括临床症状、体征及相关辅助检查等，条理清晰，便于临床医生归纳及记忆；②从诊断角度，讲解疾病诊断及鉴别诊断要点、在临床诊疗中常见的问题、病情演变的分析及应对、需要注意的事项，加深对疾病的认识；③从治疗角度，参考最新指南，指导临床医生规范治疗，合理应用药物。本书融入了参编医生个人的临床诊疗经验和诊治体会，临床实用性好、贴近临床，帮助儿科中青年医生，特别是基层儿科医生建立良好的临床诊疗思维，提高临床诊治水平，对规范儿科常见疾病的诊断和合理用药有很好的指导作用。

本书出版之际，恳切希望广大读者在阅读过程中不吝赐教，欢迎发送邮件至邮箱 renweifuer@pmph.com，或扫描封底二维码，关注“人卫儿科学”，对我们的工作予以批评指正，以期再版修订时进一步完善，更好地为大家服务。

尚云晓　陈宁
中国医科大学附属盛京医院
2023 年 6 月

目　录

第一章　儿童急重症

第一节　呼吸、心搏骤停与心肺脑复苏

一、疾病简介

呼吸、心搏骤停是临床最危急、最严重的疾病状态，呼吸骤停与心搏骤停可先后发生，互为因果，其结果是血液循环及各脏器供血停止，低氧血症导致各脏器缺血缺氧性损伤及复苏后再灌注损伤。如不及时处理可迅速死亡，或由于随后发生的多脏器功能衰竭而死亡，或可能遗留神经系统后遗症。对呼吸、心搏骤停的患儿必须争分夺秒地采用急救手段恢复心肺功能，并于心肺复苏开始后迅速进行脑损伤的预防及治疗，最终使脑功能恢复，这一急救过程与方法称心肺脑复苏。

二、疾病特点

1. **病史**　患儿突然昏迷，刺激或呼叫后无反应，多有相应的前驱病史或意外损伤病史，如有呼吸困难和面色苍白、发绀或神志改变、抽搐等，或创伤、电击、溺水、窒息、中毒等。

2. **查体**　完全心搏呼吸停止时，患儿昏迷、触诊大动脉搏动或心前区搏动消失、呼吸停止（无胸或腹的起伏运动）、瞳孔散大、皮肤黏膜苍白或发绀、听诊心音消失。

3. **其他**　以下情况也应视为心搏、呼吸骤停的前兆，需要心肺复苏。

（1）严重心动过缓，年长儿心率<30 次/min，婴儿心率<60 次/min，新生儿心率<80 次/min。

（2）呼吸过于浅弱、缓慢，呈抽泣样呼吸或呼吸极度困难，虽

有呼吸动作，胸部听诊无呼吸音。

4. **辅助检查** 心电图表现为心室颤动或各种类型的心动过缓或完全停止呈直线。心电机械分离系指心肌完全停止收缩，而心电图仍显示心电活动，表现为不同程度的传导阻滞、心室自主搏动等，甚至有正常的心电活动，但并不排血，也测不出脉搏和血压，一般预后不良。

三、治疗思路

(一) 基础生命支持

第一目击者应施行现场急救，给予基础生命支持。即采用人工呼吸及人工心脏按压的方法，以保证包括脑在内的各脏器基本供血、供氧的要求，减少脑及各脏器的损伤，并在可能条件下尽快建立静脉通道，以便于使用基本抢救药物，稳定后转往条件好的医院。《2010 国际心肺复苏及心血管急救指南》对于非专业人员推荐复苏顺序由 ABC 改为 CAB，即现场复苏时可首先进行心脏按压，以免由于通畅气道及人工通气等耽误心脏按压，导致脑等器官缺血时间过长。但对专业人员应视具体情况决定复苏顺序，对多数患儿更多的是呼吸障碍所致心排停止，因此，首先给予通气是合理的；而对于一个明确心源性的心排停止，则首先心脏按压是有益的。但无论什么原因，迅速开始的心肺复苏对预后是至关重要的。

1. **C（circulation，人工循环）** 胸外心脏按压法：通过向脊柱方向按压胸骨，使心脏内血液被动排出的复苏措施，是目前心肺复苏时最常使用的方法，儿童胸廓组织薄，弹性大，按压时易于改变前后径，正确而有效的按压可使心排血量达正常的30%~40%，而脑组织只需正常供血的 15% 即能避免永久性损害，但需注意心脏按压中断时间不得超过 10 秒。

(1) 婴儿胸部按压：有两种方法，即双指按压法和双手环抱按压法。①非专业急救和单人急救时，对婴儿应采用双手指按压法进行胸部按压，按压部位为两乳头连线中点下；②双人急救时推荐专业急救者使用双手环抱法。双手环绕婴儿胸部，拇指置于胸骨下 1/2 处，其余 4 指分开并环绕胸廓，拇指用力按压胸骨的同时，其余4指给予反压力以按压胸廓。

(2) 学龄前与学龄儿童：与成年人类似，采用单掌或双掌法。患儿仰卧于硬板上，术者将掌根部置于胸骨下1/3处按压，肘关节呈伸直位，借助体重及肩臂之力垂直向脊柱方向按压，按压幅度均应达到胸廓厚度的1/3~1/2，下压与放松时间大致相等，频率100次/min。

(3) 按压与通气比值：按压与人工呼吸应协调进行，但避免同时按压及人工通气。除新生儿外(按压与通气3∶1)，双人抢救时心脏按压与人工通气比例为15∶2，单人抢救时按压与通气比应按30∶2进行，更强调持续心脏按压的重要性。患儿建立人工气道后不再按照上述按压、通气周期进行双人急救，其中一人持续给予胸部按压，频率为100次/min，另一人给予人工通气，频率为8~10次/min。注意：挤压时手指切勿触及胸壁，避免压力传至肋骨引起骨折，放松时手掌不应离开胸骨，以免按压点移位；用力不可过猛，否则有肝、肺、胃破裂的可能。

自主循环恢复有赖于有效的胸外按压，美国心肺复苏指南强调了有效胸外按压的重要性，做到有力、速度快、按压后胸壁充分复位，尽量减少对按压的干扰。包括以下几点：a. 用力按压。按压幅度为1/3~1/2胸廓厚度。b. 快速按压。按压频率为100次/min。c. 每次按压后手轻微抬高胸壁，使胸廓完全回复至原来位置。d. 胸外按压过程中应尽量减少按压中断，除非建立人工气道或除颤时短暂的停顿，按压中断时间不得>10秒。急救人员疲劳会导致按压频率和深度不足，以及2次按压间胸廓恢复不完全。研究显示即使在急救人员否认感到疲劳的情况下，胸外按压质量亦会在数分钟内下降，因此，指南推荐急救人员应轮流进行胸外按压(每人按压约2分钟)，以防因疲劳而导致胸外按压的质量及频率下降；轮换时尽可能快速(<5秒)，以尽量缩短胸外按压中断时间。

2. A(Airway，**通畅气道**)

(1) 置患儿头部于轻度后仰位，托起下颌防止舌根后坠阻塞气道，对外伤患儿疑有颈椎损伤时，则不应伸展颈部，采用上推下颌的方法打开气道。

(2) 清除鼻腔、口咽部分泌物、呕吐物及可见到的异物、血块等，可用吸痰管吸引，或用手指或器械取出可见的异物，不推荐盲目用手指探寻异物，有可能将异物推到深部。对吸入异物导致的完全性气道阻塞，年长儿可采用海姆立克手法，小婴儿则推荐拍背和挤压胸部相结合方法排除异物。现场可借助简易管通过口腔吸出分泌物、痰液等，有条件者可行气管插管吸出气道内分泌物，使气道通畅。其他异物难以排除的完全性上气道阻塞，必要时可采用环甲膜切开或穿刺法(异物或阻塞在环甲膜以上)。

(3) 有条件时可使用口咽导气管或鼻咽导气管通畅气道。

3. B(breathing，人工呼吸) 儿科呼吸心搏停止的原因中更多的是呼吸衰竭，因此有效的通气常是抢救的关键，甚至不需要心脏按压或给复苏药物即可挽救患儿生命。

(1) 口对口人工呼吸：适于现场急救，患儿平卧，肩背稍垫高，头后仰使气道平直(口、咽、气管轴接近一条直线)，急救者位于患儿一侧，用手将下颌向上托起(若为小婴儿，急教者将手置于其颈后，使头略向后伸即可)，另一手的拇、示指捏紧患儿鼻孔，深吸气后口与患儿口紧贴，吹入适量气体，至患儿上胸部抬起停止吹气，随之立即放开鼻孔，靠弹性回缩使肺内气体排出，重复进行上述操作，频率为儿童 15~20 次/min、婴儿 30~40 次/min，吹气应均匀，不可用力过猛。于数次吹气后应缓慢挤压上腹部一次，排出胃内气体。若患儿牙关紧闭，可采用口-鼻吹气法，对婴幼儿急救者也可口腔完全覆盖患儿口鼻吹气。健康人呼出的气体中含有 16%~17% 的氧气，肺泡内氧分压可达 10.7kPa(80mmHg)，通气量若达正常 2~3 倍，足够机体需要。

(2) 复苏器人工呼吸：急救人员或急诊、儿科重症监护室(pediatric intensive care unit，PICU)人员经常使用的人工通气方法。一般可采用复苏器面罩人工通气。是复苏时实行人工正压通气非常有效的方法，设备简单，容易掌握，是医务人员必须掌握的基本技能。操作者一手固定面罩(大小从鼻梁到下颌，恰好覆盖口、鼻而不压迫眼，下方不超过下颌为宜)使之与患儿面部紧密接触，并托起下颌，另一手则有节律地挤压、放松气囊。挤压次数及力量视患儿年龄而异。通过观察胸廓起伏及听诊呼吸音强弱,可判断通气量适当与否。常用的气囊通气装置为自膨胀气囊,通常的氧气浓度为30%~40%。气囊尾部可配储氧装置保证输送高浓度氧气。带有储气装置的气囊可以提供60%~95%浓度氧气。气囊常配有压力限制活瓣,使抱球压力不超过35~40cmH_2O,可以避免气压伤的发生。

(3) 气管插管(气管切开)人工呼吸:气管插管或气管切开使用复苏器进行人工通气,是一种最为有效的通气方式,适用于口对口呼吸或复苏器人工呼吸效果不佳,或需机械通气,或由于外伤、出血、喉头水肿等不适于口对口呼吸或复苏器面罩人工呼吸。目前,在有条件的场所进行人工通气是推荐的最佳方法(如在ICU、急诊室或转运过程等)。

心肺复苏有效的标志:①按压的同时可触及颈动脉、股动脉搏动;②扩大的瞳孔缩小,对光反射恢复;③口唇、甲床、面色好转;④肌张力增强或出现不自主运动;⑤自主呼吸出现。

(二) 进一步治疗或高级生命支持

进一步治疗或高级生命支持(advanced life support,ALS)是在上述基础生命支持的基础上应用药物等高级生命支持手段,力图恢复自主心搏和自主呼吸并使生命指征稳定的过程,这一过程应于基础生命支持开始后迅速进行,甚至同步进行,但部分患儿在进行有效的基础生命支持后可以恢复自主呼吸和心搏,而不必使用药物。

1. **给氧与通气**　可通过各种形式给患儿吸氧,如鼻导管、面罩、口咽导气管、喉罩通气、球囊面罩正压通气、气管插管正压通气等。

2. **维持和改善循环**

(1) 继续高质量的胸部按压:只要自主循环未恢复就应持续按压。

(2) 使用复苏药物及抗心律失常药物治疗。

1) 给药途径:首先应在原有的静脉通道给药,以争取时间,以利用上腔静脉系统的周围静脉为好,若条件允许也可使用骨髓或气管内给药。由于心内注射的许多不良反应,目前已不被采用。

2）常用药物。

肾上腺素：是心肺复苏时最常应用的药物。可兴奋α受体及β受体，具有正性肌力和正性频率作用，并可提高血压，半衰期2分钟。用法：首次静脉稀释成1/10 000浓度，0.01mg/kg（0.1ml/kg，1∶10 000溶液），若首次无效，可3~5分钟重复1次，目前不主张大剂量。亦可气管内给药，0.1mg/kg，心搏恢复后可持续静脉滴注，速度为0.05~1.0μg/（kg·min）。

阿托品：用于心动过缓、Ⅲ度房室传导阻滞、有机磷中毒。用量为0.01~0.02mg/kg。最大0.1mg/kg，5分钟重复1次，最大剂量为儿童1mg、青少年2mg。通常经静脉给药。

碳酸氢钠：现在的观点认为除非心搏、呼吸停止时间较长或血气证实有严重的代谢性酸中毒，否则不应常规使用碳酸氢钠，尤其在复苏的最初阶段应慎重使用，可能导致医源性高渗、高钠、低钾并加重细胞内酸中毒。在给予基础生命支持及肾上腺素后，心搏仍不恢复，无血气情况下，一般先给5%碳酸氢钠5ml/kg，稀释成等渗液快速静脉滴入。尽管碳酸氢钠已不作为一线复苏药物，但患儿如果有足够通气量，第1次肾上腺素给药后效果不佳时可考虑使用。

钙剂：现已不作为一期复苏药，但在低钙血症、高钾血症、高镁血症时仍可应用。但注意可能导致细胞内钙超载，加重已缺氧细胞的损伤。用量：葡萄糖酸钙100~200mg/kg（10%葡萄糖酸钙1~2ml/kg），最大剂量1次2.0g；氯化钙1次20~50mg/kg（10%氯化钙0.2~0.5ml/kg），最大剂量1次1.0g，注意缓慢静脉滴注。

利多卡因：用于心室颤动及室性心动过速。在抢救后始终听不到心音，除心搏确实未恢复外，还应注意可能有心室颤动，在继续心脏按压的同时做心电图以发现是否有心室颤动。用法：1mg/kg，加5%葡萄糖溶液10ml中静脉推注，5~10分钟可重复用，总药量不超过5mg/kg。

胺碘酮：目前更推荐胺碘酮用于室性心动过速或心室颤动等，5mg/kg［i.v./i.o.（静脉/骨髓）］，可重复使用至12mg/kg，最多不超过300mg。

纳洛酮:用于逆转麻醉药或毒物引起的呼吸抑制及镇静作用,用量0.1mg/kg,可静脉或气管内给药。

现在不主张给呼吸兴奋药,如洛贝林等,而要采用上述人工通气的方法保持通气,当缺血缺氧纠正后应能逐渐恢复自主呼吸。

(3) 电除颤复律:虽然在儿科少见,但心室颤动也可能是心搏骤停的原因,或在复苏当中出现心室颤动、室性心动过速等心律失常,可用电除颤或复律。无脉室性心动过速和心室颤动应用非同步,能量首次2J/kg,此后4J/kg。但需注意无论除颤是否成功都应进行5个循环的CPR。要尽量减少除颤对CPR的干扰。目前已证实了小婴儿使用除颤仪的安全性,推荐最好首先使用手动除颤仪,无手动可选择衰减型自动除颤仪,没有也可使用标准型自动除颤仪。

(三) 复苏后治疗

维持保护各脏器功能,尤其是保护脑功能,并最终使脑功能恢复,并进行病因治疗。

1. **维持有效循环、纠正低血压**　可通过扩容、纠正酸中毒及血管活性药以及病因治疗等维持血液循环稳定,多巴胺、多巴酚丁胺是常用的正性肌力药及升压药,用于复苏后循环的维持,心电监护在心肺复苏当中很重要,除可便于观察心搏是否恢复,还可及时发现出现的心律失常,及时采取相应的措施。

2. **维持正常通气**　必要时给予机械通气,但目前不主张过度通气。

3. **脑复苏**　降低氧耗及代谢,消除一切不利于脑功能恢复的内环境紊乱如低血糖、离子紊乱等,如降温、解痉、脱水疗法(甘露醇、呋塞米等)、激素、维持内环境稳定及高压氧等。体温低于37℃时,温度每下降1℃,脑耗氧量减少7%,低温能降低脑代谢和颅内压、减轻炎症反应等。一旦患儿条件允许尽可能早的亚低温治疗。目标温度:32~34℃相对安全,而降温的速度目前没有太多的限制,如果患儿状态允许,尽快地降温到目标温度,而延迟降温是否对治疗不利尚不明确。复温的速度每2小时不要超过0.5℃,以防止脑在过快的复温过程中过度灌注和神经源性水肿。亚低温治疗时间多选用24~72小时,但对于脑损伤严重72小时仍昏迷的患儿可以适当延长亚低温时间,但原则不超过5~7天。

4. **其他脏器功能支持** 如胃肠功能、肾功能的维持等。

5. **其他** 治疗原发病,防止再次发生呼吸、心搏骤停。

(刘春峰 刘 喆)

第二节 急性呼吸衰竭

一、急性呼吸衰竭

急性呼吸衰竭是指由于直接或间接原因导致呼吸功能异常,使肺脏不能满足机体代谢的气体交换需要,造成动脉血氧下降和/或二氧化碳潴留,并由此引起一系列病理生理改变以及代谢紊乱的临床综合征。由于小儿尤其婴幼儿在呼吸系统解剖、肺力学方面的发育不成熟,易发生呼吸衰竭,是儿科危重抢救的主要问题,病死率很高。

二、诊断

(一) 原发病的临床表现

根据原发病不同而异。主要分为上气道梗阻和下气道梗阻,吸气性喉鸣为上气道梗阻的征象,如喉炎、喉软化及异物吸入等;而呼气延长伴喘鸣是下气道梗阻的征象,如细支气管炎及支气管哮喘;若为神经系统疾病则有相应的临床表现。

(二) 呼吸困难的临床表现

周围性呼吸衰竭表现为呼吸困难、鼻翼扇动、三凹征、点头状呼吸、呻吟等。早期表现为呼吸增快、喘息,之后可出现呼吸无力及缓慢,严重者呼吸停止,一旦呼吸减慢提示呼吸衰竭严重,可很快出现呼吸停止。中枢性呼吸衰竭表现为呼吸节律不齐,可出现潮式呼吸,晚期出现抽泣样呼吸、叹息样呼吸、呼吸暂停及下颌呼吸等。

(三) 低氧血症的临床表现

1. **发绀** 一般血氧饱和度降至80%以下时出现发绀。

2. **神经系统表现** 烦躁、意识模糊甚至昏迷、惊厥，一般是先兴奋后抑制，可出现嗜睡、反应低下、肌张力低下等。

3. **循环系统表现** 心率增快，后可减慢，心音低钝，轻度低氧血症时心排血量增加，严重时减少，血压先增高后期则降低，严重缺氧可致心律失常。

4. **消化系统表现** 可有消化道出血，亦可有肝功能损害，合并转氨酶升高。

5. **肾功能损害** 尿中出现蛋白、白细胞及管型，少尿或无尿。因严重缺氧可引起急性肾小管坏死，出现肾功能衰竭。

（四）高碳酸血症的临床表现

1. **早期表现** 可有头痛、烦躁、摇头、多汗、肌肉震颤。

2. **神经精神异常** 淡漠、嗜睡、谵语，严重者可有昏迷、抽搐、视盘水肿。甚至可有脑疝的相应症状、体征。

3. **循环系统表现** 心率增快，心排血量增加，血压上升。严重时心率减慢。

（五）血气指标

1. **呼吸功能不全** PaO_2<7.98kPa（60mmHg），SaO_2<91%，$PaCO_2$>5.99kPa（45mmHg）。

2. **呼吸衰竭**

（1）Ⅰ型呼吸衰竭：低氧血症性呼吸衰竭，PaO_2<7.98kPa（60mmHg），SaO_2<85%。

（2）Ⅱ型呼吸衰竭：既有低氧血症又有高碳酸血症性呼吸衰竭 PaO_2≤7.98kPa，$PaCO_2$≥6.65kPa（50mmHg）。

（3）临床经常可见的单纯高碳酸血症而无明显低氧血症，在婴幼儿更多见，常由于通气障碍所致，$PaCO_2$≥6.65kPa(50mmHg)。虽然目前未归类，但应该视为呼吸功能障碍或呼吸衰竭的前兆，要给予必要的改善通气的治疗。

以上血气指标是在海平面、安静、不吸氧状态下所测结果，若正吸氧时有无低氧血症可通过计算 PaO_2/FiO_2（氧分压/吸入氧浓度）比值判断，正常 PaO_2/FiO_2>300，若 PaO_2/FiO_2<250 则提示有呼吸衰竭，此外 A-aDO_2（肺泡动脉氧分压差）也可判断有无弥散障碍和通气/血流失调，正常值<2.0kPa（15mmHg），>2.0kPa 提示有肺内分流。

三、治疗

（一）病因治疗

治疗原发病，如肺炎应给予抗生素控制感染，哮喘患儿应用激素及气管解痉剂，气胸、脓胸等要引流。

（二）保持气道通畅，改善通气功能

1. **保持气道开放的体位** 若口鼻腔分泌物较多，应用吸痰器吸出，喉炎、会厌炎等引起的上气道梗阻，必要时应气管插管或切开。

2. **湿化气道**

(1) 加温湿化氧气：可用加温湿化器，加温湿化吸入的氧气，多用于面罩或头罩吸氧或气管插管，简易T形管吸氧或鼻塞连续气道正压通气（continuous positive airway pressure，CPAP）时。

(2) 超声雾化吸入：由气道痉挛或者黏膜水肿导致的呼吸困难，可根据需要给予布地奈德吸入溶液、气管扩张剂等吸入治疗；雾化时要注意供氧，否则加重低氧血症。

(3) 定时排痰：帮助排痰，定时翻身（1次/2h）拍背吸痰。气管切开或插管者应定时气道冲洗吸痰。

（三）氧疗

根据患儿状态及缺氧程度可选用鼻导管、面罩及头罩。吸氧浓度（FiO_2）一般为0.3~0.6，氧流量2~10L/min。应严格掌握吸入气体氧浓度，最好用测氧仪测得吸入氧浓度，原则上以能维持血氧分压在8.0~10.7kPa（60~80mmHg）的最低吸入氧浓度为宜，以防止氧中毒发生。另外，氧疗时应注意氧流量越大，吸入气的湿化程度要求越高。鼻导管吸氧，氧流量与吸氧浓度大致呈如下关系：

$$吸入氧浓度(\%)=21+4\times 氧流量(L/min)$$

若上述措施后仍有低氧血症则应考虑机械通气。呼吸衰竭严重或呼吸停止时按心肺复苏的要求做。

（四）药物治疗

1. **呼吸兴奋剂** 有了机械通气后，尤其在儿科基本不再应

用呼吸兴奋剂。

2. **碱性药物**　呼吸衰竭时的酸碱紊乱，主要为呼吸性酸中毒，可通过改善通气予以纠正。混合性酸中毒或代谢性酸中毒时，可适当应用碱性药物。值得注意的是较长时间的呼吸性酸中毒后，机体通过代偿机制可致代谢性碱中毒，有时 pH 值可达 7.5 以上，同时可有低氯、低钾等，因此可适当补充 10%KCl，或适量生理盐水，代谢性碱中毒重者可酌情静滴适量盐酸精氨酸。

3. **其他药物**　颅内高压时应用脱水降颅压药物，循环障碍时可应用心血管活性药物，液体一般控制在 60~80ml/(kg·d)，烦躁患儿适当使用镇静剂，一般用水合氯醛，地西泮等因可抑制呼吸应慎用。

（五）经鼻高流量氧疗

低氧性呼吸衰竭的患儿，自主呼吸力量和频率足够时可首先使用；可提供 0.21~1.0 的氧浓度，可调节加温加湿，氧气流量可在 2~10L/min 间调整。对于呼吸道梗阻，评估肺部病变进展很快，需要压力特别是呼气末正压支持时，不考虑使用。

（六）无创机械通气

可保持患儿呼气末正压通气（positive end expiratory pressure，PEEP）增加功能残气量，也可以为患儿提供一定的吸气相压力支持，减少呼吸肌做功和氧耗、降低呼吸频率，前者称为连续气道正压通气（continuous positive airway pressure，CPAP），后者称为双相气道正压（bi-level positive airway pressure，BiPAP）。同时可以减轻肺水肿，因增加肺泡内气体总体压力，减少肺泡和肺毛细血管氧分压差。PEEP 值多设定为 2~5cmH_2O，也可以高至 6~8cmH_2O。主要适用于：病情相对轻的急慢性呼吸衰竭者；有创机械通气撤机后的过渡者；先天性心脏病或者神经肌肉疾病，需要减轻呼吸做功或者肌肉能力稍差者；呼吸暂停偶尔伴发低氧血症者；百日咳剧烈咳嗽喘憋明显者等。已经无自主呼吸、严重昏迷、气道畸形或者梗阻、血流动力学不稳定、腹部手术、对无创通气的鼻塞或者面罩不耐受者不适用。

（七）有创机械通气

用常规方法治疗呼吸衰竭无效或疗效不佳时可考虑用呼吸

机，呼吸机的使用大大降低了呼衰患儿的病死率，成为重症抢救室最常用抢救技术手段，有下列情况之一可考虑行机械通气。

(1) 呼吸频率下降仅及正常的 1/2 以下时。

(2) 呼吸极微弱，双肺呼吸音弱。

(3) 频繁呼吸暂停或呼吸骤停。

(4) 虽使用高浓度氧亦不能使发绀缓解。

(5) 病情急剧恶化，经上述治疗无效。

(6) 血气指标：$PaCO_2$>8.0kPa(60mmHg)，FiO_2 0.6，PaO_2<8.0kPa(60mmHg)。

需要指出的是既不能随意行机械通气，也不可把机械通气当作临终前的抢救手段，而要掌握最佳时机并遵循个体化原则。

(八) 气管插管及气管切开指征

难以解除的上呼吸道梗阻，需要清除大量下呼吸道分泌物；吞咽麻痹、呼吸肌麻痹或昏迷严重；需要机械通气。

(许 巍)

第三节 急性呼吸窘迫综合征

一、急性呼吸窘迫综合征

急性呼吸窘迫综合征(acute respiratory distress syndrome，ARDS)是在严重感染、休克、创伤等非心源性疾病过程中，肺毛细血管内皮细胞和肺泡上皮细胞损伤造成弥漫性肺间质及肺泡水肿，导致的急性低氧性呼吸功能不全或衰竭。ARDS 的主要病理特征为肺微血管通透性增高而导致的肺泡渗出液中富含蛋白质的肺水肿及透明膜形成，并伴有肺间质纤维化。病理生理改变以肺容积减少、肺顺应性降低，肺内分流增加及严重的通气/血流比值失调为主。严重的肺部感染是引起小儿 ARDS 的最常见的直接原因。

二、诊断

诊断可依据 2015 年儿童 ARDS(PARDS)诊断国际共识(表 1-3-1)。

表 1-3-1　2015 年儿童 ARDS(PARDS)诊断国际共识

年龄	除围产期相关性肺疾病患儿			
发病时间	已知临床损害发生 7 天以内			
肺水肿原因	呼吸衰竭,无法完全用心力衰竭或者液体超负荷来解释			
胸部影像学	胸部影像学发现与肺实质疾病一致的新发浸润影			
氧合	无创机械通气	有创机械通气		
	PARDS(无严重程度分级)	轻	中	重
	全面罩双水平正压通气 或 CPAP $>5cmH_2O$ PF 比 ≤ 300 SF 比 ≤ 264	$4 \leq OI < 8$ $5 \leq OSI < 7.5$	$8 \leq OI < 16$ $7.5 \leq OSI < 12.3$	$OI \geq 16$ $OSI \geq 12.3$
特殊疾病				
发绀型心脏病	符合以上关于年龄、发病时间、肺水肿原因以及胸部影像学的标准,且急性氧合障碍不能用自身的心脏疾病来解释			
慢性肺疾病	符合以上关于年龄、发病时间、肺水肿原因、胸部影像学表现为新发浸润影,且氧合水平从患儿自身基线水平有明显下降,符合以上氧合障碍标准			
左心功能障碍	符合以上关于年龄、发病时间、肺水肿原因、胸部影像学表现为新发浸润影,氧合障碍符合以上标准且不能用左心功能障碍来解释			

目前该诊断标准均是基于有创正压通气下的,对于未进行机械通气的儿童,确实可能很快进展为 ARDS 者,可使用风险评估表评估(表 1-3-2)。

三、治疗

(一)积极治疗原发病

1. 控制感染　对肺部感染、脓毒症等应早期、足量、联用抗生素,避免导致不敏感菌的繁殖或二重感染。

表 1-3-2　2015 年儿童 ARDS（PARDS）风险评估表

<table>
<tr><th>年龄</th><th colspan="3">除外围产期相关性肺疾病患儿</th></tr>
<tr><td>发病时间</td><td colspan="3">已知临床损害发生 7d 以内</td></tr>
<tr><td>肺水肿原因</td><td colspan="3">呼吸衰竭，无法完全用心力衰竭或者液体超负荷来解释</td></tr>
<tr><td>胸部影像学</td><td colspan="3">胸部影像学发现与肺实质疾病一致的新发浸润影</td></tr>
<tr><td rowspan="3">氧合</td><td colspan="2">无创通气</td><td>有创机械通气</td></tr>
<tr><td>鼻面罩
CPAP 或 BIPAP</td><td>面罩、经鼻气管插管或高流量吸氧</td><td rowspan="2">供氧后 SpO_2>88%，但 OI<4 或 OSI<5</td></tr>
<tr><td>FiO2≥40% 才能使 SpO_2 达到 88%~97%</td><td>SpO_2 达 88%~97%，所需氧流量：
<1 岁：2L/min
1~5 岁：4L/min
5~10 岁：6L/min
>10 岁：8L/min</td></tr>
</table>

2. **积极抢救休克**　改善微循环，适当补充血容量，避免液体输入过多、过快。胶体和晶体液应合理应用。

3. **及时正确处理创伤**　如清创、骨折固定等。

4. **合理输血**　必须输血时，切忌过量，滴注速度不宜过快，最好输入新鲜血液尤其是需大量输血时。库存 1 周以上血液含微型颗粒，这些微型颗粒能引起微栓塞，损害肺毛细血管内皮细胞，必须应用时宜用微过滤器。

（二）呼吸支持治疗

有效的脏器功能支持尤其是呼吸功能的支持是 ARDS 治疗的中心环节。

1. **氧疗**　使 PaO_2 达到 60~80mmHg。首先使用鼻导管，之后采用面罩或氧气罩吸氧，但常常难以奏效，机械通气仍然是最主要的呼吸支持手段。

2. **机械通气**

（1）机械通气的时机选择及体位：ARDS 患儿经高浓度吸氧（>50%）仍不能改善低氧血症（PaO_2<60mmHg）时，应积极气管插管进行有创机械通气。

取半卧位可显著降低机械通气患儿呼吸机相关性肺炎(ventilator-associated pneumonia，VAP)的发生。采用30°~45°半卧位。在循环功能稳定、人机协调性较好的情况下，应尽量保留自主呼吸。

俯卧位通气(prone position ventilation，PPV)　俯卧位通气通过降低胸腔内压力梯度、促进分泌物引流和促进肺内液体移动，明显改善氧合。为保证ARDS患儿在俯卧位时处于安静状态，对耐受差的患儿可给予适量镇静药或肌肉松弛药。

(2) 肺保护性通气策略：机械通气本身作为损伤因素也可以加重肺损伤。机械通气相关性肺损伤(ventilator-induced lung injury，VILI)主要为压力伤、容积伤、不张伤和生物伤，前三者都属于机械性损伤，后者属于生物性损伤。要点包括：①小潮气量机械通气(low tidal volume ventilator，LTVV)，限制其气道平台压，一般潮气量为6~8ml/kg，气道平台压<30~35cmH_2O，防止肺泡过度膨胀。潮气量减少后引起的静息每分钟通气量减少可通过适当增快呼吸频率来代偿。②允许性高碳酸血症(permissive hypercapnia，PHC)是指采用低容限压控制通气策略，在保证氧合的同时，允许动脉血二氧化碳分压($PaCO_2$)在一定范围内缓慢升高。PHC是肺保护性通气策略的结果，并非ARDS的治疗目标。一般$PaCO_2$不超过9.33kPa(70mmHg)，若pH值<7.2持续24小时肾脏仍未进行代偿，可考虑静脉输注碳酸氢钠。

(3) 肺复张(recruitment maneuver，RM)：采用RM手法促进ARDS患儿塌陷肺泡复张，改善氧合是ARDS常用的治疗手段，通常在实施肺保护通气策略的基础上进行。临床应用比较成熟的是控制性肺膨胀技术和PEEP递增法。在吸气时使用一次或反复多次的气道高压迅速复张塌陷的肺泡，增加肺容量和功能残气量，提高氧合及肺顺应性，即控制性肺膨胀技术，成人推荐吸气压为30~45cmH_2O、持续时间30~40秒。PEEP递增法则是在限制气道峰压40~45cm H_2O的前提下，逐步升高PEEP水平，每次增加5cmH_2O，直到PEEP达到30~40cmH_2O，然后再逐渐降低PEEP，每次调整PEEP后，维持30~60秒。使用RM后，复张的肺泡维持在开放状态的时间主要与呼气末正压通气(PEEP)水平有关。如果 PEEP 高于肺泡临界关闭压水平,一次 RM 的效果最长可维持 4 小时。

(4) 最佳 PEEP 的应用:ARDS 应采用能防止肺泡塌陷的最低 PEEP。最佳 PEEP 的选择强调个体化的设置,要综合考虑患儿呼吸力学(P-V 曲线形状)、循环状况及全身情况、肺形态学等。常用方法如下:①根据最佳氧合选择最佳 PEEP,在原呼吸机参数基础上或从低水平(3~5cmH_2O)开始,调节 FiO_2,使 SpO_2 至 85%,再逐渐增加 PEEP(每次 2cmH_2O),并降低吸入氧浓度,使 FiO_2<50%,SpO_2>85%,心输出量无明显减少,最后稳定 30 分钟再测血气,直至达最佳。②根据压力-容积曲线选择,理论上最佳 PEEP 的选择根据肺静态压力-容积(P-V)曲线吸气相找出低位拐点所对应的压力 P_{flex},然后将 PEEP 定位在 P_{flex}+2cmH_2O 的水平,经验设置为 8~12cmH_2O。③其他如通过测定肺复张容积来选择最佳 PEEP。

(5) 通气模式:连续气道内正压通气(continuous positive airways pressure,CPAP)或呼气末正压通气(positive end expiratory pressure,PEEP)为首选,间歇正压通气(intermittent positive pressure ventilation,IPPV)为常用的通气模式。当呼吸机参数处于非安全范围时,应针对不同的病理生理机制及时应用或加用其他通气模式或支持方式。

非侵入性正压通气(noninvasive positive pressure ventilation,NPPV)适用于神志清醒,自主呼吸能力强的患儿。可避免有创通气和 VAP 的发生。但迄今为止,尚无足够的数据显示 NPPV 可以作为 ARDS 导致的急性低氧性呼吸衰竭的常规治疗方法,ARDS 患儿应慎用 NPPV。

压力预置型通气(pressure preset ventilation,PPV)与定容型通气模式相比,压力波形近似方形,产生同样潮气量所需压力明显降低,且有吸气末正压功能,流量多为递减波,人机顺应性较好,故已逐渐成为临床上首选的通气模式。

压力支持通气(pressure support ventilation,PSV)该通气模式需要患儿的自主呼吸触发,触发后患儿每次吸气时呼吸机给予一定的支持压力,呼吸频率完全决定于患儿,潮气量的大小决定于压力大小和患儿的呼吸力量,但需注意应用该模式时需患儿有较好的自主呼吸触发能力。PSV 时人机易于同步,提供的吸气流量为减速波型,有利于气体交换和增加氧合。PSV 可保证 ARDS 时非均质的肺内各区带的气道压不会超过预定吸气压值,从而减少 VILI 的发生。

反比通气(invers ratio ventilation,IRV)当吸气时间超过 1/2 呼吸周期,称为反比通气。IRV 理论上可使气道平均压增高,肺内分流减少,而伴以较低的 PEEP 和 PIP 水平。此外,因呼气时间缩短,产生内源性 PEEP,可增加功能残气量(functional residual capacity,FEC)。但其与自主呼吸不能协调,且可能对血流动力学产生影响,故主要用于正比通气无效的患儿。

双相气道正压通气(bi-level positive airway pressure,BiPAP)是让患儿的自主呼吸交替地在两种不同的气道正压水平上进行,以两个压力水平间转换引起呼吸容量的改变而达到机械通气辅助的作用,其实质是在自主呼吸+双水平的持续气道正压。在不同通气条件下,有不同通气模式,可满足从指令到间歇指令和自主呼吸的不同需要,提高了人机配合度。同时,BiPAP 可实施低潮气量通气,降低气道压力,防止 VILI 的发生。

(6) 辅助通气措施

1) 吸入一氧化氮(NO):NO 可选择性扩张肺血管,而且 NO 分布于肺内通气良好的区域,可扩张该区域的肺血管,显著降低肺动脉压,减少肺内分流,改善通气血流比例失调,并且可减少肺水肿形成。但是氧合改善效果仅限于 NO 吸入治疗的前 24~48 小时。目前的研究证实 NO 吸入并不能改善 ARDS 的病死率。因此,吸入 NO 不宜作为 ARDS 的常规治疗手段,仅在一般治疗无效的严重低氧血症时可考虑应用。一般吸入浓度从 5mg/L 开始,视病情逐渐增加,最大不宜超过 40mg/L。治疗前宜先测定患儿对 NO 的反应性(PaO_2/FiO_2 增高>20% 为有反应)。其禁忌证包括:高铁血红蛋白清除障碍;有出血倾向,颅内出血及严重左心衰者慎用;ARDS 早期,吸入 NO 可能因扩张血管使有害物质在肺内扩散时慎用。

2) 高频通气(high frequency ventilation,HFV):指通气频率

高于正常频率4倍以上的辅助通气，包括高频喷射通气（high-frequency jet ventilation，HFJV）、高频正压通气（high-frequency positive pressure ventilation，HFPPV）和高频震荡通气（high frequency oscillation ventilation，HFOV），其可在一定范围内纠正肺泡萎陷，改善气体交换。HFOV是近年来应用于临床的一种新的模式，以500~3 000次/min的高频活塞泵运动，将少量气体（20%~80%解剖无效腔容量）送入和抽出气道，可明显改善氧合，且具有较低的气道压力，可减少肺气压伤。目前有学者建议ARDS患者应早期应用高频通气，以减少气压伤及气漏的发生。并发症包括气压伤、低血压、黏液嵌塞、坏死性气管支气管炎、肺不张等。

3）液体通气（liquid ventilation，LV）：部分液体通气是在常规机械通气的基础上经气管插管向肺内注入相当于功能残气量的全氟碳化合物，然后进行正压通气，以降低肺泡表面张力，促进肺重力依赖区塌陷肺泡复张，增加肺顺应性和改善气体交换，可作为严重ARDS患儿常规机械通气无效时的一种选择。

4）体外膜氧合技术（Extracorporeal membrane oxygenation，ECMO）：是一种呼吸循环支持技术，采用静脉-动脉高流量分流建立体外循环，以改善氧合，减轻肺负担、有利于肺功能恢复，可作为常规治疗无效时严重呼吸循环衰竭患儿的治疗手段。但有研究显示，ECMO并不改善ARDS患者预后。随着ECMO技术的改进，ECMO在新生儿呼吸衰竭的治疗中也取得了良好效果。ECMO的禁忌证包括：严重的出血性并发症；免疫功能严重抑制；不可逆的脑损伤；严重的慢性肺疾患。其主要并发症是出血、血栓形成和各种感染。近年来由于肺保护通气策略和NO吸入的实行，小儿ARDS应用ECOM的数量有所减少。

（三）药物治疗

尚缺乏临床公认有效的ARDS药物治疗方案，目前研究较多的药物主要包括：

1. **糖皮质激素** 具有广泛的抗炎症、减轻肺毛细血管渗透性，抑制多形核白细胞（polymorphonuclear leukocyte，PMN）、血小板聚集及微血栓的形成，增加肺表面活性物质的合成，减轻肺不张作用。理论上讲，糖皮质激素对ARDS的治疗是有益的，但儿个多中心随机对照研究均证实糖皮质激素用于预防和早期治疗ARDS是无效的。一度认为糖皮质激素有可能对ARDS后期的炎症反应和纤维化过程具有抑制作用，但最近的大规模随机对照研究表明，ARDS后期应用糖皮质激素尽管能够部分改善氧合，但并不降低病死率，甚至可能增加病死率。因此，不推荐常规应用糖皮质激素预防和治疗ARDS。但对于过敏原因导致的ARDS患儿，早期应用糖皮质激素经验性治疗可能有效。此外感染性休克并发ARDS的患儿，如合并有相对肾上腺皮质功能不全，可考虑应用替代剂量的糖皮质激素。

2. **肺泡表面活性物质**　ARDS患儿存在肺泡表面活性物质减少或功能丧失，易引起肺泡塌陷。肺泡表面活性物质能降低肺泡表面张力，减轻肺炎症反应，阻止氧自由基对细胞膜的氧化损伤。因此，补充肺泡表面活性物质可能成为ARDS的治疗手段。但目前肺泡表面活性物质的应用仍存在许多尚未解决的问题，如最佳用药剂量、具体给药时间、给药间隔和药物来源等，还不能将其作为ARDS的常规治疗手段。

3. **前列腺素 E_1**　前列腺素 E_1（prostaglandin E_1，PGE_1）不仅是血管活性药物，还具有免疫调节作用，可抑制巨噬细胞和中性粒细胞的活性，发挥抗炎作用。但是 PGE_1 没有组织特异性，静脉注射 PGE_1 会引起全身血管舒张，导致低血压。目前认为只有在ARDS患儿低氧血症难以纠正时，可以考虑吸入 PGE_1 治疗。

4. **N-乙酰半胱氨酸和丙半胱氨酸**　抗氧化剂N-乙酰半胱氨酸和丙半胱氨酸（procysteine）通过提供合成谷胱甘肽（glutathione，GSH）的前体物质半胱氨酸，提高细胞内GSH水平，依靠GSH氧化还原反应来清除体内氧自由基，从而减轻肺损伤。但尚无足够证据支持N-乙酰半胱氨酸等抗氧化剂用于治疗ARDS。

5. **环氧化酶抑制剂**　布洛芬等环氧化酶抑制剂，可抑制ARDS患儿血栓素 A_2 的合成，并对炎症反应有强烈的抑制作用。但临床研究显示，布洛芬既不能降低危重患者ARDS的患病率，也不能改善ARDS患者的生存率。因此，布洛芬等环氧化酶抑制剂尚不能用于ARDS常规治疗。

6. **细胞因子单克隆抗体或拮抗剂**　炎症性细胞因子在ARDS发病中具有重要作用。但有关细胞因子单克隆抗体或拮抗剂是否能够用于ARDS的治疗，目前尚缺乏临床研究证据。因此，不推荐抗细胞因子单克隆抗体或拮抗剂用于ARDS治疗。

7. **己酮可可碱及其衍化物利索茶碱**　己酮可可碱(pentoxifylline)及其衍化物利索茶碱(lisofylline)均可抑制中性粒细胞的趋化和启动，减少肿瘤坏死因子-α(tumor necrosis factor，TNF-α)、白细胞介素-1(interleukin-1，IL-1)和白细胞介素-6(interleukin-6，IL-6)等释放，利索茶碱还可抑制氧自由基释放。但目前尚无随机对照试验证实己酮可可碱、利索茶碱对ARDS的疗效。因此，己酮可可碱或利索茶碱不推荐用于ARDS治疗。

8. **重组人活化蛋白C**　重组人活化蛋白C具有抗血栓、抗炎抗纤溶特性，已被试用于治疗严重感染。尚无证据表明重组人活化蛋白C可用于ARDS治疗。

9. **酮康唑**　酮康唑是一种抗真菌药，但可抑制白三烯和血栓素A_2合成，同时还可抑制肺泡巨噬细胞释放促炎因子，目前仍没有证据支持酮康唑可用于ARDS常规治疗，同时为避免耐药，对于酮康唑的预防性应用也应慎重。

10. **鱼油**　鱼油富含ω-3脂肪酸，如二十二碳六烯酸、二十碳五烯酸等，也具有免疫调节作用，可抑制花生酸样促炎因子释放，并促进PGE_1生成。研究显示，肠内补充二十碳五烯酸和γ-亚油酸可以显著改善急性肺损伤(acute lung injury，ALI)和严重感染、感染性休克患儿的氧合、肺顺应性，明显缩短机械通气时间与ICU住院时间，并有降低病死率的趋势。

(四)对症治疗

1. **液体管理**　高通透性肺水肿是ARDS的病理生理特征，肺水肿的程度与ARDS的预后呈正相关，因此，在维持循环稳定，保证组织器官灌注的前提下，通过积极的液体管理，改善ARDS患儿的肺水肿具有重要的临床意义。在保证组织器官灌注前提下，以最低有效血容量来维持循环功能，实施限制性的液体管理(利尿和限制补液)，实现液体轻度负平衡，有助于改善

ARDS 患儿的氧合和肺损伤。应用利尿减轻肺水肿的过程可能会导致心输出量下降，器官灌注不足，因此，ARDS 患儿的液体管理必需考虑到二者的平衡，必须在保证脏器灌注前提下进行。有条件情况下，应监测血流动力学变化来指导补液量，同时注意患儿的精神状态、尿量和血气分析等监测。

2. **营养支持治疗**　ARDS 患儿处于一种应激和高代谢状态，营养不良将导致呼吸肌疲劳和多脏器衰竭，应及时给予全身营养支持治疗，如病情允许，应尽量经口摄取或以鼻胃管供给营养；在有消化道出血和消化功能极度低下时，可予静脉营养。ARDS 患儿早期不宜应用白蛋白制剂，宜选用复方氨基酸溶液为静脉营养补充，有研究认为谷氨酸和精氨酸可能是 ARDS 患儿有益的饮食添加剂；碳水化合物的供给应适量，因过量的葡萄糖可加重呼吸负担，甚至造成脱机过程中的高碳酸血症；脂肪代谢的呼吸商较葡萄糖低，对呼吸衰竭患儿影响较小。

3. **控制体温**　充分镇静，必要时应用肌肉松弛剂；合并心功能不全时，需使用血管活性药物如多巴胺、多巴酚丁胺等；保持内环境稳定；合并凝血紊乱时可使用抗凝治疗，常用小剂量肝素持续静脉滴注。

4. **持续性血液净化**　理论上讲，ARDS 患儿血液中存在着大量中分子的炎性介质，可加重或导致肺及其他脏器功能障碍或衰竭。连续性血液净化在高容量血液滤过的情况下，可清除大部分分子量为 1 万~30 万 Da 的中分子细胞因子，还可通过吸附机制清除炎症细胞因子，减少肺血管外的肺水含量、维持内环境稳定和机体容量调节，但其确切疗效尚待进一步研究。

（许　巍）

第四节　充血性心力衰竭

一、充血性心力衰竭

充血性心力衰竭是指由于心脏的泵功能（心肌收缩或舒张功能）减退，即心排血量绝对或相对不足，不能满足全身组织代谢需要的病理状态,是儿科常见的一种危急重症,是各种心脏病的严重阶段,小儿各年龄期均可发生,以婴幼儿期最常见且多呈急性经过,如不及时控制,往往威胁生命。

二、疾病特点

1. **病史** 存在引起心功能不全的原发病和诱因,如先天性心脏病、风湿性心脏病、心肌炎或心肌病、心律失常、肺炎、毛细支气管类、哮喘、肾炎、高血压、贫血、输液过多过快等。

2. **临床表现** 除原发病的原有表现以外,有肺循环淤血(右侧心力衰竭)和动脉系统供血不足(左侧心力衰竭)的表现。

(1) 右侧心力衰竭的表现

1) 症状:食欲缺乏、恶心、尿少,右季肋部或剑下胀痛、水肿和体重增加。

2) 体征:体位性水肿,肝大伴触痛,颈静脉怒张,肝颈静脉回流征阳性,也可出现体腔积液的表现(如胸腔积液、腹水等)。

(2) 左侧心力衰竭的表现。

1) 症状:烦躁、呼吸困难、阵发性夜间呼吸困难、端坐呼吸、咳嗽、咳泡沫血痰和多汗。

2) 体征:呼吸浅促、面色苍白或发绀。心音低钝、心动过速、奔马律、心界大、肺内可闻及喘鸣音和湿啰音,尤其肺内迅速增多的湿啰音要注意左侧心力衰竭的可能。

充血性心力衰竭的临床表现在不同的年龄组有所不同,如年长儿与成年人相似,表现为劳累后气急、乏力、食欲减退、腹痛,左侧心力衰竭或右侧心力衰竭比较明确,而婴幼儿常见的症状为呼吸急促、喂养困难、哭声弱、烦躁、多汗、精神萎靡、体重增长缓慢,水肿及颈静脉怒张等不明显,而且左侧心力衰竭或右侧心力衰竭不易区分,两者常同时存在或相继发生为全心力衰竭。

3. **辅助检查**

(1) 胸部 X 线:心影多呈普遍性增大、心脏搏动减弱、肺纹理增加、肺门阴影增宽。急性肺水肿时肺野呈云雾状阴影、肺透明度减低,有时可见叶间积液及肋膈角变钝。

（2）心电图：多有窦性心动过速、心室肥厚、心房肥厚、ST-T改变或心律失常，有助于病因判断。

（3）超声心动图：可观察形态及功能变化、心室内径增大、腔静脉增宽、室间隔和室壁运动幅度减弱、心脏有无先天结构异常及瓣膜病变（如赘生物等）、心脏的每搏量、心排血量、射血分数及心脏指数减低，亦可估计肺动脉压高低，对病因判断及心功能评估具有重要意义。

（4）血流动力学监测：中心静脉压增高、肺毛细血管楔压及心室充盈压升高、重者动脉血压下降、外周血管阻力一般增加，可采用有创及无创方法测定（如心导管、超声、阻抗法或核素心肌灌注扫描）。

（5）其他：严重者累及其他脏器，出现肝、肾功能改变；动脉血气提示低氧血症、酸中毒、电解质紊乱等。

三、诊断思路

1. 症状与体征

（1）安静时心率增快，婴儿心率>180次/min，幼儿>160次/min，年长儿>120次/min不能用发热或缺氧解释者。

（2）呼吸困难，发绀突然加重，安静时呼吸达60次/min以上。

（3）肝大达肋下3cm以上，或在密切观察下短时间内较前增大，而不能以横膈下移等原因解释者。

（4）心脏扩大、心音明显低钝，或出现奔马律。

（5）突然烦躁不安，哭闹、厌食、多汗、面色苍白或发灰，而不能用原有疾病解释。

（6）尿少，下肢水肿，体重增加。

（7）血压偏低、脉压变小、四肢末梢凉、皮肤发花。

（8）急剧增多的肺内湿啰音。

2. 其他检查　上述为临床诊断的主要依据，尚可结合下列1~2项检查进行综合分析。

（1）胸部X线检查：见辅助检查。

（2）心电图检查：见辅助检查。

(3) 超声心动图检查:见辅助检查。

3. **心功能分级**

(1) 婴幼儿分级为,0 级:无心力衰竭表现;Ⅰ级:轻度心力衰竭,每次哺乳量<105ml,或哺乳时间需 30 分钟以上,呼吸困难,心率>150 次/min,可有奔马律,肝大肋下 2cm;Ⅱ级:中度心力衰竭。每次哺乳量<90ml,或哺乳时间需 40 分钟以上,呼吸频率>60 次/min,呼吸形式异常,心率>160 次/min,肝大肋下 2~3cm,有奔马律;Ⅲ级:重度心力衰竭。每次哺乳<75ml,或哺乳时间需 40 分钟以上,呼吸>60 次/min,心率>170 次/米,有奔马律,肝大肋下 3cm 以上,末梢灌注不良。

(2) 年长儿分级为,Ⅰ级:心功能代偿期,仅有心脏病体征,无心力衰竭症状,活动不受限;Ⅱ级:活动量较大时出现症状,活动轻度受限;Ⅲ级:活动稍多即出现症状,活动明显受限;Ⅳ级:安静休息时即有症状,完全丧失活动能力。

临床上上述指标应结合不同年龄特点,综合分析判断,不可机械照搬,以免延误诊治。如某些心力衰竭可无明显心率增快,不能据此说患儿无心力衰竭,而不给予强心治疗,而要结合患儿有无气促、肺部湿啰音、心脏有无明显扩大、肝大小及有无生长缓慢等综合判断。

四、治疗

(一) 病因治疗

控制和解除引起心力衰竭的基本病因和诱因是治疗心力衰竭的重要环节,例如抗感染、抗风湿、纠正水电解质紊乱、治疗贫血或维生素 B 缺乏、控制高血压、手术治疗先天性心脏病等。对先天性心脏病患儿,内科治疗往往是术前的准备,而且手术后亦需维持治疗一个时期。

(二) 一般治疗

1. **休息、镇静**　轻者限制体力活动,重者需绝对卧床,体位应采取头高足低位,床头抬高 15°~30°,年长儿可取半坐(半卧)位。尽力避免患儿烦躁、哭闹,必要时可适当应用镇静药,可用水合氯醛、苯巴比妥、地西泮和吗啡等药,常能取得满意效果,但需警惕呼吸抑制。

2. **饮食**　少量多餐，易消化富有营养的低盐饮食。

3. **吸氧**　严重发绀或呼吸困难者应给予吸氧，有肺水肿者应给予吸入乙醇酒精氧(连氧的水封瓶中加入50%~70%的乙醇)。

4. **水电解质及酸碱平衡**　要限制输液量及速度，婴幼儿60~80ml/(kg·d)，年长儿40~60ml/(kg·d)，要把全日量用输注泵均匀输入，心力衰竭时奶量应减少，尤其静脉输液量要控制到最低程度。另外，要维持钾、钠、钙、镁等在正常范围。有酸中毒、低血糖应及时纠正。

5. **改善心肌代谢**　能量合剂、极化液、抗氧化药、1,6-二磷酸果糖，左卡尼丁等。

(三)增加心肌收缩力

1. **洋地黄药物**　迄今为止洋地黄仍是儿科临床上广泛使用的强心药物之一。洋地黄作用于心肌细胞上的Na^+-K^+-ATP酶，抑制其活性，使细胞内Na^+浓度升高，通过Na^+-Ca^{2+}交换使细胞内Ca^{2+}升高，从而加强心肌收缩，使心室排空完全，心室舒张终末期压力明显下降，从而使静脉淤血症状减轻，近年更认识到它对神经内分泌和压力感受器的影响。洋地黄能直接抑制过度的神经内分泌活性(主要抑制交感神经)。除正性肌力作用外，洋地黄还兼有负性传导，负性心率等作用，洋地黄对左心瓣膜反流、心内膜弹性纤维增生、扩张型心肌病和某些先天性心脏病等所致的心力衰竭均有效。尤其合并心率增快、心房扑动、心房颤动者更有效。而对贫血、心肌炎引起者疗效差。

(1)药物及用法：小儿时期常用的洋地黄制剂有地高辛、毛花苷C，一般首选地高辛，必要时亦可用毛花苷C，使用时应注意心肌情况和个体差异，一般使用原则是洋地黄化后给予维持治疗。

对于轻症可口服或开始即给予维持量，对重症则病初给予洋地黄化量静脉治疗，以后根据不同疾病决定维持量使用时间。如原发病是肺炎、肾炎等则不需使用太长时间，而原发病若为心内膜弹性纤维增生、心肌病或先天性心脏病则使用较长时间维持。需注意维持量也可达到治疗作用。毒毛花苷 K 由于毒性太大已不推荐使用。一般需长期维持者多用地高辛口服。

(2) 使用洋地黄注意事项:①用药前应了解患儿 2~3 周洋地黄使用情况;②心肌炎、心肌缺血时剂量应减小,洋地黄化宜慢;③早产儿及新生儿肝、肾功能差,剂量亦应减小;④注意水电解质紊乱,尤其低钾血症、低镁血症,慎重使用钙剂,尽量在血药浓度高峰以后使用(4~6 小时或以后)。

(3) 中毒及相应处理如下。

1) 中毒反应:①常见心律失常有窦性心动过速、异位心律(婴幼儿以房性期前收缩、房性心动过速、心房颤动多见,年长儿以室性期前收缩多见,有时呈一联律、三联律)、非阵发性交界性心动过速、房室传导阻滞或窦房传导阻滞、少数有室性心动过速;②胃肠道症状可见厌食、恶心、呕吐、腹痛、腹泻;③神经系统症状可见精神缺乏、嗜睡、头痛、头晕、严重者抽搐和昏迷。④有患儿可出现视觉改变,黄视、绿视和复视。

2) 处理原则:①停用洋地黄;②停用利尿药和激素等一切排钾药;③补钾,轻者口服 10% 氯化钾 1~2ml/(kg·d)或按 0.1g/(kg·d),分 3 次口服,重者静脉滴氯化钾,以 10% 葡萄糖溶液稀释成 0.3% 浓度,按 0.03~0.04g/(kg·h)静脉滴注,总量不超过 0.15g/(kg·d),纠正心律失常详见第五章心律失常的治疗。

2. 非洋地黄类正性肌力药物

(1) 儿茶酚胺类正性肌力药物(β 肾上腺素能兴奋药):常用的有多巴胺 5~10μg/(kg·min)及多巴酚丁胺 2~10μg/(kg·min)。

(2) 非洋地黄、非儿茶酚胺类正性肌力药物:目前主要指磷酸二酯酶抑制药,用于儿茶酚胺或洋地黄疗效不佳者或中毒者。此外,还有钙增敏药如左西孟旦。

1) 氨力农:每次 1~4mg/kg,每日 3 次口服,逐日加量,静脉注射时以每次 0.75~3mg/kg 用生理盐水稀释后 5 分钟内滴完,必要时 30 分钟内重复,然后用 5~10mg/(kg·min)静脉滴注,长期用药血小板减少,肝功能受损。

2) 米力农:每次 25~75μg/kg 静脉注射,可持续静脉滴注 0.25~0.75μg/(kg·min),正性肌力作用为氨力农的 10~20 倍。

（四）利尿

钠、水潴留为心力衰竭的一个重要病理生理改变，故合理应用利尿药为治疗心力衰竭的一项重要措施，可减轻心脏前负荷，减轻脏器淤血。常用利尿药有排钾类药，包括氢氯噻嗪，氧噻嗪等，保钾类药物包括螺内酯、氨苯蝶啶，髓袢利尿药呋塞米、依他尼酸，此类药物作用强而迅速，系强利尿药，但因排钾，故用利尿药时要注意水电解质紊乱。脑钠肽是新近使用的抗心力衰竭药，有较强的利尿作用。

（五）扩血管

近年来应用血管扩张药治疗顽固性心力衰竭取得一定疗效，尤其对心脏储备能力较差的婴幼儿，降低心脏后负荷的治疗效果有时不亚于正性肌力药。常用的扩血管药物可分3大类。

1. **以扩张动脉为主**　肼屈嗪，酚妥拉明等。适用于心排血量减低，外周血管阻力增高的患儿，主要是减轻心脏后负荷。

2. **以扩张静脉为主**　硝酸盐类，如硝酸甘油、吲哚美辛，适用于肺淤血为主者，主要为减轻心脏前负荷。

3. **既扩张动脉亦扩张静脉**　硝普钠、哌唑嗪、卡托普利等，此类药物同时减轻前后负荷。扩血管药物对顽固性心力衰竭和急性肺水肿患儿有良好效果，尤其对左心室充盈压增多的患儿疗效最好，可有效增加心排血量。左心室前负荷不足时用药可使心排血量减少，故须严格掌握适应证，谨慎使用，并严密监测血压、心率、呼吸、面色、肢体温度和尿量等，根据疗效和反应及时调整剂量。使用静脉血管扩张药应从小剂量开始，逐渐加量，需长期维持者可换用口服制剂，血容量不足，血压偏低者应慎用。目前临床最常用的是血管紧张素转化酶抑制药，除血管扩张作用外，尚能抑制醛固酮分泌从而减少水、钠潴留，用法：卡托普利剂量为每日0.4~0.5mg/kg，分2~4次口服，首剂0.5mg/kg，以后根据病情逐渐加量，可加至2mg/kg，主要不良反应有粒细胞减少，蛋白尿、皮疹和低血压等。使用该药后可不用同时口服保钾利尿药，因为该药本身有保钾作用。依那普利剂量为每日0.05~0.1mg/kg，一次口服。

(六) 急性肺水肿的处理

1. **乙醇(酒精)氧气吸入** 有抗泡沫作用。

2. **半卧位或坐位** 双足下垂,减少回心血量和肺血液量。

3. **镇静** 吗啡 0.1~0.2mg/(kg·次),皮下、肌内注射或静脉注射,但小婴儿、呼吸衰竭、休克、昏迷者禁用。

4. **利尿** 呋塞米 1~2mg/(kg·次)静脉注射,可隔 4~6 小时重复使用。

5. **快速洋地黄化** 静脉注射毛花苷 C。

6. **扩血管** 常用酚妥拉明 0.3~0.5mg,隔 15~30 分钟重复 1 次,根据病情延长间隔,每次总量<10mg。

7. **氨茶碱** 按 1 次 3~5mg/kg,加入 10% 葡萄糖溶液内静脉注射,可扩冠状动脉,降低肺动脉压力,也有强心作用。

8. **肾上腺皮质激素** 减少血管渗透性,使回心血量减少,并改善心肌代谢,常用地塞米松或氢化可的松。

9. **持续血液净化** 用于上述治疗后疗效不佳者,可迅速排出体内多余液体。

10. **机械通气** 肺水肿严重,影响通换气功能,低氧血症难以纠正者,可给予机械通气。

11. **其他** 必要时用止血带四肢轮流缚扎、松解或用放血疗法。

(刘 喆)

第五节 儿童脓毒症及脓毒症休克

一、疾病简介

脓毒症是导致儿童死亡的主要疾病,严重威胁着儿童的健康。目前脓毒症每年可造成世界范围内 1 900 万人发病,500 万人死于脓毒症相关疾病。1991 年由美国危重病学会(Society of Critical Care Medicine,SCCM)和美国胸科医师协会(American College of Chest Physicians,ACCP)召开的联席会议上提出脓毒症的概念,即感染引起的全身炎症反应综合征(systemic inflammatory response syndrome，SIRS）；严重脓毒症指脓毒症导致的器官功能障碍或组织低灌注；脓毒症休克指脓毒症诱导的组织低灌注和心血管功能障碍，即“Sepsis-1”。2016 年美国医学会发布了最新的脓毒症定义和诊断标准，即“Sepsis-3”。新的定义提出脓毒症是指宿主对感染的反应失调导致的危及生命的器官功能障碍。Sepsis-3 提出感染或可疑感染患者，当序贯器官功能衰竭评估（sequential organ failure assessment，SOFA）评分 ≥2 分时（表 1-5-1），即可诊断为脓毒症，即脓毒症=感染+SOFA ≥2 分；将脓毒性休克综合征定义为脓毒症的一个特定阶段，指出现严重的循环障碍和细胞代谢异常。

二、疾病特点

基于国际指南，结合中国实际情况，中华医学会儿科学分会急救学组、中华医学会急诊医学分会儿科学组、中国医师协会儿童重症医师分会对我国儿科脓毒性休克综合征诊治推荐方案进行部分修订，于 2015 年提出更新的专家共识。

儿童脓毒性休克综合征诊断

脓毒症患儿出现组织灌注不足和心血管功能障碍即可诊断为脓毒性休克综合征，表现如下。

1. **低血压**　血压<该年龄组第 5 百分位，或收缩压<该年龄组正常值 2 个标准差以下。

2. **血压须维持**　需用血管活性药物始能维持血压在正常范围[多巴胺>5μg/（kg·min）]或任何剂量的多巴酚丁胺、去甲肾上腺素、肾上腺素。

3. **具备下列组织低灌注表现中 3 条**

（1）心率、脉搏变化：外周动脉搏动细弱，心率、脉搏增快，见表 1-5-2。

（2）皮肤改变：面色苍白或苍灰，湿冷，大理石样花纹。如暖休克可表现为四肢温暖、皮肤干燥。

（3）毛细血管再充盈时间（capillary refill time，CRT）延长（>3 秒）（需除外环境温度影响），暖休克时 CRT 可以正常。

（4）意识改变：早期烦躁不安或萎靡，表情淡漠。晚期意识

表 1-5-1 序贯性器官功能衰竭评分(SOFA)

器官	变量	0分	1分	2分	3分	4分
呼吸系统	PaO_2/FiO_2 mmHg(kPa)	≥400(53.3)	<400(53.3)	<300 (40)	<200(26.7)+机械通气	<100(13.3)+机械通气
血液系统	血小板(×10^9/L)	≥150	<150	<100	<50	<20
肝脏	胆红素 mg/dl(μmol/L)	<1.2(20)	1.2~1.9 (20~32)	2.0~5.9 (33~101)	6.0~11.9 (102~204)	>12.0(>204)
中枢神经系统	GLasgow	15	13~14	10~12	6~9	<6
肾脏	肌酐 mg/dl(μmol/L)	<1.2(<110)	1.2~1.99 (110~170)	2.0~3.4 (171~299)	3.5~4.9 (300~440)	≥5.0(≥440)
	尿量(ml/L)	≥500			<500	<200
心血管系统	平均动脉压(mmHg)	≥70	<70			
	多巴胺[μg/(kg·min)]			≤5	>5	>15
	多巴酚丁胺			任何剂量		
	肾上腺素[μg/(kg·min)]				≤0.1	>0.1
	去甲肾上腺素[μg/(kg·min)]				≤0.1	>0.1

模糊，甚至昏迷、惊厥。

(5) 液体复苏后尿量仍<0.5ml/(kg·h)，持续至少 2 小时。

(6) 乳酸酸中毒(除外其他缺血缺氧及代谢因素等)，动脉血乳酸>2mmol/L。

表 1-5-2　各年龄组特定生理参数和实验室变量

年龄组	心率/(次·min^{-1})		呼吸频率/(次·min^{-1})	白细胞计数/($\times 10^3 \cdot L^{-1}$)
	心动过速	心动过缓		
≤1 周	>180	100	>50	>34
>1 周~1 个月	>180	<100	>40	>19.5 或<5.0
>1 个月~1 岁	>180	<90	>34	>17.5 或<5.0
>1 岁~6 岁	>140	NA	>22	>15.5 或<6.0
>6 岁~12 岁	>130	NA	>18	>13.5 或<4.5
≤18 岁	>110	NA	>14	>11.0 或<4.5

注：NA. 不适用；低值取第 5 百分位，高值取第 95 百分位。

三、诊断

脓毒症不是一个独立的疾病，最新的 sepsis-3 明确脓毒症是指感染后宿主反应失调导致的危及生命的器官功能障碍，理论上任何感染都可导致患儿的器官功能障碍，但目前更多是指细菌感染，因此，感染后只要出现了器官功能障碍，尤其是循环功能障碍或呼吸衰竭，即可诊断脓毒症。诊断及治疗过程中，需注意以下问题：

1. **脓毒症的诊断**　一方面意味着感染，因此，既要明确感染的病原，利用一些生物标记物指标，如血常规，C 反应蛋白(C reactive protein，CRP)，降钙素原(procalcitonin，PCT)，IL-6 等，判断患儿可能的病原，尤其是 CRP，PCT，IL-6 明显升高，而白细胞和中性粒细胞绝对值降低，或感染后血小板降低的患儿，往往意味着严重的细菌感染，更应引起临床医生的重视。同时利用血、尿、便、痰、脑脊液、胸腔积液、腹水、脓汁、肺泡灌洗液等明确病原。另一方面，除部分血液感染的患儿，很大一部分脓毒症患儿存在病灶,如肺炎,脓胸,化脓性脑膜炎,腹腔感染,感染性心内膜炎,泌尿系统感染,骨髓炎,皮肤软组织感染等。因此,明确病灶,在积极抗感染同时,去除病灶,如胸腔闭式引流,硬膜下穿刺、引流,腰大池引流,腹部手术、冲洗、引流,皮肤软组织切开等等,对脓毒症也是非常重要的治疗手段。

2. **临床诊断脓毒症** 除实验室检查外,更应重视病史及查体,如腹部体征,皮肤、眼部肿胀,关节、骨局部肿胀,绿脓杆菌感染引起的特征性坏疽样皮疹等,积极结合肺部、腹部影像学,心脏超声,关节、长骨 X 线片等,协助病原及病灶诊断。病史、查体或影像学的一些特征,对脓毒症的病原学也有一定提示作用,如年长儿,发病初期出现刺激性咳嗽,肺部影像学出现特征性树芽征或大片实变影,或少量-中等量胸腔积液,对诊断肺炎支原体感染有一定意义。细菌感染引起的肺炎,发病早期影像学即出现实变;单发或多发的气囊影或肺脓肿,影像学变化快;量不多的脓胸,可能提示气源性金黄色葡萄球菌感染。当肺部影像学仅在肺底或肺边缘出现气囊或空洞,提示血源性金黄色葡萄球菌感染可能性大,要积极寻找其他可能存在的化脓病灶。而在病程一周后出现脓胸或肺部坏死空洞等改变,有可能和肺炎链球菌感染有关。皮肤软组织感染引起的脓毒症,很可能和阳性球菌感染有关。当患儿存在基础疾病、住院时间长,尤其有 PICU 住院史、营养不良、有创操作、免疫功能低下等高危因素,出现院内感染时,病原菌要考虑耐药的可能,等等。

3. **鉴别** 当患儿出现循环功能衰竭时,除通过病史、查体、实验室检查判断病因外,有条件时可以利用床旁重症超声,通过肺部超声和心脏超声的定性、定量检查,有利于通过“可视的听诊器”第一时间鉴别暴发性心肌炎导致的心源性休克,失血或失液导致的低血容量性休克,心包积液或气胸导致的梗阻性休克,或感染导致的脓毒性休克综合征,对第一时间的救治提供更可靠的依据。

4. **诊断脓毒症** 即出现了器官功能障碍,因此,器官功能支持治疗非常重要,尤其是发病急性期,如呼吸支持,包括氧疗,无创或有创机械通气,甚至 ECMO 治疗;对循环衰竭的患儿,当血流动力学不稳定时,应用液体复苏、血管活性药,甚至血液净化治疗等。而且,时刻牢记,在器官功能支持治疗同时,一定第一时间应用可能覆盖病原菌的抗生素治疗。

总之,临床不能止步于脓毒症的诊断,一定努力寻找病原、病灶,积极行器官功能支持。

四、治疗

脓毒症治疗原则:控制感染,器官支持治疗。

当发生脓毒性休克综合征时,根据中华医学会儿科学分会急救学组,中华医学会急诊医学分会儿科学组,中国医师协会儿童重症医师分会2015年制定的儿童脓毒性休克综合征(感染性休克)诊治专家共识进行治疗。

1. **呼吸支持**　确保气道畅通(A),给予高流量鼻导管供氧或面罩氧疗(B)。无效则予以无创正压通气或尽早气管插管机械通气。在插管前,如血流动力学不稳定,应先行适当的液体复苏或血管活性药物输注,以避免插管过程中加重休克。如果患儿对液体复苏和外周正性肌力药物输注无反应,应尽早行机械通气治疗。

Sepsis-3推荐对脓毒症所致ARDS或非ARDS的呼吸衰竭患者,均主张继续贯彻肺保护性通气策略,即小潮气量的机械通气。

2. **循环支持**

(1)液体复苏:首剂首选等渗晶体液(常用0.9%氯化钠)20ml/kg,5~10分钟静脉输注。然后评估体循环灌注改善情况(意识、心率、脉搏、CRT、尿量、血压等)。若循环灌注改善不明显,则再给予第2、3次液体,可按10~20ml/kg,并适当减慢输注速度,1小时内液体总量可达40~60ml/kg。如仍无效或存在毛细血管渗漏或低蛋白血症可给予等量5%白蛋白。液体复苏期间严密监测患儿对容量的反应性,如出现肝大和肺部啰音(容量负荷过度),则停止液体复苏并利尿。如有条件可同时监测CVP数值的动态变化,当液体复苏后CVP升高不超过2cmH_2O时,提示心脏对容量的反应性良好,可以继续快速输液治疗;反之,机体不能耐受快速补液。第 1 小时液体复苏不用含糖液，若有低血糖可用葡萄糖 0.5~1.0g/kg 纠正。

初期复苏治疗目标（early goal directed therapy，EGDT）：一旦诊断脓毒性休克综合征，在第 1 个 6 小时内治疗目标达到：CRT ≤2 秒、血压正常（同等年龄）、脉搏正常且外周和中央搏动无差异、肢端温暖、尿量 1ml/（kg·h）、意识状态正常。如果有条件进一步监测如下指标并达到：中心静脉压（central venous pressure，CVP）8~12cmH_2O，中央静脉混合血氧饱和度（$ScvO_2$）≥70%，心脏指数（cardiac index，CI）3.3~6.0L/（min·m^2），初始液体复苏时血乳酸增高者复查血乳酸至正常水平，血糖和离子钙浓度维持正常。

Sepsis-3 未再推荐 EGDT，推荐在第 1 个 3 小时内予以 30ml/kg 的晶体液开始早期液体复苏。新指南的一个重要变化是推荐使用动态指标来预测液体反应性（被动抬腿试验、每搏变异度等），而不是使用静态指标如中心静脉压等来指导进一步的液体复苏。

继续输液可用 1/2~2/3 张液体，根据水电解质测定结果进行调整，6~8 小时内输液速度 5~10ml/（kg·h）。维持输液用 1/3 张液体，24 小时内输液速度 2~4ml/（kg·h），24 小时后根据情况进行调整。在保证通气前提下，根据血气分析结果给予碳酸氢钠，使 pH 值>7.15 即可。根据患儿白蛋白水平、凝血状态等情况，适当补充胶体液，如白蛋白或血浆等。

（2）血管活性药物：经液体复苏后仍然存在低血压和低灌注，需考虑应用血管活性药物提高和维持组织灌注压，改善氧输送。①多巴胺：用于血容量足够和心脏节律稳定的组织低灌注和低血压患儿。多巴胺对心血管作用与剂量相关，中剂量[5~9μg/（kg·min）]，增加心肌收缩力，用于心输出量降低者。大剂量[10~20μg/（kg·min）]，使血管收缩，血压增加，用于休克失代偿期。②多巴酚丁胺：正性肌力作用，用于心输出量降低者。剂量 5~20μg/（kg·min）。③肾上腺素：小剂量[0.05~0.3μg/（kg·min）]正性肌力作用。较大剂量[0.3~20μg/（kg·min）]，用于多巴胺抵抗型休克。④去甲肾上腺素：暖休克时首选去甲肾上腺素，剂量 0.05~1.00μg/(kg·min),当需要增加剂量以维持血压时,建议加用肾上腺素或肾上腺素替换去甲肾上腺素。⑤米力农:属磷酸二酯酶抑制剂Ⅲ,具有增加心肌收缩力和扩血管作用,用于低排高阻型休克。先以负荷量 25~50μg/kg 静脉注射(>10 分钟),维持量 0.25~1.0μg/(kg·min)静脉输注。⑥硝普钠:当血流动力学监测提示心输出量降低、外周血管阻力增加、血压尚正常时可给予正性肌力药物加用扩血管药物,以降低心室后负荷,有利于心室射血和心输出量增加。一般使用短效制剂,如硝普钠 0.5~8.0μg/(kg·min),应从小剂量开始,避光使用。

Sepsis-3 唯一变动的是推荐在去甲肾上腺素基础上,如果仍存在低血压,可加用血管升压素(剂量上限 0.03U/min)或肾上腺素中的任意一种以达到目标 MAP,或加用血管升压素(剂量上限 0.03U/min)以降低去甲肾上腺素的用量。

3. **积极抗感染治疗**　诊断脓毒性休克综合征后的 1 小时内应静脉使用有效抗微生物制剂。需依据流行病学和地方病原流行特点选择覆盖所有疑似病原微生物的经验性药物治疗。尽可能在应用抗生素前获取血培养(外周、中央或深静脉置管处各 1 份)或其他感染源培养(如尿、脑脊液、呼吸道分泌物、伤口、其他体液等)。降钙素原(PCT)、C 反应蛋白(CRP)动态监测有助于指导抗生素治疗。临床不能局限于诊断脓毒症,一定积极查找病灶。尽快确定和去除感染灶,如采取清创术、引流、冲洗、修补、去除感染装置等措施。

新的指南特别强调了脓毒症及脓毒性休克综合征应根据药代动力学/药效动力学优化抗生素应用。

4. **肾上腺皮质激素**　对液体复苏无效、儿茶酚胺(肾上腺素或去甲肾上腺素)抵抗型休克,或有暴发性紫癜、因慢性病接受肾上腺皮质激素治疗、垂体或肾上腺功能异常的脓毒性休克综合征患儿应及时应用肾上腺皮质激素替代治疗,可用氢化可的松,应急剂量 50mg/(m^2·d),维持剂量 3~5mg/(kg·d),最大剂量可至 50mg/(kg·d)静脉输注(短期应用)。也可应用甲泼尼龙 1~2mg/(kg·d),分 2~3 次给予。一旦升压药停止应用,肾上腺皮质激素逐渐撤离。对无休克的脓毒症患儿或经足够液体复苏和升压药治疗后血流动力学稳定的脓毒性休克综合征患儿，无须肾上腺皮质激素治疗。

5. **控制血糖** 脓毒性休克综合征可诱发应激性高血糖，如连续2次血糖超过10mmol/L（180mg/dl），可予以胰岛素静脉输注，剂量0.05~0.1U/(kg·h)，血糖控制目标值≤10mmol/L。开始每1~2小时监测血糖1次，达到稳定后4小时监测1次，防止发生低血糖。

新指南更推荐动脉血监测血糖。

6. **连续血液净化** 脓毒性休克综合征常因组织低灌注导致急性肾损伤（acute kidney injury，AKI）或急性肾衰竭。下列情况行连续血液净化治疗（CBP）：①AKI Ⅱ期；②脓毒症至少合并一个器官功能不全时；③休克纠正后存在液体负荷过多，经利尿剂治疗无效，防止总液量负荷超过体重的10%。

新版指南对血液净化技术，无相关推荐。

新指南指出，对肾损伤患者，目前的证据并未证实连续性肾脏替代治疗优于间歇性肾脏替代治疗。因此，脓毒症或脓毒性休克综合征患者伴肾损伤时采用两种方法均可；目前也无证据表明大剂量优于常规剂量，因此并未推荐高容量血液滤过；也无证据证实早期应用效果好于延迟使用。新指南不推荐将肾脏替代治疗用于仅有血肌酐水平升高或少尿，而无其他明确血液透析指征的脓毒症急性肾损伤患者。新的指南更突出了采用肾脏替代治疗时应更慎重。

7. **抗凝治疗** 脓毒性休克综合征患儿因内皮细胞损伤常诱发凝血功能异常，尤其易导致深静脉栓塞。儿童深静脉血栓的形成往往与深静脉置管有关，肝素涂层的导管可降低导管相关性深静脉血栓的发生风险。对高危患儿（如青春期前）可应用普通肝素或低分子肝素预防深静脉血栓的发生。如出现血栓紫癜性疾病（包括弥散性血管内凝血、继发性血栓性血管病、血栓性血小板减少性紫癜）时，给予新鲜冰冻血浆治疗。

新版指南明确不推荐对脓毒症和脓毒性休克综合征患者使用抗凝血酶治疗，关于脓毒症和脓毒性休克综合征治疗中使用血栓调节蛋白或肝素，由于缺少证据目前无推荐意见。

8. **体外膜肺氧合** 对于难治性休克或伴有 ARDS 的严重脓毒症患儿，如医疗机构有条件并患儿状况允许可行体外膜肺氧合治疗。

9. **其他**

(1) 血液制品：若血细胞比容<30% 伴血流动力学不稳定，应酌情输红细胞悬液，使血红蛋白维持 100g/L 以上。当病情稳定后或休克和低氧血症纠正后，则血红蛋白目标值>70g/L 即可。血小板<10×10^9/L（没有明显出血）或血小板<20×10^9/L（伴明显出血），应预防性输血小板；当活动性出血、侵入性操作或手术时，需要维持较高血小板（$\geqslant 50\times10^9$/L）。

(2) 丙种球蛋白（gamma globulin）：对严重脓毒症患儿可静脉输注丙种球蛋白。

(3) 镇痛、镇静：脓毒性休克综合征机械通气患儿应予适当镇痛镇静治疗，可降低氧耗，有利于器官功能保护。新指南推荐对于机械通气的脓毒症患者镇静深度应最小化，无论持续镇静还是间断镇静。应用右美托咪定 0.5~1.0μg/(kg·次) 静脉注射 10~15 分钟，维持量 0.3~0.6μg/(kg·h) 静脉注射；或短效镇静剂如丙泊酚首剂 1~3mg/kg，维持剂量 2~12mg/(kg·h) 较应用苯二氮䓬类可能有更好的预后，丙泊酚不推荐 3 岁以下儿童使用。

(4) 营养支持：能耐受肠道喂养的严重脓毒症患儿及早予以肠内营养支持，如不耐受可肠外营养。新版指南更强调肠内营养的重要性，并推荐在喂养不耐受的脓毒症或脓毒性休克综合征患者中使用促胃动力药，包括甲氧氯普胺和红霉素。推荐对喂养不耐受或考虑有高误吸风险的脓毒症或脓毒性休克综合征患者放置幽门后喂养管。

（王丽杰 程 超）

第六节 休 克

一、疾病简介

休克是指由感染、失血、失水、心功能不全、过敏、创伤等多种病因引起的有效循环血量急剧减少，并导致急性全身性微循环障碍，使维持生命的重要器官供血不足，严重缺血、缺氧而产生代谢障碍与细胞受损的病理状态，期间可相互影响，互为因果，甚至形成恶性循环，导致多系统器官功能障碍或衰竭，是致死的重要原因。尤其感染性休克在儿科仍有较高的发病率及病死率，是临床治疗的难点问题。

二、病因

1. **低血容量性休克**　低血容量性休克多由于大量失血、失液所致。如大量出血、频繁呕吐、腹泻、大面积烧伤、血浆广泛渗出等。

2. **分布异常性休克（血管源性休克）**　分布异常性休克并没有明显的体液大量丧失，而是由于体内血液分布异常，导致有效循环血量相对不足。如感染性休克、过敏性休克、神经源性休克等，一方面是毛细血管通透性增强，大量血浆成分外渗到组织间隙中，另一方面机体在受到某些损害因素刺激后，通过神经反射或体液调节，引起内脏血管广泛扩张，甚至使原来处于关闭状态的血管也扩张，使大量血液淤滞在扩张的微血管床内或组织间隙中，导致参加有效循环的血量急剧降低引起休克。

3. **心源性休克**　心源性休克由于心脏泵血功能不足，心排血量降低所致休克，如暴发性心肌炎、心脏压塞、心律失常、各种先天性心脏病所致心力衰竭。

三、辅助检查

1. **常规监测**　心搏、脉搏、呼吸、血压、脉压，毛细血管再充盈时间及核心、外周温差等。应不少于每15~30分钟测定1次，直到病情稳定，有监护设备则应持续监测，还应监护心电、血氧饱和度。尤其在无有效血流动力学监测条件时，经常听心音、摸脉搏强弱，测定毛细血管再充盈时间及血压、脉压值监测对初步判断休克程度，治疗效果判断及有无心功能障碍具有重要意义。

2. **血流动力学监测**

(1) 中心静脉压（CVP）：是右心前负荷的指标，正常值：0.49~

1.18kPa(6~12cmH_2O)。<6cmH_2O提示血容量不足;>12cmH_2O提示心力衰竭,液量过多。CVP是判断休克时血容量及是否心功能不全的简单有效的指标。

(2)肺动脉楔压(pulmonary artery wedge pressure,PAWP):是反映左心前负荷的指标,正常值为1.07~1.60kPa(8~12mmHg)。<1.07kPa(<8mmHg)提示血容量不足;>2.67kPa(20mmHg),提示左心功能不全;3.47~4.0kPa(26~30mmHg)提示重度肺充血;>4.0kPa(>30mmHg)提示有肺水肿,PAWP与CVP结合更能准确反映心脏前负荷及血容量情况,也可判断有无左侧心力衰竭。

(3)心排血量及外周循环阻力:心排血量可用有创及无创方法进行测量。对判断休克时心功能状态,指导治疗很有意义。心源性休克多有心排血量下降,而感染性休克早期多为高心排血量低外周阻力,而到一定时期则可出现心排血量下降出现低心排血量高外周阻力。休克患儿血流动力学的评价对指导液体复苏、血管活性药物的使用都具有重要意义。儿童与成年人休克血流动力学不太一样,常是低心排血量高外周阻力。

3. **血气分析** 血气分析可监测体内酸碱平衡紊乱情况,休克时代谢性酸中毒的严重程度与疾病的严重程度与预后有密切关系,间接反映组织缺血缺氧的程度,此外也是纠酸治疗的重要依据。

4. **血乳酸、心肌酶谱、CRP、PCT的测定** 血乳酸测定反映组织缺血、缺氧及脏器损伤程度的指标,血乳酸高低及清除速率反映疾病严重程度及预后,CRP与PCT测定还可反映感染的程度,对细菌与病毒的鉴别诊断也具有重要参考价值。心肌酶谱的测定对判断有无暴发性心肌炎、心肌损害等有重要辅助价值,同时心肌酶谱不仅反映心脏的损害,也是反映其他脏器受损程度及病情轻重的指标。

5. **尿量监测** 尿量监测是监测循环状态的重要指标之一,反映休克时肾脏毛细血管的灌注量。学龄儿<400ml/d;学龄前儿<300ml/d;婴幼儿<200ml/d或<1ml/(kg·h)即为少尿。

6. **其他常规辅助检查** 检查包括三大常规尤其是血常规,胸部X线、脑脊液、血培养、血糖、血清水电解质测定及各脏器功能检查指标对判断病因及各脏器功能状况具有重要意义。

四、诊断

1. **原发病的临床表现** 原发病的表现如感染性休克有感染中毒症状;低血容量性休克有腹泻、呕吐及脱水症状或大出血、贫血表现;心源性休克有心脏原发病的症状及体征。

2. **组织器官低灌注的表现** 组织器官低灌注的表现包括皮肤、脑、肾及脉搏、心率等的改变。皮肤低灌注可有面色苍白或青灰、四肢凉、皮肤花纹、毛细血管再充盈时间延长。脑低灌注可有烦躁或淡漠、反应迟钝、神志不清或昏迷、惊厥等。尿量减少是肾及脏器低灌注的重要表现。脉搏是反映心搏出量及灌注的重要指标,休克时脉搏快、弱,早期外周搏动减弱,晚期中心动脉搏动减弱或消失,是心搏即将停止的危险信号,心率快,可有心音低钝,重者血压下降,脉压值变小。由于组织缺血缺氧可出现呼吸急促。

3. **多系统器官功能障碍的表现** 多系统器官功能障碍可出现心力衰竭、呼吸衰竭(重者可出现 ARDS)、脑功能障碍、弥散性血管内凝血(disseminated intravascular coagulation,DIC)及肝、肾功能障碍等。

4. **休克的分期** 休克的分期一般根据有无血压下降分为休克代偿期(血压正常或略低,血压下降<20mmHg)及休克失代偿期(血压明显下降)。一般在休克失代偿期可出现各脏器的功能不全。难治性休克期(顽固性休克)是指用常规的抗休克综合治疗措施难以纠正者,或反复发生休克,最后休克难以回逆的阶段,难治性休克是当前休克研究和临床治疗的难点,此期常有多脏器功能衰竭。

五、治疗

一般休克的治疗都包括扩容(液体复苏)、纠正酸中毒、心血管活性药及维持器官功能几个方面,要求争分夺秒,在最短时间内终止休克进展。针对不同原因导致的休克也有特殊的治疗,如心源性休克重点是强心,减轻心脏负担,而不能大量补液。而感染性休克要同时给予有效抗感染治疗，过敏性休克则在以上治疗的同时抗过敏治疗。

休克治疗目标：①CRT<2 秒；②心音脉搏有力；③四肢温暖；④意识状态良好；⑤血压正常；⑥尿量>1ml/(kg·h)⑦CVP：8~12mmHg；MAP：65mmHg；$ScvO_2$>70%；CI：3.3~6.0L/(min·m^2)。

1. **补充血容量**　补充血容量在休克的治疗中占重要地位，是决定预后的重要因素。除心源性休克补液要慎重外，其他休克都要迅速扩充血容量，多使用生理盐水，也可应用人血白蛋白、血浆、右旋糖酐-40(低分子右旋糖酐)等胶体液，大量失血需补充血液，目前没有证据表明晶体或胶体液在改善预后方面孰优孰劣。通常给予生理盐水首剂 20ml/kg，5~10 分钟快速静脉输入或推注。若首剂扩容效果不佳时，必要时可给第 2 或第 3 剂，仍然 20ml/kg，1 小时内可达 60ml/kg 甚至更多，但应密切关注心功能状态或是否有肺水肿。第 1 小时内补液是否充分关系到预后，在快速补液后 6~8 小时及 24 小时内应继续补液和维持补液，此阶段应适当补充胶体液。

补液时的其他注意事项如下。

(1) 关于补充含钠液量多少，应根据原发病、年龄、病情等综合考虑。如原发病是中毒性痢疾，可用等张含钠液，如流行性脑脊髓膜炎则用 1/3~1/2 等张液体；年龄较小者如新生儿补液张力不宜太高。

(2) 治疗早期不宜输全血以免增加血黏度，但血细胞比容(hematocrit，Hct)<0.3 则可酌情输血。

(3) 因为晶体液维持时间短，4 小时后仅剩 40%，故在继续补液及维持补液阶段应酌情补胶体液，如血浆、右旋糖酐-40、人血白蛋白等。

(4) 应注意高渗血症发生。

(5) 补液的每一阶段(尤第一阶段)都应对血流动力学及疗效做出评估，坚持个体化原则，如第一阶段给了一剂 20ml/kg 液体后，疗效不佳，估计仍有血容量不足，可再给一次 20ml/kg 液体，当然前提是无明显心功能障碍或无明显肺水肿的情况发生。在判断不准的情况下，可做 CVP 监测以指导补液。

(6) 注意大量晶体液输入后所致低蛋白血症,可引起胃肠功能障碍、肠壁水肿、缺血及运动障碍。

2. **纠正酸中毒** 休克时绝大多数都有明显的代谢性酸中毒,是休克严重程度的指标之一。严重酸中毒可影响组织细胞代谢及脏器功能,因此对于中、重度代谢性酸中毒应用5%碳酸氢钠纠正,最好在血气指导下进行纠正,以免发生高渗血症或高钠血症。5%碳酸氢钠=-BE×kg×0.5,一般先用1/2~2/3量,稀释成1.4%浓度滴入,再根据血气决定用量,应强调纠正酸中毒不可过急,切忌短时间内为追求血气正常大量使用碳酸氢钠。因为休克所致代谢性酸中毒,并非碳酸氢根丢失所致。补充碳酸氢根虽有一定作用,但微循环不改善,缺氧不缓解,乳酸等酸性代谢产物仍会源源不断产生,酸血症不可能完全纠正,因此改善脏器低灌注,改善循环状态才是纠正酸中毒的根本。鉴于纠正酸中毒的许多不良反应,目前已不把纠正酸中毒作为休克的首选治疗。

3. **血管活性药物应用** 提高血压、增强心肌收缩力、改善脏器灌注往往是应用血管活性药的主要目的,通常在给予扩容后循环仍无明显改善应考虑应用血管活性药。应根据不同的血流动力选择不同的药物。心源性休克心血管活性药则是主要的抢救措施之一。

多巴胺和多巴酚丁胺一直是儿童休克的主要用药。对多巴胺和多巴酚丁胺治疗无反应者,考虑多巴胺抵抗存在,可选择肾上腺素(冷休克)或去甲肾上腺素(暖休克),若对肾上腺素或去甲肾上腺素不反应,则可能有感染相关的对β受体不敏感情况,或称儿茶酚胺抵抗性休克,可应用磷酸二酯酶抑制药如氨力农、米力农,可能起到较好效果,尤其米力农是近来使用较多的药物,尤对心力衰竭患儿有较好效果。对心力衰竭患儿除应用正性肌力药外,也可同时应用扩血管药,减轻心脏后负荷,如硝普钠等。莨菪碱类药物可调节微循环紊乱,必要时可考虑应用,常用的莨菪碱为山莨菪碱(654-2)。要经常评价休克的血流动力,以选择合适的心血管活性药及治疗方案。临床上休克持续时应考虑治疗是否恰当。

4. **肾上腺皮质激素** 感染性休克对有肾上腺皮质低功或相对低功者,近来主张小剂量,中疗程皮质激素。通常在对扩容和血管活性药反应欠佳时要考虑激素应用,可用氢化可的松或甲泼尼龙,不主张大剂量冲击疗法。暴发性心肌炎引起的心源性休克主张使用激素。

5. **控制感染** 控制感染对感染性休克尤为重要,对感染性休克患儿适用降阶梯治疗或“重拳出击”原则,使用广谱、高效抗生素,并多主张联合用药。尤其在病原不明确的情况下,应兼顾革兰氏阳性及阴性菌,并考虑到耐药菌的可能,金黄色葡萄球菌可用万古霉素,ESBL 阳性细菌可用亚胺培南西司他丁钠或美罗培南。非典型菌可用红霉素;真菌可用氟康唑。同时应明确病灶,如化脓性阑尾炎、腹膜炎、胆囊炎,应及时手术去除病灶或引流。

6. **维护重要脏器功能** 维护心、脑、肺、肝、肾功能,防治 DIC,有低血糖或低血钙者要给予纠正。可采用血浆置换、连续血液滤过等血液净化疗法维持内环境稳定,清除过多的炎症介质。针对凝血机制障碍可使用肝素(多主张小剂量肝素)、抗凝血酶Ⅲ。活化蛋白 C 在儿科不推荐使用,因能增加出血的风险。针对体内 NO 过多,近来有使用亚甲蓝的报道,对改善预后可能有益。纳洛酮是吗啡受体拮抗药,在休克早期应用,能增强心肌收缩力,增加心排血量,提高平均动脉压,并减少血小板在肺内聚集,剂量 0.05~0.1mg/kg,1 次静脉注射,可重复使用,也可持续静脉滴注,0.04~0.1mg/(kg·h)。

对 ARDS 采用小潮气量肺保护性机械通气策略,对顽固性休克可采用 ECMO 治疗。

(刘 喆)

第七节 弥散性血管内凝血

一、疾病简介

弥散性血管内凝血(disseminated intravascular coagulation,DIC)

是在许多疾病基础上,致病因素损伤微血管系统,导致凝血酶活化,全身微血管血栓形成、凝血因子大量消耗并继发纤溶亢进,引起以出血及微循环衰竭为特征的临床综合征。DIC 不是一个独立的疾病,而是众多疾病复杂病理过程中的中间环节。从病理机制角度而言,也有学者认为应该把 DIC 理解为血管内皮细胞病相关的弥散性血管内微血栓形成(DIT)。国际血栓与止血协会(International Society on Thrombosis and Haemostasis,ISTH)将 DIC 分为显性 DIC 和非显性 DIC,前者指患儿已处于失代偿期,即临床典型 DIC;后者指出现某些 DIC 的临床表现及实验室检查异常,但未达到诊断标准的代偿状态 DIC,即 DIC 前期(pre-DIC)。DIC 根据病情进展快慢分为爆发型、急性型、亚急性型和慢性型;还可分为代偿型、去纤维蛋白综合征型、原发纤溶型和微血栓病性血小板减少型。典型的 DIC 分为 3 期,即高凝状态期、消耗性低凝期和继发性纤溶亢进期。

二、病因

DIC 不是独立的疾病,而是在基础疾病上发生的临床综合征,基础疾病包括:

(1) 感染性疾病:包括细菌、病毒、支原体、真菌、原虫和立克次体等,如严重脓毒症、重症肺炎、重型肝炎、流行性出血热等。

(2) 血液病及肿瘤:急性早幼粒细胞白血病、淋巴瘤、溶血性尿毒综合征、血栓性血小板减少性紫癜、阵发性睡眠性血红蛋白尿等。

(3) 内科相关疾病如新生儿疾病、心血管、消化、肾脏、风湿免疫系统疾病:新生儿硬肿症、呼吸窘迫综合征、发绀型先天性心脏病、急性坏死性胰腺炎、急性肝功能衰竭、肾病综合征、系统性红斑狼疮等。

(4) 病理产科、创伤和外科手术:外科大手术、挤压伤、烧伤、产科并发症等。

(5) 血管异常:巨大血管瘤、肾静脉血栓等。

(6) 其他:如输血和输液反应、毒蛇咬伤、中毒、中暑等。

三、辅助检查

1. **血常规** 血小板减少提示 DIC 的发生和进展，恶性血液病<50×10^9/L，非恶性血液病<100×10^9/L。而血小板的进行性下降更有意义，如 24 小时内血小板计数下降≥50%。如有出血则红细胞及血红蛋白下降。血常规特异性变化提示引起 DIC 的原发疾病如白细胞显著增高、贫血、血小板减少伴有外周血检出幼稚细胞提示白血病的可能。

2. **凝血五项** 凝血酶原时间（prothrombin time，PT）及活化部分凝血活酶时间（acivated partial thromboplastin time，APTT）作为凝血指标，APTT 对 DIC 的诊断和预后预测有一定作用，PT 延长≥3 秒或 APTT 延长≥10 秒为临界值，D-二聚体（D-dimmer）作为纤溶相关产物标志，临界值为 9mg/L，提示继发性纤溶亢进。纤维蛋白原（fibrinogen，FIB）<1.0g/L 有意义，反应凝血因子消耗的证据。

3. **DIC 早期诊断标志物** 凝血酶-抗凝血酶复合物（thrombin antithrombin complex，TAT）。

四、诊断

DIC 的诊断依赖于基础疾病、临床表现及实验室指标来综合评估（表 1-7-1）。

1. **不明原因出血** 临床出现不能用原发病解释的严重或多发出血倾向时，如皮肤、黏膜出血点及瘀斑、穿刺部位出血、手术创面出血、消化道出血、泌尿道出血、子宫出血，严重者可发生颅内出血。需要进一步进行血常规及凝血五项或 DIC 指标。

2. **不明原因微循环障碍或休克** 当患儿出现不能用原发病解释的微循环障碍或休克，需要积极查找是否存在 DIC，DIC 与休克互为因果，恶性循环，休克顽固不易纠正。

3. **广泛性皮肤、黏膜栓塞** 广泛性皮肤、黏膜栓塞灶性缺血性坏死、脱落及溃疡形成，不明原因的肺、肾、脑等脏器功能衰竭，需要考虑 DIC 的发生。

表 1-7-1 中国弥散性血管内凝血诊断积分系统

积分项	分数
存在导致 DIC 的原发病	2
临床表现	
不能用原发病解释的严重或多发出血倾向	1
不能用原发病解释的微循环障碍或休克	1
广泛性皮肤、黏膜栓塞,灶性缺血性坏死、脱落及溃疡形成,不明原因的肺、肾、脑等脏器功能衰竭	1
实验室指标	
血小板计数	
非恶性血液病	
≥100×10⁹/L	0
80×10⁹~<100×10⁹/L	1
<80×10⁹/L	2
24 小时内下降≥50%	3
恶性血液病	
<50×10⁹/L	1
24 小时内下降≥50%	1
D-二聚体	
<5mg/L	0
5~<9mg/L	2
≥9mg/L	3
PT 及 APTT 延长	
PT 延长<3 秒且 APTT 延长<10 秒	0
PT 延长≥3 秒或 APTT 延长≥10 秒	1
PT 延长≥6 秒	2
纤维蛋白原	
≥1.0g/L	0
<1.0g/L	1

注:非恶性血液病 . 每日计分 1 次,≥7 分时可诊断为 DIC;恶性血液病 . 临床表现第一项不参与评分,每日计分 1 次,≥6 分时可诊断为 DIC。PT. 凝血酶原时间;APT. 部分激活的凝血活酶时间。

4. **常见原发疾病** 当诊断一些疾病如急性早幼粒细胞白血病、淋巴瘤、重症感染、系统性红斑狼疮、急性肝脏损害、急性胰腺炎等原发疾病时，需要进一步考虑和查找原发病基础上是否发生 DIC。

5. **明确原发疾病** 存在明确原发疾病的情况下，在治疗过程中发现血小板下降或进行性下降趋势者，无论是否有出血表现，都需要警惕 DIC 的发生。

6. **临床表现** 临床表现为进行性贫血、贫血程度与出血量不成正比，临床可见苍白、黄疸、血红蛋白尿、腰腹痛、发热等，要警惕 DIC 中微血管病性溶血。

7. **多器官功能障碍综合征和肾功能衰竭** 当临床出现多器官功能障碍综合征（multiple organ dysfunction syndrome，MODS）及多器官功能衰竭（multiple organ failure，MOF）时，要查找 DIC 证据。肺脏受累可出现呼吸困难、发绀、咯血、呼吸衰竭；肾脏受累表现为少尿、血尿、甚至肾功能衰竭；胃肠道受累时表现为恶心、呕吐、腹痛、胃肠道出血坏死等；脑栓塞可出现昏迷、抽搐及脑功能衰竭等。

8. **查找引起 DIC 发生的原发疾病** 临床以微血管病性溶血、栓塞、出血、休克、微循环衰竭为表现发病者，需要深入细致、不遗余力地查找引起 DIC 发生的原发疾病，原发疾病或诱因不解除，DIC 难以逆转。

9. **其他** 另外，DIC 需要与血栓性血小板减少性紫癜（thrombotic thrombocytopenic purpura，TTP）、溶血性尿毒综合征（hemolytic-uremic syndrome，HUS）相鉴别。

(1) TTP：TTP 主要临床特征包括微血管病性溶血性贫血、血小板减少、神经精神症状、发热和肾脏受累等。对特发性 TTP 诊断有帮助的是血管性血友病因子裂解酶（ADAMTS13）活性降低或缺乏，继发性 TTP 由感染、药物、肿瘤、自身免疫性疾病等因素引发。

(2) HUS：HUS 是以微血管内溶血性贫血、血小板减少和急性肾功能衰竭为特征的综合征。分为流行性、散发性和继发性。产生志贺毒素大肠杆菌的检出有益于 HUS 的诊断；补体系统异常是非典型 HUS 的病理机制。

五、治疗思路

治疗原则：包括基础病因的处理、针对消耗的止血组分的替代治疗、控制血栓形成或纤溶进程。

1. **控制基础疾病** 治疗原发疾病和消除诱因是彻底逆转或修复凝血障碍的关键。如感染诱发的 DIC 需要及时应用敏感的抗生素，足量、足疗程且有效地抗感染、保护脏器功能及必要的血液制品支持等，以纠正和终止 DIC。儿童白血病中最易发生 DIC 的疾病为急性早幼粒细胞白血病(acute promyelocytic leukemia，APL)，原发性纤溶亢进是 APL 中合并 DIC 的主要特征。因而必须在有效化疗治疗 APL 基础上抗 DIC 治疗，APL 细胞在经三氧化二砷诱导后发生凋亡或分化，使膜联蛋白Ⅱ表达下调，抑制纤溶酶活性，尤以治疗 2 周内为 DIC 进展危险期。

2. **血液制品支持治疗** 伴高危出血风险、存在活动性出血或需要创伤性检查及外科手术时，需要给予血液制品支持治疗。

(1) 血小板 $<50\times10^9/L$ 且伴有活动性出血者应输注单采浓缩血小板。

(2) 伴有活动性出血且 FIB<1.5g/L 者，可以选择冷沉淀或纤维蛋白原。

(3) PT 和 APTT 比值>1.5 且伴有活动性出血，可以输注新鲜冰冻血浆，每次 15~30ml/kg，因液体负荷过多导致心力衰竭时，可使用浓缩凝血因子。

(4) 重组因子Ⅶa 用于伴有抑制物的血友病患儿和血小板无力症患儿。

(5) 其他凝血因子制剂：凝血酶原复合物、凝血因子Ⅷ、C 因子浓缩剂、维生素 K。

3. **抗凝治疗**

(1) ISTH 指南中低分子肝素推荐适应证为出现血栓或存在血栓风险且不伴有出血的 DIC 患者。应用低分子肝素治疗时，血小板 $\geq30\times10^9/L$ 且不伴有活动性出血。低分子肝素

75U/(kg·d)。

(2) 血栓调节蛋白(thrombomodulin,TM)及抗凝血酶(antithrombin,AT)的应用存在争议。

4. **对症支持治疗**　纠正水电解质紊乱,保持呼吸道通畅,维持心血管功能稳定,调整营养状态等。

六、预后及疾病预防

脓毒症并发DIC的病死率达28%~43%。血液病合并DIC中,89%患者存在持续性出血,在诱导治疗早期死亡风险为5%~10%,几乎全部由颅内出血和肺出血引起。对于原发病的诊断和及时处理如病理产科的终止、脓肿的引流及清创、巨大血管瘤的去瘤体减容等,能够预防或减少合并DIC。另外当原发疾病诊断时如白血病、淋巴瘤、系统性红斑狼疮、脓毒症等时,立即进行DIC筛查,早期发现DIC的迹象,如在Pre-DIC阶段即予诊断及干预,则预后较好。

(王　弘)

第八节　急性肾损伤

一、疾病简介

急性肾损伤(acute kidney injury,AKI)是指不超过3个月的肾脏结构或功能的异常,一般包括血、尿、组织检测及影像学肾损伤标志物的异常,是临床常见的危重症之一。血清肌酐和尿素氮的升高是其典型标志。

二、病因

(一)肾前性

任何原因引起的血容量减少(包括血管内真性血容量的下降和血管内有效血容量的下降)、肾脏灌注不足导致肾功能下降。如出血、胃肠道丢失所致的脱水、烧伤、败血症、肾病综合征、充血性心力衰竭、肝肾综合征等。肾前性AKI肾功能下降多是因为肾脏灌注下降，但肾脏本身正常，当肾脏再灌注时肾功可以恢复正常。

(二) 肾性疾病

1. **肾小球疾病** 感染后肾小球肾炎、全身系统性疾病引起的肾脏损害(如紫癜性肾炎、狼疮性肾炎、抗中性粒细胞胞质抗体相关肾炎等)、IgA 肾病等。

2. **肾小管疾病** 缺血/缺氧性肾小管坏死、药物(氨基糖苷类抗生素、顺铂、两性霉素等)或毒物(包括乙二醇、甲醇等外源性和肌球蛋白、血红蛋白等内源性毒物)引起肾小管上皮坏死等。

3. **肾间质疾病** 药物反应或特发性的急性间质性肾炎均可导致 AKI。

4. **血管病变** 肾动脉血栓、肾静脉血栓及溶血性尿毒综合征等微血管病。

(三) 肾后性

先天尿道畸形(后尿道瓣膜、双侧输尿管肾盂连接处狭窄、双侧梗阻性输尿管囊肿等)、肾结石、肿瘤压迫等尿道梗阻性疾病均可导致肾后性 AKI。

三、疾病特点

(一) 临床表现

1. **少尿期** 少尿期可持续 10~14 天，如果治疗 2 周后仍少尿，注意急进性肾炎。

(1) 少尿：24 小时尿量<250ml/m^2 或学龄儿童<400ml，学龄前儿童<300ml；婴幼儿<200ml；<50ml 为无尿。

(2) 水电解质紊乱：表现为三高三低，即高钾、高磷、高镁和低钠、低钙、低氯血症。

1) 高钾血症：血钾超过 6.5mmol/L 为危险界限，为此期死亡首要原因。表现为烦躁不安、嗜睡、恶心、呕吐、四肢麻木、胸闷、憋气等症状。心率缓慢、心律不齐可致突然死亡。心电图 T 波高尖、基底窄、QRS 增宽、P-R 间期延长。Ⅰ~Ⅲ度房室传导阻滞、心室纤颤等。

2）低钠血症：分两种情况：①稀释性，主要由于水潴留，血钠被稀释。表现为体重增加，水肿、倦怠、头痛、神智淡漠、严重者可有抽风、昏迷。此期治疗应严格限制水分及钠摄入量，补钠会加重水肿使病情进一步恶化；②失钠性，腹泻、呕吐、大面积烧伤等，有脱水及血液浓缩表现。

3）高血磷和低血钙症：磷在体内蓄积使血磷升高；钙在肠道内与磷结合从肠道排出，引起低钙血症。但因常有酸中毒，游离钙不低，故很少出现低钙抽搐，但若接受大量碱剂后则易诱发。

4）高镁血症：高镁与高钾症状相似。

（3）代谢性酸中毒：表现为萎靡、乏力、嗜睡、呼吸深长；面色灰、口唇樱桃红；可伴心律不齐。

（4）氮质血症：氮质血症程度与病情严重程度一致。

（5）消化系统：食欲减退、恶心、呕吐、腹部不适等症状，约10%~40%患儿可有消化道出血。部分患儿仅表现为恶心、呕吐，因此临床遇到不明原因恶心、呕吐患儿应注意行肾功能检查。

（6）中枢神经系统：脑水肿出现意识障碍、躁动、谵语、抽搐、昏迷等尿毒症脑病症状。

（7）血液系统：为血管内凝血、溶血所致出血倾向、皮肤瘀斑及贫血。

（8）呼吸及循环系统：主要是心力衰竭和肺水肿，表现为呼吸困难、不能平卧、心率加快、肺底湿啰音、下肢水肿等。

（9）高血压：可出现轻或中度高血压，严重者为高血压脑病。

（10）易合并感染：70%左右合并严重感染，以呼吸道及泌尿道感染为常见。

2. **多尿期**　多尿持续时间约5~10天，部分患儿可长达1~2个月。此时入量以尿量2/3为宜。

（1）低钠血症和脱水。

（2）低钾血症：表现为肌肉松软、无力以至麻痹；呼吸困难、胸闷、腹胀、心音低钝、心界扩大等。心电图QT间期延长、T波低平、出现U波、ST段下降、期外收缩及房室传导阻滞等。

（二）实验室检查

1. **肾功能** 不同年龄小儿肌酐正常值不同（表 1-8-1）。

表 1-8-1 不同年龄小儿肌酐正常值

年龄/岁	新生儿	0.5~3	3~5	5~7	7~9	9~11
肌酐浓度/（$\mu mol \cdot L^{-1}$）	44.2 ± 7.1	28.3 ± 6.2	33.6 ± 6.2	37.1 ± 7.1	44.2 ± 8.8	46.0 ± 8.0

2. **尿常规** 尿常规可见尿蛋白阳性及尿红细胞增高，结石梗阻患儿尿常规可能有结晶，肾前性和肾后性因素导致的 AKI 尿常规可以正常。

3. **血常规** 严重脱水时血常规可呈血液浓缩改变，出血、溶血时血红蛋白减少，溶血性尿毒综合征时血小板可减少。

4. **血气、水电解质** 血气常提示酸中毒，伴高钾、高磷、高镁、低钠、低钙、低氯。

5. **其他** 病原学、补体、抗核抗体等。

（三）影像学检查：

1. **泌尿系超声** 超声经济、操作简单、无辐射，可用于泌尿系统畸形、结石、肿瘤等的筛查。

2. **泌尿系 CT** 诊断泌尿系统结石，特别是小结石较超声具有更高的敏感性。

3. **肾动态显像和肾小球滤过率** 可以观察肾动脉的血流灌注，了解肾实质功能及肾功能受损程度，明确 AKI 分期及分肾功能，还可以判断尿路是否存在梗阻。

四、诊断思路

1. **既往无肾脏病史** 急性起病，少尿或无尿，血肌酐、尿素氮水平升高、酸中毒、水电解质紊乱、尿常规异常者考虑诊断。

2. **定位诊断** 尿路梗阻性疾病可导致肾后性 AKI，膀胱触诊饱满及影像学检查可有助于诊断。有失血、休克、大量体液丢失等病史，提示肾前性 AKI，补液试验、利尿试验有助于鉴别。

3. **定位为肾性 AKI 后应积极查找病因** 追问病史，有明确药物、毒物接触史应注意药物、毒物导致的AKI；有老鼠接触史，伴有“三红”“三痛”，需完善流行性出血热抗体明确有无流行性出血热；完善抗链球菌溶血素O试验、补体检查等明确有无急性肾小球肾炎；完善抗核抗体、抗中性粒细胞胞质抗体、乙肝病毒等明确有无全身系统疾病导致肾脏损伤；完善血常规（血红蛋白、血小板）、外周血涂片、胆红素等明确有无溶血性尿毒综合征。诊断不明确者必要时可完善肾脏病理检查明确诊断。

4. **急性肾损伤的分级标准** 目前，儿童修正的RIFLE和KDIGO的分期标准（表1-8-2、表1-8-3）是两个常用的儿童AKI诊断和分期标准。

表1-8-2 儿童修正的RIFLE标准

分期	eCCl	尿量
危险（risk）	eCCl下降>25%	<0.5mL/(kg·h)时间超过8小时
损伤（injury）	eCCl下降>50%	<0.5mL/(kg·h)时间超过16小时
衰竭（failure）	eCCl下降>50%或eCCl <35mL/(min·1.73m^2)	<0.3mL/(kg·h)时间超过24小时或无尿12小时
肾功能丧失（loss）	持续肾功能损伤>4周	
终末期肾病（ESRD）	肾功能彻底丧失>3个月	

注：eCCl，估计肌酐清除率

表1-8-3 KDIGO AKI诊断标准

分期	血肌酐标准	尿量标准
1期	升高达基础值的1.5~1.9倍；或升高值≥26.5μmol/L	<0.5mL/(kg·h)，持续6~12小时
2期	升高达基础值的2.0~2.9倍	<0.5mL/(kg·h)，持续≥12小时
3期	升高达基础值的3.0倍或升高值≥353.6μmol/L或开始肾脏替代治疗法；或eGFR下降至<35mL/(min·1.73m^2)	<0.3mL/(kg·h)时间超过24小时或无尿12小时

五、治疗思路

（一）一般治疗

1. **病因治疗**　积极寻找病因，对症处理原发病及致病因素，对于肾前性患儿应积极补液，纠正脱水和血容量不足，改善肾血流量。对于怀疑药物性损伤应立即停用可疑药物。对于感染后肾小球肾炎应给予抗感染。对于急性间质性肾炎及继发于狼疮、紫癜等的AKI应给予糖皮质激素。对于肾后性患儿应及时解除梗阻。

2. **营养支持治疗**　应可能供给足够的热量，以保证机体代谢需要。选择高葡萄糖、低蛋白、富含维生素、低磷的食物。

3. **维持水电解质及酸碱平衡**　少尿期主要针对“三高三低两中毒”对症治疗。三高：高钾、高磷、高镁，三低：低钠、低钙、低氯，两中毒：酸中毒、水中毒。

（1）液体管理：日测体重，量出为入。每天入液量=尿量+显性失水（呕吐、便、引流等）+不显性失水–内生水。不显性失水按400ml/（m^2·d）或婴儿20ml/（kg·d）、幼儿15ml/（kg·d）、儿童10ml/（kg·d），体温每升高1℃增加75ml/（m^2·d）。内生水按100ml/（m^2·d）。

（2）纠正高钾血症：高钾血症是AKI患儿少尿期死亡的主要原因。①碳酸氢钠：5%碳酸氢钠5ml/kg，稀释成1.4%碳酸氢钠后先快后慢静点。②葡萄糖酸钙：10%葡萄糖酸钙0.5ml/kg静注。③胰岛素+高渗葡萄糖：每3~4mg葡萄糖+1单位胰岛素。④阳离子交换树脂：0.3~1mg/（kg·次）口服或灌肠。可和山梨醇合用。⑤透析：血钾持续6.5以上，保守治疗无效者应尽早透析。

（3）纠正酸中毒：轻、中度的代谢性酸中毒无需治疗，当出现严重酸中毒，即pH值<7.15或碳酸氢盐浓度<12mmol/L须纠酸治疗。

（4）纠正低钠血症：当血钠<120mmol/L需静脉补钠治疗。3%氯化钠6ml/kg静脉滴注可提升5mmol/L的血清钠，需注意要缓慢提升。

（5）纠正低钙血症：10%葡萄糖酸钙0.5ml/kg+等量10%葡萄糖稀释，静脉滴注，同时可降血磷。

(6) 多尿期应注意低钠、低钾。

4. 高血压治疗

(1) 利尿剂：呋塞米 1~2ml/(kg·次)，每天 2~3 次。

(2) 钙拮抗剂：①硝苯地平：0.1~0.2mg/kg 舌下含服，6~8 小时 1 次。②盐酸贝尼地平：2~4mg/次，严重高血压可加量至 8mg/次，每日 1 次，早饭后口服。尚无儿童应用资料。

(3) 血管紧张素转化酶抑制剂(ACEI)：①卡托普利：0.5~1mg/(kg·d)，每 8 小时口服 1 次。②福辛普利：>12 岁儿童初始剂量 10mg/(kg·d)，日 1 次，最大量每天 20mg。双侧肾动脉狭窄、肾衰竭(Scr>265μmol/L)和高血钾者禁用 ACEI 类药物。

(4) 硝普钠：主要用于合并循环充血及心力衰竭者。0.2~8μg/(kg·min)，用药时应监测血压，根据血压调整静脉滴注速度。

5. 抽搐的治疗　地西泮控制抽搐发作，积极控制抽搐原因。

6. 贫血治疗　血红蛋白低于 60g/L 以下输血，输入新鲜血 10ml/kg，禁止输注陈旧库存血(防止高钾)。

(二) 血液净化

1. 对于肾脏疾病所致的 AKI，透析指征　①少尿或无尿>2 天；②出现尿毒症症状，尤其神经精神症状；③严重的水钠潴留或充血性心力衰竭、肺水肿、脑水肿；④血尿素氮(blood urea nitrogen，BUN)>35.7mmol/L 或每天增速>9mmol/L，肌酐>620μmol/L；⑤难以纠正的酸中毒；⑥血钾≥6.5mmol/L；⑦可透过半透膜清除的药物毒物急性中毒。

2. 肾脏替代治疗　透析模式主要有间断血液透析、持续肾替代治疗、腹膜透析，此外，对于一些全身系统疾病导致的 AKI 还可合并应用血浆置换、免疫吸附等治疗模式。

(杜　悦)

第九节　急性胃肠功能衰竭

一、疾病简介

急性胃肠功能衰竭通常是指消化食物、吸收营养和排泄废物等环节发生障碍所致的临床综合征,常继发于各种危重疾病,如脓毒症、严重缺氧、休克、严重消化道疾病、外伤、应激等,影响疾病的预后,可以作为病情恶化的征兆。急性胃肠功能衰竭常常合并多脏器功能障碍,表现为呕吐、腹胀、腹痛、腹泻和便秘等,严重者可出现呕血、便血和中毒性肠麻痹。国内 PICU 的研究发现,危重患儿胃肠功能障碍的发生率为 31.8%~57.68%,病死率为 29.3%。

肠道是严重感染、组织缺氧缺血时受影响最早和最严重的器官之一。危重状态时,由于全身炎症反应、毛细血管渗漏、大量液体渗出,血管舒缩功能障碍,都会累及胃肠脏器。胃肠功能受损后,将影响胃肠对营养物质和水的消化吸收,影响肠道菌群及其产物的吸收和调控,进而影响胃肠的内分泌和免疫功能。肠道损伤导致大量细菌移位,进而引起肠源性感染、肠源性内毒素血症。

二、病因分析

1. **急性严重感染** 如脓毒症休克、脓毒症、严重肺炎、中毒性痢疾等,都可引起微循环障碍,有效循环血量减少,使黏膜遭受缺血缺氧的损坏,导致胃肠屏障功能破坏。

2. **非感染性疾病** 如窒息、中毒、创伤、腹部大手术等。

3. **菌群失调** 正常条件下,肠道内益生菌与有害菌保持动态平衡,对机体起着有益的作用,如滥用抗生素等使肠道内益生菌数量减少,耐药菌、致病菌过度增生,导致菌群平衡失调,从而导致有害细菌感染。

4. **炎性介质超常释放与全身炎症反应综合征** 内毒素血症激活体内补体系统,产生活性产物 C4a、C3b、C5a 等,激活单核细胞等,释放大量炎性介质,如肿瘤坏死因子、白细胞介素 IL-1、IL-6、IL-8、血小板活化因子等,炎症介质造成对机体的二次打击,导致全身炎症反应综合征。

5. **营养不足** 肠道缺血缺氧、禁食、长时间胃肠外营养等导致胃肠道黏膜萎缩。

6. **机体免疫力低下** 由于营养不良、药物应用(如免疫抑制剂、抗生素等),免疫力下降,导致多重耐药菌感染,增加全身或肠道感染的机会。

三、辅助检查

1. **监测胃黏膜内pH值** 正常情况下胃黏膜内pH值(pH value of gastro-intestinal mucosa,pHi)为7.35~7.40,如果pHi<3.5,提示胃肠黏膜缺血缺氧,是发生胃肠功能障碍和应激性溃疡的高危因素。长时间pHi减低,提示除胃肠功能障碍外,也可能存在全身灌注不良。

2. **肠黏膜屏障功能检查**

(1)尿乳果糖与甘露醇比值(L/M)测定:如果肠黏膜紧密连接不完整,肠道通透性增加,则会显示L/M比值增加。

(2)血浆内毒素水平升高,对早期严重胃肠功能衰竭患儿具有很高的临床诊断价值。

(3)患儿的粪便球/杆菌比例检测。

(4)乙二胺四乙酸、乙三胺五乙酸以及^{125}I人清蛋白等放射性核素标记,通过直接口服,再通过计数仪测量尿液中的放射性活度了解肠通透性。

(5)肠黏膜活检。

(6)粪便分泌型Ig A测定的免疫功能检查。

(7)肠脂肪酸结合蛋白。主要存在于小肠上皮细胞,当肠上皮细胞发生损坏时被释放入血。肠脂肪酸结合蛋白是反映早期肠缺血的指标。

3. **检查肠黏膜损伤情况**

(1)二胺氧化酶(diamine oxidase,DAO)测定:研究证明血浆中DAO活性变化能作为反映肠黏膜屏障功能损伤的敏感指标,DAO升高是检测肠黏膜缺氧的指标。

(2)D-乳酸水平检测:D-乳酸水平越高,反映肠黏膜缺氧缺血的损害越严重,是诊断早期婴儿胃肠功能衰竭较敏感的指标。

4. **胃肠动力检测** 腹泻、腹胀、腹内有废气淤积、胃肠张力减弱、肠鸣音异常和肛门停止排便排气等临床表现可提示小肠动力障碍。通过肠鸣音检测、时间测定、压力测定和肠肌电图描述可反映小肠运动功能。

5. **影像学检查**　静态检查包括超声、腹部X线、计算机断层扫描或磁共振成像,可以检测胃肠道结构变化。动态检查较复杂,但会提供胃肠道蠕动方面有价值的信息。如床旁超声可以对胃肠功能进行定性定量分析。近年来应用近红外光谱技术(near infrared spectroscopy,NIRS)监测腹部血氧饱和度,反映肠道的血流灌注,间接反映肠道功能。

四、诊断思路

1. **诊断标准**　中华医学会儿科学分会1995年5月通过的多器官功能衰竭诊断标准,小儿胃肠系统功能衰竭诊断标准:①应激性溃疡出血需输血者;②出现中毒性肠麻痹,有高度腹胀者。

2. **临床表现**　当患儿临床出现腹胀、肠鸣音减弱或消失、呕吐或胃管抽出液中有咖啡色样液体三大症状时,临床即可诊断胃肠功能障碍或衰竭。同时注意患儿是否出现恶心不适,腹痛,化验便隐血试验阳性,甚至出现黑便或便血的表现。结合上述的辅助检查辅助诊断。

3. **实验室检查**　儿童胃肠功能衰竭缺乏早期特异的实验室检查,大多根据临床表现,因此出现应激性溃疡或腹胀等临床表现即可高度怀疑,防止忽视早期表现,追求实验室或影像学诊断,导致出现更严重的后果。

4. **胃肠功能衰竭与病情危重程度相关**　当患儿因外伤尤其是颅脑损伤,或脓毒症、休克等原因导致了胃肠功能衰竭,意味着原发病病情危重。

儿童胃肠功能衰竭不是一个孤立的疾病,大多由其他疾病引起或基础疾病的伴随症状。因此,不能满足于胃肠功能衰竭的诊断,一定及时寻找病灶或基础疾病,如脓毒症或其他原因导致的感染,各种原因导致的休克、创伤、应激或其他胃肠道疾病如急腹症等。除给予胃肠道的对症处理以外,原发病的处理更加重要。

五、治疗思路

胃肠功能衰竭的治疗原则和方法包括:①积极治疗原发病;②降低胃内酸度;③对症治疗,控制感染、减轻胃肠道负荷、营养支持;④止血治疗,应用止血药或内镜止血。

1. **控制原发病** 控制原发病是治疗的关键,根据病史确定原发病,如系感染性疾病,应及时清除病灶,选用有效的抗生素控制感染。颅脑外伤应及时降低颅内压,清除颅内出血等。

2. **保护和恢复肠黏膜的屏障功能**

(1) 避免和纠正持续低灌注;使用自由基清除剂,使胃肠道尽早摆脱缺氧状态。

(2) 保证热量及营养供给,注意营养代谢平衡。提供足够的热量,阻断无氧酵解,限制分解代谢,维持正氮平衡,防止内源性蛋白过量消耗,以恢复机体的免疫功能。胃肠道外营养是临床上治疗胃肠功能衰竭的有效的方法,但更多资料显示肠内营养可促进消化液和酶的分泌,促进肠蠕动的恢复,有利于肠道菌群平衡,故病情允许应尽早恢复肠内营养。

(3) 微生态疗法。补充肠道的有益菌,维持菌群平衡。如双歧杆菌能促进损伤的肠黏膜机械屏障及生物屏障的修复。同时选择性杀灭一些潜在性致病菌,如大肠埃希菌、肺炎克雷伯菌和铜绿假单胞菌等,即选择性肠道去污(selective digestive decontamination,SDD)。通过选择性使用抗生素,治疗原发感染和继发胃肠源性感染。胃肠应用不吸收的抗生素及全身应用抗生素,清除肠道致病微生物和内毒素,以调节肠道菌群、增加胃肠动力、提高肠道局部免疫力并加快胃肠黏膜的更新修复。SDD 目标是减少肠道中 G^-菌和真菌的数量,而不影响厌氧菌的数量。如新霉素口服。

3. **上消化道出血的治疗**

(1) 禁食:用 5% 碳酸氢钠 10~20ml 加入葡萄糖液中,稀释后分次洗胃,至洗出液清亮为止。在胃管内注入西咪替丁 10~20mg/kg,局部保留 3~4 小时,必要时 4~6 小时可重复,西咪替丁为 H_2 受体拮抗剂,具有抑制胃酸分泌,对应激性溃疡的上消化道出血有明显的疗效,有效率达87%。

(2) 生长抑素治疗:生长抑素八肽(奥曲肽)是一种合成的生长抑素类药物,可抑制胃酸、消化酶等分泌,保护出血灶血痂免受侵蚀,促进肠黏膜上皮修复。用法50~100μg皮下注射,q.8h.,2~3天后停药;或50~100μg静脉注射,然后每小时12.5~25μg静脉滴注,持续24小时,可连用3天。

(3) 大出血者:输血是大出血者抢救的根本措施,有利于恢复、维持血容量;同时根据周围循环情况使用多巴胺、山莨菪碱等血管舒张药。适当使用凝血酶或云南白药胃管内注入,静滴垂体后叶加压素、巴曲酶、维生素K_1等止血药物。

(4) 内镜止血:怀疑上消化道出血时应尽早进行胃镜检查,同时可行内镜直视下止血治疗。伴有血流动力学障碍的出血,内镜检查可以明确诊断。但活动性和大量出血时,除了内镜检查,血管造影术是合适的选择。推荐早期(24小时内)上消化道内镜检查,而急性静脉曲张出血需要更紧急(12小时内)的干预。可联合使用肾上腺素和血管夹、热凝固术或注射组织硬化剂等方法。上消化道内镜检查阴性的胃肠道出血,需进行结肠镜检查。而结肠镜亦阴性时,可使用内镜探查小肠。内镜检查结果为阴性的活动性消化道出血,需考虑内镜手术或介入治疗。

4. 腹胀的治疗

(1) 禁食:腹胀持续存在且进食后腹胀加重或有胃潴留和上消化道出血时宜禁食,至症状好转后及时喂养。

(2) 胃肠减压:可减少吞咽气体的存积,吸出消化道内滞留的液体和气体,减低胃肠道内压力,还可以尽早发现胃内咖啡样液体。

(3) 肠管排气或促进肠管蠕动:尽可能撤除减慢肠蠕动的药物(儿茶酚胺、镇静、阿片类药物)和纠正损害肠动力的因素(高血糖、低钾血症)。尽早或预防性使用通便药物。促动力药物如甲氧氯普胺和红霉素,可用于刺激上消化道(胃和小肠),而新斯的明可抑制胆碱酯酶,增加肠管蠕动,促进小肠和结肠的动力;应用酚妥拉明,酚妥拉明是α受体拮抗剂,能扩张肠系膜小动脉，兴奋胃肠道平滑肌，使肠蠕动增加而减轻腹胀；用生理盐水20~50ml灌肠，刺激结肠蠕动。

(4) 纠正水电解质紊乱：缺钾者尽快补充氯化钾。

(5) 中医药治疗：针刺(足三里、合谷、中脘)。

5. **抗炎性介质及内毒素血症治疗**　针对不同炎性介质选用相应的拮抗剂，如单克隆TNF-α抗体，IL-1受体拮抗剂、单克隆IL-8抗体及抗脂多糖抗体(抗LPS抗体)等，对终止相应炎性介质和内毒素对机体的继续损害有积极作用。

6. **中成药治疗**

(1) 大黄的主要作用是促进胃肠蠕动，改善胃肠黏膜血液循环，加快胃肠内细菌和毒素排泄，杀灭肠道内细菌，促进损伤的胃肠黏膜修复，阻止肠道内细菌移位。它还可提高危重症患儿对胃肠营养的耐受性，拮抗炎性反应，减低血内肿瘤坏死因子(tumor necrosis factor，TNF)浓度。用法：生大黄粉溶解后胃管注入，小儿体重5kg者每次1g；5~10kg者用2g；10~15kg者用3g；>15kg者用6~12g；6小时后可重复。还可使用大黄粉敷脐。

(2) 葱白或芥末脐部敷药。

(王丽杰　程　超)

第十节　急性肝功能衰竭

一、疾病简介

急性肝衰竭(acute liver failure，ALF)目前比较公认的定义为：无已知慢性肝病的患儿出现严重急性肝功能受损的多系统紊乱，伴或不伴与肝细胞坏死有关的脑病。无已知的慢性肝病意味着急性起病的肝豆状核变性、自身免疫性肝炎或感染时间未知的乙型肝炎均包括在内。2017年欧洲肝病学会制定的《急性(暴发性)肝衰竭的管理临床实践指南》中将儿童急性肝衰竭定义为一种多系统综合征，合并以下情况：肝功能异常引起的凝血功能异常，且经维生素K_1治疗不能纠正，合并肝性脑病时 PT>15 秒或国际标准化比值(international normalized ratio, INR)>1.5;不伴有肝性脑病时 PT>20 秒或 INR>2.0。

肝功能衰竭常见病因如下:

(1) 病毒感染:我国学者统计婴儿组中 1/3 的肝衰竭由巨细胞病毒(cytomegalovirus, CMV)感染引起,占已知病因的第 1 位,年长组是以乙型肝炎病毒(hepatitis b virus, HBV)和甲型肝炎病毒(hepatitis a virus, HAV)感染为主。

(2) 药物或食物中毒:最常见的药物是对乙酰氨基酚。其他肝毒性物质,如乙醇、四氯化碳、异烟肼、四环素等抗生素、非甾体消炎药等,亦可诱发肝功能衰竭。此外,毒蘑菇、鱼胆、发霉的粮食(黄曲霉素)都是引起肝功能衰竭的常见原因。

(3) 各种遗传代谢性疾病:如酪氨酸血症、半乳糖血症、抗胰蛋白酶缺乏、威尔逊病、瑞氏综合征等。此类患儿除肝功能异常外,还可能存在孕期及生后生长发育异常情况。

(4) 血管或肿瘤因素:与儿童急性肝衰竭有关的血管疾病包括巴德-基亚里综合征、静脉闭塞性病等。恶性病可因瘤细胞浸润而发生急性肝衰竭,在儿童最多见的是白血病和淋巴瘤。

二、疾病特点

1. **一般表现** 大多数新生儿及婴幼儿均缺乏特异性临床表现,仅表现为喂养困难、哭闹等,年长儿常表现为发育迟缓、厌食、恶心、呕吐等,后期可出现黄疸。出现凝血功能障碍可表现为皮肤瘀斑、瘀点,口腔、牙龈出血,甚至出现颅内出血等。

2. **肝性脑病表现** 年长儿肝性脑病与成人相似,但小儿扑翼样震颤没有成年人典型,主要表现为睡眠倒错,性格、行为改变,甚至昏迷等。国外研究将儿童肝性脑病做了具体分级,见下表 1-10-1 及表 1-10-2。

3. **体格检查** 查体应注意有无肝脏触痛或叩痛,肝脏质地,有无发热、腹胀,皮肤和巩膜黄染程度如何,有无精神萎靡、嗜睡、昏迷、皮疹、出血点,伴有呕吐腹泻的患儿应注意是否存在脱水。

表 1-10-1　0~3 岁婴幼儿肝性脑病的分级

级别	临床表现	神经系统检查/反射
Ⅰ/Ⅱ	伤心哭泣，睡眠颠倒	正常或反射亢进
Ⅲ	嗜睡、目光呆滞、激惹	反射亢进
Ⅳ	昏迷、有痛刺激反应Ⅳa 或无反应Ⅳb	缺如、去大脑/去皮质姿势

表 1-10-2　肝性脑病的 West Heaven 标准（儿童到成人）

分级	临床表现	扑翼样震颤
Ⅰ	轻微的精神恍惚、欣快或焦虑、注意力缺陷、计算力下降、睡眠节律颠倒	是或否
Ⅱ	昏睡或冷漠、时间及定向力障碍、性格改变、行为不当	是
Ⅲ	嗜睡-半昏迷、神志模糊、好斗、明显定向力障碍	是（如能配合）
Ⅳ	昏迷	否

4. **辅助检查**

（1）血清学检查

1）血清胆红素：血清总胆红素一般均超过 171.0μmol/L（10mg/dl），平均每天增长 17.1μmol/L（1mg/dl）或更多，以直接胆红素升高为主。

2）酶胆分离：重症肝病谷丙转氨酶（alanine aminotransferase，ALT）及谷草转氨酶（aspartate aminotransferase，AST）显著下降，与胆红素上升呈分离现象，即“酶胆分离”。

3）血氨基酸测定：支/芳氨基酸比值正常时其摩尔比为（3∶1）~（4∶1），重症肝炎者降至（1∶1）~（1.5∶1）以下。游离色氨酸明显增高，对促进肝性脑病的发生起重要作用。

4）前白蛋白测定：可反映早期肝衰竭。肝衰竭会影响蛋白质合成，前白蛋白半衰期仅为 1.9 天，因而其在患儿血中浓度下降出现较早。通过电泳测定进行动态观察，若持续低水平并日渐下降，则预后不良。

5）甲胎蛋白（alpha fetoprotein，AFP）：升高表示肝细胞再生能力旺盛,见于正常新生儿或肝癌患儿。肝损伤后有肝细胞再生时 AFP 亦呈阳性。若肝细胞进行性坏死时,AFP 由阴性转为阳性,浓度逐渐升高,表明有肝细胞再生,预后良好。

6) AST/ALT 比例动态观察:ALT 主要在肝细胞质内,AST 大多存在于线粒体内,正常 AST/ALT 比值为 0.6。当肝细胞严重损害时,AST 从线粒体排出,其比值即>1。

(2) 凝血功能检查:凝血酶原时间延长或凝血酶原活动度下降对诊断及估计预后有重要意义。轻症凝血酶原活动度低于 60%,重症常低于 40%,示预后不良。

(3) 超声检查:可监测肝、脾、胆囊、胆管等器官大小、超声影像,及有无腹水、肿物等。

(4) 脑电图检查:肝性脑病早期,患儿即表现特异性脑电图波形,如慢波、三相波,且持续时间较长,有助于早期发现肝性脑病。

三、诊断思路

1. **诊断思路** 临床根据患儿症状、体征及辅助检查诊断儿童急性肝功能衰竭并不困难,但要明确病因需详细询问病史如用药史、感染史或近期饮食并完善许多特殊检查。在没有明确病史的患儿中,应根据常见的儿童肝衰竭病因逐步筛查。如怀疑病毒性肝炎应筛查病毒性感染的血清学标志物;自身免疫性肝病筛查自身抗体;代谢性肝病筛查相关的酶学等。

2. **鉴别诊断** 出现黄疸症状常需要与以下两种情况鉴别。

(1) 溶血性黄疸:血清胆红素升高,直接胆红素正常,尿胆红素阴性,网织红细胞增多,AST、ALT 大多正常,有各种溶血性疾病的实验室检查支持,如溶血象等。

(2) 梗阻性黄疸:常见于先天性胆道闭锁、先天性胆总管囊肿、胆道蛔虫等,血清间接胆红素正常,直接胆红素明显升高,大便变白为“白陶土”样,血清 AFP 明显升高,ALT 一般正常。

四、治疗思路

1. 常规治疗和监测

(1) 监测生命体征、血清水电解质和酸碱度、血氨、凝血功能等，保持呼吸道通畅，必要时进行机械通气，检测中心静脉压。

(2) 平衡能量及水电解质：推荐肠道内营养，包括高碳水化合物、低脂、适量蛋白饮食，肝性脑病患儿需限制经肠道蛋白摄入，进食不足者，每日静脉补给足够的热量、液体和维生素；控制经肠道的蛋白质摄入量，对难以通过胃肠道提供足够热量的患儿，可经中央静脉导管做全胃肠道外营养。适量给予复合维生素以补充营养。纠正水电解质及酸碱平衡紊乱，特别要注意纠正低钠、低氯、低镁、低钾血症。

(3) 积极纠正低蛋白血症和凝血功能紊乱，补充白蛋白或新鲜血浆，并酌情补充凝血因子。

2. 并发症治疗

(1) 肝性脑病和脑水肿：限制蛋白质摄入，对于肠道出血患儿应及时清理肠道。应用乳果糖，降低肠道 pH 值，减少氨的吸收。应用肠道微生态调节剂，以减少肠道细菌易位或降低内毒素血症及肝性脑病的发生。同时肝性脑病患儿需要积极减轻脑水肿，有颅内压增高者，给予甘露醇及利尿剂交替使用；也可使用低温疗法可防止脑水肿，降低颅内压。巴比妥类药物可促进脑血管的收缩，有利于减轻脑水肿，当严重的颅内压增高且其他药物无法控制时，可考虑使用。

(2) 肝肾综合征：急性肝衰竭患儿的急性肾损伤治疗主要集中在减少肾损害药物的使用上，避免过度利尿，通过有效恢复适当的血容量，维持肾脏灌注压力，促进肾脏恢复。一些药物如特利加压素可以降低血浆肾素浓度，从而减少血管紧张素Ⅱ产生，减轻肾血管收缩，增加肾脏的血流量和肾小球滤过率，改善肾功能。一旦出现肾衰竭，应尽快开始血液净化治疗。

(3) 凝血功能异常：应用维生素 K 对症补充。对显著凝血障碍患儿，可给予新鲜血浆、凝血酶原复合物和纤维蛋白原等对症补充，血小板显著减少者可输注血小板；对于合并消化道出血者应给与 H_2 受体阻滞剂或质子泵抑制剂，行胃肠减压者应避免使用尖锐的鼻导管之类的可引起消化道出血的装置。进行有创操作前应注意凝血功能情况，必要时提前补充凝血因子或新鲜血浆。

(4) 感染:应尽早、定期进行细菌及真菌培养检测。在出现活动性感染和病情恶化时,应根据细菌培养结果尽早选用敏感、对肝肾无毒性或影响较小的强效抗生素。在一切医疗及护理操作中都应严格执行消毒隔离制度,一切医疗操作和器材都要无菌消毒。

3. 特殊治疗

(1) 人工肝:人工肝的工作原理在于通过体外装置,发挥清除有害物质、补充营养物质、暂时替代衰竭肝脏部分功能,为肝细胞再生或肝移植提供等待时机。

1) 非生物型人工肝:包括血液透析、血液灌流、血液滤过、血浆置换等多种方法单一或联合应用。血液透析/滤过可清除胆红素、血氨等小分子毒素,但不能清除蛋白结合毒素;血液(血浆)灌流虽能够清除蛋白结合毒素,但它亦能同时清除患儿体内有益物质,另一方面还能激活体内的补体系统等,激发体内炎症反应,从而加重病情;血浆置换虽能清除蛋白结合毒素和水溶性毒素,但由于每次治疗剂量有限(通常 2~3L 左右),同时治疗本身能清除促进肝脏再生的物质,因此血浆置换另外输注大量冰冻血浆还可引起枸橼酸中毒及血源性疾病的传播等。

2) 分子吸附再循环系统(molecular adsorbent recirculating system,MARS):其治疗原理是将患儿体内的毒素包括蛋白结合毒素和非结合毒素通过一特殊透析器被转移至 20% 白蛋白透析液中,与白蛋白结合或溶解于白蛋白溶液中;然后结合毒素的白蛋白透析液再分别经过常规透析、活性炭吸附和阴离子树脂吸附而得到再生,再生后的白蛋白透析液再与患儿血液进行交换,从而连续对患儿体内的毒素进行清除。

3) 生物型人工肝:生物人工肝技术的核心部位是生物反应器。它由许多条中空纤维毛细管构成,患儿的血浆经此流过,在毛细管外有许多肝细胞,或是单独存在或是与胶原的微载体小粒结合在一起,这一支持系统可模拟肝脏的解毒、合成和分泌功能。目前的技术主要使用其他种系的肝细胞,比如猪肝细胞。

(2) 肝移植:辅助性肝移植(auxiliary liver transplantation,ALT)已成为治疗暴发性肝衰竭、急性肝衰竭及慢性终末期肝病患儿的重要治疗手段。在美国、日本,儿童肝移植例数超过肝移植总例数的 10%,术后 5 年生存率约为 80%,儿童活体肝移植的生存率则更高。但不是每个患儿均适应行肝脏移植术,如白血病、淋巴细胞增生综合征、无法控制的颅内高压、线粒体电子传递链紊乱并有神经系统侵犯者均为肝脏移植术的禁忌证。

4. 预后及疾病预防　引起儿童急性肝功能衰竭的病因复杂,目前没有一个单一的评价标准能适用于所有不同病因的肝衰竭患儿,并对其预后进行准确估计。各种研究表明儿童急性肝功能衰竭的预后相关的因素各不相同,主要包括以下指标:肝性脑病的程度及发病时间、黄疸程度、血氨、INR、凝血酶原活动度、血乳酸值、血清蛋白水平、胆红素值、pH 值等。

(邹　凝　李玖军)

第十一节　腹腔高压综合征

一、疾病简介

腹腔高压(intraabdominal hypertension,IAH)综合征又称腹腔间室综合征(abdominal compartment syndrome,ACS)。儿童腹腔内压力(intraabdominalpressure,IAP)为 4~10mmHg,持续的 IAP>10mmHg 且伴有由于 IAP 升高导致的腹部和全身的器官发生一系列的病理生理改变,造成新的器官功能障碍或原有器官功能损伤加重即被称为腹腔内高压综合征。ACS 病情进展快,若没有及时诊断和处理,将很快导致死亡。据报道儿科重症监护室中,ACS 的病死率可达 40%~60%。

腹腔内高压综合征有原发性、继发性和复发性三类。原发性主要由于各种腹部病变所致。如肠梗阻、腹膜炎、急性出血(肝、脾、腹主动脉破裂)等;继发性主要由于腹部以外的疾病,在抢救过程中采用大量的液体复苏导致的腹内器官的损伤,如第二、三间隙的水肿,手术后强行关腹;复发性是指患儿本已痊愈,一些原因再次引起腹腔内高压综合征的病理周期。

二、疾病特点

（一）临床表现

1. **腹部膨胀、压痛和腹壁紧张**　是腹腔内容量增加导致腹腔高压的最直接表现。开腹减压可见肠管高度水肿，涌出切口之外，术后肠管不能还纳。

2. **呼吸困难**　最常见的表现为呼吸急促、烦躁，是横膈上抬、胸腔压力升高、肺顺应性下降的结果。

3. **少尿、无尿**　由肾血流灌注不足，醛固酮和 ADH 增高引起。此时对液体复苏，使用多巴胺及髓袢利尿剂均不会使尿量增加。血流在肾皮质和肾髓质的重新分布是肾小球滤过率减少的主要原因，同时肾直接受压增加了肾实质压力，引起了“肾间室隔综合征”。

4. **难治性低氧血症和高碳酸血症**　因吸气峰值压力升高和呼吸系统顺应性明显降低导致机械通气不能提供足够肺泡通气量，而致动脉血氧分压降低，CO_2 潴留。

5. **心率增快、血压下降**　严重可以出现低心排综合征。

（二）腹腔内压力的测量

1. **直接测量**　直接通过金属套管或带孔针穿刺进入腹腔，然后连接压力传感器或压力计，或在腹腔镜手术中通过气腹机对压力连续监测。但此种方法为有创操作，且腹腔高压综合征患儿本身腹腔环境复杂，可能产生肠穿孔或腹腔感染等并发症，因此临床上不常应用。

2. **间接测量**　通过测量腹腔内脏器的压力间接反映腹腔内压力，可通过直肠，胃，上、下腔静脉及膀胱间接测量。常用的是经膀胱、胃测量。

(1) 经膀胱测量：目前为测量腹腔内压力的“金标准”。具体方法为：①取平直仰卧位，经尿道膀胱插入导尿管；②排空膀胱后夹闭尿管，经尿管向膀胱内注入无菌生理盐水 1ml/kg，最少注入 3ml，最多不超过 25ml；③停留 30~60 秒，将注射生理盐水的输液管与注射器分离，使输液管最上端与空气相通，以腋中线耻骨联合水平为零点，待输液管中液体自然下降至不再下降，在患儿呼气末、腹肌无主动收缩时读取数据。但在骨盆血肿、骨盆骨折、膀胱外伤等情况下，不适用此方法，还会增加患儿泌尿系感染的风险。

（2）经胃测量：方法是通过鼻胃管或胃造瘘管向胃内注入等渗盐水，连接至压力计或传感器，以腋中线为零点进行测量。胃内压测量可用于外伤后盆腔血肿或骨折、腹膜粘连、膀胱外伤等不能用膀胱压监测腹内压力的情况。该方法操作简单且便宜，但会受鼻饲物质或胃内气体影响。

三、诊断思路

1. 诊断标准（表 1-11-1）

表 1-11-1 WSACS 关于 IAH/ACS 的共识定义和建议儿科定义

项目	WSACS 共识定义	建议儿科定义
IAP	指腹腔内潜在的压力	同前
IAP 值	成人危重患者是 5~7mmHg	危重患儿为（7±3）mmHg
APP	MAP-IAP	同前
IAH	指持续或反复的 IAP 病理性升高（≥12mmHg）	指持续或反复的 IAP 病理性升高（≥10mmHg）
Ⅰ级	IAP 12~15mmHg	IAP 10~15mmHg
Ⅱ级	IAP 16~20mmHg	同前
Ⅲ级	IAP21~25mmHg	同前
Ⅳ级	IAP>25mmHg	同前
ACS	持续的 IAP>20mmHg（伴或不伴 APP<60mmHg），并伴有新的相关脏器功能不全/衰竭	持续的 IAP>10mmHg，并伴有新的相关脏器功能不全/衰竭
原发性 ACS	常需早期手术治疗的腹腔盆腔区域创伤或疾病所致的 ACS	同前
继发性 ACS	源于非腹腔盆腔区域疾病所致的 ACS	同前

2. 有以下情况的应该高度怀疑 ACS 的发生

(1) 腹部膨胀、压痛、缺乏蠕动。

(2) 无尿、少尿。

(3) 在机械通气的患儿中呼吸衰竭伴高气道压。

(4) MOF 在进展。且腹部 CT 检查的改变也能进一步确认 IAP 的升高及 ACS 存在。

3. 鉴别诊断

(1) 与早期 MODS 鉴别:腹腔高压综合征容易误诊为早期 MODS。区别在于腹腔高压综合征是继发于腹腔压力升高的心、肺、肾功能不全,腹膨胀和腹壁紧张在前,器官功能不全在后;而 MODS 是由感染、重大手术或创伤导致的器官功能不全,腹胀、胃肠功能障碍等发生在后。

(2) 与急性呼吸窘迫症(ARDS)鉴别:腹腔高压综合征是肺膨胀通气不足,X 线胸片常提示肺野基本清晰但面积减小,膈肌上抬,膈肌移动使肺的静态和动态顺应性下降和心输出量减少。肺泡受压表现为肺泡通气量降低,致 PaO_2 下降而 $PaCO_2$ 升高。而 ARDS 是以肺泡弥散障碍为特征,其 PaO_2 和 $PaCO_2$ 皆下降,X 线胸片表现以肺实变为主要特征,两肺散布大小不等、边缘模糊的斑片状密度增高影,成为均匀致密的“毛玻璃样影”,甚至可因广泛肺水肿、实变,出现“白肺”。

四、治疗思路

WSACS 诊治指南对 IAH/ACS 的处理原则主要有 4 个方面:①连续监测 IAP 的变化;②内科治疗降低 IAP,降低 IAH/ACS 对终末器官的影响;③保证组织器官灌注和功能;④内科保守治疗无效要及时外科剖腹减压。

1. 非手术治疗

(1) 减少胃肠内容物:可以通过禁食、肠外营养等方式减少胃肠道容积;通过鼻胃管、肛管等进行胃肠减压;适当应用胃动力药物促进胃肠道蠕动。

(2) 改变腹部顺应性:给予适当的镇静、镇痛可降低腹肌紧张度,从而降低腹腔内压力;给予肌肉松弛药也可以明显降低腹腔内压力，但是应用肌肉松弛药应当注意肺不张、呼吸机相关性肺炎等不良影响。

(3) 清除腹腔液体或气体：对腹腔内积液引发的腹腔高压综合征患儿，可在床旁B超引导下经皮穿刺置管腹腔引流减压。这样可以有效降低腹腔内压力，避免一部分患儿进行剖腹手术。

(4) 液体复苏：有效的液体复苏可促使危重患儿恢复低血容量、改善器官灌注，但ACS患儿存在毛细血管渗漏，过多液体输入会加重肠黏膜水肿、腹水，所以液体复苏时应该限制液体总量，减少晶体液使用，以胶体液为主。同时应用血管活性药物，提高腹腔内灌注压从而改善组织灌注。

(5) 持续血液净化：一般采用持续血液透析+滤过模式，可以移除过多的液体，尤其是腹腔和腹膜后大量渗出、腹膜水肿、肠麻痹和肠腔内液体等，从而减轻腹内高压。同时血液净化可清除体内部分炎症因子，减轻炎症反应。

2. **手术治疗** 若IAH/ACS持续进展，内科治疗无效，同时伴有新的脏器功能不全时，应该及时进行开腹减压，以迅速降低腹腔内压力。但需要警惕的是，开腹减压可以导致水电解质、血清丢失及热能丧失，内脏外露可引起肠瘘、腹内感染等危险。剖腹减压术后应使用保护物覆盖或暂时关腹，用无菌塑料膜与腹壁切口筋膜或皮肤进行缝合，覆盖内脏，防止内脏脱出，减轻腹壁张力，降低腹内压。经过治疗，患儿出现多尿、液体负平衡、腹围缩小和周围水肿减轻，标志着内脏和腹壁水肿消退，此时可去除开腹减压覆盖物，正规缝合关腹。

（邹 凝 李玖军）

第十二节 暴发性心肌炎

一、疾病简介

暴发性心肌炎是心肌炎最为严重和特殊的类型，起病急骤，病情进展迅猛，短时间内出现循环衰竭以及严重心律失常，并可伴有呼吸衰竭和肝肾功能衰竭，早期病死率极高。

二、病因分析

本病病因包括感染、药物、毒素、自身免疫性疾病等。病毒感染最常见，例如柯萨奇病毒、腺病毒、流感病毒、EB 病毒（Epstein-Barr virus，EBV）、肝炎病毒、微小病毒 B19、人类疱疹病毒 6 型等。发病机制主要包括病毒介导的心肌损害以及免疫介导的组织损伤，免疫机制在发病过程中起重要作用。

三、疾病特点

1. 临床表现

（1）起病隐匿，表现多种多样且无特异性。

（2）早期症状不易识别，多以消化道、呼吸道及神经系统等心外症状为首发表现。

（3）发病年龄以学龄期儿童为主，不同年龄临床症状不同，婴幼儿以食欲缺乏、呕吐、腹泻等消化道症状为主；年长儿多表现为腹痛、咳嗽、气促、胸闷、胸痛、心悸、面色苍白、乏力、晕厥、抽搐等。

（4）在起病 24~48 小时内可出现急性心功能不全、阿-斯综合征或严重心律失常。

2. 体格检查 精神反应差、意识障碍、低血压、苍白、发绀、心率增快或明显减慢、心律不齐、第一心音低钝、奔马律、肝脏增大、肢端凉等。

3. 辅助检查 见第五章第一节。在心脏标记物检查中，心肌酶谱及肌钙蛋白对于诊断暴发性心肌炎具有重要价值，其中以肌钙蛋白 C 最为敏感和特异。N 末端 B 型利钠肽原（NT-proBNP）可反映心脏功能受损程度，是诊断心功能不全及其严重程度，判断病情发展和转归的重要指标。新型心肌损伤标记物：心型脂肪酸结合蛋白（heart fatty acid bindingprotein，h-FABP）联合其他心脏标记物有助于心肌炎的早期诊断，基质细胞衍生因子-1（SDF-1）对判断预后和心肌纤维化的发生具有较高的预测价值。此外，血清 C 反应蛋白、血白细胞介素-10 和肿瘤坏死因子-α 明显增高对诊断亦有提示意义。

四、诊断思路

1. **早期症状** 暴发性心肌炎早期症状多不典型，且多表现为心外症状，易被漏诊或误诊，故如患儿有胸痛、气促、腹痛、呕吐，同时伴有面色苍白、乏力、极度萎靡等表现时，应注意监测血压，仔细进行心脏查体，完善心脏标记物、心电图及超声心动图等检查。如出现急性心功能不全、阿-斯综合征或严重心律失常等表现，应考虑诊断暴发性心肌炎。

2. **病史** 患儿如有急性疾病史、严重血流动力学障碍、需要机械辅助装置支持治疗时，应考虑诊断暴发性心肌炎。

3. **心电图** 暴发性心肌炎的心电图改变可早于心肌酶学的改变，多表现为房室传导阻滞及 ST-T 改变，应在早期进行动态监测，如出现急性心肌梗死样表现者，提示病情严重。

4. **超声心动图** 超声心动图检查室壁运动幅度及射血分数可反映暴发性心肌炎的病情严重程度，有助于评估预后。

5. **磁共振** 心脏磁共振检查具有敏感性高、无创性的特点，有助于早期诊断。

五、治疗思路

一旦诊断，立即开始救治，积极抗心律失常和纠正包括心力衰竭在内的血流动力学紊乱，保证有效组织灌注。治疗需争分夺秒，除高效的血管活性药物，抗心律失常药物及保护心肌治疗外，甚至需机械性心肺辅助装置支持治疗。

(一) 一般治疗

1. **绝对卧床休息** 一般建议休息至少 6 个月，6 个月后如超声心动图显示左心室大小和功能恢复正常；24 小时动态心电图监测以及运动试验均未发现显著心律失常发作，则可开始逐渐进行日常活动。

2. **镇静、吸氧** 保持安静，必要时镇静。面罩或头涵吸氧，必要时呼吸机辅助通气。

3. **改善心肌能量代谢** 磷酸肌酸 1~2g/(kg·d)静滴；1,6 二磷酸果糖 100~200mg/(kg·d),每日 1 次,7~10 天;辅酶 Q_{10} 10mg/次,每日 2 次。

4. **血流动力学监测** 对于观察病情和判断疗效有重要意义。

(二) 抗病毒治疗

尽早给予抗病毒治疗有助于降低病死率和改善预后。药物选择具有针对性,对于肠道病毒和腺病毒感染患儿,干扰素治疗效果较佳;疱疹病毒感染患儿,选择阿昔洛韦或更昔洛韦;甲型或乙型流感病毒感染患儿,选择奥司他韦。

(三) 免疫治疗

目前使用仍存在争议,但在成人暴发性心肌炎治疗中推荐尽早足量应用。

1. **静脉用丙种球蛋白** 2g/kg,根据心功能情况于 2~5 天内输入。

2. **糖皮质激素** 使用指征:①重症患儿表现为突然的心力衰竭和心源性休克;②严重的心律失常和Ⅲ度房室传导阻滞;③心肌活检证实为慢性自身免疫性心肌炎,病毒检测阴性。甲泼尼龙 10~30mg/(kg·d),连续冲击 3 天后逐渐减量,改为口服泼尼松或甲泼尼龙,3~4 周停用。

(四) 控制心力衰竭和抗休克治疗

见第五章第一节。

(五) 纠正严重心律失常

见第五章第一节。

(六) 机械循环辅助治疗

1. **体外膜氧合(extracorporeal membrane oxygenerator,ECMO)** 目前已成为公认的危重难治性暴发性心肌炎患儿的重要救治措施。当患儿出现下列情况之一时,应考虑进行 ECMO 治疗:①严重泵功能衰竭[射血分数<35%;心排指数<2.0L/(min·m^2)],使用 2 种以上正性肌力药物和血管活性药物不能稳定循环持续 3 小时以上;②抗心律失常药物使用下仍出现致命性心律失常,如反复室性心动过速或心室颤动;③严重缓慢心律失常使用临时起搏器治疗无效;④心脏停搏。但最佳应用及撤

机指征仍需进一步探索。

2. **心室辅助装置**(ventricular assist device,VAD)　可替代受损的心脏做功,发挥泵功能作用。

3. **主动脉内气囊反搏术**(intra-aortic ballon pump,IABP)　可增加重要脏器的循环灌注,减少心脏做功。

(七)呼吸支持治疗

患儿如存在呼吸功能障碍,应尽早给予呼吸支持治疗。

(邢艳琳　于宪一)

第十三节　高血压危象

一、疾病简介

高血压危象是指血压急骤升高造成中枢神经系统、眼、肾脏及心脏等器官损害的一种急重症。由于儿童高血压易被忽视,就诊时常常已经发生高血压危象,表现为受损器官的相关临床症状,早期诊断并给予及时恰当的治疗是避免靶器官损伤的关键。

二、病因及发病机制

虽然儿童原发性高血压呈现逐年增高的趋势,但是继发性高血压仍是儿童高血压危象的主要病因,肾源性高血压是最常见原因。儿童继发性高血压的病因多样,继发于泌尿系统疾病包括急性肾小球肾炎、慢性肾衰竭、溶血性尿毒综合征、先天性肾发育不良、梗阻性肾病、肾动脉狭窄等;继发于心血管系统疾病包括多发性大动脉炎、主动脉缩窄等;继发于内分泌系统疾病包括库欣综合征、甲状腺功能亢进、甲状旁腺功能亢进症、嗜铬细胞瘤等;继发于中枢神经系统疾病包括脑部肿瘤、颅内出血等;继发于药物的包括糖皮质激素、他克莫司、环孢菌素等。

三、疾病特点

(一) 临床特点

1. **新生儿期高血压**　可能表现为呼吸暂停、易激惹或喂养困难等。儿童期高血压危象根据受累靶器官的不同，表现为相应的特征性的临床症状。

2. **高血压脑病**　表现为头晕、头痛、呕吐、视物模糊、意识模糊、面神经瘫、偏瘫、惊厥甚至昏迷。

3. **左心衰竭**　表现为气短、心悸、少尿，查体发现心界扩大或奔马律。

4. **肾脏疾病**　是儿童继发性高血压最常见的病因，同时肾脏也可能是高血压损伤的靶器官，表现为血尿、腰痛及肾功能不全。

5. **眼科表现**　为视网膜出血、视神经乳头水肿、视力下降、急性缺血性视神经病变、皮质盲。

(二) 辅助检查

1. **血压**　对于初步测量血压异常的患儿，须分别测量四肢血压，有创动脉血压监测具有实时准确的特点，动态血压监测用于高血压危象稳定后的评估。

2. **实验室检验**　尿常规、尿苦杏仁酸、肾功能、心肌酶谱、血气离子分析、血糖、血脂、肾素-血管紧张素-醛固酮系统活性、甲状腺素等，用于筛查继发性高血压的病因及评估肾脏及心脏受累的程度。

3. **心电图**　可表现为左心室肥厚及心肌缺血改变。

4. **心脏超声**　可表现为左心室肥厚及心脏射血分数的下降，用于高血压危象及后期心脏损害的随访监测。肾脏超声用于检查肾脏大小及实质结构。血管超声用于继发性高血压的病因诊断。

5. **高血压脑病的头部MRI**　可表现为可逆性后部脑病：大脑双侧顶枕区域白质对称性受累，损伤区域在 T_2 加权呈现高信号、弥散加权呈现低或等信号。

6. **胸部X线**　用于评估心脏大小，CT及增强CT用于查找嗜铬细胞瘤及血管源性的继发性高血压。

7. **眼底检查** 眼底火焰样出血、棉絮斑、黄白色渗出、视乳头水肿和视网膜水肿提示高血压危象，视乳头水肿提示出现明显的脑水肿。

四、诊断思路

1. 高血压的定义儿童高血压是指3次或3次以上平均收缩压或舒张压高于同性别、年龄和身高儿童的第95%分位数。儿童高血压Ⅰ级指收缩压或舒张压高于95%、小于99%+5mmHg；Ⅱ级指收缩压或舒张压高于99%+5mmHg。

2. 诊治高血压危象时，不能拘泥于血压增高的程度，因为不同程度的高血压均可能出现靶器官损害，监测血压的同时，靶器官的受损情况也不容忽视。

五、治疗思路

（一）高血压危象的治疗原则

1. **ICU治疗** 高血压危象的患儿应当移送至ICU，监测血压的同时进行心肺及神经系统状态的监护，并应用静脉降压药，一般认为最初8小时的血压下降程度不能大于初始血压的25%，然后在24~48小时内逐渐降压至正常水平。

2. **利尿或透析治疗** 继发于急性或慢性肾功不全的患儿，血压增高与容量负荷加重有关，药物降压治疗的同时，应给与利尿或透析治疗以减少容量负荷。

3. **高血压脑病** 应避免降压过快，避免使用抑制中枢的药物如可乐定。

4. **嗜铬细胞瘤** 在手术前，推荐α受体阻滞剂控制血压，常用酚妥拉明。

5. **肾动脉狭窄** 应避免使用血管紧张素转化酶抑制剂及血管紧张素受体拮抗剂。

（二）用于治疗高血压危象的常用药物

用于治疗高血压危象的常用药物可见表1-13-1。

表 1-13-1 高血压危象常用药物

药物	用法用量	分类	作用时间	不良反应	禁忌证
硝普钠	0.5~1μg/(kg·min),i.v.	释放一氧化氮	1~2min	低血压、心悸、增加颅内压、硫氰酸盐及氰化物毒性	高颅压
尼卡地平	0.2~3μg/(kg·min),i.v.	钙通道阻滞剂	15min~4h	低血压、心悸、外周性水肿	脑出血急性发作期颅内压增高
艾司洛尔	50~1 000μg/(kg·min),i.v.	β 受体阻滞剂	10~20min	低血压、心动过缓、支气管收缩、外渗引起皮肤坏死	哮喘、充血性心力衰竭
拉贝洛尔	0.25~3mg/(kg·h),i.v.	α、β 受体拮抗剂	5min~4h	低血压、心动过缓、房室传导干扰、支气管痉挛、鼻充血	哮喘、脑出血
肼苯哒嗪	0.1~0.6mg/kg,q.4~6h.,i.v.	直接扩张小动脉	1~4h	心悸、心动过速、发热、皮疹、关节痛、狼疮样综合征	心动过速
非诺多泮	0.8~1.2μg/(kg·min),i.v.	多巴胺 D1 受体阻滞剂	1h	低血压、心动过速、低血钾、鼻充血	~
酚妥拉明	0.05~0.1mg/(kg·dose),i.v.(最大剂量 5mg/dose)	α 受体拮抗剂	15~30min	低血压、心动过速、鼻充血、加重消化道溃疡	~
硝苯地平	0.1~0.25mg/kg,q4~6h,p.o.(最大剂量 10mg/dose)	钙通道阻滞剂	4~8h	低血压、心动过速、外周性水肿、血小板减少、皮疹	~

续表

药物	用法用量	分类	作用时间	不良反应	禁忌证
可乐定	1~6μg/(kg·dose),q.6h.,p.o.	中枢 α 受体激动剂	6~8h	低血压、心动过速、突然停药会引起反跳性高血压、镇静作用、口干	避免突然停药
米诺地尔	0.1~0.2mg/(kg·d),p.o.(最大剂量 5mg/d)	直接扩张小动脉	1.5~24h	心动过速、液体潴留、肺水肿	心包积液
氯沙坦	0.7mg/(kg·d),p.o.(最大剂量 100mg/d)	血管紧张素Ⅱ受体拮抗剂	1.5~24h	低血压、高血钾、血尿素氮肌酐升高、发热、腹泻、流行性感冒样症状	肾上腺动脉狭窄或双侧肾动脉狭窄

（王秀丽）

第十四节 颅内压增高

一、疾病简介

颅内压是指颅腔内容物对颅骨内板所产生的压力，颅腔内容物由脑组织、脑脊液和脑血管系统等三方面组成。正常情况下三者保持相对恒定，使颅内压维持在正常范围内。颅内压以腰椎穿刺时所测得的脑脊液的静水压表示。一般来说，新生儿的颅内压为0.098~0.196kPa（10~20mmH_2O），婴儿0.294~0.784kPa（30~80mmH_2O），幼儿0.392~1.47kPa（40~150mmH_2O），年长儿0.588~1.76kPa（60~180mmH_2O）。

颅内压增高（intracranial hypertension）是指由多种原因引起颅内容物总容积增加或颅腔容积变小时，颅内压力增高并超出其代偿范围而出现的一系列症状、体征的临床综合征。若脑体积、脑室、颅内血管、硬膜下隙与外隙及蛛网膜下腔增大或膨胀，均可引起颅内压增高。小儿颅缝闭合后，颅腔容积即趋固定，所以平时颅内压能保持在一相对窄的波动范围内。小婴儿囟门未闭或颅缝存在时，对颅内压结构扩张虽可产生一定的缓冲作用，但当颅内压持续增高时仍可累及脑血流而造成脑损伤。因此若不及时处理，可出现脑疝，引起死亡。

二、病因分析

儿童颅内压增高最常见的原因为感染、中毒与缺氧。

（一）感染性疾病

1. **颅内感染** 脑膜炎（化脓性、结核性）、脑炎（病毒性）、脑脓肿。

2. **全身性感染** 因细菌性感染合并脓毒血症导致脑水肿，常见原因有中毒性痢疾、中毒性肺炎与脓毒症；病毒感染如急性重型肝炎或脑病合并内脏脂肪变性综合征（Reye syndrome）等。

（二）颅内占位性病变

如脑部肿瘤、脑脓肿、脑内血肿、脑结核瘤、脑肉芽肿等。

（三）脑缺氧或缺血

任何原因引起小儿惊厥持续状态，均可因缺氧而导致脑水肿；窒息（包括溺水）、心脏停搏、严重肺部病变、重症心力衰竭与心肌炎（包括阿-斯综合征）、一氧化碳中毒、脑血栓形成等。

（四）脑脊液容积增加

脑积水、小儿良性颅内压增高症。

（五）脑血管疾病

颅内出血、脑外伤、颅内血管畸形、动脉瘤或血管炎。

（六）流体静力压增高

高血压、肾小球肾炎伴高血压脑病、右心衰竭。

（七）水电解质紊乱

水中毒、酸中毒、高碳酸血症、急性肾功能不全、抗利尿激素分泌过多等。

（八）中毒

食物中毒、药物中毒，如苯巴比妥钠、铅等；维生素 D 过量。

（九）综合征

先天性磷酸酶缺乏综合征、上腔静脉阻塞综合征、后颅窝型脑积水综合征、松果体-神经病-眼病综合征、原发性小脑综合征、松果体综合征、瑞氏综合征、额叶综合征。

（十）其他

大面积烧伤、中暑；输液或输血反应；血液病：血小板减少性紫癜、再生障碍性贫血、严重缺铁性贫血、白血病及真性红细胞增多症等；内分泌及代谢性疾病：高渗性脱水伴高血糖，误用胰岛素治疗导致低血糖与脑水肿等。

三、辅助检查

在病情允许情况下，依据病史与查体所见，可进行以下检查。有些辅助检查除能鉴别有无颅内压增高外，对颅内压增高病因的定位和定性都能提供较为准确的帮助。

（一）颅脑影像学检查

必不可少，应早期检查，对明确颅内压增高的病因十分必要，同时还可了解脑水肿程度、脑室大小、脑皮质及神经髓鞘发育情况、出血、占位病变等。颅内压增高时 CT、MR 不仅可显示脑室扩大、皮质萎缩，而且还可能发现致颅内压增高的病因，如颅内占位性病变的位置，但主要是定位诊断，必须结合临床和其他检查，才能对占位病变进行定性诊断。

1. **脑部 CT**　脑部 CT，特别是增强 CT 之后，能清晰显示头颅各层组织（或病变）在密度上的差异。

2. **脑部 MRI**　MRI 比 CT 分辨率更高，特别对脑中线、颅底、颅后窝肿瘤三维成像的检出率优于脑 CT，也能检出脊髓肿瘤、椎管内病变。

（二）脑电图

颅内压增高脑电图多显示为普遍低电压、或弥散的慢波和快波，有时也可出现间断性高波幅慢波。不能依以上改变诊断颅内压增高。

（三）腰椎穿刺

对确定诊断有重要意义。如果为了明确病变的性质（疑为炎症性病变）不得不作穿刺时，于穿刺前先用脱水剂，以防脑疝发生。穿刺针要细、操作者技术要熟练、抽取脑脊液量要少，抽取脑脊液速度要很慢。

（四）脑超声检查

对于前囟未闭的患儿，此项检查有助于了解脑室大小、颅内出血、血肿及其他病变。

（五）实验室检查

根据可能的病因选择相关检查，如血常规、水电解质、血糖、肝肾功能、出凝血功能、毒物分析、血气分析、病原学检测、代谢筛查、脑脊液检查等。

（六）其他

脑血流图、脑血管造影、核素检查等。

四、诊断思路

（一）典型临床表现

颅内高压的共同典型表现是剧烈头痛、喷射式呕吐及视乳头水肿，且病程进展愈快，颅内压愈高，表现愈明显。但短期内的颅内高压不一定有视乳头水肿。婴儿前囟未闭，颅缝分离，代偿能力较强，颅内高压病征得以减轻，临床上可被忽略。慢性颅内高压时，头痛、呕吐发展较慢，但早期即可出现视乳头水肿。

1. 剧烈头痛

(1) 发病时间越短、越急，头痛症状越剧烈。头痛的部位以全头痛为多，少数双额、颞部疼痛剧烈，偶有枕区疼痛。胀痛或搏动性头痛，清晨最重，体位变动或用力动作后头痛加重。少数伴眼花、耳鸣及眩晕。婴幼儿由于颅缝未闭、前囟膨隆代偿作用，头痛早期多不明显。剧烈头痛可表现为烦躁不安、易激惹、脑性尖叫或用手拍打头部、扯头发。

(2) 对每一位头痛患儿，都应当仔细的询问病史，如头痛的病程、部位和性质、头痛剧烈时的伴随症状和头痛发作和缓解的因素，如头低位、剧烈咳嗽、打喷嚏、排便等是否使头痛增重或是加剧。如果头痛因为以上动作使颅内压增高时头痛加重，应警惕有颅内压增高的可能。此外，病程较短（数月）而进行性加重的头痛；头痛时伴有呕吐，呕吐后头痛可暂时缓解；头痛伴有某些局灶性症状倾向时，如眼震等；头痛伴有脑膜刺激征时，或伴有进行性视力减退等表现都应警惕有颅内压增高的可能。对有以上头痛表现的患儿，应认真地、细致地进行神经系统检查、眼底检查及上述有关的辅助检查。必要时可用20%甘露醇静脉快速滴入，如果头痛获得明显的缓解，则应按颅内压增高进一步观察和处理。

(3) 需要与颅内压增高的常见的头痛鉴别。

1) 偏头痛及其他血管性头痛：该病常伴有呕吐，甚至个别病例伴有局灶体征，如复视、偏身麻木或沉重感等，易被怀疑为颅内压增高或颅内占位性病变。因此，二者应进行鉴别。典型的偏头痛发作前多有先兆，如视物不清、或视野中有闪动的光点等视觉先兆。多在青少年起病，呈发作性、搏动性或跳动性头痛，头痛可以是一侧，亦可以是全头，多伴有呕吐，呕吐后头痛有所减轻，服用麦角胺制剂可使头痛缓解；无先兆的偏头痛或血管性头痛其临床表现特点为一侧或全头部呈发作性搏动性痛，有的病例仅表现胀痛，偶尔伴有呕吐。常有较明显的诱发因素，如吹风、着凉、空气污浊、女性月经前后生理变化等，也有的与精神紧张、疲劳和睡眠不足(或失眠)有关。对以上头痛患儿不伴有神经系统任何阳性体征，而且是在除外其他疾病的基础上才能诊断。对头痛时间短者需要追踪观察一段时间后才能考虑诊断；头痛逐渐加重而又无明显功能性改变，应警惕颅内压增高的可能。

2) 高血压、高血压脑病、五官科相关疾病引起的头痛等。

2. **喷射式呕吐** 患儿频繁呕吐，可清晨空腹时即发生呕吐，与进食无关，呕吐前无明显恶心，呕吐后可进食。严重者发生脱水及酸碱失衡。颅后窝占位病变更易发生频繁呕吐。

3. **视乳头水肿**

(1) 视乳头水肿是高颅压最客观的体征，但并不是每个高颅压患儿都表现有视盘乳头水肿，如前囟未闭的婴儿常无视盘水肿。因此，对临床表现提示有明显颅内压增高，眼底无视乳头水肿者，切不可否定有颅内压增高的可能。

(2) 对视盘怀疑有水肿，而无其他症状和体征，不一定是颅内压增高，应注意鉴别，如眶内肿瘤、某些眼病、视网膜中央静脉血栓形成、视神经炎等。急性视神经炎引起的视神经盘水肿的表现与颅内压增高所致的视乳头水肿很相似，其主要鉴别点在于前者发病急，视力减退明显，同时伴有瞳孔对光反应减弱和眼球疼痛，如病情发展较缓慢，视力逐渐减退的同时，检查视野常有不规则的中心视野缺损，而不像颅内压增高引起的视乳头水肿，视野只有中心盲点扩大，视力减退也只是在晚期才可能出现。急性视神经炎可见于脱髓鞘疾病，如多发性硬化、视神经脊髓炎、额窦炎、筛窦炎和某些病毒感染如水痘、麻疹等。如能发现以上致病原因也有助于鉴别。

4. **其他眼部改变** 颅内压增高时眼部常常受累，除视乳头水肿外，可有展神经麻痹、复视、视网膜前出血、“落日眼”及视神经萎缩。复视、斜视、视物不清、视力下降常是最引起注意的症状。

5. **意识改变** 表现为淡漠、迟钝、谵妄、嗜睡、昏睡，甚至昏迷。

6. **生命体征改变**　早期出现呼吸、脉搏减慢，血压升高，以后随病情进展，出现血压下降，脉搏加快，呼吸不规则。

7. **神经系统受损体征**　惊厥、四肢肌张力增高，腱反射不对称，病理反射阳性等。

8. **头颅改变**　前囟膨隆、头围进行性增大、颅缝开大伴头面部颞浅静脉怒张。

9. **脑疝**

(1) 小脑幕裂孔疝：又称小脑幕切迹疝或颞叶钩回疝。临床上以脑疝早期颅内压增高症状进一步加重，血压升高、呼吸深慢，意识障碍程度加深，疝侧瞳孔散大，对光反射迟钝或消失为主要表现。严重时，出现疝侧上睑下垂、眼球呈外展位、甚至双侧瞳孔散大或变形，对光反射消失、呼吸节律不整、呈中枢性呼吸衰竭、脉搏细速、血压下降、对侧或双侧肢体瘫痪、病理反射阳性、去大脑强直。最后，突然呼吸、心搏停止而死亡。

(2) 枕骨大孔疝：又称小脑扁桃体疝。临床表现：早期由于脑膜或血管壁神经末梢以及颈神经根受牵拉和压迫，临床上出现枕区疼痛。当延髓和神经受压时出现颈强直、强迫性头位。第四脑室出口受压时出现频繁呕吐、头痛加重。另外还有眩晕、听力减退、声音嘶哑、吞咽困难等后组脑神经受累症状，此时称慢性枕骨大孔疝，患儿意识清楚，无生命体征改变。当急性枕骨大孔疝突然发生或慢性疝出急性加重时，患儿突然出现呼吸停止、昏迷；双侧瞳孔散大、固定、对光反射消失；四肢弛缓性瘫痪、肌张力消失、腱反射消失；中枢性呼吸衰竭、循环衰竭，可致迅速死亡。

（二）一般临床表现

如果患儿出现头痛、呕吐、视乳头水肿、耳鸣、脑神经Ⅵ麻痹、脑神经Ⅶ麻痹、重听、意识障碍、惊厥、前囟膨隆与紧张、球结膜水肿、血压偏高、脉搏缓慢及呼吸不规则等症状时，应考虑到有颅内压增高的可能性。应随时观察病情变化，如发现脑干功能已经受到影响或出现脑疝的前驱症状，或脑血流灌注减少时，均表示颅内压增高达到了一定的严重程度，应采取积极措施，以防延误诊治。

（三）病史

病史询问很重要，便于对病因的分析与思考，应主要包括下列内容。

1. **急性感染性疾病** 各种颅内感染、瑞氏综合征、痢疾、肺炎、败血症。

2. **缺氧、缺血性损伤** 休克、窒息、溺水、CO 中毒、肾衰竭、肝衰竭、食物及药物中毒、严重脱水、电解质紊乱。

3. **颅内占位性病变** 颅内出血、血肿、脓肿、肉芽肿及良性、恶性肿瘤。

（四）进行必要的辅助检查协助明确病因

神经影像学检查必不可少（CT、MR、MRA、MRV、DSA 等）。腰椎穿刺应谨慎进行，确保无脑疝发生，必须实施检查者应先降低颅内压后再穿刺。对经过分析检查，病因仍不能明确者，可追踪观察一段时间，切勿轻易诊断为良性颅内压增高。

五、治疗思路

（一）一般治疗

1. **体位** 安静、侧卧，头部抬高 30°。

2. **观察病情变化** 密切监测血压、呼吸、脉搏、体温、瞳孔、意识状态及肌张力等。

3. **维持能量、营养、水电解质平衡** 记录出入水量，控制入液量，限制输液速度，保持呼吸道通畅，必要时人工辅助呼吸。

4. **加强护理** 昏迷者定时翻身、吸痰，更换体位，防止褥疮、肺炎、泌尿路感染及眼部疾病。

（二）病因治疗

针对引起颅内压增高的病因进行合理的治疗。颅内占位者或颅内血肿应采用外科治疗，脑积水者可行脑脊液分流术，颅内感染者给予抗生素、抗病毒制剂。同时注意改善脑缺氧、缺血及代谢障碍。

（三）降低颅内压及减轻脑水肿

1. **脱水剂** 常用的一线脱水药物为甘露醇、呋塞米、地塞米松。①甘露醇：剂量为 0.5~1.0g/kg，每日 3~4 次，连续使用 2 日后与其他脱水剂联合使用疗效更佳；②呋塞米：1~2mg/(kg·次)，每日 2~3 次，可单独或与甘露醇合用；③白蛋白加速尿疗法：白蛋白可提高血管内胶体渗透压，后者利尿、脱水，一般是在静脉滴注白蛋白结束后 30 分钟内静脉侧输入呋塞米，使降压作用更持久；④甘油：0.5~1.0g/kg，每日 2~3 次，重者可静脉滴注甘油果糖注射液，轻者可口服 50% 甘油盐水。

2. **类固醇激素**　一般常用：①地塞米松：首先 0.5~1.0g/kg，每 4 小时 1 次，共 2~3 剂，之后 0.3~0.5mg/kg，每 6~8 小时 1 次，连用 2~7 天；②氢化可的松：5~8mg/kg，每日 1~2 次；③甲泼尼龙：15~30mg/kg，每日 1 次，连用 3 天，类固醇激素兼有抗炎、抗水肿及免疫调节作用。

3. **辅助通气**　人工辅助通气，降低血 $PaCO_2$，促进脑血管收缩，降低颅内压。但对于发病机制为脑血管收缩导致脑水肿者不宜使用。

4. **脑脊液引流**　严重颅内压增高，内科治疗疗效不好时，可用外科方法，常用颞肌下减压术、大骨瓣减压术。一般较少使用腰椎穿刺、侧脑室穿刺进行减压。

(四) 对症治疗

退热、止惊、生命体征支持、冬眠低温及液体疗法。

(五) 神经营养及抗脑细胞损伤药物

常用药物有：神经细胞代谢促进剂、1,6-二磷酸果糖、神经营养因子、能量合剂、苯巴比妥和肾上腺皮质激素、钙离子拮抗剂、B 族维生素等。

(刘雪雁)

第十五节　急性脑衰竭

一、疾病简介

急性脑衰竭是指颅内外多种疾病引起脑功能严重损害，临床上以意识障碍和生命体征紊乱为主要表现的综合征。其病因主要包括全身性疾病和颅内疾病两大类。前者有急性感染疾病，内分泌代谢障碍，心、肝、肾功能障碍，中毒及理化因素等疾病；颅内疾病有外伤、肿瘤、脑血管病、感染、癫痫持续状态、脱髓鞘疾病等。

二、疾病特点

（一）临床表现

1. **意识障碍** 意识障碍是急性脑功能衰竭的主要临床表现之一。意识正常即意识清醒，表现为对自身与周围环境有正确理解，对内外环境的刺激有正确反应，对问话的注意力、理解程度以及定向力和计算能力都是正常的。意识障碍通常可分为觉醒障碍和意识内容障碍。依据检查时刺激的强度和患儿的反应，可将觉醒障碍区分为嗜睡、昏睡、浅昏迷、中昏迷和深昏迷；意识内容障碍常见的有意识模糊、精神错乱、谵妄状态。

2. **脑水肿、脑疝** 脑功能衰竭的重要病理改变是脑水肿、颅内压增高。典型表现为头痛、恶心、呕吐与视乳头水肿，常伴有血压增高、脉搏缓慢、呼吸慢而深、瞳孔缩小、烦躁不安或意识障碍、抽搐等生命体征的变化。随着颅内压增高，终致脑疝形成。临床上常见而危害大的脑疝有小脑幕裂孔疝、枕骨大孔疝，它们可单独存在或合并发生。脑疝的出现是急性脑衰竭发生发展的严重后果，早期识别与防治有极其重要的意义。

（二）体格检查

主要表现为突然和急剧进展的意识障碍、脑局部或弥漫性病变的症状和颅内高压症状，可出现中枢性呼吸衰竭表现，包括鼻翼扇动及三凹征、呼吸节律不规则等，瞳孔变化、惊厥发作、肌张力障碍等，并可伴有癫痫发作。

1. **角膜反射** 是衡量意识障碍程度的重要标志。长时间的角膜反射消失，常提示预后不良。

2. **其他反射** 瞳孔对光反射，咳嗽、吞咽反射，脊髓反射等的存在或消失，提示脑干功能恢复或消失。

（三）辅助检查

1. **脑电图** 须连续监测，对脑功能状态、病变部位、治疗及预后判断都有一定价值。脑电图正常，预后良好，可能完全恢复脑功能；脑电图极度异常，提示中枢神经功能严重受损。

2. **脑干诱发电位**　为测定脑干功能状态的客观方法。常用的为脑干听觉诱发电位，因其一般不受麻醉药物的影响。

3. **脑血流图**　测定脑部循环状态，为脑死亡诊断提供依据。

4. **短潜伏期躯体感觉诱发电位（short-latency somatosensory evoked potential，SLSEP）**　其受失语、主观感觉、意识及认知功能等影响较小，可以反映丘脑及大脑半球不可逆的病变情况，有助于早期判断患儿的脑功能损伤程度，其分级越高，提示预后不良率越高。

三、脑死亡的确定

脑衰竭的最严重后果是脑功能的永远不能恢复，称为脑死亡或过度昏迷或不可逆性昏迷。系指枕骨大孔以上（包括第一颈髓）颅腔内全部脑神经元的不可逆性死亡。脑死亡是颅内结构的最严重损伤，一旦发生，即意味着生命的终止。

脑死亡判定标准与技术规范（儿童质控版）（2018 年）

（1）判决的先决条件：①昏迷原因明确；②排除了各种原因的可逆性昏迷。

（2）临床标准

1）深昏迷。

2）脑干反射消失：包括瞳孔对光反射、角膜反射、头眼反射、前庭眼反射、咳嗽反射均消失。

3）无自主呼吸：靠呼吸机维持通气，自主呼吸激发试验证实无自主呼吸。自主呼吸激发试验需严格按照以下步骤和方法进行。

先决条件：①膀胱温度或肛温≥35℃（中心体温>35℃），如体温低于这一标准，应予以升温；②收缩压达到同年龄正常值，如存在低血压，应予以升压药物；③动脉氧分压（PaO_2）≥200mmHg（1mmHg=0.133kPa，下同），如 PaO_2 低于这一标准，可吸入高浓度氧气；④动脉二氧化碳分压（$PaCO_2$）35~45mmHg，如 $PaCO_2$ 低于这一标准，可减少静息每分钟通气量。慢性二氧化碳潴留者

$PaCO_2$ 可>45mmHg。

试验方法与步骤：①吸入 100% 氧气 10 分钟；②脱离呼吸机 8~10 分钟；③脱离呼吸机后即刻将输氧导管通过人工气道置于隆突水平，输入 100% 氧气 4~6L/min；④密切观察胸、腹部有无呼吸运动；⑤脱离呼吸机 8~10 分钟，抽取动脉血检测 $PaCO_2$，恢复机械通气。

结果判定：$PaCO_2$≥60mmHg 或 $PaCO_2$ 超过原有水平 20mmHg，仍无呼吸运动，即可判定无自主呼吸。

注意事项：①自主呼吸激发试验过程中可能出现明显的血氧饱和度下降、血压下降、心率减慢以及心律失常等，此时须即刻终止试验，并宣告本次试验失败；②自主呼吸激发试验至少 2 名医师（1 名医师监测呼吸、血氧饱和度、心率、心律和血压，另 1 名医师管理呼吸机）和 1 名护士（管理输氧导管和抽取动脉血）完成。

以上 3 项临床判定必须全部具备。

（3）确认试验

1）脑电图：脑电图显示电静息。

2）经颅多普勒超声（transcranial doppler，TCD）：TCD 显示颅内前循环和后循环血流呈振荡波、尖小收缩波或血流信号消失。

3）短潜伏期躯体感觉诱发电位（SLSEP）：正中神经 SLSEP 显示双侧 N9 和/或 N13 存在 P14、N18 和 N20 消失。

以上三项确认实验需至少具备 2 项。

（4）判定时间：临床判定和确认试验结果均符合脑死亡判定标准可首次判定为脑死亡。日龄 29 天~1 岁婴儿，首次判定 24 小时后再次复查，结果仍符合脑死亡判定标准，方可最终确认为脑死亡。1~18 岁儿童，首次判定 12 小时后再次复查，结果仍符合脑死亡判定标准，方可最终确认为脑死亡。严重颅脑损伤或心搏、呼吸骤停复苏后应至少等待 24 小时进行脑死亡判定。

四、病因诊断

由于脑衰竭的病因众多，起病迅速，从临床实际需要出发，快速区分原发病变位于颅内或颅外，具有较大价值。

（一）颅内疾病

原发病变在颅内，随着病程进展，最终导致脑功能衰竭。临床上通常先有大脑或脑干受损的定位症状和体征，较早出现意识障碍和精神症状，大多伴明显的颅内压增高，有关颅内病变的辅助检查多有阳性发现。常见的有急性脑血管病、颅内占位性病变（肿瘤、脓肿）、颅脑损伤、颅内感染以及癫痫持续状态等。

（二）全身性疾病

全身性（包括许多内脏器官）疾病可影响脑代谢而引起弥散性损害，又称继发性代谢性脑病。同原发性颅内病变相比，其临床特点是：先有颅外器官原发病的症状和体征，以及相应的辅助检查的阳性发现，后出现脑部受损的征象。由于脑部损害为非特异性或仅是弥散性功能抑制，临床上一般无持久和明显的局限性神经体征及脑膜刺激征，主要是多灶性神经功能缺失的症状和体征，且大都较对称。通常先有精神异常、意识内容减少。一般是注意力减退、记忆和定向障碍，计算和判断力降低，尚有错觉、幻觉，随病程进展，意识障碍加深。此后有的可出现不同层次结构损害的神经体征，如昏迷较深和代谢性抑制很严重，而眼球运动和瞳孔受累却相对较轻。常见病因有外源性中毒、内分泌与代谢性疾病、感染性疾病、物理性与缺氧性损害等。

五、治疗思路

（一）一般处理

原则上应将患儿安置在有抢救设备的重症监护室内，以便于严密观察、抢救治疗，同时给氧并加强护理。一般常取侧卧位或仰卧位（头偏向一侧），利于口鼻分泌物的引流。保持床褥平整、清洁，一般每 2~4 小时翻身 1 次，骨突易受压处加用气圈或海绵垫，并适当按摩。防止舌后坠、定期吸痰、保持呼吸道通畅、注意口腔清洁。留置尿管者，定期冲洗膀胱及更换尿管。急性期有昏迷者先短时禁食、静脉补液，在生命体征稳定后，依病情给予易消化、高蛋白、富含维生素、有一定热量的流质食物（可行鼻饲）。

（二）病因治疗

针对病因采取及时果断措施是抢救脑衰竭的关键。对病因已明确者，则迅速给予有效的病因处理。如颅脑外伤与颅内占位性病变，应尽可能早期手术处理；出血性脑血管病有指征时尽早行手术清除血肿，或行脑室穿刺引流术；急性中毒者应及时争取有效清除毒物和特殊解毒措施的应用；各种病原体引起的全身性感染和/或颅内感染，应选用足量敏感的抗生素等药物积极治疗。

（三）对症处理

1. **控制脑水肿，降低颅内压** 除采取保持呼吸道通畅、合理的维持血压、适量的补液及防止高碳酸血症等措施外，尚需用脱水剂，如3%高渗盐水，高渗盐水可以在血管和组织间建立渗透梯度，使水分从细胞内和组织间隙进入毛细血管，从而使脑内的水分减少，而且高渗盐水通过扩容作用使平均动脉压增加，增加脑灌注压，纠正脑微循环细胞代谢紊乱的状态。通常使用20%甘露醇液2.5ml/kg静脉快速滴注，依病情每4~12小时1次；呋塞米1mg/kg，每4~12小时1次；20%人体白蛋白静滴，上述药物可联合或交替使用。

2. **维持水电解质和酸碱平衡** 一般每日入液量控制在70~80ml/kg，尽量保持出入液量平衡；同时应注意纠正水电解质紊乱如低钾或高钾血症，以及酸碱平衡失调。

3. **镇静止痉** 对有抽搐、兴奋躁动等表现者，可选用地西泮、苯巴比妥、咪达唑仑等镇静、抗惊厥药物，必要时可应用丙泊酚等麻醉药物。

4. **控制感染** 有感染者，应根据细菌培养与药敏结果选择有效的抗生素。

5. **防治脏器功能衰竭** 包括防治心、呼吸和肾衰竭，以及消化道出血等并发症。

（四）低温疗法

低温疗法（体温32~34℃）一般采用全身降温和头部局部降温（降温头盔、降温颈圈等）。全身降温效果较确切，包括降温毯或降温仪、胃内注入冰水、腹腔灌洗和体外泵等。常用的降温措施是使用降温毯放置在患儿身体的上、下面和冰盐水鼻胃灌洗。一旦直肠温度达到33℃，通过降温毯恒温器的调整，保持患儿的体温在 32~34℃。由于 32℃以下低温在临床上可带来许多严重并发症如诱发心室颤动等，应尽量避免温度低于 32℃。在采用低温疗法时，一般需要给予镇静药物，并加强心电图、SaO_2、血压和呼吸监测。低温疗法应用时间取决于患儿的病情，一般可采用 2~14 天。复温速度要慢，速度过快对颅内压增高者非常有害，应该用 10~12 小时以上时间逐渐完成（<0.5℃/h）。低温疗法时应注意防治以下并发症：心律失常、出血倾向、肺部感染、水电解质紊乱、低温时低钾和高温时高钾、低温期休克和复温时颅内压增高等。一般认为，对脑衰竭患儿伴休克状态、用升压药物维持血压者和临床已有脑死亡指征者，不宜采用低温疗法。

（五）脑保护剂及脑代谢活化剂的应用

脑保护剂能减少或抑制自由基的过氧化作用，降低脑代谢从而阻止细胞发生不可逆性改变，形成对脑组织的保护，如甘露醇、纳洛酮、神经节苷脂等；脑代谢活化剂为促进脑细胞代谢、改善脑功能的药物，如脑活素、胞磷胆碱、小牛血去蛋白提取物等。

（六）改善微循环、增加脑灌注量

对无出血倾向，由于脑缺氧或缺血、脑血管病引起的脑衰竭，可用降低血液黏稠度和扩张脑血管的药物，以改善微循环和增加脑灌注量，帮助脑功能恢复。

（七）高压氧疗法

高压氧治疗在脑衰竭的复苏中具有重要意义，它能提高血液、脑组织、脑脊液的氧含量和储氧量；增加血氧弥散量和有效弥散距离；改善血脑屏障，减轻脑水肿，降低颅内压；促进脑电活动，提高脑干生命功能，促使昏迷者苏醒；减轻无氧代谢和低氧代谢，促进高能磷酸键的形成，调节生物合成和解毒反应，纠正酸中毒，维持有效循环，改善其他重要脏器的功能。通过上述高压氧治疗的综合作用，可打断脑缺氧、脑水肿的恶性循环，促进脑功能恢复和复苏。因此，有条件并有适应证者应尽早使用。

（八）其他治疗

及时纠正酸碱失衡及离子紊乱；有呼吸衰竭时需要气管插

管、机械通气治疗。

（王玉静　许 巍）

第十六节　严重过敏反应

一、疾病简介

严重过敏反应指暴露于刺激物后，由免疫或非免疫机制介导肥大细胞及嗜碱性细胞脱颗粒释放多种生物活性介质（如组胺、白三烯、前列腺素、血小板活化因子等）及细胞因子所诱发的、累及多个系统和脏器的严重全身反应，危重者可在数分钟内导致死亡。

二、疾病特点

（一）临床表现

1. **皮肤黏膜**　往往是严重过敏反应最早、最常见的症状，可有皮肤潮红，周身和/或手掌发痒，口唇、舌、四肢末梢麻木感。可出现各种皮疹，常见风团状丘疹，重者可见大片皮肤、血管神经性水肿，重者累及全身。鼻、眼、咽喉等处黏膜也可出现水肿。

2. **呼吸系统**　首先可出现鼻部、咽喉部或气管部痒感，刺激性干咳、喷嚏、鼻涕增多。继之有呼吸道梗阻表现，是最主要的死亡原因。由于气道水肿、分泌物增加，喉和支气管痉挛水肿，出现声嘶、失声、喉头阻塞感、胸闷、气短、咳嗽、喘息、呼吸停止，甚至因窒息而死亡。

3. **循环系统**　心悸、出汗、脉搏快而弱、四肢发冷、发绀，后期可摸不到桡动脉搏动。血压迅速下降，甚至完全测不到。后期可出现心律失常，最终心搏骤停。

4. **消化系统**　可有恶心、呕吐、食管梗阻感、腹胀、肠鸣、腹部绞痛等，甚至可出现便血或大便失禁。

5. **神经系统**　恐惧感、焦虑、烦躁、头晕、可出现幻视或视力减退。严重者抽搐、意识障碍、昏迷。

6. **泌尿生殖系统**　尿失禁，女性可有子宫出血。

（二）体格检查

血压迅速下降、心率脉搏增快、呼吸增快、经皮血氧饱和度可降低，面色苍白、口周发绀，四肢末梢凉，可见鼻翼扇动及三凹征，可有烦躁、嗜睡甚至昏迷。胸部听诊双肺呼气相延长，可闻及呼气性哮鸣音；重者可闻及弥漫性细湿啰音。

（三）辅助检查

皮肤点刺试验、血清 sIgE 检测有助于明确过敏原。

（四）病情严重程度分级

病情严重程度分级可见表 1-16-1。

表 1-16-1　全身性严重过敏反应程度分级

	皮肤系统	消化系统	呼吸系统	心血管系统
Ⅰ	瘙痒、红斑、荨麻疹、血管神经性水肿	无	无	无
Ⅱ	瘙痒、红斑、荨麻疹、血管神经性水肿	恶心、腹部绞痛	流涕、声嘶、呼吸困难	心动过速（每分钟增加20次以上）、低血压（收缩压减少20mmHg以上）、心律失常
Ⅲ	瘙痒、红斑、荨麻疹、血管神经性水肿	呕吐、腹泻	喉水肿、支气管痉挛、发绀	休克
Ⅳ	瘙痒、红斑、荨麻疹、血管神经性水肿	呕吐、腹泻	呼吸停止	心搏骤停

三、诊断思路

符合下列三条中的其中一条即可诊断

1. **急性起病**　（几分钟到数小时）表现为皮肤和/或黏膜组织的症状（例如全身性皮肤瘙痒、潮红，全身性荨麻疹，口唇、舌、悬雍垂或上颚水肿等），至少伴有一项以下症状。

（1）突然发作的呼吸系统的症状、体征（例如气短、喘息、咳嗽、喘鸣、低氧血症等)。

(2) 突然发作的血压下降、低血容量症状。

2. 接触可疑变应原后(几分钟至数小时)出现下列症状中的两项及以上

(1) 突然出现的皮肤或黏膜症状(例如全身性皮肤瘙痒、潮红,全身性荨麻疹、口唇、舌、悬雍垂或上颚水肿等)。

(2) 突发呼吸系统症状和体征(例如气短喘息,咳嗽,喘鸣以及低氧血症)。

(3) 突发血压下降或者终末器官衰竭症状(如晕厥、意识丧失等)。

(4) 突发的持续性胃肠道系统症状(如痉挛腹痛、呕吐)。

3. 暴露已知变应原后几分钟至几小时内出现的低血压

(1) 婴幼儿和儿童:收缩压降低(因年龄而异)或者收缩压降低超过 30%。

1~12 个月为 70mmHg(1mmHg=0.133kPa);1~10 岁为 70mmHg+(2×年龄);11~17 岁低于 90mmHg 或收缩压下降>30%。

(2) 成人:收缩压低于 90mmHg 或降低超过患儿基础血压的 30%。

四、治疗思路

严重过敏反应起病急,进展十分迅速,识别危险诱发因素,早期做出正确判断非常重要。治疗依据急诊急救指南建议方案。

(一) 一线治疗:肾上腺素。

1. 一旦发生严重过敏反应,第一时间给予肾上腺素治疗。

2. 如过敏反应有可能加重,个别情况下考虑早期应用肾上腺素。

3. 大腿中外侧肌内注射肾上腺素(1 : 1 000),儿童使用剂量为 0.01ml/kg,肌内注射最大剂量 0.3ml。

4. 患儿如需重复注射肾上腺素,至少要间隔 5 分钟。

5. 肌内注射效果不明显,需要持续输注的患儿,建议在有经验的医师及有心电监护的医疗中心、急诊室或危重症监护室开展。

（二）二线治疗

1. 远离引起过敏的诱发因素。

2. 立即呼救，同时评估患儿状态。

3. 严重过敏反应发生伴有循环系统功能异常，应给予抬高下肢仰卧位；如果呼吸窘迫，须给予端坐位；如意识不清，须给予侧卧位。

4. 高流量面罩吸氧。

5. 循环系统不稳定，须建立静脉通路输注（20ml/kg）晶体液。

6. 吸入短效 β_2 受体激动剂，缓解支气管痉挛。

（三）三线治疗

1. 口服 H_1 或 H_2 受体阻断剂，可缓解皮肤相关症状。

2. 全身给予糖皮质激素可能降低迟发相哮喘反应；大剂量雾化吸入激素可能对上气道的梗阻有益。

（四）监护和出院

1. 呼吸系统损伤应至少监护 6~8 小时；循环系统不稳定需要监测 12~24 小时。

2. 在撤掉监护前，应该对未来发生过敏反应的风险进行评估，并给予肾上腺素自动注射器，以防复发。

3. 应该给予患儿及患儿家属出院指导，里面包括避免过敏原的措施及肾上腺素自动注射器的应用说明。专科医生和食物过敏营养学专家的随访，给予患儿及患儿家属提供支持的医疗组织的联系信息。

（单丽沈）

第十七节　中　毒

一、疾病简介

机体短期内接触或吸收了对健康有害的物质（食物、药物、有毒动植物和有害气体等），破坏机体正常生理功能，引起暂时或永久性的病理状态或死亡，称为中毒。小儿急性中毒多发生在婴幼儿至学龄前期，主要由于这个年龄段孩子年幼无知、好奇、不能辨别有毒或无毒以及喜欢用口咀嚼物体的特点有关；而年长儿则以有自杀倾向者为多。

二、病因分析

1. **药物或其他化学品所中毒** 多由用量、用法或者保管不当引起，如小儿误服或接触中毒；家长擅自给小儿用药；家庭常用的灭鼠药、甚至农药中毒；酒精中毒等。

2. **食物中毒** 食用被细菌、细菌毒素或含有毒性物质的食物（感染性食物中毒、化学性食物中毒以及有毒动植物中毒）

3. **有毒动物蜇咬** 蜂刺中毒、蝎蜇伤、毒蛇咬伤等。

4. **呼吸道吸入中毒** 一氧化碳中毒、水银蒸汽吸入中毒等。

三、诊断思路

如有明确的中毒病史，诊断极易。否则，由于小儿不会陈述病情或者无法提供病史，加之中毒种类繁多，诊断困难。故如遇到以下情况应考虑中毒的可能：①集体同时或先后发病，症状相似；②健康患儿突然发病，病史不明，且症状体征不能用同一种疾病解释；③患儿经过治疗而收不到应有效果；④患儿所处环境存在毒物或药物。而且应从以下几个方面诊断：

1. **详细询问病史** 包括发病经过，病前饮食内容、生活情况、活动范围、家属职业、环境中有无有毒物品，尤其是杀鼠、杀虫剂及农药等；家中有无常备药，同伴小儿是否同时患病；是否有毒动物咬伤或有毒植物接触史；室内有否煤炉、通风情况等。

2. **现场检查** 注意患儿周围或衣物内有无剩余致毒物品。

3. **临床症状** 常无特异性，小儿急性中毒首发症状多为腹痛、腹泻、呕吐、惊厥或昏迷，严重者可出现多脏器功能衰竭。

4. **体格检查** 需进行全面仔细的体格检查：注意神志、呼吸、脉搏、血压以判断中毒的轻重。注意口腔黏膜有无糜烂、呼吸有无特殊气味；有无呼吸困难、口唇、甲床及皮肤有无发绀或潮红；肺部有无啰音或肌震颤；观察瞳孔大小，是否有心动过速或心动过缓以及神经系统表现等。

5. **注意具有诊断意义的中毒特征** 比如①面部潮红可见

于阿托品、酒精中毒；②发绀不伴有呼吸困难可见于亚硝酸盐中毒；③口唇樱桃红提示一氧化碳中毒；④汽油、酒精中毒有特殊气味；⑤有机磷中毒可有大蒜气味、瞳孔小、口流涎、出大汗、呼吸困难、肌震颤等；⑥呼吸抑制可见于安眠药、吗啡、一氧化碳、蛇毒中毒等；⑦心率失常见于洋地黄中毒；⑧神经系统表现如惊厥、昏迷可见于镇静剂、卡马西平等精神类药物中毒，等等（表1-17-1）。

表1-17-1　小儿中毒的一些典型特征

中毒特征	常见中毒种类
呼气中蒜臭	有机、无机磷
呼气中杏仁味	杏仁、桃仁、含氰苷
流涎、大汗	有机磷、毒蕈、水杨酸、氨基比林
口渴、皮肤无汗	阿托品、曼陀罗、莨菪碱
口唇、面颊樱桃红	一氧化碳、氰酸
面色、皮肤潮红	阿托品、曼陀罗、莨菪碱、乙醇
皮肤紫蓝而无呼吸困难	亚硝酸盐、氨基比林、安乃近
呼吸困难而无发绀	一氧化碳、氰酸
幻觉、乱语	阿托品类、氯丙嗪、毒蕈
瞳孔缩小	麻醉剂、有机磷、毒蕈、巴比妥类
瞳孔散大	阿托品类
肌肉抽动	有机磷

6. **毒物鉴定**　仔细检查患儿呕吐物、胃液、粪便有无毒物残渣，收集患儿呕吐物、血、尿、便、或可疑物品进行毒物鉴定。

7. **其他**　一些特异性的化验协助判断中毒类型。

8. **治疗性诊断**　如症状符合某种中毒，但是未能获得确切病史和诊断依据，在进一步诊断的同时，可试用该类中毒的特效解毒药观察疗效。

四、辅助检查

1. **毒源调查及检查**　现场检查需注意患儿周围是否留有剩余毒物、药物或可疑食物。

2. **采样鉴定** 采集患儿呕吐物、血、尿、便或可疑的含毒物品鉴定。

3. **常见中毒的化验分析**

(1) 一氧化碳中毒:取血数滴加入水中呈红色(正常呈黄色);或者动脉血气分析碳氧血红蛋白升高。

(2) 亚硝酸盐中毒:取血呈暗红色,放置空气中15分钟不变色,5~6小时后变色(正常15分钟变鲜红色,加氧后变色更快);或者动脉血气分析高铁血红蛋白升高。

(3) 有机磷中毒:血液胆碱酯酶活性降低。

(4) 碘中毒:呕吐物中加淀粉变为蓝色。

(5) 曼陀罗、阿托品中毒:尿滴猫眼能散瞳。

(6) 铅中毒:血涂片有点彩红细胞,尿卟啉阳性。

(7) 鼠药中毒:敌鼠钠盐中毒化验凝血功能,出血时间、凝血时间延长。

4. **其他检查** 用以了解中毒患儿的脏器功能情况及损害的严重程度,包括血、尿、便常规、肝功能、肾功能、心肌酶谱、肌钙蛋白、肌红蛋白、血糖、血气离子分析、凝血功能、血氨、血乳酸、心电图、脑电图、胸部X线检查、B超检查等。

五、治疗思路

处理原则:立即治疗,分秒必争。在毒物性质未明确时积极对症急救处理,诊断一旦明确,应尽快使用特效解毒剂。抢救包括:①迅速清除未被吸收的毒物;②促进已吸收的毒物排泄;③解除毒物的毒性;④维持呼吸、循环等生命器官功能,对症支持治疗。

(一) 现场急救稳定患儿

使患儿脱离危险环境,选择通风良好的环境,保持呼吸道通畅,监测血氧饱和度、心率、心电图,建立静脉输液通路,对于呼吸抑制或气道阻塞患儿给予气管插管机械通气支持。

(二) 清除毒物

1. 口服中毒

(1) 催吐:适用于年龄较大、神志清醒和合作的患儿,中毒后

4~6 小时内进行。镇静及安眠药或有机磷中毒可使胃排空时间延长，故中毒 12 小时内仍应进行催吐。可用手指、筷子、压舌板刺激咽部引起反射性呕吐，也可用吐根糖浆催吐，直至吐出液体变清为止。催吐前可以给患儿饮水。有严重心脏病、胃食管溃疡、出血性疾病及腐蚀性毒物中毒者不适用催吐。催吐时需侧卧头低位，防止呕吐物误吸。

（2）洗胃：一般在进食毒物 4~6 小时以内均应进行。有些毒物如镇静剂、麻醉剂、有机磷农药等在胃内停留时间较长，对这些中毒者不应受服用时间的限制。但是强酸、强碱中毒禁忌洗胃。洗胃早晚、是否彻底洗出胃内毒物，对中毒患儿的预后关系甚大。毒物不明时，抽出的第 1 管胃液应留做化验。一般采用盐水作为洗胃液。浓度 0.45%，以免清水过量发生水中毒。对于百草枯中毒应用泥土水洗胃。若已知毒物的种类，应以相应的解毒剂洗胃。洗胃液的温度一般为 25~37℃，以避免低体温发生。用量：小儿按每次 10~20ml/kg，反复多次进行洗胃，直到彻底清除胃内毒物为止。若有活性炭，洗胃后可由胃管注入适量活性炭。一般选择经口插胃管，应选用管径较大的胃管，有益于洗出颗粒较大的胃内容物。

（3）导泻及灌洗肠道：口服毒物除已有腹泻者外应采取导泻，在催吐或洗胃后进行。如果是腐蚀性毒物中毒或极度衰弱的患儿则应禁忌导泻及灌洗肠道。泻剂有硫酸镁、硫酸钠、甘露醇等，常用 50% 硫酸镁 2ml/kg 配成 10% 溶液口服，或 50% 硫酸钠溶液 0.4~0.5ml/kg，配成 10% 溶液口服，或甘露醇 2ml/kg，洗胃后由胃管灌入。泻药效果不好或毒物抑制肠蠕动时，可用 1% 盐水、肥皂水肠道灌洗。

2. **皮肤接触中毒** 脱去已污染的衣物，撤离已污染的被褥和席子，有机磷用肥皂或清水冲洗（美曲膦酯不能用肥皂水冲洗）。强酸用 3%~5% 碳酸氢钠或淡肥皂水冲洗；强碱用 3%~5% 醋酸或食用醋冲洗。

3. **吸入中毒** 立即把患儿移出现场，放置在通风良好，空气新鲜的环境，必要时给予氧气吸入。

4. **止血带应用** 注射药物或有毒动物咬伤（如蛇咬伤）所

致中毒，在肢体近心端加止血带，阻止毒物经静脉或淋巴管弥散，止血带应每10~30分钟放松1次。

（三）促进已吸收毒物排泄

1. **利尿**　多数毒物经肾脏排出，故利尿剂是清除毒物的重要措施。可用：①呋塞米，每次1~2mg/kg静脉注射；②20%甘露醇0.5~1g/kg静脉滴注，保证尿量在每小时3~6ml/kg，可静脉滴注10%葡萄糖溶液150~300ml加维生素C稀释毒物，增加尿量。③对血压降低或血容量不足者，应给予生理盐水10~20ml/kg静脉滴注。④能口服者大量饮水，以促进尿液排泄。需注意用药过程中及时纠正水电解质紊乱。

2. **碱化或酸化尿液**　毒物肾的清除率与尿量并不呈比例，单独利尿并不意味排泄增加。碱化尿液后可使弱酸如水杨酸和苯巴比妥清除率增加；降低尿pH值使弱碱类排泄增加的方法在临床应用较少。常采用碳酸氢钠溶液1~2mmol/kg静脉滴注1~2小时，在此期间检查尿pH值，以维持尿pH值7.5~8为标准。维生素C 1~2g加入500ml溶液中静脉滴注亦可获得酸性尿液。

3. **血液净化疗法**　对病情较重者，可通过血液透析、血浆置换、血液灌流等血液净化疗法来清除毒物，使用何种方法视不同毒物而不同。①血液透析可清除的毒物为分子量较小、不与血浆蛋白结合、亦未积聚于某一特定器官的物质；②对于分子量较大、脂溶性较强、与蛋白质结合的有机物可以选择血液灌流、血浆置换甚至全血置换。

（四）解除毒物的毒性

1. **防止毒物进一步吸收**　一般常用的有中和、氧化、沉淀或吸附药物，如强碱用弱酸（如食醋）中和，强酸用弱碱（如肥皂水）中和，牛奶或蛋清可以作为吸附剂保护黏膜，对金属中毒起沉淀作用。

2. **特效解毒药物的应用**

(1) 有机磷中毒应用碘解磷定（氯解磷定）及阿托品，注意监测患儿瞳孔变化、肌肉颤动及意识状态，监测血液胆碱酯酶活力。

(2) 亚硝酸盐中毒用亚甲蓝,监测高铁血红蛋白含量变化。

(3) 酒精中毒用纳洛酮,注意患儿意识状态情况。

(4) 金属中毒用二巯丙磺酸钠。

(5) 氟乙酰胺中毒可用乙酰胺,注意患儿抽搐及意识状态。

(6) CO 中毒用氧气或高压氧等,注意患儿意识状态,监测一氧化碳血红蛋白含量(表 1-17-2)。

表 1-17-2　常见毒物的解毒药、剂量及用法

中毒种类	有效解毒药	剂量、用法及注意点
有机磷化合物类[1605、1059、3911、美曲膦酯、敌敌畏、乐果、其他有机磷农药]	碘解磷定、氯解磷定	每次 15~30mg/kg(成年人 0.5~1g/次)配成 2.5% 溶液静脉缓慢注射或静脉滴注,严重患儿 2h 后可重复注射,并与阿托品同时应用,至肌肉颤动停止、意识恢复,氯解磷定可肌内注射
	阿托品	严重中毒:首次剂量 0.05~0.1mg/kg,静脉注射,以后每次 0.05mg/kg,5~10 分钟注射 1 次,至瞳孔开始散大,肺水肿消退,改为每次 0.02~0.03mg/kg,皮下注射,15~30 分钟注射 1 次,至意识恢复改为 0.01~0.02mg/kg,30~60 分钟注射 1 次。中度中毒:每次 0.03~0.05mg/kg,15~30 分钟注射 1 次,皮下注射,减量指征同上。轻度中毒每次 0.02~0.03mg/kg,口服或皮下注射,必要时重复治疗 以上治疗均为瞳孔散大后停药,严密观察 24~48 小时,必要时应再给药。同时合并应用碘解磷定比单用阿托品效果好,阿托品的剂量也可以减小
高铁血红蛋白血症(亚硝酸盐、苯胺、非那西丁、硝基苯、安替比林、氯酸盐类、磺胺类等)	亚甲蓝	每次 1~2mg/kg,配成 1% 溶液静脉注射,或每次 2~3mg/kg,口服,若症状不消失或重现,0.5~1 小时后可再重复
	维生素 C	每日 500~1 000mg 加入 5%~10% 葡萄糖溶液内静脉滴注,或每日口服 1~2g(作用比亚甲蓝慢)

续表

中毒种类	有效解毒药	剂量、用法及注意点
酒精中毒	纳洛酮	每次 0.01mg/kg，静脉注射，如无效增加至 0.1mg/kg，可重复应用，可静脉滴注维持
重金属中毒（砷、汞、金、锑、铋、铜、铬、镍、钨、锌）	二巯丙磺酸钠	每次 5% 溶液 0.1ml/kg，皮下注射或肌内注射，第 1 天 3~4 次，第 2 天 2~3 次，第 3 天以后每日 1~2 次，共用 3~7d，总剂量 30~50ml
氟乙酰胺	乙酰胺	0.1~0.3g/(kg·d)，分 2~4 次肌内注射，可连续注射 5~7 天； 危重病例第 1 次可注射 0.2g/kg，与解痉药和半胱氨酸合用，效果更好
一氧化碳（煤气）	氧气	100% 氧气吸入、高压氧舱

（五）对症治疗

根据中毒症状、脏器损害的程度以及内环境紊乱的情况，分别给予恰当的治疗，如控制惊厥、保持通气、纠正水电解质紊乱、保护各脏器功能、预防和治疗继发感染、营养支持等。

（宋文良）

第十八节　儿童胃肠外静脉营养疗法

自从 1968 年美国外科医生 Dudrick 首次通过中心静脉进行营养支持以来，肠外营养（parenteral nutrition，PN）已成为临床营养支持及治疗的重要组成部分，被誉为 20 世纪医学史上的一大进步。肠外营养是经静脉为无法经胃肠道正常摄取和利用营养物质的患者提供包括氨基酸、脂肪、碳水化合物、维生素及矿物质、水在内的营养素，以促进合成代谢并维持结构蛋白的功能。全部营养从肠外供给称全胃肠外营养（total parenteral nutrition，TPN）。由于肠外营养的开展和正确使用，挽救了无数危重患儿尤其早产儿的生命，改变了预后。尽管从肠道的生理研究及国内外的指南都强调，只要胃肠道有部分功能，肠内营养是优先选择的营养支持手段，但 PN 在胃肠功能衰竭及危重患儿中仍是必不可少的治疗措施之一。

一、适应证

因营养状况、疾病以及手术或药物等治疗，无法经肠道摄取营养，或肠道内营养长期不能达到目标能量的患儿，应考虑完全或部分肠外营养。长期的定义为：婴儿 1~3 天，儿童与青少年 4~5 天。

二、禁忌证

中华医学会肠外肠内营养学分会儿科学组制定的《中国儿科肠内肠外营养支持临床应用指南》规定：休克，严重水电解质紊乱和酸碱平衡失调者，未纠正时禁用以营养支持为目的的补液。推荐：①严重感染，严重出血倾向，出血、凝血指标异常者慎用脂肪乳剂。②停止输注含有脂肪乳剂的肠外营养液 4~6 小时后测定血清甘油三酯浓度，若>2.5mmol/L（227mg/dl），应暂停使用脂肪乳剂。③严重肝、肾功能不全者慎用脂肪乳剂，以及非肝/肾病专用氨基酸配方。

三、输注途径

周围静脉能耐受缓慢均匀输注常规能量与蛋白质密度的全合一肠外营养配方溶液，但不建议连续输注时间超过 10~14 天；当营养液配方的渗透压超过 900mOsm/L 时（1mOsm/L=1mmol/L），建议采用中心静脉置管途径。置管途径包括：经锁骨下静脉、颈静脉或股静脉等经皮非隧道式中心静脉导管；经周围静脉进入中心静脉置管（peripherally inserted central catheter，PICC）；经外科手术放置隧道式中心静脉导管；植入式输液港及外周导管。

值得注意的是无论是外周还是中心静脉 PN，只有在患儿血流动力学稳定且能够耐受必需的液体输入时才能使用。对于存在休克、水电解质紊乱、严重肾损害或肝损害、代谢性酸中毒或碱中毒的儿童，使用 PN 应尤其谨慎。在开始 PN 前应纠正酸碱和水电解质紊乱,或通过另一条独立的静脉通路进行输液纠正。不应通过 PN 来纠正代谢失衡。

四、肠外营养成分的组成及剂量

1. **液体** 小儿每天液体量可按照以下方法估计。早产儿,体重<2kg,液体量为 150ml/kg;第 1 个 10kg(≤10kg),液体量为 100ml/kg,第 2 个 10kg,液体量为 1 000ml+50ml/kg,第 3 个 10kg,液体量为 1 500ml+20ml/kg;具体液体量根据患儿病情进行适当的增减。

计算液体需要量时,需要考虑以下因素:因造口、瘘或短肠综合征造成的胃肠道液体丢失,婴儿的非显性失水量高于年龄较大者,某些特定的情况可增加非显性失水。例如,体温高于 38℃时,体温每增加 1℃,非显性失水就增加 5ml/(kg·d),其他可增加非显性失水的情况包括:大面积烧伤、呼吸频率高、环境温度高和环境湿度低。

心脏病、ARDS、支气管肺发育不良、头部创伤等脑高级功能障碍和肾衰竭的患儿可能需要限制液体入量。

2. **热量** 《中国儿科肠内肠外营养支持临床应用指南》指出,热量供给旨在补充患儿的基本需求合成代谢。过多能量摄入可能引起高血糖症、脂肪囤积、脂肪肝以及其他并发症。能量摄入不足则可能导致营养不良、免疫低下及生长受限。各年龄段的热量推荐见表 1-18-1。而对于一些病情稳定的患儿,美国肠外肠内营养学会(American Society for Parenteral and Enteral Nutrition, ASPEN)的指南列出了基于年龄的能量需要量(表 1-18-2)。

3. **氨基酸** 氨基酸是维持生命的基本物质,可使机体保持正氮平衡。各年龄段的氨基酸推荐用量见表 1-18-1。蛋白质的需要量受疾病严重程度的影响,如脓毒症、热损伤、外科手术、创伤和造口处营养素丢失等应激因素可增加蛋白质的需要量。与类固醇、利尿剂或原发性肾脏疾病相关的尿氮排泄也可增加蛋白质的需要量。在肾脏疾病、肝衰竭和遗传性代谢病等疾病,可能需要降低蛋白质的需要量。国内外有关 PICU 的营养指南都指出,危重患儿蛋白质的摄入量应至少为 1.5g/(kg·d)。氨基酸应从 0.5~1.0g/(kg·d)开始逐渐增加。注意输注氨基酸时应给与足够的热量，否则氨基酸被作为热量消耗会导致负氮平衡。营养液中含氮量与非蛋白(糖、脂肪)热量比为 1∶(150~200)为宜。氨基酸含氮量计算公式：氮(g)=氨基酸(g)÷6.25，1g 糖提供热量 16.7kJ(4kcal)，1g 脂肪提供热卡 37.6kJ(9kcal)或 20% 的脂肪乳每毫升提供 1.8kcal 来计算。

表 1-18-1 儿童肠外营养能量、氨基酸和脂肪推荐用量表

年龄/岁	能量/[kcal·(kg·d)$^{-1}$]	氨基酸/[g·(kg·d)$^{-1}$]	脂肪/[g·(kg·d)$^{-1}$]
~1	60~70	2~3.0	2~3.0
~3	50~70	1.5~2.5	1.5~2.5
~6	40~60	1.0~2.0	1.0~2.0
>6	30~50	1.0~2.0	1.0~2.0

表 1-18-2 儿童不同年龄段能量需求

单位：kcal/(kg·d)

	能量		能量
早产新生儿	90~120	1~7 岁	75~90
<6 月龄	85~105	7~12 岁	50~75
6~12 月龄	80~100	12~18 岁	30~50

4. **脂肪** PN 中 20%~50% 的能量来源于脂肪，脂肪乳能提供热能、促进生物合成、提供必须脂肪乳、增加氨基酸的利用率。脂肪乳的应用剂量见表 1-18-1。应注意的是：①脂肪乳应从 0.5g/(kg·d)开始，逐日增加，每天增加 0.5~1.0g/(kg·d)，至足量 3.0g/(kg·d)为止；②输入时全天量在 6~24 小时完成，即速度为 0.15g/(kg·h)。③定期监测血脂，避免高脂血症的发生。④在黄疸、出血倾向或凝血功能障碍、严重感染等情况时，脂肪乳剂减量或停用。⑤患儿可很好耐受浓度高达 100~150mg/dl 的甘油三酯。但若甘油三酯水平持续超过 150mg/dl，则应减少脂肪乳的剂量。⑥PN 溶液中不含肉碱，肉碱是长链脂肪酸转运和代

谢所必需的物质。因此，对于 PN 持续时间大于 2 个月的患儿，应在 PN 中加入肉碱，剂量为 2~5mg/(kg·d)。

5. **葡萄糖**　是肠外营养热能的主要来源，供能占总能量的 40%~60%，占非蛋白热量的 60%~75%。应用周围静脉输注时，葡萄糖浓度应≤12.5%，经中心静脉输注时，浓度最高可达 25%，葡萄糖输注速度为 5~8mg/(kg·min)。肠外营养时应严格控制输入的葡萄糖量、浓度、速度及停药方法，避免高或低血糖的发生。推荐量见表 1-18-3。

表 1-18-3　静脉输注葡萄糖推荐量

单位：g/(kg·d)

	第 1 天	第 2 天	第 3 天	第 4 天
1~3 岁	6	8	10	12~14
3~6 岁	4	6	8	10~12
>6 岁	3	5	8	<10

6. **水电解质**　儿童各年龄段钠钾离子的推荐量均为 2.0~4.0mmol/(kg·d)。

7. **维生素**　肠外营养时需补充 13 种维生素，包括 4 种脂溶性维生素和 9 种水溶性维生素，补充维生素的推荐量见表 1-18-4。临床上一般应用维生素混合制剂，剂量为 1ml/(kg·d)，最大量不超过 10ml/d。

表 1-18-4　儿科肠外补充维生素推荐摄入量

	婴儿	儿童
维生素 A	150~300μg/(kg·d)［500~1 000IU/(kg·d)］	150/d(500IU/d)
维生素 D	0.8μg/(kg·d)［32IU/(kg·d)］	10μg/d(400IU/d)
维生素 E	2.8~3.5mg/(kg·d)	7mg/d
维生素 K	10μg/(kg·d)	200μg/d
维生素 C	15~25mg/(kg·d)	80mg/d
维生素 B_1	0.35~0.5mg/(kg·d)	1.2mg/d

续表

	婴儿	儿童
维生素 B_2	0.15~0.2mg/(kg·d)	1.4mg/d
维生素 B_6	0.15~0.2mg/(kg·d)	1mg/d
维生素 PP	4.0~6.8mg/(kg·d)	17mg/d
维生素 B_{12}	0.3mg/(kg·d)	1mg/d
维生素 B_5	1.0~2.0mg/(kg·d)	5mg/d
生物素	5.0~8.0mg/(kg·d)	20mg/d
叶酸	56mg/(kg·d)	140mg/d

8. **微量元素**　参与体内许多代谢过程，临床上一般应用混合制剂。

五、TPN 液的配方

1. **第一步**　首先计算出每日所需液体总量并根据不同疾病因素酌情增减液体量。

2. **第二步**　分别计算出小儿每日所需脂肪乳、氨基酸、维生素及微量元素液体量。

3. **第三步**　按每 100ml 总液体量中给 10% 氯化钠 2~3ml、10% 氯化钾 1~2ml，算出每日所需 10% 氯化钠、10% 氯化钾液体量，可根据每天血气分析及水电解质结果适当增减钠、钾、钙、氯等离子量及 5% 碳酸氢钠溶液量；

4. **最后算出葡萄糖液体量**　50% 葡萄糖溶液（ml）=所有非糖液体（ml）÷ 4。余量由 10% 葡萄糖补足，这样使全营养液糖浓度恒定为 10%。

六、TPN 并发症

1. **与中心静脉导管相关的并发症**　包括导管相关血流感染、阻塞、中心静脉血栓、肺栓塞和气胸、血管损伤、空气栓塞、静脉炎等。

2. **代谢并发症**　包括糖代谢异常（高血糖，高渗性非酮症昏迷，低血糖）、脂代谢异常（高脂血症及脂肪超负荷综合征）、微量元素和维生素失调、水电解质紊乱。

3. **其他组织系统并发症**　高氨血症，胆汁淤积性黄疸及肝功能异常、代谢性骨病和生长障碍等，长期施行全肠外营养（TPN）可有肠黏膜萎缩、肠液分泌减少及胆汁黏稠、食欲低下。

七、TPN 监测指标

长期接受肠外营养的患儿需要常规监测生长和机体组分，具体见表 1-18-5。

表 1-18-5　肠外营养监测项目

	项目	第 1 周	稳定后
摄入量	能量	q.d.	q.d.
	蛋白质	q.d.	q.d.
	脂肪	q.d.	q.d.
	葡萄糖	q.d.	q.d.
临床体征	皮肤弹性、囟门	q.d.	q.d.
	黄疸、水肿	q.d.	q.d.
生长参数	体重	q.d.~q.o.d.	b.i.w.~t.i.w.
	身长（身高）	q.w.	q.w.
体液平衡	出入量	q.d.	q.d.
实验室检查	血常规	b.i.w.~t.i.w.	q.w.~b.i.w.
	血 Na^+、血 K^+、血 Cl^+	b.i.w.（或调整电解质后第 1 天）	q.w.（或调整水电解质后第 1 天）
	血 Ca^{2+}	b.i.w.	q.w.
	血 P、血 Mg^{2+}	q.w.	p.r.n.
	肝功能	q.w.	q.w.~q.o.w.
	肾功能	q.w.	q.w.~q.o.w.
	血脂	q.d.~q.i.d.	p.r.n.（调整配方后，或血糖不稳定时）
	尿糖（无法监测血糖时）	同上	同上

注：*. 血脂测定标本采集前 4~6 小时内，应暂停输注含有脂肪乳剂的营养液；q.d. 每天 1 次；q.o.d. 隔日 1 次；q.w. 每周 1 次；b.i.w. 每周 2 次；t.i.w. 每周 3 次；q.o.w. 隔周 1 次；p.r.n. 必要时。

八、注意事项

临床营养治疗是危重患儿综合治疗中不可缺少的一部分，在进行营养治疗时，我们除了要坚持"只要肠道有功能，就一定要利用肠道"进行肠内营养的原则。同时要注意，国内《危重症儿童营养评估及支持治疗指南(2018)》及国外的PICU营养指南都明确指出，营养风险不高、EN未达到目标能量，一周后添加PN不增加病死率，还能减少新发感染、缩短住PICU时间。因此，对血流动力学不稳定，特别是休克急性期、多器官功能障碍综合征(multiple organ dysfunction syndrome，MODS)的患儿，过度的营养治疗可能会增加机体负担，造成不必要的危害。同时，根据患儿疾病不同时期、不同代谢状态，合理应用肠外营养，既要杜绝营养不足，也要避免营养过剩。

九、停止静脉营养时机

长期完全胃肠外营养可致肠黏膜萎缩、肠液分泌减少和胆汁黏稠等并发症。当原发病好转，肠道功能逐渐恢复，考虑恢复肠内营养时，需采用循序渐进的方式。可先经口、胃管等给予少量水或5%葡萄糖，若耐受良好，逐渐增加。当24小时耐受量达20~30ml/(kg·d)时，再改为2∶1稀释奶或肠内营养制剂喂养；逐渐过渡到不经稀释的奶或肠内营养制剂。增加肠内营养量的同时，相应减少胃肠外营养液的量。当经肠道喂养量>50ml/(kg·d)时，停用肠外营养。

(王丽杰　佟玉静)

第二章　新生儿疾病

第一节　新生儿概论

一、新生儿分类

（一）根据胎龄分类

胎龄是从最后1次正常月经第1天起至分娩时为止，新生儿分根据胎龄分类见表2-1-1。

1. **足月儿**　指胎龄满37~42周（259~293天）出生。
2. **早产儿**　指胎龄不足37周（259天）出生。
3. **过期产儿**　指胎龄大于42周（294天）出生。

表2-1-1　新生儿按胎龄分类

分类	出生胎龄
足月儿	≥37周至<42周
早产儿	≥28周至<37周
极早早产儿	≥22周至<28周
过期产儿	≥42周

（二）根据出生体重分类

分为正常出生体重儿、低出生体重儿、极低出生体重儿、超低出生体重儿和巨大儿（表2-1-2）。

（三）根据出生体重与胎龄关系分类

分为适于胎龄儿、小于胎龄儿和大于胎龄儿（表2-1-3）。

（四）根据生后周龄分类

1. **早期新生儿**　出生1周以内的新生儿。

表 2-1-2　新生儿根据出生体重分类

分类	出生体重(g)
正常出生体重儿	≥2 500 至<4 000
低出生体重儿	<2 500
极低出生体重儿	<1 500
超低出生体重儿	<1 000
巨大儿	≥4 000

表 2-1-3　新生儿根据出生体重与胎龄关系分类

分类	出生体重(g)与胎龄
适于胎龄儿	BW 在同胎龄儿平均体重第 10 至第 90 百分位之间者
小于胎龄儿	BW 在同胎龄儿平均体重第 10 百分位以下者
足月小样儿	胎龄已足月，BW<2 500
大于胎龄儿	BW 在同胎龄儿平均体重第 90 百分位以上者

2. **晚期新生儿**　出生第 2~4 周的新生儿。

（五）高危儿

已发生或可能发生危重疾病而需监护的新生儿。高危因素包括：

1. **母孕期高危因素**　孕母年龄>40 岁或<16 岁，慢性疾病如糖尿病、慢性肾脏疾病、心脏疾病、肺脏疾病、高血压、贫血、血小板减少症等；羊水过多或过少；妊娠早期或晚期出血；羊膜早破和感染。

2. **分娩时高危因素**　早产或过期产，急产或滞产，胎位不正，臀位产，胎粪污染，脐带过长、过短或被压迫，剖宫产。

3. **胎儿和新生儿期高危因素**　多胎儿、胎儿心率/律异常，有严重先天畸形，Apgar 评分低于 7 分，新生儿出生时面色苍白或青紫、呼吸异常、低血压或出血。

二、简易胎龄评估法

简易胎龄评估法：胎龄周数=总分+27。体重<2 500g，生后 3 天内住院者，均应评估胎龄（表 2-1-4）。

表 2-1-4　简易胎龄评估法(胎龄周数=总分+27)

体征	0 分	1 分	2 分	3 分	4 分
足底纹理	无	前半部不明显红痕	红痕>前半部褶痕<前 1/3	折痕>前 2/3	明显深的折痕>前 2/3
乳头形成	难认，无乳晕	明显可见乳晕淡、平，直径<0.75cm	乳晕呈点状边缘不突起，直径<0.75cm	乳晕呈点状边缘突起，直径>0.75cm	
指甲		未达指尖	已达指尖	超过指尖	
皮肤组织	很薄，胶冻状	薄而光滑	光滑，中等厚度，皮疹或表皮翘起	稍厚，表皮皲裂翘起以手足最为明显	厚，羊皮纸样，皱裂深浅不一

三、新生儿喂养

(一) 开奶时间与喂养频次

1. **开奶时间**　正常新生儿生后 2 小时内开始给母乳喂养，早产儿可适当推迟开奶时间。

2. **喂养频次**　足月儿间隔 3 小时，每日共 7 次，母乳按需喂养。

(二) 进乳量

1. **生后 10 天内每日进乳量**　体重<3 000g=(出生日龄-1)×70；体重>3 000g=(出生日龄-1)×80

2. **生后 10 天后每日进乳量**　足月儿每日进乳量为 1/5~1/4 体重；早产儿每日进乳量为 1/5~1/6 体重。

(刘　畅　岳冬梅)

第二节　新生儿呼吸窘迫综合征

一、疾病简介

新生儿呼吸窘迫综合征(neonatal respiratory distress syndrome，NRDS)又称新生儿肺透明膜病(hyaline membrane disease，HMD)。

多见于早产儿，由于缺乏肺表面活性物质所致，临床表现为出生后不久出现进行性加重的呼吸窘迫和呼吸衰竭。肺病理特征为外观暗红，肺泡壁至终末细支气管壁上附有嗜伊红透明膜和肺不张。

二、病因分析

肺表面活性物质（pulmonary surfactant，PS）缺乏是 NRDS 的根本原因。病因包括早产、缺氧、酸中毒、低温、糖尿病母亲婴儿、择期剖宫产、前置胎盘、胎盘早剥、围产期窒息、肺部感染及遗传因素。PS 能降低肺泡表面张力，使肺泡张开，PS 缺乏时，肺泡表面张力增高，肺泡萎陷，发生进行性肺不张，导致临床上呼吸困难和青紫等症状进行性加重。多见于早产儿，胎龄愈小，发病率愈高（图 2-2-1）。

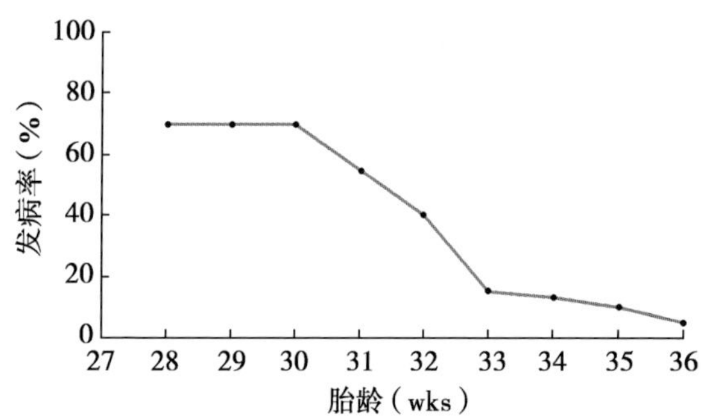

图 2-2-1　NRDS 发病率与胎龄关系

三、疾病特点

（一）临床表现

生后不久进行性呼吸困难和呼吸衰竭，出生时或不久（2~6 小时内）起病，出现进行性呼吸窘迫（呼吸困难）。

（1）呼吸急促（>60 次/min）、鼻翼扇动和吸气性三凹征。

（2）呼气呻吟（与病情轻重呈正比）。

（3）发绀，严重时呻吟减弱或消失；面色青灰，常伴有四肢肌肉松弛。

(4) 心音由强转弱，偶在胸骨左缘可听到收缩期杂音。

(二) 体格检查

两鼻翼张合煽动，胸廓扁平、塌陷，呼吸浅表、不规则，呼吸暂停，可见吸气三凹征；肺部听诊呼吸音可正常，也可减弱，深吸气时可闻及细湿啰音。

(三) 辅助检查

1. **实验室检查** 血气离子分析提示 PaO_2 降低、$PaCO_2$ 增高及酸中毒；泡沫试验阴性。

2. **影像学检查** X 线胸片是目前确诊肺透明膜病的最佳手段，动态 X 线更有助于诊断、鉴别诊断及治疗效果的判断(5 小时内多有改变)。分级：Ⅰ级，毛玻璃样；Ⅱ级，Ⅰ级+支气管充气征；Ⅲ级，Ⅱ级+心膈轮廓不清；Ⅳ级，白肺(图 2-2-2)。

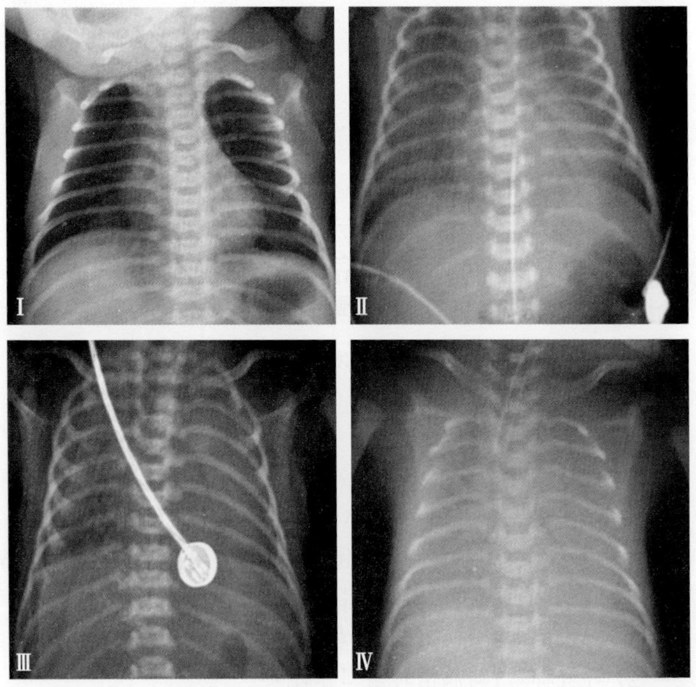

图 2-2-2 NRDS X 线分级及特征

3. **彩色多普勒超声检查** 可确诊动脉导管开放及肺动脉高压。

四、诊断思路

1. **病史** 早产、窒息、孕母糖尿病等病史。

2. **临床表现** 生后2~6小时出现呼吸困难、青紫、呼气性呻吟、吸气性三凹征进行性加重。

3. **实验室检查** 泡沫试验阴性。

4. **X线检查** 早期双肺可见细小颗粒阴影,最后双肺不透亮、变白、有支气管充气征。

5. **本病需与以下疾病鉴别**

(1) 新生儿湿肺:由于肺内液体积聚引起,多见于足月儿、剖宫产儿,可有缺氧史(宫内窘迫、窒息史),生后2~5小时呼吸促、唇周发绀、哭声响、反应及吃奶好。X线表现:以肺泡、间质、叶间胸膜积液。血气分析多正常,肺部粗湿啰音。本病为自限性疾病,预后良好。

(2) 肺炎链球菌肺炎:国外多见。母亲有胎膜早破或宫内感染史,多于宫内及分娩过程中感染。孕母、患儿血液及宫颈、咽拭子培养出肺炎链球菌。

(3) 膈疝:多表现为阵发性呼吸急促及发绀,腹部凹陷空虚,患侧胸部可闻及肠鸣音,呼吸音减弱或消失,胸部X线可见患侧胸部有充气的肠曲或胃泡影及肺不张,纵隔向健侧移位;钡餐可明确。

五、治疗思路

(一) 产前预防

(二) 产房复苏

1. **脐带结扎** 脐带结扎延迟至少60秒能提高存活率。

2. **氧气浓度** 复苏所需氧的初始氧气浓度高低对死亡率无影响。

3. **持续性肺膨胀** 产房实施持续性肺膨胀并无益处。

4. **气管插管或持续正压通气(CPAP)** 对于早产儿来说,CPAP为首选呼吸支持相比高流量鼻导管更有效。对存在自主呼吸者应使用面罩或经鼻 CPAP，推荐压力 6~9cmH_2O（A1）。

（三）肺表面活性物质治疗

1. **预防性使用** 所有患儿预防性插管并使用肺表面活性物质（PS）会增加支气管肺发育不良（broncho-pulmonary dysplasia，BPD）风险。

2. **使用方法** 与常规气管插管或 INSURE 技术相比，LISA 技术能减少机械通气，降低 BPD 发生率。

3. **准备工作** 不同来源天然 PS 疗效相似，但猪 PS 200mg/kg 优于猪 PS 100mg/kg 和牛 PS 100mg/kg。

4. **使用时机** 如需要 PS，使用越早效果越好；FiO_2>30% 可预测 CPAP 失败。

5. **2019 RDS 指南肺表面活性物质（PS）治疗推荐**

（1）RDS 患儿应使用天然型 PS（A1）。

（2）PS 早期治疗应成为标准化的使用方法，但生后需要气管插管稳定时可在产房使用 PS（A1）。

（3）RDS 患儿应尽早使用 PS 治疗。推荐方案：在 PEEP 最优化的前提下，胎龄<26 周且 FiO_2>0.30，胎龄>26 周且 FiO_2>0.40 应给予 PS 治疗（B2）。

（4）猪 PS 首剂 200mg/kg 治疗效果优于 100mg/kg 猪 PS 或牛 PS（A1）。

（5）对有自主呼吸的新生儿，推荐使用 CPAP 同时采用 LISA 技术给予 PS（B2）。

（6）若存在 RDS 病情进展证据，如持续需氧或机械通气，应使用第二剂、甚至第三剂 PS 治疗（A1）。

（四）复苏稳定后的氧疗

吸氧早产儿经皮血氧饱和度目标应控制在 90%~94%（B2）；为实现这一目标，报警范围应设置为 89% 和 95%（D2）。

（五）无创呼吸支持

1. 所有 RDS 高危患儿，且无须插管复苏者，均应使用 CPAP（A1）。

2. 提供 CPAP 的仪器并不重要，重要的是使用短的双孔鼻塞或鼻罩，起始压力 6~9cmH_2O（A2）。CPAP 联合早期 PS 治疗时 RDS 最佳治疗方案(A1)。

3. 同步无创正压通气(NIPPV)相比双水平正压通气(BIPAP),可降低拔管失败率(B2)。

4. 高流量鼻导管吸氧可在降级呼吸治疗阶段替代 CPAP(B2)。

(六) 机械通气策略

1. RDS 患儿复苏稳定后,若其他呼吸支持治疗无效可使用机械通气(A1),并尽可能缩短机械通气时间(B2);推荐使用目标潮气量通气,有助于缩短机械通气时间,降低 BPD 和脑室内出血的发生(A1);因低碳酸血症(A1)和严重高碳酸血症(C2)可增加脑损伤的风险,故应避免。

2. 撤机时早产儿可耐受允许性高碳酸血症,但需维持 pH 值>7.22(B2);推荐使用咖啡因辅助撤机(A1)。

3. 所有存在机械通气高风险的患儿,如出生体重<1 250g 需无创呼吸支持早产儿,应尽早使用咖啡因(C1);机械通气超过 1~2 周的患儿,小剂量、短疗程的地塞米松有助于成功拔管(A2)。

附:RDS 证据水平和等级

证据质量	
高质量	A
中等质量	B
低质量	C
极低质量	D
推荐等级	
强烈推荐采用干预措施	1
弱推荐采用干预措施	2

推荐等级	推荐分级的评估、制定与评价
A	至少一项证据等级 1++ 的 Meta 分析、系统综述或随机对照试验,直接针对目标人群,或者主要由证据等级 1+ 的研究构成的系列证据,直接针对目标人群并证明结果一致
B	证据等级 2++ 的系列研究证据,直接针对目标人群并证明结果一致,或者根据证据等级 1++ 或 1+ 研究推断的证据
C	证据等级 2++ 的系列研究证据,直接针对目标人群并证明结果一致,或者根据 2++ 研究推断的证据
D	证据等级 3 级或 4 级,或者根据证据等级 2+ 研究推断的证据

(刘 畅 岳冬梅)

第三节 新生儿肺炎

一、疾病简介

新生儿肺炎为我国新生儿期最常见疾病之一，是引起新生儿死亡的主要原因。新生儿肺炎可发生在宫内、分娩过程中或出生后，由细菌、病毒、霉菌或原虫等引起。全球每年约 200 万新生儿死于肺炎。

二、病因分析

病原微生物侵入肺泡所引起的呼吸道感染性疾病，以细菌、病毒最常见，其次还有支原体、衣原体、真菌及原虫等。新生儿感染性肺炎多为病毒与细菌混合感染。

三、疾病特点

（一）临床特点

新生儿感染性肺炎的发病率占新生儿呼吸系统疾病的28.2%，其中发生在宫内和分娩过程中占活产新生儿的 0.5%，其临床表现很不典型。

1. **宫内感染性肺炎** 母亲有胎膜早破史，胎儿吸入污染的羊水；或母亲有败血症经血行传播至胎儿肺而感染肺炎。大多表现为产后 24 小时内出现口吐泡沫、呼吸困难、呻吟、青紫、体温不稳定，反应差，肺部可有啰音，但出现较晚。

2. **产道感染性肺炎** 多见于急产产道未经消毒时，新生儿吸入产妇阴道内含有病原体的污染羊水或分泌物而感染肺炎。表现为产后 2~3 天出现鼻塞、拒乳、呼吸困难和青紫等，肺部体征逐渐明显，可有或无干、湿啰音。

3. **产后感染性肺炎** 多见于呼吸道感染患儿的接触感染；脐炎、皮肤感染和败血症经血行传播而感染；医源性传播而感染肺炎。表现为产后 3 天发病，通常先有上呼吸道感染症状，1~2 天后出现咳嗽、气促、鼻煽、三凹征等，有时仅表现为不哭、拒乳、体温不稳等症状。

（二）辅助检查

1. **实验室检查**　血常规、C 反应蛋白、降钙素原、白介素-6、血细菌培养、尿常规、便常规、呼吸道病原检测、痰细菌培养、TORCH 感染、血气离子分析；

2. **X 线表现(图 2-3-1)**　①肺纹理紊乱，肺门影增大、增浓、模糊，是胸部 X 线诊断新生儿肺炎最常见且重要的征象之一；②肺实变：以两肺下野内中带多见，可伴有肺叶或肺段性肺不张；③肺气肿：以胸内肋间疝最为多见，称为肋间肺膨出征，对诊断早期新生儿肺炎具有极其重要的意义。④心脏和/或横膈边缘模糊征，或心后影。

3. **纤维支气管镜检查**　镜下表现充血、水肿、坏死黏膜，重

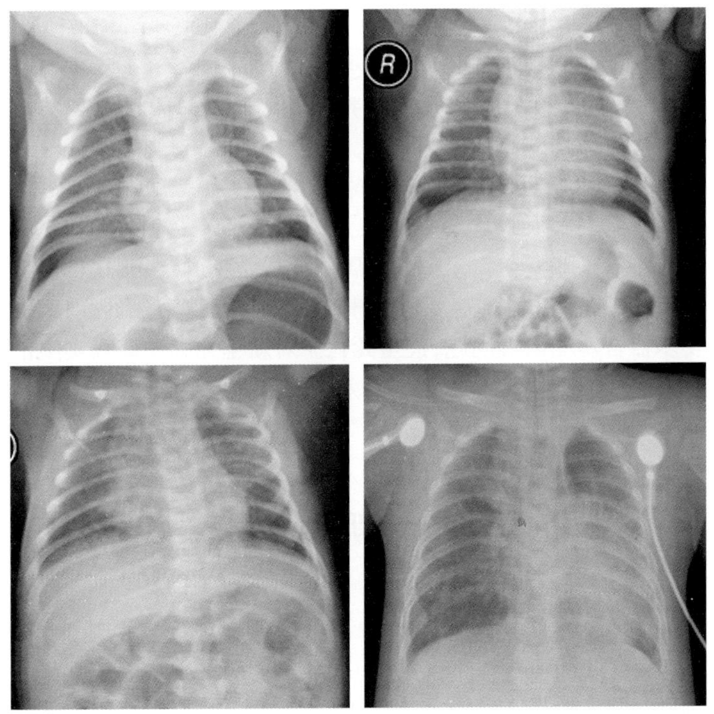

图 2-3-1　新生儿肺炎 X 线胸片特征

者可出现塑形性支气管炎，临床不做常规检查。

四、诊断思路

1. **诊断**　当临床上拟诊为新生儿肺炎，有感染症状及体征，并排除了吸入性肺炎时；具有肺炎影像学改变者可诊断新生儿肺炎。

2. **鉴别诊断**　需要与湿肺、胎粪吸入综合征、新生儿呼吸窘迫综合征等疾病相鉴别诊断。

五、治疗思路

1. **加强护理**　温度、湿度。

2. **供氧及呼吸道管理**　保持呼吸道通畅，雾化、吸痰等。

3. **抗病原治疗**　诊断明确后尽早应用抗生素，在未明确以前，可经验性选用抗生素。

4. **胸部物理治疗**　雾化、吸痰、体位引流。

5. **营养、液体疗法及支持疗法**　限制液体入量避免肺水肿；闭式引流。

六、预后

新生儿肺炎在临床医学中属于比较常见的疾病，这种病症起病急，进展快，肺部病变快，有时还会出现呼吸衰竭的症状，引发多器官功能出现问题，甚至死亡。对新生儿肺炎疾病实施治疗时间越早，其能够保证的预后效果则越好。

（刘　畅　岳冬梅）

第四节　新生儿湿肺

一、疾病简介

新生儿湿肺（wet lung of newborn）又称新生儿暂时性呼吸困难或Ⅱ型呼吸窘迫综合征。是由于经肺内淋巴管排出肺内液体延迟使之积聚引起。是一种自限性疾病。多见于足月儿，亦可见于早产儿。其发病率约 0.3%~12%，其中经自然分娩为 0.3% 3%，择期剖宫产为 0.9%~12%。

二、病因分析

早产、剖宫产、男性新生儿、围产期窒息、妊娠期高血压疾病、麻醉镇静剂为本病影响因素。肺液吸收清除延迟是本病主要原因。在正常生产过程中通过狭窄的产道，当头部娩出而胸廓受挤压时约有 1/2~2/3 的肺泡液被挤出体外。自主呼吸建立后，空气进入肺泡，剩下的肺液即被肺泡壁毛细血管所吸收。如肺泡内及间质内液体过多，吸收延迟，或有液体运转困难，以致因出生 24 小时内肺泡存留较多液体而影响气体交换，出现呼吸困难。

三、疾病特点

（一）临床特点

病史中具有上述危险因素。

1. **轻症**　多见，仅持续 12~24 小时，主要表现为出生后立即或在数小时内出现呼吸急促（>60 次/min）、呻吟、发绀、三凹征、鼻煽、氧饱和度降低等但反应正常，吃奶基本不受影响。肺部阳性体征少，仅呼吸音减低或呼吸音粗，一般轻症可自行缓解，多为自限性。

2. **重症**　少见，表现为难以纠正的严重低氧血症，呼吸急促（>100 次/min）、呻吟、反应差、不吃不哭。如果 12 小时内未缓解，常并发 RDS、持续肺动脉高压等，胸部 X 线显示双肺呈白肺，肺动脉压力高，病情危重，需要机械通气等治疗，病死率高。

（二）辅助检查

1. **血气离子分析**　轻症患儿血 pH 值、$PaCO_2$、碱剩余在正常范围，重症可出现呼吸性酸中毒、代谢性酸中毒、低血氧症和高碳酸血症。

2. **胸部 X 线检查（图 2-4-1）**　肺部病变广泛多样，但吸收快，24 小时吸收约 71%，72 小时吸收约 97.8%，偶有延长至 4 天吸收。

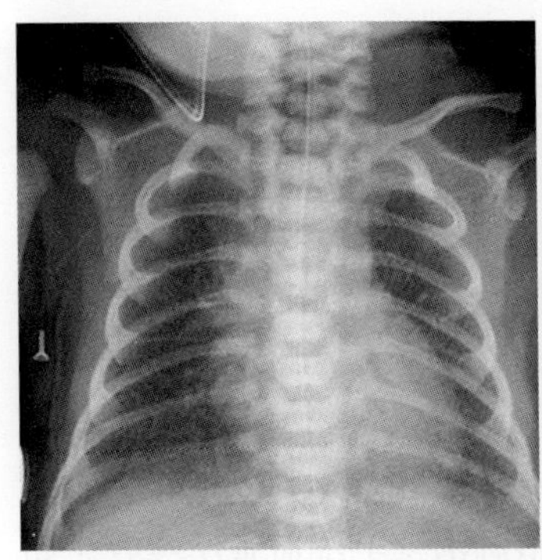
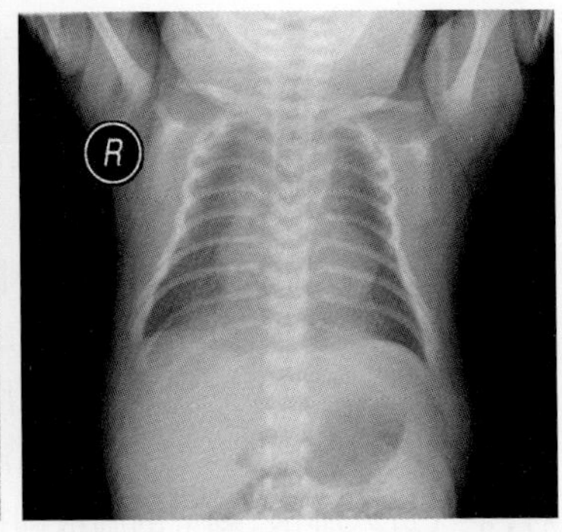

图 2-4-1　新生儿湿肺胸部 X 线表现

(1) 肺泡积液症两肺野密度淡而均匀的斑片状阴影，可融合成片或成结节状。

(2) 肺气肿由部分肺泡呈代偿性膨胀所致。

(3) 肺间质积液可见血管和细支气管周围增宽的条状阴影。

(4) 叶间和/或胸腔积液多为右侧叶间胸膜腔积液，占 26.19%。

(5) 肺纹理增多和增粗因间质液的增加，使淋巴管和静脉的转运量增加，造成淋巴管和静脉扩张。

四、诊断思路

1. **病史**　主要依据病史、临床表现及肺影像学检查，一般于出生后立即或数小时内出现呼吸困难，轻症者症状持续数小时逐渐减轻，重症病例呼吸困难严重，症状可持续数天。

2. **胸部 X 线**　可见双肺透亮度下降、斑片状渗出影、网状、增粗、肺泡及间质积液、肺淤血、肺气肿及叶间、胸腔积液等。

3. **需与以下疾病相鉴别**

(1) 新生儿呼吸窘迫综合征。

(2) 吸入性肺炎，多有窒息史及吸入史，常为复苏后出现呼吸急促，临床症状重，X 线呈支气管肺炎改变，少有叶间和/或胸腔积液，病变消失时间较长。

(3) 羊水吸入综合征　此病有窒息或呼吸窘迫史，呼吸急促在复苏后发生，而新生儿湿肺则出生时正常，呼吸窘迫发生较晚,X线检查亦有助于鉴别。

4. **脑性过度换气** 此为脑水肿所致。常见于足月儿伴窒息,气促,但无肺部体征,预后与病因有关。

五、治疗思路

治疗原则:加强监护和对症治疗。

1. 一般不须治疗,当呼吸急促和出现青紫时给予氧疗及血气离子分析,Ⅰ型呼吸衰竭可予CPAP,Ⅱ型呼吸衰竭IPPV+PEEP,注意复查胸片及血气离子分析,动态监测病情变化。

2. 及时纠正酸中毒,5%碳酸氢钠,一次可给2~3ml/kg,静脉滴注或稀释后缓慢静脉注射,注意复查血气离子分析,必要时可重复。

3. 当新生儿出现烦躁、呻吟的症状,可用苯巴比妥,每次3~5mg/kg。

4. 新生儿两肺湿啰音多时可用呋塞米1mg/kg,并注意纠正心力衰竭。

(刘 畅 岳冬梅)

第五节 胎粪吸入综合征

一、疾病简介

胎粪吸入综合征(meconium aspiration syndrome,MAS)是产前或产时发生的最常见的吸入性肺炎。由胎儿在宫内或产时吸入混有胎粪的羊水,而导致以呼吸道机械性阻塞及肺部化学性炎症为主要病理特征,以生后出现呼吸窘迫为主要表现的临床综合征。多见于足月儿或过期产儿。

二、病因分析

(一) 胎粪吸入

若胎儿在宫内或分娩过程中缺氧,使肠道及皮肤血流量减少,迷走神经兴奋,导致肠壁缺血痉挛,肠蠕动增加,肛门括约肌松弛而排出胎粪。同时缺氧使胎儿产生呼吸运动（喘息），将胎粪吸入气管内或肺内，或在胎儿娩出建立有效呼吸后，使其吸入肺内。

（二）不均匀气道阻塞和化学性炎症

1. **肺不张** 因小气道被较大胎粪颗粒完全阻塞，其远端肺泡内气体吸收，引起肺不张，使肺泡通气/血流降低，导致肺内分流增加，从而发生低氧血症。

2. **肺气肿** 黏稠的胎粪颗粒不完全阻塞部分肺泡的小气道，则形成“活瓣”，吸气时小气道扩张，使气体进入肺泡，呼气时因小气道阻塞，气体不能完全呼出，导致肺气肿，致使肺泡通气量下降，发生 CO_2 潴留。若气肿的肺泡破裂则发生肺内气体外漏，如间质气肿、纵隔气肿或气胸。

3. **正常肺泡** 部分肺泡的小气道虽无胎粪，但通换气功能代偿性增强。

（三）继发性炎症

胎粪内胆酸、胆盐、胆绿素、胰酶等的刺激作用，以及随后的继发感染均可引起肺组织化学性、感染性炎症反应，产生低氧血症和酸中毒。

（四）继发新生儿持续肺动脉高压

继发新生儿持续肺动脉高压（persistent pulmonary hypertension of the newborn，PPHN）指在胎粪吸入所致的肺不张、肺气肿及肺组织严重受损的基础上，严重缺氧和混合性酸中毒使肺小动脉痉挛、血管平滑肌肥厚，导致肺动脉阻力增加，右心压力升高，发生卵圆孔水平的右向左分流，肺血管阻力持续增加，使肺动脉压超过体循环动脉压，从而导致已功能性关闭或尚未关闭的动脉导管发生导管水平的右向左分流。上述变化将进一步加重低氧血症及混合性酸中毒，并形成恶性循环。

三、疾病特点

（一）临床特点

1. **吸入混有胎粪的羊水** 分娩时可见羊水混有胎粪，患儿皮肤、脐带、指趾甲胎粪污染的痕迹，口鼻腔、气管插管声门或气管内吸引物见胎粪。

2. **病情轻重差异大**　呼吸窘迫病情轻重差异很大，吸入较少者出生时可无症状；多数患儿常在生后出现呼吸急促>60次/min、发绀、鼻翼扇动和吸气性三凹征等呼吸窘迫表现，少数患儿也可出现呼气性呻吟。

3. **肺部体征**　胸廓前后径增加；两肺先常有鼾音、粗湿啰音，以后出现中、细湿啰音。

（二）辅助检查

1. **实验室检查**　血气分析：pH 值(7.35~7.45)、PaO_2(60~80mmHg)降低，$PaCO_2$(35~45mmHg)升高；血常规、血糖、血生化；气管内吸引物、血液培养等。

2. **X 线检查**　生后 12~24 小时 X 线影像改变显著。轻度：肺纹理增粗，轻度肺气肿，横膈轻度下降，心影正常；中度：散在粗颗粒、片状、团块状、云絮状影，或节段肺不张，心影常缩小；重度：双肺广泛粗颗粒状或斑片状影、肺气肿，常并发气胸、纵隔积气(图 2-5-1)。

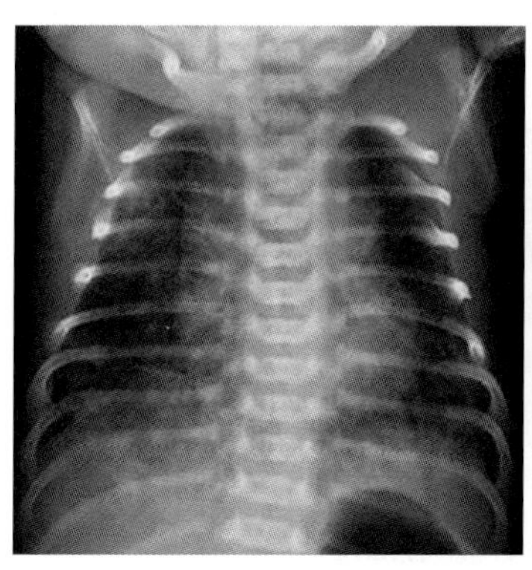
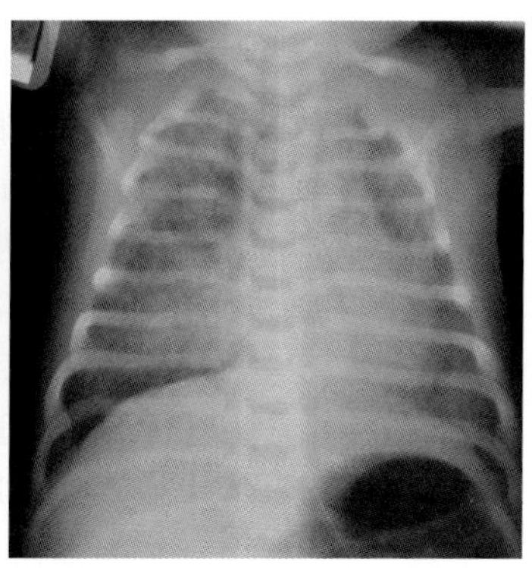

图 2-5-1　胎粪吸入综合征胸部 X 线表现

3. **彩色多普勒超声检查**　用于评估和监测肺动脉压力，若探测到动脉导管或卵圆孔水平的右向左分流，以及三尖瓣反流征象，更有助于 PPHN 的诊断。

四、诊断思路

1. 患儿多为足月儿，有窒息史，羊水被胎粪污染。

2. 气促、呼吸困难、发绀病史，同时具备吸入混合胎粪和羊水的证据：①分娩时可见羊水混胎粪；②患儿皮肤、指/趾甲、脐部留有胎粪污染的痕迹；③经口鼻腔吸引物中含有胎粪；④气管插管时声门处或气管内吸引物可见胎粪，即可确诊。

3. 鉴别诊断

(1) 大量羊水吸入：吸入大量羊水后，因羊水内脱落的上皮细胞阻塞气道，可出现呼吸困难。呼吸急促躲在复苏后及发生，一般 48~72 小时后恢复正常，预后良好。

(2) 新生儿感染性肺炎。

(3) 足月儿 RDS：见于择期剖宫产儿，患儿常无胎粪污染羊水证据，临床表现与早产儿 RDS 相同，但临床症状可更重，易并发 PPHN。

五、治疗思路

1. **促进气管内胎粪排出**　清理呼吸道，保持呼吸道通畅。

2. **氧疗**　当 PaO_2<60mmHg 或经皮血氧饱和度<90%，应依据患儿缺氧程度选用鼻导管、面罩、头罩，维持 PaO_2 60~80mmHg 或经皮血氧饱和度 90%~95% 为宜。

3. **机械通气**　约 1/3 患儿需机械通气治疗。

(1) FiO_2>40%，可用经鼻塞 CPAP 治疗，压力 4~5cmH_2O，胸部 X 线提示肺过度充气时，因可诱发肺气肿，应慎用。

(2) FiO_2=60%，PaO_2<50mmHg 或经皮血氧饱和度<85%。

(3) $PaCO_2$>60~70mmHg 伴 pH 值<7.25。

(4) 严重或药物治疗无效的呼吸暂停。

4. **抗生素**　合并感染者使用抗生素，一般选择广谱抗生素，并依据相关病原学结果调整抗生素及其疗程。

5. **合并症治疗**　合并严重气胸需胸腔引流，合并持续肺动脉高压应选择降低肺动脉压力的综合治疗（包括机械通气、纠正酸中毒、提高体循环压、吸入一氧化氮及其他扩血管药物）。

6. **其他对症支持治疗**　限制入液量，维持正常循环，保暖、镇静，满足热能需要，维持血糖和血钙正常等。

六、预后

分娩时羊水混胎粪的发生率约为5%~15%，但仅其中5%~10%发生MAS；而MAS中10%~20%患儿并发气胸，5%患儿可死亡。

（刘　畅　岳冬梅）

第六节　新生儿呼吸暂停

一、疾病简介

新生儿呼吸暂停（apnea of prematurity，AOP）是指早产儿呼吸停止超过20秒，足月小儿呼吸停止超过15秒，或呼吸停止不超过15~20秒，但伴有心率减慢、皮肤青紫或苍白、肌肉张力减低。呼吸暂停是一种严重现象，可引起脑损害。呼吸暂停多见于早产儿，其发病率可高达50%~60%，胎龄越小发病率越高。胎龄越小，AOP消失需要的时间越长（图2-6-1）。

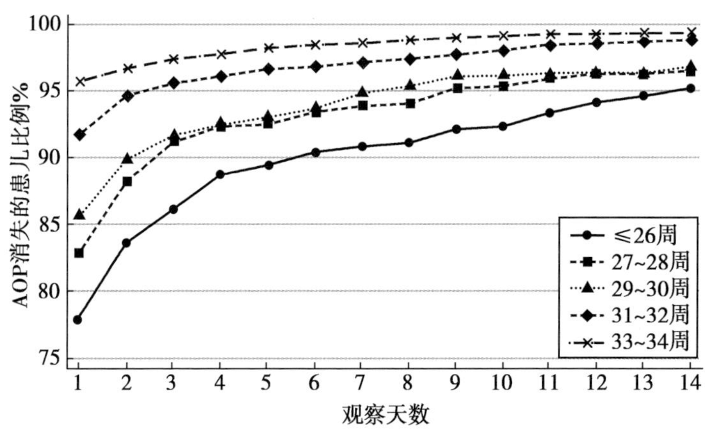

图2-6-1　AOP的终止时间与胎龄呈负相关

二、病因分析

1. 与脑干神经元功能不成熟有关。
2. 与快眼动相睡眠期有关。
3. 与胎龄对 CO_2 的敏感性有关。
4. 与膈肌氧化纤维少、易疲劳而致呼吸暂停有关。
5. 与呼吸肌张力有关。

三、分类

（一）据发病机制分为原发性呼吸暂停和继发性呼吸暂停

1. 原发性呼吸暂停是指由于呼吸中枢发育不完善、无明显发病因素所致的呼吸暂停。

2. 继发性呼吸暂停是指因各种不同基础疾病及其他附加因素所致的呼吸暂停，常见情况有组织供氧不足、感染性疾病、中枢神经受损、代谢紊乱、环境温度不稳定、高胆红素血症、气道梗阻、剧烈疼痛及母亲用过量麻醉止痛药、ROP 检查过程中等。

（二）根据发作的类型分为中枢性、阻塞性、混合性呼吸暂停

1. 中枢性呼吸暂停患儿没有自主呼吸或呼吸动作，但无呼吸道阻塞。

2. 阻塞性呼吸暂停有呼吸动作，但是缺乏上呼气道开放的神经肌肉控制，尽管患儿持续进行呼吸动作，气流仍无法进入患儿肺内。

3. 混合性呼吸暂停是中枢性、阻塞性两种呼吸暂停的联合。它可以中枢性或阻塞性呼吸暂停任一种形式开始，以后可以两种交替或同时存在。

三种呼吸暂停的发生率以混合性最多，占 53%~71%。阻塞性和中枢性分别为 12%~20% 及 10%~25%。

四、疾病特点

1. 胎龄<35 周的早产儿均有发生呼吸暂停的可能，尤其<34 周的患儿，应注意有无颅内病变、抽搐、感染、代谢紊乱、体温不

稳定，胃-食管反流等原发病。生后 24 小时内发生呼吸暂停的患儿往往可能存在败血症；生后 3 天至 1 周内出现呼吸暂停的早产儿，排除其他疾病后方可考虑为原发性；出生 1 周后发生呼吸暂停的早产儿应寻找病因，排除症状性。所有足月儿发生呼吸暂停均为症状性。

2. 辅助检查

(1) 实验室检查：血常规识别贫血；血细菌培养明确有无败血症；血生化检查可排除水电解质紊乱和代谢紊乱。

(2) X 线检查：胸部 X 线能发现肺部疾病如肺炎、肺透明膜病等，并对先天性心脏病诊断有一定帮助。腹部 X 线摄片可排除坏死性小肠结肠炎。

(3) 头颅 CT：有助于诊断新生儿颅内出血和中枢神经系统疾病。

(4) 超声检查：心脏超声检查有助于先天性心脏病诊断。

五、诊断思路

1. **诊断**　根据病史、临床表现及实验室检查可以诊断。诊断原发性呼吸暂停需排除引起呼吸暂停的继发因素。频繁的呼吸暂停是指每小时发作 1 次，超过 12 小时。

呼吸暂停依其发作严重程度分为 4 级。

Ⅰ级：有呼吸暂停发作，但能自行恢复。

Ⅱ级：发作时需用氧气（常用鼻导管）给予鼻前部吹气刺激才能恢复。

Ⅲ级：经上述方法处理无效，需经足底刺激才能恢复。

Ⅳ级：用一般的刺激方法无效，需经复苏气囊-面罩加压给氧才能恢复自主呼吸者。

2. **鉴别诊断**　早产儿呼吸暂停的诊断是排除性的，应排除其他原因引起的呼吸暂停（例如：中枢神经系统障碍、抽搐、原发性肺部疾病、贫血、败血症、代谢紊乱、心血管异常或咽喉部的上气道梗阻）。

六、治疗思路

（一）病因治疗

积极治疗原发病。

（二）一般治疗

保持舒适安静的环境，避免环境温度过高或过低。

（三）机械刺激呼吸

一旦发现患儿发生呼吸暂停，应立即进行弹足底、摸脊背、软毛刷刷头、托背加唤醒等刺激呼吸；如未能奏效，出现青紫等，应立即气囊加压给氧。

（四）药物治疗

1. **枸橼酸咖啡因** 负荷剂量20mg/kg（相当于咖啡因10mg/kg），24小时后给维持量，每次5mg/kg（相当于咖啡因2.5mg/kg），每天1次，静脉滴注，吸收较好，0.5小时达到有效血药浓度，有效血药浓度一般在5~25mg/L比较稳定。也可口服，10mg/kg，在30分钟至2小时内血浆浓度达到6~10mg/L，血药浓度<50mg/L，很少出现不良反应，如>60mg/L可出现烦躁不安或惊厥、心动过速。少见的不良反应有胃-食管反流、便秘、尿钠、尿钙排泄增加等。咖啡因的半衰期很长（100小时），停药后7~10天仍可测得一定水平的血药浓度。

2. **氨茶碱** 负荷剂量5mg/kg，静脉滴注，12小时后给维持量，每次2mg/kg，每天2~3次，氨茶碱治疗血浓度范围较窄，一般在5~13mg/L之间，并且血药浓度不稳定，即使每天给相同的剂量，波动范围也比较大，要定期监测血药浓度，根据血药浓度调整剂量，如血药浓度>13mg/L可出现不良反应。常见不良反应有烦躁、心动过速、低血压、惊厥、恶心、呕吐、喂养不耐受、腹胀、胃肠道出血、高血糖及水电解质紊乱等，也有报道可能会影响神经发育。

（五）无创呼吸支持及机械通气

1. CPAP 对频繁发作的呼吸暂停，可采用CPAP，压力一般用0.29~0.48kPa（3~5cmH_2O）；吸入氧浓度0.25~0.4。

2. **高流量（1~2.5L/min）鼻导管给氧** 也可达到与CPAP相

似的疗效。

3. **无创呼吸支持方法**　可用于治疗早产儿呼吸暂停，减少机械通气的使用。

4. **气管插管和机械通气**　呼吸机参数一般不需要很高，初调值可为：FiO_2 0.25~0.4，PEEP 0.29kPa（3cmH_2O），PIP 0.98~1.47kPa（10~15cmH_2O），RR 20~30 次/min，TI 0.4~0.5 秒。以后根据病情变化和血气分析结果调节参数。

七、预后

国外报告胎龄 34 周以下的早产儿发病率高达 85%，胎龄越小发生比例越高；国内近年来报告 AOP 发病率约为 23%，在极低出生体重儿发病率高达 90%。预后与发作原因有关，继发于中枢疾病者预后差，单纯性早产儿特发性呼吸暂停及时治疗者，预后良好。低氧及心动过缓反复发作处理不当者易发生脑缺氧缺血性损害及脑白质软化。

（刘　畅　岳冬梅）

第七节　动脉导管未闭

一、疾病简介

动脉导管未闭（patent ductus arteriosus，PDA）是常见的先天性心脏病之一，占先天性心脏病的 15%~20%。早产儿 PDA 的发病率更高，胎龄越小、出生体越低，PDA 发生率越高。

动脉导管连接于主动脉弓降部和肺动脉分叉近左肺动脉之间，是胎儿血液循环的重要通道，出生后由于呼吸建立，肺动脉压力和阻力迅速下降，流经动脉导管的血液中氧气含量急剧上升，前列腺素 E 分泌减少等原因，促进动脉导管逐渐关闭。PDA 的发生率与胎龄有关，一般足月儿生后 72 小时几乎全部发生功能性关闭，而早产儿 PDA 发生率约为 20%，胎龄不足 28 周的早产儿 PDA 发生率高达 60%。且早产儿动脉导管不仅关闭延迟，即使关闭，也可能因某些因素再次开放。RDS 的患儿在恢复期随着肺顺应性的改善，肺血管阻力下降，更易发生动脉导管再次开放。

PDA分流量的大小与导管的粗细及主动脉、肺动脉压力大小有关。一般情况下，新生儿主动脉压力超过肺动脉，使肺循环、左心房、左心室血流量增加，左心容量负荷增加，导致左心房、左心室扩大，甚至发生充血性心力衰竭。当存在肺动脉高压或肺循环阻力超过体循环时，来自肺动脉的静脉血分流至主动脉，患儿呈现差异性青紫，即下半身青紫，右上肢正常。

二、疾病特点

（一）临床表现

1. 分流量小者可无症状；分流量大者出现气急、呛咳、多汗，体重不增，甚至心力衰竭。并发肺动脉高压产生右向左分流者，可见差异性青紫。

2. 恢复期RDS患儿，其原发病已明显好转，突然出现对氧气的需求增加、难以矫正和解释的代谢性酸中毒、喂养困难、呼吸暂停、周身发凉发花及肝脏在短时间内进行性增大，可能提示PDA。

（二）体格检查

典型病例于胸骨左缘第二肋间有响亮粗糙的连续性机器样杂音，但新生儿期由于肺动脉压力较高，往往仅能听到收缩期杂音。早产儿动脉导管未闭时，可出现周围动脉搏动宏大，锁骨下或肩胛间闻及收缩期杂音，心前区搏动明显。

（三）并发症

在早产儿，即使分流量不大，出现早产儿坏死性小肠结肠炎、肾功能减低、颅内出血、早产儿脑室周围白质软化、支气管肺发育不良的发生率也会增加。

（四）辅助检查

1. **心电图**　分流量大者出现左心室舒张期负荷过重图形，即左胸前导联见高的R波和深的Q波，T波高耸直立，ST段可有抬高。若合并肺动脉高压则出现左、右心室合并肥大。

2. **X线胸片**　分流量大者心胸比率增大，左心室增大，左心房也可增大。肺动脉高压时，右心室也增大，肺动脉段突出。

3. **超声心动图**　是诊断 PDA 最简单而直接的检查方法。

三、诊断思路

1. **临床表现**　心血管系统的症状体征和呼吸系统的情况。

2. **X 线胸片**　可见双肺充血、心影增大等。

3. **心脏超声检查**　证实动脉导管水平的左向右分流，监测左心房的大小。

4. **其他**　先天性心血管畸形所致的心脏杂音及血流动力学改变；可根据杂音位置、性质、是否伴有发绀等判断，常采用多普勒超声心动图进行鉴别。

四、治疗思路

（一）一般治疗

1. 保证足够的肺氧合。

2. 限制液体量。

3. 输注悬浮红细胞，维持 Hct>35%。

4. 机械通气时，维持适当 PEEP，减少左向右分流，增加体循环血量。

5. 如存在液体潴留，可适当应用利尿剂。

（二）药物治疗

动脉导管的开放依赖于前列腺素，通过环氧化酶抑制剂以抑制前列腺素产生，可使 PDA 关闭。常用的环氧化酶抑制剂有吲哚美辛和布洛芬，两者的疗效均为 60%~80% 之间。

1. **吲哚美辛**　静脉制剂为首选剂型，口服剂型胃肠道反应多见。常用剂量为 0.2mg/kg，间隔 12~24 小时，连用 3 剂。常见副作用为胃肠道出血、穿孔、肾功能损害、低钠血症和脏器血流暂时性减少等。

2. **布洛芬**　推荐剂量为第 1 天为 10mg/kg，第 2、3 天为 5mg/kg，静脉或口服。布洛芬对脏器血流影响较小，尤其肾脏副作用更小。

（三）手术治疗

反复发生或持续 PDA，伴有显著左右分流，需对呼吸支持依赖或肺部情况恶化(特别是超低出体重儿)的患儿,在药物第2疗程失败后建议手术治疗。

(乔　琳　岳冬梅)

第八节　新生儿败血症

一、疾病简介

新生儿败血症指新生儿期细菌或真菌侵入血液循环并在其中生长繁殖,产生毒素所造成的全身性感染。其发生率占活产婴的4.5‰~9.7‰。出生体重越轻,发病率越高,极低出生体重儿可高达16.4%,长期住院者可更高达30%。根据发病时间,新生儿败血症又被分为早发败血症(early-onset sepsis,EOS)及晚发败血症(late-onset sepsis,LOS)。EOS发病时间一般≤3日龄,LOS发病时间一般>3日龄。

(一)病因及发病机制

1. EOS大多系母体病原菌垂直传播(产前或产时感染)

(1) 早产和/或低出生体重儿:早产和/或低出生体重儿是EOS最重要的危险因素。胎龄越小、出生体重越低,风险越大。在美国,出生体重>2 500g的新生儿EOS发病率为0.57‰;出生体重1 500~2 500g的新生儿EOS发病率则为1.38‰;而出生体重<1 500g的极低出生体重儿发病率高达10.96‰。

(2) 胎膜早破(premature rupture of fetal membranes,PROM)≥18小时:PROM常常伴随着早产,79%的EOS患儿母亲有PROM≥18小时的病史。一方面,PROM可能是母亲绒毛膜羊膜炎的表现;另一方面为病原菌的入侵提供了机会,PROM的母体羊膜腔微生物检出率是胎膜完整的母体羊膜腔微生物检出率的2.3倍。若羊膜腔内检出链球菌EOS发生的概率为20%,如伴发PROM且母体产时没有预防性使用抗菌药物,EOS发生概率将上升到33%~50%。

(3) 羊膜腔内感染:包括羊水、胎盘、绒毛膜感染,在临床上主要是指绒毛膜羊膜炎。患或不患绒毛膜羊膜炎的母亲,新生儿患 EOS 的概率相差 4.5 倍。绒毛膜羊膜炎最主要的临床表现是母亲发热,临床通常以母亲体温>38℃为基本诊断条件,且同时具备下述中的 2 项即可诊断:①母亲白细胞计数定义>15×10^9/L;②母亲心率>100 次/min;③胎儿心动过速(>160 次/min);④母亲子宫触痛,羊水浑浊或发臭。

2. LOS 系院内感染和社区获得性感染

(1) 早产和/或低出生体重儿:与 EOS 相似,早产和/或低出生体重儿是 LOS 首要的危险因素。出生胎龄小于 28 周的早产儿中 LOS 的发病率超过 1/3,在超低出生体重儿中 LOS 发生率为 30%~40%,胎龄越小,体重越低,其发病率越高。出生胎龄越小、体重越轻的新生儿住院时间越长,发生院内感染的风险越大。

(2) 有创诊疗措施:机械通气、中心静脉置管、脐动脉或静脉置管以及肠外营养等都是 LOS 明确的危险因素,这些有创操作增加了细菌进入新生儿血液循环的可能性。

(3) 不合理应用抗菌药物:延长经验性使用抗菌药物的疗程是 LOS 的高危因素。

(4) 不恰当的新生儿处理:在中国部分欠发达地区,仍有一些新生儿处理不当,如不洁处理脐带、挑"马牙"、挤乳房、挤痈疖等,都是 LOS 重要的高危因素。

(二) 病原菌

细菌谱因地区不同而有差异,在西方发达国家或地区,EOS 常见的病原为链球菌及大肠埃希菌,而在国内则以肠杆菌属为主(如大肠埃希菌),但近年来链球菌有逐渐增多的趋势,李斯特菌虽然检出率不高,但其致死率及并发症发生率极高;对于 LOS,国外以凝固酶阴性葡萄球菌(coagulase negative staphylococcus,CONS)主要是表皮葡萄球菌为最多,多见于早产儿,尤其长期动脉或静脉置管者。国内的 LOS 除 CONS 外,金黄色葡萄球菌主要见于皮肤化脓性感染;气管插管机械通气患儿以革兰氏阴性(gram negative,G^-)菌如铜绿假单胞菌、肺炎克雷伯菌、沙雷菌等多见。

二、疾病特点

(一) 临床表现

新生儿败血症临床表现多样,详见表 2-8-1。部分 EOS 患儿临床表现不典型(尤其是早产儿),刚出生时无明显症状,但很快出现休克、弥散性血管内凝血以及死亡,此时临床诊断将更多依靠产前高危因素及实验室检查。

表 2-8-1 新生儿败血症的常见临床表现

全身	发热、体温不稳、反应差、喂养差、水肿、Apgar 评分低
消化系统	黄疸、腹胀、呕吐或胃潴留、腹泻及肝脾肿大
呼吸系统	呼吸困难以及呼吸暂停、发绀等;其中早发败血症可以呼吸暂停或呼吸窘迫为首要表现且持续超过 6 小时
循环系统	面色苍白、四肢冷、心动过速、心动过缓,皮肤大理石样花纹,低血压或毛细血管充盈时间>3 秒
泌尿系统	少尿及肾衰竭
血液系统	出血、紫癜

(二) 辅助检查

1. 病原学检查

(1) 血培养:是诊断败血症的金标准,然而出结果时间慢,一般至少需要 2 天;敏感度低,EOS 患儿尤其低。由于新生儿尤其低、极低或超低出生体重儿取血量的限制,导致血培养敏感度更差,故要求每次抽血量不少于 1ml。

(2) 尿培养:需采用清洁导尿或耻骨上膀胱穿刺抽取的尿液标本,仅用于 LOS 的病原学诊断。

(3) 核酸检测:随着分子生物学的发展,越来越多的检测病原体核酸,如检测细菌 16 S rRNA 基因的 PCR 试剂盒用于临床。

2. 血液非特异性检查

(1) 白细胞计数:采血时间一般应等到出生 6 小时以后(EOS)或起病 6 小时以后(LOS),白细胞计数为出生 6 小时~3 日 $\geqslant 30\times10^9$/L,出生 ≥3 日为 $\geqslant 20\times10^9$/L,或任何日龄 $<5\times10^9$/L,均提示异常。该项指标在 EOS 中诊断价值不大,白细胞计数减

少比增高更有价值。

(2) 不成熟中性粒细胞(包括早、中、晚幼粒细胞和杆状核细胞)/总中性粒细胞(immature/total neutrophil，I/T)：出生至3日I/T≥0.16为异常，≥3日I/T≥0.12为异常。I/T可能在25%~50%无感染患儿中升高，故只是该项升高，诊断新生儿败血症的证据不足，但其阴性预测值高达99%。

(3) 血小板计数：在诊断败血症中特异度及灵敏度均不高，不能用于抗菌药物效果及时评判，但血小板减低与预后不良有关。

(4) C反应蛋白(C-reactive protein，CRP)：CRP在感染后6~8小时升高，24小时达到顶峰。因此，如产时感染发生的EOS，患儿刚出生时CRP值可能不高，6小时龄内CRP≥3mg/L，6~24小时龄≥5mg/L提示异常，>24小时龄≥10mg/L提示异常。在生后或者怀疑感染后6~24小时以及再延24小时后连续2次测定，如均正常，对败血症(包括EOS以及LOS)的阴性预测值达到99.7%，可以作为停用抗菌药物的指征。

(5) 降钙素原：≥0.5mg/L提示异常，通常在感染后4~6小时开始升高，12小时达到峰值，比CRP更快地诊断或排除感染。3日龄内降钙素原有生理性升高，参考范围应该考虑生后日龄。降钙素原在EOS和LOS中的指导价值不完全一样，在EOS疑似病例，降钙素原更多作为抗菌药物停药的指征，一般连续2次(间隔24小时)降钙素原值正常可考虑停用抗菌药物；而在LOS中降钙素原在诊断以及停药方面都有一定指导价值。

3. **脑脊液检查**　有报道称23%的新生儿败血症患儿可能合并脑膜炎，腰椎穿刺检查在诊断中极为重要。新生儿脑膜炎中血培养阴性率高达38%，所以血培养阴性不能作为排除新生儿脑膜炎和败血症的指标。腰椎穿刺指征(下列3项任意1项)：①血培养阳性；②有临床表现且非特异性感染指标≥2项阳性；③抗感染治疗效果不佳。值得注意的是，足月儿只有实验室检查异常(指不包括血培养阳性的实验室检查)而无临床表现的EOS，不需常规做脑脊液检查。取脑脊液后2小时内完成检验，否则糖浓度和白细胞计数会下降。通常多数足月正常新生儿脑脊液白细胞计数<20×10^6/L，正常新生儿脑脊液蛋白<1.7g/L 及血糖>400mg/L（或>当时血糖 40%），与年长儿童类似。

三、诊断思路

（一）新生儿 EOS

（1）疑似诊断为 3 日龄内有下列任何一项：①异常临床表现；②母亲有绒毛膜羊膜炎，③早产 PROM≥18 小时。如无异常临床表现，血培养阴性，间隔 24 小时的连续 2 次血非特异性检查<2 项阳性，则可排除败血症。

（2）临床诊断为有临床异常表现，同时满足下列条件中任何一项：①血液非特异性检查≥2 项阳性；②脑脊液检查为化脓性脑膜炎改变；③血中检出致病菌 DNA。

（3）确定诊断为有临床表现，血培养或脑脊液（或其他无菌腔液）培养阳性。

（二）新生儿 LOS

临床诊断和确定诊断均为>3 日龄，其余条件分别同新生儿 EOS。

四、治疗思路

无论是 EOS 还是 LOS，一旦怀疑即应经验性应用抗菌药物，然后根据血培养及药物敏感试验结果及临床治疗效果更换抗生素（表 2-8-2）。疑似 EOS 的新生儿即使暂时没有异常临床表现，依据围产期的高危因素及早产（不成熟）的程度，或有新生儿败血症表现，或母亲有绒毛膜羊膜炎等，出生后应尽早用抗菌药物。疑似 EOS 如在 2~3 日龄排除诊断，则停用抗菌药物；而 LOS 用抗菌药物既要考虑高危因素如插管等，也要考虑患儿的临床表现以及实验室检查数据。EOS 应用抗菌药物的指征主要依靠高危因素及临床医生对患儿临床表现的判断，实验室检查作为停抗菌药物的依据。

1. EOS 在血培养和其他非特异性检查结果出来前，经验性选用广谱抗菌药物组合，尽早针对革兰氏阳性（G^+）菌、革兰

表 2-8-2 新生儿败血症常用抗生素的用法及间隔时间

抗生素	<1 200g	1 200~2 000g		>2 000g	
	0~4 周	0~7 天	>7 天	0~7 天	>7 天
青霉素 *	2.5 万~5 万 U q.12h.	2.5 万~5 万 IU q.12h.	5 万~7.5 万 IU q.8h.	2.5 万~5 万 IU q.8h.	2.5 万~5 万 IU q.6h.
苯唑西林 */(mg·kg^{-1})	25 q.12h.	25 q.12h.	25~50 q.8h.	25~50 q.8h.	25~50 q.6h.
氯唑西林 */(mg·kg^{-1})	25 q.12h.	25 q.12h.	25~50 q.8h.	25~50 q.8h.	25~50 q.6h.
氨苄西林 */(mg·kg^{-1})	25 q.12h.	25 q.12h.	25~50 q.8h.	25~50 q.8h.	25~50 q.6h.
哌拉西林/(mg·kg^{-1})	50 q.12h.	50q.12h.	100 q.12h.	50 q.12h.	75 q.8h.
头孢唑啉/(mg·kg^{-1})	20~25 q.12h.	20~25 q.12h.	20~25 q.12h.	20~25 q.12h.	20~25 q.8h.
头孢呋辛/(mg·kg^{-1})	25~50 q.12h.	25~50 q.12h.	25~50 q.8h.	25~50 q.8h.	25~50 q.8h.
头孢噻肟/(mg·kg^{-1})	50 q.12h.	50 q.12h.	50 q.8h.	50 q.12h.	50 q.8h.
头孢哌酮/(mg·kg^{-1})	50 q.12h.	50 q.12h.	50 q.8h.	50 q.12h.	50 q.8h.
头孢他啶/(mg·kg^{-1})	50 q.12h.	50 q.12h.	50 q.8h.	50 q.8h.	50 q.8h.
头孢曲松/(mg·kg^{-1})	50 q.d.	50 q.d.	50 q.d.	50 q.d.	75 q.d.
头孢吡肟/(mg·kg^{-1})	50 q.8h.	50 q.8h.	65 q.8h.	50 q.8h.	65 q.8h.

续表

抗生素	<1 200g	1 200~2 000g		>2 000g	
	0~4 周	0~7 天	>7 天	0~7 天	>7 天
万古霉素 **/(mg·kg^{-1})	15 q.d.	10 q.12h.	15 q.12h.	15 q.12h.	15 q.8h.
阿米卡星△/(mg·kg^{-1})	7.5 q.d.	7.5 q.d.	10 q.d.	10 q.d.	7.5 q.12h.
奈替米星/(mg·kg^{-1})	2.5 q.d.	2.5 q.12h.	2.5 q.8h.	2.5 q.12h.	2.5 q.8h.
氨曲南/(mg·kg^{-1})	30 q.12h.	30 q.12h.	30 q.8h.	30 q.8h.	30 q.6h.
亚胺培南+西司他丁/(mg·kg^{-1})	10 q.12h.	10 q.12h.	10 q.12h.	10 q.12h.	15 q.12h.
帕尼培南倍他米隆/(mg·kg^{-1})	10 q.12h.	10 q.12h.	15 q.12h.	15 q.12h.	20 q.12h.
甲硝唑/(mg·kg^{-1})	7.5 q.48h.	7.5 q.12h.	7.5 q.12h.	7.5 q.12h.	15 q.12h.

注：*. 并发化脓性脑膜炎时剂量加倍；**. 用药>3d 应监测血药浓度，最佳峰浓度为 20~32μg/ml，谷浓度为<10μg/ml；△. 用药>3d 应监测血药浓度，最佳峰浓度为 6~8μg/ml，谷浓度为<2μg/ml。

氏阴性(G^-)菌,用氨苄西林(或青霉素)+第三代头孢菌素作为一线抗菌药物组合。尽管第三代头孢菌素较氨基糖苷类药物抗菌谱更广,但是患儿的病死率、引起新生儿坏死性小肠结肠炎等严重并发症率较高、诱导耐药菌产生以及继发真菌感染可能性也较高。西方国家最常使用氨苄西林+氨基糖苷类(主要是庆大霉素),对链球菌和李斯特菌有很好的协同杀菌作用,但用氨基糖苷类需要进行血药谷浓度监测,对于体重 1 500g 以下患儿还需完善耳聋相关基因检测,因有发生耳毒性和肾毒性的可能性。我国有关部门已明确规定在<6 岁小儿禁用氨基糖苷类抗菌药物,若药物敏感试验提示病原菌仅对该类药物敏感并取得家长知情同意的情况下可考虑使用,但不作为首选和常规使用。

2. LOS　在得到血培养结果前,考虑到 CONS 以及金黄色葡萄球菌较多,经验性选用苯唑西林、萘夫西林(针对表皮葡萄球菌)或者万古霉素代替氨苄西林联用第三代头孢。如怀疑铜绿假单胞菌感染则用头孢他啶。对于极低出生体重儿或者出生胎龄<28 周早产儿预防性使用氟康唑等抗真菌药尚有争议。

3. 血培养阳性结果

(1) 原则上应根据药物敏感试验结果进行抗菌药物调整,能单用不联用,如果经验性选用的抗菌药物不在药物敏感试验所选的范围内,临床效果好则继续用,否则改为药物敏感试验中敏感的抗菌药物种类。

(2) 如果患儿已经进行经验性两联抗菌药物治疗,确认链球菌感染后,因其对青霉素敏感(尽管链球菌对青霉素耐药有增加的报道),可以考虑停用另一种,仅用氨苄西林或青霉素即可,合并脑膜炎者可考虑联合三代头孢。对李斯特菌一般选氨苄西林,或必要时联用氨基糖苷类药物(须查血药浓度、体重 1 500g 以下患儿查耳聋基因以及家长知情同意条件下)。

(3) 对于厌氧菌应当使用克林霉素或者是甲硝唑。

(4) 对于耐甲氧西林金黄色葡萄球菌(methicillin-resistant staphylococcusaureus,MRSA)和 CONS,建议使用万古霉素或利奈唑胺,可考虑联用萘夫西林。万古霉素或利奈唑胺应当作为整个新生儿败血症抗菌药物疗法选用的三线药物，应谨慎使用以防止产生耐药，使用万古霉素时还应监测血药浓度。对于多重耐药的 MRSA 且万古霉素效果欠佳时，若有药物敏感试验结果支持，可在临床药师会诊同意后选用氟喹诺酮、磺胺甲噁唑联合甲氧苄氨嘧定等药物。

(5) 若为产内酰胺酶的病原菌应采用碳青霉烯类抗菌药物如亚胺培南或美洛培南，怀疑或确诊合并脑膜炎，应避免用亚胺培南，因有引起惊厥的不良反应，可采用美洛培南代替。抗菌药物疗程在 10~14 天，血培养在用药 2~3 天后应该转阴，持续阳性需要考虑换用抗菌药物。

(6) 置管者导管相关感染如血培养出 G^-菌、金黄色葡萄糖球菌或者真菌，则应拔出导管，如果是 CONS 可应用抗菌药物后复查。

(7) 并发脑膜炎：一般用头孢噻肟+氨苄西林，如果脑脊液培养出金黄色葡萄球菌，用万古霉素或利奈唑胺。链球菌引发的脑膜炎通常疗程需要 14~21 天。G^-菌则需要 21 天或者脑脊液正常后再用 14 天，少数有并发症（室管膜炎、脑炎、硬膜下积液等）者需要更长时间，铜绿假单胞菌需要使用头孢他啶或根据药物敏感试验调整，脆弱类似杆菌需要甲硝唑。

4. 支持治疗　纠正水电解质及酸碱失衡，对于感染性休克患儿，则应在用抗菌药物的同时，积极抗休克治疗。

五、预后及疾病预防

1. 出生前预防国外孕期常规宫颈 B 组溶血性链球菌（GBS 筛查），阳性者有一套青霉素预防用药方案。近分娩期孕母如有发热、患绒毛膜羊膜炎及细菌性阴道炎者，可预防性用抗菌药物。

2. 摈除陋习，禁忌挑“马牙”、挤乳房，如患脓疱病、臀炎及脐部感染，应及时局部及全身用抗菌药物。

3. 预防院内感染尽早肠内喂养，以减少肠源性感染。尽早拔除各种导管，以防导管相关性感染。强化洗手，防止交叉感染。

（杨宇婷　岳冬梅）

第九节　新生儿高胆红素血症

一、疾病简介

新生儿血清总胆红素超过5~7mg/dl（成人超过2mg/dl）可出现肉眼可见的黄疸。新生儿血清胆红素超过同日龄胆红素水平第95百分位时被称为新生儿高胆红素血症。新生儿黄疸分为生理性黄疸及病理性黄疸，新生儿高胆红素血症为病理性黄疸，重者可引起胆红素脑病，造成神经系统的永久性损害，严重者可死亡。胆红素毒性作用引起的慢性和永久性的损害称为核黄疸。

二、病因分析

1. **胆红素生成增多**　如红细胞增多症、免疫性溶血、感染、肠肝循环增加、母乳性黄疸、红细胞酶缺陷、红细胞形态异常、颅内出血等。

2. **肝脏胆红素代谢障碍**　新生儿窒息、酸中毒、药物作用等原因造成肝细胞摄取结合胆红素的能力低下。

3. **胆红素的排泄障碍**　新生儿肝炎、遗传性代谢缺陷、胆管阻塞等。

三、辅助检查

（一）实验室检查

1. **血常规**　红细胞计数与血红蛋白下降多见于溶血病或感染性疾病；红细胞计数与血红蛋白升高应注意新生儿红细胞增多症。白细胞增高或明显降低，以及血小板异常降低考虑感染性疾病。网织红细胞增高应注意新生儿溶血病。

2. **血型**　检测是否存在母婴血型不合对新生儿溶血病早期诊断有非常重要的作用。

3. **尿液检测**　观察尿液颜色，若为褐色或酱褐色，提示胆红素量多，考虑梗阻性黄疸。

4. **肝功能检查** 血清总胆红素水平提示高胆红素血症的程度,区分胆红素升高水平以结合胆红素为主或非结合胆红素为主可协助判断胆红素升高的原因。血清转氨酶升高提示肝细胞损伤。

5. **致敏红细胞和血型抗体测定** 直接抗人球蛋白实验为新生儿溶血病的确诊实验。抗体释放试验,是检测致敏红细胞的敏感性较高,为 Rh 和 ABO 溶血病的确诊实验。游离抗体实验,此实验有助于评估是否继续溶血及换血后效果,但不是确诊实验。

(二)影像学检查

1. **超声** 可显示肝胆系统及周围组织的形态及肝血流量的情况。

2. **头 MRI 扫描** 对胆红素脑病的早期诊断有重要价值,双侧苍白球的对称性 T_1 加权高信号是急性期胆红素脑病的特异性改变。

3. **脑干听觉诱发电位** 对早期预测核黄疸及筛选感觉神经性耳聋有益。

四、诊断思路

(一)新生儿生理性黄疸

首先确定血清胆红素水平,明确是否为新生儿生理性黄疸,特点为:

1. 一般情况好。

2. 足月儿在出生后 2~3 天开始出现皮肤黄染,4~5 天胆红素水平达到高峰,5~7 天消退,最迟不超过 2 周;早产儿黄疸多于生后 3~5 天开始出现皮肤黄染,5~7 天胆红素水平达到高峰,7~9 天消退,最长可延迟到 3~4 周。

3. 每天胆红素水平上升<5mg/dl(85mmol/L)或每小时<0.5mg/dl(8.5mmo/L);结合胆红素<2mg/dl(34mmol/L)。

(二)新生儿高胆红素血症

新生儿高胆红素血症是由于非生理因素产生的黄疸或生理因素产生的黄疸在某些潜在的病理因素影响下使胆红素水平高

出第95百分位(图2-9-1),包括病理性黄疸和需要干预的生理性黄疸及母乳性黄疸。

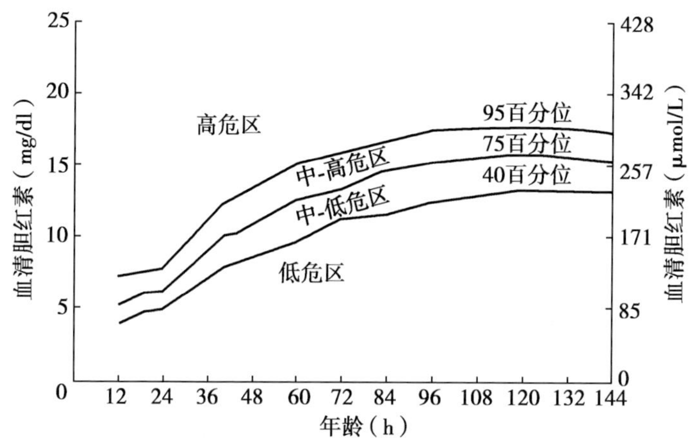

图2-9-1 新生儿小时胆红素列线图

1. **病理性黄疸的诊断** 主要依据以下几点。

(1) 皮肤黄染在生后24小时内出现。

(2) 足月儿胆红素高峰值高于日龄/时龄干预值,或具有相关危险因素的干预值。(见光疗标准)

(3) 每天胆红素水平上升>5mg/dl(85mmol/L)或每小时>0.5mg/dl(8.5mmol/L)。

(4) 黄疸持续时间过长,人工喂养的足月儿>2周,早产儿>4周(母乳喂养者黄疸消退时间可更长)。

(5) 黄疸退而复现(一定要积极寻找病因)。

(6) 结合胆红素>2mg/dl(34mmol/L)。

2. **原因和机制** 高胆红素血症的产生原因和机制是多方面的,因此必须做好病史采集和分析,结合必要的实验室检查才能做出正确的判断。

(1) 病史

1) 妊娠分娩史:应询问母亲妊娠史及胎次,有无流产史、死胎史、感染史、输血史、用药史和羊膜早破史;详细询问分娩经过、母亲既往史和孕期合并症及新生儿是否注射维生素 K 等。

2）家族史：父母的种族、籍贯可以影响新生儿黄疸。有黄疸家族史者，常见于红细胞膜缺陷、红细胞酶缺陷和血红蛋白增高等。

3）喂养史：母乳喂养可以出现母乳性黄疸，开奶延迟或喂养不足也可以加重黄疸。

(2) 临床症状

1）黄疸出现时间：生后 24 小时内出现黄疸应考虑新生儿 Rh 或 ABO 母婴血型不合溶血和宫内感染；出生后 2~3 天出现，多为生理性黄疸。如黄疸颜色深，持续时间长，应考虑病理性黄疸；黄疸出现或明显加重在生后 4~5 天以后，应怀疑有败血症，围产期病毒感染，母乳性黄疸，胎粪排出延迟；若生理性黄疸期已过，黄疸持续加深或减轻后再次加深，应考虑母乳性黄疸、感染性黄疸、遗传性球形红细胞增多症；如尿色黄，大便发白应考虑胆道闭锁或狭窄，部分肝炎患儿也可伴随有胆道炎症，发生粘连造成胆道阻塞，生后 1 个月持久性的黄疸提示胆汁黏稠综合征与静脉营养有关的胆汁淤积、肝炎、巨细胞病毒感染、梅毒、弓形虫病、先天性家族性非溶血性黄疸、先天性胆道闭锁或半乳糖血症。少数情况下，如婴儿甲状腺功能减退症，生理性黄疸可持续几周。

2）伴随症状：黄疸伴有体温不稳定提示细菌或病毒感染。伴有食欲下降、呕吐，应考虑感染性黄疸，消化道畸形；先天代谢性疾病，如半乳糖血症、果糖不耐受症；伴有肝脾大或肝大为主，多见于胆汁淤积综合征、胆道闭锁、新生儿肝炎、半乳糖血症和血红蛋白病；伴有脾大或脾大为主，见于红细胞膜缺陷、败血症；黄疸伴有神经症状，如精神萎靡或激惹、双眼凝视、肌张力增高或降低、原始反射减弱或消失、惊厥等，主要考虑胆红素脑病、颅内出血；伴有血肿，提示红细胞破坏过多所致。

3）大小便情况：皮肤黄染，大便色深黄考虑溶血性黄疸；大便色灰白，尿色黄考虑阻塞性黄疸，肝细胞病变，胆汁淤积综合征和某些遗传代谢性疾病；大便先白后黄，提示病毒性肝炎。

结合病史、临床表现、体征及辅助检查结果对高胆红素原因作出综合判断，鉴别流程图如下（图 2-9-2）。

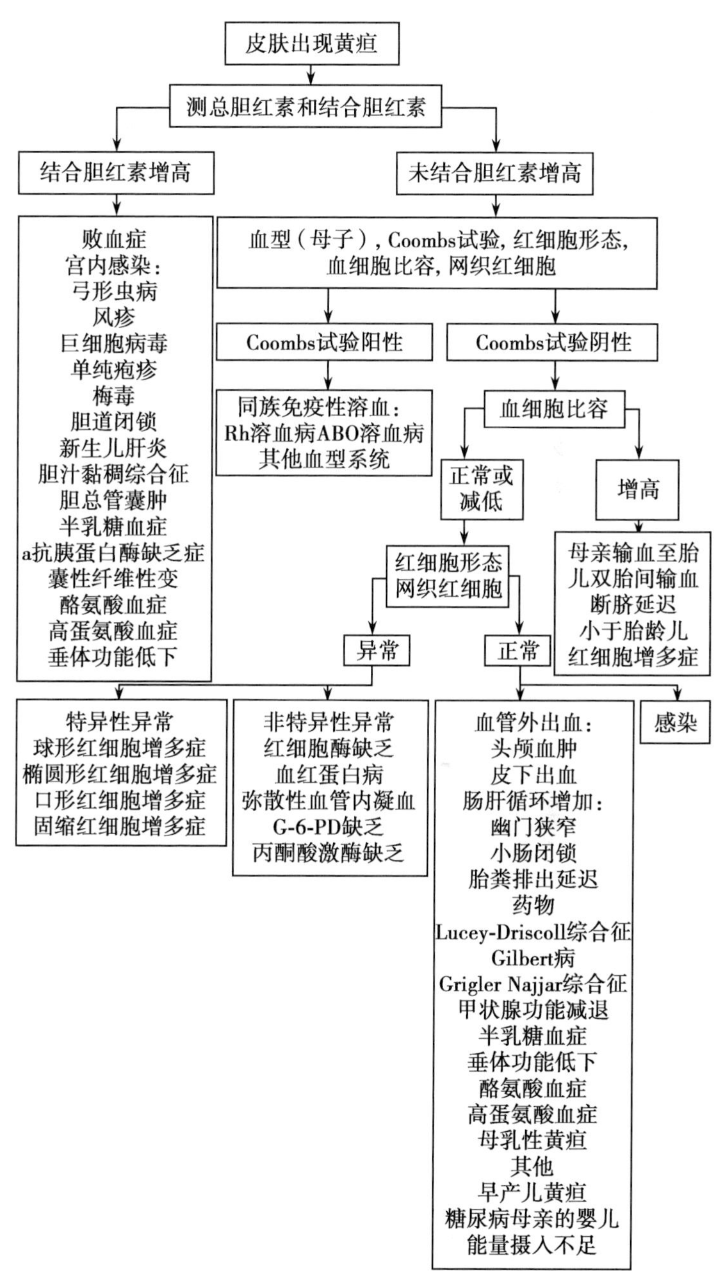

图 2-9-2　新生儿黄疸鉴别流程图

五、治疗思路

新生儿高胆红素血症治疗的目的是降低血清胆红素水平，预防和治疗新生儿胆红素脑病。尤其在出生第一周内应严密监测血清胆红素水平，达到干预标准时及时给予治疗。

（一）光疗

1. 光疗指征

（1）各种原因所致的高未结合胆红素达到光疗标准时均应及时光疗。

（2）结合胆红素>2mg/dl 不应光疗。

（3）极低和超低出生体重儿可采取预防性光疗。

2. 光疗标准 新生儿高胆红素血症的光疗标准很难用一个标准界定。不同胎龄、不同日龄、不同围产期合并症以及是否存在胆红素脑病的影响因素，其光疗标准也不同。

（1）推荐出生胎龄 35 周以上的晚期早产儿和足月儿采用美国儿科协会推荐光疗标准（图 2-9-3）。该标准是依据不同胎龄

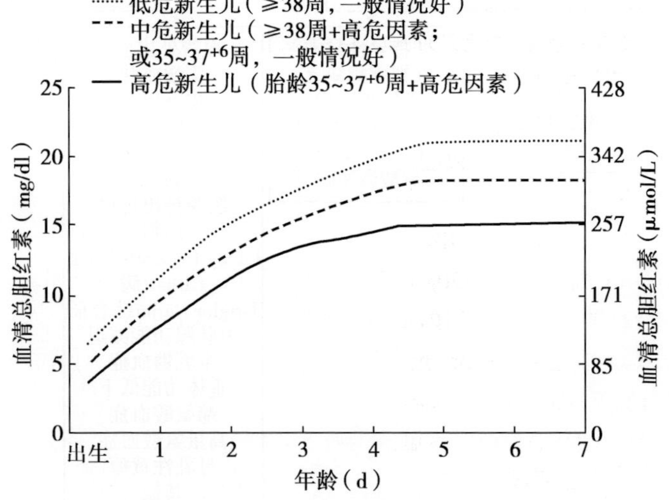

图 2-9-3 胎龄 35 周以上早产儿及足月儿光疗参考标准

高危因素包括：自身免疫性溶血、葡萄糖-6-磷酸脱氢酶缺乏、窒息、显著的嗜睡、体温不稳定、败血症、代谢性酸中毒、低白蛋白血症。

以及可能形成胆红素脑病的危险因素制定的标准，最大限度地减少了过度光疗和延误光疗的可能。

(2) 早产儿的光疗标准应以胎龄、日龄作为主要界定标准，如果合并高胆红素脑病的危险因素光疗标准应进一步放宽。早产儿依据胎龄的光疗标准见表 2-9-1。

3. 光疗中应注意的问题

(1) 因光疗时患儿的皮肤需要暴露在光照下，所以光疗时必须有适合的保暖设施。夏季室温过高时注意散热。

(2) 因光疗时采用的光波波长为 425~510nm，最易对黄斑造成伤害。光疗时应用黑色眼罩遮住双眼，生殖器最好用遮光的尿布遮盖。

(3) 光疗时应注意补充液体，保证有足够的尿量排除。

(4) 光疗过程中仍需要密切监测胆红素。监测间隔时间依据胆红素水平决定。胆红素水平越高监测间隔时间越短。

(5) 长时间持续光疗，建议补充核黄素(光疗时每天 3 次，每次 5mg；光疗结束后每天 1 次，连服 3 天)。

(6) 光疗时出现发热腹泻、皮疹依据程度决定继续光疗或者停止光疗。轻者停止光疗后可自行缓解。

(二) 换血疗法

1. 换血指征

(1) 各种原因所致的高胆红素血症达到换血标准时均应进行换血。

(2) 产前新生儿 Rh 溶血病诊断明确，出生时脐血胆红素 >4mg/dl，血红蛋白<120g/L，伴有水肿、肝脾肿大和心力衰竭。

(3) 在生后 12 小时内每小时胆红素上升>0.7mg/dl(12mmol/L)。

(4) 接近换血标准，光疗失败者，即光疗 4~6 小时，血清胆红素仍上升 0.5mg/dl(86mmol/L)。

(5) 已有急性胆红素脑病的临床表现者。

2. 换血标准

(1) 推荐美国儿科学会 2004 年版新生儿高胆红素血症管理指南中胎龄 35 周以上早产儿和足月儿依据不同胎龄不同日龄以及是否存在胆红素脑病的高危因素的换血参考标准(图 2-9-4)。

表 2-9-1 不同胎龄/出生体重的早产儿黄疸干预推荐标准(总胆红素界值) 单位:μmol/L(mg/dl)

胎龄/出生体重	出生~24 小时		>24~48 小时		>48~72 小时	
	光疗	换血	光疗	换血	光疗	换血
<28 周/<1 000g	≥17~86 (≥1~5)	≥86~120 (≥5~7)	≥86~120 (≥5~7)	≥120~154 (≥7~9)	≥120 (≥7)	≥154~271 (≥9~10)
28~31 周/1 000~1 500g	≥17~103 (≥1~6)	≥86~154 (≥5~9)	≥103~154 (≥6~9)	≥137~222 (≥8~13)	≥154 (≥9)	≥188~257 (≥11~15)
32~34 周/>1 500~2 000g	≥17~103 (≥1~6)	≥86~171 (≥5~10)	≥103~171 (≥6~10)	≥171~257 (≥10~15)	≥171~205 (≥10~12)	≥257~291 (≥15~17)
35~36 周/>2 000~2 500g	≥17~120 (≥1~7)	≥86~188 (≥5~11)	≥120~206 (≥7~12)	≥206~291 (≥12~17)	≥205~239 (≥12~14)	≥274~308 (≥16~18)

注:1mg/dl=17.1μmol/L。

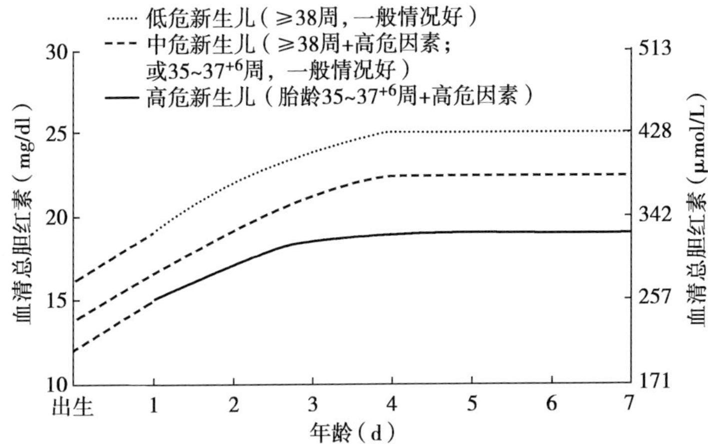

图 2-9-4　胎龄 35 周以上早产儿以及足月儿换血参考标准

高危因素包括：自身免疫性溶血、葡萄糖-6-磷酸脱氢酶缺乏、窒息、显著的嗜睡、体温不稳定、败血症、代谢性酸中毒、低白蛋白血症。

(2) 采用胆红素/白蛋白参考换血推荐标准。早产儿换血应依据胎龄和日龄的参考标准(表 2-9-1)。

3. **换血方法**

(1) 血源的选择：Rh 溶血病换血选择 Rh 血型同母亲，ABO 血型同患儿，紧急情况下也可选择 O 型血。ABO 溶血病如母 O 型血，子为 A 型或 B 型，首选 O 型红细胞和 AB 型血浆的混合血。紧急情况下也可选择 O 型血或同型血。有严重贫血和心衰者，使用血浆量减半的浓缩血。

(2) 换血量：为新生儿血容量的 2~3 倍或 150~180ml/kg。

(3) 换血途径：可选用脐静脉和较大的静脉换血。也可选用脐动脉和静脉同步换血或外周静脉换血。

(三) 药物治疗

1. **一般治疗**　如存在引起胆红素脑病的高危因素，应给予对症治疗。

2. **酶诱导剂**　苯巴比妥 5mg/(kg·d)，分 2~3 次口服；尼可刹米 100mg/(kg·d)，分 3 次口服。

3. **抑制溶血过程**　大剂量丙种球蛋白：一般用于重症溶血

病的早期，用量为 1g/kg，4~6 小时内静脉滴注，必要时 24 小时可重复使用。

4. **白蛋白** ①当血清胆红素水平接近换血值；②血清胆红素与白蛋白的比值接近换血标准；③白蛋白水平较低的早产儿选用白蛋白 1g/kg，以增加胆红素和白蛋白的联结，减少游离胆红素，预防急性胆红素脑病。

六、预后及疾病预防

1. 任何分娩机构在新生儿出院前或生后 5 天内至少要检测 1 次胆红素。依据检测日龄和检测胆红素水平所在的百分位决定再次检测的时间。患儿一般情况好，在胆红素峰值达到之前，建议达到第 75 百分位者出院后 1~2 天内检测 1 次胆红素；第 40~75 百分位者 2~3 天内检测 1 次胆红素，直至胆红素峰值水平下降。

2. 不能及时监测胆红素的医疗机构应放宽光疗标准。

3. 母乳喂养的新生儿，要给予充分的母乳喂养指导，在出生早期确实保证母乳的摄入量和吮吮频次。用体重增长及大、小便量作为母乳摄入量的判断依据。

(乔 琳 岳冬梅)

第十节 新生儿溶血病

一、疾病简介

新生儿溶血病主要是指母婴血型不合引起的胎儿或新生儿免疫性溶血病，临床以胎儿水肿和/或黄疸、贫血、肝脾大为主要表现。以 ABO 和 Rh 血型系统母婴不合引起溶血者为多见。

由于母亲的血型与胎儿(或婴儿)的血型不合，如 Rh 血型不合或 ABO 血型不合引起免疫性溶血病，Rh 血型不合所致溶血常较 ABO 血型不合更为严重。

1. **Rh 血型不合** 在我国的发病率较低。通常是母亲为 Rh 阴性，胎儿为 Rh 阳性而血型不合，并引起溶血，一般第一胎不发病，而从第二胎起发病，但如果 Rh 阴性的母亲在第一胎前曾接受过 Rh 阳性的输血，则第一胎也可发病。

2. **ABO 血型不合**　最常见，其中最多见的是母亲血型为 O 型，胎儿（或婴儿）血型为 A 型或 B 型，第一胎即可发病。尚可见于母亲血型为 A 型或 B 型，胎儿（或婴儿）血型为 B 型或 A 型，但极少见。胎儿（或婴儿）血型为 O 型者，可排除本病。

3. **发病机制**　胎儿由父亲方面遗传来的显性抗原恰为母亲所缺少，胎儿血因某种原因进入母体，母体产生相应的 IgM 抗体，当胎儿血再次进入母体，母体发生二次免疫反应，产生大量 IgG 抗体，通过胎盘进入胎儿，使胎儿、新生儿发生溶血。只要 0.1~0.2ml 的胎儿红细胞进入母体循环就足以使母亲致敏。

二、疾病特点

（一）临床表现

新生儿溶血病的临床表现轻重不一，与溶血程度一致。Rh 溶血病临床表现较为严重，进展快，而 ABO 溶血病的临床表现多数较轻。Rh 溶血病一般不发生在第一胎，而 ABO 溶血病可发生在第一胎。

1. **黄疸**　为 ABO 溶血病的主要症状或轻症患儿的唯一症状。溶血病患儿黄疸出现早，一般在生后 24 小时内出现，进展快，以未结合胆红素为主。当游离的非结合胆红素增高并通过血脑屏障进入中枢神经系统可致胆红素脑病或核黄疸。

2. **贫血**　患儿有不同程度的贫血，Rh 溶血患儿较为重。如血型抗体持续存在可导致溶血继续发生，晚期可出现贫血，多见于未换血者和已接受换血的早产儿中。

3. **肝脾肿大**　严重病例因髓外造血所致。

4. **胎儿水肿**　严重者表现为胎儿水肿，主要发生在 Rh 溶血病，患儿全身水肿、苍白、皮肤瘀斑、胸腔积液、腹水、心音低、心率快、呼吸困难、肝脾肿大。胎盘也明显水肿，严重者可发生死胎。胎儿水肿的原因与严重贫血所致的心力衰竭、低蛋白血症和继发于组织缺氧的毛细血管通透性增高等因素有关。

（二）辅助检查

1. **产前超声检查**　对诊断胎儿重度水肿并发腹水有帮助。

特别是结合超声证实肝脾肿大或水肿，提示预后危重，需在超声引导下行腹腔内输血，如胎儿接近足月应尽快结束妊娠。

2. **红细胞血型检查** ABO溶血病者母亲为O型，新生儿为A或B型。Rh溶血病者母亲为Rh阴性(D抗原阴性)，新生儿为Rh阳性。如母亲为Rh阳性(但C或E抗原阴性，胎儿C或E抗原阳性)，婴儿Rh阳性，也可发生抗E、抗C引起的溶血病。

3. **溶血性贫血的证据** 血清胆红素迅速增高，以未结合胆红素为主；红细胞及血红蛋白下降；网织红细胞增高；外周血有核红细胞增高。

4. **致敏红细胞和血型抗体测定** ①改良直接抗人球蛋白试验即库姆斯试验，检查特异性血型抗体，如阳性说明患儿红细胞已被致敏，为确诊试验；②抗体释放试验，阳性提示患儿红细胞已被致敏，为确诊试验；③游离抗体试验，如阳性新生儿血清中存在来自母体的游离血型抗体，可能引起溶血。为非确诊试验，用于估计是否存在继续溶血或换血后的效果评价。

三、诊断思路

1. **产前诊断** ①不良产史，新生儿严重高胆红素血症史的夫妇均应做血型检测，血型不合者进一步做血清抗体检测。②母亲血中IgG抗A或抗B>1∶64，提示有发生ABO溶血的可能。③Rh阴性母亲在孕16周时应检测Rh血型抗体，以后每2~4周检测1次。④如有明显抗体效价升高，并伴有胎儿水肿，提示已经出现了胎儿宫内溶血。

2. **出生后诊断** ①母子血型不合。②血清胆红素迅速增高，以非结合胆红素为主，红细胞及血红蛋白下降。宫内已出现严重溶血者，生后水肿、贫血和肝脾大。③库姆斯试验阳性，可确诊。④抗体释放试验阳性，可确诊。⑤游离抗体试验阳性，新生儿血清中存在来自母体的游离血型抗体，可能引起溶血，为非确诊试验。

3. **应与以下疾病相鉴别** ①胎儿宫内水肿：应与先天性肾病、宫内感染、心脏疾病、染色体病鉴别。②新生儿贫血：应与新生儿胎-胎输血、胎-母输血和其他溶血性疾病鉴别。③严重高胆红素血症:应与其他溶血性疾病鉴别。④生理性黄疸。

四、治疗思路

(一) 产前治疗

1. 提前分娩。
2. 血浆置换。
3. 宫内输血。
4. 苯巴比妥。

(二) 新生儿治疗

1. **光疗** 如怀疑溶血病,达到光疗指征时给予积极光疗。光疗指征应根据不同胎龄、出生体重、日龄的胆红素值而定(光疗标准见本章第九节)。可采用光疗箱、光疗灯、光疗毯等设备。可出现发热、腹泻、皮疹和婴儿青铜综合征的副作用,停止光疗可自行缓解。光疗过程中密切监测胆红素水平变化,并适当补充水分。

2. **药物治疗** ①丙种球蛋白:0.5~1g/kg,丙种球蛋白封闭新生儿网状内皮系统巨噬细胞 Fc 受体,抑制溶血;②人血白蛋白:如胆红素明显上升,接近换血水平,且血白蛋白水平<25g/L,可输血浆每次 10~20ml/kg 或人血白蛋白 1g/kg;③纠正代谢性酸中毒;④肝药酶诱导剂:常用苯巴比妥每日 5mg/kg,分 2~3 次口服,服用 4~5 天。

3. **换血疗法** 是治疗新生儿严重高胆红素血症的有效方法。可换出部分血中游离抗体和致敏红细胞,减轻溶血;换出血中大量胆红素,防止发生胆红素脑病;纠正贫血,改善携氧,防止心衰。

(1) 换血指征:大部分 Rh 溶血病和个别严重的 ABO 溶血病需换血治疗。①出生胎龄 35 周以上的早产儿和足月儿可参照美国儿科学会 2004 年版《新生儿黄疸临床诊疗指南》中的参考标准(见本章第九节)。在准备换血的同时先给予患儿强光疗 4~6 小时,若血清总胆红素水平未下降甚至持续上升,或对于免疫性溶血患儿在光疗后血清总胆红素下降幅度未达到 2~3mg/dl,立即给予换血。②严重溶血,出生时脐血胆红素>4.5mg/dl,血红蛋白<110g/L,伴有水肿、肝脾大和心力衰竭。③已有急性胆红素脑病表现者应予换血。

(2) 血源选择:Rh 血型不合采用与母亲相同的 Rh 血型,ABO 血型与新生儿相同。ABO 血型不合采用 AB 型血浆和 O 型红细胞混合的血。

(3) 换血量:为新生儿血容量的 2 倍(约 150~180ml/kg),大约可换出 85% 的致敏红细胞和 60% 的胆红素和抗体。

(4) 换血途径:传统方法为通过脐血管换血,近年多采用周围血管同步换血。

4. **其他治疗** 缺氧、酸中毒、感染可促使核黄疸的发生,应积极治疗。保持水电解质平衡,供给足够能量,维持体温正常,改善循环功能。

五、疾病预防

RhD 阴性妇女在孕 28 周先肌内注射 1 剂全量 Rh 免疫球蛋白(RhD IgG),在分娩 Rh 阳性婴儿后 72 小时之内再接受一剂肌内注射 RhD IgG。

(王 忻 岳冬梅)

第十一节 新生儿贫血

一、疾病简介

健康足月儿脐血的血红蛋白浓度为 140~200g/L。出生后不久,由于血浆容量减少及胎盘红细胞输血,使血红蛋白浓度上升。1 周恢复出生水平,以后逐渐下降。生后第 1 周贫血定义为静脉血血红蛋白<140g/L。新生儿贫血原因众多,有生理性和病理性之分,后者一般是由出血、溶血、红细胞生成障碍三种原因之一引起。

病因:新生儿贫血的原因可分为红细胞产生减少、红细胞破坏增加、血液丢失三大类。

1. **红细胞产生减少** ①新生儿期原发性再生不良性贫血极少见,如先天性再生障碍性贫血、儿童暂时性幼红细胞减少症、难治性铁粒幼细胞贫血综合征、先天性红细胞生成异常性贫血、钴胺传递蛋白Ⅱ缺乏等;②感染:风疹和梅毒最常见;③营养性缺陷；④先天性白血病。

2. **红细胞破坏增加** ①免疫性溶血性贫血：Rh、ABO血型不合或少见血型不合；母亲自身免疫性溶血性贫血；药物性溶血性贫血；②感染：获得性感染（细菌性败血症）；先天性感染（TORCH感染）；③维生素E缺乏；④红细胞膜缺陷：遗传性球形红细胞增多症、遗传性椭圆形红细胞增多症、遗传性口形红细胞增多症；⑤红细胞酶缺陷：6-磷酸葡萄糖脱氢酶缺乏症、丙酮酸激酶缺乏症、己糖激酶缺陷症；⑥血红蛋白病：地中海贫血。

3. **血液丢失** ①出生前失血：胎盘出血、脐带异常、胎盘异常、胎儿胎盘输血、双胎输血、胎儿母体输血；②出生时出血：胎儿母体失血、脐带创伤性破裂、产伤；③新生儿出血：先天性凝血因子缺乏、消耗性凝血因子缺乏、维生素K缺乏病、血小板减少、医源性失血。

二、疾病特点

与病因、失血量及贫血的速度有关。皮肤黏膜苍白是最常见的症状。伴有心率快，气急，低血压和休克，一般无青紫。内出血、溶血性贫血可出现黄疸。

实验室检查：

1. **红细胞计数、Hb/Hct及红细胞平均值测定** 确定是否有贫血，贫血性质及程度。

2. **网织红细胞计数** 重要的鉴别诊断线索。

3. **周围血涂片** 可发现红细胞形态异常。

4. **血清胆红素**

5. **库姆斯试验** 溶血性贫血。

6. **其他** 血、尿或脑脊液培养有助于感染诊断；巨细胞病毒检查有助于宫内感染的诊断；超声可查看内出血情况；必要时骨髓穿刺。

三、诊断思路

1. **病史** 家族史、母亲病史、产科病史、贫血出现的时间及是否存在医源性失血。

2. **临床表现** 贫血的症状和体征。

3. **实验室检查**

四、治疗思路

1. **输血疗法**

(1) 输血指征：存在争议。①新生儿出生<24 小时，静脉血<130g/L。②急性失血≥10% 血容量。③静脉采血≥5%~10% 血容量。④合并严重心肺疾病，应维持 Hct>40%、Hb≥130g/L。⑤出现气急、烦躁不安、呼吸困难、淡漠、喂养困难等贫血症状。对于无症状性轻度贫血，仅需补充铁剂。

(2) 早产儿输血指征见表 2-11-1。

表 2-11-1 早产儿输血指征汇总表

Hct、Hb	机械通气和贫血症状	输血量，种类及方法
Hct≤0.35g/L、Hb≤100g/L	婴儿需要中度机械通气（MAP>8cmH_2O，FiO_2>40%）	15ml/kg，PRBC 2~4 小时
Hct≤0.30g/L、Hb≤100g/L	婴儿需要轻度机械通气（任何种类机械通气或 CPAP>6cmH_2O，FiO_2<40%）	15ml/kg，PRBC 2~4 小时
Hct≤0.25g/L、Hb≤80g/L	婴儿需要供氧但不需要机械通气，有以下表现： ■ 心动过速（>180 次/min），气急（>80 次/min），超过 24 小时 ■ 需氧量较前 48 小时增加 ■ 鼻导管流量 0.25L/min 到 1L/min（增加 4 倍） ■ 鼻塞 CPAP 从 10cmH_2O 到 12cmH_2O（增加>20%） ■ 乳酸浓度升高（≥2.5mmol/L） ■ 体重增加<510g/(kg·d)，能量≥100kcal/(kg·d) ■ 呼吸暂停及心动过缓加重（24 小时内≥2 次，需要面罩呼吸），并接受甲基黄嘌呤治疗量 ■ 手术	20ml/kg，PRBC 2~4 小时（可分 2 次，每次 10ml/kg）

续表

Hct、Hb	机械通气和贫血症状	输血量，种类及方法
Hct≤0.20g/L、Hb≤70g/L	婴儿无症状，网织红细胞绝对值<0.1×10^{12}/L	20ml/kg，PRBC 2~4 小时（可分 2 次，每次 10ml/kg）

注：PRBC 为浓缩红细胞。

(3) 输血量计算：所需全血量（ml）=体重（kg）×[预期达到的 Hb 浓度（g/L）-实际 Hb 浓度（g/L）]×0.6。严重贫血输注悬浮红细胞，输血量为所需全血量的 1/2。

(4) 不良反应：溶血反应、血液传播性疾病等。

2. **铁剂治疗**　2~4mg/（kg·d）元素铁。

3. **重组人红细胞生成素**　但具体使用时间、剂量及方法未得出具体公认的方案，使用原则仍有争议。

（王　忻　岳冬梅）

第十二节　新生儿出血症

一、疾病简介

新生儿出血症（hemorrhagic disease of newborn，HDN）又名新生儿低凝血酶原血症、维生素 K 缺乏症等。由于维生素 K 缺乏，维生素 K 依赖的凝血因子Ⅱ、Ⅶ、Ⅸ、Ⅹ减少而引起的出血性疾病。本病为新生儿期常见疾病，特别是早产儿和小于胎龄儿在出生后常常发生出血的倾向。自 1894 年 Townsend 首次报道，此病一度相当多见。至 20 世纪 60 年代，由于新生儿出生后常规注射维生素 K_1 预防，该病的发生已明显减少。

二、病因及发病机制

1. **根本原因**　为维生素 K 缺乏，维生素 K 缺乏的原因有。

(1) 储存不足：维生素 K 储存量低。

(2) 摄入不足：母乳中维生素 K 的含量（15μg/L）仅为牛奶

(60μg/L)的1/4。

(3) 合成不足：维生素K主要由正常肠道菌群合成，初生新生儿肠道菌群尚未建立，影响维生素K的合成。

(4) 其他：①患儿有肝胆疾患，可影响维生素K的吸收，加重维生素K缺乏；②母亲产前应用某些药物，如抗惊药、抗凝药（双香豆素）、利福平、异烟肼等，妊娠或分娩过程发生合并症等，可加重维生素K缺乏。

2. **发病机制** 某些凝血因子的凝血生物活性直接依赖于维生素K的存在。凝血因子Ⅱ、Ⅶ、Ⅸ、Ⅹ又名维生素K依赖凝血因子。如发生维生素K缺乏，这4种凝血因子就没有活性，发生凝血功能障碍，导致出血。

三、疾病特点

（一）临床表现

主要特点是患儿突然发生出血，而其他情况都很正常，也没有严重的潜在疾病，血小板计数和纤维蛋白原均正常，血液中没有纤维蛋白降解产物。注射维生素K_1后，可在1小时左右停止出血。根据发病日龄及合并症的不同，可分为3种类型。

1. **早发性出血** 出生后24小时内发生，临床罕见，多与孕母用药有关。出血程度轻重不一，出血部位不同，从轻微的皮肤出血、脐残端渗血至大量胃肠道出血及致命性颅内、胸腔或腹腔出血等。

2. **经典型** 生后2~7天发病，较常见。病情轻者具有自限性，预后良好。多数于第2天或第3天发病，最迟可于生后1周发病，早产儿可迟至2周。与单纯母乳喂养、肠道菌群紊乱及肝脏发育不完善有关。出血程度轻重不等，出血部位以胃肠道（便血和呕血）最常见，其他有脐带残端、皮肤出血以受压处及穿刺处最多见。鼻出血、肺出血、尿血、阴道出血等偶可见到。严重颅内出血常遗留各种后遗症。

3. **迟发型（晚发型）** 出生2~12周发生，常见。此型发生隐蔽，出血前常无任何征兆，多以突发性颅内出血为首发临床表现。临床上出现惊厥和急性颅内压增高表现。颅内出血可单独出现，也可与胃肠道（便血和呕血）出血、皮肤受压处及穿刺处出血同时存在。大多留有神经系统后遗症。主要发生在单纯母乳喂养儿，也可继发于肝胆疾患、慢性腹泻和长期应用抗生素。

（二）辅助检查

1. **凝血功能检测**　新生儿出血症患儿凝血酶原时间（为对照的 2 倍以上）及部分凝血活酶时间延长，但出血时间、血小板计数正常。

2. **异常凝血酶原 PIVKA-Ⅱ测定**　是无凝血活性的凝血酶原前体蛋白。≥2μg/L 为阳性。

3. **血中维生素 K 水平测定**

4. **其他辅助检查**　如疑有颅内出血者，进行 B 超、CT 或 MRI 检查有助于诊断，不仅可以了解出血情况、确定出血部位、范围，还可随访疗效，进行预后判断。

四、诊断思路

1. **一般思路**　主要根据病史特点、临床表现、实验室检查和维生素 K 治疗效果等可临床诊断。异常凝血酶原 PIVKA-Ⅱ测定是诊断的金标准，直接测定血清维生素 K 水平也是诊断的可靠指标。

2. **指标诊断**　全国维生素 K 缺乏研究协作组提出如下诊断标准：凡具备 3 项主要指标或 2 项主要指标加 3 项次要指标者可诊断。主要指标：①突然出现的出血；②实验室检查；③维生素 K 治疗后出血停止。次要指标：①3 个月以内的小婴儿；②纯母乳喂养；③母妊娠期用药史；④肝胆疾患；⑤长期应用抗生素；⑥慢性腹泻。

3. **应与以下疾病相鉴别**

（1）新生儿咽下综合征：是新生儿出生时咽下母亲产道的血液或带血的羊水等，于生后不久即发生呕血，也可有血便，洗胃后可止吐。另外，碱变性试验有助于鉴别母血及儿血。

（2）消化道出血：除呕血或便血外，还可见腹胀、腹腔内游离气体和休克等表现。患儿可无凝血障碍。

（3）其他：先天性血小板减少性紫癜、DIC、先天性凝血因子缺乏症等。

五、治疗思路

1. **维生素 K_1** 一旦怀疑本病，应立即给维生素 K_1 治疗，治疗量为每次 1~2mg 肌内注射或缓慢静脉注射。

2. **输新鲜冰冻血浆或新鲜全血** 出血量较多的患儿，会导致急性失血性贫血和失血性休克，应立即给予生理盐水纠正休克，同时根据患儿血红蛋白水平，给予输血，每次输新鲜全血 10~20ml/kg。轻者可输新鲜冰冻血浆以补充凝血因子。早产儿肝功能不成熟，肝脏不能合成凝血因子，虽用维生素 K_1 治疗，常不能迅速奏效，可加用凝血酶原复合物治疗。

3. **禁食** 对消化道出血者，要暂时禁食，从肠道外补充营养。

4. **其他** 脐部出血要做好包扎。穿刺部位出血要压迫止血。

六、预后及疾病预防

1. **预后** 与出血部位、程度及治疗是否及时有关。一般预后良好。出血过多，治疗延误者可导致死亡，颅内出血者预后差，重者死亡，幸存者常留后遗症。

2. **预防** 出生后常规给维生素 K_1 肌内注射 1 次，0.5mg（体重<1.5kg）；1mg（体重≥1.5kg）或者口服维生素 K_1 2mg。然后分别于 1 周和 4 周时各口服 5mg，共 3 次。有肝胆疾患、长期应用抗生素、慢性腹泻每周维生素 K_1 0.5~1mg 肌内注射 1 次。可有效防止本病的发生。

（王 忻 岳冬梅）

第十三节 新生儿红细胞增多症

一、疾病简介

红细胞增多症是指新生儿生后 1 周内静脉血血细胞比容

（Hct）≥0.65，其发病率为1.5%~5%，有症状者占20%~70%。50%新生儿红细胞增多症患儿为适于胎龄儿，但小于胎龄儿及大于胎龄儿的发病率更高。本病可引起血液黏稠度增高，血流淤滞，组织灌注不足，导致组织缺氧和酸中毒以及血栓形成，继而引起多脏器功能障碍，严重者可遗留神经系统后遗症。

本病是由于宫内红细胞生成过多或胎儿输血而使体内红细胞总量绝对增加造成的，常见病因有双胎输血、母胎输血、围产期缺氧或宫内慢性缺氧、脐带结扎延迟、挤捏脐带等。无论胎盘或脐带的原因，导致胎儿得不到充分的营养与气体交换，如过期产儿、小于胎龄儿等，还是母体原因如母亲患子痫前期或子痫、糖尿病或严重的心脏病都会导致胎儿宫内慢性缺氧。低氧血症刺激促红细胞生成素增加，后者促使红细胞代偿性增加、周围血网织红细胞及有核红细胞增多。产程中急性缺氧者，如脐循环通畅，则由胎盘流至胎儿的血流可增加；延迟结扎脐带时，新生儿血容量可增加25%~30%；当各种原因导致新生儿血容量过多时，机体出现代偿反应，尿量增加、液体渗出、血液浓缩、血细胞比容增加。

二、疾病特点

（一）临床特征

主要由高血容量及高黏滞综合征引起。红细胞增多导致血黏滞度增高，降低了微循环毛细血管床的有效循环，使多个脏器受累。症状及体征为非特异性，与累及的脏器有关。

1. **累及中枢神经系统**　表现为嗜睡、激惹、惊厥、颤抖、肌张力减低。

2. **累及循环系统**　可出现继发性充血性心力衰竭、新生儿持续性肺动脉高压。

3. **累及呼吸系统**　表现为呼吸困难、呼吸暂停、气促、发绀。

4. **累及消化系统**　表现为呕吐、腹胀、食欲缺乏、坏死性小肠结肠炎。

5. **累及泌尿系统**　可出现血尿、蛋白尿、少尿、肾静脉血栓、急性肾衰竭。

6. **累及血液系统** 可出现血小板减少、弥散性血管内凝血。

7. **累及代谢系统** 出现低血糖、低钙血症。

(二)辅助检查

1. **血常规** 红细胞计数、血红蛋白及血细胞比容增高。

2. **IgM,IgA 水平** 疑有母胎输血时可测定患儿的 IgM,IgA 水平,其含量高于正常新生儿;还可测定胎儿血红蛋白,因被母亲的血红蛋白冲淡后,其含量低于正常儿。

3. **血糖、血钙** 可低于正常,血清非结合胆红素增高。

4. **尿素氮及肌酐** 肾功能不全者存在尿素氮及肌酐增高。

三、诊断思路

本病诊断并不困难,完善血常规检查即可明确诊断,但缺乏特异性临床表现,当新生儿生后出现呼吸急促、青紫,且不能用心肺疾病解释时,尤其是心、脑、肾、胃肠道等多器官同时受累时,应注意本病的可能性,同时应该与本病具有相同临床表现的原发病相鉴别。

四、治疗思路

(一)对症治疗

红细胞增多症者常有低血糖,对有高危因素的患儿如小于胎龄儿、过期产儿、糖尿病母亲婴儿,需动态监测血糖并及时治疗;呼吸窘迫者给予氧疗,必要时呼吸支持;高胆红素血症者应及时光疗,避免胆红素脑病的发生。

(二)补液

如存在脱水但无红细胞增多症的症状及体征,可在 6~8 小时内纠正脱水,根据日龄及血清水电解质情况决定补液性质,补液量 130~150ml/(kg·d)。每 6 小时测定一次 Hct。

(三)部分换血疗法

治疗目的是降低血细胞比容,换血前应对静脉 Hct 及患儿症状两方面综合评估,以决定是否部分换血。

1. **换血适应证**　无临床症状者，周围静脉血 Hct 在 0.65~0.7，仅需动态观察，可增加液体量 20~40ml/(kg·d)，每 6 小时复测一次 Hct；周围静脉血 Hct 在 0.7~0.75 者，是否换血仍有争议；当周围静脉血 Hct>0.75 时，无论有无临床症状，都应部分换血。有临床症状者，周围静脉血 Hct≥0.65 时应给予部分换血。

2. **换血方法**　采用部分换血疗法，换血部位可选用脐静脉或周围静脉，可使用生理盐水、5% 白蛋白或血浆作为交换输入。部分换血的换血量计算方法如下：

$$换血量=\frac{血容量\times(实际Hct-预期Hct)\times体重}{实际Hct}$$

足月儿血容量为 80~90ml/kg，早产儿为 100ml/kg，糖尿病母亲婴儿为 80~85m/kg，换血后使血细胞比容降至 0.55~0.6 为宜。

（杨雨晨　岳冬梅）

第十四节　早产儿喂养

一、概述

在新生儿期，高危早产儿有很大的营养需求，生后需要完成营养物质的储备和追赶性生长，早期热量和蛋白质的供给直接影响其生后的体格发育。而早产儿胃肠道功能不成熟，难以满足早产儿对热量、蛋白质及各种营养素的要求，易发生宫外生长发育受限，导致近期和远期并发症增加。目前推荐早产儿肠内营养策略是：早期肠内营养性喂养；优先选择母乳和母乳强化剂、缺乏母乳时选择早产儿配方奶；适度增加奶量，减少新生儿坏死性小肠结肠炎；最终由管饲喂养过度为奶瓶喂养或母乳喂养；完成追赶性生长。

二、推荐摄入量

1. **热量**　早产儿需提高能量供应量约 110~135kcal/(kg·d)，部分超低出生体质量儿（ELBW）可达 150kcal/(kg·d)才能达到理想体质量增长速度。

2. **蛋白质** 3.5~4.5g/(kg·d),早产儿蛋白质：热量=(3.2~4.1g)：100kcal。

3. **脂肪** 5~7g/(kg·d),占总能量 40%~50%。

4. **碳水化合物** 10~14g/(kg·d),占总能量的 40%~50%。

三、早期肠道内喂养

1. **喂养指征** 无先天性消化道畸形及严重疾患、血流动力学相对稳定者尽早开奶；出生体重>1 000g 者可于生后 12 小时内开始喂养；有严重围产期窒息、脐动脉插管或出生体重<1 000g 可适当延迟至 24~48 小时开奶。

2. **禁忌证** 先天性消化道畸形等原因所致消化道梗阻；怀疑或诊断新生儿坏死性小肠结肠炎(necrotizing enterocolitis of newborn,NEC)；血流动力学不稳定：如需要液体复苏或血管活性药多巴胺>5μg/(kg·min)、各种原因所致多器官功能障碍等情况下暂缓喂养。

3. **微量肠道营养** 适用于无肠内营养支持禁忌证，但存在胃肠功能不全的新生儿，其目的是促进胃肠道功能成熟，改善喂养耐受性，不属于营养性喂养。应生后尽早开始，以输液泵持续或间歇输注法经鼻胃管输注配方奶或母乳 10~20ml/(kg·d),可持续 3~5 天。

四、喂养制剂的选择

1. **母乳** 早产儿如无肠道内喂养禁忌证及母乳喂养禁忌证，应首选母乳喂养，母乳喂养至少持续至生后 6 个月。

2. **母乳强化剂** 推荐体重<2 000g 的早产儿在母乳喂养量达到 50~100ml/(kg·d)时使用母乳强化剂。初始时半量强化，根据耐受情况增加至全量强化。建议定期监测生长指标以做出个体化喂养方案选择，全量强化至矫正胎龄 38~40 周，转换为半量强化至矫正月龄 3 个月；而高危、并发症较多和有宫内发育迟缓、宫外生长发育迟缓的早产儿可强化至矫正月龄 6 个月，个别早产儿可至 1 岁。需注意的是，即使营养风险程度相同的早产

儿其强化营养的时间也存在个体差异，要根据体格生长各项指标在矫正同月龄的百分位数决定是否继续或停止强化营养，最好达到生长曲线图 P_{25}~P_{50}，注意避免体重/身长>P_{90}。达到追赶目标，则可逐渐终止强化喂养。

3. **早产儿配方** 适用于胎龄在 34 周以内或体重<2 000g 早产儿。

4. **早产儿出院后配方** 对于胎龄>34 周的早产儿或出院后早产儿。建议定期监测生长指标以做出个体化喂养方案选择，至矫正月龄 3 个月；而高危、并发症较多和有宫内发育迟缓、宫外生长发育迟缓的早产儿可强化至矫正月龄 6 个月，个别早产儿可至 1 岁，最好达到生长曲线图 P_{25}~P_{50}。

5. **标准婴儿配方** 适用于胃肠道功能发育正常的足月新生儿或胎龄≥34 周，体重≥2 000g 的早产儿。

6. **水解蛋白配方和游离氨基酸配方** 出生时有高度过敏风险的新生儿首选适度水解蛋白配方；出生后已经发生牛奶蛋白过敏的新生儿，推荐使用深度水解蛋白配方或游离氨基酸配方。游离氨基酸配方由于其渗透压高，不适用于早产儿。不耐受整蛋白配方乳喂养的肠道功能不全（如短肠、小肠造瘘等）者，可选择不同蛋白水解程度配方。虽然水解蛋白配方营养成分不适合早产儿喂养，但当发生喂养不耐受或内外科并发症时可以考虑短期应用。

7. **无/低乳糖配方** 适用于原发性或继发性乳糖不耐受的新生儿，及肠道功能不全（如短肠和小肠造瘘）患儿。

8. **特殊配方** 适用于代谢性疾病患儿（如苯丙酮尿症、枫糖尿病者）。

五、喂养方式

1. **经口喂养** 适用于胎龄≥32~34 周以上，吸吮、吞咽和呼吸功能协调的新生儿。

2. **管饲喂养**

(1) 适应证：胎龄<32~34 周；吸吮和吞咽功能不全、不能经口喂养者；因疾病本身或治疗的因素不能经口喂养者；作为经口

喂养不足的补充。

(2) 管饲途径:①口/鼻胃管喂养是管饲营养的首选方法,喂养管应选用内径小而柔软的硅胶或聚亚胺酯导管;②胃造瘘术/经皮穿刺胃造瘘术适用于长期管饲、食管气管瘘和食管闭锁等先天性畸形、食管损伤和生长迟缓;③经幽门/幽门后喂养包括鼻-十二指肠、鼻-空肠、胃-空肠和空肠造瘘/经皮空肠造瘘,适用于上消化道畸形、胃动力不足、吸入高风险、严重胃食管反流者。

(3) 管饲方式:①重力喂养/推注法,适合于较成熟、胃肠道耐受性好、经口/鼻胃管喂养的新生儿,但不宜用于胃食管反流和胃排空延迟者,目前更推荐重力喂养代替推注法;②间歇输注法,每次输注时间应持续 30 分钟~2 小时(建议应用输注泵),根据患儿肠道耐受情况间隔 1~4 小时输注,适用于胃食管反流、胃排空延迟和有肺吸入高危因素的婴儿;③持续输注法,连续 20~24 小时用输注泵输注喂养法,输液泵中的配方奶应 3 小时内进行更换。此方法仅建议用于上述两种管饲方法不能耐受的新生儿。

六、喂养量及添加速度

初始喂养量和添加速度随出生体重不同而不同,目前国内推荐喂养量及添加速度见表 2-14-1,完全肠内喂养是指肠内喂养量达到 140~160ml/(kg·d)。2015 年《加拿大早产儿喂养指南》推荐,出生体重<1 000g 早产儿自 15~20ml/(kg·d) 开始营养性喂养,每天增加 15~20ml/(kg·d),观察 2~3 天,如果可以耐受再考虑提高加奶速度。出生体重>1 000g 早产儿自 30ml/(kg·d) 开始营养性喂养,每天加奶 30ml/(kg·d)。

表 2-14-1　新生儿管饲喂养用量与添加速度

出生体重/g	间隔时间	开始用量/ml	添加速度/[ml·(kg·d)$^{-1}$]	最终喂养量/ml
<750	q.2h.	≤10	15	150
751~1 000	q.2h.	10	15~20	150
1 001~1 250	q.2h.	10	20	150

续表

出生体重/g	间隔时间	开始用量/ml	添加速度/[ml·(kg·d)$^{-1}$]	最终喂养量/ml
1 251~1 500	q.3h.	20	20	150
1 501~1 800	q.3h.	30	30	150
1 801~2 500	q.3h.	40	40	165
≥2 501	q.4h.	50	50	180

（乔　琳　岳冬梅）

第十五节　新生儿消化道出血

一、疾病简介

新生儿消化道出血包括上消化道出血和下消化道出血，上消化道出血远多于下消化道出血。

二、病因分析

（一）假性消化道出血

1. **咽入母血**　分娩时咽入母亲产道中的污血，或吸入乳母乳头皲裂、糜烂处的母血，引起新生儿假性呕血和/或便血较常见。小儿一般情况良好，无贫血貌或失血性休克，血红蛋白抗碱试验，可明确血液为母血。

2. **假性消化道出血**　新生儿口服铁剂、铋制剂、酚酞或中草药等可引起假性消化道出血，但较少见。

3. **咽入自己的血液**　新生儿由于咽入自己鼻咽腔或气道中的血液，亦可引起呕血和/或便血，需要与真正的胃肠道出血相鉴别。通常情况下，常有插管等外伤史和局部损伤、出血所致。有黑色柏油便，大便边缘的尿布湿润处有血红色，潜血或镜检红细胞可阳性。

（二）全身性出凝血性疾病

某些疾病所致 DIC、缺乏维生素 K_1 所致新生儿出血、血小板减少性紫癜或各种先天性凝血因子缺乏症。

(三)消化道疾病

1. **反流性食管炎**　胃食管反流致食管炎伴发溃疡时可出现呕血、黑便,并有顽固性呕吐、营养不良和生长发育迟缓。

2. **急性胃黏膜病变**　指各种应激因素引起的胃黏膜急性糜烂、溃疡和出血,如窒息缺氧、颅内出血、高颅压、败血症、低血糖、剧烈呕吐、应用非甾体消炎药、皮质类固醇药物等,多于生后1~2天内起病。

3. **急性胃肠炎**　可见发热、呕吐、腹泻,严重者伴有呕血、便血。

4. **肠梗阻**　可表现为呕吐、腹胀、呕血、便血。肠旋转不良、肠重度畸形等可因反复呕吐引起胃肠黏膜撕裂引发出血。

5. **奶粉不耐受**　引起的过敏性肠炎也可以出现消化道出血。

6. **先天性巨结肠**　可出现腹胀、排便困难,并引起下消化道出血。

7. **坏死性小肠结肠炎**　可出现腹胀、呕吐、肠鸣音减弱,以及下消化道出血。

8. **肛门、直肠及乙状结肠疾病**　多呈血便而非黑色柏油便。大多有严重便秘、息肉、肛门-直肠裂引起。

9. **血管畸形(血管瘤、动静脉瘘)**　根据其不同部位可引起呕血和便血。

(四)全身性症状

除呕血与便血等上述表现,还可由大量失血而引起一系列的全身性症状,可表现失血性贫血和/或失血性休克。临床出现心率增快、四肢端发绀、发凉,血压下降、皮肤发花、精神萎靡和烦躁交替出现等。

三、辅助检查

(一)实验室检查

1. **常规检查**　血常规,血小板,出、凝血时间,凝血酶原时间等一般性检查。全身性出、凝血疾病时,出、凝血相检查有异常改变,如DIC或维生素K缺乏症等。先天性同种免疫性或被动免疫性血小板减少性紫癜或各种先天性凝血因子缺乏症出、凝血相异常。

2. **粪便检查**　发现红细胞,潜血试验强阳性。急性胃肠炎患儿可有黏液血便,鲜血便等。

3. **血红蛋白抗碱试验**　以鉴别血液为母血还是新生儿自身的血,新生儿咽入自己鼻咽腔或气道中的血液,主要为胎儿型血红蛋白(HbF)。

(二)影像学检查

1. **腹部超声**　适用于怀疑坏死性小肠结肠炎、肠套叠患儿。

2. **腹部X线检查**　采取仰卧、直立或侧卧位腹部X线检查,适用于怀疑肠梗阻、肠穿孔、新生儿小肠扭转、坏死性肠炎。

3. **核素扫描**　是一种有效而准确的检查方法。利用99mTc-硫胶或其他锝酸盐标记的红细胞扫描,对亚急性或间歇性出血者最有价值。

(三)内镜

纤维或电子胃镜、十二指肠经检查能确定出血部位及情况,能在直视下活检和止血并发现浅表及微小病变。纤维或电子结肠镜检查对下消化道出血的诊断和治疗有帮助。

四、诊断思路

详细询问病史及体格检查,做包括肛查在内的全面体格检查,吐泻物性状的观察或化验检查,确定是否存在消化道出血。遵循诊断疾病的定位与定性原则,迅速做出判断。

1. **确定出血是否来自新生儿**　首先确定出血是来自于母亲还是新生儿自身,可作血红蛋白抗碱试验。

2. **确定出血部位**　确定出血来自上消化道还是下消化道,对出血进行初步定位。

(1)上消化道出血:急性上消化道出血的主要临床表现是呕血与黑便,其中主要根据血便之性状来判断,黑便者往往是上消化道出血,因一般情况下,上消化道出血时,血中血红蛋白的铁与肠内硫化物结合成为硫化铁,大便呈柏油样黑色,但如出血量大,肠蠕动过快,则出现暗红色甚至鲜红色的血便。洗胃后胃抽取液带有鲜血时则为胃以上消化道出血,但应排除因胃管对黏膜的操作性损伤。

(2) 下消化道出血:下消化道出血所排出的多是较鲜红或鲜红色的血便;呕血带胆汁时往往为下消化道出血,但出血部位往往在下消化道的上段;此外,还应参照失血量与呕血和/或便血性状间的相互关系来分析。

3. **排除全身性疾病和凝血障碍所致的出血** 急性消化道出血大多数是由消化道疾病所致,少数病例可能是全身性疾病的局部表现。一般来说,前者的临床征象主要表现在消化道局部,后者则全身症状较显著,除消化道出血外,往往伴有其他部位出血现象。详细的病史与体检及其他血液学方法检查,有助于诊断。

五、治疗思路

对消化道出血患儿,首先对症止血、纠正失血性休克,然后查找出血的部位和病因,以决定进一步的治疗方针和判断预后。消化道假性出血,如因吞入分娩时产道的血液或吮吸皲裂的乳头引起,大多无须处理。消化道真性出血采取以下治疗措施。

(一) 一般治疗

活动性出血应禁食,病情稳定者可母乳或低渗透压配方少量试喂养。必要时镇静,保证呼吸道通畅。

(二) 纠正失血性休克、补充有效循环血量

首选晶体液,如生理盐水,或新鲜冰冻血浆。

(三) 输血治疗

出血严重、Hct 下降明显者,可适量输浓缩红细胞或新鲜全血。

(四) 根据出血原因和性质选用药物

1. **黏膜损害、炎症性疾病引起出血** ①局部止血冰生理盐水加 1/10 000 肾上腺素溶液洗胃;②黏膜保护剂可用谷氨酰胺、

硫糖铝、蒙脱石散等经胃管注入；③H_2受体拮抗剂如西咪替丁、雷尼替丁、法莫替丁；④质子泵抑制剂如奥美拉唑等；⑤凝血酶制剂以适量生理盐水溶解，胃管注入。

2. **新生儿出血症**　维生素K_1 1~2mg肌内注射或静脉缓慢注射，连续3天；酚磺乙胺、新鲜冰冻血浆、凝血酶原复合物等可适当应用。

3. **抗感染治疗**　有感染指征时选择适当抗生素抗感染治疗。

（五）内镜下止血

内镜直视下可选用高频电凝、微波、激光、热凝等方式止血，还可喷洒止血剂、注射血管收缩药或硬化剂，放置血管缝合夹子等。

（六）外科治疗

经保守治疗，活动性出血未能控制，休克进展，宜及早考虑手术治疗。出血不止或反复出血，中毒休克严重，考虑为胃穿孔、NEC肠坏死穿孔等危及生命者需急诊探查手术。

（乔　琳　岳冬梅）

第十六节　新生儿坏死性小肠结肠炎

一、疾病简介

新生儿坏死性小肠结肠炎（necrotizing enterocolitis of newborn，NEC）是由围产期多种致病因素导致的以腹胀、呕吐、腹泻、便血为主要特点的急性坏死性肠道疾病。主要病理表现为黏膜呈斑片状或大片坏死，肠壁有不同程度的积气、出血及坏死，严重时整个肠壁全层坏死并肠穿孔。主要发生于早产儿，但也可见于近足月儿和足月儿。其总体发生率约为活产儿的0.03%~0.24%，极低出生体重儿的发生率为5%~10%。该病病情严重，病死率为20%~30%。母乳喂养是目前唯一公认的可以预防NEC发生的因素。

该疾病的病因和发病机制十分复杂，尚未完全明确，目前一般认为是多因素共同作用所致。

1. **早产** 早产是NEC的重要发病因素，因免疫功能差，肠蠕动差，加之出生时易发生窒息，造成肠壁缺氧损伤，使细菌侵入。

2. **感染** 感染是NEC的主要原因之一，大多为克雷伯杆菌、大肠埃希菌、铜绿假单胞菌等肠道细菌。

3. **缺氧与缺血** 在新生儿窒息、呼吸疾病、休克等缺氧缺血情况时肠壁血管收缩，导致肠黏膜缺血缺氧、发生坏死，随着恢复供氧，血管扩张充血，扩张时的再灌注会增加组织损伤。

4. **喂养** 约90%的NEC患儿都曾接受胃肠道喂养。摄入渗透压过高的配方奶、奶量过多、奶量增加过快等都和NEC的发生有关。

5. **其他** 口服某些渗透压较高的药物，如吲哚美辛、布洛芬、苯巴比妥、造影剂等，与NEC的发生有关。有报道H_2受体拮抗剂的应用以及浓缩红细胞的输注也可能会增加发生NEC的风险。

二、疾病特点

（一）临床表现

多见于早产儿，发病时间与胎龄及出生体重相关，胎龄越小，起病越晚，大多在生后2周内发病，极低出生体重儿可迟至生后2个月，足月儿一般在生后1周内发病。临床表现包括以下。

1. **腹胀和肠鸣音减弱** 患儿先有胃排空延迟、胃潴留，随后出现腹胀。轻者仅有腹胀，严重病例症状迅速加重，腹胀加重，肠鸣音减弱，甚至消失。

2. **呕吐** 患儿常出现呕吐，呕吐物可呈咖啡样或带胆汁。部分患儿无呕吐，但胃内可抽出含咖啡或胆汁样胃内容物。

3. **腹泻和血便** 可出现腹泻、血便，有些病例可仅有大便隐血阳性。

4. **全身症状** NEC患儿常有反应差、拒食，严重病例面色苍白或青灰、休克、酸中毒、黄疸加重。早产儿易发生反复呼吸暂停、心率减慢。体温正常或有低热，或体温不升。

（二）辅助检查

1. 实验室检查

（1）周围血象：白细胞增高，分类核左移，血小板减少。

（2）血气分析和水电解质测定：了解水电解质紊乱和酸中毒程度，指导液体和静脉营养液的治疗。

（3）粪便检查：外观色深，隐血阳性，镜检下有数量不等的白细胞和红细胞。大便细菌培养以大肠埃希菌、克雷伯杆菌和铜绿假单胞菌多见。

（4）血培养：如培养出的细菌与便培养一致，对诊断 NEC 的病因有意义。

2. 影像学检查

（1）腹部 X 线检查：对诊断 NEC 有非常大的价值，要多次随访检查，观察动态变化。①早期表现：小肠轻、中度胀气，结肠可少气或胀气。肠腔内可有小液气平。肠壁黏膜及肠间隙增厚。肠管排列紊乱，外形僵硬，管腔不规则或狭窄变细。②进展期变化：肠腔胀气加重，液气平增多，呈阶梯状，提示病变累及肌层。肠壁黏膜下层出现积气，表现为密集的小泡沫样透亮区，称肠壁囊样积气浆膜下积气呈细条状、半弧形或环状透亮影。肠管固定，肠壁积气时间较长，气体可从肠壁上升至门静脉，导致门静脉积气，在肝的门脉处呈现树枝样向上的透亮影，可在4 小时内被吸收消失。腹水、急性肠穿孔时出现气腹，如穿孔处被肠系膜覆盖封闭，逸出的气体被吸收后，X 线片上可以无显示。

（2）超声检查：对门脉积气的敏感性较 X 线高，还可观察肠壁的厚度、腹水、肠壁血流灌注等情况。

三、诊断思路

1. 需根据临床表现与腹部 X 线片，目前临床仍采用修正 Bell-NEC 分级标准，见表 2-16-1。

2. **中毒性肠麻痹**　当原发病为腹泻或败血症时，易将中毒性肠麻痹误诊为 NEC。但中毒性肠麻痹无便血，X 线片上无肠

表 2-16-1 Bell-NEC 分级

分期	全身症状	胃肠道症状	影像学检查	治疗
Ⅰ疑似				
ⅠA	体温不稳定、呼吸暂停、心率下降	胃潴留增加、轻度腹胀、大便隐血阳性	正常或轻度肠梗阻	禁食，抗生素治疗3天
ⅠB	同ⅠA	同ⅠA，肉眼血便	同ⅠA	同ⅠA
Ⅱ确诊				
ⅡA（轻度病变）	同ⅠA	同ⅠA，肠鸣音消失和/或腹部触痛	肠梗阻、肠壁积气	禁食，抗生素治疗7~10天
ⅡB（中度病变）	同ⅠA，轻度代谢性酸中毒、轻度血小板减少	同ⅠA，肠鸣音消失、明确腹胀、蜂窝织炎、右下腹肿块	同ⅡA级门静脉积气和/或腹水	禁食，抗生素治疗14天
Ⅲ晚期				
ⅢA（严重病变，肠道无穿孔）	同ⅡB，低血压，心动过缓、混合型酸中毒、DIC、中性粒细胞减少	同Ⅰ和Ⅱ及腹膜炎症状、明显的腹胀、腹壁紧张	同ⅡB及明确的腹水	禁食，抗生素治疗14天，补液，机械通气，腹腔穿刺术
ⅢB（严重病变，肠道穿孔）	同ⅢA	同ⅢA	同ⅡB及气腹	同ⅢA及手术

壁间积气等。

3. **机械性肠梗阻** X线片上液面的跨度较大，肠壁较薄，无肠间隙增宽模糊，无肠壁积气，结合临床不难区别。

4. **肠扭转** 肠扭转时机械性肠梗阻症状重，呕吐频繁，腹部X线片示十二指肠梗阻影像，腹部密度均匀增深，并存在不规则多形气体影，无明显充气扩张的肠曲。

5. **先天性巨结肠** 早期NEC表现为小肠大肠普遍胀气时应与先天性巨结肠鉴别。后者以腹胀、排便困难为主，无血便。X线动态观察腹部变化无肠壁积气征，结合临床较易鉴别。

6. **自发性胃穿孔** 多由于先天性胃壁肌层缺损引起，常发生于胃大弯近贲门处，大部患儿出生时有缺氧史。发病突然，生后3~5天突然进行性腹胀，伴呕吐、呼吸困难和发绀，X线平片腹部仅见气腹，无肠壁积气或肠管胀气。

四、治疗思路

（一）禁食

对有可能发生NEC的患儿或怀疑发生坏死性小肠结肠炎的患儿，应立即禁食，具体时间应视病情而定，可先禁食1~2天，观察病情的发展，计划下一步治疗。一般禁食时间为Ⅰ期72小时，Ⅱ期7~10天，Ⅲ期14天或更长，大部分患儿同时需要胃肠减压。待腹胀、呕吐消失、肠鸣音恢复、食欲恢复、大便隐血试验阴转时，才可开始喂养。

（二）抗感染

应立即全身应用抗生素，根据细菌学检查结果选用敏感抗生素，在未报道前可先选用头孢第三代抗生素，β-内酰胺酶抗生素或氨基糖苷类药物。另外厌氧菌首选甲硝唑，肠球菌考虑选用万古霉素，治疗须持续10~14天。

（三）支持治疗

动态监测生命体征、实验室及影像学检查，保持呼吸通畅，必要时机械通气。维持水电解质平衡，每日供给液体量120~150ml/kg。胃肠道外营养，保证每日热量90~110kcal/kg，注意必需氨基酸、必需脂肪乳、维生素及微量元素的补充。有凝血机制障碍时可输新鲜冰冻血浆，严重血小板减少可输注血小板，积极抗休克治疗。

（四）外科治疗

指征：肠穿孔或弥漫性腹膜炎；保守治疗无效的完全性肠梗阻（扩张的肠袢僵直固定）；经内科严格保守治疗，病情逐渐加重者。术式根据患儿胎龄、手术耐受程度及肠管坏死程度选择剖宫产手术（切除坏死肠段造瘘后再行肠吻合）或腹腔引流术。

五、预后

本症是新生儿消化系统极为严重的疾病，病死率高达 20%~40%。约 2/3 发生坏死性小肠结肠炎的新生儿存活，通过积极的支持治疗和慎重及时的外科干预可改善预后。约 70% 病例需要非外科手术性治疗，5%~30% 患儿手术后可能发生回肠和结肠吻合部的狭窄或发生短肠综合征。

（乔 琳 岳冬梅）

第十七节 胃食管反流

一、疾病简介

胃食管反流（gastroesophageal reflux，GER）是指由于全身或局部原因引起下端食管括约肌功能不全、胃动力紊乱、排空延迟，而致胃和/或十二指肠内容反流入食管的一种疾病。分为生理性和病理性两种。GER 易发生于新生儿期，尤其是早产儿更多见。根据 Carre 早期统计，约占新生儿的 1/500，反流症状持续存在，常合并吸入性肺炎、窒息和生长发育障碍等。

过去认为食管下括约肌（cardiac sphincter）是防止胃内容物反流的唯一解剖结构。但现在认为 GER 并非食管下括约肌功能低下单一的作用，而是由许多因素综合产生。其中食管下括约肌是首要的抗反流屏障，食管正常蠕动，食管末端黏膜瓣、膈食管韧带、腹段食管长度、横膈脚肌钳夹作用及 His 角等结构，亦在防止反流中起一定作用。若上述解剖结构发生器质或功能上病变，胃内容物即可反流到食管而致食管炎。

二、疾病特点

1. 临床表现

(1) 反流本身引起的症状：主要表现为呕吐，食奶后呕吐为典型表现，约 85% 患儿出生后第 1 周即出现呕吐。仅少数患儿表现为反复呕吐，并逐渐加重，由此可导致营养不良和生长发育迟缓。

(2) 反流物刺激食管所引起的症状：频繁胃酸反流可致为反流性食管炎，患儿表现不安，易激惹或拒食，可出现呕血或吐咖啡样物及便血，此类患儿多见贫血。

(3) 患儿因吸入反流物可引起窒息、呼吸暂停、发绀，甚至死亡，或反复发作的肺炎。

2. 辅助检查

(1) 食管钡剂造影：Mc Cauley 对胃食管反流 X 线影像作了分级表，对判别胃食管反流产生程度有一定帮助。胃食管反流的 X 线分级为，0 级：无胃内容物反流入食管下端；Ⅰ级：少量胃内容物反流入食管下端；Ⅱ级：反流主要在食管，相当于主动脉弓部位；Ⅲ级：反流主要在咽部；Ⅳ级：频繁反流主要在咽部，且伴有食管运动障碍；Ⅴ级：反流主要在咽部，且有钡剂吸入。X 线诊断胃食管反流的阳性率仅 25%~75%，Meyers 等报道其假阴性 14%，假阳性高达 31%，故可作为初筛。

(2) 24 小时食管 pH 值监测：为目前最可靠的诊断方法，检测期间食管 pH 值突然降低<4，可以明确胃食管反流的存在。

(3) 胃食管同位素闪烁扫描：用胶体硫酸锝与牛乳混合喂入后做扫描检查，可测出食管反流情况，确定有无肺吸入。

(4) 食管内镜检查：此为最适宜的明确食管炎的方法，结合病理学检查，能反映食管炎的严重程度，但此法不能反映反流严重程度。

(5) 其他：腔内多电极电阻抗技术、超声、食管压力测定等检查方法。

(6) 胃食管核素闪烁扫描记录:自胃管内注入核素 99mTc 标定液,然后在安静下行闪烁扫描记录。此检查可提供有否胃食管反流的信息,并观察食管功能,且可连续摄片。同时了解胃排空,食管清除等作用,当肺内出现标记的核素,即可证实呼吸道症状与胃食管反流有关。Rudd 提示诊断儿童胃食管反流中此法敏感性 80%。

三、诊断思路

根据患儿反流、呕吐等临床表现,结合上述影像学、食管 pH 值监测,或食管镜及组织活检作出判断。应与以下疾病相鉴别:

1. **牛奶蛋白过敏症** 可出现反流,呕吐,哭闹,体重增长差等表现,但应用水解蛋白配方粉喂养可改善。

2. **便秘** 通便后可好转。

3. **中枢神经系统疾病** 颅内压增高可引起呕吐、哭闹。可通过其他神经系统症状及腰椎穿刺、影像学检查鉴别。

四、治疗思路

1. **一般治疗** 新生儿胃食管反流治疗中,体位与饮食喂养十分重要。

(1) 前倾俯卧位:患儿体位以前倾俯卧 30°位最佳(包括睡眠时间)。

(2) 喂养可采用黏稠厚糊状食物,少量、多餐。重症采用十二指肠管鼻饲或胃肠道外营养。

2. **药物治疗**

(1) 促胃肠动力药:红霉素能增加胃窦收缩,促进胃排空,可试用,一般用小剂量 3~5mg/(kg·d),分三次口服。

(2) 抑酸药和质子泵抑制剂:①抑酸药,组织胺 H_2 受体阻断药,此药对减少胃酸分泌,如雷尼替丁、西咪替丁;②质子泵抑制剂,抑制 H^+/K^+-ATP 酶,阻断胃壁细胞 H^+分泌的最后共同通道。如奥美拉唑。

(3) 黏膜覆盖药物:蒙脱石散,每次 1/3 袋,日三次口服。

3. **手术治疗** 胃食管反流需行手术治疗的仅占全部患儿

的 5%~10%,经内科系统治疗 6 周无效,有严重并发症、严重食管炎或缩窄形成,有反复呼吸道并发症等为手术指征。现多采用胃底折叠术。

(王 忻 岳冬梅)

第十八节 新生儿惊厥

一、疾病简介

新生儿惊厥(neonatal convulsion)是新生儿神经系统疾病最常见的临床表现。惊厥是指全身性或身体某一局部肌肉运动性抽搐,是由于骨骼肌不自主强烈收缩而引起。

国外报道新生儿惊厥的发生率足月儿为 1‰~3‰,早产儿及低出生体重儿约为足月儿的 10 倍。新生儿惊厥本身常提示体内存在严重的原发病,如缺氧缺血性脑病、颅内出血、颅内感染等。同时新生儿惊厥亦可影响新生儿后期的脑发育,产生一系列神经系统后遗症,因此对新生儿惊厥的发生应迅速给予积极有效的诊治。

新生儿惊厥的病因较多,不同病因的发病时间和预后大相径庭。只有明确新生儿惊厥病因才能对症进行有效抗惊厥治疗。近年来缺血缺氧脑病已跃居病因首位。常见新生儿惊厥原因包括:①围产期合并症,窒息、缺血缺氧性脑病、颅脑损伤、颅内出血、脑梗死等;②感染,宫内感染或生后感染引起脑炎、脑膜炎及败血症等;③代谢-内分泌因素,低血糖、低钙血症、低镁血症、低钠/高钠血症、胆红素脑病、高氨血症、高甘氨酸血症和维生素 B_6 缺乏症、甲状旁腺功能低下等;④药物相关惊厥,药物中毒和撤药综合征;⑤其他,良性非家族性新生儿惊厥、良性家族性新生儿惊厥、先天性脑发育不全、染色体病、基因缺陷病等。

二、疾病特点

1. **分型** 根据临床表现将新生儿惊厥分为微小型,局灶性或多灶性阵挛型,局灶性或全身性强直型,局灶性、多灶性、全身性肌阵挛型,肌痉挛。许多病例可发生不止一种类型的惊厥。

(1) 微小型:新生儿期最常见惊厥表现形式,可表现为眼部异常运动(阵发性斜视、眼球震颤、突然凝视、眨眼等),口-颊-舌运动(咀嚼、吸吮和咂嘴,常伴突然流涎增多、吐舌等),连续的肢体动作(踏步样、骑车样、拳击样、划船样或游泳样运动)或复杂的无目的性运动,交感神经功能异常(心率/呼吸大幅度有节律的波动、呼吸暂停、血压增高、阵发性面红或苍白等)。由于这些运动由皮质下中枢控制,故发作时脑电图常无相应变化,而且抗惊厥药物治疗效果常较差。

(2) 局灶性或多灶性阵挛型:阵挛型是指重复有节律的四肢、面部或躯干肌肉的快速收缩和缓慢放松运动。局灶性阵挛型为身体某个部位局限性阵挛,常见于单个肢体或一侧面部,后扩大到身体同侧其他部位,常意识清醒,多见于代谢异常,脑局部损伤如出血或梗死,脑电图表现为局灶性的节律尖慢波,一般预后较好。多灶性阵挛型发作时出现多个肌群阵发性频繁地节律性抽搐,具有迁移性特点,常表现为身体同侧或双侧多个肢体或多个部位同时或先后交替、或快速从一侧发展至另一侧,无一定的顺序。常伴有意识障碍,多见于缺血缺氧性脑病、颅内出血和感染等。脑电图可有多灶性脑电异常表现。

(3) 局灶性或全身性强直型:强直型表现为持续肌肉收缩(数秒)而无重复特征,单侧肢体的持续姿势异常或躯干持续的非对称性的姿势异常。全身性强直惊厥常伴有呼吸暂停,意识障碍等。一般此型是疾病严重征象,脑电图背景多为多灶或广泛电压抑制,在某些病例可有明显异常的暴发抑制,强直型一般预后较差。

(4) 局灶性、多灶性、全身性肌阵挛型:肌阵挛型是无节律且单一的四肢、面部或躯干肌肉的快速收缩,可无重复发作。肌阵挛型可以是局灶性、多灶性或全身性。全身性肌阵挛型惊厥脑电图可表现为暴发抑制。此型新生儿期少见,往往提示弥漫性脑损害,预后不良。

(5) 肌痉挛:是全身屈肌和/或伸肌持续 1~2 秒的快速肌肉

收缩。脑电图可见一个单一的、短暂的全身放电表现。

2. 辅助检查　需结合病史及临床表现安排检查，进一步明确诊断。

(1) 生化检查：血糖、血气分析、离子分析、血氨、血乳酸等，必要时血尿代谢病筛查。

(2) 感染检测：血常规、C 反应蛋白、血培养、TORCH 及脑脊液等相关化验。

(3) 有遗传家族史尤其注意行遗传代谢筛查、染色体及基因分析。

(4) 影像学检查：颅脑超声、头颅 CT、头颅 MRI(或加 MRS/MRA 等)。

(5) 脑电图：对病因诊断意义不大，但有助于判断是否为惊厥发作以及判断疗效和预后。目前考虑视频脑电图监测是新生儿惊厥的诊断金标准。

三、诊断思路

1. 详细询问病史及查体　特别注意母亲孕期情况：接触史、疾病史、家族史及用药史以及惊厥发作时间、表现等。

2. 病因诊断　结合病史进行合理检查，做出病因诊断。①生化检查对急性代谢紊乱给予评价，持续代谢异常应注意遗传性代谢缺陷(inborn error of metabolism, IEM)可能，应进一步行血、尿代谢筛查；②有感染病史及表现应注意感染监测，尤其是脑脊液检查，注意脑脊液葡萄糖及蛋白变化以及培养情况；③有家族遗传史应注意留取血尿代谢物筛查，必要时行染色体、基因检测；④为除外脑发育结构异常及准确诊断获得性脑损伤建议行影像学检查，如头颅 MRI，头颅 CT、颅脑超声等，对于某些怀疑 IEM 患儿可考虑行 MRS 检查，有助于进行快速诊断；⑤脑电图、视频脑电图以及振幅整合脑电图对于惊厥诊断及鉴别诊断有重要意义，同时对于严重脑损伤预后评价很有帮助。

3. 鉴别诊断

(1) 新生儿良性睡眠肌阵挛：常见于足月、健康新生儿，一般发病于 3 个月内，可自发缓解。临床表现单侧或双侧，同步或不同步肢体抽动，持续 10~20 秒，仅发生在睡眠中，醒后可立即停止。脑电图检查正常，一般无须治疗。

(2) 新生儿颤抖：可因声音、皮肤刺激或牵拉某一关节诱发，表现为踝部、膝部和下颌部的抖动。但一般在发作时无眼球凝视，当轻握着或者压制抖动部位时，颤抖可停止，不伴有脑电图异常。

(3) 非惊厥性呼吸暂停：多出现于早产儿，表现为呼吸暂停伴有心率减慢，但一般无眼球异常活动改变，经过刺激后可缓解，且呼吸兴奋治疗有效。

四、治疗思路

治疗原则：①及时控制惊厥；②查找病因；③进行脑保护及对症治疗。

1. 一般治疗 保温，保持呼吸道通畅，建立静脉通路，维持水电解质平衡，监护生命体征。

2. 病因治疗 一旦出现惊厥，应尽量查找病因，去除原发病，在不明病因时应先立即止惊，一般首选苯巴比妥 20mg/kg，静脉注射。

3. 对症止惊 对于难控制惊厥可进一步选用苯二氮䓬类药物，如劳拉西泮，咪达唑仑等，此外惊厥难以控制时，可试用维生素 B_6 50~100mg，静脉治疗。常用抗惊厥药物见表 2-18-1。

4. 新型抗惊厥药

(1) 左乙拉西坦：在新生儿期，被用作二线抗惊厥药物，用于对苯巴比妥和其他抗惊厥药疗效不好时。新生儿 10mg/kg，每天 1 次，静脉或口服，婴儿期每次 10mg/kg，每 12 小时 1 次。每 1 到 2 周上调剂量至最大 30mg/kg。在新生儿惊厥治疗中是相对安全的，除了嗜睡，未观察到其他明显不良反应。

(2) 布美他尼：是一种快速起效和失效的袢利尿剂，0.05~0.1mg/kg，作为抗癫药物添加治疗使用时，常见不良反应包括，液体丢失、脱水、低血压、心动过速以及水电解质紊乱等。

(3) 托吡酯：新生儿药动学研究资料有限，有研究表明为 3~25mg/(kg·d) 口服，可耐受。

表 2-18-1　传统常用抗惊厥药

药物名称	初始剂量	给药方式	维持剂量	注意事项
苯巴比妥(首选)	20mg/kg	静脉注射	5mg/(kg·d) 间隔 12 小时分 2 次	为肝药酶诱导剂，治疗水平 20~40mg/L
苯妥英钠(难治惊厥)	15~20mg/kg	静脉注射	5mg/(kg·d) 间隔 12 小时分 2 次	低血压、心动过缓和心律不齐、外渗组织坏死
地西泮(难治惊厥)	0.3~0.5mg/kg	静脉注射	15~20 分钟可重复使用	心肺抑制
劳拉西泮(难治惊厥)	0.05~0.1mg/kg	静脉注射	—	呼吸抑制、节律性肌阵挛
氯硝西泮(难治惊厥)	0.05mg/kg	静脉注射	20 分钟后可重复使用	增加唾液和支气管分泌物
咪达唑仑(难治惊厥)	0.05~0.15mg/kg	静脉注射	0.01~0.06mg/(kg·h)	呼吸抑制及低血压
利多卡因(难治惊厥)	2mg/kg	静脉注射	6mg/(kg·h)持续 6 小时 4mg/(kg·h)持续 12 小时 2mg/(kg·h)持续 12 小时	心律失常、高钾血症、肝肾损害
水合氯醛(检查用药)	25~75mg/kg	口服或灌肠	—	早产儿心动过缓

(4) 其他:有维生素 B_6、磷酸吡哆醛、叶酸等。

5. **新生儿惊厥诊治流程图**

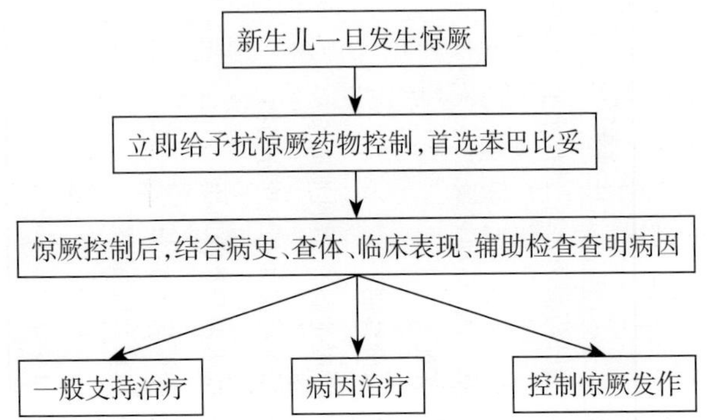

五、预后

新生儿惊厥的近期和远期预后,主要取决于原发病和脑损伤的程度,以下几点作为参考:惊厥病因、脑电图表现、影像学检查、惊厥类型、持续时间以及治疗反应等,同时做好孕期管理以及新生儿护理可以减少新生儿惊厥的发生。

(于文婷 岳冬梅)

第十九节 新生儿颅内出血

一、疾病简介

颅内出血(intracranial hemorrhage,ICH)是新生儿脑损伤的常见形式,与围产期窒息及产伤密切相关,病死率高,严重者常留有神经系统后遗症。根据出血部位分为:脑室周围-脑室内出血(periventricular-intraventricular hemorrhage,PIVH)、蛛网膜下腔出血(subarachnoidhemorrhage,SAH)、硬脑膜下出血(subdural hemorrhage,SDH)、脑实质出血(intraparenchymal hemorrhage,IPH)及小脑出血(cerebellar hemorrhage,CH)。早产儿多见,胎龄越小,发病率越高。

二、病因与发病机制

（一）早产

胎龄32周以下的早产儿，在脑室周围的室管膜下及小脑软脑膜下的颗粒层均存留胚胎生发基质（germinal matrix，GM）。GM的血液供应源于大脑前动脉及中动脉，其管壁是由仅含内皮细胞的毛细血管网组成，缺乏胶原和弹力纤维的支撑。GM的内皮细胞富含线粒体，耗氧量大，对缺氧及酸中毒敏感，易发生坏死、崩解而出血。此外，基质区域静脉系统通过“U”字形回路汇于大脑大静脉，这种特殊的走行，容易因血流动力学的变化而发生血流缓慢或停滞，致使毛细血管床压力增加而破裂出血。32周以后GM逐渐退化，至足月时基本消失，故脑室内出血多见于早产儿。

（二）血流动力学异常

缺氧、酸中毒等均可损害脑血流的自主调节功能，使其变为“压力被动性脑循环”，此时压力的波动可直接作用于末端毛细血管，使其破裂出血。低氧和高碳酸血症可使脑血管扩张，静脉淤滞，压力增高而引起栓塞和出血。

（三）损伤

主要为产伤所致。如胎位不正、胎儿过大、产程过长，以及使用高位产钳、胎头吸引器等，可导致天幕、大脑镰撕裂和浅表静脉破裂而导致硬脑膜下出血。此外，使用面罩加压给氧、头皮静脉穿刺、气管插管等操作时使头部过分受压，也可导致颅内出血的发生。

（四）其他

新生儿患有凝血机制障碍和自身免疫或自身免疫性血小板减少症，母亲孕期服用苯妥英钠、苯巴比妥、利福平等药物，不适当地输入高渗溶液（如碳酸氢钠、葡萄糖酸钙、甘露醇等），脑血管发育畸形等均可导致血管破裂而发生出血。

三、疾病特点

（一）临床特征

主要与出血部位和出血量有关。轻者可无症状，大量出血者可在短期内病情恶化而死亡。主要症状与体征有。

1. **神志改变** 激惹、嗜睡或昏迷。

2. **呼吸改变** 节律不规则或呼吸暂停。

3. **颅内压增高** 前囟隆起、血压增高、抽搐、角弓反张、脑性尖叫。

4. **眼征** 凝视、斜视、眼球震颤等。

5. **瞳孔** 不等大或对光反射消失。

6. **肌张力** 增高或减弱,原始反射减弱或消失。

(二)临床分类

按出血部位不同,临床上分为下几种类型。

1. **脑室周围-脑室内出血** 常见于胎龄<32周、体重<1 500g的早产儿,多在生后72小时内发生。根据出血程度不同临床表现有3种类型。

(1)临床无表现型:最常见,见于出血量较少者,多于早产儿生后常规头颅影像学检查中发现。

(2)断续进展型:临床少见,症状在数小时至数天内断续进展,由出血量较大或渐进性出血所致。首先表现为兴奋性增高,如易激惹、脑性尖叫、肌震颤、惊厥、呕吐,继而出现皮质抑制症状,如神志异常、四肢肌张力减低、自主活动减少、呼吸异常。

(3)急剧恶化型:极少见,发生于短时间内严重出血的早产儿,在数分钟至数小时内病情急剧进展,很快出现意识障碍、中枢性呼吸衰竭、前囟隆起、瞳孔对光反射消失、四肢松软,常在短时间内死亡。

2. **原发性蛛网膜下腔出血** 指出血原发部位在蛛网膜下腔,不包括硬膜下、脑室内、小脑等其他部位出血后向蛛网膜下腔扩展,少量出血者无临床症状。由于出血对脑皮质的刺激可诱发惊厥,部分典型病例表现为间歇性抽搐,发作间歇正常,常始于出生后第2天。严重出血者表现为意识障碍、反复惊厥、肌张力减低和中枢性呼吸衰竭。出血量较大者可因脑脊液的循环通路受阻或吸收障碍而导致脑积水。

3. **硬脑膜下出血** 此类出血主要与产伤有关,常发生在巨大儿、胎位异常难产或高位产钳助产的新生儿。少量出血可无症状；出血量较大者常在出生 24 小时后出现惊厥、偏瘫和斜视等神经系统症状；严重者由于大量出血压迫脑干，出生后很快出现尖叫、惊厥、瞳孔不等大，数分钟至数小时后出现进行性意识障碍加重、昏迷，瞳孔固定、散大，伴心动过缓及中枢性呼吸衰竭，可在出生后数小时内死亡。也有患儿在新生儿期症状不明显，数月后发生慢性硬脑膜下积液。

4. **脑实质出血** 常见于足月儿。多由于小静脉栓塞后毛细血管压力增高导致破裂而出血。临床表现与出血部位和出血量多少密切相关。若出血位于脑干，早期可见瞳孔变化、呼吸不规则和心动过缓，前囟张力可不高。常留有不同程度的神经系统后遗症如脑瘫、癫痫和发育迟缓等。出血部位可液化形成囊肿，若囊肿与脑室相通，称之为脑穿通畸形。

5. **小脑出血** 包括原发性小脑出血，脑室内或蛛网膜下腔出血蔓延至小脑、静脉出血性梗死、小脑撕裂和血管破裂所致。多有产伤和缺氧史。主要表现为脑干受压的症状，如屏气、呼吸不规则、心动过缓、眼球偏斜、面瘫、间歇性肢体张力增高、角弓反张等。

（三）辅助检查

1. **实验室检查** 可进行血常规、血清胆红素、血细胞比容以及脑脊液常规和生化等检查。颅内出血量多者存在失血性贫血及血细胞比容降低，生理性黄疸常加重及延长。脑室内出血或蛛网膜下腔出血者脑脊液可呈血性，红细胞或皱缩红细胞计数增加，蛋白质含量增高。

2. **影像学检查** ICH 在 CT 中表现为密度增加，在 B 超中则呈现为回声增强。一般 CT 诊断 ICH 的最佳时间在生后 1 周内。B 超由于对低血红蛋白浓度的敏感性高，数月后仍可探查到残余血块。MRI 对新鲜颅内出血分辨率稍差，在 T_1 加权像上可呈等信号或低信号，T_2 加权像上呈高信号，出血 3 天以后，T_1 加权像上转呈高信号，T_2 加权像上为低信号，2 个月左右，MRI 中表现可与新鲜出血时相似。

(1) 脑室周围-脑室内出血：PIVH 筛查与诊断的首选方法为头颅超声，超声对此类出血具有特异性的诊断价值，且价廉方便。原本无回声的脑室腔内，出血区呈现回声增强。CT 和 MRI 亦能明确脑室内出血。影像学检查对 PIVH 出血程度的判断按 Papile 分级法分为 4 级，Ⅰ级：单纯室管膜下生发基质出血；Ⅱ级：出血进入脑室内，但无脑室扩大；Ⅲ级：脑室内出血伴脑室扩大；Ⅳ级：脑室扩大，同时伴脑室旁白质损伤或发生出血性梗死。

(2) 硬脑膜下出血：MRI 有利于显示小的 SDH，包括颅后窝内的小血肿。SDH 在 CT 中表现为天幕上或颅后窝内紧贴颅板处新月形密度增高影，或在颅脑中线（脑镰撕裂）或天幕孔周围（大脑大静脉或直窦等撕裂）见密度增高影，但 CT 对大脑表浅 SDH 诊断欠佳，B 超对 SDH 的分辨力较差，仅在邻近于额顶叶的大量 SDH 可被探查到。此外，B 超中显示大脑半球裂隙增宽要想到表浅 SDH 的可能。

(3) 原发性蛛网膜下腔出血：首选 CT 检查，表现为：①脑池、脑、小脑裂部位高密度影；②颅骨内板下方沿脑沟回呈高密度影；③增宽的直窦、窦汇高密度影，呈“Y”形；④沿小脑幕呈“火山口”形。超声对 SAH 出血诊断不敏感。

(4) 小脑出血：CT 和 MRI 均可精确诊断，CT 上表现为颅后窝小脑部位呈密度增高阴影，除严重 CH 外，B 超一般难以诊断。

四、诊断思路

1. 详细询问妊娠史、分娩史、窒息及复苏等情况 观察患儿临床表现，尤其是详细进行神经系统体格检查。注意有无出、凝血机制的异常，动态观察血红蛋白及血细胞比容有无进行性下降。存在不明原因的贫血、黄疸及休克时均应注意颅内出血的发生。

2. 与新生儿缺氧缺血性脑病鉴别 颅内出血与新生儿缺氧缺血性脑病的病史和临床表现相似，但新生儿缺氧缺血性脑病的围产期窒息史更为明确，生后不久出现明显的神经系统症状和体征。新生儿缺氧缺血性脑病常与颅内出血并存，可通过影像学检查进行鉴别。

3. 与导致中枢神经系统抑制状态的疾病鉴别 如低血糖、低血钾、遗传代谢病等，以及其他导致惊厥的疾病，如水电解质紊乱、低血糖、颅内感染、先天中枢神经系统发育畸形等。

五、治疗思路

1. **支持疗法** 保持患儿安静，避免搬动、减少刺激性操作，维持呼吸通畅及血压正常，保证足够热量供给，注意液体平衡，纠正酸中毒。

2. **止血** 可选择使用新鲜冰冻血浆、维生素 K_1（1~2mg，肌内或静脉注射）及凝血酶等。

3. **控制惊厥** 可用苯巴比妥（10mg/kg）、咪达唑仑（0.1~0.3mg/kg）等抗惊厥药物，有脑水肿和颅内压增高者可选用呋塞米（每次 0.5~1mg/kg，q.8h. 或 q.12h.）及小剂量的甘露醇（每次 0.25~0.5g/kg，q.8h. 或 q.12h.）。

4. **脑积水的治疗**

（1）药物治疗：乙酰唑胺可减少脑脊液的产生，10~30mg/(kg·d)，分 2~3 次口服，疗程不超过 2 周。

（2）连续腰椎穿刺治疗（有争议）：指征为Ⅲ级以上 PIVH，经影像学检查确诊有梗阻性脑积水存在，且侧脑室进行性增大，呈现高张力改变。每次放液量宜在 8~10ml 左右，操作频率因人而异，最初可每日 1 次，以后间隔时间逐渐延长，使脑室不继续增大。

六、预后及疾病预防

预后与出血量、出血部位、胎龄及围产期并发症等多种因素有关。早产、双侧、Ⅲ级、Ⅳ级 PIVH、伴有脑实质出血性梗死者预后差。严重颅内出血死亡率高达 27%~50%。幸存者常留有不同程度的神经系统后遗症，如脑瘫、癫痫、感觉运动障碍以及行为、认知障碍等。

（杨雨晨　岳冬梅）

第二十节　新生儿缺氧缺血性脑病

一、疾病简介

新生儿缺氧缺血性脑病（hypoxic-ischemic encephalopathy，HIE）

是指围产期窒息引起的部分或完全缺氧、脑血流减少或暂停而导致胎儿或新生儿脑损伤。有特征性的神经病理和病理生理改变以及临床上脑病症状。是导致新生儿急性死亡和慢性神经系统损伤的主要原因之一。缺氧是新生儿 HIE 发病的核心,围产期窒息是引起新生儿 HIE 的最主要原因,凡能引起窒息的各种因素均可导致新生儿 HIE,包括:①母亲因素,缺氧、胎盘循环功能障碍;②胎盘因素,前置胎盘、胎盘早剥、胎盘老化等;③胎儿因素,早产儿、小于胎龄儿、巨大儿、宫内感染、呼吸道阻塞、某些呼吸系统畸形、先天性心脏病等;④脐带因素,脐带受压、脱垂、绕颈、打结、过短、牵拉等;⑤分娩因素,难产、高位产钳、胎头吸引、产程中麻醉药、镇痛药、催产药使用不当等;⑥新生儿因素,严重心肺疾病导致的缺氧等。

缺氧后,一系列病理生理过程“瀑布”式发生,多种发病机制交互作用,逐渐导致不可逆的脑损伤。严重缺氧后,很快出现全身代偿性血流重新分布,即心、脑、肾上腺血流增加,肺、肾、胃肠道、皮肤血流减少。当严重的缺氧持续存在时,代偿机制丧失,脑血流最终会因心排血量的减少和低血压的出现而锐减。对脑血流的另一影响因素是缺氧时脑血管的自主调节功能障碍。新生儿脑的自主调节功能尚未发育完善,缺氧后脑血管的舒缩功能减弱或丧失,脑的血液灌注完全随系统血压的变化而波动,脑血流出现低灌注或过度灌注。缺氧缺血后脑细胞能量代谢过程是最早受到影响的环节之一。新生儿脑内糖原储备极少,耗氧量是全身耗氧量的一半。缺氧时,由于脑组织无氧酵解增加,组织中乳酸堆积,能量产生急剧减少,最终引起能量衰竭并导致脑细胞死亡。

二、疾病特点

(一) 临床特征

1. **意识障碍** 主要表现为不同程度的兴奋与抑制。过度兴奋:易激惹、肢体颤抖、睁眼时间长、凝视等。过度抑制:嗜睡、甚至昏迷。

2. **肌张力异常** 肌张力增强常表现为肢体过度屈曲,被动活动阻力增高，下肢往往重于上肢，严重时表现为过伸。肌张力减弱则表现为头竖立差、围巾征(+)、腘窝角>90°、甚至四肢松软。

3. **原始反射异常** 主要是吸吮、拥抱反射，轻时表现为活跃，重时则减弱、消失。

4. **颅内压升高随脑水肿加重而加重** 前囟张力增高，颅缝分离。严重时常伴呼吸异常和不同形式的惊厥，以微小型、阵挛型多见，可间断发作或频繁发作，脑损伤更重者，可出现持续强直发作。

5. **脑干症状重度脑病多出现** 如中枢性呼吸衰竭、呼吸节律不整、呼吸暂停。瞳孔对光反射迟钝或消失，也可出现眼球震颤等表现。

（二）辅助检查

1. **实验室检查** 出生时可检测脐动脉血、新生儿血进行血气分析，了解缺氧及酸中毒程度。检测血糖、血钠、血钙、肝肾功能及心肌酶等，了解代谢紊乱及多脏器损害情况。缺氧、酸中毒后血钠、血钙水平大多降低，心肌酶及肌钙蛋白、肌酐、尿素氮水平升高。也可检测血清肌酸激酶脑型同工酶(creatine kinase-BB，CK-BB)、神经元特异性烯醇化酶(neuron specific enolase，NSE)、S-100 蛋白、髓鞘碱性蛋白质(myelin basic protein，MBP)或超氧化物歧化酶(superoxide dismutase，SOD)的活性。

2. **脑电生理检查** 最常用的是脑电图，在生后 1 周内进行。表现为脑电活动延迟(落后于实际胎龄)、异常放电、缺乏变异、背景活动异常(以低电压和暴发抑制为主)等。有条件时，可在出生早期进行振幅整合脑电图连续监测，与常规脑电图相比，具有经济、简便有效和可连续监测等优点。

3. **影像学检查** 脑影像学检查的基础是新生儿 HIE 的病理改变。常采用的检查方法是 B 超、CT、MRI，三种方法具有各自的诊断特点，临床上应互补应用。

(1) B 超：可在新生儿 HIE 病程早期(72 小时内)开始检查。有助于了解脑水肿，脑室内出血，基底节、丘脑损伤和脑动脉梗死等新生儿 HIE 的病变类型。脑水肿时可见脑实质不同程度的回声增强、结构模糊、脑室变窄或消失，严重时脑动脉搏动减弱。基底节和丘脑损伤时显示为双侧对称性强回声。脑梗死早期表现为相应动脉供血区呈强回声，数周后梗死部位可出现脑萎缩及低回声囊腔。

(2) CT：脑水肿时，可见脑实质呈弥漫性低密度影伴脑室变窄。基底节和丘脑损伤时呈双侧对称性高密度影，脑梗死表现为相应供血区低密度影。有病变者 3~4 周后复查。

(3) MRI：对新生儿 HIE 病变性质与程度评价方面优于 CT，对矢状旁区和基底节损伤的诊断尤为敏感，DWI 所需时间短，对缺血脑组织的诊断更敏感，病灶在生后第 1 天即可显示为高信号（图 2-20-1），而 T_1WI 脑水肿时可见脑实质呈弥漫性高信号伴脑室变窄；随时间进展，DWI 高信号逐渐消失，T_1WI 基底节和丘脑损伤呈双侧对称性高信号（图 2-20-2、图 2-20-3）。

（三）病情严重程度分度（表 2-20-1）

表 2-20-1　新生儿 HIE 的临床分度

分度	轻度	中度	重度
意识	激惹	嗜睡	昏迷
肌张力	正常	减低	松软
原始反射			
拥抱反射	活跃	减弱	消失
吸吮反射	正常	减弱	消失
中枢性呼吸衰竭	无	有	明显
惊厥	可有肌阵挛	常有	有，可呈持续状态
瞳孔改变	扩大	缩小	不等大，对光反射迟钝
EEG	正常	低电压，可有癫痫样放电	爆发抑制，等电位
病程及预后	症状在 72 小时内消失，预后好	病程 14 天内消失，可能有后遗症	数天~数周死亡，症状可持续数周，病死率高，存活者多有后遗症

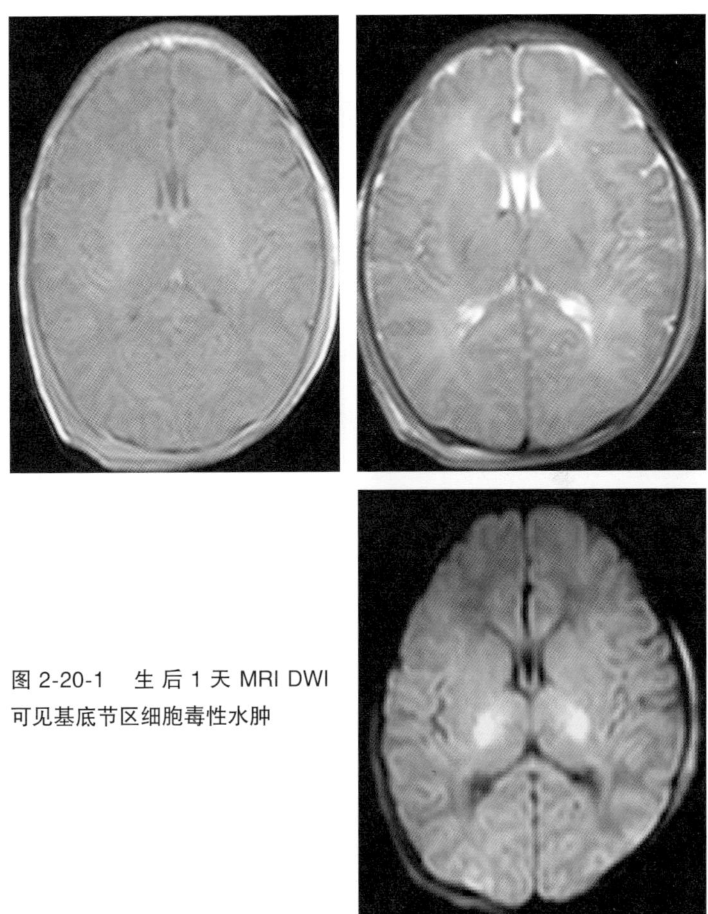

图 2-20-1　生后 1 天 MRI DWI 可见基底节区细胞毒性水肿

三、诊断思路

1. **基本情况**　①有明确的可导致胎儿窘迫的异常产科病史，以及严重的胎儿窘迫表现：胎心<100 次/min，持续 5 分钟以上和/或羊水Ⅲ度污染或者在分娩过程中有明显窒息史。②出生时有重度窒息，指 Apgar 评分 1 分钟≤3 分，并延续至 5 分钟时仍≤5 分和/或出生时脐动脉血气 pH 值≤7.00。③出生后不久出现神经系统症状，并持续至 24 小时以上。如出现意识改

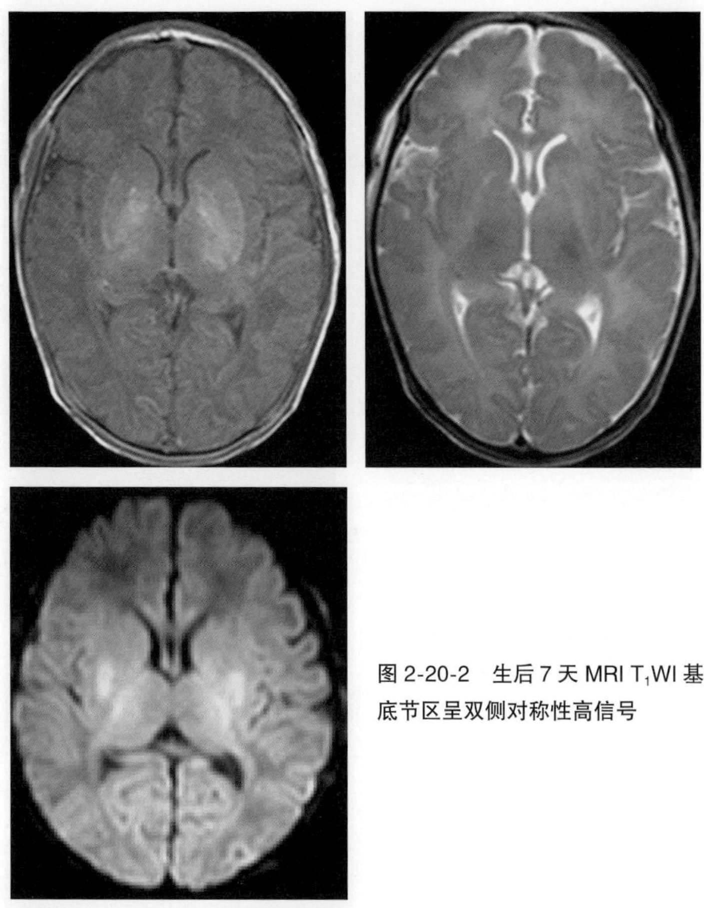

图 2-20-2　生后 7 天 MRI T_1WI 基底节区呈双侧对称性高信号

变(过度兴奋、嗜睡、昏迷)、肌张力改变(增高或减弱)、原始反射异常(吸吮、拥抱反射减弱或消失)。病重时可有惊厥、脑干症状(呼吸节律改变、瞳孔改变、对光反应迟钝或消失)和前囟张力增高。④排除水电解质紊乱、颅内出血和产伤等原因引起的抽搐,以及宫内感染、遗传代谢性疾病和其他先天性疾病所引起的脑损伤。同时具备以上 4 条者可确诊,第 4 条暂时不能确定者可作为拟诊病例。

2. **水电解质紊乱**　①严重的低钙血症、低钠血症、高钠血

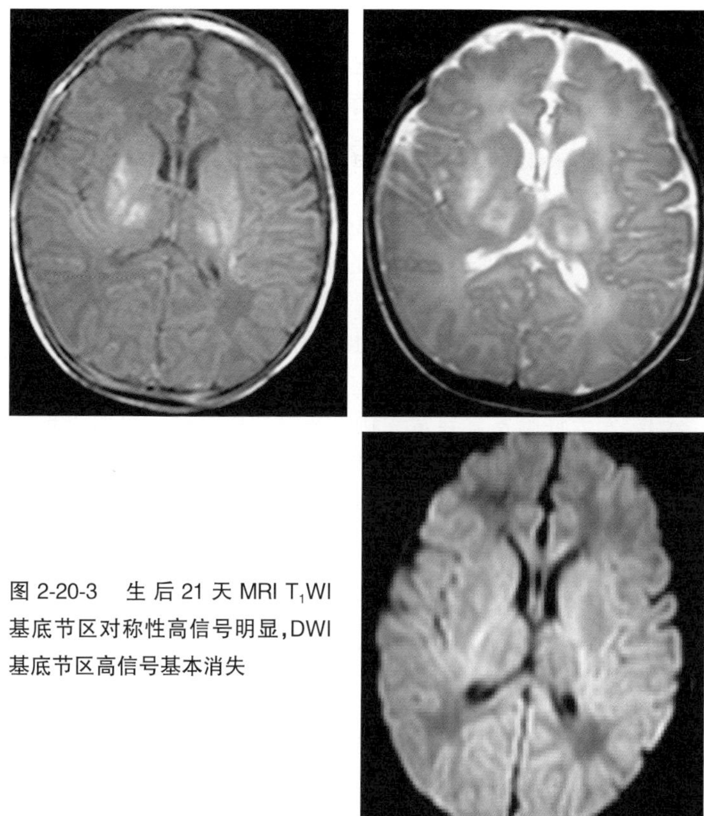

图 2-20-3　生后 21 天 MRI T_1WI 基底节区对称性高信号明显，DWI 基底节区高信号基本消失

症等均可引起惊厥，从病史中可以采集到造成这些水电解质紊乱的原因，经生化检查很容易确诊。②严重的低血糖症也会出现反应差、自主活动少、出汗直至震颤、惊厥等异常表现，如糖尿病母亲婴儿、早产儿、小于胎龄儿、热量摄入不足等这些患儿往往存在低血糖的发病基础。

3. **颅内出血和产伤**　严重的脑室内出血、脑实质出血、严重的硬脑膜下出血等均可出现神经系统症状，影像学检查可确诊。

4. **宫内感染**　不同病原造成的宫内感染和孕期不同时间发生的宫内感染在新生儿的表现不同，需与新生儿 HIE 鉴别。

分娩前后感染急性发病阶段，可有不同程度的意识障碍、惊厥等表现；孕中期或更早发生的宫内感染如累及中枢神经系统，新生儿生后可无意识障碍，但存在肌张力异常，有时影像学检查见脑室周围、丘脑、基底核区域存在钙化点。最终需病原学检查确诊。

5. **遗传代谢性疾病和其他先天性疾病** 此类疾病为少见病，最值得与新生儿 HIE 鉴别的早期症状是惊厥和意识障碍。常有惊厥频繁发作，难以控制，化验检查常见代谢性酸中毒，低血糖，高血氨，乳酸、丙酮酸水平增高等，遗传代谢病筛查可确诊。

6. **先天性脑发育异常** 新生儿早期以惊厥为突出表现的脑发育异常最多见于灰质病，如巨脑回畸形、多小脑回畸形、灰质异位等。此类患儿频繁惊厥但无缺氧病史，行头颅磁共振检查可确诊。

四、治疗思路

（一）常规治疗

围产期窒息缺氧后导致全身多脏器缺氧缺血性损害，需维持机体内环境稳定和各器官功能正常，尽可能及早治疗，最迟不得超过生后 48 小时，否则脑损伤会进一步发展和加重。

1. **三项支持疗法**

（1）维持良好的通气、换气功能，维持血气和 pH 值在正常范围。酌情予以不同方式的氧疗，必要时呼吸机辅助通气。根据血气结果，酌情应用 5% 碳酸氢钠纠正酸中毒，尽可能在 24 小时内使血气达到正常范围。

（2）维持各脏器血流灌注，使心率、血压保持在正常范围。根据病情应用多巴胺 3~5μg/（kg·min）。如效果不佳，可加用多巴酚丁胺 3~5μg/（kg·min）及营养心肌药物。

（3）维持血糖水平在正常高值。保证神经细胞代谢所需能量，及时监测血糖，调整静脉输入葡萄糖，一般静脉补糖 6~8mg/（kg·min），必要时输注速度可上调至 8~10mg/（kg·min）。根据病情尽早开奶，保证热量摄入。

2. 三项对症处理

(1) 控制惊厥：首选苯巴比妥，负荷量20mg/kg，若不能控制惊厥，1小时后加用10mg/kg，12~24小时后给予维持量5mg/(kg·d)。肝功能不良者改用苯妥英钠，用量与苯巴比妥相同。顽固性抽搐者加用咪达唑仑，每次0.1~0.3mg/kg静脉滴注，也可加用10%水合氯醛，0.5ml/kg，稀释后保留灌肠。

(2) 降低颅内压：如有颅内压升高表现，可应用甘露醇，宜小剂量，0.25~0.5g/kg，静脉推注，酌情6~12小时1次，必要时加呋塞米0.5~1mg/kg，争取2~3天内使颅内压明显下降，同时避免输液过量。

(3) 消除脑干症状：当重度新生儿HIE临床出现呼吸节律异常、瞳孔改变时，可应用纳洛酮，剂量0.05~0.1mg/kg，静脉注射。

(二) 亚低温治疗

1. 是指用人工诱导方法将体温下降2~5℃，以降低脑组织氧耗量，保护血脑屏障，抑制乙酰胆碱、儿茶酚胺以及兴奋性氨基酸等内源性毒性物质对脑细胞的损害，从而起到保护脑细胞的作用。亚低温治疗应起始于发病6小时之内，即在继发性能量衰竭前进行，持续72小时。

2. 亚低温有选择性头部亚低温(冰帽系统)和全身亚低温(冰毯系统)2种方式。可根据临床应用经验选择，目前没有证据表明哪种方式治疗新生儿HIE临床效果更好。

3. 亚低温治疗新生儿HIE的选择标准：胎龄≥36周且出生体重≥2 500g，并且同时存在下列情况。

(1) 有胎儿窘迫的证据，至少包括以下1项：①急性围产期事件，如胎盘早剥、脐带脱垂或严重胎心异常变异或迟发减速；②脐血pH值<7.0或BE>−16mmol/L。

(2) 有新生儿窒息的证据(满足以下3项中的任意1项)：①5分钟Apgar评分<5分；②脐血或生后1小时内动脉血气分析pH值<7.0或BE>−16mmol/L；③需正压通气至少10分钟。

(3) 有新生儿HIE或振幅整合脑电图脑功能监测异常的证据。振幅整合脑电图脑功能监测至少描计20分钟并存在以下任意 1 项：①严重异常，上边界电压≤10μV；②中度异常，上边界电压>10μV 和下边界电压<5μV；③惊厥。

（三）新生儿期后的治疗

对出现神经系统发育异常者进行功能训练、神经康复治疗。

五、预后

1. 脑损伤的严重程度与缺氧的严重程度相平行，不同程度的脑损伤，病情演变过程不同，不同的病期有不同的评估内容。

2. 生后 24 小时内评估新生儿 HIE 是否发生；72 小时左右判断脑损伤的严重程度，对预后初步评估；10~14 天时对神经系统后遗症的可能性及严重性进行评估；28 天时评估恢复情况，并制定后期干预措施。

3. 轻、中度新生儿 HIE 影像学异常改变一般在 7~10 天内恢复正常；部分中度及重度病例，如在 10~14 天后影像学改变仍不恢复，即不再是脑水肿的病理过程，而是神经元变性坏死的晚期病理改变；3~4 周后影像学出现脑软化、萎缩性改变，提示预后不良。

4. 新生儿 HIE 伴有脑电图改变，2 周内完全恢复正常者，预后大多良好；脑电图表现出“暴发抑制”“低电压”“电静息”等严重改变，尤其持续时间较长者，提示预后不良。

（杨雨晨　岳冬梅）

第二十一节　新生儿尿路感染

一、疾病简介

新生儿尿路感染（urinary tract infection，UTI）是指病原微生物入侵泌尿系统，并在尿中繁殖、侵入泌尿道黏膜或组织所引起的炎症反应，其可由多种菌引起，以大肠埃希菌最常见，约占 60%~80%，其他导致疾病的阴性杆菌包括克雷伯菌、肠杆菌、柠檬酸杆菌等，革兰氏阳性菌包括金黄色葡萄球菌、凝固酶阴性葡萄球菌及肠球菌等，同时新生儿亦要注意真菌所致尿路感染。

新生儿尿路感染以血行感染为主，特别是早产儿，也可存在上行感染，应注意与泌尿系畸形等有关。

新生儿 UTI 与婴幼儿和儿童 UTI 存在较大差异，主要体现在发病率较高，临床症状不典型，男婴多见，其可单独发生，也可作为败血症的一部分。新生儿 UTI 如果处理不当，可导致脱水、尿脓毒血症以及远期不良预后，如高血压、肾瘢痕形成、肾功能不全等。

正常足月新生儿尿路感染发病率没有报道，但在发热足月新生儿中尿路感染发病率在 7%~15%，而早产儿较足月儿更易发生 UTI，胎龄越低，发病率越高，有资料显示早产儿发病率可达 8%，超低出生体重儿可达 13%。

二、疾病特点

（一）临床表现

1. 新生儿 UTI 临床表现不具有特异性。

2. 有时仅表现为脓毒血症症状如：发热、黄疸、反应低下、拒乳、呕吐、体重不增等。

3. 严重者可出现呼吸暂停、心动过缓、低血糖、感染性休克等。

（二）辅助检查

1. **尿常规**　尿液沉淀后沉渣镜检，白细胞>10 个/HP，未离心尿镜检，白细胞>5 个/HP，即应考虑泌尿系感染。

2. **尿培养**　确诊重要依据，同时可明确感染细菌种类及药敏。最理想尿液留取是在新生儿裸露时排尿，或者外阴清洁无菌后使用尿袋留取。如需侵入性技术留取时，应选择耻骨上膀胱穿刺或导尿管留取尿液标本。

3. **血常规及 C 反应蛋白**　血常规提示白细胞总数及中性粒细胞升高，C 反应蛋白升高。

4. **血培养**　尿路感染为败血症的一部分，血行感染常见，血培养可为阳性。应用抗生素前采集。

5. **其他检查**　尿液涂片、尿试纸检查等。

6. **影像学检查**　因新生儿 UTI 易伴有先天性肾发育异常，

因此需进行泌尿系影像学检查:①泌尿系超声检查;②排泄性膀胱尿道造影(voiding cystourethrography,VCUG):是诊断膀胱输尿管反流(vesicoureteral reflux,VUR)的重要方法;③静脉肾盂造影;④肾脏同位素扫描等。

三、诊断思路

1. **高危因素** 留置尿管、全身败血症、尿路梗阻、神经性膀胱等。

2. **诊断** UTI是新生儿期常见疾病,临床症状缺少特异性,易发生误诊、漏诊。对于新生儿UTI的诊断主要依靠尿液实验室检查。对新生儿不明原因的发热、体温不升、反应差、呕吐、腹泻等症状时,应及时考虑进行尿液及早诊断。

3. **鉴别诊断** 泌尿系发育异常可明显增加新生儿UTI的发病率,为排除潜在发育畸形,如膀胱输尿管反流、多囊肾、肾积水等,应对UTI新生儿进行常规泌尿系统超声等影像学检查。

四、治疗思路

1. **一般治疗** 注意外阴部清洁,避免尿道口污染,保持水电解质和酸碱平衡。对于存在败血症患儿,注意休克的早期治疗。

2. **抗生素治疗** 应根据尿检及药敏结果选择有效抗生素。无病原学诊断结果时,多选择对革兰氏阴性杆菌有效药物。如氨苄西林/舒巴坦和第3代头孢抗生素,例如头孢噻肟100mg/(kg·d),q.12h.,静脉滴注。院内感染耐药率较高,可选用碳青霉烯类,亚胺培南、美罗培南。用药疗程为2~4周,或根据尿液检查或尿培养决定疗程。

五、预后

与是否存在解剖学畸形、膀胱输尿管反流、败血症等因素有关。

(于文婷 岳冬梅)

第二十二节　新生儿低血糖

一、疾病简介

新生儿低血糖(hypoglycemia of newborn)指血糖值低于正常同年龄婴儿的最低血糖值。低血糖可使脑细胞失去基本能量来源,脑代谢和生理活动无法进行,若不及时纠正会导致永久性脑损伤,即低血糖脑病,因此要积极防治。新生儿低血糖的界限值尚存在争议,多主张采用不论胎龄和日龄,低于 2.2mmol/L 诊断低血糖症,而低于 2.6mmol/L 为临床需要处理的界限值。

糖代谢紊乱在新生儿期非常常见,新生儿低血糖症是新生儿期常见病。多发生于早产儿、足月小样儿、糖尿病母亲婴儿及新生儿缺氧窒息、新生儿硬肿症、感染、败血症等。新生儿低血糖症足月儿发生率为 1%~5%,低出生体重儿可达 15%~25%,新生儿窒息约 20%~30%。低血糖持续或反复惊厥发作可引起严重的中枢神经系统损害,使脑细胞能量代谢障碍、脑细胞肿胀、软化、坏死,临床上出现智力低下、脑瘫等神经系统后遗症。

二、病因

1. **糖原和脂肪贮存不足**　低出生体重儿包括早产儿和小于胎龄儿(small for gestational age infant,SGA)的糖原和脂肪贮存量少,另一方面生后代谢所需的能量相对高,因而易发生低血糖症。

2. **糖原消耗过多**　新生儿患严重疾病如窒息、RDS、新生儿硬肿症等均容易发生血糖低下。这些应激状态常伴有代谢率增加、缺氧、体温升高和摄入减少。缺氧亦可促使低血糖症发生。

3. **高胰岛素血症**　暂时性高胰岛素血症常见于母亲患糖尿病的婴儿、胰岛细胞增生或功能亢进、严重溶血、胰岛 β 细胞肿瘤、11p 部分三体综合征、母亲服用 β-肾上腺受体激动剂(沙丁胺醇、特布他林等)、氯磺丙脲等,

4. **内分泌和代谢性疾病**　患半乳糖血症的新生儿因血中半乳糖增加,葡萄糖相应减少。糖原贮积病的患儿糖原分解减

少，致血液中葡萄糖含量低。患亮氨酸过敏症的新生儿，母乳中的亮氨酸可使其胰岛素分泌增加。其他如脑垂体、甲状腺或肾上腺等先天性功能不全也可影响血糖含量。

三、疾病特点

（一）临床表现

新生儿低血糖常缺乏症状，同样血糖水平时患儿的症状差异大，原因尚不明。无症状性低血糖较症状性低血糖多10~20倍。

1. **症状和体征**　症状和体征常为非特异性，多出现在生后数小时至1周内，或因伴发其他疾病过程而被掩盖。主要表现为反应差、阵发性发绀、震颤、眼球不正常转动、惊厥、呼吸暂停、嗜睡、拒乳等，有的出现多汗、苍白及反应低下等。

2. **低血糖脑病**　低血糖会导致中枢神经系统损伤，严重时可出现延脑生命中枢功能障碍的症状。

（二）辅助检查

1. **血糖测定**

(1) 血糖筛查：血糖测定是确诊和早期发现本症的主要方法。血糖试纸（葡萄糖氧化酶法）测血糖简便易行，但因误差较大，仅可作为筛查及动态监测手段。生后1小时内应监测血糖。对有可能发生低血糖者（如SGA），应于生后第3、6、12、24小时监测血糖。筛查血糖<45mg/dl时，不必等待实验室检测结果即应开始干预治疗。

(2) 实验室生化法测定：全血血糖低于正常值可确诊低血糖。但必须及时监测，标本放置可使葡萄糖酵解，每小时可使血糖下降18mg/dl。

2. **诊断不明确者**　根据需要查血型、血红蛋白、血钙、血镁、尿常规与酮体，必要时做脑脊液检查。

3. **其他**　X线胸片、心电图、超声心动图、脑电图、脑CT或MRI等检查。

三、诊断思路

1. **病史**　常有母亲糖尿病史，妊娠高血压综合征史，婴儿患红细胞增多症、新生儿溶血病、围产期窒息、感染、新生儿硬肿症、RDS 等病史，特别是早产儿、SGA 以及开奶晚、摄入量不足等情况。

2. **临床表现**　有上述临床表现、特别是经滴注葡萄糖液症状好转者，或具有无原因解释的神经系统症状、体征患儿，均应考虑本症。

3. **血糖测定及其他检查血糖测定**　是确诊和早期发现本症的主要手段。生后 1 小时内应监测血糖。对有可能发生低血糖者（如 SGA）应动态监测血糖。

4. **鉴别诊断**

（1）低钙血症：低钙血症是新生儿惊厥的重要原因之一。低血糖和低血钙均可发生在新生儿早期，但低血钙发生在任何类型的新生儿，血钙总量低于 1.75~2mmol/L（7.0~8.0mg/dl）或游离钙低于 0.9mmol/L（3.5mg/dl）。而低血糖多见于低出生体重儿，有相应病史和临床表现特点，实验室检测血糖降低可助诊断。

（2）缺氧缺血脑病：多发生在早产儿和窒息儿，尽早完善颅内超声检查有助于诊断。

四、治疗思路

1. 对可能发生低血糖者应从生后 1 小时即开始喂奶（或鼻饲），可予以母乳或婴儿配方奶，24 小时内每 2 小时喂 1 次。如血糖低于需要处理的界限值 2.6mmol/L，患儿无症状，应静脉滴注葡萄糖液 6~8mg/（kg·min）。经上述处理，低血糖不缓解，则逐渐增加输注葡萄糖量至 12~15mg/（kg·min）。外周静脉输注葡萄糖的最大浓度为 12.5%，若超过此浓度，应放置中心静脉导管，最高浓度不超过 20%。出现低血糖症状时，出现低血糖症状时，应立即静脉注入 10% 葡萄糖液 2ml/kg，输注速度为 1ml/min。

治疗期间每小时 1 次监测微量血糖，每 2~4 小时监测静脉血糖，如症状消失，血糖正常 12~24 小时，逐渐减少至停止输注葡萄糖，并及时喂奶。出生 24~48 小时后溶液中应给生理需要量氯化钠和氯化钾。

$$输糖速度\ mg/(kg\cdot min)=\frac{葡萄糖溶液浓度\ \%\times ml/(kg\cdot d)}{144}$$

2. 激素疗法。如用上述方法补充葡萄糖，输糖速度≥12mg/(kg·min)时仍不能维持血糖水平，可加用氢化可的松 5~10mg/(kg·d)，分 2 次静脉滴注至症状消失、血糖恢复正常后 24~48 小时停止。激素疗法可应用数天至 1 周。

3. 持续性低血糖。糖原储备充足者可用胰高血糖素 0.1~0.3mg/kg 肌内注射，必要时 6 小时后重复应用。

4. 二氮嗪(diazoxide，DZ)。是高胰岛素血症最常用的一线药物。通常为 5~20mg/(kg·d)分三次口服，可抑制胰岛素释放。由于 DZ 有水钠潴留的不良反应，因此常与氢氯噻嗪联合用药。另外，对于为了供给足够的葡萄糖而接受大量静脉补液的新生应慎用二氮嗪。

5. 奥曲肽(octreotide)。是长效天然生长抑素(somatostatin，SMS)类似物，能够诱导 β 细胞超极化直接抑制 Ca^{2+}通道，从而减少胰岛素的分泌。奥曲肽适用于禁用 DZ 的危重患儿，或与 DZ 联合应用。剂量为 5~1 025μg/(kg·d)，每 12 小时静脉滴注或皮下注射，必要时每 6~8 小时重复使用。该药能够降低内脏的血流，因而存在 NEC 风险的患儿使用时一定要加以注意。

6. 病因治疗。应积极治疗原发病。如半乳糖血症应完全停止乳制品，代以不含乳糖的食品；亮氨酸过敏的婴儿，应限制蛋白质摄入种类；糖原贮积症患儿应昼夜喂奶；遗传性果糖不耐受症则应限制蔗糖及水果汁等摄入。

7. 其他。治疗期间还需保持一定环境温度，以降低热能消耗，并监测血糖变化。

五、预后

低血糖发生神经损害至脑损伤时预后不良，低血糖对脑组织的损伤程度取决于低血糖的严重程度及持续时间。症状性低血糖一般预后较差，但无症状的低血糖持续时间过长，也会导致中枢神经系统损伤。如能及时诊断处理，则预后良好；无症状性低血糖症比症状性低血糖预后好；早产儿、SGA 和伴有原发疾病的患儿，预后以本身情况和原发病的严重程度而定。典型和严重反复发作型、持续低血糖时间较长者，对智力发育的影响是肯定的。因神经细胞代谢的改变而发生神经系统后遗症，与原发病引起的后遗症不易区分。有资料报道，患新生儿感染并发低血糖症，血糖值小于20mg/dl时，病情均危重，病死率高。

（宛 洋 岳冬梅）

第二十三节 新生儿低钠血症

一、疾病简介

1. **定义** 新生儿血清钠低于130mmol/L时被称为低钠血症（hyponatremia），仅反映钠在血浆中浓度的降低，并不一定表示体内总钠量的丢失，总体钠可以正常甚或稍有增加。低渗综合征均伴有低钠血症，但低钠血症的血浆渗透压亦可增高（高血糖症）或正常（高脂血症或高脂蛋白血症），即假性低钠血症。

2. **病因及发病机制**

(1) 钠缺乏：钠摄入不足和/或丢失增多，只补充水和低盐溶液可导致失钠性低钠血症。①孕妇对胎儿的影响：孕妇妊娠期高血压疾病应用低盐饮食，或产前24小时或更长时间连续应用利尿剂，导致钠总量减少。②早产儿：尤其是VLBW，尿液丢失钠较多，体重生长迅速，每日需钠量较大，在生后2~6周时常发生低钠血症。若因病只补充无盐液体时则更易发生。③胃肠道丢失：腹泻、肠瘘、外科引流、肠梗阻等。④泌尿系丢失：利尿药、急性肾衰竭多尿期。⑤盐皮质激素缺乏：各种原因引起的肾上腺皮质功能不全，如先天性肾上腺皮质增生症、醛固酮减少症。⑥皮肤丢失：烧伤。⑦脑脊液引流。⑧假性醛固酮减少症（远端肾小管和集合管对醛固酮不反应）。

(2) 水滞留：水摄入过多或排泄障碍，会引起稀释性低钠血症。①水摄入过多：口服或静脉补无盐或低盐溶液过多；②肾排水障碍：急性肾衰竭；③充血性心力衰竭。

(3) 体内重新分布：低钾血症时细胞内液失钾，细胞外液中的钠进入细胞内使血钠降低。

(4) 假性低钠血症：高血糖、高脂血症、高脂蛋白血症。

二、疾病特点

(一) 临床表现

血清钠低于125mmol/L即可出现症状，主要表现为低渗性脱水，细胞外液减少，血液浓缩，查体可见眼窝、前囟凹陷，皮肤弹性较差，四肢冷，血压下降，严重者出现休克。在严重急性低钠血症时，如血钠低于115mmol/L可发生脑细胞水肿，出现神经系统症状如呼吸暂停、嗜睡、昏睡、昏迷或惊厥，但慢性低钠血症脑水肿表现不明显。稀释性低钠血症时细胞外液增加，血液稀释，原有水肿可加重。抗利尿激素分泌失调综合征(syn-drome of inappropriate secretion of antidiuretic hormone，SIADH) 多水肿不明显。血压不降低，主要症状都是脑水肿引起的神经系统症状。

(二) 辅助检查

1. **血清钠** 血清钠<130mmol/L，可有血糖增高、高脂血症或高脂蛋白血症；可有血肌酐升高，低钾血症。

2. **尿钠** 尿钠<10~20mmol/L，也可>20mmol/L，如有肾脏损害可有尿蛋白或镜下血尿。

3. **其他辅助检查** 根据临床需要，可做X线检查、B超检查、心电图、CT及头颅MRI检查等。

三、诊断思路

1. **诊断** 根据临床表现和血清钠测定可以确定诊断。低钠血症可有酸碱代谢紊乱，应予以注意。另外，还应确定是否为伴脱水的低钠血症或水潴留所致的稀释性低钠血症。

2. **鉴别诊断** 窒息、缺氧、低血容量(频繁抽血)、高胸膜腔内压(气胸、正压通气)、心肺功能障碍、感染、颅内出血、缺氧缺血性脑病、脑膜炎、肺炎、外科术后等，可由于压力感受器受刺激，引起ADH分泌增加，肾小管水重吸收增多而排钠不受影响，从而出现低钠血症。但需与真正的 SIADH 相区别。当同时出现①低钠血症伴血容量正常；②心、肾、肾上腺、甲状腺功能正常；③尿钠仍继续丢失和尿液不能最大稀释时才能诊断 SIADH。尽管缺氧和颅脑损伤可直接刺激下丘脑而发生 SIADH，但达到此诊断标准者在新生儿十分罕见。此外，急性肾衰竭、先天性肾病综合征亦可出现水潴留。

四、治疗思路

1. **病因治疗** 积极治疗原发病。

2. **失钠性低钠血症** 以补钠为主。

所需钠量（mmol）=（140−患儿血清钠）mmol/L×0.7×体重（kg）

先给计算量的1/2，根据治疗后的反应，决定是否继续补充及补充剂量。对低钠症状明显者可给 3% NaCl 静脉滴注，3% NaCl 12ml/kg 可提高血钠 10mmol/L，先给半量，要求在 4~6 小时将血钠提高到 125mmol/L［钠离子提高速度不应超过 1mmol/（L·h）］，然后在 24~48 小时使血钠恢复正常。若同时存在脱水和异常损失（如腹泻等），应同时补钠和纠正脱水。中度脱水伴循环障碍和重度脱水者需受限扩容，最初 8~12 小时补液速度为 8~10ml/（kg·h），使脱水首先纠正，血清钠>125mmol/L。纠正酸中毒和补充钾（肾上腺皮质功能减退除外）与低渗性脱水的治疗相同。

对先天性肾上腺皮质功能减退者，应长期使用盐皮质激素氟氢可的松，新生儿每天 0.05mg，1 次/d，口服。

3. **稀释性低钠血症** 主要限制水的摄入量，增加水的排出，使血清钠和血浆渗透压恢复正常。可使用髓襻利尿药，增加水的排出。对严重稀释性低钠血症可适当补钠，但不能纠正过快。对肾衰竭者可进行腹膜透析。

4. **SIADH 的治疗** SIADH 多为暂时性，随着原发病的改善而缓解，治疗主要是限制入液量，50ml/（kg·d），一般不需补钠，如血钠低于 120mmol/L，也可适当补钠。在治疗过程中要密切进行临床观察，记录出入水量，监测体重变化、血清水电解质、血气、血细胞比容、血浆及尿渗透压、尿钠含量等，随时调整治疗。与高钠血症的治疗观察亦同。

五、预后

与原发性病因有关,能及时去除病因者预后良好,但处理不当可至中枢神经系统永久性损害,甚至死亡。

(宛 洋 岳冬梅)

第二十四节 新生儿低钙血症

一、疾病简介

1. **低钙血症** 是新生儿期较常见的水电解质紊乱。新生儿出生后血钙来源中断,常有血钙暂时性降低。早产儿由于钙储备不足,更易发生低钙血症。当新生儿血钙低于1.8mmol/L,或游离钙低于0.9mmol/L时称为低钙血症。

2. **病因及发病机制**

(1)早期低钙血症:发生在生后3天内。孕母在妊娠后期经胎盘输给胎儿的钙增加,胎儿血钙较高,甲状旁腺功能受到抑制,出生后因血钙来源中断易导致低钙血症,新生儿早期降钙素分泌增多,也可导致低钙血症。早产儿因胎儿期钙储存不足,出生时易发生低钙血症。窒息缺氧使钙内流增加可引起低钙血症。糖尿病母亲转给胎儿的钙比正常情况多,胎儿甲状旁腺功能更受抑制,出生后更易发生低钙血症。

(2)晚期低钙血症:发生在出生3天以后。多见于人工喂养的新生儿,因牛乳含磷量较高,摄入后抑制钙的吸收。碱中毒、换血时用枸橼酸钠作抗凝剂时也可发生低钙血症。

(3)其他低钙血症:鉴于维生素D缺乏、甲状旁腺功能低下、医源性碱中毒、枸橼酸盐抗凝血换血、大量利尿或肝功能障碍等。

二、疾病特点

(一)临床表现

1. **症状轻重不同** 主要表现为神经肌肉兴奋性增高,出现不安、震颤、惊跳、手足抽搐、惊厥，严重者可出现喉痉挛和窒息。

2. **早产儿低钙血症**　一般无惊厥，常表现为屏气、呼吸暂停、青紫，严重者可发生猝死。

3. **发作间期**　一般状况良好，但肌张力较高，腱反射增强。

4. **先天性甲状旁腺功能减退症**　低钙血症持续性存在，常发生频繁惊厥。

5. **心电图**　示Q-T间期延长，足月儿大于0.19秒，早产儿大于0.20秒。

（二）辅助检查

1. **实验室检查**　血清钙<1.8mmol/L，血清离子钙<0.9mmol/L，1，25-$(OH)_2D_3$减少，血浆蛋白低，酸中毒，可有低氧血症、碱中毒或血磷增高等改变。尿钙定性检查阴性。

2. **其他辅助检查**　完善脑CT检查除外颅内病变引起的惊厥；完善胸部X线检查了解心肺情况；心电图检查示Q-T间期延长（足月儿>0.19秒，早产儿>0.20秒）。

三、诊断思路

1. **诱因**　有低血钙的诱因。

2. **临床表现**　早期低血钙可无症状。

（1）急性低血钙表现为神经肌肉兴奋性增高，如激惹、震颤、抽搐、喉痉挛、惊厥等。

（2）慢性低钙可有佝偻病表现，如骨钙化不良、骨骼畸形、血碱性磷酸酶升高等。

3. **辅助检查**　血清钙<1.8mmol/L血清离子钙<0.9mmol/L。

4. **鉴别诊断**　本病常需与新生儿低血糖症、低镁血症、缺氧缺血性脑病等鉴别。实验室检查有助于鉴别诊断。

四、治疗思路

1. **血游离钙监测**　对具有低钙血症高危因素的新生儿如极低出生体重儿、糖尿病母亲婴儿、产时抑制（如RDS、窒息、PPHN、感染性休克），生后12、24和48小时应进行血游离钙监测。生后通过中心静脉持续补充钙剂，维持游离钙水平在1~1.4mmol/L（出生体重<1 500g)/1.2~1.5mmol/L(出生体重>1 500g),以预防低钙血症发生。

2. **补充钙剂** 对无症状高危儿的低钙血症应该予以支持疗法,每日可给元素钙 9~18mg/(kg·d)静脉缓慢滴注。一般可用每毫升含元素钙 9mg 的 10% 葡萄糖酸钙静脉滴注,滴注速度应由输液泵来控制。当发生惊厥、呼吸暂停等低钙危象时,立即用 10% 葡萄糖酸钙 2ml/kg,以 5% 葡萄糖稀释一倍缓慢静脉注射(10~15 分钟以上),同时监测心率,注意保持在 80 次/min 以上,否则应暂停推注以防引起心动过缓或心搏骤停。如临床症状无改善,可间隔 10 分钟重复注射 1 次,注意避免渗出引起皮肤及组织坏死。若仍无缓解,可加用镇静剂。惊厥控制后改为口服钙维持。可用乳酸钙或葡萄糖酸钙,剂量为元素钙 20~40mg/(kg·d)。对较长期或晚期低钙血症口服钙盐 2~4 周,维持血钙在 2.0~2.3mmol/L。同时应强调母乳喂养或用钙磷比例适当的配方奶。有甲状旁腺功能减退症时,须长期口服钙剂治疗,同时用维生素 D(1 000~2 500IU/d)、1,25-$(OH)_2D_3$ 0.5μg/d 或双氢速甾醇(dihydrotachysterol crystalline)0.05~0.1mg/d。

五、预后及疾病预防

1. 低钙血症在发作时直接威胁婴儿生命,若出现喉痉挛常可导致窒息死亡,当喉痉挛及呼吸暂停出现应立即急救。低钙血症很少引起中枢神经系统器质性损害。单纯低钙血症预后佳。如为永久性甲状旁腺功能减退症(X 连锁隐性遗传病),则须长期治疗。

2. 预防新生儿低血钙应在分娩前后进行。

(1) 做好孕期保健:防治孕母维生素 D 和钙的缺乏。如母亲妊娠期有腓肠肌痉挛者应早期应用钙剂和维生素 D,必要时应检测母亲的血钙、血磷和碱性磷酸酶而预防新生儿低钙血症。

(2) 母乳喂养:提倡母乳喂养。

(宛 洋 岳冬梅)

第三章　消化系统疾病

第一节　口　腔　炎

一、疾病简介

口腔炎是指口腔黏膜由于各种感染引起的炎症，若病变限于局部，如舌、齿龈、口角，亦可称为舌炎、龈炎或口角炎等。本病多见于婴幼儿。可单独发生，也可继发于全身疾病如急性感染、腹泻、营养不良等。

二、病因分析

感染常由病毒、真菌、细菌引起。不注意食具及口腔卫生或各种疾病导致机体抵抗力下降等因素均可导致口腔炎的发生。目前细菌感染性口腔炎已经很少见，病毒及真菌感染所致的口炎仍经常见到。

三、辅助检查

1. **外周血象**　鹅口疮时外周血象无明显变化，单纯疱疹性口炎时白细胞正常或轻度降低，细菌引起的口腔炎白细胞增多。

2. **病原学检查**　鹅口疮时显微镜下可见真菌的菌丝和孢子，单纯疱疹性口炎时可做病毒分离或病毒抗体检测，细菌引起的口腔炎时可做分泌物细菌涂片或培养检查。

四、诊断思路

（一）详细询问病史及发病诱因

是否有急性感染、营养不良、腹泻、B 族维生素缺乏、长期应用广谱抗生素或激素等病史，是否经产道感染或哺乳时奶头及乳具不洁等。

（二）诊断

由于年龄大小、致病原因、体质强弱、病变部位等不同，临床表现各异，要结合查体辅助检查做出诊断。

（三）常见的几种口腔炎特点

1. 鹅口疮

⑴ 多见于新生儿和婴幼儿，营养不良、腹泻、长期使用广谱抗生素或类固醇激素的患儿常有此症。

⑵ 为白念珠菌感染在黏膜表面形成白色斑膜的疾病。

⑶ 查体可见口腔黏膜表面覆盖白色凝乳块样小点或小片状物，可逐渐融合成大片，不易擦去，周围无炎症反应，强行剥离后局部黏膜潮红、粗糙，可有溢血。重症则全部口腔均被白色斑膜覆盖，甚至可蔓延到咽、喉、食管、气管、肺等处，此时可危及生命。

⑷ 轻症不痛，不流涎，无全身症状，不影响吃奶；重症可伴有低热、拒食、吞咽困难等。

2. 单纯疱疹性口炎

⑴ 多见于1~3岁小儿，发病无明显季节性。

⑵ 为单纯疱疹病毒Ⅰ型感染所致。

⑶ 查体见颊黏膜、齿龈、舌、唇内、唇红部及邻近口周皮肤出现单个或成簇的小疱疹，直径约2mm，周围有红晕，迅速破溃后形成溃疡，有黄白色纤维素性分泌物覆盖，多个溃疡可融合成不规则的大溃疡。所属淋巴结常有肿大和压痛。

⑷ 疼痛剧烈，可有发热、烦躁不安、口腔疼痛、拒食、流涎等。

3. 细菌引起的口腔炎 主要是口腔常住菌在抵抗力降低时引起的口腔黏膜的急性损害，多见于儿童。有发热、流涎、轻度口臭、口腔疼痛等。

4. 鉴别诊断

⑴ 疱疹性咽峡炎：本病由柯萨奇A组病毒引起，多发生于夏季。常急骤起病，表现为发热、咽痛、流涎、厌食等，疱疹主要

发生在咽部和软腭,为数个至十数个 2~4mm 的灰白色疱疹,周围有红晕,1~2 天破溃后形成小溃疡,疱疹有时见于舌部,但不累及齿龈和颊黏膜。病程约为 1 周左右。

(2) 口角炎:儿童常见的口角炎有两类,感染性口角炎和营养不良性口角炎。前者多发生在有舔唇和舔口角习惯的儿童,口角湿白,有皲裂向黏膜和皮肤延伸,或有轻度糜烂。病程持续很长。后者多发生在维生素 B_2(核黄素)缺乏的患儿,有口角糜烂和干裂。补充维生素 B 族可治愈。

5. **治疗中病情加重,或反复不明原因口腔溃疡,久治不愈** 一定注意有无先天性免疫缺陷、慢性营养不良、免疫功能低下或其他系统疾病如炎性肠病、贝赫切特综合征等,应及早查清基础疾病,给予相应的支持疗法,增强机体抵抗力。

6. **医源性因素** 如频繁使用糖皮质激素退热,滥用广谱抗生素等使患儿免疫力下降,致使病原扩散或继发真菌感染。应强调合理治疗,杜绝滥用药物。

五、治疗思路

1. **一般治疗** 注意口腔卫生,保持口腔清洁,多饮水,加强营养,避免长期应用广谱抗生素。

2. **抗感染治疗**

(1) 抗病毒药物:常用利巴韦林溶液喷洒或碘苷溶液涂抹口腔治疗单纯疱疹性口炎。

(2) 抗生素:用于细菌引起的口腔炎或其他口腔炎继发细菌感染者。常选用青霉素类及大环内酯类抗生素,局部可涂抹 2.5%~5% 金霉素甘油。

(3) 抗真菌药物:一般不需口服抗真菌药物,可用 2% 碳酸氢钠溶液于哺乳前后清洁口腔,2~3 天,也可局部涂抹 10 万~20 万 IU/ml 制霉菌素鱼肝油混悬液治疗鹅口疮。

3. **对症治疗**

(1) 退热:高热时可给予物理降温及退热药,如对乙酰氨基酚或布洛芬。

(2) 止痛:禁用刺激性药物,亦可局部喷洒西瓜霜、锡类散等。疼痛严重者可在餐前用 2% 利多卡因涂抹局部，食物以微温或凉的流质为宜。

4. **支持治疗** 对反复患口腔炎的患儿，可使用细胞、体液免疫调节剂，如胸腺素、丙种球蛋白、中药黄芪等。适当补充微量元素及维生素 A 及维生素 C。还可口服肠道微生态制剂，纠正肠道菌群失调。

六、预后及疾病预防

1. 大多数患儿经加强口腔护理在 3~5 天痊愈，症状消失。

2. 部分患儿出现病程迁延，多为年幼体弱或偏食的患儿。既往可能有反复口腔炎病史，治疗效果差或不彻底至病情迁延。

3. 部分患儿经治疗病情好转后病情反复，再次出现口腔炎症状，可能有以下原因：①口腔卫生未做好；②家长护理不当；③擅自停药。针对这些常见原因，应多做卫生宣教，重视口腔卫生，多饮水。房间内多进行空气消毒，指导家长正确护理患儿。

（许玲芬）

第二节 胃食管反流

一、疾病简介

胃食管反流（gastroesophageal reflux，GER）指胃内容物反流入食管，出现以反流为主的临床表现，分为生理性和病理性。小儿 GER 多为生理性，1~4 个月为高发年龄，一般大于 1 岁逐渐好转。若反流频繁发作或持续发生，即考虑为病理性。若持续反流引起了食管炎、吸入综合征、成长障碍或神经精神症状时，称为胃食管反流病（gastroesophageal reflux disease，GERD）。

二、疾病特点

1. 临床表现和体格检查

（1）反流：婴幼儿反流主要表现为呕吐，此外还可表现为溢奶、反刍或吐泡沫、拒食等。年长儿可表现为胸骨后灼烧痛、腹痛、反酸、嗳气及反胃等。

（2）反流性食管炎：①胸骨后烧灼感：多见于年长儿，多位于胸骨下段，一般进食酸性饮料、巧克力等可使症状加重，服用抗酸剂可使症状减轻。②咽下困难：婴幼儿主要表现为喂养困难、拒食或烦躁。年长儿可表现为咽下疼痛，当合并食管狭窄时则表现为严重的呕吐和吞咽困难。③呕血和便血：食管炎症严重时可导致糜烂或溃疡发生，此时可出现呕血或黑便。④Barrett食管：指食管下段的鳞状上皮被增生的柱状上皮所替代。Barrett食管容易合并食管溃疡、狭窄和腺癌。

（3）食管外症状：①成长障碍是最常见的食管外症状，主要表现为体重不增和生长发育迟缓、伴有反流性食管炎时可导致蛋白丢失性肠病，进而引起血液中蛋白含量降低，也可导致慢性贫血。②吸入综合征：在婴幼儿，吸入综合征可表现为阻塞性呼吸暂停、喘鸣以及有原发病如喉软骨软化、支气管肺发育不良时的下呼吸道感染、甚至婴儿猝死综合征等。年长儿可表现为慢性咳嗽、哮喘、咽炎、鼻窦炎等，很多时候这些疾病经对症治疗后不见好转，此时要注意是否存在 GERD。③精神神经症状：部分患儿可表现为不安、易激惹、夜惊、婴儿做鬼脸及神经系统疾病。桑迪弗综合征是指病理性 GER 患儿表现类似斜颈的一种特殊的“公鸡头样”的姿势，同时伴有胃食管反流、杵状指、蛋白丢失性肠病及贫血貌。

2. 辅助检查

（1）上消化道造影：能观察食管形态、运动状况以及食管胃连接部的组织结构，是简单方便的诊断 GER 的方法之一，易出现假阳性或假阴性，故不是诊断 GERD 的金标准，但可用来除外上消化道畸形。

（2）食管 pH 值检测：24 小时食管 pH 值检测被认为是 GER

的金标准。该检查不仅可以发现反流,还可以了解反流的程度以及反流与症状、体位、进食的关系,且能分辨生理性与病理性反流。

(3) 食管内镜检查及黏膜活检:内镜活检可以确定是否存在食管炎的黏膜病变及 Barrett 食管,且能确定食管炎的程度,但不能反映反流的严重程度。内镜及活检正常也不能排除 GER。

(4) 其他检查方法还有胃食管同位素扫描、食管动力功能检查,但均不是诊断 GERD 的金标准。

三、诊断思路

1. 常见于 1 岁以下婴幼儿、特别是 6 个月以内的婴儿。发病形式多种多样,可表现为呕吐、溢奶、反刍或吐泡沫、拒食、喂养困难、慢性咳嗽、夜间哭闹等等,如有上述症状需要考虑是否存在胃食管反流。

2. 胃食管反流只是一种症状性诊断,需要究其病根。小婴儿胃食管反流多数和过敏相关,所以必要时需要查找过敏原,此外小婴儿免疫反应差,不一定过敏原检测都是阳性,可通过食物回避再激发试验进一步明确诊断。追问病史时需要注意患儿是否有湿疹及慢性咳嗽、流涕或鼻腔干湿性分泌物较多等情况。

3. 大孩子的胃食管反流需要积极进行胃镜鉴别诊断并查找原因,如是否合并幽门螺杆菌感染等。部分孩子可以呼吸道症状为表现来诊,如夜间憋醒、胸闷等等,此时需要和胃食管反流相鉴别,且夜间反流症状为主的孩子首选检查为 24 小时食管 pH 值检测。

4. 生理性 GER 一般 1 岁以后临床症状会基本消失,多数 GER 患儿通过典型的临床表现及体征可以诊断,部分患儿需要完善相关检查。大部分胃食管反流不需要太多药物性干预,若患儿生长发育良好,可进行体位或饮食疗法控制。若一般疗法不见好转,需要和外科基本如食管裂孔疝、贲门失弛缓、先天性肥厚型幽门狭窄等相鉴别。

四、治疗思路

诊断为 GERD 的患儿需要及时进行治疗。

1. **体位疗法** 左侧卧位，床头抬高 30°可对抗反流，清醒有人看护时可俯卧位或直立位以减轻反流。在睡眠状态下不建议应用俯卧位疗法，以免发生猝死。

2. **饮食疗法** 以稠厚饮食为主，少食多餐，睡前 1 小时不进食。稠厚饮食可以改善反刍和呕吐的发生。年长儿应尽量避免酸性食物（如巧克力、番茄、薄荷等）和饮料（如果汁、碳酸饮料和咖啡因饮料、柠檬酸、酒类等）。肥胖患儿要减肥。尽量避免烟雾吸入。因 GERD 和牛奶蛋白过敏的部分症状相似，所以对于传统治疗失败的患儿可以更换为深度水解配方奶粉或游离氨基酸配方粉喂养 2~4 周观察疗效。

3. **药物疗法**

(1) 抗酸剂：氢氧化铝等可以通过中和胃酸迅速消除症状，但持续的时间较短，多用于年长儿。不建议抗酸剂用于 GERD 患儿的慢性治疗。

(2) 胃酸分泌抑制剂：①组胺 H_2 受体拮抗剂适用于轻中度反流性食管炎的治疗。②质子泵抑制剂（proton pump inhibitors，PPI）适用于重度和糜烂性食管炎的治疗。奥美拉唑，0.6~0.8mg/(kg·d)，晨起顿服。其他 PPI 有兰索拉唑、泮托拉唑等。PPI 作为 GERD 婴儿和儿童反流相关糜烂性食管炎的一线治疗方案，当 PPI 用药有禁忌时可选择组胺 H_2 受体拮抗剂。GERD 患儿有典型症状如胃灼热，胸骨后或上腹痛时建议使用 4~8 周的组胺 H_2 受体拮抗剂或 PPI。当患儿有食管外症状（如咳嗽、喘息、哮喘）时不建议应用组胺 H_2 受体拮抗剂或 PPI，除非存在典型的 GERD 症状或相应检查提示存在 GERD。GERD 患儿应用最佳选择药物治疗 4~8 周后，若症状无缓解或停药后复发需要进一步完善内镜检查，查找其原因。

(3) 黏膜保护剂：如硫糖铝、蒙脱石散、L 谷氨酰胺呱仑酸钠等，适用于食管糜烂、溃疡的治疗，一般不单独用于 GERD 的治疗。

(4) 促动力剂:既往应用的促动力剂有甲氧氯普胺、多潘立酮、西沙必利、红霉素等,但北美小儿胃肠病、肝脏病和营养学会(North American society for pediatric gastroenterology hepatology and nutrition,NASPGHAN)儿童胃食管反流临床实践指南不建议甲氧氯普胺、多潘立酮作为婴儿或儿童 GERD 的治疗方案。不建议红霉素、西沙必利等作为婴儿或儿童 GERD 的一线治疗方案。

(5) 外科治疗:大多数 GERD 患儿经体位疗法及饮食控制均能改善症状,严重者可给予适当药物治疗,一般很少手术治疗。当出现以下情况时可考虑手术干预。①内科非手术治疗 6~8 周无效;②有解剖上的异常,如食管裂孔疝;③严重的反流性食管炎、食管狭窄、上消化道出血;④反复严重的呼吸道感染,如吸入性肺炎、支气管炎、哮喘、甚至窒息;⑤经充分内科治疗后仍有营养不良及生长发育迟缓;⑥合并严重神经精神症状者。

综上,生理性 GER 一般 1 岁以后临床症状会基本消失,多数 GER 患儿通过典型的临床表现及体征可以诊断,部分患儿需要完善相关检查。病理性反流考虑存在 GERD 时需要及时治疗,儿童 GERD 用药需谨慎,一般多采用体位疗法及饮食疗法,严重时考虑用药物治疗,内科治疗药物需评估治疗效果,内科治疗无效时可考虑手术治疗。

(郭　静)

第三节　小儿腹泻病

一、疾病简介

小儿腹泻病是一组由多病原、多因素引起的以大便次数增多和大便性状改变为特点的儿科常见病,以 6 个月~2 岁婴幼儿发病率高。临床主要表现为大便次数增多且大便性状改变,呈稀便、水样便、黏液便或脓血便,可伴有发热、呕吐、腹痛,重者可出现水电解质、酸碱平衡紊乱和全身中毒症状。

二、辅助检查

1. **血常规**　病毒性肠炎白细胞可正常或降低，细菌性肠炎白细胞可升高。

2. **粪便常规**

3. **血气分析**　明确有无酸碱失衡、离子紊乱。

4. **病原学检测**　粪便病毒抗原检测或粪便细菌培养。

三、诊断思路

根据发病季节、病史（包括喂养史和流行病学资料）、临床表现和大便形状可作出诊断。以下是常见几种类型腹泻病。

1. **轮状病毒性肠炎（秋季腹泻）**

（1）多发生于秋、冬季节，多发生于6~24个月患儿。

（2）粪-口途径传播，也可通过气溶胶形式经呼吸道感染而致病。

（3）潜伏期1~3天，起病急，常伴发热和上呼吸道感染。

（4）病初常发生呕吐，随后出现腹泻，黄色水样或蛋花汤样便，有少量黏液，无腥臭。

（5）常侵犯多个器官，可产生神经症状，如惊厥；可有心肌受累。

（6）大便镜检有少量白细胞，感染后1~3天即有大量病毒自便中排出。

（7）自然病程3~8天，呈自限性。

2. **诺如病毒肠炎**

（1）多发生于秋、冬季节。

（2）经粪-口途径传播，也可通过呕吐物产生的气溶胶或被诺如病毒污染的食物、水传播。

（3）潜伏期相对较短，通常12~48小时。

（4）多数发病以轻症为主，最常见腹泻和呕吐，其次为恶心、腹痛、头痛、发热、畏寒和肌肉酸痛等，儿童比成人更容易出现呕吐。少数病例可发展成重症。

（5）诺如病毒主要通过患儿粪便和呕吐物排出，患儿在潜伏期即可排出诺如病毒，排毒高峰在发病后 2~5 天，持续约 2~3 周。

(6) 粪便、肛拭子或呕吐物经诺如病毒核酸检测呈阳性，或酶联免疫吸附测定抗原检测呈阳性。

(7) 自限性疾病，症状持续时间为 2~3 天。

3. 腺病毒肠炎

(1) 没有明显季节性，一年四季可散发。

(2) 表现为腹泻、呕吐、发热，部分患儿有腹痛、呼吸道症状。

(3) 粪便镜检无白细胞。

4. 肠产毒性大肠埃希菌肠炎

(1) 多发生于夏季。

(2) 肠毒素作用于肠壁，使肠壁细胞分泌功能亢进，引起水样便。

(3) 临床表现为发热、呕吐、频繁多次水样便，多伴有脱水、水电解质和酸碱平衡紊乱。

(4) 镜检无白细胞。

5. 致病性大肠埃希菌肠炎

(1) 多见于 3 岁以下婴幼儿，夏季多发。

(2) 急性起病，以发热、呕吐、腹泻为主要表现，腹泻频繁，主要为水样便，轻者每天 5~10 次，重者每天 10 多次。有的可见有黏液、脓血便。

(3) 镜检有少量白细胞。

6. 侵袭性大肠埃希菌肠炎

(1) 多发生于夏季，急性起病。

(2) 表现为发热、腹泻、腹痛、里急后重、黏液、脓血便。严重者可出现类似中毒性痢疾症状，表现为呼吸和/或循环衰竭。

(3) 大便呈胶冻状，有脓血。

7. 抗生素相关性肠炎

(1) 金黄色葡萄球菌肠炎：①不洁饮食引起的食物中毒，病情轻，呕吐明显，腹泻相对少，发热多在 38℃以下；②长期使用抗生素引起的菌群失调，耐药菌繁殖导致，病情重，全身中毒症状明显，发热可达 40℃以上，腹泻为主，呕吐相对较轻，腹泻每天

10余次，呈黄绿色糊状或暗绿色水样，外观像海水，称海水样便；③有脱水和水电解质紊乱，易并发循环衰竭；④粪便镜检见大量脓细胞和革兰氏阳性菌。

(2) 真菌性肠炎：①多见于营养不良或长期应用广谱抗生素后；②常伴有鹅口疮，肛周可见黄白色假膜；③腹泻呈稀便，带泡沫，豆腐渣样；④假膜及粪便涂片可见有真菌及菌丝。

四、治疗思路

治疗原则：调整饮食，预防和纠正脱水，合理用药，加强护理，预防并发症。

(一) 饮食疗法

轻型腹泻：可继续平日饮食，鼓励患儿进食、进水，吐泻严重者禁食(6~8小时)。待脱水基本纠正，吐泻好转时逐渐恢复饮食。疑有双糖酶缺乏时，给予去乳糖喂养。

过敏性腹泻：应用去乳糖喂养腹泻不改善时，应考虑蛋白质(如牛奶或大豆蛋白等)过敏的可能性，应进一步检查以确诊，如对牛奶蛋白过敏可予以水解氨基酸配方或深度水解蛋白配方营养粉喂养。

(二) 控制感染

根据中华医学会儿科学分会消化学组，《2016年中国儿童急性感染性腹泻病临床实践指南》推荐，对感染性腹泻各病原菌的抗生素推荐意见如下表(表3-3-1)。

表3-3-1　针对儿童急性感染性腹泻各病原菌的抗生素推荐意见

病原菌	抗生素	剂量	推荐意见
大肠埃希菌	磷霉素	口服：50~100mg/(kg·d)，分3~4次 静脉：100~300mg/(kg·d)，分2~4次	选择
	头孢噻肟	50~100mg/(kg·d)，分2~4次静脉滴注	推荐
	头孢唑肟	40~150mg/(kg·d)，分2~3次静脉滴注	推荐
	头孢曲松	20~100mg/(kg·d)，单次或分2次静脉滴注	推荐

续表

病原菌	抗生素	剂量	推荐意见
大肠埃希菌	头孢他啶	30~100mg/(kg·d),分 2~3 次静脉滴注	推荐
	头孢克肟	5~10mg/(kg·d),分 2 次口服	推荐
	头孢哌酮	50~200mg/(kg·d),分 2~3 次静脉滴注	推荐
	阿米卡星	首剂 10mg/kg,继以每 12 小时 7.5mg/kg,或每 24 小时 15mg/kg,肌内注射或静脉滴注	推荐
	亚胺培南※	30~60mg/(kg·d),重症可增至 100mg/(kg·d),每日总量不超过 2g,分 3~4 次静脉滴注(每 6~8 小时)	推荐
空肠弯曲菌	红霉素	40~50mg/(kg·d),分 3~4 次口服,总疗程 5~7 天,重症感染者疗程延至 3~4 周	选择
	阿奇霉素	10mg/(kg·d),口服或静脉滴注(>6 个月患儿,体重<45kg);1 次/d,每周 3 天为 1 疗程;或采用 5 天疗法:首日 10mg/(kg·d),后 4 天减半使用。一般 1 疗程即可,严重者需要治疗 2~3 个疗程	推荐
鼠伤寒沙门菌	头孢噻肟	50~100mg/(kg·d),分 2~4 次静脉滴注	选择
	头孢曲松	20~100mg/(kg·d),单次或分 2 次静脉滴注	选择
	头孢他啶	30~100mg/(kg·d),分 2~3 次静脉滴注	选择
	头孢哌酮	50~200mg/(kg·d),分 2~3 次静脉滴注	选择
	哌拉西林他唑巴坦	剂量为 60~150mg/(kg·d),分 3~4 次静脉滴注	选择
	亚胺培南※	30~60mg/(kg·d),重症可增至 100mg/(kg·d),每日总量不超过 2g,分 3~4 次静脉滴注(每 6~8 小时)	强烈推荐
肺炎克雷伯菌	头孢哌酮舒巴坦	80~160mg/(kg·d),分 2~3 次静脉滴注	选择
	亚胺培南	30~60mg/(kg·d),重症可增至 100mg/(kg·d),每日总量不超过 2g,分 3~4 次静脉滴注(每 6~8 小时)	强烈推荐

续表

病原菌	抗生素	剂量	推荐意见
金黄色葡萄球菌（停用原来抗生素）	万古霉素	20~40mg/（kg·d），静脉滴注，每12或8小时分次使用	推荐
	利奈唑胺	10mg/（kg·次），每8小时分次使用	选择
艰难梭菌（停用原来抗生素）	甲硝唑	30mg/（kg·次），分4次	推荐
	万古霉素	20~40mg/（kg·d），口服，分4次	推荐
白念珠菌	制霉菌素	5万~10万U/（kg·d），分3次口服	选择
	氟康唑	3mg/（kg·d），单次口服	选择
	克霉唑	25~50mg/kg，分2~3次口服	选择
	酮康唑	3~5mg/kg，单次或分2次口服	选择

注：※. 不作为儿科临床抗生素首选药物，针对产超广谱β-内酰胺酶的大肠埃希菌以及多重耐药鼠伤寒沙门菌。

病毒性肠炎和非侵袭性细菌所致的腹泻，以饮食和支持疗法为主，不宜长期滥用抗生素，以免发生菌群失调。

（三）对症治疗

1. **肠黏膜保护剂**　能吸附病原体和毒素，维持肠细胞的吸收和分泌功能，与肠道黏液糖蛋白相互作用，可增强其屏障功能，阻止病原微生物的攻击，如蒙脱石制剂1~3g/次，1天3次。

2. **抗分泌治疗**　脑啡肽酶抑制剂消旋卡多曲可以通过加强内源性脑啡肽来抑制肠道水电解质的分泌，可以用于治疗分泌性腹泻。

3. **避免用止泻剂**　如洛哌丁胺，因为它抑制胃肠动力的作用，增加细菌繁殖和毒素的吸收，对于感染性腹泻有时是很危险的。

4. **补锌治疗**　对于急性腹泻患儿，应每日给予元素锌20mg（>6个月），6个月以下婴儿每日10mg，疗程10~14天。

（四）微生态制剂

近年来大多被应用，补充肠道正常菌群恢复微生态平衡，提高肠道抗病原微生物的能力，有利于腹泻的恢复。常用鼠李糖乳杆菌(lactobacillus rhamnosus,LGG)、酵母菌、罗伊氏乳杆菌DSM 17938、嗜酸乳杆菌等。

(五)液体疗法

1. **口服补液** 成分为每1 000ml含无水葡萄糖13.5g、氯化钠2.6g、氯化钾1.5g、枸橼酸钠2.9g。

适用于腹泻时预防脱水及轻、中度脱水。补给累计损失量:轻度脱水50~80ml/kg,中度脱水80~100ml/kg,频频喂给患儿(<2岁患儿每1~2分钟喂1小勺,>2岁患儿每次10~20ml,每5~10分钟1次),所需液量要求在8~12小时内服完。

2. **静脉补液** 适用于中度以上脱水、吐泻重或腹胀的患儿。

(1)第1天补液量=累积损失量+生理需要量+继续损失量。

1)累积损失量:轻度脱水50ml/kg,中度脱水50~100ml/kg,重度脱水100~120ml/kg。

液体种类:等渗性脱水用1/2~1/3等张含钠液。

低渗性脱水用等张~2/3等张含钠液。

高渗性脱水用1/3~1/5等张含钠液。

2)继续损失量:选用1/3~1/5等张含钠液。

3)生理需要量:60~80ml/kg,补1/3等张维持液。

(2)补液速度分以下三个阶段。

1)扩容阶段:适用于各种性质的脱水患儿伴有周围循环障碍者。2∶1等张含钠液20ml/kg,30~60分钟内静脉推注或快速滴注。

2)纠正脱水:补足累积损失量,如无明显周围循环障碍可不必扩容,直接从本阶段开始补液,8~10ml/(kg·h)。8~12小时内滴完。

3)维持补液:补充继续损失和生理需要量,5ml/(kg·h),12~16小时内滴完,1/3~1/2等张含钠液体。

(3)纠正离子紊乱,补钾原则:见尿补钾;不能静脉推注;浓度<0.3%;补钾速度不能过快,一日补钾总量静脉输液时间不少于6~8小时;静脉补钾需维持4~6天。

轻度低钾血症:氯化钾200~300mg/(kg·d),口服。

重度低钾血症:氯化钾300~400mg/(kg·d),静脉滴注。

(4) 纠正酸中毒：提高 CO_2 结合力 10Vol/dl，需 5% $NaHCO_3$ 5ml/kg。临床常用 5% $NaHCO_3$=-ABE×kg/2，先补 1/2 量，复查血气后再补。

(5) 补钙：在脱水纠正后易发生低钙抽搐。10% 葡萄糖酸钙 1~2ml/kg，一次用量<10ml，监测心率，防外渗。

(6) 补镁：补钙抽搐不见缓解，需补镁。

(7) 第 2 天补液：补充生理需要量和继续损失量，继续补钾。生理需要量 60~80ml/(kg·d)，异常损失量：丢多少补多少，用 1/2~1/3 等张含钠液。两部分于 12~24 小时内输入。

(王 洋 吴 捷)

第四节 消化性溃疡

一、疾病简介

消化性溃疡(peptic ulcer disease，PUD)是指那些接触消化液(胃酸、胃蛋白酶)的胃肠黏膜及其深层组织的一种局限性黏膜缺损，其深度达到或穿透黏膜肌层。该病好发于胃和十二指肠，也可发生在食管下段、小肠、胃肠吻合术后吻合口，以及异位的胃黏膜，如位于肠道的梅克尔憩室。胃溃疡(gastric ulcer，GU)和十二指肠溃疡(duodenal ulcer，DU)是最常见的消化性溃疡。临床表现不一，多数表现为中上腹反复发作性节律性疼痛，少数患儿无症状，一般采取综合性治疗措施，95% 以上的消化性溃疡都可治愈。

二、病因分析

消化性溃疡病因较复杂，以遗传、感染、环境、饮食、精神等因素有关，发病机制多认为攻击因素—防御因素失衡学说。

(一) 攻击因素

1. 胃酸分泌过多与胃蛋白酶的自身消化。

2. 幽门螺杆菌(helicobacter pylori，Hp)感染，甚至可以认为“无 Hp 无溃疡”。

3. 药物因素,如阿司匹林、非甾体消炎药、肾上腺皮质激素等药物可引起溃疡的发生。

4. 神经精神因素,性格多疑、固执、易于焦虑受压等性格易于罹患溃疡。

5. 不良饮食及生活习惯,如暴饮暴食、过量食用油炸食品、不吃早餐。

(二) 防御因素

1. 胃黏膜屏障保护作用减弱。

2. 黏液屏障作用下降。

3. 胃黏膜血供及上皮细胞再生能力不足,黏膜缺血坏死。

三、疾病特点

1. 临床表现

(1) 新生儿期:急性呕血,便血、腹胀及腹膜炎表现,易被误诊。

(2) 婴幼儿期:急性起病,呕血、黑便,呕吐、腹痛,食欲减退、生长发育迟缓。

(3) 学龄前期及学龄期:多为原发性溃疡,上腹部或脐周痛,间歇发作,可有夜间痛,伴有反酸及慢性贫血。

(4) 并发穿孔时可突然发生,有腹痛、腹胀,甚至急腹症表现。

2. 体格检查 典型患儿剑突下方或脐上方压痛,未穿孔患儿无反跳痛,肠鸣音可活跃;部分患儿可以没有明显阳性体征。

3. 辅助检查

(1) 实验室检查:①血常规,红细胞计数与血红蛋白测定有助于判断是否有失血性贫血及程度;嗜酸性粒细胞增多提示过敏性疾病的可能性,必要时应行胃镜及病理检查。②病原学检查,Hp 感染检测。Hp 感染的敏感性和特异性高,其检测已成为 PUD 的常规检查,检查方法有侵入性试验和非侵入性试验。幽门螺杆菌快速尿素酶试验是侵入性试验中诊断 Hp 感染的首选方法;病理组织做 Hp 培养是诊断金标准,但需时较长,不利于早期诊断。非侵入性试验有 ^{13}C-尿素或 ^{14}C-尿素呼气试验、血清学检查抗 Hp 抗体、粪便 Hp 抗原及应用聚合酶链反应(polymerase

chain reaction,PCR)技术测定 Hp-DNA 等。其中 ^{13}C-尿素或 ^{14}C-尿素呼气试验因其操作简单,副作用小,可避免因 Hp 灶性分布所致的假阴性而得到广泛应用。但一定要注意,该项检查必须是在停止使用抗生素及质子泵抑制剂 4 周以上才能进行,否则易得出假阴性结果。如果患儿有消化道大出血,^{13}C-尿素或 ^{14}C-尿素呼气试验在出血期间易出现假阳性,应在出血停止后再次复查。

(2) 内镜检查:内镜检查是作为确诊消化性溃疡的最重要的方法。在内镜直视下,消化性溃疡通常呈圆形、椭圆形或线形,边缘锐利,基本光滑,为灰白色或灰黄色苔膜所覆盖,周围黏膜充血、水肿,略隆起。可分为活动期(A 期)、愈合期(H 期)、瘢痕期(S 期)三个周期。其中 A、H 期需要积极治疗,S 期可停止治疗。

(3) X 线钡餐检查:消化性溃疡的主要 X 线影像是壁龛或龛影,指钡悬液填充溃疡的凹陷部分所造成,为诊断溃疡病的直接征象。在正面观,龛影呈圆形或椭圆形,边缘整齐。因溃疡周围的炎性水肿而形成环形透亮区。但是也要注意 X 线钡餐检查很多时候只能显示十二指肠肠腔局部变形、充盈不佳等间接征象,不能确诊溃疡,同时该项检查不能取病理组织,容易漏诊误诊。

四、诊断思路

1. **儿童消化性溃疡**　症状不如成人典型,只要在临床上出现原因不明的反复发生的上腹痛、呕吐、呕血、黑便,不明原因的贫血或继发于严重疾病后的胃肠道症状时均应考虑消化性溃疡病的可能或必须除外该病。

2. **新生儿期**　特别是早产儿或低出生体重儿,如果罹患其他系统严重疾病(如 RDS),出现突发的上消化道出血、便血、腹胀及腹膜炎时应高度怀疑发生了消化性溃疡,该病起病急、病死率高,需要早期诊断及时治疗。

3. **婴幼儿期**　此期患儿病情也以急性起病为主,突发呕血黑便,哭闹,食欲减退、贫血,多为全身疾病在胃肠道表现。

4. **学龄期及青少年**　该年龄段患儿可以较为准确的描述

相关的消化道症状，临床表现与成人患者接近，主要是上腹痛、脐周痛，较严重者可以夜间痛醒，反酸、嗳气、不明原因贫血。另外要注意还有一些患儿可能出现无痛性黑便、晕厥甚至休克，这样患儿发病更加隐蔽且危险。

5. **有服药史的消化道出血患儿** 应高度警惕消化性溃疡，特别是长期服用激素类药物或阿司匹林及非甾体消炎药的患儿（例如川崎病患儿）。

6. **精神因素** 儿童溃疡病与精神因素也有显著关系，如患儿父母为明显焦虑性格，患儿情绪紧张，学习负担明显重，出现相应的消化道症状时，应注意消化性溃疡病。

五、治疗思路

消化性溃疡的治疗目前并不困难，一般效果较好。

1. **适当休息** 在急性发作时需要体力和精神两方面的休息，可促进症状缓解。严重者可卧床3~7天，减少胆汁反流，缓解症状。

2. **少食多餐** 少食可使食物刺激胃酸分泌的时间缩短，减轻胃窦扩张，减少胃泌素的分泌。多餐，白天可进餐4~5次。食物尽量适应患儿习惯，低脂、适量蛋白质和碳水化合物。忌食油炸、辛辣食物及咖啡、浓茶。

3. **药物治疗**

（1）胃酸中和剂：常用磷酸铝凝胶、复方氢氧化铝片、铝碳酸镁，复方碳酸钙等，饭后1小时服用，起缓解症状和促进溃疡愈合的作用。片剂宜嚼/研碎后服用。

（2）H_2受体拮抗剂：常用雷尼替丁（ranitidine），3~5mg/（kg·d），1次/12h或睡前1次服用，疗程4~8周；西咪替丁（cimitidine），10~15mg/（kg·d），1次/12h或睡前1次服用，疗程4~8周；法莫替丁（famotidine），0.9mg/（kg·d），睡前1次服用，疗程2~4周。

（3）质子泵抑制剂（PPI）：对壁细胞分泌膜内质子泵（H^+-K^+ATP酶）活性具有抑制作用，可明显减少任何刺激激发的胃酸分泌，并对Hp有一定的抑制作用。奥美拉唑0.6~1.0mg/kg，清晨顿服，疗程2~4周。要注意奥美拉唑口服制剂生物利用度为

54%，血浆半衰期为1小时，给药后大约16小时，几乎全部以代谢物形式从肾脏排泄，能与肝药酶相互作用，会影响很多药物在肝脏的代谢，合用时需慎用，如临床上抗血小板药氯吡格雷禁止与奥美拉唑合用。第二代、第三代PPI制剂如雷贝拉唑，口服后1小时内发挥药效，作用时间可长达48小时。雷贝拉唑几乎不与肝脏内的肝药酶相互作用，所以对同服的其他药物影响很小，基本无相互作用。但药物说明书无具体儿童用法，使用时必须征得患儿监护人同意。

(4) 枸橼酸铋钾：作用机制为隔离溃疡，保护黏膜；促进胃上皮细胞分泌黏液，抑制人体胃蛋白酶对黏液层的降解，促进前列腺素分泌，与表皮生长因子形成复合物，使生长因子聚集于溃疡部位，从而促进再上皮化和溃疡愈合，且具抗Hp作用。剂量为6~8mg/(kg·d)，分3次口服，疗程4~6周。枸橼酸铋钾治疗消化性溃疡疗效与H_2受体拮抗剂相似，主要优点在于能减少溃疡的复发率，此可能与其对Hp有杀灭作用有关。

(5) 硫糖铝：该药作用有3个：在溃疡表面形成保护膜，防止胃酸侵入；降低胃蛋白酶结合酶的活性，抑制其对蛋白质分解；刺激局部前列腺素E_2分泌和聚集释放表皮生长因子，促进溃疡的愈合。疗效相当于H_2受体拮抗剂，常用剂量10~25mg/(kg·d)，分4次口服，疗程4~8周。

(6) 抗Hp感染：临床常用药物有阿莫西林30~50mg/(kg·d)，甲硝唑15~20mg/(kg·d)，替硝唑10mg/(kg·d)，克拉霉素15~20mg/(kg·d)，此外枸橼酸铋钾、呋喃唑酮等亦有抗Hp的作用。

克拉霉素耐药率较低(<20%)地区。方案为：PPI+克拉霉素+阿莫西林，疗程10或14天；若青霉素过敏，则换用甲硝唑或替硝唑。

克拉霉素耐药率较高(>20%)地区。含铋剂的三联疗法(阿莫西林+甲硝唑+枸橼酸铋钾剂)以及序贯疗法(PPI+阿莫西林5天，PPI+克拉霉素+甲硝唑5天)可作为一线疗法。

4. **手术治疗**　内科保守治疗不能解决的穿孔，管腔狭窄、梗阻、难以治疗的疼痛等为适应症，应谨慎选择。

(滕　旭)

第五节 消化道出血

一、疾病简介

消化道出血根据出血部位可分为上消化道出血及下消化道出血,上消化道出血具体是指人体十二指肠悬韧带以上的消化道出血,其中包括有食管、胃、十二指肠、胰脏或者是胆囊等发生病变而引起的;下消化道出血指十二指肠悬韧带以下小肠及大肠出血。

二、病因分析

1. **上消化道出血** 食管炎、食管消化性溃疡、食管静脉曲张、胃炎、胃溃疡、黏膜下恒径动脉破裂出血等所有上消化道的黏膜破溃及出血性疾病。

2. **婴幼儿下消化道出血** 常见于肠套叠、梅克尔憩室、感染性腹泻病、牛奶过敏等。

3. **儿童及青少年** 多见幼年息肉、梅克尔憩室、肠结核、血管畸形、炎症性肠病等。

4. **其他** 全身充血性疾病及血管畸形。

三、疾病特点

1. **临床表现**

(1) 患儿可能具有溃疡病史、肝胆系统病史,既往呕血、黑便病史。

(2) 患儿突发上腹痛、恶心、呕吐,或中下腹不适,下坠感。

(3) 呕血伴柏油样便,或大便鲜血。

(4) 失血量较大者,可出现失血性贫血及失血性休克表现。

2. **体格检查**

(1) 消化道出血主要表现为失血后周围循环异常,如心率、脉搏、血压及四肢末梢毛细血管再充盈时间等变化。

(2) 消化系统表现为可有上腹部压痛,肠鸣音活跃。

3. **辅助检查**

(1) 血常规：动态观察红细胞计数、血红蛋白及网织红细胞计数变化有助于判断是否有活动性出血。

(2) 便常规：粪便潜血实验对消化道出血的诊断有较大价值。

(3) 内镜检查：依据原发病及出血部位不同，选择胃镜、小肠镜、胶囊内镜、结肠镜以明确病因及出血部位。消化内镜检查对消化道出血诊断的正确率接近90%，胶囊内镜不能取病理组织。

(4) 上消化道或全消化道造影检查：仅适用于慢性出血且出血部位不明确；或急性大量出血已停止且病情稳定的患儿的病因诊断。急性活动性出血不宜采用该项检查。另外该项检查48~72小时内因为消化道不能完全排空钡剂，所以不适于进行内镜检查。

(5) 血管造影：通过数字剪影技术，血管内注入造影剂观察造影剂外溢的部位。该方法是诊断血管病变引起的消化道出血的唯一有效办法。

(6) 放射性核素显像：其方法是静脉注射 ^{99}m 锝标记的红细胞后作腹部单光子发散计算机断层扫描以探测标记物，从血管外溢并在腹腔内异常放射性浓聚的证据，可初步判定出血部位。但该方法敏感性不高，还受到出血量及出血时间的影响，临床上需要结合其他的检查手段。

(7) 腹部彩超或CT：对于溃疡、炎症性肠病，息肉等疾病可以采用影像学手段进行初步检查以提供诊断线索。

四、诊断思路

面对消化道出血的患儿，首先应该对出血的量与速度进行评估，特别是是否存在活动性出血及出血部位的判断是非常重要的。

1. **消化道出血**　应该与鼻、咽、口腔出血及呼吸道病变咯血相鉴别。仔细询问病史及查体，结合理化检查及影像学检查不难区分(咯血可参考第四章第十八节)。

2. **出血量及出血速度的评估**　根据对生命体征的检测来

判断,尤其是对脉搏、血压、血红蛋白、血细胞比容等的动态变化的监测可以较准确地评估出血量及出血速度。便常规隐血阳性,大约出血量在5~10ml左右,如果出现了黑便提示出血量在50~100ml左右。急性出血量超过血容量20%,慢性失血量超过血容量30%即可出现失血性休克的表现。

3. **出血是否停止的判断** ①观察是否还有呕血或者便鲜血,观察大便的性状,如果患儿还是排稀糊样的大便或者大便比较稀、次数多,则这种情况很可能还是有活动性出血。②通过观察患儿的生命体征来判断,患儿的心率持续增快,血压下降,则很可能还是有出血,出血的量比较大,并不能维持患儿的生命体征,这种情况需要继续输血来补充。③必要时尽早做胃镜和肠镜,明确出血原因,也可以在胃镜和肠镜下进行止血治疗。

五、治疗思路

1. **一般治疗**

(1) 卧床休息,烦躁者可镇静。

(2) 避免误吸,保持呼吸道通畅。必要时吸氧。

(3) 严密观察生命体征和出血情况,监测生命体征(包括血压)、贫血情况等。

2. **饮食管理** 不是所有的消化道出血都禁食,饥饿可增加胃肠蠕动而加重出血或引起疼痛,病情允许可进食少量流食,同时给予抗酸药、解痉药。大量出血或剧烈呕吐、休克、胃胀满时要禁食。食管-胃底静脉曲张破裂应禁食2~3天,在停止出血后至少24小时后尝试进食少量流食,溃疡病出血停止后进食温凉流食,逐渐改为半流食或软食。

3. **输血** 输血指征:血红蛋白<70g/L、血压下降、脉搏快。大量出血时可先用2∶1液20~30ml/kg静脉滴注以维持有效循环血量,同时积极准备输血。输血过程中注意心功能。对有活动性消化道出血和凝血病的患儿应考虑输注新鲜冷冻血浆,尤其适用于凝血功能检查提示国际标准化比值(international normalized ratio,INR)>1.5或凝血酶原时间(prothrombin time,PT)延长者,新鲜冷冻血浆初始输注剂量为10ml/kg,活化部分凝血活酶时间延长者可输注冷沉淀，有血小板减少的活动性出血者也应考虑输注血小板。对于血细胞比容>24%，且血流动力学稳定的患儿不需要输血，治疗时应严格把握输血指征，避免过度输血造成容积过度扩张，尤其是治疗食管-胃底静脉曲张所致消化道出血时，为避免增加门静脉压力，加重消化道出血，输血治疗时血细胞比容不应超过30%。对于下消化道出血，如果临床病情恶化，但未见明显失血，应考虑是肠腔中的隐匿性出血，在血流动力学不稳定的情况下也需输血。

4. 药物止血

(1) 复方五倍子液口服，每次1ml/kg，可连服3次。

(2) 去甲肾上腺素4~8mg加入100ml生理盐水内，分次口服或胃管滴入。

(3) 凝血酶250U加水10~20ml口服或胃内注入，也可内镜直视创面喷洒，本品只有直接与创面接触才能起到止血作用。

(4) 巴曲亭1 000U静脉注射或肌内注射，重症6小时后可再次注射1 000U，然后每天1 000U共2~3天。

(5) 抑酸药：常用质子泵抑制剂(PPI)和H_2受体拮抗剂。奥美拉唑0.6~0.9mg/(kg·d)；法莫替丁0.5~0.9mg/(kg·d)，静脉滴注，每天2次。

(6) 生长抑素及其类似物：具有减少内脏血流量，降低门静脉压力，抑制许多胃肠激素的作用，但不伴全身血流动力学改变。临床常用两种：①生长抑素类似物(octreotide)，如奥曲肽，成年人100μg(儿童酌减)，每6~8小时1次，皮下注射，可连用3~7天。②生长抑素(somatostatin)，如施他宁、生长抑素十四肽，首剂250μg，加入生理盐水或5%葡萄糖溶液10ml在3~5分钟内缓慢静脉推注，之后3.5μg/(kg·h)维持静脉滴注，可连续5~7天或至病情缓解。

(7) 加压素：每次10~20U，加5%葡萄糖溶液150~250ml，于20分钟内缓慢静脉滴注，每天不超过3次。

5. 内镜下止血

(1) 内镜直视下局部喷洒止血药物，如凝血酶、巴曲酶、去甲肾上腺素等。

(2) 内镜下行直肠息肉、结肠息肉高频电凝治疗术。

(3) 组织黏合剂止血。

(4) 硬化剂治疗。

(5) 食管静脉曲张内镜套扎术。

(6) 金属夹止血。

(7) 其他,如内镜电凝止血术、内镜微波止血术、内镜下激光止血术。

6. **选择性动脉内滴注加压素**　通过插管滴注加压素,对胃黏膜损害、溃疡、食管贲门黏膜撕裂等引起的出血有止血作用。

7. **三腔双囊管压迫止血**　食管-胃底静脉曲张破裂出血时,防止血液反流入气管而致窒息。止血24小时后放出囊内空气,继续观察24小时,如不再出血可拔管。

8. **手术治疗**　手术指征如下。

(1) 出血后迅速出现休克或反复呕血。

(2) 经6~8小时输血观察,血压仍不稳定或止血后再次出血。

(3) 既往有反复大出血,特别是近期又反复出血。

(4) 胃、十二指肠有较大动脉出血不易止血。

(滕　旭)

第六节　急性胰腺炎

一、疾病简介

儿童急性胰腺炎(pediatric acute pancreatitis,PAP)是临床常见的急危重症,是指多种病因引起的胰酶激活,继以胰腺局部炎症反应为主要特征的疾病,病情较重者可发生全身炎症反应综合征,并可伴有器官功能障碍。可分为轻症急性胰腺炎(mild acute pancreatitis,MAP),中度重症急性胰腺炎(moderate severe acute pancreatitis,MSAP)或重症急性胰腺炎(severe acute pancreatitis,SAP),发病率逐年上升,最新研究估计儿童AP年发病率为1/10 000,中度重症急性胰腺炎或重症急性胰腺炎病情凶险,结局较差,病死率高达10%~15%。

二、疾病特点

1. 临床表现

(1) 轻型:恶心、呕吐、上腹部疼痛为主要症状,腹痛多为持续性剧痛,常放射至背部,可有腹胀。

(2) 重型:起病急、病情重、腹痛剧烈、高热、恶心、呕吐、腹胀、全身中毒症状重,有的发生肠麻痹,有的有局限性或全腹膜炎。

2. 体格检查

(1) 轻型患儿生命体征平稳,腹部查体以上腹压痛及腹胀为主,无反跳痛及肌紧张。

(2) 重型患儿全身中毒症状重,甚至出现呼吸及神志改变;部分发生肠麻痹,有局限性或全腹膜炎、血性或脓性腹水,查体见全腹胀,压痛、反跳痛、肌紧张阳性,肠鸣音减弱或消失,移动浊音阳性;少数皮下毛细血管破裂出血,则局部皮肤呈青紫色,有的可融合成大片状。脐周紫斑,称卡伦征,两侧腹部皮肤紫斑,称格雷·特纳征,是坏死性胰腺炎的特征性体征。发生中毒性休克患儿,末梢循环障碍,脱水,可同时伴有水电解质紊乱、低钙血症、肺水肿、肺不张、胸腔积液等;当胰头充血、水肿严重时可压迫胆道引起阻塞性黄疸。

3. 辅助检查

(1) 实验室检查:①血白细胞增高,白细胞总数及中性粒细胞升高,血细胞比容升高。②血清脂肪酶或淀粉酶超出 3 倍正常值上限是胰腺炎的标准之一。③血清水电解质紊乱,血钙下降,血糖升高,血尿素氮、肌酐升高,转氨酶升高,甘油三酯异常。

(2) 影像学检查:影像学用于确诊胰腺坏死、胰腺炎并发症,对儿科患儿有助于发现先天发育异常,常用胰腺超声、胰腺增强 CT 和磁共振胆胰管成像(magnetic resonance cholangiopancreatography, MRCP)。

4. 诊断标准

儿童 AP 沿袭亚特兰大成人 AP 定义,AP 的诊断需要至少以下标准中的 2 项及以上。

(1) 与 AP 相符合的腹痛症状。

(2) 血清淀粉酶和/或脂肪酶高于 3 倍正常值上限。

(3) 腹部影像学检查符合 AP 的影像学特征。

三、诊断思路

1. **儿童胰腺炎** 其病因与成人不同,解剖因素,阻塞性因素(包括胆源性的)、感染、创伤、中毒、代谢、全身性疾病、先天性代谢异常,遗传倾向和特发性都是儿童急性胰腺炎、急性复发性胰腺炎和慢性胰腺炎的可能病因。症状反复发作,或反复出现酶学的改变,或胰腺影像学出现慢性改变,注意胰腺先天发育异常或先天性遗传性疾患,应行 ERCP 检查或基因检测。

2. **轻症急性胰腺炎(MAP)** 大多预后良好,中度重症急性胰腺炎(MSAP)或重症急性胰腺炎(SAP)患儿存在单个或多个器官的一过性(<48 小时)或者持续性(>48 小时)器官衰竭,伴随局部并发症,尤其 SAP,病情凶险,结局较差,必须加以识别。对 AP 患儿的监测可警示并发症的发生,包括全身炎症反应综合征和器官功能不全或衰竭,其起病后前 48 小时要严密监测心脏、呼吸和肾脏功能情况,因为大部分并发症都会发生在这一时间段。

3. **血清淀粉酶或脂肪酶** 超出 3 倍正常值上限是胰腺炎的标准之一。血清淀粉酶和脂肪酶在病程早期常常都升高,但是它们与疾病严重程度的相关性却很差,脂肪酶是一个更敏感和特异的指标。重症胰腺炎血、尿淀粉酶可不高,但腹水、胸腔积液淀粉酶可明显升高,对诊断急性重型胰腺炎有重要价值。

4. **血清水电解质、血尿素氮、肌酐和全血细胞计数** 血细胞比容对监测体液、细胞水化状态和肾功能非常重要;转氨酶检查可用于鉴别胆源性或胆石症病因,并用于评估器官受累情况;钙和甘油三酯水平是基本的检测指标。

5. **增强 CT** 最初的影像学检查通过经腹超声成像完成,但胰腺炎的影像诊断标准仍是增强 CT。早期的影像学表现可能会低估病变的程度,随后出现的 AP 并发症不会在早期影像学中表现出来,因而增强 CT 最好在起病后 96 小时进行检测。MRI

通常不作为初期 AP 患儿首选的影像学检查，但它有助于评估后期并发症。MRI 在评估坏死组织上比增强 CT 更敏感，磁共振胆胰管成像（MRCP）在 AP 中多用于检测胆总管远端胆结石或诊断 AP 的胆道病因。

6. **鉴别诊断** 急腹症：如肠穿孔、肠梗阻，肠坏死时，患儿也表现为腹痛、恶心、呕吐等，且血清淀粉酶也可升高，但很少超过 300~500U，脂肪酶一般不升高。腹部 X 线片或 B 超等检查可鉴别。

四、治疗思路

1. **液体治疗** 儿童 AP 初始液体复苏应用晶体液，根据脱水情况或血流动力学的评估结果决定输液速度，如果血容量不足，推荐快速滴注 10~20ml/kg 的液量，24~48 小时内给予生理需要量的 1.5~2 倍静脉维持输液量。尿量是液体复苏是否充分的重要指标，血细胞比容对监测体液/细胞水化状态和肾功能非常重要。

2. **营养治疗** 急性胰腺炎患儿机体处于代谢亢进、高蛋白分解状态，机体营养物质被迅速消耗，约 30% 的患儿出现急性营养不良，因此营养支持疗法越来越受到关注。除了存在胃肠喂养的直接禁忌证，轻度 AP 患儿早期（起病 48~72 小时内）口服 EN 可获益，降低住院时间和器官功能障碍的风险。根据患儿耐受情况可选择经口喂养、经鼻胃管喂养，经鼻空肠管喂养，以及经皮内镜下胃造口或空肠造口。在长时间（超过 5~7 天）不能 EN 的情况下，如肠梗阻、复杂瘘、腹腔间隔室综合征，为了减少机体分解代谢，需要考虑 PN。在病情许可的情况下，EN 应尽快开始，EN 和 PN 联合优于单一 PN。

3. **抑制胰液分泌** H_2 受体拮抗剂或质子泵抑制剂通过胃酸的抑制间接抑制胰酶的分泌。生长抑素及其类似物（奥曲肽）可以通过直接抑制胰腺外分泌而发挥作用。

4. **抗生素** 根据成人资料，AP 治疗不应该经验性或预防性使用抗生素，除了明确有感染性坏死胰腺炎或住院患儿未经抗生素治疗临床无改善的坏死性胰腺炎。感染性坏死胰腺炎的治疗应使用能穿透坏死组织的抗生素，如碳青霉烯类、喹诺酮类和甲硝唑，因为它可减少需要手术干预的情况，降低病死率。

5. **AP 的疼痛管理** 对有剧烈疼痛的病例，咨询急性疼痛相关专家，静脉输注吗啡或其他阿片类药物应该用于对乙酰氨基酚或非甾体抗炎药无效的 AP。

6. **外科治疗** AP 紧急手术干预治疗的指征包括病情不稳的腹部创伤和/或探查腹部创伤时累及其他相关器官损伤。胆源性胰腺炎时，胆囊切除术不仅是安全的，而且可以预防复发。成人文献提示胰腺坏死的早期手术干预可增加病死率。胰腺坏死清创术能导致病情不稳，最好延迟至起病后 4 周，并且最好采用内镜下或经皮方式进行。

在处理急性坏死性积液时，手术干预应该避免和延迟，即使是感染性坏死，因为延期处理（>4 周）的结局更优；当必须进行引流或坏死组织清除术时，非手术方法包括内镜（超声内镜检查术，以及辅助性 ERCP）或经皮的方法优于开腹坏死组织清除术或开放性假性囊肿引流术。

五、预后

1. **轻型胰腺炎** 一般经过非手术治疗 3~7 天后症状消失，逐渐痊愈。

2. **中度重症急性胰腺炎或重症急性胰腺炎** 病情凶险，结局较差，急性期缓解后恢复期病程较长，亦可形成局限性脓肿，并可后遗假性胰腺囊肿、糖尿病等，病死率高达 10%~15%，尚无可预测病情的临床评估方法。

（许玲芬）

第七节 功能性胃肠病

功能性胃肠病（functional gastrointestinaldisorders，FGIDs）是一组慢性或反复发作的、与心身因素相关的、消化道功能紊乱性非器质性疾病。本书现介绍临床上常见的功能性消化不良、肠易激综合征、功能性便秘和肠绞痛。

一、功能性消化不良

（一）疾病简介

功能性消化不良（functional dyspepsia，FD）是指因胃和十二指肠功能紊乱引起的一组临床综合征，主要表现为反复发作的餐后饱胀、早饱、恶心、呕吐、厌食、嗳气、上腹痛或上腹烧灼感，而经各项检查排除器质性、系统性或代谢性疾病的一组常见的临床综合征，在儿童中非常常见，据统计目前儿童 FD 的患病率大约 3%~10%。迄今为止，FD 的病因及发病机制尚不清楚，目前认为可能与遗传因素、胃肠运动功能障碍、内脏高敏感性、免疫系统活化、幽门螺杆菌感染、肠黏膜屏障损伤、自主神经和肠神经系统功能紊乱及精神心理因素等相关。

（二）疾病特点

1. 临床表现　通常表现为反复发作的餐后饱胀、早饱、恶心、呕吐、厌食、嗳气、上腹痛、上腹烧灼感或反酸，症状可单一出现，也可多个症状同时出现，对于 4 岁以上儿童，可根据主要症状的不同将 FD 分为餐后不适综合征（postprandial distress syndrome，PDS）和上腹痛综合征（epigastric pain syndrome，EPS）两个亚型，PDS 主要表现为餐后饱胀或早饱，影响正常进食，EPS 主要表现为与进食无关的上腹痛或烧灼感，影响正常活动，疼痛非全腹，也不局限于腹部其他部位，不会在排便或排气后减轻。

2. 体格检查　查体多无阳性体征。

3. 辅助检查　FD 患儿进行辅助检查的目的是排除器质性疾病，血常规、便常规及潜血、胃镜和肝胆胰腺超声检查可作为 FD 的第一线检查。多数情况下根据此 4 项检查可明确 FD 诊断。如不能完全排除，可根据患儿的临床症状选择适当的检查，例如对于不明原因的难治性贫血或一级亲属有胃癌的患儿应行 Hp 检查；有严重腹痛或反复呕吐史，应行上消化道造影以排除解剖异常或机械阻塞，如肠旋转不良或十二指肠狭窄。

（三）诊断思路

1. 罗马Ⅳ诊断标准　每个月至少 4 天符合以下 1 项或多项症状：①餐后饱胀；②过早饱感；③与排便无关的上腹痛或烧灼

感;④经过适当评估,这些症状无法用其他疾病完全解释。注:诊断前符合诊断标准至少持续2个月。

2. **需排除可能出现类似消化不良症状的器质性疾病** 常见的提示器质性疾病的报警症状主要有生长发育迟缓、不明原因贫血、右下腹痛、夜间痛醒、吞咽困难、呕血、黑便、腹部肿块、黄疸、不明原因发热、持续呕吐及不明原因的体重减轻,若出现上述报警症状,则高度提示可能存在器质性疾病,需完善相关辅助检查进一步明确诊断;若患儿无上述报警症状,也可暂予经验治疗,尽快缓解临床症状,避免过度检查,若经验治疗2~4周症状缓解,也可排除其他器质性疾病。

3. **与其他功能性疾病相鉴别** 例如需与功能性腹痛、肠易激综合征相鉴别,首先疼痛的部位不同,儿童功能性腹痛部位往往不十分明确,肠易激综合征腹痛多位于下腹部,而FD腹痛主要位于上腹部;其次就发生频率而言,功能性腹痛的腹痛性质呈持续性,而FD、肠易激综合征腹痛则间断出现;再次是发病的诱因,肠易激综合征患儿腹痛多发生在排便之前,便后缓解是其典型特点,功能性腹痛患儿症状常无明显诱因,而FD患儿腹痛多为进食诱发。

(四)治疗思路

采用一般治疗、药物治疗和心理治疗3个方面。

1. **一般治疗** 避免一切可能引起症状的诱发因素,避免食用含有咖啡因、辛辣成分等加重症状的食物,避免食用高脂成分等引起胃排空延迟的食物,避免食用产气过多的食物加重腹胀,还应避免非甾体消炎药。

2. **药物治疗** 药物治疗的目的是缓解临床症状,可根据患儿的临床症状与进食之间的关系判断其可能的发病机制是胃酸分泌过多或是胃肠动力障碍引起,若餐前不适,进餐后症状减轻或消失,多提示与胃酸分泌有关,治疗上可首选抑酸类药物,如PPI制剂奥美拉唑0.6~1.0mg/(kg·d),分1~2次,最大量20mg/次,疗程2周;若进餐前无症状,进餐后出现不适,多提示与胃肠动力障碍有关,治疗首选用促胃肠动力药,如小剂量红霉素10mg/(kg·d),分2次口服;或多潘立酮0.3mg/(kg·次),

3 次/d，饭前 15~30 分钟口服，最大量不超过 10mg/次，疗程 2~4 周，考虑多潘立酮对心血管可能的副作用以及血清催乳素升高，心脏病患儿及 1 岁以下患儿需慎用；也可选择 5-羟色胺受体激动药，如西沙比利，0.2mg/（kg·次），3 次/d，餐前 30 分钟服用。

3. **心理治疗**　部分 FD 发病与心理因素密切相关，要关注患儿的心理情况，必要时需心理科评估患儿是否存在焦虑、抑郁等情况，给予一定的心理治疗。

二、肠易激综合征

（一）疾病简介

肠易激综合征（irritable bowel syndrome，IBS）是一组持续或间断发作，以腹痛、腹胀、排便习惯和/或大便性状改变为主要临床特点，而缺乏胃肠道结构和生化异常的肠道功能紊乱性疾病。目前儿童 IBS 的发病率约为 7.26%，是儿科门诊常见病之一，目前发病机制及病因尚不明确，可能与遗传因素、精神心理因素、脑-肠轴功能紊乱、内脏高敏感性、肠道动力异常、食物过敏或不耐受等多种因素共同作用造成的。

（二）疾病特点

1. **主要临床表现**　IBS 主要表现为局限性或弥漫性的腹痛，可发生于腹部任何部位，排便后腹痛缓解，伴有排便频率异常及大便性状改变，排便次数每周≤2 次或每天≥4 次，大便粗、硬或黏液样、稀水样便，排便过程异常：摒力、便急或排便不尽感，症状具有明显日重夜轻特点，白天明显，夜间睡眠后减轻，查体通常无阳性体征，或仅有腹部轻压痛。罗马Ⅳ诊断标准根据患儿的排便习惯的改变，将其分为便秘型、腹泻型、混合型和不定型。

（1）便秘型 IBS：至少 25% 的所排粪便为硬便或干球便，糊状便或水样便<25%。

（2）腹泻型 IBS：至少 25% 的所排粪便为糊状便或水样便，硬便或干球便<25%。

（3）交替型 IBS：至少 25% 的所排粪便为硬便或干球便，至少 25% 的所排粪便为糊状便或水样便。

(4) 不定型 IBS:患者符合 IBS 的诊断标准,但其排便习惯无法准确归入以上 3 型中的任何一型,故称之为不定型。

2. **体格检查** 多无阳性体征。

3. **辅助检查** 辅助检查的目的是除外器质性疾病,根据患儿的临床症状选择适合的检查,要求既不漏诊器质性疾病,又尽量减少不必要的检查。常见的实验室检查包括:血、尿、便常规,粪便细菌培养,肝肾功能、血糖、血沉、甲状腺功能。影像学检查包括:腹部超声、钡灌肠及结肠镜。

(三) 诊断思路

1. **罗马Ⅳ诊断标准** 反复发作的腹痛,近 3 个月内平均发作至少每周 1 日,伴有以下 2 项或 2 项以上:①与排便相关;②伴有排便频率的改变;③伴有粪便性状(外观)改变。经过适当评估,这些症状无法用其他疾病完全解释。诊断前症状出现至少 6 个月,近 3 个月符合以上诊断标准。

2. **诊断主要依据病史和典型的临床表现** 需排除可能存在类似症状的器质性疾病。需要注意的是,IBS 腹痛或腹部不适多数在排便后缓解,依据这点有助于区分其他功能性胃肠病(如功能性便秘、功能性腹痛)。注意提示器质性疾病的报警症状如便血、粪便隐血试验阳性、贫血、腹部包块、腹水、发热、体重减轻等,以及其他不能用功能性疾病来解释的症状和体征时,应进行相关的检查以除外器质性疾病。

3. **鉴别诊断** 腹泻型 IBS 要与炎症性肠病、感染性腹泻、乳糜泻和碳水化合物吸收不良等相鉴别,鉴别的要点需注意器质性疾病的报警症状。便秘型 IBS 要与功能性便秘相鉴别:两者都有便秘表现,但功能性便秘腹痛程度不如 IBS 剧烈,多数排便后无缓解。

(四) 治疗思路

1. **一般治疗** 调整饮食习惯,便秘型可增加膳食纤维的摄入,腹泻型则限制膳食纤维的摄入。此外,提倡低 FODMAP 饮食。FODMAP 是指人体很难吸收的一些短链碳水化合物,包含可发酵低聚糖、单糖、双糖和多元醇。IBS 患儿应该尽量避免食用这一类食物,这些食物会在结肠内发酵产气,导致肠动力改变,引起腹胀等不适症状。常见的低 FODMAP 食物包括黄瓜、胡萝卜、番茄、西葫芦、小白菜、橙子、柑橘、香蕉、葡萄、菠萝、草莓和无乳糖牛奶等。

2. **行为和心理治疗**　包括解除患儿精神因素，减轻患儿心理负担。

3. **药物治疗**　根据不同的临床症状选择特定的药物治疗。

(1) 止泻药：对于腹泻型 IBS，应用止泻药，常用药物如蒙脱石散。

(2) 通便剂：对于便秘型 IBS，可增加膳食纤维类食物及多饮水，若饮食不能缓解症状，则可使用导泻药（如聚乙二醇、乳果糖等）。

(3) 促动力剂：适用于有腹胀和便秘型患儿。常用的有西沙比利 0.2mg/(kg·次)，3 次/d 或莫沙必利 0.2mg/(kg·次)，3 次/d 等。

(4) 解痉剂：目前使用较为普遍的是选择性肠道平滑肌钙离子通道拮抗剂，或离子通道调节剂，如匹维溴铵，成人 50mg/次，3 次/d，进餐时口服，儿童根据年龄和体重酌减。抗胆碱能药如阿托品 0.01~0.03mg/(kg·次)，3 次/d；山莨菪碱 0.3~1mg/(kg·次)，3 次/d，也能改善腹痛症状，但需注意药物不良反应。

三、功能性便秘

（一）疾病简介

功能性便秘（functional constipation，FC）是指缺乏器质性病因，没有结构异常或代谢障碍的慢性便秘，诱因大多是由于疼痛或社会因素导致患儿本能上克制排便引起，导致结肠黏膜进一步吸收粪便中的水分，从而使滞留的粪便排出障碍。目前儿童 FC 发病率为 5%~27%，为儿童消化科最常见的病症之一，幼儿发病率高于婴儿。

（二）疾病特点

1. **临床表现**　主要包括大便干燥、排便疼痛和便失禁。可有伴发症状包括易激惹、食欲下降和/或早饱、嗳气、恶心、腹痛等表现，由于粪块在乙状结肠与直肠内过度堆积，年长儿童有时左下腹有胀压感，常有里急后重等症状。

2. **体格检查** 多数患儿无明显阳性体征,体型偏瘦的患儿左下腹常可触到粪块,肛门指诊时触到坚实粪块。

3. **辅助检查** 对于考虑FC的患儿,首选肛门直肠测压,借助于此项检查可区分终末性和其他类型的便秘,常用的参数有肛管内括约肌压力及长度、肛管最大缩榨压、直肠敏感性及直肠肛门反射等。此外,要排除器质性疾病,针对不同的临床症状选择适当的化验检查,包括常规化验、钡灌肠造影、腹盆腔其他影像学检查。

(三)诊断思路

1. **罗马Ⅳ诊断标准** 必须至少每周发作1次、至少持续1个月,符合以下2项或多项条件,但不符合肠易激综合征诊断标准:①4岁以上儿童每周在厕所排便≤2次;②每周至少出现1次大便失禁;③有保持强迫体位或过度意念克制致粪便潴留史;④有排便疼痛或排便困难史;⑤直肠有巨大粪块;⑥有粪块粗大致抽水马桶堵塞史。经过适当评估,这些症状无法用其他疾病完全解释。

2. **病史和体格检查** FC的诊断以病史和体格检查为基础,首先,要详细询问便秘发生和持续的时间、便秘的特点和伴随症状,新生儿还要询问胎便排出时间。提示有器质性病因的症状包括:足月新生儿胎粪排出时间>48小时,在生后第1个月就出现便秘,无肛裂时出现便血,生长发育迟缓和胆汁性呕吐,其次,体格检查要注意生长发育是否正常,有无严重腹胀,肛门位置有无异常,有无肛门瘢痕,脊柱发育是否正常,此外,需要特别关注心理社会问题和生活事件,详细的用药史应包括使用口服泻药和灌肠,并可能影响胃肠动力的其他药物的使用。

(四)治疗思路

治疗的目的是缓解症状,恢复正常肠道动力和防止便秘反复发生。

1. **非药物治疗** 包括饮食治疗、心理治疗和如厕训练,饮食应侧重于适量的膳食纤维的摄入,并注意补充饮水量;要进行适宜的心理指导和暗示,减轻患儿心理负担,针对≥4岁的患儿,可进行如厕训练,包括每次饭后坐在马桶上5分钟,利用胃结肠反射，增加结肠蠕动，促进排便。

2. **药物治疗**　药物治疗的第一步是去除阻塞，可增加治疗的成功率，可口服高剂量聚乙二醇 1~1.5g/(kg·d)，1 次/d 口服，3~6 天，第二步是维持治疗，目的是软化大便，促进排便，聚乙二醇口服是第一选择，剂量为 0.2~0.8g/(kg·d)，1 次/d，也可口服乳果糖 1~2g/kg，1~2 次/d，维持治疗应至少持续 2 个月，维持用药应逐渐减少，而不是突然停止，以防止复发。

四、婴儿肠绞痛

（一）疾病简介

婴儿肠绞痛（infantile colic）是指 1~ 4 月龄婴儿出现的长期哭闹和难以安抚的一种行为综合征。哭闹的发作是无明显诱因的，6~8 周达高峰，症状大都在 4~5 个月消失。据统计，大约 20% 的小婴儿受其困扰。婴儿肠绞痛的病因及发病机制尚不清楚，可能与胃肠动力异常、肠激素失调、肠道菌群失调、食物过敏、乳糖不耐受、胃食管反流、孕期抑郁、烟草暴露以及自主神经系统的失调有关。

（二）疾病特点

1. **临床表现**　主要临床特点为 1~4 个月婴儿出现难以安抚的哭闹或烦躁行为，可持续几小时，也可间断发作，多表现为无诱因的哭闹发作，多发生于下午或夜晚，每天出现 3 小时以上，每周持续 ≥3 天，并持续 3 周以上，哭闹时多表现为面部潮红，口周苍白，双腿多向上蜷起，双足发凉，双手紧握，哭闹间歇患儿一切正常，不影响生长发育。

2. **体格检查**　无阳性体征。

3. **辅助检查**　目的是除外器质性疾病，前提是详细地询问病史和全面的查体，根据病史和阳性体征选择适合的化验检查。

（三）诊断思路

1. 罗马Ⅳ诊断标准。①症状开始和停止的年龄段<5 月龄；②由照料者反映，婴儿出现反复、长时间的哭闹、烦躁或易激惹，且均无明显原因、无法预防或解决；③婴儿无生长迟缓、发热或生病的迹象。除了需要满足上述条件外，还需满足以下两方面：

a. 照料者主诉婴儿哭闹或烦躁不安 7 天内至少发生 3 次，每次持续 3 小时及以上，且由临床医生或研究者在电话或面对面的探视中观察到。b. 婴儿在总时长 24 小时的观察中，哭闹和烦躁的持续时间应≥3 小时，且至少一次由前瞻性、持续 24 小时行为日记所记录。

2. 需要根据详细的病史、全面的体格检查和必要的辅助检查以除外器质性疾病，如脑膜炎、中耳炎、泌尿系感染、胃食管反流、肠套叠、腹股沟疝、低血糖、先天性代谢疾病、颅内出血等，病史包括喂养史和围产期病史，特别注意婴儿的喂养情况是否合理；是否有跌落及其他外伤病史，是否嗜睡及四肢活动减少；此外，要询问哭闹的发生时间和持续时间，是否存在诱发因素，应用何种方式可以让婴儿安静下来，是否合并其他问题，如腹泻、便秘、呕吐、发热等。体格检查一定要全面仔细，因绝大多数器质性病变也都会导致婴儿哭闹，首先评估婴儿生命体征，精神状态和生长发育情况，在生后前 3 个月是否每周至少增长 125g，检查囟门张力、皮肤黏膜、阴囊和腹股沟区有无肿胀，触诊长骨、锁骨和头骨（有无骨折），心、肺、腹部及神经系统也需全面仔细查体。

（四）治疗思路

由于婴儿肠绞痛的发病机制尚不明确，目前的治疗主要是改进护理和喂养，益生菌以及其他药物治疗的效果有待观察研究。

1. **护理** 治疗的第一步是给家长的建议和安慰，减轻家长及看护人的心理负担，应将家长的注意力转移至如何给予婴儿更适当的护理，包括减少过度刺激、增加更有效的抚慰方面。

2. **饮食干预** 母乳喂养是最适合婴儿的喂养方式，但各种原因导致母乳量不足时，婴儿很可能出现哭闹和烦躁的行为，含低聚果糖或低聚半乳糖的部分水解蛋白配方奶可能有减少婴儿哭闹发作次数的作用。

3. **药物治疗** 主要是减轻临床症状，研究表明特定益生菌如罗伊氏乳杆菌 DSM 17938，可以减少婴儿哭闹；西甲硅油通过减少肠道气体产生，对于部分婴儿可能有效；抗胆碱能药物：西托溴铵通过对内脏平滑肌的竞争性拮抗作用，可能减短婴儿哭闹的持续时间。

（叶晓琳　吴　捷）

第八节　食物过敏性胃肠疾病

食物过敏性胃肠疾病是指食物过敏引起的以消化道症状为主要表现的一类疾病的总称，临床表现包括呕吐、腹泻、腹胀、便秘、消化道出血、低蛋白血症及生长发育迟缓等，常见疾病包括口腔过敏综合征、食物蛋白诱导的小肠结肠炎综合征、食物蛋白诱导的直肠结肠炎、乳糜泻、嗜酸细胞性食管炎以及嗜酸细胞性胃肠炎等。

一、口腔过敏综合征

（一）疾病简介

口腔过敏综合征（oral allergy syndrome，OAS）是指被花粉致敏的患儿在摄取新鲜水果和蔬菜后发生的由 IgE 介导的口腔黏膜或咽喉部的速发型食物过敏反应，多见于年长儿，由新鲜水果或蔬菜中的蛋白质与花粉之间的交叉过敏反应引起。常见致敏食物为蔬菜、水果、贝类和坚果等，严重病例可以合并喉头水肿，导致呼吸困难甚至窒息，临床医生应给予足够的重视。

（二）疾病特点

1. 临床表现

（1）OAS 症状通常在接触致敏食物后数分钟内发生，少数延迟至 1 小时，与其他食物过敏不同，OAS 的症状局限于口唇及咽喉，典型症状为唇部、口腔和咽喉部瘙痒和肿胀，小婴儿可仅表现为口水增多或进食时剧烈哭闹。

（2）多数病例在 24 小时内症状消失，少数病例症状可持续数天。

（3）部分患儿可以伴有全身荨麻疹、过敏性鼻炎，严重过敏者可出现喉头水肿、呼吸困难甚至过敏性休克。

2. 体格检查　轻度患儿查体可无阳性体征或仅有口腔黏

膜充血水肿，严重患儿口腔黏膜呈苍白色，呼吸困难和周身皮肤黏膜发绀。

3. **辅助检查** 检测 IgE 介导的食物过敏，包括血清特异性 IgE 检测、皮肤点刺试验和食物激发试验（oral food challenge，OFC），其中 OFC 是目前诊断食物过敏的“金标准”。

（三）诊断思路

1. **病史** OAS 的诊断主要依靠详细的病史、抗原特异性 IgE 检测、皮肤点刺试验、口服激发试验确诊。详细地询问病史，包括临床表现，所有可疑的食物诱因，进食到症状发作的时间，尤其对可疑过敏食物与疾病发病关系的询问非常重要。对于花粉等呼吸道过敏的患儿，如果食用新鲜水果或蔬菜后出现口腔瘙痒或刺痛感要高度怀疑 OAS。

2. **鉴别诊断** 需与其他口腔类疾病如口腔烧灼综合征和血管性水肿相鉴别，注意疾病临床特点与进食致敏食物的相关性，回避致敏食物后，OAS 的临床症状通常在短时间内缓解。

（四）治疗思路

1. **回避致敏食物** 回避致敏食物是本病治疗的关键，如果未明确致敏食物，可经验性地回避常见易过敏食物，已被证实煮熟食物可以消除某些食物中的过敏原，因此，可建议患儿将蔬菜或水果煮熟再吃，可减少此类过敏反应发生。

2. **抗组胺药物** ①左旋西替利嗪：儿童 1.25~2.5mg，1 次/d；②地氯雷他定：儿童 1.25~2.5mg，1 次/d。

3. **肾上腺素** 对于严重过敏反应，肾上腺素为首选一线治疗，一般儿童肌内注射 1∶1 000 肾上腺素，每次 0.01mg/kg，最大量不超过 0.5mg，5~10 分钟后可重复使用，注意观察血压、心率情况。

二、食物蛋白诱导的小肠结肠炎综合征

（一）疾病简介

食物蛋白诱导的小肠结肠炎综合征（food protein-induced enterocolitis syndrome，FPIES）为非 IgE 介导的食物过敏，目前发病机制尚不十分明确，主要认为由抗原特异性 T 细胞、抗体和细

胞因子共同参与,多发生于婴幼儿,常见的食物诱因包括牛奶、大豆、大米、燕麦、鱼和蛋类。

(二) 疾病特点

1. 临床表现分为急性和慢性

(1) 急性 FPIES 主要表现为摄入致敏食物后的 1~4 小时内出现喷射性呕吐,并伴有皮肤苍白及嗜睡等症状,24 小时内出现腹泻,若病变累及结肠则表现为血便,否则更多表现为水样便,严重者可发展为过敏性休克,而随着食物的消化及与致敏食物的隔离,急性期临床表现通常在 24 小时内得到缓解,生长发育一般不受影响。

(2) 慢性 FPIES 主要表现为间断性呕吐、腹泻、腹胀、贫血、低蛋白血症及生长发育迟缓,需要注意的是,慢性患儿回避致敏食物一段时间后,如果重新接触致敏食物后可引起急性症状的发作是本病的特异性临床表现,并据此可以与食物蛋白诱导的小肠结肠炎综合征、食物蛋白诱导的直肠结肠炎、嗜酸细胞胃肠炎等疾病相鉴别。

2. 体格检查 急性患儿查体可有脱水貌和皮肤苍白,慢性患儿可有腹胀和生长发育落后。

3. 辅助检查

(1) 血液检查:急性患儿血常规通常伴有白细胞计数升高伴核左移,此外,对于面色苍白、灰暗或发绀且病情严重的患儿,高铁血红蛋白水平升高也提示 FPIES 的诊断。慢性 FPIES 患儿,实验室检查可显示低白蛋白血症、贫血、白细胞计数增加伴核左移和嗜酸性粒细胞增多。

(2) 粪便检查:FPIES 患儿粪便检查结果多为非特异性的,伴腹泻的急性 FPIES 患儿的粪便中可有白细胞和潜血阳性。

(3) 组织学检查:内镜检查和活检并不常规进行,但对于临床表现异常严重和严格回避致敏食物后症状仍不缓解的病例,可能需要进行这两种检查,以排除胃肠道其他病变。FPIES 内镜下表现为黏膜损伤,直肠溃疡和出血。病理检查显示不同程度的绒毛萎缩、组织水肿、隐窝脓肿以及炎症细胞浸润。

(4) 变态反应实验:OFC 是 FPIES 诊断的金标准,此外,通常将皮肤点刺试验和/或血清食物特异性 IgE 检测作为评估的一部分，以排除对特定食物的致敏作用和可能共存的 IgE 介导的疾病。

（三）诊断思路

1. **急性患儿的诊断标准**　需符合主要标准和至少 3 条次要标准。

（1）主要标准：在进食可疑食物后 1~4 小时内出现呕吐，不伴有经典的 IgE 介导过敏反应的皮肤症状或呼吸道症状。

（2）次要标准。

1）再次进食同样的食物后，出现第 2 次或反复多次同样的呕吐症状。

2）在进食另外一种食物后，1~4 小时内也出现反复呕吐。

3）发病时有重度嗜睡。

4）发病时伴有明显皮肤苍白。

5）发病时需要去急诊就诊。

6）发病时需要静脉补液支持。

7）进食后 24 小时内出现腹泻（通常为 5~10 小时）。

8）低血压。

9）低体温。

如果症状仅有一次发作，则需进行食物激发试验以明确诊断。

2. **慢性 FPIES 诊断**　主要依赖于典型的临床表现，以及回避可疑的食物蛋白后病情得到缓解，而当再次进食过敏食物时，引起急性症状再发，即 1~4 小时内呕吐，24 小时内腹泻（通常为 5~10 小时），确诊需行 OFC，否则慢性 FPIES 的诊断仍然是推断性的。

3. **鉴别诊断**　本病需与感染性胃肠炎、败血症和坏死性小肠结肠炎等疾病相鉴别，需要注意的是上述疾病多为单次发作的疾病，发病与进食特定的食物无关，多数伴有发热，只进行补液治疗无效。

4. **典型病史**　如果婴儿的典型病史自膳食中去除致敏食物后症状消退，则初始诊断时通常不需要确诊性激发试验。然而，如果病史不清楚且未确定具体的诱发食物，或者如果患儿回避可疑致敏食物之后症状仍持续存在，则有必要在临床医生监督下进行OFC，这种情况下，其目的是确定致敏食物（一种或多种）并避免不必要的食物限制。

（四）治疗思路

本病的治疗要点主要为回避致敏食物和针对意外摄入所致急性过敏发生的紧急治疗。

1. **回避致敏食物** 对于母乳喂养婴儿，母亲饮食中应完全回避致敏食物；牛奶蛋白过敏给予完全氨基酸配方或深度水解配方粉进行喂养。

2. **营养支持** 补充各种维生素和必要矿物质，纠正水电解质紊乱，纠正低蛋白血症和贫血。

3. **药物治疗** 轻中度急性FPIES在家中口服补液即可缓解，重症FPIES患儿可出现低血容量性休克，因此对于重症患儿及时建立静脉通路并维持血流动力学稳定是治疗的首要措施。静脉注射甲泼尼龙（1mg/kg，最大剂量60~80mg）可减轻细胞介导的炎症反应。根据患儿血氧及呼吸衰竭程度给予患儿吸氧、机械通气或无创通气支持治疗，应用血管活性药物维持血压，碳酸氢钠纠正酸中毒，必要时应用亚甲蓝纠正高铁血红蛋白血症。通常不推荐肾上腺素常规用于FPIES急救，若患儿并发IgE介导的过敏反应并且有发生食物诱发严重过敏反应的风险，可酌情应用。

三、食物蛋白诱导的直肠结肠炎

（一）疾病简介

食物蛋白诱导的直肠结肠炎（food protein induced proctocolitis，FPIP）又称为过敏性直肠结肠炎，是指摄入外源性蛋白质后由非IgE介导的胃肠道食物变态反应性疾病，病变主要累及直肠及乙状结肠，以腹泻、便血为主要表现，常见致敏食物有牛奶、豆类、鱼、鸡蛋、小麦，其中以牛奶蛋白过敏最为常见。

（二）疾病特点

1. **临床表现** 多发生于6月龄以内婴儿，可在生后第1周甚至生后几小时内发病，主要表现为腹泻，粪便带血和/或黏液血便，甚至血便，患儿一般状况良好，无体重下降及生长发育迟缓等表现。

2. **体格检查**　常伴有湿疹，腹部查体通常无阳性体征。

3. **辅助检查**　实验室检查不具有特异性，多数患儿血常规及血液生化检查均正常，便常规可见红白细胞，便潜血阳性，便细菌培养阴性，少数患儿可有贫血、低蛋白血症或者外周血嗜酸性粒细胞增多。目前不常规推荐食物特异性 IgE 检测，除非存在相应的过敏症状，如特应性皮炎或食物摄入后立即出现过敏症状。肠道内镜检查和病理活检不是常规检查项目，只有当通过回避可疑过敏食物，临床症状无改善时，才考虑进行内镜检查。内镜下表现呈非特异性，可有黏膜水肿、糜烂、溃疡，结肠活检可有少量嗜酸性粒细胞浸润，很少形成隐窝脓肿。

（三）诊断思路

1. **病史和体格检查**　和其他食物过敏类疾病一样，诊断需要依赖于详细的病史和仔细的体格检查，主要包括患儿喂养史，尤其对可疑过敏食物与疾病发病关系的询问非常重要，以及回避可疑致敏食物的反应。

2. **临床症状**　当婴儿期出现反复便血、腹泻，患儿一般情况良好、无生长发育迟缓，除外感染、外科急腹症、晚发性维生素 K_1 缺乏、坏死性小肠结肠炎、肛裂及消化道先天畸形等疾病时，应该首先考虑到本病的可能。

3. **口服食物激发试验**　是诊断食物过敏的金标准。

（四）治疗思路

治疗主要回避致敏食物和针对并发症的及时支持治疗。对于母乳喂养婴儿，大多数在母亲回避过敏食物 72~96 小时后症状缓解，此后，母乳喂养可继续进行，但仍需回避致敏食物，人工喂养者需回避可疑食物蛋白，对于牛奶蛋白过敏的患儿给予深度水解配方粉，严重者给予氨基酸配方粉喂养。

四、乳糜泻

（一）疾病简介

乳糜泻（celiac disease，CD）是由遗传和环境因素共同作用而引发的自身免疫性肠病，非 IgE 介导，主要由遗传易感个体摄入麦麸物质引起的慢性小肠吸收不良综合征，其中最重要的遗传因素是 HLA Ⅱ型基因，大约 90% 的患儿表达 *HLA-DQ2.5* 基因，其余的患儿表达 *HLA-DQ2.2* 或者 *HLA-DQ8* 基因。多数在童年时期发病，临床表现形式多样，流行病学研究显示全球范围内乳糜泻的发病率接近 1%。

（二）疾病特点

1. 临床表现 CD 临床表现形式多样，典型临床表现包括腹泻、腹痛、腹胀等消化道症状，非典型临床表现包括肠外表现和无症状性乳糜泻。

(1) 胃肠道表现：在 6 个月到 2 岁的婴幼儿中以胃肠道症状为主，主要表现为慢性腹泻、腹痛、腹胀和体重下降，部分患儿也可有便秘表现。在年长儿和成人中，乳糜泻的表现更加多样，可能被误诊为肠易激惹综合征，部分患儿缺乏典型的胃肠道表现，仅表现为营养不良或肠外症状。

(2) 肠外表现：CD 有多种肠外表现，包括青春期延迟、身材矮小，乏力、缺铁性贫血、疱疹样皮炎、骨质疏松、反复的口腔溃疡和牙釉质发育不全等。少数患儿并发乳糜性肝炎，主要表现为不明原因的转氨酶升高，而在给予无麸质饮食治疗后 6~12 个月肝功能恢复正常。此外，儿童 CD 患儿周围神经病变、癫痫、共济失调和认知功能障碍的发病率远高于成人。

(3) 无症状乳糜泻：患儿仅存在肠绒毛萎缩，但并无明显临床症状。

2. 体格检查 查体可无阳性体征，部分患儿有口腔溃疡、皮疹、腹胀或生长发育迟缓。

3. 辅助检查

(1) 基因检测：已证实几乎所有的 CD 患儿均携带 *HLA-DQ2* 或 *HLA-DQ8* 基因，*HLA* 基因检测对疾病诊断的阴性预测高达 99% 以上，目前主要用于排除 CD 的诊断。

(2) 血清学检查：血清抗肌内膜抗体 IgA、抗组织转谷氨酰胺酶抗体 IgA，由于其高敏感性和特异性已成为 CD 的首选筛查手段。

(3) 肠道活检:是本病诊断的重要手段,CD 累及黏膜损伤通常在近端小肠更明显,远端小肠轻度损伤或无损伤,最具特征性的肠道病理改变为:绒毛变钝或萎缩,隐窝增生,上皮内淋巴细胞的数量增加,固有层中单核细胞浸润。按 Marsh 分类,发现Ⅲ期病理改变为 CD 的典型病理表现。需要注意的是这种病理改变不仅局限于乳糜泻,在牛奶蛋白过敏性胃肠病、蓝氏贾第鞭毛虫病、克罗恩病、幽门螺杆菌感染、非甾体抗炎药摄入都可能有非常相似的病理表现。此外,活检标本的位置,数量和质量(大小和方向)都可能影响诊断率,所以,在临床诊断不明确时,尤其是当有组织学和血清学结果之间差异的情况下,需要应该重新评估病理检查结果。

(三) 诊断思路

1. **目前世界胃肠病学组织推荐的 CD 诊断的金标准**　小肠活检阳性,同时血清学检测阳性才能确诊,而欧洲儿科胃肠、肝脏与营养协会(ESPGHAN)建议对于有临床症状、血清抗组织转谷氨酰胺酶抗体 IgA 抗体效价升高 10 倍以上,并携带 *HLA-DQ2* 或 *DQ8* 基因型的患儿,可不行肠道活检诊断。

2. **鉴别诊断**　与腹泻型肠易激综合征在症状上有所重叠,亦需与克罗恩病相鉴别,鉴别的要点在于回避麸质饮食后临床症状是否好在,结合血清相关抗体效价水平及病理检查结果。

(四) 治疗思路

1. **无麸质饮食治疗**　CD 唯一有效的治疗方法就是严格回避含麸质饮食,所有小麦、黑麦、大麦产品必须严格避免。

2. **对症治疗**　包括补充各种维生素,纠正水电解质紊乱,对于顽固性 CD 的治疗,可局部或全身应用糖皮质激素或免疫调节剂。

五、嗜酸细胞性食管炎

(一) 疾病简介

嗜酸细胞性食管炎(eosinophilic esophagitis,EoE)是一种以嗜酸性粒细胞浸润食管壁为主要特征的慢性食管炎症性疾病,所有年龄均可发病,多见于年长儿,目前病因不明,可能是由过敏、环境及遗传多种因素共同作用的结果。

（二）疾病特点

1. 临床表现 不同年龄阶段患儿的临床表现各有差异，婴幼儿更易出现喂养困难，表现出拒食、呕吐和发育迟缓，年长儿可出现类似胃食管反流症状，表现为恶心、呕吐、食欲下降、反流、上腹痛、胃灼热、进食梗阻、吞咽困难、食物嵌塞及生长发育迟缓等。

2. 体格检查 患儿多有消瘦或生长发育迟缓，腹部查体多无阳性体征。

3. 辅助检查 儿EoE内镜下表现为食管线状裂隙和白斑、黏膜水肿和白色渗出，其中固定的食管环是EoE的典型改变，而年长儿和成人内镜下可有食管环或食管狭窄形成，典型病理改变为食管上皮嗜酸性粒细胞浸润，其他病理表现为炎性细胞浸润、固有层纤维化、食管黏膜细胞膨胀或海绵层水肿，嗜酸性脓肿和基底层钉突样增生。

（三）诊断思路

1. 诊断 主要包括以下4点。

（1）食管功能异常相关的症状。

（2）食管的嗜酸性粒细胞性炎症，食管黏膜多点活检标本嗜酸性粒细胞≥15个/高倍视野。

（3）嗜酸性粒细胞增多局限于食管。

（4）排除食管嗜酸性粒细胞增多的其他原因。

2. 鉴别诊断 本病需与胃食管反流病、嗜酸细胞性胃肠炎、外周血嗜酸性粒细胞增多症等相鉴别，其中较难鉴别的是胃食管反流病，但胃食管反流病临床症状出现和食物关系不大，吞咽困难症状不明显，内镜下病变较弥散，主要发生在食管下段，病理学上，嗜酸性粒细胞数目不高，无嗜酸性脓肿形成。

（四）治疗思路

治疗主要包括药物、饮食和食管扩张术。药物和饮食改变可改善与EoE发病机理相关的炎症，而扩张术可治疗食管重塑和纤维化。

1. 饮食 如果明确致敏食物，可针对性地进行回避，如果未明确引起过敏的食物，可经验性地回避常见过敏食物，包括奶制品、鸡蛋、小麦、大豆、花生和鱼等，回避致敏食物不仅可改善患儿临床症状及食管组织嗜酸性粒细胞浸润，还可以预防食管纤维化及狭窄。

2. **药物治疗**

(1) 糖皮质激素：分局部激素治疗和全身激素治疗：①局部激素治疗因其生物利用度低、全身吸收少、快速被肝脏代谢，全身副作用少而作为治疗 EoE 的一线药物。目前常用吞咽吸入型激素，主要包括丙酸倍氯米松、丙酸氟替卡松及布地奈德制剂。目前报道应用最多的是氟替卡松，常用剂量为：儿童 88~440μg/d，青少年和成年人 440~880μg/d，分 2~4 次应用，疗程 6~8 周。布地奈德的常用剂量为儿童 1mg/d，青少年 2mg/d。②全身型糖皮质激素(如泼尼松、甲泼尼龙)是最早应用治疗嗜酸性粒细胞性食管炎的药物，可迅速消除食管嗜酸性粒细胞浸润并改善症状，但停药后易复发，且长期应用的不良反应大，仅适用于出现严重吞咽困难(伴或不伴有食管狭窄)或其他饮食困难、体质量不增、脱水等需要住院治疗的患儿，常用醋酸泼尼松 1mg/(kg·d)，最大量不超过 60mg，静脉用甲泼尼龙琥珀酸钠 1~2mg/(kg·d)。

(2) 其他药物治疗包括：①质子泵抑制剂：缓解患儿反酸症状，常用剂量奥美拉唑 1mg/(kg·d)，最大剂量 20mg/d，一般疗程 8 周；②白三烯受体拮抗剂：以孟鲁司特为主要代表，常用剂量为 4~5mg/d，每日 1 次；③生物治疗：白细胞介素-5 的单克隆抗体——美泊利单抗。

3. **内镜下扩张治疗**　对有药物和饮食治疗后食管狭窄症状持续存在的患儿是有效的扩张可明显改善患儿吞咽困难症状，但对嗜酸性粒细胞组织浸润及病理进程无改变。

六、嗜酸细胞胃肠炎

(一) 疾病简介

嗜酸细胞胃肠炎(eosinophilic gastroenteritis，EG)是一种罕见的病因不明的原发性嗜酸性粒细胞性胃肠道疾病，各年龄段均可发病，典型特点为嗜酸性粒细胞累及全消化道某层或全层，伴或不伴有外周血嗜酸性粒细胞增高。目前病因尚不明确，可能是内源性或外源性变应原导致全身或局部变态反应发生，继而诱发本病。

（二）疾病特点

1. 临床表现　根据其浸润深度，临床分为3型。

（1）黏膜病变型：此型较为多见，患儿主要表现为蛋白丢失性肠病、出血和吸收不良，常伴有腹痛、腹泻、贫血和营养不良。

（2）肌层病变型：较为少见，患儿可表现为肠壁增厚和肠梗阻表现，常表现为腹胀、腹痛、腹泻和呕吐，部分患儿可并发肠套叠。

（3）浆膜病变型：较为罕见，患儿可表现为嗜酸细胞性胸、腹腔积液，积液中可见大量嗜酸性粒细胞。

2. 体格检查　患儿多半消瘦或生长发育迟缓，浆膜病变型可表现为腹部膨隆，移动性浊音阳性。

3. 辅助检查　大多数患儿可见外周血嗜酸性粒细胞增加，血清总IgE升高，其他可有缺铁性贫血、血沉增快、白蛋白降低等；免疫指标可表现为IgE、IgA、IgG升高或补体C3、C4降低；骨髓细胞学检查提示嗜酸性粒细胞比例增高，以成熟的分叶核为主；腹部CT检查可提示胃肠壁增厚、黏膜皱襞不规则、淋巴结肿大；内镜下通常表现为黏膜充血、水肿、糜烂和结节形成。

（三）诊断思路

1. 诊断　需符合以下3点。

（1）有典型的腹痛、腹泻、呕吐和腹胀等胃肠道症状和体征。

（2）胃肠道黏膜组织活检嗜酸性粒细胞浸润>20个/高倍视野，需要注意的是黏膜组织活检至少需采集6个活检标本以上才能提高确诊率。

（3）需排除寄生虫感染和消化道以外的嗜酸性粒细胞增多性疾病。

2. 鉴别诊断　EG由于其临床表现多样且缺乏特异性，常易误诊，黏膜型EG者与炎性肠病、肠易激综合征、吸收不良症、肠结核、腹型过敏性紫癜相鉴别；肌层病变者需与胃、肠道肿瘤、克罗恩病等鉴别；浆膜型者需与癌性腹水、自发性腹膜炎等鉴别。

（四）治疗要点

1. **饮食** 回避可疑过敏食物，常见致敏食物为牛奶、鸡蛋、小麦、大豆、坚果和海鲜。

2. **药物治疗** 常用泼尼松0.5~1mg/(kg·d)口服，通常服药2~14天后症状明显缓解，见效后逐渐减量，一般疗程为6~8周，如病情严重出现肠梗阻等并发症时，可静脉用甲泼尼龙琥珀酸钠1~2mg/(kg·d)。孟鲁司特钠可以与激素合用，常用剂量为4~5mg/d，1次/d；长期应用激素疗效不明显的患儿可加用酮替芬，0.5~1.0mg/d口服，1~2次/d。其他治疗包括质子泵抑制剂，可改善十二指肠嗜酸性粒细胞浸润程度，免疫抑制剂如口服硫唑嘌呤2~2.5mg/(kg·d)。

3. **手术** 如果病情严重，并发穿孔、肠套叠或肠梗阻，则需要手术治疗。

（叶晓琳）

第九节 高胆红素血症

一、疾病简介

高胆红素血症是指胆红素产生过多或胆红素运输、摄取、结合和排泄障碍致血清胆红素浓度增高。血清未结合胆红素增高称之为高未结合胆红素血症；血清结合胆红素超过17.1μmol/L或超过总胆红素20%，称为胆汁淤积症。

二、疾病特点

（一）临床表现及体格检查

1. 高未结合胆红素血症

(1) 肉眼表现为“阳黄”，查体肝脾可不大。

(2) 母乳喂养患儿精神状态良好，多数由母乳性黄疸引起，停止母乳喂养3~5天，黄疸可在24~72小时明显下降(血清胆红素下降≥50%)或消退可诊断。

(3) 精神状态差，皮肤黏膜干燥、弹性差，腹胀、便秘，吃奶少,哭声弱的患儿需注意有无先天性甲状腺功能减退。

(4) 同时合并呕吐患儿需要注意有无上消化道梗阻,如幽门肥厚。

(5) 高未结合胆红素血症严重时可引起核黄疸,所以需要注意有无神经系统表现,如拒食、嗜睡、肌张力改变、惊厥等。

(6) 部分患儿由隐匿感染如泌尿系感染引起。

2. 高结合胆红素血症

(1) 黄疸为最突出表现,表现为黄疸持续不退或退后再发,黄疸肉眼表现为“阴黄”。

(2) 肝脾肿大。

(3) 肝功能障碍,影响凝血因子Ⅱ、Ⅶ、Ⅸ、Ⅹ的合成,因此患儿常有出血倾向。

(4) 肝疾患影响维生素D和钙磷吸收和利用,常有佝偻病和维生素D缺乏性手足搐搦症。

(5) 常伴发脐疝、腹股沟疝、先天性心脏病等先天疾患。

(6) 病史中部分患儿有白便史,尿黄染尿布史。生后可有脐炎、臀炎等感染史。

(7) 母亲孕早期有感染史或服药史。

(二) 辅助检查

1. 血常规。细菌感染时白细胞可增高,巨细胞病毒感染时单核细胞增多,可同时伴有贫血及血小板下降。

2. 尿常规、尿培养检查。

3. 肝功检查。转氨酶升高、胆红素升高;空腹血糖检测。

4. 血清病毒抗体检测。巨细胞病毒、单纯疱疹病毒、风疹病毒、弓形体等。尿巨细胞病毒检测。

5. 凝血功能检测。

6. 血培养及药物敏试验。

7. 血氨及血乳酸检测。

8. 血尿遗传、代谢性疾病筛查,必要时行相关基因检测。

9. 甲状腺功能检测。

10. 排除畸形检查。疑有胆道畸形做肝胆彩超+胆囊收缩实验,肝脏MRCP或胆管造影等检查。

11. 其他。高未结合胆红素血症患儿，总胆红素超过222μmol/L，建议完善脑干听觉诱发电位及头MRI。明确巨细胞病毒感染的患儿需完善脑干听觉诱发电位检测。

三、诊断思路

1. **查找病因** 黄疸只是症状性诊断，需要细致查找病因。

2. **实验室检查** 肉眼查体"阳黄"、"阴黄"可大致区分是间接胆红素升高还是直接胆红素升高，进一步决定查哪些化验，不要盲目检查。但部分患儿黑黄并不容易区分，所以必须化验肝功能决定是间接胆红素升高还是直接胆红素升高，不能单纯经皮检测黄疸值。

3. **鉴别诊断** 直接胆红素升高患儿化验出巨细胞病毒感染，也不能除外是否同时合并其他遗传代谢性疾病，单纯抗巨细胞病毒治疗效果不好时需要进行其他疾病的鉴别诊断，遗传代谢性疾病如希特林缺陷症等。

4. **肝胆脾彩超+胆囊收缩检查** 对于鉴别单纯胆汁淤积性黄疸还是胆道闭锁至关重要，要尽早做，且必要时需要多次复查。大便色白对于诊断胆道闭锁也很重要，临床大夫需要亲自评价大便颜色(可根据大便比色卡评估)。

5. **鉴别诊断** 当患儿是胆汁淤积性黄疸，但γ-谷氨酰转肽酶却不升高或降低的话，需要和进行性家族性肝内胆汁淤积症相鉴别，建议积极进行基因检测。

6. **实验性糖皮质激素治疗** 泼尼松2mg/(kg·d)，5~7天复查肝功能胆红素及胆汁酸变化情况，若下降一半以上提示感染性因素如巨细胞病毒导致的胆汁淤积可能性大，但如果下降不理想需要进一步查找其他原因。

四、治疗思路

(一) 高未结合胆红素血症

1. **停母乳，多喝水** 必要时退黄：口服退黄汤15ml/次，3次/d。

2. **碱化血液** 5%碳酸氢钠3~5ml/(kg·d)，1次/d。

3. **输白蛋白** 0.5~1g/(kg·d),1 次/d。

4. **益生菌** 口服益生菌。

5. **苯巴比妥** 2mg/(kg·次),2 次 /d,口服。

(二) 高结合胆红素血症

1. **退黄** 口服退黄汤,15ml/次,3 次/d。

2. **保肝治疗** 可给大剂量维生素 C 等。

3. **利胆** 可用腺苷蛋氨酸利胆。

4. **对症治疗** 有出血倾向,给予维生素 K;补充各种脂溶性维生素;输血或血浆提高免疫力,纠正贫血。

5. **合并细菌感染患儿** 可根据药敏试验选用抗生素。

6. **若为 CMV 感染** 可使用更昔洛韦,诱导疗法:5mg/kg,间隔 12 小时 1 次静脉滴注,每次液体量不少于 50ml,时间不少于 1 小时,连续使用 2 周,维持治疗 1 周。必须注意更昔洛韦副作用:中性粒细胞、血红蛋白、血小板下降;恶心、呕吐、厌食、腹泻等消化道症状;转氨酶升高等。

7. **营养管理** 合并胆汁淤积时建议高中链甘油三酯(30%~50%)配方奶粉喂养;希特林缺陷症时同时建议去乳糖奶粉喂养;半乳糖血症应避免饮食中含有乳糖/半乳糖;遗传性果糖不耐受应避免饮食中含有果糖、乳糖、山梨醇。

(郭 静 吴 捷)

第十节 腹型过敏性紫癜

一、疾病简介

过敏性紫癜是一种以小血管炎为主要病理改变的全身性血管炎综合征。以皮肤紫癜、关节肿痛、腹痛、便血及血尿、蛋白尿等综合表现为本病的重要特征。如伴腹部症状时,脐周和腹部出现绞痛,亦可伴恶心、呕吐、便血等,甚者腹痛剧烈,反复发生,可伴发肠套叠或肠穿孔。

病因不明确,可能与微生物(如:乙型溶血性链球菌、病毒、肺炎支原体、寄生虫等)、疫苗、食物、药物等有关。各种刺激因子，包括感染原和过敏原作用于具有遗传背景的个体，激发 B 细胞克隆扩增，导致 IgA 介导的系统性血管炎。

二、疾病特点

（一）腹型过敏性紫癜临床表现

1. **首发症状** 多以皮肤紫癜为主，消化道症状一般出现在紫癜发生 1 周内，14%~36% 胃肠道症状发生在皮疹出现之前（易误诊）。

2. **腹痛** 多无明显诱因，反复出现阵发性剧烈的腹部绞痛，夜间明显，持续腹痛少见。

3. **腹痛部位** 常不固定，多位于脐周。

4. **多伴有消化道出血（便血和呕血）** 可伴恶心、呕吐、腹泻。

5. **症状体征分离** 腹部体征（腹肌紧张及强直等）轻微，不如症状（腹痛、血便、腹泻等）明显，症状体征分离是腹型过敏性紫癜的重要特点。

6. **其他** 一般解痉药不能缓解。

（二）辅助检查

1. 实验室检查

（1）外周血检测白细胞、血小板计数正常或升高，红细胞沉降率增快；出血和凝血时间正常；血免疫球蛋白 A（IgA）可升高。

（2）腹型过敏性紫癜患儿肾脏受累时尿蛋白、潜血阳性（尿常规监测每周 1~2 次），尿微量蛋白可高于正常值，大便隐血多为阳性。

（3）其他检查：食物+呼吸过敏原；尿淀粉酶和血淀粉酶、脂肪酶；必要时查抗核抗体。

2. 影像学检查

（1）内镜检查：消化道内镜能直接展现过敏性紫癜患儿的胃肠道改变：①上消化道病变主要分布于十二指肠降段，其次是十二指肠球部、胃窦、胃体，罕有累及食管；②下消化道病变以回肠末端、回盲部和升结肠为重，横结肠、乙状结肠轻；③黏膜病理改变特点：黏膜下大小不一的斑片状略高于黏膜表面的出血点，部分融合成片，重者形成瘀斑及黏膜下血肿，并见黏膜充血水肿、糜烂、大小深浅不等的溃疡，病变间黏膜基本正常；④胃镜病变与腹部症状严重程度无一致性。

(2) 超声检查：HSP患儿病变主要侵及小肠，超声检查在皮疹出现前可显示受累的肠管节段性扩张；肠壁增厚、黏膜粗糙、肠腔狭窄，也可显示腹腔淋巴结肿大，部分融合，此外可伴腹水。

(3) X线、CT检查：腹部X线的价值有限，对并发胃肠穿孔、肠梗阻、肠套叠时有提示意义。腹部CT可见消化道多发节段性侵害，受累肠壁水肿、增厚，密度降低，肠管狭窄，受侵肠管周围常有少量积液渗出。

三、诊断思路

1. **病史** 在起病前1~3周常有上呼吸道感染史，多见于7~14岁儿童（国内），急性起病，首发症状以皮肤紫癜为主，少数病例以腹痛、肾脏症状首先出现，各种症状可有不同组合。

2. **皮疹特点** 多见于下肢及臀部，对称分布，伸侧较多，分批出现；初呈紫红色斑丘疹、高出皮面、压之不褪色，数日转为暗红色，后呈棕褐色而消退；少数融合成大疱伴出血性坏死；部分伴有荨麻疹和血管神经性水肿；皮肤紫癜4~6周后消失、可反复出现。

3. **腹痛** 特点前如前述。

4. **外科并发症**

(1) 主要为肠套叠、肠坏死及肠穿孔、阑尾炎。

(2) 对有明确外科并发症者宜早期采取积极手术治疗，对有严重肠管病变者行肠造瘘术，延期行肠吻合术，可提高治愈率，降低死亡率。

5. **其他** 对以消化道症状为首发，尤其表现为腹部绞痛伴有便血但腹部体征轻微，常规解痉治疗不能缓解的患儿，早期胃镜检查可有助于腹型过敏性紫癜的确诊，减少误诊及漏诊，避免不必要的外科手术及并发症的出现。

四、治疗思路

1. **基础治疗** 急性期患儿需卧床休息，避免服用可疑药物及食物，严重者需禁食，并给予肠外营养；伴呕吐、腹泻时需要注意补充血容量及保持水电解质平衡，伴感染患儿需给予抗感染治疗。

2. **药物治疗** 口服维生素C、芦丁、维生素E、潘生丁等，口服氯雷他定：体重>30kg氯雷他定10mg，1次/d口服，体重<30kg氯雷他定5mg，1次/d口服。

3. **奥美拉唑或兰索拉唑** 如有腹痛，可加用奥美拉唑或兰索拉唑1次/d或分两次静脉滴注。

4. **微生态制剂与抗Hp** 治疗腹型过敏性紫癜与胃肠道菌群失调关系密切。患儿出现肠道菌群失调后可给予微生态制剂如益生菌，通过抑制肠道致病菌生长，促进正常菌群繁殖，从而改善微生态环境，保护胃肠道。

5. **糖皮质激素** 单纯抑酸护胃、解痉止痛疗效欠佳时可选用糖皮质激素治疗。泼尼松5~10mg/(kg·d)，1次/d或分两次静脉滴注。应用激素治疗注意监测血压并补充维生素D和钙剂。

6. **丙种球蛋白** 对于严重的病例，可用大剂量丙种球蛋白冲击治疗。免疫球蛋白可调节免疫，降低血管通透性，减轻平滑肌痉挛，清除潜在感染。丙种球蛋白的使用剂量为400mg/(kg·d)，持续静脉滴注3~5天。

7. **血液净化技术** 可消除患儿机体中的抗原-抗体复合物，能明显稳定病情，改善远期预后。

（王 洋 吴 捷）

第十一节 炎症性肠病

一、疾病简介

炎症性肠病(inflammatory bowel disease，IBD)是指原因不明的一组非特异性慢性胃肠道炎性疾病，与遗传、免疫及环境因素相关，包括溃疡性结肠炎(ulcerative colitis，UC)、克罗恩病(Crohn disease，CD)和未分类IBD。近年来，儿童炎症性肠病发病率有上升趋势，严重影响患儿的生长发育和生活质量。炎症性肠病患儿临床表现多以初发型为主，发病年龄越小，症状越严重。

二、疾病特点

（一）UC 诊断标准

慢性非特异性结肠炎症，临床主要表现腹泻、黏液血便、腹痛。

1. **临床表现**　持续 4 周以上或反复发作的腹泻，为血便或黏液脓血便，伴明显体重减轻。其他临床表现包括腹痛、里急后重和发热、贫血等不同程度的全身症状，可有关节、皮肤、眼、口及肝胆等肠外表现。

2. **结肠镜检查**　连续性、弥漫性黏膜炎症，血管网纹消失、黏膜易脆（接触性出血）、伴颗粒状外观、多发性糜烂或溃疡、结肠袋变浅、变钝或消失（铅管状），假息肉及桥形黏膜、肠腔狭窄、肠管变短等。

3. **钡灌肠检查**　肠壁多发性小充盈缺损，肠腔狭窄，结肠袋消失呈铅管样，肠管短缩。

4. **组织活检**　组织标本或手术标本病理学检查符合 UC 改变。

确诊 UC 应符合 1+（2 或 3）+4；拟诊 UC 应符合 1+2 或 3。

（二）CD 诊断标准

慢性肉芽肿炎症，病变呈穿壁性炎症，多为节段性、非对称分布，可累及胃肠道各部位，以末段回肠和附近结肠为主，临床主要表现腹痛、腹泻、瘘管和肛门病变。

1. **临床表现**　慢性起病、反复发作的右下腹或脐周腹痛伴明显体重下降、发育迟缓，可有腹泻、腹部肿块、肠瘘、肛门病变以及发热、贫血等。

2. **影像学检查**　胃肠道钡剂造影、钡灌肠造影、CT 或磁共振检查见多发性节段性的肠管僵硬、狭窄，肠梗阻、瘘管。

3. **内镜检查**　病变呈节段性、非对称性、跳跃性分布，阿弗他样溃疡、裂隙状溃疡、铺路石样外观，肠腔狭窄、肠壁僵硬，狭窄处病变呈跳跃式分布。

4. **手术标本外观**　肠管局限性病变、跳跃式损害、铺路石样外观、肠腔狭窄、肠壁僵硬。

5. **组织活检或手术标本病理学检查** 裂隙状溃疡、非干酪性肉芽肿、固有膜中大量炎性细胞浸润以及黏膜下层增宽呈穿壁性炎症。

具备1,2,3者为拟诊,再加上4,5中任何一项可确诊。具有第4项者,只要加上1,2,3三项中任何两项亦可确诊排除肠结核、其他慢性肠道感染性疾病、肠道恶性淋巴瘤。

(三)未分类IBD

既不能确定为CD又不能确定为UC的结肠病变,病变主要位于近段结肠,远段结肠一般不受累,即使远段结肠受累,病变也很轻。

三、诊断思路

1. 炎症性肠病是一组病因不明的慢性、非特异性胃肠道炎症性疾病,约20%的克罗恩病患者和12%的UC患者是在20岁之前发病。儿童IBD除表现出和成人相似的临床特征外,还可出现独特的并发症,包括生长障碍和青春期延迟,须仔细监测患儿的身高身长、骨骼发育及青春期情况。

2. 临床上出现腹痛、腹泻、便血和体重减轻等症状持续4周以上,或6个月内类似症状反复发作2次以上,应高度怀疑IBD。

3. IBD常合并:①发热;②生长迟缓、营养不良、青春发育延迟、继发性闭经、贫血等全身表现;③关节炎、虹膜睫状体炎、肝脾肿大、皮肤红斑、坏疽性脓皮病等胃肠道外表现;④反复口腔溃疡、肛周疾病如皮赘、肛裂、肛瘘、肛周脓肿等。

4. 初发病例、临床表现与影像学或内镜检查及活检结果难以确诊时,应随访3~6个月;与肠结核混淆不清者应按肠结核作诊断性治疗,以观后效;应与肠结核、肠淋巴瘤鉴别。

5. 实验室异常包括贫血、白细胞和血小板计数升高、ESR升高、CRP升高、白蛋白水平降低、大便隐血、粪钙卫蛋白或粪便白细胞升高。当抗感染治疗疗效不明显,持续ESR\CRP升高,应注意IBD的可能。

6. 6岁以下IBD称为极早发型IBD,尤其2岁以内婴儿型

IBD与遗传因素关系更为密切,为单基因遗传病或免疫缺陷相关遗传病,可进行基因检测确诊。对常规药物疗效差,手术率及死亡率更高,应予以特殊关注。

四、治疗思路

对于儿童和青少年IBD,临床医生必须对基础疾病及其并发症进行治疗。目标:诱导并维持临床症状缓解及黏膜愈合;防治并发症;改善患儿生存质量;并尽可能减少对患儿生长发育的不良影响。

1. **营养支持治疗** IBD患儿的发病高峰年龄是儿童生长发育的关键时期,营养治疗是IBD治疗的关键措施之一。在轻中度儿童CD的诱导缓解中,尤其强调营养治疗的重要性。有研究显示全肠内营养甚至可以取代激素治疗用于CD的诱导缓解。

2. **药物治疗**

(1)氨基水杨酸类药物:美沙拉嗪是临床治疗IBD并预防其复发的最常用的药物之一。美沙拉嗪口服和/或直肠给药是目前轻中度UC患儿诱导缓解及维持治疗的一线药物,用于CD患儿的诱导缓解及维持治疗尚存争议。

儿童美沙拉嗪类药物常用剂量为:美沙拉嗪缓释颗粒,20~30mg/(kg·d),分2~3次服用;美沙拉嗪缓释片,30~50mg/(kg·d),分2~3次服用;美沙拉嗪肠溶片,30~50mg/(kg·d),分2~3次服用。

(2)糖皮质激素:适用于IBD急性发作期且足量美沙拉嗪治疗无效时,通常不用于维持缓解治疗。

儿童泼尼松口服40~60mg/d开始,症状改善后逐渐减量停药;还可用氢化可的松10mg/(kg·d)或甲泼尼松龙1~1.5mg/(kg·d)静脉给药。

IBD患儿不宜长期接受糖皮质激素治疗,部分患儿对激素有依赖性,减量时症状会复发,尤其是发病年龄早的患儿。

(3)免疫调节剂:临床常用6-硫代鸟嘌呤制剂包括巯嘌呤(mercaptopurine,6-MP)、硫唑嘌呤(azathioprine,AZA)、氨甲蝶呤、钙调磷酸酶抑制药(环孢素用于UC,他克莫司用于CD)等。6-硫代鸟嘌呤制剂能减少CD患儿术后临床和内镜检查复发,但起效较慢，不作为急性治疗用药，初次给药3个月左右见效。

AZA剂量1.5~2.0mg/(kg·d)，6-MP剂量0.75~1.5mg/(kg·d)。常见不良反应为骨髓抑制，肝功能损害和胰腺炎等。初次用药从1/3或半量开始，4周左右逐渐增加到足剂量，需监测血常规和肝功能。

(4) 生物制剂：英夫利昔单抗(infliximab, IFX)已应用于临床，被认为是目前诱导和维持缓解CD最有效的药物。IFX适用于：①常规糖皮质激素或免疫抑制药物治疗无效的中重度活动性CD或UC。②传统治疗如抗生素、外科引流和/或免疫抑制药物治疗无效的瘘管型CD患儿。

初始剂量：5mg/kg，在第0、2、6周给予作为诱导缓解；随后每隔8周给予相同剂量做维持治疗，3剂无效不再使用本品。IFX的不良反应为可增加感染、肿瘤和免疫反应的发生率。

(5) 抗生素：甲硝唑和环丙沙星是CD治疗中最常用的抗生素。有严重感染者(并发腹腔、盆腔脓肿)应给与广谱抗生素积极抗感染治疗。

甲硝唑：15mg/(kg·d)，2次/d；环丙沙星：20mg/(kg·d)，2次/d，最大剂量400mg/d。

(6) 其他：益生菌，沙利度胺等。

3. **手术治疗**

(1) 急诊手术：当IBD患儿出现危及生命的并发症，如肠穿孔、顽固性出血、中毒性巨结肠，而药物治疗无效时应及时手术。

(2) 择期手术：内科治疗后症状顽固不缓解、长期药物治疗不能耐受者或出现难治性瘘管和窦道等情况时。

4. **心理辅导** IBD患儿常伴有情绪低落、抑郁、自我评价降低等心理问题，进而影响其社会功能。长期疾病的困扰、激素治疗的副作用、生长发育迟缓和青春期延迟对青少年心理产生较大的影响。因此在积极治疗原发病的同时，应尽量减轻患儿的心理负担，必要时寻求心理医生的帮助。

5. **极早发型IBD** 确诊极早发型IBD的患儿，如传统治疗方法疗效不佳，可考虑造血干细胞移植，目前显示对部分基因改变有一定疗效。

五、预后及疾病预防

儿童 IBD 的治疗需要一个专业的治疗团队协同完成，包括儿科、儿外科、营养科、心理科、专业护理队伍（如瘘管的特殊护理），以及成人消化科（后继治疗）医师等。在这个专业团队的共同努力下，才能确保 IBD 患儿的最佳预后。

（许玲芬）

第四章　呼吸系统疾病

第一节　疱疹性咽峡炎

【疾病简介】

疱疹性咽峡炎（herpetic angina）是由肠道病毒引起的以急性发热和咽峡部疱疹溃疡为特征的急性传染性咽峡炎。发病率高，多见于6岁以下学龄前儿童，潜伏期3~5天，四季散发，春夏季是流行季节，经粪-口途径、呼吸道飞沫、接触患儿口鼻分泌物以及被污染的手和物品而感染。

本病由肠道病毒引起，肠道病毒属于小RNA病毒科肠道病毒属，主要致病血清型为CV-A2、4、5、6、8、10、16型和EV-A71型，埃可病毒（echovirus）3、6、9、16、17、25、30也可以引起此病。临床表现为发热、咽痛、口痛、咽峡部疱疹，小婴儿因咽痛影响进食，少数可并发高热惊厥、脑炎等。为自限性疾病，一般病程4~6日，重者可至2周。同一患儿可重复多次发生本病，为不同类型病毒引起。

【临床特点】

疱疹性咽峡炎急性起病，常突发发热和咽痛，多为低热或中度发热，部分患儿为高热，亦可高达40℃以上，可引起惊厥，热程2~4天，可伴咳嗽、流涕、呕吐、腹泻，有时述头痛、腹痛或肌痛，咽痛重者可影响吞咽；发热期间年龄较大儿童可出现精神差或嗜睡、食欲差，年幼患儿因口腔疼痛出现流涎、哭闹、厌食，个别患儿症状重，多发生在3岁以下儿童，表现为持续发热且不易退、易惊、肢体抖动、呼吸、心率增快等类似重症手足口病临床表现。

局部体征：初起时咽部充血，并有散在灰白色疱疹，周围有红晕，直径 2~4mm，数目多少不等，1~2 天后破溃形成小溃疡，此种黏膜疹多见于咽腭弓、软腭、悬雍垂及扁桃体上，也可见于口腔的其他部位，部分手足口病的初期可表现为疱疹性咽峡炎症状。

病程一般为 4~6 天，偶有延至 2 周者。部分手足口病患儿以疱疹性咽峡炎为首发症状，随后可在手掌、足底、臀部等部位出现红色皮疹。

【辅助检查】

1. 实验室检查白细胞计数和分类大多正常。如白细胞总数增多，中性粒细胞比例升高，C 反应蛋白明显高于正常，应考虑合并细菌感染。

2. 取咽部疱液或粪便，经组织培养或接种于乳鼠可得致病病毒，同时可取急性期及恢复期血清进行特殊的中和抗体、补体结合或血凝抑制试验，以助确诊。

【诊断及诊断标准】

结合流行病学史、典型症状、特征性咽峡部损害可做出临床诊断，如病原学检查即可作出病原学确诊。

【鉴别诊断】

1. **疱疹性口炎**　由单纯疱疹病毒Ⅰ型（herpes simplex virus-Ⅰ，HSV-1）感染引起的急性口腔黏膜感染，有发热和局部淋巴结肿大，疱疹可发生于口腔黏膜任何部位，但常见于齿龈和颊黏膜。

2. **溃疡性口腔炎**　以婴幼儿发病较常见。多由革兰氏染色阳性球菌引起，病初口腔黏膜广泛充血、水肿，黏液增多，继之表现为大小不等、界限清楚的糜烂，可融合成大片并有纤维素渗出，形成的伪膜呈灰白色或浅黄色，擦去伪膜呈出血性糜烂面，取假膜作涂片或培养可发现病原菌。血常规血白细胞明显增高，中性粒细胞增多，C 反应蛋白升高。

3. **麻疹**　由麻疹病毒引起的传染性很强的急性呼吸道传染病，病程早期出疹前 24~48h 可见口腔黏膜斑（Koplik 斑），常见于颊黏膜近臼齿处，直径 0.5~1.0mm，也可见于下唇内侧面与牙龈之间，软腭及咽弓等处黏膜，外有红色晕圈，开始仅见于对着下臼齿的颊黏膜上，但在1天内很快增多，可累及整个颊黏膜并蔓延至唇部黏膜，黏膜斑在皮疹出现后即逐渐消失，应注意鉴别。

4. **水痘** 病原体为水痘-带状疱疹病毒，其感染所致疱疹可见于口腔任何部位，口腔黏膜也可看到水疱破溃后形成的溃疡，常有疼痛。

【治疗】

1. **一般治疗**

(1) 注意隔离，避免交叉感染，做好呼吸道隔离，居家隔离2周。

(2) 注意休息，保持室内清洁及空气流通。

(3) 口腔护理，饭后淡盐水或生理盐水漱口，低龄患儿可以用生理盐水擦拭口腔。

2. **对症治疗**

(1) 对于轻、中度发热，以物理降温为主。体温超过38.5℃时，可给予布洛芬等退热药。

(2) 进食困难及高热不退的患儿应适当补液，以防止电解质紊乱。

3. **病因治疗**

尚无特效抗肠道病毒药物。不应使用阿昔洛韦、更昔洛韦、单磷酸阿糖腺苷等药物治疗疱疹性咽峡炎，此类药物是抗DNA病毒药物，对RNA病毒无效。部分病例病初血常规白细胞计数、中性粒细胞比例及C反应蛋白升高；建议次日复查以上指标，若明显下降或正常，无细菌感染的依据，则无需使用抗菌药物。

INF-α喷雾或雾化有一定疗效：局部用药使用便捷，儿童易接受，安全有效。IFN-α2b喷雾剂：100万U/d，每1~2小时1次，疗程3~4天。也可使用INF-α雾化吸入：2~4μg/(kg·次)或20万~40万U/(kg·次)，1~2次/d，疗程3~4天。

【预后】

大多数为轻型病例，有自限性(1~2周)，预后良好。偶有腮腺炎、心肌炎等并发症。极少数病情进展迅速，可合并脑炎、肺水肿、肺出血等严重并发症。

【经验指导】

部分手足口病患儿以疱疹性咽峡炎为首发症状，随后可在手掌、足底、臀部等部位出现红色皮疹，或有些重症手足口患者手足臀部皮疹并不明显。在临床对于以下情况应高度重视：年龄 3 岁以下、病程 3 天以内和 EV-A71 感染，持续高热体温大于 39℃，常规退热效果不佳；出现精神萎靡、呕吐、肢体抖动等；呼吸增快，心率增快，外周血白细胞计数升高外周血白细胞计数 $\geqslant 15\times10^9$/L，除外其他感染因素；出现以上情况因收住院治疗，警惕为重症手足口病。

（程 琪 尚云晓）

第二节 急性化脓性扁桃体炎

一、疾病简介

急性化脓性扁桃体炎是指腭扁桃体的急性非特异性炎症，是上呼吸道感染的一种类型，春秋两季多发。主要病原体为乙型溶血性链球菌，其次为流感嗜血杆菌、肺炎链球菌、葡萄球菌等，病原体可通过飞沫或直接接触传播。

扁桃体是一对位于腭咽弓和腭舌弓之间的淋巴组织，和舌扁桃体、咽扁桃体共同构成咽部淋巴环。扁桃体是咽部的主要免疫组织，它起着呼吸道第一屏障的作用。咽扁桃体在 1 岁开始发育、逐渐增大，4~10 岁达发育高峰，14~15 岁时逐渐退化。2 岁以后易患扁桃体炎，学龄期及学龄儿是发病高峰。扁桃体隐窝内常积聚分泌物，是细菌滋生场所，细菌感染导致扁桃体炎症，出现化脓。

二、疾病特点

（一）临床表现

1. **全身症状** 起病急、恶寒、高热可达 39~40℃、头晕、头痛及全身酸疼，尤其是幼儿可因高热而抽搐、呕吐或昏睡、食欲下降、全身乏力等症状。

2. **局部症状**　咽痛明显，吞咽时尤甚，幼儿哭闹不安。儿童因扁桃体肥大影响呼吸时可妨碍睡眠，夜间打鼾及惊醒。

3. **并发症**

(1) 局部并发症：急性炎症直接侵犯临近组织所致。深部蔓延，引起咽后壁脓肿、扁桃体周脓肿；向上蔓延，引起中耳炎、鼻窦炎；向下蔓延，引起急性喉气管炎、支气管炎、肺炎等。

(2) 全身并发症：与溶血链球菌所引起的Ⅲ型变态反应有关，如引起风湿热、急性肾小球肾炎、急性关节炎。

(二) 体格检查

临床上扁桃体的大小分为3度：扁桃体超过腭舌弓，而没有超过腭咽弓者为Ⅰ度；超出腭咽弓者为Ⅱ度；达到或接近正中线者为Ⅲ度。口咽部黏膜呈弥漫性充血，扁桃体肿大，隐窝内及扁桃体表面有黄色或白色分泌物，易于拭去。局部可并发扁桃体周脓肿、颌下淋巴结肿大、中耳炎。

(三) 辅助检查

1. **血常规**　白细胞及中性粒细胞升高；CRP升高。

2. **细菌培养**　分泌物培养可发现阳性致病细菌，如乙型溶血性链球菌、金黄色葡萄球菌及肺炎链球菌。分泌物涂片有利于发现致病菌。考虑有肾脏并发症时，如考虑乙型溶血性链球菌导致的肾小球肾炎等时，应进行尿常规和肾功能等相关检查。

3. **其他检查**　当怀疑出现并发症，如咽旁脓肿、扁桃体周脓肿时可考虑进行CT或超声检查；当出现肾脏并发症时，应进行尿常规、肾功能及肾脏超声等相关检查。

三、诊断思路

1. **一般情况**　结合患儿发热、咽痛症状及查体扁桃体肿大，扁桃体表面有黄色或白色分泌物即可诊断急性化脓性扁桃体炎。

2. **注意与以下疾病相鉴别**

(1) 传染性单核细胞增多症性咽峡炎：由EB病毒(Epstein-Barr virus，EBV)感染所致的急性传染病。临床上以发热、咽峡炎、淋巴结及肝脾肿大、外周血以淋巴细胞增加为主，异型淋巴细胞≥10% 等为其特征。可做 EBV 病毒特异性抗体或 DNA 检测。

(2) 白喉：在扁桃体上、鼻、喉、气管处有白色伪膜，不易拭去，擦之易引起出血。咽拭子涂片及培养检查有白喉杆菌可确诊。

(3) 猩红热：可见咽部扁桃体充血，上可见点状或片状分泌物。软腭充血水肿，并可有米粒大的红色斑疹或出血点。病后 1~2 天内出现周身皮肤弥漫性充血的基础上，伴"鸡皮"样密集而均匀的点状红色丘疹，按压消退，出现口周苍白圈及杨梅舌。

四、治疗思路

（一）一般治疗

卧床休息、清淡饮食、多饮水、加强营养及保持排便通畅；积极退热。

（二）抗生素治疗

多为乙型溶血性链球菌感染，青霉素、第一代头孢菌素均有敏感抗生素。过敏患儿可选用大环内酯类抗生素。初始治疗 2~3 天病情无好转者，应分析其原因（是否混合病毒感染或出现合并症），或根据药敏试验选用其他种类抗生素。当在体温平稳 48 小时以上、扁桃体脓苔减少或消失，可改为口服抗生素。疗程 7~14 天。

（三）局部用药

复方硼砂溶液加 4~5 倍温水稀释后含漱，3~6 次/d；1% 氧化锌溶液或 1%~2% 碘甘油涂抹扁桃体表面，1 次/d，10 次为 1 疗程。

（四）手术治疗

1. **适应证**　对反复急性发作化脓性扁桃体炎的患儿可进行扁桃体摘除。手术需要根据以下原则：①1 年内扁桃体炎发作 7 次以上；②在之前 2 年内每年扁桃体发作 5 次以上；③在之前 3 年内每年扁桃体发作 3 次以上。

2. **化脓性扁桃体炎引起的局部并发症**　如扁桃体周脓肿、咽后壁脓肿。

（五）全身并发症治疗

急性化脓性扁桃体炎并发症出现急性风湿热、急性肾小球肾炎等。可参照相关疾病章节来诊治。

(六) 中医中药

五、预后

一般患儿预后良好,部分患儿治愈后病情易反复,应及时治疗,可考虑择期摘除扁桃体。极少数患儿继发风湿热、急性肾小球肾炎等疾病,应及时根治原发病灶,防止再度感染。

(王 菲)

第三节 急 性 喉 炎

一、疾病简介

急性喉炎是小儿较为常见的呼吸道疾病,多发生在冬、春季节,以婴幼儿发病为主。急性喉炎为急性喉部黏膜炎症,炎症发生时的充血水肿很容易引喉部梗阻,如不及时有效治疗,病情可进行性加重,严重者可造成窒息和呼吸循环衰竭,危及患儿生命。

急性喉炎分为感染性和非感染性。急性感染性喉炎通常继发于上呼吸道感染之后,通常由病毒引起的,常常很快就会继发细菌感染。常见致病病毒包括鼻病毒、副流感病毒、呼吸道合胞病毒(respiratory syncy-tial virus,RSV)等。常见的致病细菌包括肺炎链球菌、流感嗜血杆菌和卡他莫拉菌。感染性喉炎以早期喉部充血为特征。随着愈合阶段的开始,白细胞侵入感染部位以清除病原体。这一过程会加重声带水肿,患儿出现声音嘶哑甚至失声。非感染性喉炎常见于声带创伤、过敏、胃食管反流病、环境污染、热或化学烧伤等。

二、疾病特点

(一) 临床表现

常以上呼吸道感染症状起病。

1. **一般情况** 小儿急性喉炎多起病急,病情进展快。

2. **常见症状**　有喉部不适疼痛，犬吠样咳嗽，声音嘶哑甚至失声，吸气性喉鸣，症状常以夜间为重。

3. **其他**　严重时可有吸气性呼吸困难，鼻翼扇动及三凹征阳性，发绀、烦躁、脉搏加快，甚至呼吸衰竭。

（二）体格检查

可有喉鸣及吸气性呼吸困难、咽喉部充血、声门下黏膜呈梭形肿胀，肺部听诊可闻粗糙喉传导音。

（三）辅助检查

喉镜检查可见：①喉黏膜充血、肿胀；②声带亦充血呈红色和水肿，上有扩张血管，严重时声带也可能出现黏膜下出血，声门常附有黏稠性分泌物；③声门下黏膜肿胀向中间突出而成一狭窄腔。

（四）病情严重程度分级

喉梗阻分为以下4度。

Ⅰ度：安静时如正常人，但活动后出现吸气性喉鸣及呼吸困难，肺呼吸音清晰，心率无改变。

Ⅱ度：安静时也出现喉鸣及吸气性呼吸困难，肺部听诊可闻喉传导音或管状呼吸音，心率稍快。

Ⅲ度：除有Ⅱ度喉梗阻的症状外，患儿因缺氧而出现烦躁不安、口唇发绀、恐惧、出汗；肺部听诊呼吸音明显减低、心音低钝、心率加快大于140次/min。

Ⅳ度：患儿呼吸衰竭、昏睡状态、三凹征不明显、呼吸微弱、面色苍白发灰；肺部听诊呼吸音几乎完全消失，仅有气管传导音；心音微弱、心率或快或慢、心律失常。

三、诊断思路

1. 急性喉炎根据其临床症状即可诊断，喉镜检查可以辅助确诊。

2. 同为上气道梗阻，急性喉炎需要与呼吸道异物相鉴别：呼吸道异物起病急，多有异物吸入病史，常伴有剧烈的咳嗽喘息或呼吸困难等症状，肺部听诊以及肺部影像学检查可鉴别。而急性喉炎起病前常有发热、流涕、咳嗽等上呼吸道感染病史。

3. 急性会厌炎的特点是多起病急，可有高热、周身不适等全身症状，咽痛，吞咽困难、呼吸困难，可快速进展为严重的喉梗塞，过程和急性喉炎相似。患儿可有流口水，颈部后仰等症状。需要及时诊治，否则可能会危及生命。喉镜检查可以看到樱桃红样肿胀的会厌。

4. 喉痉挛常见于较小婴儿，多由病毒感染引起，过敏和心理因素也是重要病因。吸气时可有喉喘鸣，声调尖而细，特征性的破竹样和金属样的咳嗽，发作时间较短暂，症状可突然消失，无声嘶、发热等。

5. 先天性喉软化症等喉部先天性疾病，生后不久即出现吸气性呼吸困难、哭闹时加重，多在8~10月后自行好转。可以通过喉镜检查鉴别。

6. 急性喉炎常容易并发下呼吸道感染，对于病程较长或加重的患儿，应该注意肺部听诊并及时完善肺部影像学，早期识别急性支气管炎和肺炎。

四、治疗思路

1. 由于儿童喉部的解剖学特点，小儿急性喉炎的病情常比成人严重，若不及时治疗，病情容易快速进展，也更容易发生呼吸困难，甚至危及生命。急性喉炎应尽快解除喉梗阻，给予糖皮质激素促进喉部水肿消退。对于轻中度喉梗阻患儿可用雾化吸入布地奈德混悬液治疗，对于重度喉梗阻患儿常使用全身糖皮质激素治疗，常用的口服激素有泼尼松、甲泼尼龙；也可用地塞米松、氢化可的松等肌内注射或静脉给药。值得注意的是，在临床中很多婴幼儿不能配合雾化，常在雾化过程中剧烈哭闹，这种情况下雾化过程中的剧烈哭闹会加重喉部水肿，弊大于利，所以医生应该权衡利弊。因病情进展迅速且常合并细菌感染，应该及早使用抗生素控制感染。

2. 在临床工作中遇到诊断急性喉炎的患儿，应该向患儿家属充分交代病情，有义务提示家属注意患儿呼吸症状变化，特别是在夜间，一旦吸气性喉鸣有加重趋势应及早来医院处理。重症患儿应该收入院治疗，加强监护及对症支持治疗；有呼吸困难，发绀者予以吸氧；有烦躁不安，剧烈哭闹患儿可以镇静治疗。注意患儿营养和水电解质平衡。重度喉梗阻者激素治疗无效者应及时气管切开。

3. 注意语音休息，喉炎时过度发声会导致恢复不完全或延迟，吸入加湿空气可提高上呼吸道的湿度，有助于去除分泌物和渗出物。

（刘 思）

第四节 毛细支气管炎

一、疾病简介

毛细支气管炎（bronchiolitis）是一种婴幼儿常见下呼吸道感染。主要见于2岁以下婴幼儿，尤以2~6月龄婴儿多见。

本病多由呼吸道病毒感染所致，其中呼吸道合胞病毒（RSV）为最常见。此外，副流感病毒、鼻病毒、流行性感冒病毒、腺病毒、肺炎支原体等也可引起。由呼吸道病毒感染引起的急性细支气管（主要在直径为75~300μm的气道）炎症。病理改变为细支气管的黏膜肿胀、坏死，黏膜下炎性细胞浸润，黏液分泌增多。病变导致细支气管内腔狭窄，加之毛细支气管的不同程度痉挛，导致肺气肿或出现局限肺不张，临床出现喘憋性呼吸困难；炎症可累及周围的肺间质、肺泡壁和肺泡，出现通气和换气功能障碍。

二、疾病特点

（一）临床表现

1. 冬春季节，2岁以下婴幼儿，多2~6月婴儿。

2. 全身感染中毒症状轻，体温多正常或呈低热，无继发感染者少见高热。早期常有咳嗽、鼻部卡他症状。

3. 喘憋、肺部哮鸣音为本病突出表现。症状常呈阵发性，夜间及晨起好发作，剧烈活动、哭闹或吃奶后加重，休息及改善通气后有时可部分缓解。患儿可有呕吐、烦躁、易激惹、喂养量下降等症状。

(二) 体格检查

轻者精神状态好,仅呼吸增快,无呼吸困难;重者呈喘憋状,面色苍白、口周发绀,可见鼻翼扇动及三凹征,伴有烦躁、嗜睡甚至昏迷。胸部叩诊呈过清音,肺、肝界下移;听诊双肺呼气相延长,可闻及呼气性哮鸣音;喘憋重时常听不到湿啰音,缓解时可闻及弥漫性细湿啰音。腹部查体肝脏增大多见,多为肺气肿引起的肺、肝界下移所致。

(三) 辅助检查

外周血常规白细胞总数或分类多在正常范围。重症血气分析可以出现低氧或高碳酸血症。采用咽拭子或分泌物,使用免疫荧光或 PCR 技术可明确病原。胸部 X 线:表现肺纹理增多、双肺过度通气、局限性肺不张。

(四) 病情严重程度分级

病情严重程度分级见表 4-4-1。

表 4-4-1 毛细支气管炎病情严重程度分级

项目	轻度	中度	重度
喂养量	正常	下降至正常一半	下降至正常一半以上或拒食
呼吸频率	正常或稍增快	>60 次/min	>70 次/min
吸气性三凹征	轻度(无)	中度(肋间隙凹陷较明显)	重度(肋间隙凹陷极明显)
鼻翼扇动或呻吟	无	无	有
血氧饱和度	>92%	88%~92%	<88%
精神状况	正常	轻微或间断烦躁、易激惹	极度烦躁不安、嗜睡、昏迷

注:中-重度细支气管炎判断标准为存在其中任何 1 项即可判定。

三、诊断思路

1. 常见于 1 岁以下婴幼儿、特别是 6 个月以内的婴儿。多为首次喘息发作,如符合上述临床特点,应首先考虑急性毛细支气管炎诊断。

2. 注意发展为重症毛细支气管炎的危险因素：早产、低出生体重、年龄<12周龄、先天气道畸形、慢性肺疾病、免疫缺陷、神经肌肉病、左向右分流先天心脏病、唐氏儿等患儿容易发展为重症。

3. 如临床符合毛细支气管炎表现，同时伴有特应性体质，如湿疹、荨麻疹等，或具有较为明确的食物过敏的证据者，或有哮喘家族史，应注意可能为婴幼儿哮喘的首次发作。

4. 哮喘与毛细支气管炎的临床表现极其相似，就诊时难以鉴别，可以通过对吸入性糖皮质激素（inhaled corticosteroids，ICS）及 β_2 受体激动剂治疗反应来判断。如治疗效果差可能为毛细支气管炎；如治疗效果好，哮喘首次发作的可能较大，需要日后定期复查，必要时给予早期干预。

5. 毛细支气管炎是自限性疾病，多于10~14天自行缓解。如患儿喘息控制不佳，超过3周仍未控制，需要与下列疾病相鉴别：支气管异物、气管/支气管软化、先天性气管发育异常、血管环压迫、先天性肺疾病、胃食管反流、气管食管瘘、百日咳、原发型肺结核、迁延不愈的细菌性支气管炎、心源性哮喘等疾病。

四、治疗思路

目前尚无有效治疗方法。处理原则：监测病情变化、供氧、改善通气、维持水电解质内环境稳定、防治并发症及合并症。轻度者呈自限过程，可以家居护理，关注呼吸及体温情况，有危险因素的患儿应放宽住院指征。中、重度患儿，需要住院治疗。对于给予浓度50%的氧吸入仍不能纠正严重呼吸困难或出现窒息的患儿，需要转入ICU，必要时行气道持续正压通气或气管插管机械通气治疗。

（一）对症支持治疗，保持气道通畅及内环境稳定

1. **吸氧**　出现低氧表现，如烦躁、呼吸困难、经皮血氧饱和度（SpO_2）低于90%或动脉血氧分压低于60mmHg，则为氧疗指征。

2. **保持呼吸道通畅**　加强呼吸道管理，加强扣背，有痰随

时吸出。痰液黏稠者可予以祛痰药以稀释痰液。

（二）抗病毒治疗

1. **利巴韦林** 不推荐常规使用。

2. **干扰素** 干扰素（interferon，INF）具有广谱抗病毒作用。对RSV感染者有一定效果。推荐剂量：INF-α1b，2~4μg/（kg·次）；INF-α2b，10万~20万IU/（kg·次），2次/d，疗程5~7天。

（三）支气管舒张剂

β_2受体激动剂单独或联合抗胆碱能药物雾化在毛细支气管炎患儿中的疗效尚不确切。如用药后症状改善，可继续应用；如果用药后喘息无改善，则考虑停用。推荐剂量：硫酸沙丁胺醇2.5mg/次雾化吸入，用药间隔视病情轻重而定。异丙托溴铵250μg/次，多与短效β_2受体激动剂联合雾化吸入。

（四）糖皮质激素

不推荐应用全身糖皮质激素治疗。可选用雾化吸入糖皮质激素抑制气道局部炎症，改善通气，缓解喘息症状的作用。推荐剂量：布地奈德1mg/次，视病情轻重每日给药2~4次。

（五）高渗盐水雾化吸入

疗效尚有争议，不推荐常规用药。当其他治疗效果不佳，可考虑应用3%高渗盐水雾化治疗。应用时需密切监测，若雾化过程中咳喘加重需立即停用，并保持气道通畅。

（六）白三烯受体拮抗剂

不推荐作为常规用药。对反复喘息的患儿可以试用预防喘息发作。

（七）抗菌药物

不推荐作为常规用药，也不建议预防用药。当明确或疑似肺炎支原体感染可予以大环内酯类抗生素治疗。当考虑继发细菌感染或重症病例存在细菌感染高危因素，可酌情加用抗生素。

（八）其他治疗

及时纠正酸碱失衡及离子紊乱；有心力衰竭时积极强心、利尿、减轻心脏负荷；出现脑水肿时及时降颅内压及保护脑细胞；有呼吸衰竭吸氧不能纠正时需要气管插管、机械通气治疗。

（陈 宁 尚云晓）

第五节　婴幼儿喘息

喘息和/或喘鸣是婴幼儿期呼吸道疾病常见临床症状。由于婴幼儿期呼吸道的解剖、生理及免疫等皆有其自身特殊性，因而喘息症状的发生率明显高于年长儿。相同的病因，如呼吸道合胞病毒（RSV）感染，在婴幼儿可引起急性毛细支气管炎，出现明显喘息症状，而在年长儿则较少引起。此外，病毒感染所诱发的暂时性喘息、哮喘的首次发作、下呼吸道感染、气道或支气管肺发育不良、心血管疾病等所致喘息皆始发于婴幼儿期。因此，婴幼儿期喘息性疾病不仅多见，而且鉴别诊断较难。儿童期反复喘息的患儿多可能为支气管哮喘，但婴幼儿期反复喘息的疾病中，少数为支气管哮喘，而多数可能是引起喘息的其他疾病，因此必须详细鉴别。据一项前瞻性的出生队列研究显示，大约25%~30% 的婴儿至少发生过 1 次喘息；到 3 岁时，约有 40% 发生过喘息发作；到6岁时，几乎50%儿童至少有过1次喘息发作，可见绝大多数婴幼儿期喘息并非哮喘首次发作，将来也并不一定发展为哮喘。因此，儿科医生对婴幼儿期喘息性疾病需有系统认识，并建立一个良好的诊断及鉴别诊断思路。

1. **关于喘息和/或喘鸣**　喘息和/或喘鸣即在吸气和/或呼气时，气流急速通过狭窄气道而产生的一种粗糙的高音调声音，是小儿呼吸系统疾病较常见症状。各种原因所致的传导气道（咽、喉、气管、支气管及细支气管）阻塞或口径变窄时，皆可导致不同程度、不同类型的喘息和/或喘鸣。喘息和/或喘鸣既是一种症状，又是一种重要且有鉴别意义的体征。

婴幼儿发生喘息性疾病的机会明显高于年长儿及成人，其原因如下：①婴幼儿气道结构和功能尚未发育成熟，气管、各级支气管管腔狭小，外周气道阻力增高；②婴幼儿气道软骨未发育完全、弹性弱、受周围组织压迫后内腔易变窄；③婴幼儿气道黏膜富含血管，发炎时极易肿胀、黏液分泌增多、潴留，引起管腔狭小；④婴幼儿期气道敏感性较成人明显增高，对外界各种刺激的耐受性低，易诱发气道痉挛；⑤气道先天发育异常所致的喘息在婴儿期即可有所表现。

喘息和/或喘鸣依其产生的部位可表现为呼气性、吸气性及混合性；依其音调和音频的高低分为鼾鸣音（低调）、哮鸣音或哨笛音（高调）。听诊时闻及喘鸣音的机制是由于传导性气道狭窄或部分阻塞，空气吸入或呼出时发生湍流所产生的音响。其发生的基础为支气管平滑肌痉挛；炎症所致气管、支气管管壁黏膜肿胀、充血、分泌物增多；管腔内有异物或分泌物阻塞；管壁被周围组织压迫而狭窄等。低调的喘鸣音（鼾鸣音），多发生于气管或主支气管；高调的喘鸣音多发生于支气管、细支气管。喘鸣音明显时，不用听诊器也能听到。

2. 喘息的诊断及鉴别思路

由于在婴幼儿期可引起喘息和/或喘鸣症状及体征的疾病较多，病因复杂，缺乏特异性体征，鉴别难度大，因此临床医生需要从多角度全面分析喘息症状及体征，否则极易误诊或漏诊。以下思路可在婴幼儿喘息性疾病的分析时参考。

（1）从喘息的年龄分析：喘息出现的年龄越小，是哮喘的可能性也越小，尤其是对抗哮喘治疗反应不佳者；如生后 1~2 个月就出现喘息，则应首先除外有无气道发育方面的异常或 RSV 感染性细支气管炎，而不能首先考虑哮喘；反之，如果 3 岁既往健康小儿出现反复喘息（除外气道异物），则应首先考虑哮喘，然后再考虑其他疾病。

（2）从喘息的次数分析：①第 1 次急性喘息，常见于急性细支气管炎、气道异物、支气管炎和/或肺炎、过敏症（如食物过敏等）等。虽然哮喘的反复喘息也从首次开始，但第 1 次发作的喘息尚难以作出哮喘的诊断，需要随诊观察；不过，第 1 次急性喘息的特殊典型病例也可诊断哮喘，如父母有哮喘病史、患儿过敏体质明显、接触过敏原后立即出现喘息发作、双肺闻及呼气性哮鸣音、吸入支气管舒张剂及糖皮质激素后喘息症状及体征迅速缓解、除外肺部感染、气道异物及气道发育异常等疾病。②反复喘息，常见于婴儿哮喘、气管/支气管软化、慢性肺疾病（新生儿期呼吸系统疾病后）、先天异常造成的气道狭窄（如血管环等）、胃食管反流、闭塞性细支气管炎、肺结核等。

(3) 从喘息的发生部位及先天与后天性分析：①鼻部疾病有过敏性鼻炎、鼻窦炎。②咽性喘鸣，先天性咽性喘鸣可见于小颌畸形综合征、巨大舌体性疾病(如克汀病、21 三体综合征、舌肌肥大等)、吞咽功能障碍等；后天性咽性喘鸣可见于咽壁囊肿及脓肿、扁桃体肥大、舌下蜂窝组织炎、咽扁桃体增生等。③喉性喘鸣，先天性喉性喘鸣可见于喉软化症、喉闭锁、喉蹼、喉囊肿、声门下血管瘤、喉肌麻痹及腺瘤、声带息肉等；此外，喉部周围组织异常受压也可引起，如移位甲状腺、胸腺肥大、重复大动脉弓等畸形动脉压迫等。后天性喉性喘鸣常可见于喉咽部异物、急性喉炎、白喉、喉损伤、低钙性喉痉挛、过敏反应所致的喉头水肿、喉部占位性受压等。④气管、支气管性喘息和/或喘鸣，先天性气管、支气管性喘鸣可见于先天性气管软化症、血管环和悬带压迫症、支气管囊肿、先天性肺及纵隔的肿瘤压迫等。后天性气管、支气管性喘鸣多见于支气管哮喘、喘息性支气管炎、细支气管炎、气管支气管异物、气管黏膜结核、肺门淋巴结结核、转移瘤及肿大淋巴结(如炎症、白血病、淋巴肉瘤等)压迫气道等。

(4) 从大小气道的喘鸣分析：①大气道疾病，气管、支气管异物，声带功能异常，血管环压迫或喉蹼，喉、气管软化，气管或支气管狭窄，肿大的淋巴结或肿瘤压迫；②小气道疾病：病毒性细支气管炎，闭塞性细支气管炎，囊性纤维化，支气管肺发育不良，心脏疾病。

(5) 从不同喘息因素分析：①感染因素，反复呼吸道感染，感染性细支气管炎，慢性鼻炎、鼻窦炎，变应性支气管肺曲霉菌病，肺结核等；②过敏因素，支气管哮喘，嗜酸性粒细胞性支气管炎，过敏性肺炎等；③先天性因素，气管、支气管软化，囊性纤维化，支气管肺发育不良，先天异常所致胸腔内气道狭窄，原发性纤毛不动综合征，免疫缺陷病，先天性心脏病等；④机械刺激性因素，异物吸入、胃食管反流等。

(6) 从喘气的发作类型分析：①突发突止性喘息，喘息发作迅速，与接触过敏原等环境因素有关，支气管舒张剂治疗有效，或脱离环境后喘息可减轻或缓解；该类型的喘息发作要首先考虑支气管哮喘，然后再考虑其他疾病。②持续性喘息，如喘息从出生后即存在，要首先考虑有无气道发育的异常；如果喘息伴有持续的呼吸道疾病，要考虑是否有囊性纤维化、支气管肺发育不良、喉软化、丙种球蛋白缺乏症及原发性纤毛不动综合征等。③突发性喘息，喘息突然发作，既往健康，有进食后呛咳史，要首先考虑异物吸入。

(7) 从喘息的季节分析：下呼吸道感染所致喘息在婴幼儿最为常见，尤其是以 RSV 感染为代表的急性细支气管炎，具有明显季节性；以冬春季节多发，6 月龄以下婴儿高发，其中早产儿、先天性心脏病及免疫功能缺陷婴儿是高危人群。急性喉炎所致喘鸣好发于秋冬季节；与室外过敏原相关的喘息好发于春季和秋季，而室内尘螨等过敏所致喘息是常年性发作。

(8) 从喘息的常见及少见原因分析：①常见原因，下呼吸道感染(如急性细支气管炎、病毒性肺炎等)，过敏性疾病，支气管哮喘或气道反应性疾病，胃食管反流，通气睡眠障碍等；②较常见原因，异物吸入；③少见原因，闭塞性细支气管炎，先天性血管发育异常，充血性心力衰竭，囊性纤维化，免疫缺陷病，纵隔内气道受压，原发性纤毛不动综合征，气管、支气管发育不良，肿瘤或恶性肿瘤，声带功能障碍等。

(9) 病史询问对诊断及鉴别的判断：由于可引起喘息和/或喘鸣的疾病在小儿较多，因此全面掌握病史及喘鸣的特征对判断喘息病因及鉴别诊断极有帮助。

1) 胸外气道阻塞：患儿可表现为打鼾、声音嘶哑、似铜音的咳嗽、吸气性喉喘鸣，严重者可出现阻塞性呼吸暂停。收集病史时应注意：①症状何时开始，区分先天性与后天性原因。②疾病的自然过程，急性发病，如急性会厌炎、喉气管支气管炎、细菌性气管炎、异物吸入、急性过敏性哮吼(过敏性喉头水肿)等；缓慢发病，如声门下狭窄、喉蹼、喉囊肿、声门下血管瘤、声带功能障碍等；进行性加重，如咽乳头状瘤等。③危险因素，如有无难产及气管插管病史，咽喉部外伤等。

2) 胸内气道阻塞：患儿最明显的症状是呼气性喘鸣。询问病史时应注意：①发病年龄，如毛细支气管炎多见于 6 月龄以下婴儿，先天性气道发育异常可在生命早期就出现症状。②诱发因素，如是否由运动、上呼吸道感染、过敏原、进食时呛咳等引起。③有无喘息性疾病家族史，区分过敏性及感染性疾病。④病程，如突然起病常为异物吸入、急性毛细支气管炎等；慢性起病多见于先天性疾病（如气管软化，血管环等）。反复性喘息者多见于支气管哮喘等反应性气道疾病；喘息进展性者可见于闭塞性细支气管炎、囊性纤维化等。⑤是否伴有咳嗽及咳嗽性质，胃食管反流、支气管哮喘、过敏性疾病等常伴刺激性咳嗽。⑥既往对支气管舒张剂的反应，支气管哮喘时治疗效果好。⑦体位对喘息症状的影响，改变体位后喘息加重或是减轻，如气管软化、大血管异常等。⑧伴有其他器官系统的受累，如囊性纤维化、免疫缺陷病等。

（10）症状和/或体征对诊断及鉴别的提示：①胸外气道阻塞，主要伴有吸气性呼吸困难及吸气性喘鸣，特点是吸气相延长，呼气多正常；吸气性喘鸣的音调高低往往与梗阻程度平行，但在呼吸趋向衰竭时，喘鸣反而减轻，查体时应尤其注意，切勿认为病情好转。②胸内气道阻塞，特征是呼气性喘鸣，一般无音哑及失音；特点为呼气性喘鸣伴呼气相延长，吸气多正常。重症哮喘时也可闻及双相（吸气相及呼气相）喘鸣音；如哮喘持续加重，气道有严重阻塞或呼吸几近衰竭时，喘鸣音可反而减弱或消失。③喘鸣的音调，低调的喘鸣音（鼾鸣音）多发生于气管或主支气管；高调的喘鸣音（哮鸣音）多发生于支气管、细支气管。④喘鸣部位：要注意喘鸣音是单侧或是双侧，细支气管炎、哮喘为双侧，支气管异物、支气管软化、肺炎以病变侧明显。⑤喘鸣音的变化，是固定性喘鸣音，还是与体位、睡眠或其他诱发因素（运动、过敏原等）有关，是否伴有捻发音或水泡音等。

（11）症状和/或体征与相关辅助检查：①喘息与进食、咳嗽或呕吐相关，注意胃食管反流，需检查 24 小时 pH 值监测、钡餐透视；②喘息与体位变化有关，注意气管软化及大血管异常，需做血管造影、支气管镜、胸部 CT 或 MRI、心脏超声检查；③听诊湿性啰音、发热，注意肺炎，需做胸部影像学检查；④间歇性喘息、咳嗽，对支气管舒张剂有反应，首先考虑哮喘，需进行过敏原、肺功能、气道舒张或激发试验等检查；⑤颈部弯曲时喘息加重,伸直时减轻,注意大血管异常,如血管环等,需做血管造影、钡餐检查、支气管镜、胸部 CT 或 MRI;⑥喘息伴有心脏杂音或心脏增大,没有呼吸窘迫的发绀,注意心脏性疾病,需行血管造影、胸部影像、心脏超声检查;⑦喘息伴有反复呼吸道疾病,生长发育落后,注意免疫缺陷病、囊性纤维化,需做免疫功能检测、纤毛功能试验;⑧季节性喘息、鼻扇、三凹征,注意 RSV 性毛细支气管炎、感染性喉炎、过敏性疾病,需做胸部影像学、喉镜等检查;⑨喘鸣伴流涎,注意会厌炎,需做颈部影像学检查;⑩突然喘息、哽咽,注意异物吸入,需进行支气管镜检查。

(尚云晓)

第六节 支气管肺炎

一、疾病简介

支气管肺炎(bronchopneumonia)是累及支气管壁和肺泡的炎症,是小儿时期最常见的肺炎,全年均可发病,以冬、春季节较多。营养不良、先天性心脏病、低出生体重儿、免疫缺陷者更易发生。

最常见病因为细菌和病毒感染,支原体也可以引起,亦可为混合感染。病理变化以肺组织充血、水肿、炎性细胞浸润为主。炎症累及支气管、细支气管和肺泡,支气管黏膜炎性水肿、管腔变窄,肺泡壁充血水肿,肺泡腔内充满炎症渗出物,导致肺通气与换气功能障碍。缺氧、二氧化碳潴留和内、外源性炎症介质和毒素等可导致机体代谢及功能障碍。

二、疾病特点

(一) 临床表现

多数起病较急,发病前常有上呼吸道感染症状。主要症状为发热、咳嗽、气促。重症除呼吸系统外,还可累及心血管、神经和消化系统等,出现相应临床表现。小婴儿也可缓慢起病,表现为拒食、呕吐、呛奶等。

(二) 体格检查

呼吸加快,可有鼻翼扇动,重者呈点头状呼吸、三凹征明显、口周发绀。肺部体征早期不明显或仅呼吸音粗糙,以后可闻及固定的细湿啰音,叩诊多正常。若病灶融合扩大累及部分或整个肺叶,则出现相应的肺实变体征,如语颤增强、叩诊浊音、听诊呼吸音减弱或出现管状呼吸音。

(三) 并发症

支气管肺炎若延误诊断或病原体致病力强可引起并发症。在治疗过程中,中毒症状或呼吸困难突然加重,体温持续不退或退而复升,均应考虑有并发症可能。常见的并发症有脓胸、脓气胸、肺大疱、肺脓肿、坏死性肺炎、化脓性心包炎、脓毒症、肺不张、支气管扩张等。

(四) 辅助检查

1. 外周血检查

(1) 血常规:细菌性肺炎白细胞总数和中性粒细胞增高,甚至可见核左移,胞质中可有中毒颗粒。病毒性肺炎通常白细胞总数正常或降低,分数以淋巴为主,有时可见异型淋巴细胞,但某些重症病毒感染白细胞可显著升高并可以中性粒细胞为主。

(2) C 反应蛋白(C reactive protein,CRP):细菌感染时,血清 CRP 浓度上升。某些重症病毒感染或肺炎支原体感染 CRP 也可显著升高,且与病情轻重相关。

(3) 降钙素原(procalcitonin,PCT):细菌感染时可升高,尤其合并脓毒症时升高明显,抗菌药物治疗有效时,可迅速下降。

2. 病原学检查 血、痰、胸腔穿刺液、肺泡灌洗液等进行细菌培养,明确病原菌,同时进行药物敏感试验指导治疗。血清特异性 IgM 抗体检测明确病毒或支原体等病原。采用咽拭子或分泌物,使用免疫荧光、PCR 技术或特异性基因探针检测病原体 DNA 可有助于早期明确病原。

3. 血气离子分析 了解缺氧和二氧化碳潴留的程度,判断有无酸碱失衡及呼吸衰竭,同时可判断是否存在水电解质紊乱。

4. 影像学检查 早期肺纹理增粗,以后出现小斑片状阴影,以双肺下野、中内带及心膈区居多,并可伴肺不张或肺气肿。

斑片状阴影亦可融合成大片,甚至波及叶段。若并发脓胸,早期示患侧肋膈角变钝,积液较多时,患侧呈大片致密阴影,肋间隙增宽,纵隔、心脏向健侧移位。并发脓气胸时,患侧胸膜腔可见液平面。肺大疱时则见完整薄壁、无液平面的囊腔。胸部X线未能显示肺炎征象而临床又高度怀疑肺炎者、难以明确肺炎部位和范围者、需同时了解有无纵隔内病变等,可行胸部CT检查。

三、诊断思路

1. 小儿急性支气管肺炎的主要临床表现为发热、咳嗽、咳痰、气促或呼吸困难;肺部听诊可闻及吸气末固定的细湿啰音是重要的、典型的体征;胸部影像学检查是确诊支气管肺炎的关键,是判断肺部炎症部位、范围、性质及轻重的重要手段,尤其临床呼吸道症状及肺部体征不显著者,胸部影像学结果对明确肺炎诊断更有意义。

2. 急性支气管肺炎的病因诊断对指导治疗及评估预后尤其重要,因此,临床上应尽可能病因诊断。不同的病原体所致的肺炎各有其临床特点,要注意鉴别。首先,要从临床症状上进行鉴别。其次,要尽量得到确切的病原学依据。用咽拭子或分泌物进行PCR检测,如支原体RNA或DNA、腺病毒DNA、呼吸道合胞病毒RNA、流行性感冒病毒RNA等均能够快速、准确的明确病原,有助于早期诊断。怀疑细菌感染的患儿,要在入院第一时间完善血细菌培养及时送检提高检出率,以指导治疗。

3. 诊断肺炎后,需判断病情轻重,有无并发症,并作病原学检查。若为反复发作者,应尽可能明确导致反复感染的原发疾病或诱因,如原发性或继发性免疫缺陷病、呼吸道局部畸形或结构异常、先天性心脏病、营养不良和环境因素等。

4. 急性支气管肺炎需要与下列疾病相鉴别:急性支气管炎、支气管异物、肺结核、支气管哮喘等疾病。

四、治疗思路

采取综合措施,积极控制感染,保持气道通畅,改善肺的通气和换气功能,积极对症治疗,防治并发症。

（一）一般治疗

保持室内空气清新。保持呼吸道通畅，及时清除上呼吸道分泌物，经常变换体位、加强叩背，以利痰液排出。加强营养，饮食富含蛋白质和维生素，少量多餐，重症不能进食者，可给予肠道外营养。注意水电解质的补充，纠正酸中毒和水电解质紊乱。合并先天性心脏病者应限制入液量。

（二）抗菌药物治疗

细菌感染、非典型微生物（肺炎衣原体、肺炎支原体等）或病毒继发细菌感染者应使用抗菌药物。

1. **抗菌药的使用原则** ①有效和安全。②呼吸道分泌物、血标本、胸腔穿刺液等进行细菌培养和药敏试验，以便明确病原菌，指导治疗；在未获培养结果前，可根据流行病学、年龄、辅助检查、临床表现、影像学等来推测可能的病原，根据经验选择敏感的药物。③选用在肺组织中有较高浓度的药物。④根据药代动力学和药效学合理用药，选择适宜剂量及疗程。⑤轻症患儿口服给药，重症静脉给药甚至联合用药。

2. **根据不同病原针对性选择抗菌药物** ①肺炎链球菌：青霉素敏感者首选青霉素或阿莫西林；青霉素中介者首选大剂量青霉素或阿莫西林；青霉素耐药者首选头孢曲松、头孢噻肟，备选万古霉素、利奈唑胺；青霉素过敏者选用大环内酯类或其他非β内酰胺类抗生素；②金黄色葡萄球菌：甲氧西林敏感者首选苯唑西林钠或氯唑西林钠，一、二代头孢；耐药者（MRSA）选用万古霉素、利奈唑胺或替考拉宁；③流感嗜血杆菌、卡他莫拉菌：首选阿莫西林/克拉维酸、氨苄西林/舒巴坦；备选第二三代头孢菌素或新一代大环内酯类；④大肠杆菌和肺炎克雷伯菌：不产超广谱β内酰胺酶菌应依据药敏选药，首选第三代或第四代头孢菌素或哌拉西林等广谱青霉素，备选替卡西林/克拉维酸、哌拉西林/他唑巴坦；产超广谱β内酰胺酶菌轻中度感染首选替卡西林/克拉维酸、哌拉西林/他唑巴坦，重症感染或其他抗菌药物治疗效不佳时选用厄他培南、亚胺培南、美罗培南和帕尼培南；⑤铜绿假单胞菌首选替卡西林/克拉维酸、头孢哌酮/舒巴坦、头孢吡肟、头孢他啶，也可选碳青霉烯类抗生素亚胺培南、美罗培南或非β内酰胺类抗生素如氨基糖苷类；⑥肺炎支原体和衣原体：首选大环内酯类如阿奇霉素、红霉素及罗红霉素，年长儿也可选用米诺环素等四环素类药物或喹诺酮类如氧氟沙星。

3. **用药疗程** 疗程通常为7~10天，应持续至体温正常后3~5天，临床症状基本消失后3天。肺炎支原体肺炎疗程平均10~14天，重症者需更长时间。葡萄球菌肺炎易复发及发生并发症，疗程宜长，体温正常后继续用药2~3周，总疗程4~6周。

（三）抗病毒治疗

目前有肯定疗效的抗病毒药物较少。奥司他韦（oseltamivir）、扎那米韦（zanamivir）和帕那米韦（peramivir）是神经氨酸酶的抑制剂，对甲型、乙型流行性感冒病毒均有效。干扰素具有广谱抗病毒作用。对RSV感染者有一定效果。雾化吸入的推荐剂量：INF-α1b：2~4μg/（kg·次）；INF-α2b：10万~20万IU/（kg·次），2次/d，疗程5~7天。

（四）对症治疗

有低氧血症或有呼吸困难时应立即给氧；轻症呼吸衰竭可无创通气，若出现严重呼吸衰竭，给予气管插管机械通气。及时清除血痂、鼻腔分泌物和吸痰，以保持呼吸道通畅，改善通气功能。痰液黏稠者可应用祛痰药物，伴有喘憋者可用支气管扩张剂雾化吸入如沙丁胺醇、异丙托溴铵等。中毒性肠麻痹时应禁食、胃肠减压。高热患儿口服对乙酰氨基酚或布洛芬等。若伴烦躁不安可给予水合氯醛、地西泮等镇静。

（五）糖皮质激素

糖皮质激素可减少炎症渗出，解除支气管痉挛，改善血管通透性和微循环，降低颅内压。使用指征为：①严重喘憋或呼吸衰竭尤其合并ARDS；②合并脓毒症休克；③出现脑水肿；④胸腔短期有较大量渗出者。上述情况可短期（3~5天）应用激素。剂量：泼尼松/泼尼松龙/甲泼尼龙1~2mg/（kg·d）或琥珀酸氢化可的松5~10mg/（kg·d）或地塞米松0.2~0.4mg/（kg·d）。有细菌感染者必须在有效抗菌药物使用的前提下加用糖皮质激素。

（六）支气管镜

能直接镜下观察病变、钳取标本、行支气管肺泡灌洗术和直接吸取肺泡灌洗液进行病原检测,也能在支气管镜下进行局部治疗。尤其对痰液堵塞合并肺不张或合并塑形性支气管炎患儿疗效显著。

（七）并发症的治疗

并发脓胸、脓气胸者,应及时抽脓、排气,必要时行胸腔闭式引流,包裹性积液引流困难可局部给予纤维蛋白溶解剂改善引流,包括尿激酶或组织型纤溶酶原激活物,有条件者可予以胸腔镜手术。

（八）支持疗法

病情重、免疫力弱、营养不良的患儿可酌情给予丙种球蛋白注射治疗,亦可输血浆;严重贫血患儿可根据病情适当输血;维生素 D 缺乏或不足的患儿及时补充维生素 D。

（九）物理疗法

体温平稳后肺部啰音吸收不佳者可辅以超短波、红外线等肺部理疗。通过胸背部皮肤受到刺激后充血,从而减轻肺部淤血,促进肺部渗出物的吸收。

五、预防

1. 增强体质,减少被动吸烟,室内通风,积极防治营养不良、贫血及佝偻病等,注意手卫生,避免交叉感染。

2. 针对某些常见细菌和病毒病原,疫苗预防接种可有效降低儿童肺炎患病率,目前已有的疫苗包括:肺炎链球菌疫苗、流感嗜血杆菌 b 结合疫苗、流行性感冒 RNA 疫苗等。

（王植嘉）

第七节　肺炎支原体肺炎

一、疾病简介

肺炎支原体肺炎(mycoplasma pneumoniae pneumonia,MPP),致病菌为肺炎支原体(mycoplasma pneumoniae,MP),它是非细胞内生长的最小微生物,含 DNA 和 RNA,无细胞壁。本病占小儿肺炎的20%左右,在密集人群可达50%。常年皆可发生,流行周期为4~6年,我国北方地区秋冬季多见,南方夏秋季多见。主要经呼吸道传染,MP尖端吸附于纤毛上皮细胞受体上,分泌毒性物质,损害上皮细胞,使黏膜清除功能异常,且持续时间长,易导致慢性咳嗽。由于MP与人体某些组织存在部分共同抗原,故感染后可形成相应组织的自身抗体,导致多系统免疫损害。

二、疾病特点

(一) 临床表现

1. 儿童及青少年是MP的易感人群,本病好发于学龄期儿童,但婴幼儿也有一定发病率。

2. 一般起病缓慢,常有发热,热型不定,热程1~3周。刺激性咳嗽为突出表现,有的酷似百日咳,可咳出黏稠痰,甚至痰中带血丝。年长儿可诉咽痛、胸闷、胸痛等症状,肺部体征常不明显。婴幼儿则起病急,病程长、病情重,以呼吸困难、喘憋和双肺哮鸣音较突出,可闻及湿啰音。

3. 部分患儿有多系统受累。如循环系统受累可致心肌炎、心包炎等;血液系统受累可致溶血性贫血、血小板减少,引起血液高凝状态、严重可导致血管栓塞等;神经系统受累可致脑膜炎、吉兰-巴雷综合征等;消化系统受累可致肝炎、胰腺炎、脾大、消化道出血等;皮肤受累可引起各种皮疹,注意与药疹相鉴别,严重可致重症型多形红斑(Stevens-Johnson综合征),除皮肤受累外,同时累及口腔、眼及生殖器黏膜,表现为水疱、糜烂和溃疡;泌尿系统受累可致肾炎、血尿、蛋白尿等。

(二) 体格检查

一般精神状态好,一般无呼吸困难,听诊双肺可闻及管状呼吸音或细湿啰音,也可无明显啰音。

(三) 辅助检查

1. 外周血检查

(1) 血常规:白细胞计数多为正常或偏高,个别可出现白细胞降低或类白血病反应。重症患儿可出现淋巴细胞的减少。

(2) 其他：CRP、乳酸脱氢酶、铁蛋白可升高，且与肺损伤的严重程度相关。PCT 多正常。D-二聚体检测则有助于判断是否存在高凝状态。

2. MP 特异性检查

(1) 血清学检测：目前诊断 MP 感染的血清学方法包括特异性试验和非特异性试验，前者常用的有明胶颗粒凝集试验、酶联免疫吸附试验等。明胶颗粒凝集试验检测的是 IgM 和 IgG 的混合抗体，单次 MP 抗体滴度≥1∶160 可作为诊断 MP 近期感染或急性感染的参考。恢复期和急性期 MP 抗体滴度呈 4 倍或 4 倍以上增高或减低时，可确诊为 MP 感染。酶联免疫吸附试验可分别检测 IgM、IgG，单次测定 MP-IgM 阳性对诊断 MP 的近期感染有价值，恢复期和急性期 MP-IgM 或 IgG 抗体滴度呈 4 倍或 4 倍以上增高或减低时，同样可确诊为 MP 感染。MP-IgM 抗体尽管是感染以后出现的早期抗体，但一般感染后 4~5 天才出现，持续 1~3 个月甚至更长，婴幼儿由于免疫功能不完善、产生抗体的能力较低，体液免疫缺陷或受抑制者可能出现假阴性或低滴度的抗体，因此评价结果时需要结合患儿的病程及年龄综合考虑。

(2) MP-PCR 检测：采用 PCR 技术可对鼻咽拭子、痰、胸腔穿刺液、肺泡灌洗液等中的 MP-DNA 或 RNA 进行检测，有较高的敏感性和特异性，可对 MP 感染做出早期诊断。PCR 和 MP-IgM 同时阳性诊断最为可靠。

(四) 影像学检查

MPP 的早期肺部体征和肺部影像学征象不平行，有的患儿肺部无啰音而胸部影像学改变已很明显，因此，临床上如怀疑 MPP 应及早行影像学检查。MPP 的影像学改变呈多样性，单靠胸部影像学很难将 MPP 与其他病原菌肺炎相鉴别。MPP 胸部 X 线改变分为 4 种：①与小叶性肺炎相似的点状或小斑片状浸润影；②与病毒性肺炎类似的间质性改变；③与细菌性肺炎相似的节段性或大叶性实质浸润影；④单纯的肺门淋巴结肿大型，以肺门阴影增浓为主。婴幼儿多表现为间质病变或散在斑片状阴影，年长儿则以肺实变及胸腔积液多见。

胸部CT检查较普通胸片可提供更多的诊断信息,同时有助于与肺结核等其他肺部疾病相鉴别,但需要严格掌握CT检查的适应证。MPP的CT影像可表现为结节状或小斑片状影、磨玻璃影、支气管壁增厚、马赛克征、树芽征、支气管充气征、支气管扩张、淋巴结大、胸腔积液等。部分MPP可表现为坏死性肺炎,肺CT可见坏死空洞。

(五)支气管镜检查

病变支气管黏膜充血水肿,重者患儿出现黏膜糜烂坏死,黏液分泌物阻塞气道可形成塑形性支气管炎,也可出现支气管炎性狭窄、肉芽增生、支气管闭塞。

三、诊断思路

1. MPP好发于学龄期儿童,主要表现为发热、咳嗽,刺激性干咳是其主要特点,有时可呈百日咳样咳嗽,一般无明显感染中毒症状,呼吸困难少见。

2. MPP临床常表现两个不一致,即咳嗽重而肺部体征轻微;体征轻微但胸片阴影显著。所以临床上遇到症状与体征不平行,如持续高热不退、咳嗽剧烈,但听诊无啰音的患儿应及早完善胸部影像学检查以尽早明确诊断。此外,有的患儿胸部影像学表现为大片实变,听诊可闻及管状呼吸音或湿啰音的患儿,但精神状态良好,无呼吸困难,即“症状轻、体征重”,首先要考虑MPP。该特点可与细菌性肺炎相鉴别,细菌性肺炎一般症状和体征是平行的。

3. 注意难治性肺炎支原体肺炎(refractory mycoplasma pneumoniae pneumonia,RMPP)的识别。RMPP指MPP经大环内酯类抗菌药物正规治疗7天及以上,临床征象加重、仍持续发热、肺部影像学加重者,可考虑为RMPP。RMPP年长儿多见,病情较重,发热时间及住院时间长,常表现为持续发热、剧烈咳嗽、呼吸困难等,胸部影像学进行性加重,表现为肺部病灶范围扩大、密度增高、胸腔积液,甚至有坏死性肺炎和肺脓肿。RMPP容易累及其他系统,甚至引起多器官功能障碍。

4. MPP需要与细菌性肺炎、肺结核、支气管异物、肺炎衣原体肺炎、病毒性肺炎等疾病鉴别。此外,要注意 MPP 可以混合细菌或病毒感染。

四、治疗思路

MPP 一般治疗和对症治疗同支气管肺炎。普通 MPP 采用大环内酯类抗菌药物治疗,对于 RMPP 耐大环内酯类抗菌药物者,可以考虑其他抗菌药物。对 RMPP 和重症 MPP,可能需要加用糖皮质激素及支气管镜等治疗。

(一)抗菌药治疗

1. **大环内酯类抗菌药物** 大环内酯类抗菌药物为目前治疗儿童 MPP 的首选抗菌药物。该类药物与 MP 核糖体 50S 亚基的 23S 核糖体的特殊靶位及某种核糖体的蛋白质结合,阻断转肽酶作用,干扰 mRNA 位移,从而选择性抑制 MP 蛋白质的合成。包括第一代红霉素;第二代阿奇霉素、克拉霉素、罗红霉素;阿奇霉素每日仅需 1 次用药,使用天数较少,生物利用度高以及细胞内浓度高,依从性和耐受性均较高,已成为治疗首选。阿奇霉素用法:10mg/(kg·d),q.d.,轻症 3 天为 1 个疗程,重症可连用 5~7 天,4 天后可重复第 2 个疗程,但对婴儿,阿奇霉素尤其是静脉制剂的使用要慎重。红霉素用法:10~15mg/(kg·次),q.12h.,疗程 10~14 天,个别严重者可适当延长。

注意:不宜以肺部实变完全吸收和抗体阴性或 MP-DNA 转阴作为停药指征。如按上述治疗疗程仍有发热、炎性指标异常或影像学进展,应注意过度免疫或混合感染所致 RMPP。

2. **非大环内酯类抗菌药物** 对于 RMPP 要注意大环内酯类抗菌药物的耐药问题。四环素类抗菌药物作用于 MP 核糖体 30S 亚基,抑制蛋白质合成的肽链延长。该类药物包括多西环素、米诺环素、替加环素等,因可能使牙齿发黄或牙釉质发育不良等不良反应,应用于 8 岁以上患儿。喹诺酮类抗生素可干扰和抑制 MP 蛋白质合成,对 MP 有抑制作用。本药可能对骨骼发育产生不良影响,18 岁以下儿童使用受到限制。

3. **其他抗菌药物** MP 对呼吸道黏膜上皮完整性的破坏可能为其他病原的继发感染创造条件。若有合并其他病原微生物的证据,则应联用其他抗菌药物。

(二)糖皮质激素

轻症 MPP 无需常规使用糖皮质激。但对急性起病、发展迅速且病情严重的 MPP,尤其是 RMPP 可考虑使用全身糖皮质激素。目前推荐常规剂量与短疗程,甲泼尼龙 1~2mg/(kg·d),疗程 3~5 天。也有研究采用冲击疗法取得良好的效果。有研究发现:持续高热>7 天、CRP≥110mg/L,白细胞分类中性粒细胞≥0.78,血清乳酸脱氢酶(lactate dehydrogenase,LDH)≥478IU/L,血清铁蛋白≥328g/L 及肺 CT 提示整肺叶致密影,可能预示常规剂量糖皮质激素治疗效果不佳,此类患儿往往需要更高剂量的糖皮质激素抑制炎症反应减轻肺损伤。此外,要注意在应用较大剂量糖皮质激素时应监测患儿血压和眼压,注意监测患儿维生素 D 水平,及时对症处理。

对 MPP 急性期患儿,如有明显咳嗽、喘息,胸部 X 线显示肺部有明显炎症反应及肺不张,可应用吸入型糖皮质激素,疗程 1~3 周。

(三)丙种球蛋白

丙种球蛋白不常规推荐用于普通 MPP 的治疗,但如果合并中枢神经系统病变、免疫性溶血性贫血、免疫性血小板减少性紫癜等自身免疫性疾病时,可考虑应用丙种球蛋白,一般采用 1g/(kg·d),1~2 天。

(四)支气管镜

MPP 患儿常有呼吸道黏液阻塞,甚至并发塑形性支气管炎,少数可有支气管炎症性狭窄甚至肉芽增生,及时解除呼吸道阻塞对减轻高热等症状、促进肺复张、减少后遗症的发生有重要意义。支气管镜可通过局部灌洗通畅呼吸道,联合异物钳或活检钳、细胞毛刷等,清除下呼吸道分泌物与痰栓。少数患儿存在黏膜肉芽组织增生,或因管壁纤维化收缩导致不可逆的支气管闭塞,可采用支气管镜下球囊扩张治疗,而呼吸道内炎性肉芽肿致呼吸道堵塞、狭窄,影响远端通气且有相应症状或导致反复感染者可采用支气管镜下冷冻治疗。介入治疗应严格掌握指征,术前应仔细评估,权衡利弊,操作技术娴熟,术中、术后严密观察,及时处理可能出现的并发症。

五、预后

多数 MPP 患儿预后良好，而重症及 RMPP 患儿可遗留肺结构和/或功能损害，需进行长期随访。MPP 可引起感染后闭塞性细支气管炎、单侧透明肺综合征、闭塞性细支气管炎伴机化性肺炎、肺纤维化等。MPP 在急性期后可出现反复呼吸道感染、慢性咳嗽及哮喘。有其他系统受累的 MPP 患儿可能危及生命或遗留后遗症。

（王植嘉）

第八节　腺病毒肺炎

一、疾病简介

腺病毒肺炎（adenoviral pneumonia）是儿童社区获得性肺炎中较为严重的类型之一，多发于 6 个月至 5 岁儿童。

重症腺病毒肺炎常由腺病毒 3、7 两型所致，主要病理改变为支气管和肺泡间质炎，严重者病灶相互融合，气管、支气管上皮广泛坏死，引起支气管管腔闭塞，肺实质的严重炎性病变。临床上，易遗留慢性气道和肺疾病，是目前造成婴幼儿肺炎死亡和致残的重要原因之一。

二、疾病特点

（一）临床表现

1. 起病急，常表现为稽留高热，轻症一般在 7~11 天体温恢复正常，其他症状也随之消失。重症患儿高热可持续 2~4 周，以稽留热多见，也有不规则热型。

2. 咳嗽较剧烈，频咳或阵咳，可出现喘憋、呼吸困难等。呼吸困难多始于病后 3~5 天。

3. 伴全身中毒症状，精神萎靡或者烦躁，易激惹，甚至抽搐。

4. 部分患儿有腹泻、呕吐，甚至出现严重腹胀。少数患儿有结膜充血、扁桃体有分泌物。

(二) 体格检查

肺部体征出现较晚，多于发热3天后出现，可伴有哮鸣音。重症患儿可表现为呼吸增快或困难、口唇发绀、鼻翼扇动、三凹征明显、心率增快，可有心音低钝、肝脏肿大、意识障碍和肌张力增高。

(三) 辅助检查

1. 实验室检查

(1) 一般轻型腺病毒肺炎的炎症反应不突出，白细胞计数正常或降低，以淋巴细胞分类为主，CRP正常。而重症腺病毒肺炎的炎症反应强烈，在病程中常见白细胞计数升高并以中性粒细胞为主，CRP和PCT升高，但起病初期3天内，一般白细胞计数和CRP正常，而PCT可升高，PCT可>0.5mg/ml。

(2) 腺病毒3型感染儿童的血清CRP水平较其他型更高。腺病毒7型易出现贫血、血小板减少和肝肾功能受损。

(3) 合并心肌损伤者肌酸磷酸激酶同工酶、肌钙蛋白或肌红蛋白升高，危重患儿更明显。

2. 胸部影像学检查

(1) 胸部X线检查：早期两肺纹理增多、毛糙，双肺中内带明显，于病程3~7天出现片状影，以小片状融合多见，进一步进展可表现为大片病变。肺门致密增宽，多为双侧或以肺实变侧较重。部分患儿合并胸腔积液、气胸、纵隔气肿和皮下气肿。少数心影轻度增大。

(2) 胸部CT：当胸部X射线改变与呼吸困难等表现不平行时，应当及时行CT检查。以肺气肿和多肺叶受累的肺实变为主要特征，急性期肺实变多以双肺团簇状影为主，向心性分布，实变影密度较高，多数实变影中可见支气管充气征，增强后强化较均匀。部分患儿以肺不张为主，也有一些患儿主要表现为大、小气道(细支气管)的炎症，包括充气不均匀、磨玻璃影、马赛克征、小叶中心性结节、树芽征、支气管壁增厚、支气管扩张、支气管分支增多等。可合并气胸、纵隔气肿和皮下气肿。

三、诊断思路

1. 轻症腺病毒肺炎,多为自限性疾病,应按社区获得性肺炎诊疗规范进行治疗,避免过度治疗,过度应用抗生素。

2. 注意早期识别重症腺病毒肺炎,其危险因素包括:合并基础疾病包括慢性心肺疾病、移植后或免疫功能低下、营养不良、神经发育障碍和肌肉病变等患儿;早产儿及小于3个月以下婴幼儿;高热3~5天以上,伴有精神萎靡、面色发灰、肝脏明显肿大、低氧血症;持续喘息;双肺密集湿性啰音和哮鸣音。

3. 重症腺病毒肺炎易合并多种并发症,应警惕并发症的发生,并积极处理。当出现进行性呼吸困难加重时,应立即复查肺部影像学,注意急性呼吸窘迫综合征,气胸、纵隔气肿,皮下气肿的发生。当影像学表现为肺不张或气肿,伴黏液支气管征时,应注意塑形性细支气管炎,可完善支气管镜检查。

4. 当出现精神萎靡,甚至抽搐时,应完善脑电图,头颅MRI及腰椎穿刺术,动态监测脑功能,注意中毒性脑病或脑炎的发生。

5. 当患儿持续高热,影像提示大叶实变、D-二聚体明显升高,注意血液的高凝状态,如有栓塞危险或已发生栓塞者,需给予抗凝治疗。

6. 对于重症患儿,应定期监测血常规、CRP、PCT、铁蛋白、乳酸脱氢酶(lactate dehydrogenase,LDH)、痰培养、血培养等相关化验指标,必要时查G试验和GM试验,以尽早发现继发感染,并根据继发细菌或真菌感染的种类和药敏试验,合理进行抗感染治疗。如监测过程中,血常规两系以上进行性下降,铁蛋白进行性升高,应监测肝功能及甘油三酯的变化,必要时完善骨髓穿刺检查,注意噬血细胞综合征的发生。

7. 当患儿存在持续喘息,尤其存在个人或家族过敏史;双肺以细支气管炎为主,伴或不伴大气道炎症和肺不张;机械通气治疗;存在混合感染;支气管镜下可见黏液栓阻塞管腔。应当注意后遗症闭塞性细支气管炎的发生。

四、治疗思路

目前无有效治疗方法，以对症支持治疗为主。治疗过程中，应当及时识别重症病例和易发生闭塞性细支气管炎病例，必须密切动态观察病情变化。对出现并发症的重症腺病毒肺炎患儿，应当加强监护措施，监测各重要脏器功能变化。

（一）呼吸支持治疗

根据血氧饱和度和动脉血气中氧分压的情况选择合适的给氧方式，可选择普通氧疗或无创通气或高流量通气治疗，当治疗后病情无改善时，并有以下表现时，需及早气管插管机械通气：①严重低氧血症，吸氧浓度>50%，而 PaO_2<50mmHg；②二氧化碳潴留，$PaCO_2$>70mmHg；③呼吸困难明显，气道分泌物不易清除；④频繁呼吸暂停。

（二）抗病毒治疗

目前的抗病毒药物如利巴韦林、阿昔洛韦、更昔洛韦对腺病毒疗效不确切，不推荐使用。西多福韦（cidofovir，CDV）通过抑制病毒的 DNA 聚合酶，使病毒 DNA 失去稳定性，抑制病毒的复制，针对免疫低下儿童的腺病毒肺炎有个案报道，但其疗效和安全性尚未确定。

（三）免疫调节治疗

1. **静脉注射免疫球蛋白（intravenous immunoglobulin，IVIG）**　可通过抑制和中和炎症因子、中和病毒、提高机体 IgG 功能等发挥作用，对于重症腺病毒肺炎，推荐 1.0g/（kg·d），连用 2 天。

2. **糖皮质激素**　糖皮质激素可增加排毒时间，延长脓毒症期，引起混合感染，临床上需要严格掌握指征，慎重选择。可用于以下情况：①中毒症状明显、有脑炎或脑病、噬血细胞综合征等并发症；②脓毒症；③有持续喘息，影像学以细支气管炎为主。多选择甲泼尼龙 1~2mg/（kg·d）或等量氢化可的松，静脉注射。对危重症或者炎症反应过强，可酌情增加剂量，但需权衡利弊，若不能除外混合感染，尤其是真菌、结核感染，需要在充分抗感染的前提下应用。一般短疗程使用为宜。

（四）脏器功能支持

如出现循环功能障碍，制定合理的液体复苏和循环支持方案；合并急诊肾损伤者应当及时行持续血液净化；注意液体管理，避免容量不足和液体超负荷；早期肠内营养支持；注意脑功能监测，有高颅压和惊厥患儿，需及时对症处理。

（五）并发症治疗

(1) 影像学提示有黏液栓堵塞管腔，考虑存在塑形性细支气管炎时，可行支气管镜检查。

(2) 影像学提示存在气胸、纵隔气肿或皮下气肿病情严重时，应当及时引流减压。

(3) 合并混合感染时，根据继发细菌或真菌感染的种类和药敏试验，合理选用对应的抗感染药物。

(4) 合并血液高凝状态，或有栓塞危险或已发生栓塞者，应用低分子肝素 80~100IU/(kg·次)，每 12~24 小时 1 次，皮下注射。

(5) 合并急性肾损伤时可行持续血液净化治疗；合并急性肝衰竭时可行血浆置换治疗。

(6) 合并噬血细胞综合征时，以综合治疗为主，可加用激素、必要时采取血浆置换，慎重使用依托泊苷方案化疗。

(7) 重症肺炎经机械通气和/或其他抢救治疗（一氧化氮吸入、俯卧位等）无改善，可考虑 ECMO 治疗。如心功能尚好，选用静脉-静脉 ECMO；如同时合并心功能不全，应当选择静脉-动脉 ECMO。

五、预后及疾病预防

（一）预后

轻症肺炎，为自限性疾病，多完全康复，不遗留后遗症。重症腺病毒肺炎患儿可以留有肺部后遗症，如闭塞性细支气管炎、单侧透明肺综合征及支气管扩张症等，其中闭塞性细支气管炎最为常见。如肺炎基本控制，体温正常，咳嗽明显好转，而喘息持续存在，运动不耐受或氧依赖，有胸骨上凹陷或三凹征，肺部啰音和哮鸣音持续时，应当考虑闭塞性细支气管炎，需进行肺功能和高分辨 CT 检查确诊。出院后应当随诊观察有无运动不耐受、呼吸增快或困难、运动后喘息等闭塞性细支气管炎的表现，随诊肺功能的变化，以及时发现该病。

（二）预防

注意手卫生，加强消毒隔离，对于腺病毒肺炎患儿，应当进行早期隔离，避免交叉感染。

（杨 男 尚云晓）

第九节 坏死性肺炎

一、疾病简介

关于坏死性肺炎（necrotizing pneumonia，NP），目前尚没有统一和明确的定义。多数学者认为 NP 是一种影像学诊断，将其定义为继发于复杂性肺炎的、伴有多个含气或液体的薄壁空洞形成的正常肺实质缺损，增强 CT 上边缘无明显强化。主要是肺炎链球菌感染、金黄色葡萄球菌和肺炎支原体，此外流感嗜血杆菌、肺炎克雷伯菌、铜绿假单胞菌、坏死杆菌、腺病毒、甲型流感病毒等也可引起 NP。

二、疾病特点

（一）发病机制

关于坏死性肺炎的发病机制，据文献报道，主要与以下两个因素有关。

1. 病原微生物及其毒素对肺组织的直接损伤。

2. 机体的防御反应、过强的免疫应答可能是引起继发性肺损伤的重要因素。MP 感染、肺炎链球菌感染及金黄色葡萄球菌感染致坏死性肺炎均有炎症指标升高明显，提示机体可能存在放大的免疫反应，并且可能是导致继发性肺损伤的重要因素。

3. 两种因素共同作用最终可引起肺动脉血管及肺泡毛细血管血栓，导致肺组织缺血、坏死，故而在增强 CT 中表现为强化减低区。

(二) 临床表现

发病年龄一般为幼儿期及学龄前儿童，女孩相对多见，既往身体健康，免疫功能健全，无基础疾病。通常在急性肺炎表现的基础上出现，出现坏死的时间与致病微生物有关，如肺炎链球菌和金黄色葡萄球菌感染出现坏死的时间较早，通常在起病 1 周之内发生坏死；而肺炎支原体感染所致坏死性肺炎出现坏死的时间相对较晚，通常在发病后 10~14 天，甚至更长时间。不同病原菌所致 NP 又有各自特点，如金黄色葡萄球菌感染可有前驱流感样症状，或伴有皮肤破损、红皮病等。多数症状并没有特异性，还需结合辅助检查及临床经验综合判断。

(三) 诊断

坏死性肺炎的诊断主要依靠影像学检查，胸部增强 CT 是诊断坏死性肺炎的重要方法。

(四) 并发症

坏死性肺炎常见的并发症包括：胸腔积液、肺大疱、支气管胸膜瘘和气胸。

1. **胸腔积液**　NP 的常见并发症，也可能发生在 NP 之前，表明炎症已经扩散至胸膜，因儿童吸收胸膜炎症能力相对较强，故较成人少见。

2. **肺大疱**　是一种继发于坏死的薄壁、充满空气的肺实质内的囊腔，空气只能单向进入囊腔，不能排出。主要发生在免疫功能健全的或进行机械通气的患儿，常由肺炎链球菌和金黄色葡萄球菌感染引起。80% 可自行缓解，部分可因气体的单向进入引起扩张，压迫心脏，影响循环系统，也可破裂导致气胸或支气管胸膜瘘。

3. **支气管胸膜瘘**　NP 的坏死向胸膜扩展，即可引起支气管胸膜瘘，是一个相对较严重的并发症。研究表明，与胸腔积液相比，NP 更容易发生支气管胸膜瘘；另外胸腔引流也易导致支气管胸膜瘘

4. **气胸**　可发生在 NP 急性期和恢复期，尤其多见于合并肺大疱或支气管胸膜瘘的患儿。

三、诊断思路

在临床上,坏死性肺炎还需与以下几种疾病进行鉴别诊断。

1. **肺脓肿** 肺脓肿是单一的脓腔形成,多半有气液平面,空洞直径较大。从组织学角度讲,坏死性肺炎和肺脓肿均为病原微生物侵袭肺组织,使肺组织形成液化坏死,坏死物质被清除后所形成的空洞;从影像学角度讲,大的单一的空洞伴有液气平称为肺脓肿,在肺实变基础上形成的多发的小的肺空洞无液气平的称为坏死性肺炎。

2. **先天性肺囊肿** 其发生与肺炎无关。壁较薄、整齐、边缘不光滑。圆形,其形态、个数、位置持久不变。X 线显示环状而不规则的透明阴影。日后不能自然消失。

3. **结核性肺空洞** 结核性肺空洞是由于干酪样物质溶解排出后形成的,X 线显示空洞壁较厚,可为多个,周围有结核病灶及浸润影,故轮廓常不规则。患儿多有确切的肺部结核诊断依据,病情进展缓慢。

4. **韦格纳肉芽肿病** 是一种坏死性肉芽肿性血管炎,主要累及肺部及肾脏血管,CT 表现以结节为主,也可表现为多发性空洞,而肺实变和胸腔积液相对少见;当抗生素治疗及手术治疗无效应想到本病。

四、治疗思路

儿童 NP 的治疗应采取综合措施,早期发现、早期诊断、早期治疗对疾病的转归和预后都有积极的作用。

(一) 抗生素治疗

主要是根据病原菌药敏结果,选择敏感抗生素,足量、足疗程治疗。在没有药敏结果的情况下,初始治疗可选择高剂量的青霉素或第一代头孢菌素,但是考虑到青霉素耐药的情况,可选择第三代头孢菌素或万古霉素。对于 PVL 阳性的金黄色葡萄球菌感染,可经验性的早期联合应用毒素抑制剂或蛋白质合成抑制剂,如利奈唑胺或利福平。肺炎支原体引起的坏死性肺炎治疗仍以大环内酯类抗生素为主,考虑到支原体耐药的情况,可酌情使用阿奇霉素治疗。静脉抗生素疗程一般为2~3周，病情严重者可适当延长，或于体温平稳1周后停用，一般不超过8周。临床症状缓解后，可给予2~3周的口服抗生素治疗。

（二）免疫调节治疗

1. 静脉用丙种球蛋白　对于全身炎症反应明显的患儿可选用静脉注射丙种球蛋白治疗，有利于中和毒素。

2. 糖皮质激素　对于肺炎支原体感染，可以适当应用激素治疗，抑制炎症反应，可达到很好的疗效。

（三）纤维支气管镜

支气管肺泡灌洗有利于排出呼吸道分泌物，并解除呼吸道阻塞，促进肺复张，尤其是对肺炎支原体所引起的坏死性肺炎。

（四）其他治疗

1. 胸腔引流　并发脓胸者，一般需要胸腔引流。

2. 外科手术治疗　坏死性肺炎并不是都需要外科手术干预，若经保守抗生素治疗后仍持续发热（超过2周）、反复呼吸衰竭、并发支气管胸膜瘘、反复胸腔积液、胸膜增厚、局限性脓胸引起肺不张、胸腔引流下仍有肺萎陷或发生自身免疫性溶血性贫血的患儿，可选择外科干预，包括胸腔镜下胸膜剥脱术、节段性肺叶切除术等。若患儿并发多发性张力性肺大疱，需要外科手术切除病变肺叶。

五、预后

儿童NP预后相对较好，出院后可基本恢复正常，临床症状恢复2~4个月后影像学可恢复正常，后遗症相对少见，偶有残留肺大疱或部分肺不张。耐甲氧西林金黄色葡萄球菌（methicillin resistant staphylococcus aureus，MRSA）引起的NP相对较重，尤其是PVL阳性者。也有报道肺炎支原体感染导致NP发生死亡病例，主要是肺炎支原体引起全身免疫炎症反应，导致全身器官受累、感染性休克，甚至死亡。NP并发气胸也是导致呼吸衰竭、甚至死亡的一个危险因素，所以及时发现和处理气胸，可降低死亡率，改善预后。由于肺部影像学恢复一般晚于临床症状，故建议出院后随访，直至影像学完全恢复正常。对于残留有肺大疱的患儿,更应该紧密随访,并完善胸部影像学检查,防止气胸发生。

(杨 男 尚云晓)

第十节 闭塞性细支气管炎

一、疾病简介

闭塞性细支气管炎(bronchiolitis obliterans,BO)是一种细支气管炎性损伤所致的,以小气道阻塞和气流受限为特点的慢性气流阻塞综合征。在临床上表现为持续或反复的咳喘,呼吸困难,运动不耐受,肺功能呈不可逆的阻塞性通气功能改变。

感染是儿童BO的首发病因。常见的病原为腺病毒、麻疹病毒、肺炎支原体、呼吸道合胞病毒、百日咳鲍特菌等。研究发现腺病毒是引起BO的一个独立性危险因素,近年来肺炎支原体引起的BO也日益增多。其他的病因还有结缔组织病、吸入性损伤、器官移植和骨髓移植、胃食管反流、药物因素等。

BO的发病机制主要是各种炎症和免疫反应的相互作用的结果。BO病理上分为缩窄性细支气管炎和增生性细支气管炎。缩窄性细支气管炎表现为细支气管周围纤维化,压迫管腔,导致管腔狭窄闭塞,这种损伤是不可逆的,是BO的特征性改变。增生性细支气管炎是以管腔内肉芽组织增生为特征,具有潜在可逆性。两者可同时存在。

二、疾病特点

(一) 临床表现

患儿一般在感染或其他引起肺损伤的前驱病史后出现持续或反复咳喘、呼吸急促、呼吸困难和运动耐受性差,症状轻重不一,对支气管扩张剂反应差。

1. **诱因** 有感染或其他原因引起肺损伤的前驱病史。

2. **症状** 轻重不一,多数表现为持续的咳嗽、喘息、呼吸急促、呼吸困难,运动耐受力差。易患呼吸道感染,使症状进一步加重。

3. **病程**　持续6周以上。

4. **治疗反应**　未合并感染时抗感染治疗不能使症状缓解，对支气管舒张剂反应差。

(二) 体格检查

呼吸增快，呼吸动度大，严重者可有鼻翼扇动、三凹征。肺部喘鸣音和湿啰音是最常见体征。杵状指/趾不多见。

(三) 辅助检查

1. **肺功能**　BO患儿肺功能检查表现为阻塞性通气功能障碍；舒张试验常阴性。随病情进展可表现为限制性或混合性通气功能障碍。

2. **动脉血气分析**　严重会出现低氧血症。

3. **胸部X线片**　胸部X线片呈无特异性改变，可能只表现为双肺过度充气，纹理紊乱、模糊。部分患儿胸部X线片表现正常，X线表现常与临床不符。累及一侧肺可出现单侧透明肺综合征。

4. **胸部高分辨率**CT(high resolution CT，HRCT)　HRCT对小气道病变具有非常高的诊断价值。马赛克灌注是小气道损伤的最重要征象。细支气管壁增厚、扩张，边缘模糊的小叶中心结节影，病变区域肺血管纹理稀疏是直接征象；间接征象表现为病变肺段的实变、膨胀不全或不张、马赛克灌注、空气潴留征等。马赛克灌注是由于BO患儿肺部局部组织缺氧、血管痉挛，进而局部组织血流灌注减少，透亮度增高，周围肺组织对病灶代偿，其透亮度降低，从而形成不规则的补丁状的高密度影与低密度影镶嵌分布的表现。建议能配合呼吸的患儿采取呼气相CT，因为呼气相CT的马赛克灌注更为明显。

5. **支气管镜**　不是BO诊断的必要检查手段。因BO为小气道病变，支气管镜下可以正常。但部分支气管镜下可以看到支气管闭塞性改变。支气管镜在判断有无合并感染，或排除支气管异物、气道内肿物、气道畸形有一定的应用价值。

6. **肺活检**　是诊断BO的金标准，但由于BO病变呈“补丁样”分布，肺活检不一定取到病变部位，因此不做为常规检查。

三、诊断思路

1. **BO临床诊断标准** ①患儿急性下呼吸道感染或其他诱因致急性肺损伤后出现长达6周以上反复或持续咳喘、气促、呼吸困难及运动不耐受。②肺部听诊可闻及喘鸣音、湿啰音。③胸部HRCT示马赛克灌注、支气管扩张及支气管壁增厚；肺功能示阻塞性通气功能障碍或混合性通气功能障碍，支气管舒张试验阴性。④排除其他引起咳喘的疾病，如反复呼吸道感染、支气管哮喘、支气管肺发育畸形、免疫缺陷病、肺结核、先天性心脏病等。

2. **感染** 是儿童感染后BO发生的主要原因，临床导致气道损伤特别是小气道损伤的主要病原是腺病毒、麻疹病毒、肺炎支原体、呼吸道合胞病毒等。在急性下呼吸道感染控制后喘息持续不能缓解、肺部水泡音或喘鸣不消失，和/或伴有体力活动不耐受，应该警惕患儿发展为BO的可能。

3. **危险因素** 在感染致小气道损伤基础上，伴有过敏体质患儿、持续高热超过10天以上、入住ICU、接受机械通气治疗、肺部多叶段重症肺炎以及有基础疾病等是发展为BO的危险因素。

4. **早期识别** 一旦诊断BO，则提示不可逆气道狭窄已经形成。因此，早期识别BO、及时评估可能发展为BO患儿的病情，即在纤维化早期及时阻断或抑制纤维化形成，是改善BO预后的关键。全身糖皮质激素抑制纤维化进程，可一定程度改善BO的预后。

5. **注意与支气管哮喘相鉴别** 支气管哮喘在急性发作期有咳嗽及喘息、体力活动受限，肺通气功能下降，严重发作时肺部CT亦可出现马赛克灌注，易误诊为BO。与BO不同，支气管哮喘的气道阻塞为可逆性，抗哮喘治疗有效，马赛克灌注可随病情控制而消失。哮喘控制期无咳嗽喘息，体力活动无受限，肺功能完全正常。

6. **其他** BO的诊断还要除外支气管异物、先天性气管支气管、肺部及心血管发育畸形，这些都可表现为持续咳喘，行相关检查如肺部CT+三维、肺部增强CT、心脏彩超、血管重建及支气管镜检查等可鉴别。

四、治疗思路

早诊断早治疗可能够阻断 BO 进程，BO 一旦形成，其病理改变是不可逆的气道阻塞，无特效治疗，目前针对 BO 的主要治疗如下。

（一）糖皮质激素

糖皮质激素（glucocorticoid，GC）是目前治疗 BO 的首选方案。糖皮质激素具有快速强大的抗炎作用，可以减少支气管周围炎症和成纤维细胞的增殖与纤维化，越早使用 GC 可能取得越好的疗效。

（1）吸入糖皮质激素治疗不良反应较少，适用于症状轻、病情平稳的患儿，或作为全身激素治疗的联合治疗。

（2）全身糖皮质激素治疗适用于病情较重或病程早期者。症状较轻的患儿采用口服 GC：泼尼松片 1~2mg/（kg·d），视患儿病情 1 个月后逐渐减量，一般疗程不超过 3 个月，可联合吸入激素治疗。静脉 GC 适用于急重患儿：甲泼尼龙 1~2mg/（kg·次），每日 1~4 次，待病情稳定后改口服。治疗无反应或出现明显副作用时需及时停用。

（二）抗生素

BO 患儿易反复呼吸道感染，当患儿有感染征象时建议使用抗生素。BO 最常见的病原是肺炎链球菌、流感嗜血杆菌等或混合感染。合并感染早期可经验应用抗生素，然后根据痰培养及血培养结果调整抗生素治疗。一般疗程 2~3 周。另外目前许多研究显示大环内酯类抗生素如阿奇霉素、红霉素除了抗菌作用外还有抗炎作用，能够降低气道中性粒细胞、IL-8 水平，减轻支气管周围和血管周围炎性细胞浸润。阿奇霉素的儿童推荐剂量为 5mg/（kg·d），每周连服 3 天，或红霉素 3~5mg/（kg·d），口服，需定期监测肝肾功能。

（三）白三烯受体拮抗剂

白三烯受体拮抗剂如孟鲁司特钠，可以抑制炎症介质及细胞因子的释放，抑制气道炎症细胞的增殖，阻碍肺纤维化和抑制气道重塑。

（四）支气管扩张剂

应与吸入或全身激素联合使用，可以减少激素用量，改善患儿喘息症状。特别是对支气管舒张试验阳性及急性病毒性呼吸道感染的患儿有效。

（五）支气管肺泡灌洗

一般不推荐作为 BO 治疗手段。但早期灌洗可减少气道炎性因子、炎性细胞，减轻炎症因子对气道的持续损伤，缓解 BO 患儿急性期的症状。

（六）其他治疗

1. **氧疗**　BO 常伴有低氧血症。建议使 BO 患儿氧饱和度维持在 94% 以上，能预防肺动脉高压的发生。常用的氧疗方式为鼻导管、面罩吸氧、严重者需要呼吸机辅助通气。部分 BO 需长期家庭氧疗。

2. **营养支持**　给予足够营养支持，可保证机体正常生长发育及提高免疫功能，减少反复感染。

3. **肺部理疗**　肺部理疗可促进分泌物的排出，降低气道炎症反应，辅助肺不张复张、帮助呼吸肌康复等。

4. **中医中药**　可使用清肺化痰平喘的中药制剂口服。也可以使用敷胸散外敷双背以开肺祛痰。

5. **外科手术**　对肺部局部频发感染、肺不张且保守治疗无效并严重影响生活质量的患儿可考虑病变处肺叶切除手术。

6. **肺移植**　肺移植较少见，主要适用于持续存在的严重肺功能减退及需氧气支持的 BO 患儿。

五、预后及疾病预防

BO 的预后与其病因、初期肺损伤严重程度和治疗时机有关。BO 总体预后差，感染后 BO 预后相对好些，但其病死率仍高达 18%，其他原因导致的 BO 预后更差且死亡率高。肺功能会随着年龄的增长而不断下降。有的患儿受损的肺功能随着年龄增大有所改善，并非因为小气道损伤的恢复和病变的消退，而是因为患儿的肺和气道的发育。BO 可有胸廓畸形、支气管扩张、肺动脉高压及肺源性心脏病等后遗症，生活质量受到严重影响。

早期诊治BO有可能阻断疾病进程，对于持续或反复出现咳喘、肺部感染重的患儿，应及早行胸部HRCT，可尽早诊断和治疗。明确诊断的BO患儿需要长期随访，监测其症状、体征、肺功能及HRCT，规范治疗及护理，减少反复呼吸道感染可以改善患儿预后。

（刘　思　陈　宁）

第十一节　支气管哮喘

一、疾病简介

支气管哮喘是一种以慢性气道炎症和气道高反应性为特征的异质性疾病，以反复发作的喘息、咳嗽、气促、胸闷为主要临床表现，常在夜间和/或凌晨发作或加剧。呼吸道症状的具体表现形式和严重程度具有随时间而变化的特点，并常伴有可变的呼气受限。

支气管哮喘（以下简称哮喘）是儿童时期最常见的慢性气道疾病。近年来我国儿童哮喘的患病率呈明显上升趋势。儿童哮喘的早期干预和规范化管理有利于控制疾病，改善预后。儿童处于生长发育过程，各年龄段哮喘儿童由于呼吸系统解剖、生理、免疫、病理生理等特点不同，哮喘的临床表型不同，哮喘的诊断思路及其具体检测方法也有所不同。

二、疾病特点

（一）临床表现

1. 喘息、咳嗽、气促、胸闷为儿童期非特异性的呼吸道症状，可见于哮喘和非哮喘性疾病。典型哮喘的呼吸道症状具有以下特征。

(1) 诱因多样性：常有上呼吸道感染、变应原暴露、剧烈运动、大笑、哭闹、气候变化等诱因。

(2) 反复发作性：当遇到诱因时突然发作或呈发作性加重。

(3) 时间节律性：常在夜间及凌晨发作或加重。

（4）季节性：常在秋冬季节或换季时发作或加重。

（5）可逆性：平喘药通常能够缓解症状，可有明显的缓解期。

2. 湿疹、变应性鼻炎等其他过敏性疾病病史，或哮喘等过敏性疾病家族史，增加哮喘诊断的可能性。

（二）体格检查

哮喘患儿体格检查可见桶状胸、三凹征，最常见异常体征为呼气相哮鸣音，但慢性持续期和临床缓解期患儿可能没有异常体征，有些病例在用力呼吸时才可以听到呼气相哮鸣音。重症哮喘急性发作时，由于气道阻塞严重，呼吸音可明显减弱，哮鸣音反而减弱甚至消失（“沉默肺”），此时通常存在呼吸衰竭的其他相关体征，甚至危及生命。此外在体格检查时还应注意有无变应性鼻炎、鼻窦炎和湿疹等。

（三）辅助检查

1. **肺通气功能检测** 哮喘患儿肺功能变化具有明显的特征，即可变性呼气气流受限和气道反应性增加，前者主要表现在肺功能变化幅度超过正常人群，不同患儿的肺功能变异度很大，同一患儿的肺功能随时间变化亦不同。如患儿肺功能检查出现以上特点，结合病史可协助明确诊断。

2. **胸部X线检查** 急性期可正常或呈间质性改变，可有肺气肿或肺不张。

3. **变应原检测** 血清特异性IgE测定也有助于了解患儿过敏状态，协助哮喘诊断。血清总IgE测定只能反映是否存在特应性体质。多种吸入变应原或食物变应原提取液所做的变应原皮肤试验是诊断变态反应性疾病的首要工具，提示患儿对该变应原过敏与否。目前常用方法为变应原皮肤点刺试验。

4. **支气管镜** 反复喘息或咳嗽的儿童，经规范哮喘治疗无效，怀疑其他疾病，或哮喘合并其他疾病，如气道异物、支气管内膜结核、先天性呼吸系统畸形等应考虑予以支气管镜检查。

5. **其他** 呼出气一氧化氮（fractional exhaled nitric oxide，FeNO）和诱导痰法检测在儿童哮喘诊断和病情监测中发挥一定作用。

（四）分级

哮喘急性发作严重度分级见表4-11-1、表4-11-2。

表 4-11-1 ≥6 岁儿童哮喘急性发作严重度分级

临床特点	轻度	中度	重度	危重度
气短	走路时	说话时	休息时	呼吸不整
体位	可平卧	喜坐位	前弓位	不定
讲话方式	能成句	成短句	说单字	难以说话
精神意识	可有焦虑、烦躁	常焦虑、烦躁	常焦虑、烦躁	嗜睡、意识模糊
辅助呼吸肌活动及三凹征	常无	可有	通常有	胸腹反常运动
哮鸣音	散在、呼气末期	响亮、弥漫	响亮、弥漫、双相	减弱乃至消失
脉率	略增加	增加	明显增加	减慢或不规则
PEF 占正常预计值或本人最佳值的百分数/%	SABA 治疗后：>80	SABA 治疗前：>50~80 SABA 治疗后：>60~80	SABA 治疗前：≤50 SABA 治疗后：≤60	无法完成检查
血氧饱和度（吸空气）	0.90~0.94	0.90~0.94	0.90	<0.90

注：(1) 判断急性发作严重度时，只要存在某项严重程度的指标，即可归入该严重度等级；(2) 幼龄儿童较年长儿和成人更易发生高碳酸血症（低通气）；(3) PEF：最大呼气峰流量；(4) SABA：短效 β_2 受体激动剂。

表 4-11-2 <6 岁儿童哮喘急性发作严重度分级

症状	轻度	重度
精神意识	无	焦虑、烦躁、嗜睡或意识不清
血氧饱和度（治疗前）	≥0.92	<0.92
讲话方式	能成句	说单字
脉率/（次·min^{-1}）	<100	>200（0~3 岁） >180（4~5 岁）
发绀	无	可能存在
哮鸣音	存在	减弱、甚至消失

三、诊断思路

(一) 诊断标准

1. 反复喘息、咳嗽、气促、胸闷,诱因:多与接触变应原、冷空气、物理、化学性刺激、呼吸道感染、运动以及过度通气(如大笑和哭闹)等有关,发作时间:常在夜间和/或凌晨发作或加剧。

2. 发作时双肺可闻及散在或弥漫性,以呼气相为主的哮鸣音,呼气相延长。

3. 上述症状和体征经抗哮喘治疗有效,或自行缓解。

4. 除外其他疾病所引起的喘息、咳嗽、气促和胸闷。

5. 临床表现不典型者(如无明显喘息或哮鸣音),应至少具备以下 1 项。

(1) 证实存在可逆性气流受限:①支气管舒张试验阳性,吸入速效 β_2 受体激动剂(如沙丁胺醇压力定量气雾剂 200~400μg)15 分钟第 1 秒用力呼气量(forced expiratory volume in one second,FEV)增加≥12%;②抗感染治疗后肺通气功能改善,给予吸入糖皮质激素和/或抗白三烯药物治疗 4~8 周,FEV 增加≥12%。

(2) 支气管激发试验阳性。

(3) 呼气流量峰值(peak expiratory flow,PEF)日间变异率(连续监测 2 周)≥13%。

符合第 1~4 条或第 4、5 条者,可诊断为哮喘。

(二) 注意事项

1. <6 岁儿童哮喘与其他引起喘息、咳嗽的疾病临床表现相似,早期难以识别,对于临床表现不典型者,主要依据症状发作的频度、严重程度及是否存在哮喘发生的危险因素进行判断。临床实践中也可以通过儿童哮喘预测指数和哮喘预测工具等评估工具,对幼龄儿童喘息发生持续哮喘的危险度做出评估。

2. 喘息儿童如具有以下临床特点时高度提示哮喘的诊断:①多于每月 1 次的频繁发作性喘息;②活动诱发的咳嗽或喘息;③非病毒感染导致的间歇性夜间咳嗽;④喘息症状持续至 3 岁以后;⑤抗哮喘治疗有效,但停药后又复发。

3. 如应用哮喘治疗方案治疗 4~8 周无明显疗效,应考虑停止治疗，重新评估诊断，并注意有无：支气管异物、先天性气道、肺发育异常、血管环压迫、胃食管反流、气管食管瘘、肺结核、亚急性细菌性支气管炎、先天性心脏病等。

四、治疗思路

哮喘控制治疗应尽早开始。要坚持长期、持续、规范、个体化治疗原则。治疗包括：①急性发作期，快速缓解症状，如平喘、抗炎治疗；②慢性持续期和临床缓解期，防止症状加重和预防复发，如避免触发因素、抗炎、降低气道高反应性、防止气道重塑，并做好自我管理。

（一）长期治疗方案

1. ≥6 岁儿童哮喘的长期治疗方案（图 4-11-1）

降级　治疗级别　升级

干预措施		第1级	第2级	第3级	第4级	第5级
非药物干预		哮喘防治教育、环境控制				
缓解药物		按需使用速效 β_2 受体激动剂				
控制药物	优选方案	一般不需要	低剂量ICS	低剂量ICS/LABA	中高剂量ICS/LABA	中高剂量ICS/LABA+LTRA和（或）缓释茶碱+口服最低剂量糖皮质激素
	其他方案		• LTRA • 间歇（高）剂量ICS	• 低剂量ICS+LTRA • 中高剂量ICS • 低剂量ICS+缓释茶碱	• 中高剂量ICS+LTRA • 中高剂量ICS+缓释茶碱 • 中高剂量ICS/LABA+LTRA或缓释茶碱	• 中高剂量ICS/LABA+LTRA和(或)缓释茶碱+抗IgE治疗[a]

图 4-11-1　≥6 岁儿童哮喘的长期治疗方案

注：ICS. 吸入性糖皮质激素；LTRA. 白三烯受体拮抗剂；LABA. 长效 β_2 受体激动剂；ICS/LABA：吸入性糖皮质激素与长效 β_2 受体激动剂联合制剂；抗 IgE 治疗适用于≥6 岁儿童。

儿童哮喘的长期治疗方案包括非药物干预和药物干预两部分，后者包括以 β_2 受体激动剂为代表的缓解药物和以 ICS 及白三烯调节剂为代表的抗炎药物。缓解药物依据症状按需使用，抗炎药物作为控制治疗需持续使用，并适时调整剂量。ICS/长效 β_2 受体激动剂（long-acting beta2-agonist，LABA）联合治疗是该年龄儿童哮喘控制不佳时的优选升级方案。

2. <6 岁儿童哮喘的长期治疗方案（图 4-11-2）

对于<6 岁儿童哮喘的长期治疗，最有效的治疗药物是 ICS，对大多数患儿推荐使用低剂量 ICS（第 2 级）作为初始控制治疗。如果低剂量 ICS 不能控制症状，优选考虑增加 ICS 剂量（双倍低剂量 ICS）。无法应用或不愿使用 ICS，或伴变应性鼻炎的患儿可

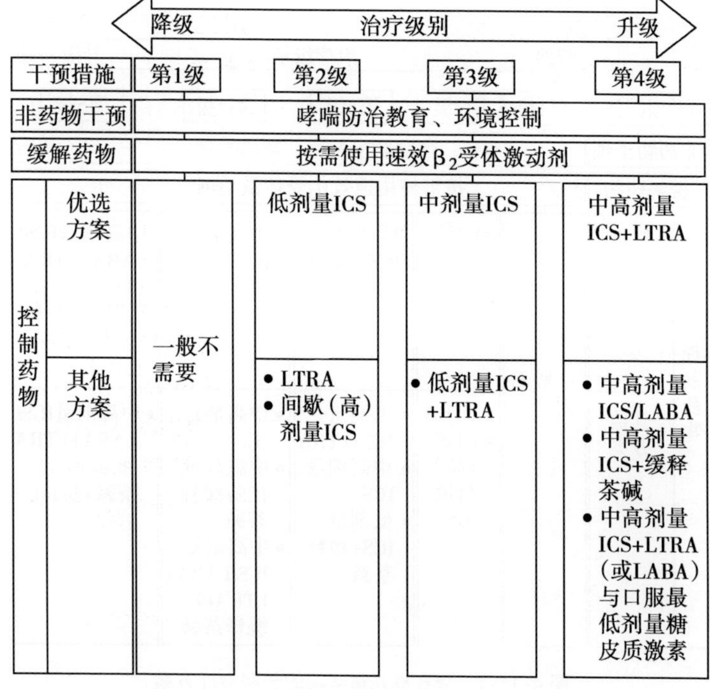

图 4-11-2　<6 岁儿童哮喘的长期治疗方案

注：ICS. 吸入糖皮质激素；LTRA. 白三烯受体拮抗剂；LABA. 长效 β_2 受体激动剂；ICS/LABA. 吸入性糖皮质激素与长效 β_2 受体激动剂联合制剂。

选用白三烯受体拮抗剂(leukotriene receptor antagonist, LTRA)。对于<6岁儿童哮喘长期治疗,除了长期使用ICS和/或LTRA,结合依从性和安全性因素,部分间歇发作或轻度持续哮喘患儿可按需间歇使用高剂量吸入性糖皮质激素与长效β_2受体激动剂联合制剂。

(二)临床缓解期的处理

鼓励患儿坚持每日定时测量PEF、监测病情变化、记录哮喘日记。一旦出现咳嗽、气促、胸闷等哮喘发作先兆应及时使用应急药物以减轻哮喘发作症状。坚持规范治疗。剂量调整和疗程:单用中高剂量ICS者,尝试在达到并维持哮喘控制3个月后剂量减少25%~50%。单用低剂量ICS能达到控制时,可改用1次/d给药。联合使用ICS和LABA者,先减少ICS约50%,直至达到低剂量ICS才考虑停用LABA。如使用二级治疗方案患儿的哮喘能维持控制,并且6个月~1年内无症状反复,可考虑停药。采取一切必要的切实可行的预防措施,包括避免接触变应原、防止哮喘发作、保持病情长期控制和稳定。同时要治疗变应性鼻炎、鼻窦炎等共存的疾病,对于肥胖的哮喘儿童,建议适当增加体育锻炼,减轻体重。

(三)变应原特异性免疫治疗

变应原特异性免疫治疗(allergen specific immunotherapy, AIT)适用于症状持续、采取变应原避免措施和控制药物治疗不能完全消除症状的轻、中度哮喘或哮喘合并变应性鼻炎患儿。目前我国儿童AIT所应用致敏变应原的类型主要为尘螨,治疗途径包括皮下注射和舌下含服。对符合适应证的哮喘患儿在AIT过程中,主张同时进行基础控制药物治疗,并做好变应原环境控制。

(四)急性发作期治疗

1. **氧疗**　有低氧血症者,采用鼻导管或面罩吸氧,以维持血氧饱和度在>0.94。

2. **吸入速效β_2受体激动剂**　是治疗儿童哮喘急性发作的一线药物。如具备雾化给药条件,雾化吸入应为首选。可使用氧驱动(氧气流量6~8L/min)或空气压缩泵雾化吸入,药物及剂量:雾化吸入沙丁胺醇或特布他林,体重≤20kg,2.5mg/次;体重>20kg,5mg/次;第1小时可每隔20分钟1次,以后根据治疗反应逐渐延长给药间隔,根据病情每1~4小时重复吸入治疗。如不具备雾化吸入条件时,可使用压力型定量气雾剂。经储雾罐吸药,每次单剂喷药,连用4~10喷(<6岁3~6喷),用药间隔与雾化吸入方法相同。快速起效的LABA(如福莫特罗)也可在≥6岁哮喘儿童作为缓解药物使用,但需要和ICS联合使用。经吸入速效β_2受体激动剂及其他治疗无效的哮喘重度发作患儿,可静脉应用β_2受体激动剂。药物剂量:沙丁胺醇15μg/kg缓慢静脉注射,持续10分钟以上;病情严重需静脉维持时剂量为1~2μg/(kg·min)[≤5μg/(kg·min)]。静脉应用β_2受体激动剂时容易出现心律失常和低钾血症等严重不良反应,使用时要严格掌握指征及剂量,并作必要的心电图、血气及水电解质等监护。

3. **糖皮质激素** 全身应用糖皮质激素是治疗儿童哮喘重度发作的一线药物,早期使用可以减轻疾病的严重度,给药后3~4小时即可显示明显的疗效。可根据病情选择口服或静脉途径给药。药物及剂量:①口服,泼尼松或泼尼松龙1~2mg/(kg·d),疗程3~5天。口服给药效果良好,副作用较小,但对于依从性差、不能口服给药或危重儿,可采用静脉途径给药。②静脉,注射甲泼尼龙1~2mg/(kg·次)或琥珀酸氢化可的松5~10mg/(kg·次),根据病情可间隔4~8小时重复使用。若疗程不超过10天,可不减量直接停药。③吸入,早期应用大剂量ICS可能有助于哮喘急性发作的控制,可选用雾化吸入布地奈德混悬液1mg/次,或丙酸倍氯米松混悬液0.8mg/次,每6~8小时1次。但病情严重时不能以吸入治疗替代全身糖皮质激素治疗,以免延误病情。

4. **抗胆碱能药物** 短效抗胆碱能药物(short-acting muscarinic antagonist,SAMA)可以增加支气管舒张效应,尤其是对β_2受体激动剂治疗反应不佳的中重度患儿应尽早联合使用。药物剂量:体重≤20kg,异丙托溴铵每次250μg;体重>20kg,异丙托溴铵每次500μg,加入β_2受体激动剂溶液作雾化吸入,间隔时间同吸入β_2受体激动剂。如果无雾化条件,也可给予SAMA气雾剂吸入治疗。

5. **硫酸镁**　有助于危重哮喘症状的缓解。药物及剂量：硫酸镁 25~40mg/(kg·d)(≤2g/d)，分 1~2 次，加入 10% 葡萄糖溶液 20ml 缓慢静脉滴注(20 分钟以上)，酌情使用 1~3 天。

6. **氨茶碱**　一般不推荐，哮喘发作经上述药物治疗后仍不能有效控制时，可酌情考虑使用，但治疗时需密切观察，并监测心电图、血药浓度。药物及剂量：氨茶碱负荷量 4~6mg/kg(≤250mg)，缓慢静脉滴注 20~30 分钟，继之根据年龄持续滴注维持剂量 0.7~1mg/(kg·h)，如已用口服氨茶碱者，可直接使用维持剂量持续静脉滴注。亦可采用间歇给药方法，每 6~8 小时缓慢静脉滴注 4~6mg/kg。

7. **其他**　经合理联合治疗，但症状持续加重，出现呼吸衰竭征象时，应及时给予辅助机械通气治疗。在应用辅助机械通气治疗前禁用镇静剂。

(单丽沈　尚云晓)

第十二节　咳嗽变异性哮喘

一、疾病简介

咳嗽变异性哮喘(cough variant asthma，CVA)是儿童慢性咳嗽最常见原因之一，以咳嗽为唯一或主要表现，是特殊类型哮喘，其咳嗽的临床特征与典型哮喘相同，同样存在慢性气道炎症、气道高反应性和气道重塑等典型哮喘的病理生理改变。

二、疾病特点

(一) 临床表现

咳嗽持续>4 周，常在运动、夜间和/或清晨发作或加重，以干咳为主，不伴有喘息；感冒、冷空气、进食甜咸、接触灰尘及油烟等容易诱发或加重咳嗽。临床上无感染征象，或经较长时间抗生素治疗无效，抗哮喘药物诊断性治疗有效。

(二) 体检检查

咳嗽变异性哮喘患儿体征并不像典型哮喘发作能在肺部闻

及喘鸣音，大多数咳嗽变异性哮喘肺部听诊无明显异常，部分患儿可闻及呼气相延长。

（三）辅助检查

1. **外周血常规** 白细胞总数及分类多在正常范围。部分患儿可有嗜酸性粒细胞计数及比例升高。

2. **过敏原检测及总 IgE 检测** 可有血清总 IgE 升高，存在食物及呼吸过敏原阳性，但并非特异性。

3. **胸部 X 线** 并无特异性表现，部分患儿可存在肺纹理增多。

4. **肺功能检测** 常规肺通气功能 FEV_1 可在正常范围内或轻度下降，支气管舒张试验可阳性，但因部分患儿对支气管舒张剂反应不佳，因此不建议将支气管舒张试验阳性作为唯一诊断标准；肺通气功能正常的患儿可进行支气管激发试验，如激发试验阳性更能提示存在气道高反应性，可作为诊断标准。

5. **呼气流量峰值** 连续 2 周平均变异率>13% 可作为诊断标准。

6. **呼出气体一氧化氮** 呼出气体一氧化氮提示气道存在嗜酸性气道炎症，在哮喘诊断中缺乏特异性，但是连续监测有助于评估哮喘的控制水平、指导和优化哮喘治疗方案。

三、诊断思路

咳嗽变异性哮喘是慢性咳嗽最常见的病因，但应首先除外其他可能引起慢性咳嗽的病因。对于慢性咳嗽的患儿，首先一定要详细询问病史，并完善体格检查，这样可以缩小咳嗽诊断的范围，提供病因诊断线索。

（一）询问病史

详细询问病史包括患儿年龄、咳嗽持续时间、咳嗽性质（如犬吠样、雁鸣样、断续性或阵发性、干咳或有痰咳嗽、夜间咳嗽或运动后加重等）、有无打鼾，有无异物或可疑异物吸入史、服用药物史尤其是较长时间服用血管紧张素转换酶抑制剂、既往有无喘息史、有无过敏性疾病或过敏性疾病阳性家族史等，要注意患儿暴露的环境因素（如被动吸烟、环境污染、大气污染等）。

（二）体格检查

注意评估患儿生长发育情况、呼吸频率、胸口有无畸形、腭扁桃体和/或增殖体有无肥大/肿大、咽后壁有无滤泡增生、有无分泌物黏附、有无发绀、杵状指等，尤其要注意检查心脏及肺部。

（三）相关辅助检查

主要包括影像学检查、诱导痰细胞学检查、肺功能检查气道高反应性检查、呼出气体一氧化氮检测、鼻咽喉镜检查、支气管镜检查、肺泡灌洗液检查、血清总 IgE、特异性 IgE、皮肤点刺、24 小时食管 pH 值-多通道阻抗监测等。

（四）鉴别诊断

在诊断咳嗽变异性哮喘时，首先要明确咳嗽是否继发于先前的呼吸道感染，并进行经验性治疗。治疗无效者，再考虑其他病因并参考慢性咳嗽诊断流程进行诊治。

1. 当患儿病初有呼吸道感染的症状，但症状消失后咳嗽仍然迁延不愈，需注意与感染后咳嗽相鉴别，多表现为刺激性干咳或咳少量白色黏液痰，通常持续 3~8 周，胸部 X 线检查无异常，其中以病毒感染感冒引起的较为常见，但在儿童中，常由肺炎支原体和肺炎衣原体感染引起。小婴幼儿百日咳鲍特菌感染或未接种百白破疫苗以及接种抗体水平不足以有效保护的，可出现百日咳的可能，而近年来有肺炎支原体及肺炎衣原体等不典型病原感染后也可表现出与百日咳症状相同的表现，被称为类百日咳综合征。

2. 当患儿有鼻部及咽喉部症状需要与上气道咳嗽综合征相鉴别，该病是由鼻部疾病引起分泌物倒流入鼻后和咽喉部等部位，直接或间接刺激咳嗽感受器，导致以咳嗽为主要症状的临床综合征。其基础疾病以鼻炎、鼻窦炎为主，也可能与咽部疾病有关，如慢性咽喉炎、慢性扁桃体炎等，需在针对性治疗或经验治疗有效后确认。

3. 当患儿咳嗽症状是慢性干咳为主时还需要与嗜酸性粒细胞性支气管炎（eosinophilic bronchitis，EB）相鉴别，该病是以气道嗜酸性粒细胞浸润为特征，痰嗜酸性粒细胞增高，但气道炎症范围较为局限，平滑肌内肥大细胞浸润密度低于哮喘患儿。

4. 当患儿咳嗽同时伴有反酸、胸骨后烧灼感及嗳气等典型反流症状，需要与胃食管反流相鉴别。该病咳嗽大多数发生在日间和直立位及体位变换时，干咳或咳少量白色黏痰。进食酸性、油腻食物容易诱发或加重咳嗽。24 小时食管 pH 值-多通道阻抗监测可进一步辅助确诊。

5. 当某些慢性咳嗽患儿，具有特应性体质，痰嗜酸性粒细胞正常，无气道高反应性，糖皮质激素及抗组胺药物治疗有效，需要与变应性咳嗽相鉴别。

6. 当某些患儿表现为慢性咳嗽、大量咳脓痰及间断咳血，合并慢性鼻窦炎，需注意与支气管扩张症（bronchiectasis）相鉴别。该疾病是由于慢性炎症引起气道壁破坏，导致不可逆性支气管扩张和管腔变形，主要病变部位为亚段支气管。通过完善肺薄层 CT 及纤维支气管镜可排除。

7. 当患儿以慢性咳嗽为主，伴有低热、盗汗、消瘦等结核中毒症状，需注意与支气管结核相鉴别。通过完善肺部 CT 及结核感染 T 细胞斑点试验可除外。

8. 当患儿表现为日间咳嗽，专注于某一事物及夜间休息时咳嗽消失，常伴随焦虑症状。多种心理因素，如感觉、信念、情绪、学习及习惯方式等可导致咳嗽，需注意与心理性咳嗽相鉴别。

9. 儿童慢性咳嗽还需要与其他特异性咳嗽相鉴别。

(1) 先天性呼吸道疾病：主要见于婴幼儿，尤其 1 岁以内。包括有先天性食管气管瘘、先天性血管畸形压迫气道、喉/气管/支气管软化和/或狭窄、支气管/肺囊肿、原发性纤毛运动不良症、胚胎源性纵隔肿瘤等。

(2) 异物吸入：是儿童、尤其是 1~3 岁儿童慢性咳嗽的重要原因之一。可表现为慢性咳嗽，部分伴有喘息，听诊可有患侧呼吸音减弱或喘鸣音。追问病史，部分患儿曾有进食后呛咳史。影像学表现为阻塞性肺气肿或肺不张，少数阻塞部位周围及远端继发感染实变，易误认为肺炎。做支气管三维 CT 可排除。

(3) 迁延性细菌性支气管炎(protract/persistent bacterial bronchitis,PBB):是指由细菌引起的支气管内膜持续的感染。引起 PBB 致病菌主要是流感嗜血杆菌(特别是未分型流感嗜血杆菌)和肺炎链球菌等,极少由革兰氏阴性杆菌引起。临床特点为湿性咳嗽大于 4 周,肺部高分辨率 CT 可见支气管壁增厚及疑似支气管扩张,抗菌药物治疗 2 周以上咳嗽明显好转,支气管肺泡灌洗液(bronchoalveolar lavage fluid,BALF)检查中性粒细胞升高和/或细菌培养阳性,还要除外其他原因引起的慢性咳嗽。

四、治疗思路

1. 咳嗽变异性哮喘可予以口服 β_2 受体激动剂(如丙卡特罗、特布他林、沙丁胺醇等)作诊断性治疗 1~2 周,也有使用透皮吸收型 β_2 受体激动剂(妥洛特罗),咳嗽症状缓解者则有助诊断。

2. 一旦明确诊断 CVA,则按哮喘长期规范治疗,选择吸入糖皮质激素或口服白三烯受体拮抗剂或两者联合治疗,疗程至少 8 周。

(陈　丽)

第十三节　上气道咳嗽综合征

一、疾病简介

由于鼻部疾病引起分泌物倒流至鼻后和咽喉等部位,直接或间接刺激咳嗽感受器,导致以咳嗽为主要表现的临床综合征称上气道咳嗽综合征(upper airway cough syndrome,UACS),又称为鼻后滴漏综合征。其包括的常见疾病主要包括鼻炎、鼻窦炎、咽扁桃体肥大、慢性咽喉炎、腭扁桃体炎等。

二、发病机制

上气道咳嗽综合征引起咳嗽的机制尚不清楚,相关的研究主要分为 3 类。

1. **鼻后滴漏学说** 是指鼻腔和鼻窦的分泌物流到咽喉部，使咽喉部或者下气道的咳嗽中枢传入神经受到理化刺激，最终引起咳嗽的发生。

2. **气道炎症学说** 最新研究显示，慢性咳嗽常伴发下气道炎症，在非哮喘性慢性咳嗽疾病（包括 UACS）患儿中，参与气道炎症的细胞有肥大细胞、中性粒细胞和淋巴细胞。

3. **感觉神经敏感性增高学说** 活化的鼻神经可增加咳嗽高敏性，外界刺激鼻黏膜产生组胺等炎性介质，组胺激活鼻感觉神经和三叉神经的分支鼻睫神经，信号通过迷走神经上达咳嗽中枢。

三、疾病特点

（一）临床表现

除咳嗽、咳痰外，可表现鼻塞、鼻腔分泌物增加、频繁清嗓、咽后黏液附着及鼻后滴流感。变应性鼻炎还表现为鼻痒、喷嚏、水样涕及眼痒等。鼻/鼻窦炎常有鼻塞和脓涕等症状，也可伴有面部疼痛、肿胀感和嗅觉异常等。

（二）体格检查

变应性鼻炎的鼻黏膜主要表现为苍白或水肿，鼻道及鼻腔底可见清涕或黏涕。非变应性鼻炎的鼻黏膜多表现为肥厚或充血样改变，部分患儿口咽部黏膜可呈鹅卵石样改变或咽后壁附有黏脓性分泌物。

（三）辅助检查

慢性鼻窦炎的影像学检查征象为鼻窦黏膜增厚、鼻窦内液平面等。咳嗽具有季节性提示与接触特异性变应原（例如花粉、尘螨）有关，变应原检查有助于诊断。慢性鼻窦炎涉及多种类型，如病毒性、细菌性、真菌性和过敏性鼻窦炎，部分合并鼻息肉。怀疑鼻窦炎时，首选 CT 检查，必要时行鼻内镜、变应原和免疫学检查。

四、诊断思路

儿童 UACS 的主要症状是慢性咳嗽，多以白天为主，夜间少咳嗽或改变头位时出现刺激性咳嗽。有些 UACS 患儿有咽喉部滴流感、咽痒不适或鼻痒、鼻塞、流涕、打喷嚏等。

目前 UACS 的诊断标准为:①咳嗽以清晨或体位改变时为甚,常伴有鼻塞、流涕、咽干、有异物感、反复清咽,少数患儿诉有头痛、头晕、低热等;②鼻窦区可有压痛,鼻窦开口处可有黄白色分泌物流出,咽后壁滤泡增生,呈鹅卵石样,有时可见咽后壁黏液样物附着;③鼻窦炎所致者,鼻窦 X 线或 CT 可见相应改变;④抗组胺药、白三烯受体拮抗剂及鼻用糖皮质激素等治疗有效。上气道咳嗽综合征是一种排除性诊断,要综合考虑体征和辅助检查的结果进行分析,先排除其他病因引起的咳嗽后才能确认诊断。需要注意鉴别的疾病如下:

1. 当患儿以持续咳嗽干咳>4 周,常在夜间和/或清晨发作,运动、遇冷空气后咳嗽加重,临床上无感染征象或经过较长时间抗菌药物治疗无效需要与咳嗽变异性哮喘相鉴别。该病可进行支气管舒张剂诊断性治疗咳嗽症状明显缓解,肺通气功能正常,支气管激发试验阳性提示气道高反应性,明确是否有过敏性疾病病史,以及过敏性疾病阳性家族史。

2. 当患儿病初有呼吸道感染的症状,而症状消失后咳嗽仍然迁延不愈,需要与感染后咳嗽相鉴别,其多表现为刺激性干咳或咳少量白色黏液痰,通常持续 3~8 周,胸部 X 线检查无异常,其中以病毒感感冒引起的较为常见,在儿童中,常由肺炎支原体和肺炎衣原体感染引起。

3. 当患儿咳嗽同时伴有反酸、胸骨后烧灼感及嗳气等典型反流症状,需要与胃食管反流相鉴别。该病咳嗽大多数发生在日间和直立位及体位变换时,干咳或咳少量白色黏痰。进食酸性、油腻食物容易诱发或加重咳嗽。24 小时食管 pH 值-多通道阻抗监测可进一步辅助确诊。

4. 当某些患儿中表现为慢性咳嗽、大量咳脓痰及间断咳血,合并慢性鼻窦炎,需注意与支气管扩张症相鉴别。该疾病是由于慢性炎症引起气道壁破坏,导致不可逆性支气管扩张和管腔变形,主要病变部位为亚段支气管。通过完善肺薄层 CT 及纤维支气管镜可排除。

5. 当患儿表现为湿性咳嗽大于4周，肺部高分辨率CT可见支气管壁增厚及疑似支气管扩张，需要注意与迁延性细菌性支气管炎相鉴别。该病抗菌药物治疗2周以上咳嗽明显好转，支气管肺泡灌洗液检查中性粒细胞升高和/或细菌培养阳性。

五、治疗思路

1. **儿内科治疗** 内科药物治疗儿童UACS主要是在有效抗菌治疗基础上，应用抗过敏、促排痰及免疫调节治疗。抗菌药物主要包括阿奇霉素、青霉素、头孢菌素等；抗过敏药物多为第二代抗组胺药物包括氯雷他定、西替利嗪，以及白三烯受体拮抗剂孟鲁司特钠；促排痰药物乙酰半胱氨酸等，对于咳嗽较重的患儿可适当应用非成瘾性中枢镇咳药物，如复方福尔可定及复方氨酚美沙糖浆等。另外雾化吸入布地奈德也可明显改善上气道咳嗽综合征的症状，一般主张在症状控制后逐渐降级至最低需要量并维持较长时间，至少3~4个月或更长。

2. **耳鼻喉保守治疗** 目前临床上治疗儿童UACS越来越重视耳鼻咽喉科的参与及治疗，鼻腔冲洗、鼻喷激素、雾化吸入等鼻咽喉局部治疗是常用的方法。鼻腔冲洗主要应用高渗盐水或生理盐水；鼻喷激素常用药物包括糠酸莫米松鼻喷雾剂；雾化布地奈德也是有效的方法。

3. **中医治疗** 中医在治疗儿童UACS方面也积累了丰富的临床经验，效果也比较肯定，总结起来主要有中药辨证论治，中药汤剂雾化，穴位贴敷、注射，针灸推拿等。

4. **手术治疗** 在实际工作中经常会遇见一些儿童UACS经规范内科药物治疗后效果仍然欠佳，病情迁延不愈或反复发作，经认真检查发现其中部分患儿存在咽扁桃体肥大、慢性扁桃体炎（肥大）、鼻窦炎、鼻息肉、咽淋巴滤泡增生等明显鼻咽喉上气道局部病变因素，经咽扁桃体、扁桃体、鼻息肉摘除，咽、舌根淋巴滤泡消融，鼻内镜功能性手术等相关性鼻咽喉手术治疗后，UACS患儿很快治愈或好转。

（陈　丽）

第十四节　迁延性细菌性支气管炎

一、疾病简介

迁延性细菌性支气管炎（protracted bacterial bronchitis，PBB）是指咳嗽>4 周的湿性咳嗽，为细菌引起的支气管内膜持续感染和慢性化脓性肺疾病，曾被称为化脓性支气管炎、迁延性支气管炎和支气管扩张症前期等，是引起儿童，尤其 1 岁以下婴幼儿慢性湿性咳嗽的主要原因之一。

PBB 的常见病原为流感嗜血杆菌、卡他莫拉菌、肺炎链球菌及金黄色葡萄球菌，其中流感嗜血杆菌（尤其是未分型流感嗜血杆菌）最常见，高达 47%~81%。病毒或肺炎支原体、肺炎衣原体等病原是否参与 PBB 的病理过程并未明确，但其所致的呼吸道感染可能诱发 PBB。PBB 的发生机制并不十分明确，与细菌在呼吸道中形成生物被膜及呼吸道黏液-纤毛清除功能障碍、全身免疫功能缺陷和呼吸道畸形（如呼吸道软化）等密切相关。

二、疾病特点

1. **临床表现**　PBB 以婴幼儿及学龄前期儿童多见。主要表现为持续性湿性咳嗽，改变体位（如晨起、夜间及运动）后咳嗽明显，大部分患儿伴有喘息，但这种喘息是由于气道分泌物在大气道随呼吸运动而产生。

2. **体格检查**　全身症状轻微或缺乏，无杵状指、发绀、继发性胸廓畸形等提示其他慢性肺疾病的体征。肺部查体可闻及湿啰音和/或哮鸣音。

3. **辅助检查**

（1）外周血常规白细胞总数或分类多在正常范围。

（2）PBB 胸部影像学多无特异性改变，部分患儿胸片可见肺纹理增多、增粗，不推荐常规行胸部 CT 检查，但若出现以下情况：①慢性湿咳患儿经抗生素治疗≥4 周后未见明显减轻时；

②慢性湿咳患儿存在特异性指征如饮食呛咳、杵状指等建议行肺部 CT 检查以评估是否存在潜在基础疾病。

(3) 支气管镜检查镜下可见支气管内膜呈苍白、水肿的慢性炎症改变,伴较多分泌物,且常为化脓性,部分患儿镜下可见支气管软化或狭窄等气道畸形。支气管肺泡灌洗液检查提示中性粒细胞升高和/或细菌培养阳性,菌落计数≥10^4cfu/ml。

三、诊断思路

1. **PBB 的临床诊断标准** ①湿性(有痰)咳嗽持续>4 周;②抗菌药物治疗 2 周以上咳嗽可明显好转;③除外其他原因引起的慢性咳嗽。

2. **PBB 的病原学诊断标准** ①湿性(有痰)咳嗽持续>4 周;②具有下呼吸道感染证据,痰或支气管肺泡灌洗液细菌培养阳性、菌落计数≥10^4cfu/ml;③抗菌药物治疗 2 周以上咳嗽可明显好转。

3. **危险因素** 免疫功能缺陷、气道畸形(例如气管软化)、气道的纤毛清除功能障碍等是其危险因素。

4. **胸部听诊** PBB 患儿胸部听诊可闻及痰喘鸣,须与支气管哮喘典型的高调哮鸣音相鉴别,从而避免误诊。PBB 患儿慢性咳嗽,夜间、晨起及活动(变换体位)后加重,肺部可有“喘鸣”,类似哮喘。两者鉴别在于 PBB 为湿咳,症状持续存在,肺部无体征或可闻及痰鸣音,而非真正的哮鸣,抗感染治疗有效;而哮喘为干咳,间断发作,肺部可闻及典型高调“哮鸣音”,支气管舒张剂治疗有效。

5. **白细胞、C 反应蛋白及降钙素原** 在 PBB 患儿不增高,故不能指导临床使用抗生素。因此,对于咳嗽病程较长湿性咳嗽的患儿,经验性的抗生素治疗不应拘泥于常规的炎症指标。

6. **其他** 不规范的、疗程不足的抗生素治疗无法彻底清除 PBB 的感染灶,临床上常见 PBB 患儿咳嗽症状时轻时重。

7. **鉴别诊断** PBB 除了与支气管哮喘相鉴别外,仍需要鉴别以下疾病:支气管异物、先天性气道发育异常、先天性肺疾病、胃食管反流、气管食管瘘、百日咳、原发型肺结核等疾病。

四、治疗思路

1. **病因治疗**　通常在临床诊断 PBB 后即开始经验性使用 2 周疗程的抗生素，根据病原分布特点，首选 7：1 阿莫西林克拉维酸钾或第二代以上头孢菌素或阿奇霉素等口服，如咳嗽不缓解或复发，则进一步行支气管镜检查和 BALF 病原培养，除外其他慢性湿性咳嗽疾病，并根据药敏试验选择敏感抗菌药物治疗。PBB 抗感染疗程目前没有统一，一般建议给药至少 2 周，推荐 4 周，部分需要 6~8 周，甚至持续预防性用药。

2. **对症治疗**　可口服氨溴特罗或氨溴索 5~7 天或雾化吸入黏液溶解剂乙酰半胱氨酸 0.3g/次，每天 1~2 次，持续 5~7 天。

五、预后及疾病预防

PBB 一般预后良好，PBB 复发率高达 43.5%，频繁复发则有进展为慢性化脓性肺疾病（chronic suppurative lung disease，CSLD）甚至有 8.1% 进展为支气管扩张。目前认为 PBB、CSLD、支气管扩张是一个连续的疾病谱，三者均有湿性咳嗽表现，具有相同的病原谱，均存在支气管内膜炎症及中性粒细胞浸润、局部纤毛黏液清除功能受损的表现。下呼吸道流感嗜血杆菌（尤其是未分型流感嗜血杆菌）感染和 PBB 反复（>3 次/年）是进展为支气管扩张的重要危险因素。

（程　琪）

第十五节　类百日咳综合征

一、疾病简介

百日咳（pertussis）是由百日咳鲍特菌引起的急性呼吸道传染病，通过飞沫传播，以婴幼儿发病居多，尤其小婴儿（<3 个月）病情较重。类百日咳综合征（pertussis-like syndrome）是一组与百日咳临床症状相似，但由其他病原感染后引起的疾病。

二、发病机制

百日咳由革兰氏阴性鲍特菌属的杆菌引起,其中百日咳鲍特菌是最主要的病原,副百日咳鲍特菌也可引起典型的百日咳。而类百日咳综合征是由包括病毒在内的其他微生物所致。有研究报道类百日咳综合征最常见病原是腺病毒,还有肺炎支原体、呼吸道合胞病毒、巨细胞病毒等,近期也有研究发现鼻病毒、副流感病毒也可导致类百日咳综合征的发生。

三、疾病特点

百日咳的临床表现:①在流行季节出现阵发性或痉挛性咳嗽,伴有鸡鸣样回声;②新生儿、婴幼儿存在不明原因的阵发性青紫、窒息,均无典型的痉挛性咳嗽;③咳嗽后仍存在呕吐症状,重者的舌系带有溃疡或结膜下存在出血症状;④咳嗽时间超2周。重症病例表现:反复出现低氧血症、脑病、呼吸暂停、心血管功能障碍,无以上表现者均为普通病例。近年来类百日咳综合征在年长儿中也逐渐增多,表现为剧烈刺激性咳嗽,夜间为主,伴有颜面憋红,偶有咳嗽后呕吐,部分患儿可因剧烈咳嗽出现球结膜充血情况。该类情况多见于肺炎支原体感染后且伴有过敏体质的患儿。

实验室诊断:①应用鼻咽拭子可见百日咳鲍特菌;②鼻咽拭子可见百日咳鲍特菌的聚合酶链反应核酸呈阳性;③血清学检测发现百日咳鲍特菌的毒素抗体呈阳性。以上任意一项阳性均可提示百日咳。

2011年全球百日咳协作组(Global Pertussis Initia-tive,GPI)拟定的百日咳诊断建议:0~3月龄婴儿在疾病早期(<3周)可检测血常规,白细胞计数升高($\geqslant 20\times10^9$/L)或淋巴细胞$\geqslant 10\times10^9$/L支持百日咳诊断。

四、诊断思路

百日咳痉咳期的主要表现为痉挛性咳嗽、咳毕鸡鸣样回声、咳嗽剧烈后呕吐、同时咳嗽以夜间为著;而婴幼儿可表现为阵发性青紫、窒息伴心动过缓，多无典型痉咳症状。百日咳与类百日咳综合征临床上表现相似，难以区别，但只要临床症状一样，未检测出百日咳鲍特菌均可诊断为类百日咳综合征。但需要与以下疾病相鉴别。

1. 小婴幼儿剧烈咳嗽、痰多、有颜面憋红，但无咳毕鸡鸣样回声，需要注意与细支气管炎相鉴别。细支气管炎多见于6月以下小婴儿，常发生在上呼吸道感染2~3天后，出现持续性干咳和发热，体温以中、低度发热为见，发作喘憋为其特点，病情以喘憋发生后的2~3天较严重，喘憋发作时呼吸明显增快，并伴有呼气延长和呼气性喘鸣；重症患儿明显表现出鼻翼扇动和“三凹征”、脸色苍白、口周发青或出现发绀，患儿常烦躁不安，呻吟不止；病情更重的患儿可合并心力衰竭或呼吸衰竭。

2. 年长儿剧烈咳嗽需要与咳嗽变异性哮喘相鉴别。当患儿以持续咳嗽干咳>4周，常在夜间和/或清晨发作，运动、遇冷空气后咳嗽加重，临床上无感染征象或经过较长时间抗菌药物治疗无效需要与咳嗽变异性哮喘相鉴别。该病可进行支气管舒张剂诊断性治疗咳嗽症状明显缓解，肺通气功能正常，支气管激发试验提示气道高反应性，明确是否有过敏性疾病病史，以及过敏性疾病阳性家族史。

五、治疗思路

类百日咳综合征症状较重的常需住院治疗，因易引起肺炎、脱水、体重下降、睡眠障碍、抽搐、罕见的脑病或死亡。其并发症随患儿年龄的不同而有差异，婴幼儿继发细菌性肺炎的危险性最大，也是导致百日咳死亡的最常原因。

1. 百日咳及类百日咳综合征的治疗的方法非常有限，目前抗感染最常用的是大环内酯类药物。红霉素或阿奇霉素是近年来临床应用较为广泛的抗感染药物。

2. 痉咳患儿可加用维生素 K_1 治疗。其机理可能是：延缓糖皮质激素在肝脏内的分解；能直接解除支气管平滑肌痉挛及对抗乙酰胆碱、组织胺对平滑肌的兴奋作用；对中枢神经有镇静作用。

3. 对部分痉咳剧烈、不易缓解、影响睡眠的患儿，可临时加用利多卡因雾化吸入治疗，机理主要为：局部麻醉、直接扩张气道平滑肌、抑制嗜酸性粒细胞的释放和聚积、修复受损的气道上皮细胞和神经细胞、黏膜封闭作用。临床上也应用布地奈德联合沙丁胺醇或复方异丙托溴氨雾化缓解痉挛性咳嗽，也有明显效果。

4. 近年来丙种球蛋白应用在缓解类百日咳症状方面效果也较为显著，其机理应与丙种球蛋白可中和抗原、消除免疫复合物和对抗炎性细胞因子有关。临床中对于小婴幼儿痉挛性咳嗽剧烈的患儿中应用丙种球蛋白 400mg/(kg·d)，应用 3~5 天，多数夜间剧烈咳嗽频次及持续憋咳的时间有明显改善。

（陈 丽）

第十六节 支气管扩张症

一、疾病简介

支气管扩张症（bronchiectasis）是一种危害儿童身体健康的严重的慢性肺部疾病，病情进展可影响患儿肺功能、生存质量甚至生长发育。支气管扩张症通常定义为各种原因造成支气管壁的弹性组织和肌肉组织受破坏，或因支气管壁先天性缺陷而导致的局部或广泛的支气管不可恢复的异常扩张。

儿童支气管扩张症的病因是多种多样的，主要由于支气管内感染和/或损伤、呼吸道炎症、分泌物增加、黏液纤毛清除系统受损几个方面互为因果、恶性循环导致支气管扩张的形成，气道上皮损伤及阻塞使得支气管扩张症进一步加重。在西方国家，囊性纤维化（cystic fibrosis，CF）是引起白种人儿童支气管扩张症的主要原因，但由于引起非 CF 支气管扩张症的病因更多、更复杂，其中感染、原发性免疫缺陷病、吸入、纤毛运动障碍、先天性畸形及继发性免疫缺陷为常见的病因。

二、疾病特点

1. **临床表现** 慢性咳嗽、咯痰（年幼儿不易咯出），多见于清晨起床或更换体位时,痰量或多或少,含黏稠脓液。可有不规则发热、乏力、喘息、咯血、呼吸困难、胸痛等,易反复患上、下呼吸道感染。

2. **体格检查** 大多数患儿在肺底可闻及湿啰音,亦可闻及喘鸣音或哮鸣音,但也可无明显肺部体征。在病程较长的支气管扩张症患儿,可见杵状指/趾及营养不良、发育落后等。

3. **辅助检查**

(1) 胸部X线:①肺纹理增多,毛糙紊乱,增粗的肺纹理常见于两下肺外带,为支气管周围纤维化和腔内分泌物潴留的征象;②柱状透亮区夹杂边界模糊的小囊影,有时可见"双轨征";③卷发状或蜂窝样透亮区,大小分布不均匀,为囊状支气管扩张症的直接征象,可含气液面;④肺不张常为叶或节段性不张,以左下叶最常见,其中可显示扩张而聚拢的支气管充气影;⑤支气管周围见斑片状影或不均匀的大片状炎性改变,为继发肺部感染的表现。

(2) HRCT中常见的特征性异常表现为:①支气管管腔增宽超过正常管腔的1.5倍,管壁增厚;②支气管直径与伴行肺动脉管径比值>0.8(不存在肺动脉高压的情况下),横切面呈"印戒征";③气道由中心向外周逐渐变细的正常走行规律消失,支气管的纵切面呈"轨道征",胸壁下1cm以内范围可见支气管影。

根据CT表现可将支气管扩张分型。①柱状支气管扩张:支气管稍宽而壁较厚,向肺的外围延伸至胸膜下1cm;②蔓状支气管扩张:支气管壁更不规则,长轴观支气管呈串珠样或蔓状;③囊状支气管扩张:囊腔内气液面;小囊成串;成簇排列的小囊。

三、诊断思路

1. 当患儿出现以下表现时,需要怀疑存在支气管扩张症。

(1) 慢性咳嗽、咯痰或湿性咳嗽,尤其是在2次病毒性感冒期间或痰细菌培养阳性。

(2) 常规治疗无效的哮喘。

(3) 具有慢性呼吸系统症状,且有1次痰培养发现金黄色葡萄球菌、流感嗜血杆菌、铜绿假单胞菌、非结核分枝杆菌。

(4) 有重症肺炎病史,尤其是症状、肺部体征或影像学改变不能完全缓解。

(5) 百日咳样症状治疗6周无效。

(6) 反复肺炎。

(7) 不明原因且持续存在的肺部体征或肺部影像学异常。

(8) 慢性局限性支气管阻塞。

(9) 存在食管或上呼吸道结构或功能异常的患儿出现呼吸系统症状。

(10) 不明原因的咯血。

(11) 呼吸道症状同时合并任何CF、原发性纤毛运动障碍或免疫缺陷病相关症状。

2. 肺部HRCT表现进行支气管扩张症的诊断及分型。对于儿童支气管扩张症的诊断并不能仅仅停留在确定支气管扩张的存在,而应进一步对可能的病因进行相关检查以明确。气管扩张症诊断流程见图4-16-1。

3. CT检查对支气管扩张的病因分析有一定提示作用。原发性纤毛运动障碍、免疫缺陷等基础疾病的患儿通常病变累及多个肺叶,呈明显的弥漫性分布。变应性支气管肺曲霉菌病支气管扩张通常为蔓状,位于肺上部和中心部位,远端支气管通常正常。CF引起的支气管扩张,病变以肺上叶为主,且右侧较左侧明显。结核引起的支气管扩张症病变亦多见于上叶。HRCT示支气管扩张的分布及病变特征虽不能确定其潜在病因,但可有一定的提示作用,需进一步结合其他实验室检查明确。

四、治疗思路

治疗支气管扩张症的主要目的是缓解症状、预防急性加重、维持肺功能稳定、改善患儿生活质量、保证患儿正常的生长发育。对于部分病因明确的患儿,可进行针对性治疗。

1. **物理治疗** 清除痰液可改善临床症状,呼吸道清理技术包括体位引流、用力呼气技术、口腔呼吸道振荡器、高频胸壁振

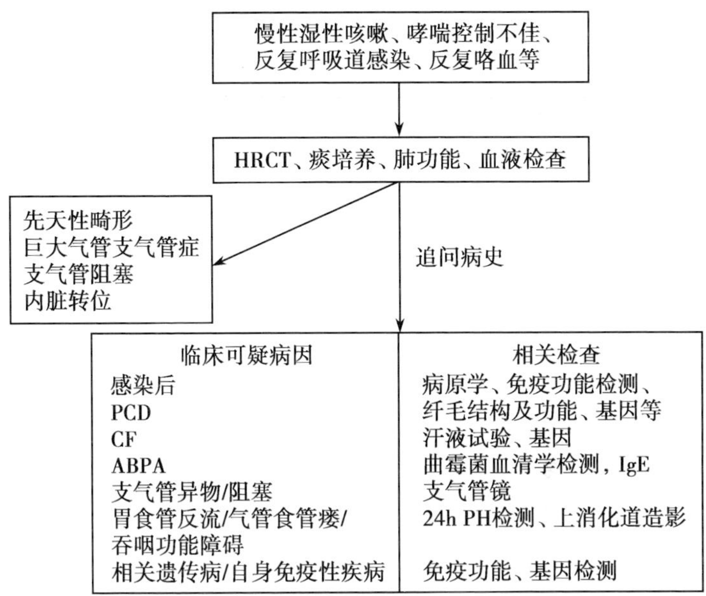

图 4-16-1 气管扩张症的诊断流程

PCD：原发性纤毛运动障碍；CF：肺囊性纤维化；ABPA：变异性支气管肺曲霉菌病。

荡排痰、肺内振荡通气等。

2. **抗菌药物治疗** 支气管扩张症患儿出现急性加重时，可考虑应用抗菌药物。根据药敏实验结果使用敏感抗菌药物治疗。对于肺炎链球菌、流感嗜血杆菌、卡他莫拉菌首选 7∶1 阿莫西林克拉维酸钾治疗，铜绿假单胞菌可使用妥布霉素、氨曲南或头孢他啶等敏感药物治疗，疗程至少 14 天。仅有脓性痰液或仅痰培养阳性不是应用抗菌药物的指征。对于是否长期应用抗菌药物尚存在争议。

3. **抗炎治疗** 长期吸入糖皮质激素的治疗作用不明确，不推荐支气管扩张症患儿常规应用吸入糖皮质激素治疗。大环内酯类药物改善患儿肺功能、减少肺部病变和急性加重的发生，目前主要应用小剂量大环内酯类抗生素治疗，如红霉素 5mg/(kg·d)、阿奇霉素 3~5mg/(kg·d)。每周连用 3 天，停 4 天，疗程 3~12 个月。

4. **其他药物** 支气管扩张症患儿气道黏液高分泌和黏液清除障碍使黏液潴留，出现气流阻塞，亦可表现为气道高反应，尤其在急性加重期，使用黏液溶解剂和支气管扩张剂虽可增加黏液排出，减轻气流阻塞，缓解气道高反应性，吸入高渗盐水可用于稳定期辅助物理治疗。

5. **手术治疗** 对于患有支气管扩张症的儿童，如合理内科治疗 2 年以上仍无效，反复感染、咯血不易控制，出现生长发育迟缓、不能完成学业及出现社会心理学问题等，可考虑手术治疗。

五、预后疾病预防

同其他慢性气道疾病一样，支气管扩张患儿必须长期随访，患儿教育及管理也是支气管扩张症治疗的重要环节。支气管扩张症患儿的监测包括：至少每年进行 1 次肺功能测定；记录急性加重的次数和抗生素的应用情况；评估每日的咯痰量和痰液性质；痰培养的结果；记录日常症状（咳嗽、咯痰、一般情况、活动耐力等）；是否遵医嘱进行治疗。

预后取决于患儿的潜在疾病，大多数患儿经治疗能阻止疾病的进一步恶化，轻症患儿经及时治疗可以完全康复。

（程 琪）

第十七节 原发性纤毛运动障碍

一、疾病简介

原发性纤毛运动障碍（primary ciliary dyskinesia，PCD）首次被描述是在 1933 年，是由于纤毛结构和/或功能缺陷引起的异质性遗传性疾病，活产儿中的患病率为（1 ∶ 10 000）~（1 ∶ 20 000），但由于 PCD 的漏诊率较高，估计实际患病率应更多。PCD 患儿多在幼年发病，男女性发病率相同，可同代或隔代发病，血亲人群中发病率较高（20%~30%），而在同胞中发病率较低（7%~9%）。临床表现复杂多样，部分患儿以不典型的鼻窦炎、咳嗽为主要症状，容易延误诊治时机，造成不可逆性的肺功能损害、听力损伤、语言障碍等严重后果。

二、临床表现

PCD的临床表现主要由受累的组织器官决定，个体差异较大。PCD最常见的临床表现包括支气管扩张、内脏反转、不孕症等。在儿童患儿中最常见的是呼吸窘迫、慢性咳嗽和慢性鼻塞，分别占82%、99%和97%。约50%的患儿出现卡塔格内综合征，即同时表现为内脏转位、慢性鼻/鼻窦炎和支气管扩张三联症。合并先天性心脏病的比例为6%。

1. **呼吸道**　可以表现为反复肺炎、支气管扩张、肺不张、对治疗无反应的非典型哮喘、新生儿呼吸窘迫综合征、鼻炎、鼻窦炎、鼻息肉等。

PCD患儿由于纤毛结构异常或功能异常造成呼吸道黏膜的纤毛麻痹，摆动协调性丧失，呼吸道分泌物排除障碍，导致分泌物潴留，而潴留的分泌物又会成为一种病原菌的良好培养基，导致细菌增殖，引发局部感染，最终会形成长期的、反复的呼吸系统慢性炎症，继而导致慢性复发性化脓性肺部炎症。慢性呼吸道感染在儿童早期就很明显，表现为常年慢性湿咳和反复喘息，肺功能检查提示阻塞性肺通气功能障碍，流感嗜血杆菌、肺炎链球菌、金黄色葡萄球菌常见于儿童早期，此后铜绿假单胞菌更为普遍。非结核分枝杆菌在儿童时期罕见，但超过10%的成年人PCD患者有感染。慢性呼吸道感染可导致支气管扩张，在幼儿中可能已经很明显，甚至持续至成年。一部分成年后肺中可以有钙沉积，形成钙结石(结石症)。有些在成年中期发展为终末期肺部疾病。

慢性鼻窦炎在患儿生后数月即可出现，双侧鼻黏膜充血、肿胀，鼻腔内分泌物增多，反复慢性感染可发现鼻甲肥大增生、鼻息肉，上颌窦区可伴有压迫性疼痛，往往持续至成年期。

2. **偏侧性异常**　包括全内脏反位(主要涉及肝脏、脾脏、胃、支气管、心脏)和内脏异位(常合并其他先天性心内外畸形)。

在正常妊娠10~15天的胚胎期，胚胎纤毛起导向作用，正常胚胎以螺旋的方式向右旋转和弯曲以使心脏等内脏器官引向左边，由于PCD引起的胚胎期间纤毛运动异常，不能为胚胎期内脏器官产生正确的引导作用，造成机体所有内脏器官的右转位模式变为随机左右旋转，大约一半的PCD患儿成为内脏镜像倒位病人，合并先天性心脏病的比例为6%。先天性心血管畸形常见且复杂，通常是死亡的主要原因。与内脏异位相关的特定心血管缺陷包括心房异构、大血管转位、右心室双出口、静脉回流异常、下腔静脉中断以及双侧上腔静脉等。肺部异构通常无症状；胃可能会向右移位；肝脏可能在中线，或者左右叶可能反转；肠旋转异常会导致阻塞或肠坏死。

3. **泌尿生殖** 男性不育、女性不孕、异位妊娠、多囊肾等。几乎所有患有PCD的男性由于精子运动异常而导致不育。患有PCD的女性一部分具有正常的生育能力，一部分生育能力受损，异位妊娠风险增加。

4. **耳** 分泌性中耳炎、双侧听力下降等。耳蜗和咽鼓管毛细胞上纤毛异常可导致传导性耳聋和分泌性中耳炎。耳部检查可见耳道流脓、严重者鼓膜穿孔，常伴乳突区压痛。在许多婴幼儿中，慢性中耳炎与短暂性听力下降有关，可能影响言语发展，如果不及时治疗，可能会导致不可逆的听力损失。

5. **眼** 视网膜色素变性。

6. **神经系统** 脑室管膜上皮细胞纤毛有缺陷时，约2/3患儿有神经系统症状如慢性头痛，较少发生脑积水。

7. **其他** 可出现生长发育迟滞、脊柱侧弯、漏斗胸、胆道闭锁等，由于长期慢性缺氧可发生杵状指/趾。

三、辅助检查

1. **鼻呼出气一氧化氮（nasal nitric oxide，nNO）水平测定** 多应用于>5岁患儿的筛查。PCD、急/慢性鼻窦炎、鼻息肉，肺囊性纤维化（cystic fibrosis，CF）、急性和慢性呼吸道炎症中的nNO都有下降，PCD患儿nNO水平明显降低，但并不能以nNO值来鉴别CF。目前nNO对PCD诊断阈值尚不确定，不同研究采用不同诊断阈值（30~82nl/min），其诊断的灵敏度和特异度分别为99%~100%及75%~95%，是一种相对简单、无创、价格低廉的技术，应作为怀疑患有PCD的患儿诊断工作的一部分。nNO在PCD患儿中测定的平均值为(17±20)nl/min,而正常对照组为(172±94)nl/min,两者相比有明显差异,nNo=30nl/min诊断PCD的敏感度为0.91,特异度为0.96。

2. **纤毛形态及功能观察** 是目前临床诊断PCD的金标准。检测标本为呼吸道纤毛上皮细胞。一般利用鼻刷/鼻活检在下鼻甲、中鼻甲或上颌窦处取材;若同时有支气管镜的其他指征时,也可通过支气管镜在支气管处活检,后者虽创伤较前者大,但准确性更高。注意继发性纤毛运动障碍(secondary ciliary dyskinesia,SCD)可导致假阳性,为了区别PCD和SCD,呼吸道黏膜纤毛上皮细胞在体外培养系统的气液界面或水下进行培养,以排除外界环境对纤毛细胞的影响。

正常运动纤毛的纤毛轴呈"9×2+2"结构,包括9组双联体状的外周微管(microtubule doublets),相邻的外周微管之间由微管连接蛋白(nexin-dynein regulatory complex,N-DRC)相连,双联体外周微管分别称A管(A microtubule)和B管,相互间呈紧密连接;从A管伸出两条短臂,分别称为外动力臂(outer dynein arm,ODA)和内动力臂(inner dynein arm,IDA);外周微管环绕着两条单独分开的微管结构,为中央微管(central pair)。外周微管和中央微管间由放射状的辐条结构(radial spoke,RS)相连接。呼吸道表面纤毛的摆动频率为6~12Hz、运动方向一致时,才能有效清除呼吸道黏液及附着于呼吸道表面的细菌等。

纤毛形态及功能主要的检测方法有高速数字视频成像(high-speed digital video imaging,HVMA)、透射电镜(transmission electron microscope,TEM)和免疫荧光分析法(immunofluorescence technique,IF)。

(1) HVMA:通过测定呼吸道纤毛上皮细胞的纤毛摆动幅度(ciliary beat pattern,CBP)和纤毛摆动频率(ciliary beat frequency,CBF),来判断纤毛功能。HVMA可对每个纤毛运动周期捕捉40~50个画面,既可高分辨率实时观察,也能慢镜头回放。HVMA下观察纤毛的表现形式有:静纤毛、多数时间不运动伴最小运动的纤毛、因纤毛摆动的弯曲度小或振幅小的僵直运动、异常呈圆摆动和运动功能亢进等。HVMA的限制性:①样本采集技术、样本的环境温度、显微镜和照像技术、软件设施尚无统一标准；②不同 PCD 患儿间 CBF 和 CBP 不同，暂无明确的 PCD 特异性 HVMA 改变的评价标准，主观性较强，若 HVMA 正常不能直接排除 PCD；③呼吸道感染在儿童中非常常见，可能影响纤毛形态及功能，鉴别 PCD 和 SCD 有一定难度。

(2) TEM：对呼吸道黏膜纤毛上皮细胞的纤毛轴进行横断观察。观察对象包括外周微管、中央微管、外动力臂、内动力臂、微管连接蛋白、辐射臂等。异常纤毛结构主要有以下 4 类：动力蛋白臂异常（部分或完全缺失，ODA/IDA），辐射臂异常（轮辐或中心鞘缺失、偏离中央管），纤毛方向性错误（因部分或完全缺失中央管）和外周微管的数目异常。其中显微结构异常中最常见是 ODA 异常（约占 55%），其次为 ODA 和 IDA 联合异常（约占 15%）。TEM 诊断过程中，只有 RS 异常时 TEM 的结果可靠性最高；只有 IDA 异常时假阳性率较高，需要再次评估。据统计，约 30% 的 PCD 患儿纤毛 TEM 表现正常。假阳性与黏膜上皮细胞炎症（细菌/病毒感染）、样本量不足、样本处理不严谨、TEM 读片错误和扫描仪误差等有关。为避免 SCD 的干扰，建议急性感染后 8 周进行该项检查。3%~10% 正常人的黏膜上皮细胞在 TEM 下纤毛结构异常。虽然透射电镜是对纤毛轴横断面的观察，但其对纤毛方向（ciliary orientation，COR）的判断也有一定作用。正常纤毛的纤毛轴是接近平行的（COR≤20°，>35°表示方向性随机分布）。TEM 观察时，依据中央微管、显微照片纵轴所画出的两条线条所形成的角度，PCD 患儿 COR 显著高于 SCD，分别为 43.61°±12.85°、21.79°±11.34°，鼻活检或支气管活检能减少操作对纤毛方向的干扰。因此，TEM 可通过纤毛显微结构、纤毛方向助诊 PCD。

(3) IF：利用纤毛轴丝主要组成部分的特异荧光抗体在显微镜下观察荧光分布及数量，可看到所有 TEM 能观察到的 PCD 患儿的异常显微结构。DNAH5、DNAI1 蛋白分别是 ODA、IDA 目前最常用的标志物。径向辐条头（radial spoke head，RSPH）是辐条结构相关标志物。微管连接蛋白（nexin-dyneinregulatory complex，N-DRC）被认为是 IDA 和辐条结构之间的调节器，

Growth Arrest Specific 8（GAS8）是目前用于检测 N-DRC 的常用标志物。IF 也有不可忽略的缺陷，约 20% 的 PCD 患儿呼吸道黏膜纤毛上皮细胞在 IF 下无异常表现，若标本黏液较多可影响样本的观察等。

3. **基因诊断**　PCD 是常染色体隐性遗传或 X 连锁相关的双等位基因突变的遗传疾病。*DNAI1* 是 1999 年通过候选基因方法发现的第 1 个 PCD 突变基因，至今已证实的双等位突变基因有 32 个，包括：ODA 异常的 *DNAI1*、*DNAH5*、*DNAH8*、*DNAI2*、*TXNDC3*（*NME8*）、*DNAL1*、*CCDC114*、*ARMC4*、*CCDC151* 和 *CCDC103*；ODA+IDA 异常的 *KTU*（*DNAAF2*）、*LRRC50*（*DNAAF1*）、*C19ORF51*（*DNAAF3*）、*DYX1C1*、*HEATR2*、*LRRC6*、*ZMYND10*、*SPAG1* 和 *C21orf59*；MT+IDA 异常的 *CCDC39* 和 *CCDC40*；N-DRC 异常的 *CCDC164*（*DRC1*）和 *CCDC65*（*DRC2*）；CP-RS 异常的 *RSPH4A*、*RSPH9* 和 *RSPH1*；CP 突起异常的 *HYDIN*；ODA 蛋白异常但显微结构正常的 *DNAH11*；原发性纤毛运动障碍和视网膜色素变性同时存在的 *RPGR*；PCD 和口面指综合征同时存在的 *OFD1*；多运动纤毛减少的 *CCNO*（异常蛋白位于细胞质顶端）和 *MCIDAS*（细胞核内调节 *CCNO* 和 *FOXJ1*）。以上已知突变基因中，*DNAH5*、*DNAI1* 是目前最常见的突变形式，分别占 25%、15%。*RPGR* 和 *OFD1* 位于 X 染色体，其余突变基因位于不同常染色体的不同位点。但仍有约 1/3 的 PCD 患儿尚未证实突变基因的位置。为明确 PCD 基因突变的位点，目前常用方法为第 2 代基因测序法，不仅能达到确诊的目的，也可以发现新突变基因。

4. **胸部高分辨率 CT**　支气管扩张是 PCD 的常见临床表现，因此胸部高分辨率 CT 有着举足轻重的意义，并可发现持续性肺实变和肺不张，婴幼儿时期还可见到支气管壁周围增厚、黏液阻塞、支气管充气征和磨玻璃样改变。其中，最常受累的还是肺部中叶和舌叶，其次为下叶，若上叶已受累，表示病情较后期。但 CF 患儿通常受累于肺上叶。

5. **肺功能**　PCD 患儿呼吸道的改变主要是因为反复感染引起的气道重塑，因此，肺功能通常表现为阻塞性通气功能障碍，主要监测指标有第 1 秒用力呼气容积（forced expiratory volume in

1 second,FEV_1)、用力肺活量(forced vital capacity,FVC)、呼气流量峰值(peak expiratory flow,FEF)等。在初诊的学龄前 PCD 患儿中,约 1/3 患儿 FEV_1 低于预计值的 80%。随年龄的增加,肺功能逐渐恶化。部分 PCD 患儿 FEV_1 的下降重于同龄 CF 患儿,但儿童后期和青年早期,因咳嗽的清除作用,PCD 患儿肺功能的恶化速度低于 CF。因此,肺功能在判断预后方面有更高的价值,也可用于鉴别 CF、支气管哮喘等疾病。

四、诊断思路

PCD 患儿因突变基因不同、症状体征差异、检测方法的假阳性和假阴性率较高、部分地区对疾病的认知缺乏等因素,目前尚无统一的诊断方案。2017 年欧洲呼吸协会推荐如下诊断程序。

第一步:对于临床表现可疑的患儿进行 nNO 和高速摄像显微分析(high-speed video microscopy analysis,HSVA)检测。儿童期可疑 PCD 的四个主要临床特征包括以下:①无法解释的新生儿呼吸窘迫;②内脏异位缺陷;③早期发作,全年湿咳;④早发,终年鼻塞。如果存在两个或多个这些关键临床特征,则应进行 nNO 和 HSVA 检测。若受试者的 nNO 和 HSVA 检测结果均正常且临床表现不典型,则排除 PCD 的可能性,不推荐行进一步检查;若检测结果均明显异常,则诊断为 PCD 高度可疑并推荐进行基因检测;若检测结果不明确,而病史非常典型,推荐行 TEM 和细胞培养后重复的 HSVA 检测。

第二步:进行 TEM 和细胞培养后,重复进行 HSVA 检测。如果上述检测均正常,且临床表现不典型,则可以排除 PCD 可能,并不推荐进一步检查;如果 TEM 发现“特征性”的纤毛结构缺陷,则诊断为 PCD 阳性;若 TEM 未发现“特征性”结构缺陷,而前述的其他检测结果阳性,则诊断为 PCD 高度可疑,推荐行进一步检测;若上述检测结果均不明确,而病史非常典型,推荐行基因检测。

第三步:基因诊断。基因检测能够直接明确 PCD 患儿基因突变位点。若检测出致病性的双等位基因突变,可诊断为 PCD 阳性。

鉴别诊断：PCD应与囊性纤维化、免疫缺陷，例如免疫球蛋白G（IgG）亚类缺乏、过敏性鼻炎、胃食管反流病、韦格纳肉芽肿病、X连锁色素性视网膜炎等疾病鉴别。

五、治疗思路

尚无来自随机临床试验的数据支持任何特定治疗，治疗的目的是防止病情加重，减慢疾病的进展。

1. 慢性气道感染的管理

（1）定期随诊：建议PCD患儿每年至少2~4次痰和/或肺泡灌洗液的培养。在诊断的第1年及急性期可以完善胸部影像学（如HRCT、CT等）明确有无支气管扩张发生，此后每2~4年随访1次。当患儿有更高的肺阻塞性通气功能障碍的风险时，建议每年随访2~4次肺功能。咳嗽加重、痰液增多、呼吸困难、FEV_1下降都可以被认为是PCD病情恶化的可靠标志。

（2）清除气道分泌物：不同的技术可确保呼吸道通畅，包括雾化高渗盐水、胸部物理疗法、体位引流、自体引流、主动循环呼吸和运动。

（3）控制和预防感染：如果呼吸道症状恶化，应根据痰培养和药物敏感性来选择抗生素。轻度急性加重可以通过口服抗生素治疗，并积极的清除气道分泌物；严重或难治者可能需要静脉使用抗生素和住院治疗。建议PCD抗生素治疗时间为14~21天。大环内酯类药物具有抗感染和免疫调节特性，对非CF支气管扩张的三项随机双盲安慰剂对照研究（也包括少数几例PCD病例）表明，服用阿奇霉素或红霉素持续6~12个月可导致急性发作率显著降低。

（4）消除触发因素：避免接触诸如烟草烟雾之类的炎症触发因素也很关键，因此，患儿家人应接受戒烟咨询。

（5）预防感染：儿童和成人PCD患肺炎球菌疾病的风险增加，因此，建议先接种CV13疫苗，再接种PPSV23疫苗。还建议每年接种流感疫苗，并根据患儿治疗地理区域的常规时间表建议额外接种疫苗。

（6）支气管镜肺泡灌洗术：既有利于清除气管及支气管的黏

液痰栓从而解除气道阻塞，促进肺复张，也能镜下局部予以抗生素，提高药物绝对生物利用度从而减少抗生素全身用量，有效控制感染，因此，PCD 合并肺实变、肺不张患儿建议尽早行支气管镜肺泡灌洗术。

(7) 肺切除术：如果存在弥漫性肺部疾病，应谨慎考虑肺部手术切除(即节段切除术或肺叶切除术)，只有在药物治疗失败且患儿的病情显著恶化时才可以考虑进行肺切除术。

(8) 肺移植：如果发展为终末期肺部疾病，则肺移植可能是PCD中的一种选择。在PCD患儿的肺移植评估中必须特别注意，因为肺结构异常可能会阻碍供体肺的选择，并需要提前进行手术计划。

2. 分泌性中耳炎的管理

(1) 定期随访：PCD 患儿每年至少在耳鼻喉专科随访 1、2 次，定期听力测试。

(2) 自动充气：是目前国际上推荐的最为有效的非手术治疗方案，治疗时捏住患儿一边鼻孔，在吞咽温水的同时通过特定的气球装置向另一只鼻孔吹气，达到直接向咽鼓管送气的目的，从而改善咽鼓管的压力，促进中耳分泌物流出。

(3) 抗感染：大部分口服抗生素(如阿莫西林)无明显疗效。但有研究表明，长期(2 个月)、低剂量的大环内酯类抗生素可以改善分泌性中耳炎的临床症状推荐使用。

(4) 黏液溶解剂：具有一定疗效，推荐短期应用。

(5) 手术治疗：主要有鼓膜切开加耳内通风管置入术、辅助咽扁桃体切除术。前者可在短期内改善听力、减少分泌性中耳炎的急性发作次数；两者合用时，可长期改善听力及临床症状。

(6) 辅助听力技术：部分分泌性中耳炎引起的听力损害是可逆的，而对于不可逆性的听力损害，常采用辅助听力技术。

3. 慢性鼻窦炎的管理

(1) 鼻腔灌洗：PCD 合并慢性鼻窦炎患儿每日行盐水鼻腔灌洗，配合黏液溶解剂效果更好。

(2) 糖皮质激素：局部及全身给药效果均较好，局部给药因不良反应较小而被优先推荐。

(3) 抗生素：抗生素短期（<4 周）应用主要用于急性期治疗，多西环素的短期应用对于缩小息肉也有一定疗效。大环内酯类抗生素的低剂量（抗菌剂量的一半）、长疗程（≥12 周）使用，能长期改善慢性鼻窦炎的临床症状及预后，对于缩小鼻息肉也有较好疗效。但长期使用抗生素导致的细菌耐药也应引起重视。多西环素、复方新诺明长期应用有望成为慢性鼻窦炎的二线用药。

(4) 手术治疗：当辅助治疗效果欠佳时，可选择手术治疗。鼻内镜手术能改善鼻部症状，同时也能减轻下呼吸道的症状，还可同时行鼻息肉切除。

4. 基因治疗

(1) 传统的基因治疗技术：如通过将野生型基因导入 *DNAH11* 基因变异的纤毛上皮细胞中，使得野生型基因得以表达，但受基因大小的限制，且存在导入基因异常表达等诸多问题。

(2) 基因编辑技术：将靶细胞中某基因上异常的序列裂解，再将野生型序列特异性重组于靶细胞相应基因位点上，靶向性强，且不受基因大小的限制，在恢复纤毛功能方面的应用令人期待。但目前该技术尚停留在体外试验阶段，要进一步应用于临床仍面临着巨大的挑战，需要更多研究提供支持。

（魏　兵）

第十八节　咯　　血

一、疾病简介

咯血（hemoptysis）是指喉及喉以下呼吸道任何部位的出血，经口腔排出的一种临床症状，可表现为咳出鲜血或痰中带血。目前对于儿童咯血量界定尚无统一标准。一般认为 24 小时内咯血>8ml/kg 或 200ml 为大咯血，窒息和失血性休克是大咯血的严重并发症，也是致死的重要原因，需积极处理。婴幼儿通常会将痰液或出血咽下，甚至问不出咯血病史，而以贫血为首发症状。

咯血多同时伴有其他的临床表现。因此,要详细询问病史、全面的体格检查,根据患儿的临床特点来分析导致咯血可能病因,并针对性治疗。

二、病因分析

儿童咯血病因多样,不仅包括呼吸系统疾病,而且包括心血管疾病和其他系统疾病,其中肺部感染性疾病为主要病因。

(一) 呼吸系统疾病

气管、支气管、肺部疾病,如感染性疾病,包括急、慢性支气管炎、肺炎、肺脓肿、肺结核、侵袭性肺部真菌感染等;支气管、肺部发育异常,如肺动静脉瘘、肺隔离症等;支气管扩张症、囊性纤维化;其他如创伤、肿瘤、支气管异物、特发性肺含铁血黄素沉着症。

(二) 循环系统疾病

如先天性心脏病、肺动脉高压、肺栓塞等。

(三) 全身性疾病

如出凝血功能障碍、血管炎等结缔组织病。

(四) 内分泌因素

女性与月经关系密切,以及子宫内膜异位症。

三、辅助检查

(一) 实验室检查

1. **血常规** 红细胞计数与血红蛋白测定有助于判断贫血程度;嗜酸性粒细胞增多提示寄生虫病的可能性;血小板减少见于原发血小板减少性紫癜。

2. **凝血检查** 当怀疑出、凝血功能异常时检测。

3. **病原学检查** 如怀疑肺部感染性疾病引起的咯血,行痰病原学检查。包括细菌、真菌、结核菌培养;病毒抗原测定;G 实验及 GM 试验有助于侵袭性肺真菌病的诊断;结核菌素试验和 T 细胞斑点试验有助于结核病的诊断;寄生虫抗体检测有助于肺吸虫、包虫等寄生虫感染的诊断。

4. **细胞学检查** 如怀疑弥漫性肺泡出血症可进行痰液、胃液,必要时进行支气肺泡灌洗液(BALF)找含铁血黄素细胞等。

5. **结缔组织病检查** 如果怀疑结缔组织病导致咯血,应进行:血常规、尿常规、肾功能、抗核抗体、抗中性粒细胞胞质抗体、抗肾小球基底膜抗体、补体、C反应蛋白及红细胞沉降率等检查。

(二)胸部影像学检查

协助定位出血部位、病灶范围,帮助选择治疗方案。

1. **胸部X线检查** 临床上较容易获得,但大约33%的咯血患儿胸部X线片正常,在咯血病因诊断中的作用有限。

2. **胸部CT及胸部血管造影**CT(angiography computed tomography,CTA) 有助于发现出血部位,协助诊断。如炎症、支气管腔内的占位或异物等。但病变部位较隐蔽,或动脉来源血管管径较细,就很难有阳性结果;另外在亚段及以下节段的肺栓塞诊断价值有限。

3. **数字减影血管造影**(digital subtraction angiography,DSA) 诊断血管病变的金标准,可同时进行栓塞治疗,达到止血的目的。禁忌证为严重出血倾向、未能控制的全身感染及重要脏器衰竭。

4. **心脏超声** 可发现心脏病变和心脏周围大血管异常。当咯血患儿伴有心脏杂音、发绀等表现,或胸部X线提示心影增大,肺血增多或稀少时,首先应行心脏超声及大血管检查。

(三)支气管镜检查

是诊断和治疗咯血的重要工具。明确咯血的病因、发现出血部位,进行病原学、细胞学、组织学检查,并直接进行局部止血治疗。咯血期间行支气管镜检查有一定的风险,检查本身也会刺激支气管黏膜出血,严重出血会阻碍探查呼吸道的视野,因此应用受到一定限制。心力衰竭、严重心律失常和出凝血功能障碍未纠正者,为支气管镜检查的禁忌证。操作前应做好抢救准备,除必要的药物和急救设备外,还包括双腔气管插管及后续开胸手术准备。

(四)基因检测

当怀疑遗传性出血性毛细血管扩张症可检测*ENG*和*ALK1*

基因；怀疑遗传性肺动脉高压可检测 *BMPR2*、*SMAD9* 等基因。

四、诊断思路

儿童咯血病因多样，结合临床特点明确咯血的病因，是有效、合理治疗，迅速控制咯血的关键所在。

1. 如咯血伴有急性发热、咳嗽，考虑急性下呼吸道感染所致可能性大。是儿童咯血最常见原因。不同病原菌咳痰性状会有所差别。如：咳铁锈色痰多见于肺炎链球菌所致大叶性肺炎；砖红色胶冻样痰见于肺炎克雷伯菌肺炎；金黄色葡萄球菌肺炎多咳脓血痰；刺激性干咳伴有血丝多见于肺炎支原体肺炎或支气管炎。结合临床表现及影像学可确诊。可进一步做病原学检测，必要时支气管镜检查。

2. 如患儿起病缓慢，咯血并伴有低热、咳嗽、乏力、盗汗、食欲减退、消瘦等中毒症状，应想到肺结核的可能。空洞型肺结核、支气管内膜结核均可发生咯血。询问卡介苗接种史及结核接触史，结合肺部影像学、结核菌素试验和 T 细胞斑点试验、痰及胃液涂片抗酸染色有助于诊断。

3. 如咯血伴有长期咳嗽、咳脓痰且与体位变化有关、杵状指/趾，肺部持续存在局限的湿啰音，应考虑支气管扩张，胸部 CT 协助诊断。注意引起支气管扩张的原发基础疾病，如：原发性纤毛不动综合征、原发免疫缺陷病、囊性纤维化、变应性肺曲霉菌感染等。

4. 如咯血伴有反复咳嗽、贫血，严重可出现呼吸困难，肺部 X 线或 CT 提示肺弥漫性浸润考虑弥漫性肺泡出血综合征。做支气管镜进行肺泡灌洗液检查协助诊断。注意排查伴有其他系统损害者，如：系统性红斑狼疮、韦格纳肉芽肿、血管炎、肺动脉高压及心血管疾患。

5. 如婴幼儿突发咯血，伴有咳嗽、喘息或呼吸困难表现，有或无异物吸入史或呛咳史，应高度怀疑支气管异物。建议做胸部 CT+三维重建，必要时支气管镜检查。

6. 如咯血伴有劳力性呼吸困难、乏力、夜间呼吸困难、咳粉红色泡沫痰，肺部大量水泡音，伴有心脏扩大，要考虑心脏疾患，如:充血性心力衰竭、肺水肿、二尖瓣狭窄。肺动脉高压多伴有大量咯血。

7. 如咯血伴皮肤瘀点、瘀斑、贫血等全身表现,应注意全身出血性疾病如血小板减少性紫癜、白血病及凝血异常。

8. 如突发性大量咯血,部分患儿甚至出现窒息、失血性休克等,应注意肺血管病,肺动静脉瘘、肺动脉缺如、支气管动脉瘤、肺栓塞等。胸部 CTA 及支气管镜等可协助诊断。

9. 另外,咯血需要与鼻咽部出血及呕血相鉴别。

(1) 鼻咽部出血:鼻咽部出血量多与咯血不难鉴别。当鼻部出血量少,没有鼻出血表现,少量出血沿鼻后孔往下流至咽后壁,刺激咳嗽反射后会出现咳鲜血痰,可以有血痂。查体见咽后壁血性分泌物。鼻镜见鼻道或鼻后孔及梨状窝附近有破溃点、结痂或出血。

(2) 呕血:呕血前多有上腹部不适、恶心、呕吐等表现,多为呕出,严重可为喷射性,无明显的咳嗽。颜色为棕黑色、出血量大时可为鲜红色或暗红色带血块,常含有食物残渣及胃液甚至胆汁,严重排黑便。呕吐物 pH 值为酸性。而咯血前多有胸闷,咳嗽,喉部不适,多为咳出新鲜血,可伴有黏痰,pH 值为碱性,结合有肺部病变或心脏病变不难诊断。

五、治疗思路

治疗原则:针对病因治疗、止血治疗及预防咯血引起的窒息、失血性休克。

(一) 一般治疗

保持安静,卧床休息,避免活动。呼吸困难者吸氧。年长儿注意心理疏导,消除恐慌情绪。可适当给予镇静、镇咳治疗,同时注意加强护理,及时清理呼吸道分泌物,保持呼吸道通畅。

(二) 输血

急性大咯血致循环血容量不足或重度贫血者给予输血治疗。

(三) 药物止血治疗

1. **垂体后叶激素**　大咯血时使用。起效迅速,收缩肺小动脉和毛细血管,从而减少肺血流量,控制咯血。推荐剂量:0.1~

0.2U/kg，加 5% 葡萄糖注射液 20ml，20 分钟静脉滴注，之后 0.1~0.2U/kg，加 5% 葡萄糖注射液 200ml 持续静脉滴注。监测心率、血压等。若出现头痛、面色苍白、心悸、胸闷、腹痛、血压升高应减慢输注速度或立即停药。

2. **其他止血药** 凝血酶静脉、肌内或皮下注射，推荐剂量：儿童 0.3~0.5 U，1~2 次/d。

（四）抗感染治疗

合并感染者必要时可经验性给予抗生素治疗。

（五）免疫治疗

因全身性疾病如自身免疫性血小板减少性紫癜，或自身免疫性疾病导致的弥漫性肺泡出血综合征，可给予全身糖皮质激素或其他免疫抑制剂治疗。

（六）介入治疗

1. **支气管镜** 在大咯血抢救中至关重要。可迅速地明确出血部位，直接进行局部止血治疗。

（1）局部应用止血药物：快速镜下注入冷盐水 2ml 和 1/10 000 肾上腺素 2ml 反复灌洗，或凝血酶直接注射到出血部位。

（2）球囊压迫：至出血停止数小时后可以撤出。

（3）激光和冷冻：对于黏膜出血可直接应用止血。

（4）异物或血凝块取出术：解除呼吸道阻塞，为进一步治疗创造条件。

2. **选择性支气管动脉栓塞术** 适应证为：①保守治疗不能控制的大咯血；②病变虽适宜外科治疗，但正值咯血期、手术风险大，可先行栓塞术控制出血，再择期手术；③无外科治疗指征的反复咯血，虽然咯血量不大，但严重影响患儿的正常生活；④经各种影像学检查和支气管镜检查仍不能明确出血来源者，可先行诊断性支气管动脉造影，然后酌情行栓塞治疗。

（七）外科手术治疗

上述保守治疗无效或大咯血出血部位明确、病变局限肺叶内、无手术禁忌证者，可行肺叶切除。

（八）并发症的处理

发生大咯血时，应严密监测患儿生命体征，患侧卧位，保持呼吸道通畅。对出现休克者需要迅速给予扩容、输血等抗休克治疗。对于病因未明的咯血患儿，病情稳定期仍需警惕再次大咯血。

总之，导致儿童咯血原因复杂，临床医师需详细询问病史，全面体格检查，选择合理的辅助检查，积极寻找病因，并能够做到正确评估病情，采取综合治疗。

（陈　宁　尚云晓）

第十九节　气　　胸

一、疾病简介

气胸（pneumothorax）指胸膜腔内蓄积气体，若同时有脓液存在，则称为脓气胸。可因外伤、感染、手术、机械通气等医源性操作，先天性畸形或自发出现。根据胸膜腔压力情况，气胸可以分为闭合性气胸、开放性气胸和张力性气胸三类。当胸膜腔因炎症、手术等原因发生粘连，胸腔积气则会局限于某些区域，出现局限性气胸。当胸膜破裂，胸膜腔内的负压消失，使肺脏发生萎陷，直至破口愈合或两个腔内压力变得相等为止。如果胸膜破口形成了活瓣性阻塞，即形成张力性气胸。自发性气胸病因不清，与大气压力变化、瘦高身材、家族遗传等有关。

二、疾病特点

（一）临床表现

1. 气胸的临床症状与起病急缓、胸腔内气体量多少、肺部原先病灶范围大小及气胸是否张力性有关。婴幼儿气胸发病多急且重，大多在肺炎病程中突然出现呼吸困难加重。

2. 小量局限性气胸或部分自发性气胸可全无症状，只有X线检查可发现。

3. 如果气胸范围较大，可突然出现胸痛、气短、持续性咳嗽、呼吸困难和发绀，部分患儿会出现肩部疼痛。

（二）体格检查

轻者可无阳性体征；重者胸部叩诊鼓音、听诊呼吸音减弱或消失。当胸腔内大量积气，特别是张力性气胸时，可见肋间饱满、膈肌下移、气管与心脏均被推移至健侧，同时患儿气促加重、严重缺氧、脉搏减弱、血压降低、发生低心搏出量休克，均为张力性气胸所致的危象。

（三）辅助检查

1. **胸部X线** 是目前检测气胸的标准检查方式。可见萎陷肺边缘即气胸线，压迫性肺不张的肺组织被推向肺门呈一团状。气胸部分呈过度透明，不见任何肺纹理。张力性气胸时可见气管及心脏被推向健侧，横膈下移。脓气胸可见有液气平面，随体位变动而变化，胸部CT与胸部X线相比在发现气胸病因方面更加敏感。

2. **血气分析及肺功能检查** 由于肺组织萎缩后肺泡通气量降低，导致部分肺通气/血流灌注比值下降，因而可发生低氧血症，肺泡-动脉血氧分压差增大，但一般无二氧化碳潴留。继发性自发性气胸者血气分析的改变与其基础疾病有关。

三、诊断思路

1. **气胸诊断** 根据症状、体征和X线检查诊断一般不困难，胸部X线是诊断气胸的主要手段。

2. **病因诊断** 除详细病史、全面检查及辅助检查多可获得病因诊断。

3. **鉴别诊断** 气胸应与肺大疱，大泡性肺气肿，先天性肺囊肿或横膈疝等相鉴别，通过胸部CT多可鉴别。周边型肺大疱与气胸不易鉴别。肺大疱可因先天肺发育、或因小气道炎症水肿、狭窄导致支气管内活瓣样阻塞致肺泡内张力过高、肺泡破裂融合形成张力性囊性空腔。X线在大疱的边缘看不到气胸线，疱内有稀疏细小的纹理，为肺小叶或血管的残遗物。肺大疱将周围肺组织压向边缘至肺尖区、肋膈角和心膈角，而气胸在胸外侧呈现无肺纹理的透光带。肺大疱内压力与大气压相仿，抽气后大疱容积无显著改变。

四、治疗思路

1. **首次出现的自发性气胸**　应根据自发性气胸的症状而不是自发性气胸的面积进行诊治，只有有症状的患儿需要治疗。对于持续存在或者反复性自发性气胸，可进行胸膜黏合术进行治疗。自发性气胸很少出现呼吸困难等严重表现，如症状持续加重，应注意血气胸的可能。

2. **2001 年美国胸科协会共识**　指出小容积的气胸，如气胸占胸腔容积不到 20%，生命体征平稳，可先观察，经过 1~2 周空气大多可自行吸收。

3. **胸腔穿刺或胸腔闭式引流**　气胸量较大引起呼吸困难时，应在锁骨中线第 2 或第 3 肋间隙或腋中线乳头水平行胸腔穿刺抽气急救；如反复多次抽气仍有大量气体，考虑为张力性气胸可以采用胸腔闭式引流。自 2010 年英国胸科学会指出气胸的治疗方案，目前更倾向于保守治疗，治疗的方式取决于临床症状而非气胸的面积。另外大容积的气胸可吸纯氧 1~2 小时造成胸膜腔及血液的氧梯度差增大，有利于气胸吸收。

4. **手术治疗**　出现下列表现时应考虑手术治疗：①经水封瓶引流 1 周气胸未愈；②CT 扫描发现肺部疾病；③复发性气胸；④肺不能完全张开。手术方法：采用开胸或经胸腔镜行瘘口闭合和脏层胸膜切除。

5. **抗感染治疗**　对有肺部感染基础病变或有合并感染的患儿以及行胸膜腔闭式引流时间较长者，需酌情使用抗菌药物以防治感染。

6. **并发症处理**

(1) 血气胸：气胸出血系胸膜粘连带内的血管被撕断所致，肺复张后出血多能自行停止。如持续出血不止，排气、止血、输血等处理无效，应开胸手术止血。

(2) 脓气胸：由结核分枝杆菌、金黄色葡萄球菌、肺炎杆菌、厌氧菌等引起的干酪性肺炎、坏死性肺炎及肺脓肿可并发脓气胸。应紧急抽脓和排气，并选择有效的抗菌药物治疗（全身和局部)。支气管胸膜瘘持续存在者需手术治疗。

(王 菲 陈 宁)

第二十节 胸腔积液

一、疾病简介

胸膜腔是胸壁与肺部之间的潜在间隙。因肺脏、心脏或全身性疾病导致胸膜腔内液体生成过快或吸收过缓,即可产生胸腔积液(pleural effusion)。胸腔积液为胸部或全身疾病的一部分,儿童胸腔积液中以渗出性胸膜炎最多见,感染为最常见病因。临床应尽早明确胸腔积液的原因来制定相应的治疗方案。

二、病因及发病机制

(一)按其发生机制分类

可分为漏出性胸腔积液和渗出性胸腔积液两类。漏出液常在纠正病因后可吸收。渗出性胸膜炎的常见病因为肺炎、结核和结缔组织病。(见表 4-20-1)

表 4-20-1 渗出液和漏出液的区别

	漏出液	渗出液
病因	非炎症所致	炎症、创伤、肿瘤
外观	淡黄色、透明,浆液性	深黄浑浊、血性、脓性、乳糜性
比重	<1.018	>1.018
凝固性	多不能自凝	易凝固
细胞数	$<100\times10^6$/L	$>500\times10^6$/L
蛋白定量	<25g/L	>30g/L
糖定量	接近血糖	多低于或接近血糖

1. **胸膜毛细血管通透性增加** 如胸膜炎症、结缔组织病、肿瘤产生胸腔渗出液。

2. **胸膜毛细血管内静水压增高** 如充血性心力衰竭、缩窄性心包炎，产生胸腔漏出液。

3. **胸膜毛细血管胶体渗透压降低** 如低蛋白血症、肝硬化、肾病综合征等，产生胸腔漏出液。

4. **壁层胸膜淋巴引流障碍** 癌症淋巴管阻塞、发育性淋巴管引流异常等，产生胸腔渗出液。

5. **外伤所致胸腔内出血、食管破裂、胸导管破裂等** 产生血胸、脓胸、乳糜胸。

（二）按有无感染分类

可分为感染性、非感染性胸腔积液。成人胸腔积液的主要病因是肿瘤和结核；而在儿童，感染性胸腔积液占绝大多数，常见病原依次为支原体、细菌、结核。

三、临床特点

（一）临床表现

1. **呼吸系统常见表现** 积液量少时，可无临床症状，可有明显胸痛，吸气时加重，随着积液增加，胸痛减轻或消失。中、大量胸腔积液可出现气短、胸闷、呼吸困难，甚至出现端坐呼吸并伴有发绀。

2. **原发病症状** 有些胸腔积液是原发于肺或胸膜，也可能是全身性疾病在胸膜腔的一个表现，可能伴有严重的基础疾病，如心血管、肾脏疾病、肿瘤及全身消耗性疾病等，故仔细询问病史和观察患儿症状，全面体格检查，对于胸腔积液的病因诊断十分重要。

（二）体征

胸腔积液的体征与积液的多少有关。少量积液时，可无体征；也可因胸痛致患儿呈被动体位、患侧胸部呼吸运动受限、胸式呼吸减弱，可触及胸膜摩擦感。中至大量胸腔积水，患侧叩诊浊音，触觉语颤减弱或消失，听诊时患侧浊音区呼吸音减弱或消失，在积液上方和健侧呼吸音增强。大量胸腔积液同时伴有患侧胸廓饱满，气管、纵隔向健侧移位。

四、辅助检查

（一）影像学检查

1. **胸部X射线** 可见大片致密阴影，无肺纹理，肺底部积液可见患侧膈肌升高。通过X射线可初步判断积液量：①少量胸腔积液肋膈角变钝，其上缘在第4肋前端以下；②中等量胸腔积液上缘在第4肋前端以上，第2肋前端平面以下；③大量胸腔积液上缘达第2肋前端以上。④包裹性积液局限于一处，不随体位而改变。

2. **胸部CT** 胸部CT清晰显示积液的同时，还显示肺内、纵隔及胸膜病变情况，有助于分析积液的病因。

3. **胸部超声** 胸部超声检查可估计积液量的多少，还可鉴别胸腔积液、胸膜增厚，及积液内有无分隔等。另外对包裹积液可提供较准确的定位诊断，通过积液定位有助于胸腔积液的抽取。

（二）胸腔穿刺液的检查

1. **外观** 脓胸多为脓液、浑浊，有臭味；结核多为黄绿色、易凝结；支原体淡黄色、清亮或略浑浊；乳糜胸呈白色或黄白色乳状液。穿刺积液为鲜红色不均匀、逐渐变淡或消失注意穿刺损伤；如为均一的暗红色积液即为血性胸腔积液，见于感染、肿瘤及胰源性胸腔积液。

2. **比重、细胞数及分类、蛋白等检查** 脓胸白细胞显著升高>10 000×10^6/L，中性粒细胞为主；结核细胞数多500~5 000×10^6/L，淋巴细胞为主；寄生虫感染多嗜酸性粒细胞增加；乳糜胸富含淋巴细胞，细胞数多1 000×10^6/L，淋巴细胞（>80%）为主；血胸更多见于肿瘤和结核。

3. **pH值、葡萄糖测定** 有助于帮助鉴别胸腔积液的病因。脓胸pH值多呈酸性（多小于7.25），支原体肺炎合并胸腔积液pH值多呈碱性（多大于7.45）。葡萄糖显著降低最常见于脓胸，另外类风湿全身型伴发胸腔积液也可出现葡萄糖明显降低。支原体肺炎合并胸腔积液葡萄糖含量接近血糖水平。

4. **酶** 乳酸脱氢酶（lactate dehydrogenase，LDH）、淀粉酶、

腺苷脱氨酶(adenosine deaminase,ADA)活性测定,区别漏出和渗出液、细菌或结核胸腔积液。LDH 反映胸膜炎症程度,脓胸多>1 000U/L;胸腔积液 LDH/血清 LDH>3,应注意淋巴瘤。如血性胸腔积液中淀粉酶升高超过血淀粉酶,注意胰源性血胸。结核 ADA 升高,但也有文献表明 ADA 在区别结核和感染性积液意义不大。

5. **脂类测定**　有助于鉴别乳糜胸和假性乳糜胸。胸腔积液甘油三酯>1.26mmol/L 提示乳糜胸。

6. **病原体**　胸腔积液涂片和细菌培养有助于明确感染性胸腔积液的病原体。

7. **胸腔积液肺炎支原体 DNA 或 RNA 检测**　可以协助 MPP 的诊断。

8. **积液 X-PERT 检测**　阳性率较低。阴性结果不能排除结核胸腔积液。

(三) 实验室检测

1. **血常规**　白细胞及中性粒细胞可以帮助初步判断病原。细菌感染多显著升高。但重症感染早期骨髓受抑制,反而出现白细胞下降或正常。

2. **CRP、降钙素原(PCT)**　细菌感染时升高。但特异性差,有时伴有全身过度炎症反应时也升高。

3. **细菌培养**　血培养及积液培养对明确细菌性胸腔积液病原体非常重要,应在入院后应用抗生素前做细菌培养,提高结果阳性率。

4. **肺炎支原体 IgM 抗体及病毒血清学检测**　帮助明确病因。

5. **咽刷肺炎支原体 DNA 或 RNA 检测**

6. **T 细胞斑点试验**　特异性及敏感性均较高。仅代表结核感染,是否有活动性要结合临床。

(四) 经皮胸膜活检

如经病史、影像学、血液或积液检测不能确定病因,或/且治疗效果不佳时可在 B 超或 CT 引导下经皮胸膜活检,对明确胸膜病变所致积液病因有重要的意义。

（五）胸腔镜或开胸活检

对经上述检查仍不能确诊者，必要时经胸腔镜或开胸直视下活检，是诊断胸膜病变最直接准确的方法。

五、诊断思路

1. 临床出现胸痛、胸闷，气促、严重可出现呼吸困难，查体患侧呼吸音正常（积液量较少）或减弱（积液量多时）。进一步做超声或CT可以诊断。

2. 儿童最常见感染性胸腔积液。感染性积液多伴有发热，但肿瘤性胸腔积液有时也可发热。个别婴幼儿感染性积液可不出现发热，以气促、呼吸困难起病。

3. 肺炎支原体感染引起的胸腔积液是儿科最常见的感染性积液类型，发热同时多同时伴有大叶性肺炎，血清肺炎支原体IgM，咽刷、支气管灌洗液（BALF）及胸腔积液可检测到肺炎支原体DNA或RNA提示积液的病因。

4. 出现以下情况首先注意排除结核胸腔积液：①当患儿出现发热、胸腔积液伴或不伴有胸膜增厚，特别是包裹性胸腔积液而肺实质因积液压迫致肺膨胀不良没有明显炎症；②胸膜明显增厚，或出现胸廓塌陷、变形者不能用短暂病史来解释；③伴有纵隔钙化；④伴有肺部空洞者。在排除全身性疾病及胸膜恶性病变，考虑肺部感染性疾病时，即使卡介苗按时接种，没有结核接触史，也应注意结核性胸腔积液，做积液相关检查，并做结核菌素试验和T细胞斑点试验及积液X-PERT检测。

5. 当胸腔积液深度超过2cm时可以胸腔穿刺，根据积液的外观、细胞数、积液生化及培养等多项检查明确积液的性质，并结合原发病，多数积液可明确积液病因及性质。儿童常见感染性胸腔积液，不同病原致胸腔积液区别见表4-20-2。

六、治疗

胸腔积液为胸部或全身疾病的一部分，临床表现形式多样，针对病因治疗原发病尤为重要。一般极少量胸腔积液不需处理；一些少量胸腔积液的患儿只需进行诊断性穿刺，或无需抽液，治

表 4-20-2 儿科常见感染性胸腔积液比较

胸腔积液	脓胸	结核	支原体
外观	混浊、脓性	微混、黄绿色、血性	淡黄色、清亮或微混
细胞数 $\times 10^6$/L	>10 000	>500	500~8 000
细胞分类	中性粒细胞	淋巴细胞	N/L
李凡他实验	++	+	+
蛋白	>30g/L	>30g/L	>30g/L
葡萄糖	明显降低	3~4	血糖水平
病原学	阳性 细菌学阳性低	结核菌涂片及培养,阳性率低	DNA 检测阳性,阳性率高
LDH	>1 000	>200↑↑	>200
pH 值	多<7.20	7.25~7.35	>7.5
PO_2	<60	80~100	>100
PCO_2	>50	35~50	<35
碱剩余	≤−3	−3~3	>3

疗原发病即可。中等、大量胸腔积液做胸腔穿刺明确积液的性质,并结合病史,及各项辅助检查明确胸腔积液的病因,针对原发病进行治疗;并且通过穿刺放液解除心脏、肺组织、血管等受压情况;避免纤维蛋白沉着、胸膜增厚,改善呼吸,从而保护肺功能。

1. **脓胸** ①急性脓胸治疗原则是积极控制感染、引流积液、促使肺复张。针对脓胸的病原菌尽早全身应用敏感抗菌药物治疗。病变早期可反复穿刺抽取脓液,尽早胸腔闭式引流彻底引流脓液益于肺复张。可用 2%SB 或生理盐水反复冲洗胸腔,或注入尿激酶和链激酶,减少或清除胸膜粘连或间隔形成,使脓汁稀释易于引流。②慢性脓胸出现胸膜增厚、肺脏不能膨胀、胸廓塌陷、脓腔不能闭合、限制性通气功能障碍,应考虑外科胸膜剥脱术治疗。

2. **结核性胸膜炎** 多数患儿用抗结核药物治疗效果满意。

大量胸腔积液者每周抽液2~3次，每次抽液不宜超1L，直至胸腔积液完全吸收。急性渗出性结核性胸膜炎全身毒性症状严重、胸腔积液较多者，在使用抗结核药物的同时，可加用糖皮质激素。

3. **支原体肺炎合并胸腔积液** 单纯支原体肺炎并胸腔积液如果没有明显呼吸窘迫症状，多不需要胸腔闭式引流或胸腔穿刺放液，只需诊断性穿刺明确积液性质，积极控制原发病、纠正低蛋白血症、必要时给予糖皮质激素或丙种球蛋白抑制全身炎症反应、中和毒素，胸腔积液多自行吸收。如胸腔积液合并细菌感染，则需按脓胸处理原则。

4. **乳糜胸** 给予胸腔穿刺放液，如每日穿刺量达10ml/(kg·d)，则考虑胸腔闭式引流。同时禁食长链脂肪酸、食用中链脂肪酸或无脂饮食，严重需禁食给予全静脉营养支持3~4周，减少胸导管液体产生，促进胸导管裂口愈合。如保守治疗无效，可给予生长抑素3~5μg/(kg·h)抑制淋巴液在肠道的生成。也可胸腔内注射红霉素(30mg/kg加入25%葡萄糖10ml，缓慢注入胸腔，夹闭12小时，视乳糜液减少情况决定使用次数，间隔48小时可重复)，引起胸膜腔无菌性炎症，从而促使胸导管闭口处胸膜腔粘连闭塞。经过上述治疗多可治愈。因胸腔积液含有较多量淋巴细胞及免疫因子，很少合并感染，多不需抗生素。

5. **儿童恶性胸腔积液** 最常见原因是恶性淋巴瘤。胸腔积液也可继发神经母细胞瘤、肺癌、乳腺癌等及原发胸膜的肿瘤如恶性间皮瘤。针对原发病化疗或放疗，少量积液可不处理待自然吸收；中等量以上积液有压迫症状，应行胸腔穿刺抽出积液，每周2~3次。抽液量不宜过多过快，防止发生胸膜性休克及同侧扩张性肺水肿。在抽吸胸腔积液后，胸腔内注入抗肿瘤药物、胸膜粘连剂，对症支持疗法。出现恶性胸腔积液多提示预后不良。

6. **全身性疾病导致胸腔积液** 如存在全身消耗性疾病、低蛋白血症、心脏疾患等导致胸腔积液，多为漏出液，应积极治疗原发病，提高胶体渗透压、纠正低蛋白血症；减低心脏后负荷，降低胸膜毛细血管静水压,从而减少胸腔积液的生成、促进积液的回吸收。

七、预后

一般感染性胸腔积液,在感染得到控制,一般预后较好。慢性脓胸因胸膜明显增厚,胸膜腔内分隔较多,形成包裹性胸腔积液、治疗效果不佳时,需要胸腔镜治疗。

若原发病不能治愈,如恶性肿瘤、结缔组织病引起的胸腔积液,因原发病不能有效控制,胸腔积液可反复发作,多需反复多次穿刺放液,预后较差。

（陈　宁）

第二十一节　特发性肺含铁血红素沉着症

一、疾病简介

特发性肺含铁血黄素沉着症(idiopathic pulmonary hemosiderosis, IPH)是一种肺泡内反复出血,致肺间质内铁质积聚,造成进行性肺纤维化。是一组肺泡毛细血管出血性疾病,多见于儿童。临床以缺铁性贫血、咳嗽、咯血及进行性气促为主的疾病,6岁以下儿童居多。本病确切病因及发病机制至今未明,可能与下列因素有关:①肺泡壁毛细血管和附近上皮细胞的结构与功能异常,原发性肺弹力纤维发育异常。②自主神经调节紊乱引起肺循环压周期性升高,导致肺毛细血管破裂出血。③免疫因素:一些患儿有牛奶不耐受,可以伴发或继发自身免疫性疾病,如系统性红斑狼疮、特发性血小板减少性紫癜和类风湿关节炎等。本症用激素或免疫抑制剂治疗有效,最近研究发现细胞因子和自身免疫性血管炎在IPH发病中有一定作用。在急性肺出血前5~10天内,患儿先出现外周血嗜酸性粒细胞增多,随后出现中性粒细胞减少。④感染:此症与肺部不明原因感染(尤其与病毒感染)有关。⑤遗传因素:同胞兄弟可同患此病。

二、疾病特点

(一) 临床表现

1. **急性出血期** 贫血及呼吸道症状表现较重,突然发病,表现为发热、咳嗽、咯血、面色苍白、乏力、气促、呼吸困难、发绀、心悸及心动过速等,重者发生呼吸衰竭,部分患儿死于出血性休克或出血合并感染。而咯血最具有诊断意义,咯血可呈痰中带血,也可大量咯血。小儿不会咳痰,常无咯血,但可见呕血及黑便。此期肺部体征不尽相同,可无体征或有少许湿啰音及哮鸣音,也可有肺实变体征。

2. **慢性反复发作期** 贫血症状较重,呼吸道症状相对较轻。以长期或反复咳嗽、咯血、胸痛、哮喘及低热为特征,部分患儿可出现肝脾大及黄疸。由于反复的肺出血,大量含铁血黄素在肺内沉积,并由咳痰丢失,引发慢性失血,进而导致缺铁性贫血。

3. **静止期或后遗症期** 静止期指肺内出血已停止,无明显临床症状。后遗症期指由于反复出血已形成较广泛的肺间质纤维化。临床表现为有多年发作的病史及不同程度的肺功能不全,小支气管出现不同程度的狭窄扭曲,反复发作多年的儿童尚有通气功能障碍;可见肝脾肿大、杵状指/趾及心电图异常变化。X线显示肺纹理增多而粗糙,可有小囊样透亮区或纤维化,并可有肺不张、肺气肿、支气管扩张或肺心病等。

4. **并发症** 特发性肺含铁血黄素沉着症常数年后,出现贫血及慢性肺纤维化,终因心力衰竭而死亡,亦有肺出血、大咯血窒息而早期夭亡者。

(二) 辅助检查

1. **实验室检查**

(1) 血常规:①小细胞低色素性贫血,中度以上贫血者占80%;②网织红细胞多增多,网织红细胞反复升高提示反复的肺内出血,可以用来监测病情;③发作期约20%患儿出现嗜酸性粒细胞增多(可高达0.10~0.25)。血小板正常,血沉多增快。

(2) 血液检查:血清铁、转铁蛋白饱和度和血清铁蛋白水平降低，总铁结合力升高，但不一定同时出现。多数病例血清 IgG、IgA 或 IgM 升高，库姆斯试验阴性。发作期间接胆红素可轻度增加。

(3) 痰液及胃液：痰液及胃液中含铁血黄素细胞可阳性，但阴性并不能排除 IPH。

2. **骨髓象**　红系增生旺盛，以中、晚幼红细胞为主，呈缺铁性贫血骨髓象，骨髓可染铁减少或消失。

3. **影像学检查**　IPH 的肺部影像学特征为肺部浸润和肺间质的改变。其表现多样化，在不同病期的表现不同。

(1) 急性肺出血期：胸部 X 线两侧肺野透亮度明显降低，呈毛玻璃样改变及大片云絮状阴影，以肺门及中下肺野多见，多为对称性改变。高分辨率 CT(HRCT) 更易发现早期局灶性斑片状毛玻璃阴影，部分实变影内可见支气管充气征。

(2) 肺出血静止期：胸部 X 线可正常或两肺纹理增多、紊乱、伴少许模糊细网影。HRCT 可显示双肺轻度纤维组织增生，可见双肺弥散分布的小结节，即肺内形成富有特征性的含铁血黄素结节。

(3) 慢性期急性发作：肺野透亮度减低，肺纹理呈网状改变，肺内弥散细颗粒影及大片模糊影，心影多增大。

(4) 慢性迁延后遗症期：肺野呈粗网状改变，弥散性结节或条索状影像，心影呈普大型。HRCT 示小叶间隔弥散性增厚，呈细网状及毛玻璃样纤维化病变。

4. **支气管镜**　急性发作期支气管灌洗液(BALF)可呈鲜红色、橘色或褐色。BALF 经铁染色后可见大量巨噬细胞中充满含铁血黄素颗粒，无咯血的患儿也可出现，具有重要的诊断意义。对于可疑病例，应反复多次检查以提高阳性率，而且痰液及胃液中含铁血黄素细胞阴性者，可做支气管肺泡灌洗，提高阳性率。

5. **肺组织活检**　在痰液检查阴性、临床又高度怀疑本病时，可考虑肺组织活检。病理检查可见肺泡壁增厚，肺泡间质有含铁血黄素的巨噬细胞，间质内毛细血管增生、扩张，肺泡间质及血管周围有较多散在分布的炎性细胞。晚期可见肺纤维化。

三、诊断思路

1. **营养性缺铁性贫血** IPH也可有缺铁性贫血的表现，但与营养性缺铁性贫血不同。IPH有典型的肺部X线表现及反复发作的咳嗽、咯血，痰液或胃液找到含铁血黄素巨噬细胞可以鉴别。

2. **粟粒性肺结核** 本病胸片亦可见弥漫性小结节，阴影以两肺上野为多。患儿有结核中毒症状，较少咯血，痰含铁血黄素巨噬细胞阴性，结核菌素试验及T细胞斑点试验可协助诊断，抗结核治疗有效。

3. **支气管扩张** 支气管扩张有慢性咳嗽史，咳脓痰，慢性感染及反复咯血也会引发贫血，但其贫血是正细胞正色素性贫血。胸部CT：支气管壁增厚、扩张，可以鉴别。

4. **肺出血-肾炎综合征（goodpasture syndrome）** 此综合征特点是反复咯血，胸片呈双肺散在的小结节状或片状阴影，但同时有明显的肾小球肾炎的表现。患儿血清中能检出抗肾小球基底膜抗体；肾活检免疫荧光肾小球和肺泡毛细血管的基底膜上有免疫球蛋白IgG和C3沉着，这与IPH有重要区别。

四、治疗思路

1. **急性发作期**

(1) 应卧床休息，间歇正压供氧；严重病例需机械通气。

(2) 严重贫血者可适当输浓缩红细胞；但输血应慎重，因红细胞破坏后可有更多含铁血黄素沉积于肺而加重病情。

(3) 肾上腺糖皮质激素：在急性期控制症状的疗效已较肯定，为目前最常用的疗法，可用氢化可的松5~10mg/(kg·d)静脉滴注；危重期过后，可口服泼尼松2mg/(kg·d)，症状完全缓解(2~3周)后上述剂量渐减至最低维持剂量，以能控制症状为标准，维持时间一般为3~6个月。症状较重，X线观察病变未静止及减药过程中有反复的患儿，疗程应延长至1年，甚或2年。停药过早易出现复发。但长期用药亦非良策，故停药应缓慢而慎重，并继续严密观察。

(4) 吸入糖皮质激素:国内外报道采用激素吸入性疗法取得一定的疗效。可以避免口服肾上腺皮质的全身不良反应。当口服激素能使病情缓解,但出现较重的不良反应时,可在激素逐步减量到一定维持剂量,并控制症状 3 个月左右加吸入激素治疗,达到局部免疫抑制和抗炎作用,以降低肺损伤而减少急性发作,使症状缓解。

(5) 免疫抑制剂:激素治疗无效者可试用其他免疫抑制药物,如硫唑嘌呤(azathioprine),从 1.2~2mg/(kg·d)增加到 3~5mg/(kg·d),与糖皮质激素合用可增加缓解率、减少激素用量、降低激素的不良反应,持续用药至临床及实验室所见大致正常后,适量维持约 1 年。亦可试用环磷酰胺、6-巯基嘌呤(6-mercaptopurine,6-MP)以及环孢素 A 等,疗效尚待长期观察。需要注意激素和免疫抑制剂联合应用易发生骨髓抑制、肝肾损害及并发感染等,长期应用必须密切监测。

2. **慢性反复发作期的治疗** 慢性期需注意监测、预防感染和锻炼肺功能。一旦出现新的急性发作,需要按急性发作期来处理。如病情平稳除用小量肾上腺皮质激素做维持治疗外,肺部有明显含铁血黄素沉着者可试用去铁胺 25mg/(kg·d),以去除肺内铁负荷,防止过多的铁损伤肺组织,阻止肺纤维化的发展。对出现肺纤维化、肺功能严重受损的 IPH 患儿,有报道试行肺移植治疗,但均在术后复发,提示可能存在系统性的致病因素,仅通过肺移植可能无法治愈。

3. **静止期的治疗** 病变静止时或症状大部消失后,应重视日常肺功能锻炼,并注意生活护理。

五、疾病预后

本病自然病程与预后差异很大,取决于肺出血程度及持续时间。过去认为本病预后较差,平均生存期为 2.5 年,最近的研究表明长期小剂量激素治疗可改善预后,长期接受正规免疫抑制治疗的患儿,86% 可以获得至少 5 年的生存期,有报道平均生存期可达到 10 年以上。

(蔡栩栩 徐 刚)

第二十二节 支气管异物

一、疾病简介

气管、支气管异物是儿童时期最常见急症之一。外源性物体经口或鼻误吸入声门,停留于气管支气管内而致病。异物的种类和停留于气道的部位不一样,临床特点亦有区别。异物的种类包括固体异物、液体异物、气体异物。因固体异物在儿童多见,本文主要阐述固体异物。早期可阻塞窒息,顷刻丧命;当异物长期存在支气管镜内可引起肺部反复肺部感染、肺不张、反复喘息、肺气肿、慢性咳嗽等并发症,部分病例可导致反复的咳血,个别患儿出现呼吸、循环功能衰竭。气管、支气管镜异物发生的年龄多小于5岁,尤其3岁以下的婴幼儿发生气管支气管异物的概率更高,该年龄段的儿童喜欢将食物或者物品放入口中,但是他们的咀嚼能力和吞咽能力较差,如果固体异物被看护人忽略后,易出现呛咳导致误吸后不能准确诉述异物吸入史而出现漏诊,或者发生时未被家属或他人目睹而出现漏诊,或者年长儿喜欢将笔帽、零件等含入口不慎呛入气管中,因怕家长责骂而隐瞒病史出现漏诊。气管、支气管异物确诊的关键点主要在于有异物吸入病史,但是在部分婴幼儿和儿童中,异物吸入史往往并不明确。另外有医师因缺乏专业警惕性而忽视主动询问病史,或根本未考虑到本病而导致漏诊或者误诊。及早诊断、及早治疗可以避免上述并发症的发生。

二、疾病特点

1. 临床特点

(1) 视异物的大小和停留于气道的部位而产生不同的临床症状。如异物嵌顿于声门区可发生严重的呼吸困难,甚至窒息死亡。较小的异物可无症状。

(2) 异物停留较长时间者,可引起肺炎、肺不张、反复喘息、咯血等。

2. 体格检查

(1) 如果异物部分阻塞气管、支气管，可以出现呼气性和吸气性哮鸣音。

(2) 如果异物完全阻塞气管可以出现窒息、青紫。

(3) 如果完全阻塞支气管可以出现患侧的呼吸音减弱。

3. 影像学　可以有以下表现：①影像学正常；②单侧肺或单叶肺气肿；③肺部实变；④肺不张。

4. 支气管镜检查　支气管镜下可以直视异物，是确诊的金标准。对怀疑气管支气管镜异物应尽早做支气管镜检查，如有异物可以在支气管镜下取出异物。

三、诊断思路

1. 关于病史　婴幼儿的异物以及年长儿多数都有呛咳病史，因此，非常容易进行诊断。但是，有少数病例患儿没有异物呛咳病史，可能表现为肺炎，可能表现为反复的喘息，甚至表现为咳血。因此，对于不典型的支气管异物患儿，经常出现误诊漏诊。不典型病例进行相关的治疗后无好转，或影像学持续不恢复，应注意进行纤维支气管镜探查排除本病。

2. 关于影像学　由于异物部分或者完全阻塞气道，影像学可表现为单侧肺或者单叶肺叶气肿、气肿伴实变、气肿伴不张、部分可在三维重建见到异物阻塞支气管。当患儿出现上述影像学典型改变时要考虑本病。但亦有少数支气管异物患儿影像学表现肺实变或者正常。容易出现漏诊和误诊。经常规治疗无好转时，应考虑本病。

3. 关于诊断治疗　纤维支气管镜是确诊支气管异物的最佳方法同时又具备治疗作用。典型的支气管异物在支气管镜下可以清晰可见，采取异物篮或者异物钳等工具将异物取出。少数异物存留气道内时间过长引起周围肉芽增生，甚至肉芽将异物包裹，导致支气管镜下找不到异物，给诊断带来困难。遇到该种情况需要进行对远端支气管进行探查，发现异物后需要根据肉芽大小、位置、出血程度情况决定是先取异物后清理肉芽组织，还是先清理肉芽组织再取异物。

4. 关于清理肉芽组织个人操作体会　①可以选择电凝、冷冻、激光、活检钳取等方法。电凝、冷冻的方法工作孔道要求至少是4.0mm的支气管镜，对于采用2.8mm取异物的婴幼儿不适合；②活检钳比较便捷、灵活，遇到肉芽增生可采用活检钳反复钳取的方法去除肉芽组织后，充分暴露异物再进行取异物的操作。

四、治疗思路

1. 危及生命的气道异物，如尖锐性、腐蚀性、堵塞双侧支气管及可能发生移位引起窒息者，均需要争分夺秒进行抢救。立即开通绿色通道以最快的速度将患儿送到手术室或内镜室进行介入诊疗。

2. 取异物的方法主要有可弯曲支气管镜、喉镜及硬质气管/支气管镜等异物取出术，外科手术气道异物取出术。

3. 由于异物的性质不同，采用的工具亦不同，目前取异物的方法采用的工具常用的有异物钳和篮型异物钳。此外，还有球囊、冷冻等。

4. 异物容易脱落或部分脱落，因此，取出异物后务必再次进镜仔细检查鼻咽腔及气管、支气管内是否有异物残留。

5. 术后观察

(1) 术后患儿需要给予吸氧、雾化等术后处置，同时心电监护监测患儿生命体征，与患儿家长做好病情沟通。注意气胸等并发症，及时对症处置。

(2) 根据术中内镜下病情的评估制定术后治疗方案：抗感染、处理并发症（尤其注意缺氧后脑损伤的处理）、胸部影像学资料的复查、随诊方案等。

五、预后及疾病预防

1. 异物取出后多数患儿预后良好。

2. 健康宣教是预防儿童气道异物的关键。

（张　晗）

第二十三节 肺动脉吊带

一、疾病简介

肺动脉吊带(pulmonary artery sling,PAS)又称迷走左肺动脉,是一种发病率极低的先天性大血管畸形。因右肺动脉吊带鲜有报道,所以临床所见往往指左肺动脉吊带,又名迷走左肺动脉,约占所有主动脉弓畸形3%~6%,为左肺动脉异常起源于右肺动脉,走行于气管与食管间,形成“不完全性血管环”,压迫气管;当伴有动脉导管或韧带时,形成“完全性血管环”。由于血管环畸形对于邻近气管、支气管树的压迫,造成气道梗阻,这种压迫常常造成患儿合并气管狭窄,早期即出现呼吸道系统症状,如气促、喘鸣、呼吸困难、反复呼吸道感染等,其临床表现缺乏特异性,易造成漏诊或误诊。有临床表现的PAS患儿均需外科干预,若仅保守治疗,病死率可高达90%。

对于PAS的病因,有文献报道有可能是第六左主动脉弓的异常发育所致,也有学者提出由体外受精过程引起的表观遗传改变导致神经嵴细胞的缺损迁移进而引起了PAS。肺动脉吊带常合并气管狭窄、右侧气管性支气管、右肺发育不良、动脉导管未闭等畸形,较少伴有基因染色体变异,偶合并癫痫、四肢躯干发育畸形。

二、疾病特点

(一)临床表现

肺动脉吊带常以各种呼吸道症状为首发症状,包括咳嗽、气促、呼吸困难、喘息及反复呼吸道感染等,且病程长,易反复,药物治疗效果相对差;其他临床表现与合并畸形相关。

1. **呼吸道异常** 气管、支气管的狭窄程度决定了临床症状的轻重。异常走行的左肺动脉穿过气管后方时导致气管后壁的膜性组织缺如,形成完全性气管软骨环,甚至形成“环-吊带复合体”,加重气管狭窄程度,导致严重的呼吸道症状。90%的肺动脉吊带患儿在 1 岁以前即出现相应的呼吸道症状。

2. **消化道异常** 消化道症状与食管狭窄程度相关。轻者可无明显消化道症状,或在添加辅食后出现梗噎;重者可出现反复吐奶、生长发育落后等表现。

3. **循环系统异常** 约 30% 的肺动脉吊带患儿合并心脏畸形,其中以室间隔缺损、房间隔缺损、动脉导管未闭等较为常见,还可合并法洛四联症、右心室双出口等。单纯肺动脉吊带可无心脏杂音,合并其他心脏畸形时可伴心脏杂音。临床多表现为喂养困难、哭闹后口唇发绀、多汗等症状,严重者可出现持续性面色口唇发绀、呼吸困难等。

4. **合并基因/染色体病** 左肺动脉吊带可合并 22q11.2 重复综合征,右肺动脉吊带可合并 22q11.2 缺失综合征。有学者认为 22q11.2 区 DNA 拷贝数异常与肺动脉发育异常存在联系。部分左肺动脉异常起源于右肺动脉可合并歌舞伎面谱综合征,提示该病与左肺动脉发育起源之间存在一定相关性,其机制有待进一步研究。肺动脉吊带还可合并莫厄特-威尔逊综合征,但国内尚无相关报道。肺动脉畸形(特别是肺动脉吊带)并发癫痫、面容异常、语言智力发育迟缓的患儿中,应当考虑筛查莫厄特-威尔逊综合征。此外,散在个案还报道肺动脉吊带可合并 21 三体综合征、短颈畸形、威廉姆斯综合征、先天性风疹综合征等。

(二)体格检查

体征主要为呼吸三凹征、发绀和肺部干啰音,因半数病例合并其他心血管畸形,可出现相应体征。还有患儿具有特征性面容,主要表现为半侧面部发育不良和小颌畸形。

(三)辅助检查

1. **实验室检查** 肺动脉吊带合并呼吸道感染时可检出炎症指标升高、痰液病原学检查异常等,对肺动脉吊带的诊断无特异性。

2. **影像学检查** 影像学检查是确诊肺动脉吊带的主要方法,其中以超声心动图为首选,CTA 可以确诊。

(1)X 线、钡餐检查:肺动脉吊带走行异常的血管难以从胸片中发现,但合并心内畸形时,可见心胸比增大;合并呼吸道感染时，可判断肺部感染情况；合并支气管肺发育不良、气管性支气管及桥支气管等呼吸道发育畸形时，可见气管分叉位置较低、气管憩室、肺不张等；合并消化道畸形时，可见食管狭窄节段并评估狭窄程度。

(2) 超声心动图：具有实时、简便、无辐射、无创等优点，是目前肺动脉吊带首选的诊断方法，也可用于肺动脉吊带的产前筛查。其可以观察到正常的肺动脉分叉消失，主动脉直接延续为右肺动脉，左肺动脉起源于右肺动脉，左肺动脉可伴有狭窄。产前超声筛查肺动脉吊带的准确率较高，约 91.7%。由于胎儿无肺气干扰，产前筛查可通过三血管-肺动脉分支切面及三血管-气管切面诊断肺动脉吊带，通过气管冠状面评估是否有气管狭窄、有无桥支气管等气管发育畸形。

(3) CTA：是诊断肺动脉吊带的金标准。通过三维重建，能够清晰地显示肺动脉吊带与其周围的大血管、气管的空间关系，评估气管狭窄的程度及部位，克服了支气管镜有创伤性的缺点，也避免了 MRI 时间长、镇静要求高的不足，是肺动脉吊带术前必不可少的影像学检查手段。

(4) 心脏 MRI：通过血液流空效应，无需对比剂，无辐射，可以清晰显示心脏解剖结构与大血管起源关系，用于评估肺动脉主干及分支的发育和走行情况。但心脏 MRI 操作时间长、镇静要求高、价格较昂贵，临床应用局限。

(5) DSA：由于其具有创伤性、辐射、造影剂的安全性及麻醉风险等问题，在儿科中应用较为局限。且其无法显示肺动脉吊带与气管、食管的空间关系，不能评估气管狭窄的程度及位置，仅作为其他影像学检查的补充。

3. **纤维支气管镜检查**　纤维支气管镜是 PAS 术前用于评估气管及支气管病变“金标准”，也常用于术后评估气管管腔及气管成形术后吻合口情况。支气管镜可以直视气管内腔，明确狭窄气管段，准确评估狭窄段的长度、直径，还可看到狭窄处气管内壁随血管搏动，同时支气管镜检查还能发现是否合并气管支气管软化、完全性软骨气管环等。但支气管镜检查具有一定局限性，若气管狭窄严重，则不能通过狭窄部位显示远端气道情况。此外，作为一项有创性检查，支气管镜检查具有一定风险性，特别是对于病情严重或合并严重气道狭窄患儿，可引发急性呼吸窘迫。

（四）疾病分类及分型

1. 根据异常起源的左肺动脉的属性，分为完全性和部分性肺动脉吊带。完全性肺动脉吊带为整个左肺动脉均起源于右肺动脉，而部分性肺动脉吊带则指左肺动脉的一支叶或段的分支起源于右肺动脉，后者更为罕见。部分性肺动脉吊带包括左下肺动脉或左上肺动脉异常起源于右肺动脉，其中前者较为常见。左下肺动脉吊带几乎均走行于气管前方，对气管和食管压迫不明显，容易漏诊。

2. 1988 年 Wells 等根据气管分叉的位置及角度是否正常，将肺动脉吊带分为Ⅰ型（气管分叉位置及角度正常）和Ⅱ型（气管分叉位置较低且角度增大）；根据供应右上肺叶的支气管是否异常分为 A、B 两种亚型，A 型为右肺上叶均由正常的右主支气管供应，ⅠB 型为右肺上叶由气管性支气管供应，ⅡB 型为右肺上叶由发育不良的右主支气管供应，且常伴右肺发育不良。

三、诊断思路

1. 小儿早期，尤其是 1 岁以内小儿，出现反复咳嗽、呼吸困难、喘息、肺部感染等呼吸道梗阻表现，治疗效果欠佳，特别是肺 CT 提示左主支气管狭窄、气管中下段狭窄或纤维支气管镜检查发现气道狭窄，要考虑 PAS 的可能。

2. 半数左右的 PAS 患儿还可合并其他心脏畸形，如动脉导管未闭、房间隔缺损、室间隔缺损、法洛四联症、永存左上腔静脉、右心室双出口、单心室等。PAS 还可合并其他系统畸形如气管食管瘘、食管裂孔疝、膈疝、先天性巨结肠、先天性胆道闭锁或胆囊缺如、肛门闭锁、马蹄肾、肾发育不良、椎体畸形、21 三体综合征等。尤其合并心脏畸形的患儿，反复呼吸道感染、心衰气促、发绀等经常使临床医师仅考虑到心脏畸形表现，而忽视了本病，导致漏诊。患儿就诊常常因为阵发性呼吸费力以及频繁肺部感染。因此对于临床中经常有呼吸道症状又不好解释病因、同时伴有先天畸形的患儿要注意 PAS 的可能。

3. 临床往往起病较早，临床常误诊为喉软骨软化、喉气管支气管炎、支气管异物、哮喘等，尤其以“喉部呼噜”为主诉就诊的患儿极易误诊为喉软骨软化，对于随年龄增长症状无减轻甚至加重的“喉软骨软化”要注意 PAS 的可能。

PAS 临床上表现为反复咳嗽、喘鸣、呼吸困难、肺炎及肺不张等，往往误诊为呼吸系统疾病。症状明显患儿甚至出现窒息、晕厥等，引起生命危险。患儿就诊常常因为阵发性呼吸费力以及频繁肺部感染。临床中经常有呼吸道症状又不好解释病因的患儿，建议进行超声心电图检查。

4. 儿童肺动脉吊带临床表现特异性不高，诊断主要依赖影像学方法，超声心动图应用较为广泛，漏诊误诊的发生率较 CT 高；产前超声发现胎儿心脏轴线右移时应警惕 PAS 存在的可能。

5. 要注意鉴别诊断

(1) 双主动脉弓：同为压迫食管气管，双主动脉弓对食管压迫更明显，食管钡餐造影可明显显示，而 PAS 主要压迫气管，超声、CT 可鉴别。

(2) 左肺动脉缺如：心脏彩超上肺动脉分叉结构消失为两者的共同点，不同的是 PAS 可于右肺动脉探查到左肺动脉的开口，且左肺动脉缺如在临床上可出现反复咯血等症状。

(3) 左肺动脉起源于升主动脉：该病 CT 图像表现为主肺动脉直接延续为右肺动脉，且右肺动脉上未能发现左肺动脉开口，然而于升主动脉上发现异常血管的开口，该血管向左行至肺门。

四、治疗思路

PAS 患儿的治疗取决于其临床表现及合并气道狭窄的严重程度。对无症状 PAS 患儿可临床随访，而对于反复肺部感染、气道梗阻症状严重患儿，外科手术是唯一治疗方法。

（一）左肺动脉重建术

LPA 重建术主要包括两种术式：①将 LPA 在右肺动脉起源处离断，然后将其从气管、食管之间拖出，重置于主肺动脉左侧，以解除其对气管、食管压迫。②离断狭窄气管，将 LPA 置于气管前方而不重建于主肺动脉，这种方式不必行肺动脉切断及缝合术，主要应用于不需要行气管移植术和不需要行气管狭窄切除术的患儿，但前置的主肺动脉可能再次导致气管前部压迫形成再次狭窄。

（二）气管重建方法

1. 狭窄段切除、端端吻合术 该方适用于局限性气管狭窄（气管狭窄长度<气管全长 1/3）的患儿。该方法会缩短气管长度，对于狭窄段过长者则不能采用此方法，以免吻合口张力过高致吻合口裂开，该方法还可能导致瘢痕增生、再狭窄等并发症。

2. 自体心包补片成形术 在气管前部将整个气管环切开，用自体心包补片间断缝合，术后使用气管内插管 6~14 天，使心包补片黏附于周围心包结构。但术后并发症比较多，气管再狭窄发生率较高，术后呼吸机辅助时间长。

3. 自体游离气管成形术 切除狭窄气管作为自体气管移植物，将上下端气管后壁端端吻合，然后将自体气管移植物作为补片扩大气管前壁。值得注意的是，实施自体游离气管成形术的狭窄段气管的长度应<30% 气管长度。自体游离气管成形术后会发生气管软化和气管狭窄复发，需要二期心包修补术。有学者认为此方法术后严重并发症和病死的发生率非常高，已逐渐被其他术式取代。

4. 自体肋软骨气管成形术 取出完整的肋软骨，保留前面的软骨膜，再纵行切开全段狭窄的气管，将有软骨膜的一侧朝向气管腔一面，缝合于狭窄段气管切开处，以扩大管腔。该术优点为材料来源丰富，且术后气管腔内膜上皮化较好，可缩短术后气管插管时间。缺点是气管漏气发生率高，术后吻合口易形成肉芽组织，从而导致气管再狭窄。

5. 自体心包补片联合自体肋软骨气管成形术 此方法对于气管狭窄的严重程度、长度和狭窄的位置未特定限制，不需要广泛切除气管周围的组织，可缩短呼吸机辅助通气时间，术后可早期拔管。其缺点是部分气管内膜无上皮细胞覆盖、再生能力稍差；此外，对于肋软骨做外支架的远期效果尚不明确。

6. **滑动气管成形术** 滑动气管成形术是目前专家和学者推荐的首选手术方法。滑动气管成形术的发展降低了小儿气管狭窄的病死率。手术时暴露气管，切除最狭窄的部分，近远端气管切缘修剪呈竹片状，再使两端斜行相互嵌入，可吸收缝线吻合断端，该法可使狭窄段气管长度减半而气管管腔面积加倍。滑动气管成形术对于长段狭窄及合并有主支气管狭窄的患儿不适用。吻合口再狭窄、吻合口瘘、吻合口肉芽组织增生是最常见的术后并发症。

7. **支架置入术** 支架置入术的优点是能够改善患儿的通气功能，术后狭窄段气管扩张良好。其主要并发症有支架移位、再狭窄、支架断裂、出血、气管支气管穿孔、气胸和肺部感染等。

8. **气管球囊扩张** 气管球囊扩张术的原理是撕裂或分割狭窄气管，随后延期愈合。相对于滑动气管成形术等其他方法，该方法更加经济、安全、创伤小。不足之处是为了达到满意效果，需反复进行，不适用于气管狭窄程度非常严重的患儿。

（三）PAS 并心脏畸形

对于合并心脏畸形的患儿，其手术方式的选择至今仍有争议。目前主要的手术方式有两种，分别为同期手术完成先天性心脏病及肺动脉吊带的矫正、分期矫治先天性心脏病及肺动脉吊带。肺动脉吊带合并房间隔缺损、室间隔缺损、动脉导管未闭等左向右分流的先天性心脏病患儿症状相对较轻，采用同期处理气管狭窄及先天性心脏病的方式，大多预后良好。但术后肉芽肿形成或不能脱离呼吸机、严重呼吸道感染等情况可导致死亡。有学者认为长时间体外循环是先天性心脏病合并气管狭窄手术致死的主要危险因素，故推荐分期手术。肺动脉吊带合并法洛四联症、右心室双出口等右向左分流的先天性心脏病患儿可选择分期手术。

五、疾病预后及展望

（一）预后

PAS 的治疗效果总体满意，对于术前年龄小、合并气道狭窄严重、反复肺炎、术后带管时间长、反复插管、脱机困难的病例治疗效果欠佳。合并气管狭窄及程度是PAS治疗及预后的关键。

(二)展望

随着科技发展,各种先进的诊疗技术、生物工程技术应运而生,推动医学技术的变革。①三维超声成像技术既具有常规超声实时、无创等优势,又能够更准确地定性和定量诊断复杂心内畸形及大血管畸形,可立体显示心脏结构畸形及其毗邻关系,为制定手术计划提供更详尽的信息,已广泛应用于临床。②3D打印技术模拟重建肺动脉吊带气管模型的立体构象,可用于指导制定气管狭窄的手术策略,实现个性化精准治疗,提高手术治疗的成功率。该技术还可以制备聚乳酸羟基乙酸人工气管支架,为临床应用复合人工气管奠定了实验室基础。③全息成像技术已开始应用于医学领域,可实现术前手术模拟,大大提高了手术成功率。④为降低术后肉芽肿发生导致的死亡风险,减少排斥反应,新型人工复合材料制备补片的研究仍将是未来研究的热点。⑤人造气管是目前新兴的组织工程研究方向。⑥随着肺动脉吊带基因组学研究的深入,全基因组测序、基因芯片等基因检测技术有望用于肺动脉吊带的遗传学研究。

(相 云 尚云晓)

第二十四节 气道肿瘤

一、疾病简介

气道肿瘤(airway tumor)是指发生于气道内的肿瘤,根据肿瘤对人体的影响及形态学可分为良性肿瘤及恶性肿瘤,也可根据起源分为原发性肿瘤以及继发性肿瘤,其中原发性气管肿瘤比较少见,约占呼吸系统肿瘤的2%左右。不同年龄肿瘤的性质不完全相同,一般来说,儿童气管肿瘤90%以良性为主,而成人气道肿瘤多以恶性占多数。儿童气道肿瘤临床无特征性表现。患儿大多有慢性咳嗽症状,易误诊为支气管炎或支气管哮喘,部分肿瘤发生于主支气管(左或右主或右中间段支气管)者可伴有阻塞性肺不张。所有患儿经抗感染等治疗均未见明显疗效。

二、气道肿瘤的分型

根据病变位于管壁上的位置，可分为四种类型：管内型、管壁型、管外型和混合型。

1. **管内型**　为广基底结节或有蒂肿块型，肿物呈息肉或结节状突向腔内，基底贴附于管壁，瘤体与气管壁分界不清，伴管壁局限性增厚，管腔变窄。常见为低度恶性肿瘤和良性肿瘤，如黏液表皮样癌、腺瘤等。

2. **管壁型**　沿管壁浸润状增厚型，肿瘤起源于气管黏膜上皮及腺体组织，并沿管壁长轴浸润生长，使管壁全层、全周或近全周增厚，致管腔重度狭窄。常见为腺样囊性癌等。

3. **管外型**　肿瘤源于管壁或管壁外组织，在管腔外生长，但压迫气道变窄。常见为良性肿瘤或血管畸形等压迫所致。

4. **混合型**　为肿瘤穿破管壁向腔外生长，轮廓不规则或分叶。向腔内生长为主者管腔明显狭窄，若向腔外生长，常累及纵隔及颈部结构。常见为腺样囊性癌、炎性肌纤维母细胞瘤等。

三、辅助检查

（一）实验室检查

1. **病原学检查**　呼吸道感染常为首发表现，行病原学检查，包括痰细菌、真菌培养及病毒抗原测定，可明确感染种类；结核菌素和T细胞斑点试验有助于与肺结核进行鉴别诊断。

2. **肿瘤标志物检查**　目前研究表明，癌胚抗原（CEA）、神经特异性烯醇酶（NSE）、细胞角蛋白和胃泌素释放肽前体联合检查，对气道肿瘤的诊断、病情监测有一定参考价值。

3. **细胞学检查**　小儿不会咯痰，故痰液脱落细胞学检查在小儿多不适用，必要时可进行支气管镜肺泡灌洗液（BALF）、刷检物行细胞学检查。

4. **血常规**　肿瘤晚期患儿可伴有贫血等全身症状，红细胞计数与血红蛋白测定有助于判断贫血程度。

（二）胸部影像学检查

是发现肿瘤最重要的方法之一，发现肺占位病变，帮助选择治疗方案。

1. **胸部X线** 临床上较容易获得，可提示由肿瘤不完全阻塞气管引起的肺气肿及完全阻塞时引起的肺不张或实质浸润等，缺点是在肿瘤早期体积较小，胸部X线易于忽略小于1cm的病灶，不利于早期发现肿瘤。

2. **胸部CT及胸部低剂量增强CT** 气道肿瘤性病变多表现为局灶性病变且结节状为主，气道肿瘤CT表现支持恶性的因素包括，向腔外生长、管壁受累、分叶或边缘不规则、增强后强化，故低剂量增强CT是目前筛查气道肿瘤有价值的方法。

3. **胸部MRI** 与CT相比，在明确肿瘤与大血管之间的关系上有优越性。

（三）支气管镜检查

是诊断和治疗气道肿瘤的重要方法，可在直视下发现肿瘤，并对肿瘤大小、部位、外观、生长范围、阻塞支气管、气道受压等情况进行综合评估，且可经支气管镜进行活检，为手术方案提供充足资料，部分病例可在气管镜下直接行肿物摘除术。支气管镜检查可出现喉痉挛、气胸、低氧血症和出血等并发症，故有心力衰竭、低氧血症伴二氧化碳潴留和凝血功能障碍未纠正者，为支气管镜检查的禁忌证。操作前应做好抢救准备，除必要的药物和急救设备外，还包括双腔气管插管及后续开胸手术准备等。

（四）活组织病理检查

病理学检查是确诊气道肿瘤的必要手段，支气管镜下或手术切除肿物后均应送活检明确病理分型。

四、诊断思路

临床上，小儿的气道肿瘤罕见，临床表现不典型，常首先表现有以下症状，故需结合病史特点，及时从影像学及支气管镜检查发现肿瘤，并根据活组织病理检查明确肿瘤的病理分型，是诊断气道肿瘤的有效方法。

1. **合并感染** 患儿可能出现反复或持续呼吸道感染，主要表现为发热、咳嗽、咳痰、喘息，部分患儿可出现咯血，多数病例为同一部位反复感染，或抗感染治疗后肺部阴影吸收缓慢，病程长。因此,对于反复感染、病程长、抗感染治疗疗效不佳的病例,应考虑到气道肿瘤可能,尽早行支气管镜检查以明确诊断。

2. **合并肺不张** 除反复感染外,多数患儿胸部影像提示肺不张,肺不张亦是反复感染的原因之一,缓慢发生的肺不张或小面积肺不张可无症状或症状轻微,如右肺中叶不张。胸部体格检查示病变部位胸廓活动减弱或消失,气管和心脏移向患侧,叩诊呈浊音或实音,呼吸音减弱或消失,肺不张范围较大时,可有发绀,病变区叩诊浊音,呼吸音减低。吸气时,可听到干性或湿性啰音。

3. **合并咯血** 肿瘤侵及周围血管,或肿瘤表面血管扩张,可引起咯血,具体表现为痰中带血,咯粉红色泡沫样痰或咳出量多少不等的鲜血。

4. **合并全身表现** 包括体重不增或体重降低、运动耐量减低、贫血、呼吸困难。如患儿无明显诱因出现消瘦、贫血,考虑恶性肿瘤晚期可能,可伴随喘息、呼吸困难、运动耐量减低等表现,此时影像多可发现占位病变,此外,应注意有无转移瘤,必要时可行颈或锁骨上窝淋巴结的活体组织检查。

5. **肺的转移瘤** 常在小儿恶性肿瘤的晚期出现,如肾母细胞瘤、神经母细胞瘤、横纹肌肉瘤、恶性畸胎瘤及尤文氏瘤等。转移瘤可以是孤立的,但更多见多发性,散布在两肺的不同部位。

五、治疗思路

治疗原则:治疗以手术为主,良性肿瘤效果好,恶性肿瘤根据组织学决定辅助放疗、化疗或放化疗综合治疗。

(一)一般治疗

卧床休息,营养支持,呼吸困难者给予吸氧,必要时给予无创或有创呼吸支持。同时注意加强护理,及时清理呼吸道分泌物,保持呼吸道通畅。

(二)抗感染

当合并呼吸道感染,根据病原学予以积极抗感染,是必要的术前准备,同时减轻患儿局部症状。

(三)支气管镜下介入治疗

对于完全是腔内的局限性息肉样肿瘤,可行圈套器直接套取切除，或行二氧化碳冻取切除，亦可行氩等离子体凝固术（argon-plasma coagulation，APC）直接烧灼切除，肿瘤根部则行APC烧灼，既可以破坏肿瘤组织，又达到止血的目的。如切除的息肉样肿瘤为低级别黏液表皮样癌，需定期行气管镜检查及镜下二氧化碳冻融治疗，疾病稳定，可长期随访，如局部复发，有手术条件的则需进行手术治疗。如息肉样肿瘤为高级别黏液表皮样癌，则在去除肿瘤后，有手术指征的建议手术治疗，对于不愿手术或无手术指征的患儿，可在肿瘤根部局部注射化疗药或行放射性粒子植入治疗。为安全起见，支气管镜下的介入治疗最好在全身麻醉下经喉罩、气管插管或硬质镜下操作。

（四）外科手术治疗

术前根据肺部与颈部等的影像、支气管镜等检查，充分了解肿瘤的部位、大小、气道狭窄程度，制定手术方案、科学的麻醉计划，术前尽可能给予患儿补液及营养支持治疗，对已存在呼吸困难的患儿给予相应的对症支持治疗。目前认为气管内肿瘤切除术和气道重建术是治疗气道肿瘤最有效的方法，由于手术难度较大，患儿年龄较小，如不能手术，可行气管镜介入治疗，气管镜下姑息性治疗可延缓病情发展，不影响患儿生长发育，随着患儿年龄增长，可能会赢得根治性治疗时机。

（五）并发症的处理

当肿物压迫气道，或因局部气道痰栓形成导致肺不张时，患儿可出现憋喘加重、呼吸困难等急症，应严密监测患儿生命体征，侧卧位或端坐体位，保持气道开放，给予无创或有创呼吸支持，紧急行支气管镜检查，及时用支气管镜清除气道分泌物，缓解症状，改善通气，亦可局部注入抗生素，有利于感染的控制。

（杨运刚）

第二十五节 原发性肺结核

一、疾病简介

结核病（tuberculosis）是由结核分枝杆菌引起的慢性感染性

疾病。在1921年卡介苗问世及20世纪40年代开始抗结核治疗后，结核病曾经得到一定控制，患病率和病死率逐渐下降。自20世纪80年代中期以来，由于艾滋病流行和耐药性结核菌株出现，结核病发病率又呈全球快速上升趋势，成为危害人类健康最严重的疾病之一。

本病是由结核分枝杆菌(mycobacterium tuberculosis)感染所致，对人类致病的主要是人型和牛型。主要是通过呼吸道吸入带结核分枝杆菌的飞沫或尘埃传播、消化道传播、垂直传播或经伤口或损伤的眼结膜感染。营养不良、卫生保健条件差、对结核患儿管理不善、防治措施不力、耐药结核分枝杆菌和人类免疫缺陷病毒等流行都是人群结核病高发的原因。

原发性肺结核(primary pulmonary tuberculosis)是指初次感染结核分枝杆菌而引起的肺结核病。儿童结核病多由原发感染所致，约85.3%表现为原发性肺结核，包括原发综合征(primary complex)和支气管淋巴结结核(tuberculosis of tracheobronchial lymphnodes)。结核分枝杆菌进入肺部后在肺实质局部引起炎症反应即原发灶，再由淋巴管播散到局部支气管旁或气管旁淋巴结，形成原发综合征。肺部原发病灶多位于右肺上叶、下叶上部近胸膜处。由于70%原发灶位于胸膜下，常伴有局限性胸膜炎。原发性肺结核由四部分组成：肺实质病灶、支气管淋巴结结核、淋巴管炎和胸膜炎。基本病理过程为：渗出、增殖、坏死。渗出性病变以炎性细胞、单核细胞及纤维蛋白为主要成分；增殖性改变以结核结节、结核性肉芽肿为主；坏死的特征性改变为干酪样改变，常出现于渗出性病变中。在组织超敏反应发生后，肺原发灶发生干酪样坏死，继而包裹，纤维化和钙化(愈合)；若干酪坏死严重，病灶中心液化，则形成空洞；若病灶扩大可引起干酪性肺炎和胸膜炎；若感染不能限制，病菌经血行播散，引起血行播散性肺结核或全身性血行播散性结核病。若肺原发灶甚小或已经吸收消散，则表现为支气管淋巴结结核。淋巴结结核侵及支气管壁，可形成支气管内膜结核，继而阻塞或部分阻塞气道，引起肺炎、肺气肿或肺不张。

二、疾病特点

(一) 临床表现

1. **全身症状** 多起病缓慢，有不规则低热、食欲下降、消瘦、盗汗、疲乏等结核中毒症状。婴幼儿或重症病例可急性发病，高热持续2~3周，体温可高达39~40℃，但一般情况尚好，与发热情况不一致，后转为低热，伴结核中毒症状。婴儿可有体重不增或增重缓慢，在有效治疗数月后才有明显改善。少数患儿可伴有结核性超敏感综合征，包括：结节性红斑、疱疹性结膜炎/角膜炎等。

2. **呼吸道表现** 干咳和轻度呼吸困难最常见。如肿大淋巴结压迫支气管，可引起局部喘鸣或呼吸音减低，压迫气管分叉处可出现阵发性痉挛性咳嗽，压迫喉返神经可致声嘶。如原发灶范围较大，可有肺实变征象。呼吸道症状和体征常明显轻于影像学改变。

(二) 体格检查

可见外周淋巴结不同程度肿大，肺部体征可不明显。若原发病灶大，叩诊可呈浊音，听诊呼吸音减弱或有少许湿啰音。

(三) 辅助检查

1. **血常规** 急性期时，白细胞可增高到$(10\text{~}20) \times 10^9/L$，伴有中性多形核粒细胞增高，淋巴细胞减少和单核细胞增多。好转时白细胞数目恢复正常，淋巴细胞增加，嗜酸性粒细胞增多。红细胞沉降率多加速。

2. **结核菌素试验** 中度及以上阳性多提示体内有活动性的结核病灶。

3. **γ-干扰素释放(T-SPOT)试验** T-SPOT阳性提示有结核感染的可能，但是否结核有活动性还需结合临床。

4. **细菌学检查** 痰液、胃液或支气管肺泡灌洗液结核分枝杆菌涂片或培养阳性有助于确定诊断。

5. **痰或支气管灌洗液(BALF)或胸腔积液X-PERT检测** 阳性提示结核活动性感染，同时还能检测是否为利福平耐药菌株，灵敏度及特异性均较高。

6. **结核分枝杆菌抗体检测**　阳性提示曾有结核感染，但不一定有活动性，且特异性差，临床很少参考。

7. **影像学检查**

(1) 原发综合征患儿主要表现为肺内原发病灶及胸内淋巴结肿大或单纯胸内淋巴结肿大。X线胸片肺内可见哑铃状阴影。

(2) 支气管淋巴结结核影像学有3种表现类型：①炎症型，从肺门向外扩张的密度增高阴影，边缘模糊；②结节型，肺门圆形或椭圆形致密影，边缘清楚；③微小型，肺门形态各异，可见小结节及小点片状模糊阴影。

(3) 胸部CT：更清楚显示纵隔和肺门淋巴结，可见纵隔增宽，多个淋巴结肿大，彼此粘连。继发支气管内膜结核时可见支气管狭窄、扭曲、肺不张或肺实变。病程较长者肺内病变和淋巴结可发生钙化。

8. **支气管镜检查**　结核病变蔓延至支气管内造成支气管结核，支气管镜下可见：①肿大淋巴结压迫支气管致管腔狭窄、支气管粘连；②黏膜充血、水肿、溃疡或肉芽肿；③在淋巴结穿孔前期可见突入支气管管腔的肿块；④淋巴结穿孔形成淋巴结-支气管瘘，穿孔处有干酪样物质排出。

三、诊断思路

1. 诊断要点　根据病史、临床表现、实验室检测和影像学表现进行综合分析。经鉴别诊断，排除其他疾病，符合结核临床特点及影像学表现，并且结核菌素皮肤试验中度及以上阳性或γ-干扰素释放试验阳性，可临床诊断肺结核。

2. 痰液或胃液沉渣或支气管内分泌物培养或涂片直接找结核分枝杆菌、结核分枝杆菌核酸检测阳性，有助于确定诊断。

3. 鉴别诊断　原发性肺结核常误诊为各种肺炎，尤其在年长儿童肺炎中应注意鉴别。支气管淋巴结结核应与纵隔良性或恶性肿瘤鉴别。合并肺不张时，应与支气管异物鉴别。应注意病史的询问及影像学特点分析，需反复寻找结核感染的实验室证据。

四、治疗思路

1. **一般治疗** 包括合理营养，选富含蛋白质和维生素，尤其是富含维生素 C 和 A 的食物；居住环境阳光充足且空气流通；重症患儿宜卧床休息，轻症患儿适当室内外活动。

2. **抗结核化疗** 无明显症状的原发性肺结核可采用标准化疗联合应用异烟肼（INH）、利福平（RFP）和/或乙胺丁醇（EMB），疗程 9~12 个月。活动性原发性肺结核宜采用直接督导下短程化疗（DOTS），常用方案为 2 HRZ+4 HR 或 2 EHRZ+4 HR。

3. **其他治疗** 合并支气管内膜结核引起呼吸困难、或合并结核性胸膜炎在有效结核基础上应用糖皮质激素。支气管内膜结核肉芽组织增生可用支气管镜将组织钳取出或电凝处理。

（王 菲）

第五章 心血管系统疾病

第一节 心 肌 炎

一、疾病简介

心肌炎是指由多种病原体、过敏或自身免疫性疾病等引起的心肌局灶性或弥漫性炎症性疾病，可累及心包及心内膜。其病理改变多为心肌间质细胞炎性细胞浸润，心肌细胞变性或坏死。小儿心肌炎多为病毒性，新生儿期柯萨奇病毒性心肌炎的死亡率可高达50%以上。

二、病因分析

心肌炎的病因主要包括感染因素和非感染因素两大类。

(一) 感染因素

包括病毒、细菌、支原体、真菌及寄生虫等。病毒感染最常见，例如柯萨奇病毒B组(最多见)、埃可病毒、脊髓灰质炎病毒、腺病毒、流感病毒、EB病毒、肝炎病毒、巨细胞病毒及人类细小病毒B19等。

(二) 非感染因素

包括自身免疫性疾病、过敏、药物、毒素等。

三、辅助检查

(一) 实验室检查

1. **心脏标记物** 肌酸激酶(creatine kinase, CK)及其同工酶(creatine kinase-MB, CK-MB)，乳酸脱氢酶(lactate dehydrogenase, LDH)及其同工酶LDH_1、LDH_2，谷草转氨酶(glutamic-oxaloacetic

transaminase, GOT), α-羟丁酸脱氢酶(α-hydroxybutyrate dehydrogenase, α-HBDH), 肌红蛋白, 心肌肌钙蛋白(cardiac troponin, cTn), N末端B型利钠肽原(N-terminal pro-B type natriuretic peptide, NT-proBNP), 心肌损伤新型标志物如心型脂肪酸结合蛋白质(heart-fatty acid-binding protein, H-FABP)、基质细胞衍生因子-1(stromalcell derivedfactor-1, SDF-1)及微RNA(microRNA, miRNA)等。

2. **血清病原学检测** 病毒抗体、肺炎支原体抗体、肺炎衣原体抗体、抗链球菌溶血素O(antistreptolysin O, ASO)等。

(二) 心电图

多无特异性, 包括广泛ST-T改变、心动过速、心动过缓、房室传导阻滞、束支阻滞、室内传导阻滞、以及各种异位心律失常。

(三) 超声心动图

室壁运动减弱、左心功能减退、左心室射血分数明显下降(往往同时伴有一过性的室间隔增厚, 而左心室舒末内径几乎正常), 以及瓣膜反流等。

(四) 胸部X线

心影不大或稍增大, 肺门血管影增强增多、肺野模糊等。

(五) 心脏磁共振成像

见诊断及诊断标准。诊断价值主要体现在对心肌组织学改变的评价。

(六) 心内膜活检

仍是诊断心肌炎的"金标准", 但目前在儿科领域尚难以应用推广。

四、诊断思路

1. 询问病史约半数患儿在发病前1~3周内有上呼吸道感染或肠道感染等。

2. 临床表现轻重不一, 轻者可无症状, 重者则可暴发心源性休克、急性心力衰竭、阿-斯综合征、甚至猝死。主要症状包括发热、周身不适、乏力、皮疹、咽痛、食欲下降、恶心、呕吐及腹泻等, 年长儿可自诉头晕、胸闷、胸痛、心前区不适、心悸、腹痛及肌痛。重者表现为烦躁不安、多汗、呼吸困难、面色苍白等。

3. 体格检查可见心率增快或明显减慢、第一心音低钝、奔马律、心律不齐等。有心衰者可表现为发绀、气促、水肿、肺部湿啰音、叩诊心界扩大、肝脾增大等。严重病例有心源性休克者则表现为意识障碍、苍白、皮肤湿冷、肢端凉、脉搏细弱、血压降低等。

4. 心肌炎的诊断需对病史资料、临床表现、实验室检查及影像学检查等进行综合性分析，不能仅凭其中某一项检查的异常片面地诊断。见诊断及诊断标准。

5. 如患儿表现为心脏扩大、心力衰竭，应注意听诊心音，完善超声心动图检查除外先天性心脏病。婴儿期发病者，还需注意与心内膜弹力纤维增生症相鉴别，胸部X线检查心影呈球形增大，左心缘搏动减弱，超声心动图检查左心室腔明显扩大，心内膜显著增厚，心肌收缩功能减低，心室舒张功能异常。

6. 常见的心脏标记物中，CK-MB质量较CK-MB活性更为精确。cTn具有较高的特异性和敏感性，心肌炎时明显增高，并且在血中浓度窗口期持续时间长，为首选标记物。NT-proBNP是诊断心功能不全及其严重性、判断病情发展和转归的重要指标。

7. 如连续复查常规心电图提示T波低平或倒置，无动态变化，心脏标记物正常，无心力衰竭表现，应注意β受体亢进症，多见于学龄期儿童，完善普萘洛尔试验有助于鉴别。对于心电图ST-T改变，尤其是心率增快时有缺血性改变，还需注意冠状动脉起源及走行异常，需完善冠状动脉CT检查明确诊断。

8. 学龄前及学龄期患儿，如发病前1~3周有溶血性链球菌感染病史，应注意风湿性心脏病。除心肌炎的临床表现之外，还可有游走性关节痛、皮下结节或环形红斑等风湿热表现。咽拭子培养有乙型溶血性链球菌生长，或血清抗链球菌溶血素O（ASO）显著增高。心电图常出现Ⅰ度房室传导阻滞。

五、诊断及诊断标准

（一）心肌炎的临床诊断

1. 主要临床诊断依据

（1）心功能不全、心源性休克或心脑综合征。

（2）心脏扩大。

（3）血清心肌肌钙蛋白T或I（cTnT或cTnI）或血清肌酸激酶同工酶（CK-MB）升高，伴动态变化。

（4）显著心电图改变（心电图或24小时动态心电图）。

（5）心脏磁共振成像（cardiac magnetic resonance imaging，CMR）呈现典型心肌炎症表现。

在上述心肌炎主要临床诊断依据"4"中，"显著心电图改变"包括：以R波为主的2个或2个以上主要导联（Ⅰ、Ⅱ、aVF、V5）的ST-T改变持续4天以上伴动态变化，新近发现的窦房、房室传导阻滞，完全性右或左束支传导阻滞，窦性停搏，成联律、成对、多形性或多源性期前收缩，非房室结及房室折返引起的异位性心动过速，心房扑动、心房颤动，心室扑动、心室颤动，QRS低电压（新生儿除外），异常Q波等。

在上述心肌炎主要临床诊断依据"5"中，"CMR呈现典型心肌炎症表现"指具备以下3项中至少2项，①提示心肌水肿：T_2加权像显示局限性或弥漫性高信号；②提示心肌充血及毛细血管渗漏：T_1加权像显示早期钆增强；③提示心肌坏死和纤维化：T_1加权像显示至少1处非缺血区域分布的局限性晚期延迟钆增强。

2. 次要临床诊断依据

（1）前驱感染史，如发病前1~3周内有上呼吸道或胃肠道病毒感染史。

（2）胸闷、胸痛、心悸、乏力、头晕、面色苍白、面色发灰、腹痛等症状（至少2项），小婴儿可有拒乳、发绀、四肢凉等。

（3）血清乳酸脱氢酶（LDH）、α-羟丁酸脱氢酶（α-HBDH）或谷草转氨酶（GOT）升高。

（4）心电图轻度异常。

（5）抗心肌抗体阳性。

在上述心肌炎次要临床诊断依据"3"中，若在血清LDH、α-HBDH或GOT升高的同时，亦有cTnI、cTnT或CK-MB升高，则只计为主要指标，该项次要指标不重复计算。

在上述心肌炎次要临床诊断依据"4"中，"心电图轻度异常"指未达到心肌炎主要临床诊断依据中"显著心电图改变"标准的 ST-T 改变。

3. **心肌炎临床诊断标准**

(1) 心肌炎:符合心肌炎主要临床诊断依据≥3 条,或主要临床诊断依据 2 条加次要临床诊断依据≥3 条,并除外其他疾病,可以临床诊断心肌炎。

(2) 疑似心肌炎:符合心肌炎主要临床诊断依据 2 条,或主要临床诊断依据 1 条加次要临床诊断依据 2 条,或次要临床诊断依据≥3 条,并除外其他疾病,可以临床诊断疑似心肌炎。

凡未达到诊断标准者,应给予必要的治疗或随诊,根据病情变化,确诊或除外心肌炎。

在诊断标准中,应除外的其他疾病包括:冠状动脉疾病、先天性心脏病、高原性心脏病以及代谢性疾病(如甲状腺功能亢进症及其他遗传代谢病等)、心肌病、先天性房室传导阻滞、先天性完全性右或左束支传导阻滞、离子通道病、直立不耐受、β 受体亢进症及药物引起的心电图改变等。

(二) 病毒性心肌炎的诊断

1. **病毒性心肌炎病原学诊断依据**

(1) 病原学确诊指标:自心内膜、心肌、心包(活体组织检查、病理)或心包穿刺液检查发现以下之一者可确诊:①分离到病毒;②用病毒核酸探针查到病毒核酸。

(2) 病原学参考指标:有以下之一者结合临床表现可考虑心肌炎由病毒引起:①自粪便、咽拭子或血液中分离到病毒,且恢复期血清同型抗体滴度较第 1 份血清升高或降低 4 倍以上;②病程早期血清中特异性 IgM 抗体阳性;③用病毒核酸探针从患儿血液中查到病毒核酸。

2. **病毒性心肌炎诊断标准** 在符合心肌炎诊断的基础上:①具备病原学确诊指标之一,可确诊为病毒性心肌炎;②具备病原学参考指标之一,可临床诊断为病毒性心肌炎。

(三) 心肌炎病理学诊断标准

心肌炎病理诊断主要依据心内膜心肌活检结果:活检标本取样位置至少 3 处,病理及免疫组织化学结果≥14 个白细胞/mm^2,包含 4 个单核细胞/mm^2 并 $CD3^+$T 淋巴细胞≥7 个细胞/mm²。心内膜心肌活检阳性结果可以诊断,但阴性结果不能否定诊断。

(四)心肌炎分期

1. **急性期** 新发病,症状、体征和辅助检查异常、多变,病程多在 6 个月以内。

2. **迁延期** 症状反复出现、迁延不愈,辅助检查未恢复正常,病程多在 6 个月以上。

3. **慢性期** 病情反复或加重,心脏进行性扩大或反复心功能不全,病程多在 1 年以上。

六、治疗思路

(一)休息

急性期需卧床休息,必要时给予心电、血压、血氧监护。有心功能不全者应休息至少 3~6 个月。

(二)改善心肌营养与代谢

1. **磷酸肌酸钠** 婴儿 0.5g/d 静脉滴注;儿童 1g 静脉滴注,1~2 次/d,共 1~2 周。

2. **维生素 C** 100~150mg/(kg·d),最大剂量不超过 4g/d,2~4 周。

3. **辅酶 Q10** 10mg/次,2~3 次/d,口服。

(三)抗病毒治疗

对处于病毒血症早期阶段或证实有病毒复制的患儿,可针对病原体选择特效药物进行治疗。

(四)大剂量丙种球蛋白

目前多用于有心力衰竭、心源性休克、高度房室传导阻滞或室性心动过速等危重病例。常用剂量为 2g/kg,根据患儿心功能情况于 2~5 天内静脉输入。

(五)糖皮质激素

不主张常规应用。重症患儿合并心力衰竭、心源性休克、致死性心律失常(Ⅱ度Ⅱ型以上房室传导阻滞、室性心动过速等),应早期足量应用。甲泼尼龙:5~10mg/(kg·d)静滴,病情稳定后逐渐减停,总疗程 1~3 个月。

（六）控制心力衰竭和抗休克治疗

1. **正性肌力药物** 急性心力衰竭不推荐使用洋地黄类药物，如需应用，一般用洋地黄化用量的1/3~1/2。

2. **血管活性药物**

(1) 多巴胺及多巴酚丁胺：如心排量不足，可用多巴胺5~10μg/(kg·min)，剂量不宜超过15μg/(kg·min)。也可与多巴酚丁胺合用，多巴酚丁胺2~10μg/(kg·min)。

(2) 米力农：负荷量25~50μg/kg，15分钟内缓慢注射，维持量0.25~0.75μg/(kg·min)。宜短期静脉应用，一般不超过1周。

3. **利尿剂**

(1) 呋塞米：每次1mg/kg，1~2次/d。

(2) 奈西利肽：负荷量1.5μg/kg，静脉缓慢推注，继以0.007 5~0.015μg/(kg·min)，也可不用负荷量而直接静脉滴注，疗程一般3天，不超过7天。

（七）纠正心律失常

1. **胺碘酮** 静脉负荷量2.5~5mg/kg+5%葡萄糖静滴，持续1小时，一次最大量150mg，维持量5~15μg/(kg·min)持续静滴。口服负荷量10~15mg/(kg·d)，分2次，7~14天后改维持量2.5~5mg/(kg·d)，1次/d，根据病情减停。

2. **电复律** 控制心室颤动、室性心动过速。

3. **安装临时心脏起搏器** 如药物治疗无效，仍反复出现严重心律失常如病态窦房结综合征，Ⅲ度房室传导阻滞合并室性心动过速、心室扑动交替出现时使用。

（八）体外膜氧合器

体外膜氧合器（extracorporeal membrane oxygenerator，ECMO）是危重难治性暴发性心肌炎患儿的重要救治措施。

（九）呼吸支持治疗

患儿出现充血性心力衰竭、肺水肿、呼吸窘迫、低氧血症时应尽早应用机械通气治疗。

七、预后

经过及时诊断和积极治疗，大多数患儿预后良好，暴发起病者死亡率极高，少数病例迁延不愈，可能发展为扩张型心肌病。

（邢艳琳 于宪一）

第二节 慢性心力衰竭

一、疾病简介

慢性心力衰竭（chronic heart failure）是指心脏工作能力（心肌收缩或舒张功能）缓慢下降使心排血量绝对或相对不足，不能满足全身组织代谢需要，出现肺循环及体循环淤血的病理生理状态。儿童心力衰竭病情危重，特别是急性心力衰竭，起病隐匿、进展迅速，如不早期分辨诊断处理，可威胁小儿生命。

二、病因分析

慢性心力衰竭的常见病因有先天性心脏病、获得性心脏病、心肌疾病引起的容量和/或压力负荷过重。

先天性心脏病诱发的慢性心力衰竭多见于婴幼儿期，室间隔缺损（ventricular septal defect，VSD）、动脉导管未闭（patent ductus arteriosus，PDA）、心内膜垫缺损（endocardial cushion defect，ECD）会加重心脏容量负荷，是6个月内婴儿慢性心力衰竭的重要原因。法洛四联症患儿慢性心力衰竭一般见于体-肺动脉分流术。房间隔缺损（atrial septal defect，ASD）诱发慢性心力衰竭儿童少见。左向右分流量较大的VSD和PDA诱发的慢性心力衰竭多见于生后8周后，早产儿慢性心力衰竭可于生后1月出现。

获得性心脏病导致的慢性心力衰竭多见于心内膜弹力纤维增生症、先天性左心室心肌致密化不全、迁延性心肌炎、风湿性心脏病、扩张型心肌病、阿霉素性心肌病、进行性肌营养不良性心肌病及遗传性共济失调、先天性心脏病术后患儿。

其他引起慢性心力衰竭的原因包括代谢异常（低氧、酸中毒、低钙血症）、内分泌疾病（甲状腺功能亢进）、长期的各种异位性心动过速、完全性传导阻滞、严重贫血、支气管肺发育不良、原发性肉碱缺乏、上呼吸道梗阻、继发性高血压等。

三、辅助检查

(1) X 线检查：心影扩大，透视下可见心搏动减弱，肺淤血或肺水肿表现。

(2) 心脏超声：可确定心室腔扩大和左心室收缩功能不全以及舒张功能不全。常用指标包括射血分数、短轴缩短率、心肌做功指数。脉冲多普勒超声心动图，E 峰、A 峰的血流速度的比值，可敏感反映心室舒张功能，舒张功能异常者 E/A 减低。组织多普勒显像（tissue Doppler imaging，TDI）可反映心肌局部收缩和舒张功能。

(3) 心导管检查：气囊漂浮导管可进行心脏血管内压力（肺动脉压力，肺动脉楔压）测定。心内膜及心肌活检有利于进一步明确慢性心力衰竭的具体病因，如心肌炎、心肌病、肉碱缺乏等。

(4) 脑钠肽（brain natriuretic peptide，BNP）：心衰患儿血清中 BNP 升高，并与心衰严重程度正相关。

四、诊断标准

通过临床症状与体征快速准确的判断患儿是否存在慢性心力衰竭至关重要。较大儿童慢性心力衰竭表现为气短，运动时明显，易劳累，眼睑水肿或下肢水肿。而婴幼儿主要表现为喂养困难、体重不增、喂养时气急加重、多汗等。

1. 心肌功能不全的表现

(1) 心脏扩大：几乎存在于所有慢性心力衰竭患儿，胸片显示心胸比增大较体格检查更为准确。但急性心肌炎、快速性心律失常、肺静脉阻塞等早期心功能不全时，心脏扩大常不明显。

(2) 心动过速：由于心排血量绝对或相对减少，交感神经兴奋及迷走神经抑制，可出现代偿性心率加快。

(3) 心音改变：心音低钝，重者常出现舒张期奔马律，是出现心力衰竭的重要标志。

(4) 可见脉压减小,四肢末端发凉,偶可见交替脉。

2. 肺淤血的表现

(1) 呼吸急促:十分常见,是婴儿慢性心力衰竭的早期征象,重者可有呼吸困难与发绀,较大儿童可出现运动后呼吸困难及端坐呼吸。

(2) 肺部啰音:肺泡水肿可出现湿啰音,支气管受压时可出现哮鸣音。

(3) 咳泡沫血痰:肺泡和支气管黏膜淤血所致。

3. 体循环淤血的表现

(1) 肝大:肝脏由于淤血肿大伴触痛。肝大小常表示容量负荷过重的程度。需要注意的是肝大不一定是慢性心力衰竭,无肝大也不能排除慢性心力衰竭。

(2) 颈静脉怒张:可见颈外静脉膨胀(半坐位)。压迫肿大肝时,颈静脉充盈更明显(肝颈静脉回流征阳性)。

(3) 眼睑水肿。

纽约心脏病学会(NYHA)提出儿童慢性心力衰竭分为4级。

Ⅰ级:体力活动不受限制。学龄期儿童能够参加体育课并能和同龄儿童一样参加活动。

Ⅱ级:体力活动轻度受限。休息时无任何不适,但一般活动可引起疲乏、心悸或呼吸困难。学龄期儿童能够参加体育课,但是所能参加的活动量比同龄儿童小。可能存在继发性生长障碍。

Ⅲ级:体力活动明显受限。少于平时一般活动可引起症状,例如步行15分钟就可感到乏力、心悸或呼吸困难。学龄期儿童不能参加体育活动,存在继发性生长障碍。

Ⅳ级:不能从事任何体力活动,休息时亦有慢性心力衰竭症状,并在活动后加重。存在继发性生长障碍。

Ross等提出的婴儿慢性心力衰竭分级评分法见表5-2-1。

五、诊断思路

1. 慢性心力衰竭的诊断需要综合病因、病史、症状、体征及体格检查。一旦诊断慢性心力衰竭,首先需要明确诱发慢性心

表 5-2-1 婴儿慢性心力衰竭分级评分法

	评分		
	0	1	2
喂养情况			
每次奶量/ml	>100	60~100	<60
每次时间/min	<40	>40	
体格检查			
呼吸频率/(次·min^{-1})	<50	50~60	>60
心率/(次·min^{-1})	<160	160~170	>170
呼吸型	正常	异常	
外周灌注	正常	减少	
S_3或舒张期隆隆样杂音	无	存在	
肝肋下缘/cm	<2	2~3	>3

注:S_3为第三心音,舒张期隆隆样杂音示左向右分流型先天性心脏病婴儿提示分流量大,肺动脉血流量显著增加。

0~2 分无心衰;3~6 分轻度心衰;7~9 分中度心衰;10~12 分重度心衰。

力衰竭的原因,在治疗慢性心力衰竭的同时,也应积极治疗原发病。

2. 分流量较大的左向右分流型先天性心脏病,如 VSD 和动脉导管未闭,其血流动力学特点决定这类患儿非常容易并发肺炎。由于肺部感染易造成右心后负荷增加,此类患儿尤其是一岁以内婴儿极易出现慢性心力衰竭。

3. 正常儿童肝脏下缘不超过肋下 2cm,质软,而当出现慢性心力衰竭时,会出现肝脏进行性增大,且质地变硬,同时还需注意肝下缘位于剑突下的位置,每天观察肝下缘的变化,有助于判断右心功能的恢复情况。

4. 由于婴儿慢性心力衰竭症状缺乏特异性,询问病史时应将进奶时间及进奶量量化,并做横向比较,同时需注意生长发育是否出现停滞,注意观察患儿呼吸频率、心率,为了便于观察生命指标,需行心电、血氧、血压监测。

5. 由于小婴儿多数有合作欠佳的情况,不能深吸气,当X线检查发现有心影增大,需要进一步行超声心动图检查,不仅无创便捷,易于被家长接受,还能较准确地提供心脏大小及功能等更准确的信息。

6. 婴儿慢性心力衰竭需与细支气管炎、支气管肺炎相鉴别。婴儿慢性心力衰竭时,心脏病理性杂音可不明显,尤其是新生儿,可无病理性杂音。在心动过速、肺部啰音的干扰下,心脏听诊效果可能不佳。慢性心力衰竭和肺部感染均可出现轻度发绀、呼吸急促、心动过速、肝大。肺炎时肝脏增大多是由于合并阻塞性肺气肿时横膈下降,出现肝下移,可行腹部超声确定肝脏大小与慢性心力衰竭相鉴别。

7. 吸氧后肺源性发绀可减轻或消失,血氧分压升高,氧饱和度可以恢复正常;而心源性发绀不能靠吸氧缓解。

六、治疗思路

治疗原则为去除原发病、减轻心脏负荷、改善心脏功能及保护衰竭心脏。急性心衰以循环重建和挽救生命为目的,慢性心衰以改善生命质量、降低死亡率、提高运动耐量为目的。

(一)基础病因的治疗

包括手术治疗基础先天性心脏病和瓣膜性心脏病;若为高血压诱发的慢性心力衰竭,需给予降血压治疗;若存在快速心律失常或高度传导阻滞需给予抗心律失常治疗或安置起搏器;治疗甲状腺功能亢进;抗感染、及时退热以及纠正贫血。

(二)一般治疗

半卧位以减轻呼吸窘迫、吸氧、保证热量及液体输入、婴儿如果没有吃奶呛咳,不必严格限制奶量,但应该右侧卧位喂奶,奶后拍嗝,轻拿轻放,防止误吸;婴儿不宜严格限制盐量及液体量、儿童建议适当限制盐量、每天测量体重。

(三)药物治疗

强心苷、利尿剂及减轻后负荷药物。其中快速起效的强心药物(多巴胺、多巴酚丁胺)用于严重和急性患儿,利尿剂通常与强心苷同时使用。血管紧张素转化酶抑制剂(angiotensin converting enzyme inhibitor,ACEI)类药物可降低心脏后负荷提高心排血量而不增加心肌耗氧量。

1. 正性肌力药物

(1) 洋地黄类药物:作用于心肌细胞膜上的 Na^+-K^+-ATP 酶抑制其活性,使细胞内 Na^+浓度升高,通过 Na^+-Ca^{2+}交换提高细胞内 Ca^{2+}浓度,增强心肌收缩。具有正性肌力作用及负性传导作用,是目前应用最广泛的儿科强心药物。最常用的洋地黄类药物为地高辛,负荷量小于 6 个月婴儿为 0.02~0.03mg/kg,6 个月~2 岁为 0.03~0.04mg/kg,大于 2 岁为 0.02~0.03mg/kg;首次给总量的 1/2,余量分 2 次,间隔 6 小时给予,12 小时达负荷量。负荷后 12 小时给维持量,为负荷量的 1/5,分 1~2 次给药。如果给的是维持量的全量,对不能检测地高辛血药浓度的,建议每周停药 1 天。体重大于 12.5kg 的,建议最大量 0.125mg,1 次/d;病情危重的,0.125mg,q.12h.,每周停 1 天。使用过程中需观察患儿表现、监测心律变化及钾离子变化。若出现明显恶心、厌食以及频发室性期前收缩或房室传导阻滞,需考虑出现洋地黄中毒,需立即停药,补充钾盐并治疗心律失常。

(2) 非洋地黄类正性肌力药:包括 β 肾上腺素受体激动剂(多巴胺及多巴酚丁胺)、磷酸二酯酶抑制剂(氨力农和米力农)。前者多用于急性心衰、难治性心衰、心源性休克的治疗,具有正性变速作用及致心律失常作用,使心肌耗氧量增加。后者具有正性肌力及血管扩张作用,能在不影响心率及心肌耗氧量的同时改善患儿血流动力学。

2. 利尿剂 可减轻心脏前负荷、减轻肺循环及体循环充血状态,但不能提高心排血量及心肌收缩力。使用利尿剂时需监测患儿体液量,需高度个体化。

(1) 常用的为袢利尿剂:作用于髓袢上升支,抑制钠和氯的再吸收。利尿作用强大迅速,用于急性慢性心力衰竭伴有肺水肿或重症及难治性慢性心力衰竭患儿。其与卡托普利合用可加强利尿作用、纠正低血钾。主要包括呋塞米口服 1~2mg/kg,或静脉 0.5~2mg/kg,每 6~12 小时给 1 次。

(2) 保钾利尿剂:主要作用于远曲小管和集合管,代表药物螺内酯,具有保钾效果,使用时需注意监测血钾。

3. **血管扩张剂** 该类型药物需根据患儿具体情况选择。若左心室充盈压升高,血管扩张剂可使心排血量增加,对左心室充盈压降低或正常者,则使心排血量减少。

(1) 硝普钠:作用强、起效快、半衰期短,直接扩张小动脉及小静脉,适用于急性心衰,使用时从小量给药,递增到有效剂量,同时需监测血压变化。

(2) 硝酸甘油:可直接扩张静脉血管平滑肌,适用于心室压升高及急性肺水肿。为避免出现心排血量减少,前负荷降低者不宜使用。为避免耐药,建议从小量开始 0.25~0.5μg/(kg·min),每日静滴 6 小时,每天递增 0.25~0.5μg/(kg·min),使用不超过 7 天。

(3) 酚妥拉明:α_1 和 α_2 受体阻滞药,可扩张小动脉,降低后负荷。副作用为心率加快。

(4) 血管紧张素转化酶抑制剂(ACEI):成人多中心前瞻性研究证明可缓解心衰症状,减少住院治疗,提高存活率,降低死亡率、减少心肌重塑及改善长期预后。ACEI 可扩张小动脉及小静脉,同时降低心脏前后负荷,减少心肌耗氧量,增加冠脉血流及供氧,抑制肾素-血管紧张素-醛固酮系统从而阻断心肌重塑,清除氧自由基、减少缓激肽从而扩张小动脉并保护细胞。主要包括卡托普利(0.3~2mg/kg,q.8h.),及依那普利(0.05~0.25mg/kg,q.12h.),从小剂量开始,逐渐加药至有效剂量,他们有一个明显的副作用是刺激性干咳。

(5) 血管紧张素受体抑制剂(ARB):主要用于对 ACE 抑制剂耐药的成人,无咳嗽及血管神经性水肿等 ACEI 的不良反应,多用于 ACEI 不耐受患儿的替代治疗。

4. **β 受体阻滞剂** 可抑制交感神经系统,从而达到保护心脏、恢复 β 受体敏感性、降低心率及降低心肌耗氧量、增加心肌能量储备、扩张血管以降低心肌前后负荷、改善症状和射血分数。主要包括美托洛尔及卡维地洛,美托洛尔初始剂量为 0.5mg/(kg·d),分 2 次口服,2~3 周逐渐增加至 2mg/(kg·d)。卡维地洛初始剂量为0.1mg/(kg·d),分2次口服,每1~2周增加0.1mg/(kg·d),最大量为0.3~0.5mg/(kg·d),也有报道可以用至0.8mg/(kg·d)。使用时需注意是否存在心动过缓、低血压以及支气管哮喘。

5. **心肌代谢药**　辅酶Q10、1,6二磷酸果糖、磷酸肌酸等。

(于雪馨　王　虹)

第三节　高　血　压

一、疾病简介

高血压是指以体循环动脉血压增高为主要特征,可伴有心、脑、肾等重要脏器损害的全身血管性疾病,与心脑血管疾病患儿的死亡密切相关,已成为全球范围内的重大公共卫生问题。

二、病因分析

根据高血压的病因,分为原发性高血压和继发性高血压。小儿高血压80%以上为继发性高血压。原发性高血压又称高血压病,指病因未明且以高血压为主要表现的一种独立性疾病。与发病有关的因素如下。

1. **继发性高血压**　高血压继发于其他疾病者为继发性高血压。继发性高血压又称为症状性高血压,是某种疾病的临床表现之一,可呈急性或慢性过程。儿童高血压多与肾脏疾病、主动脉缩窄、内分泌疾病或药物等有关。

2. **原发性高血压**　病因不明者为原发性高血压,可以与遗传、性格、饮食、肥胖等有关。

三、辅助检查

(一) 实验室检查

1. **尿液检测**　明显的蛋白尿和血尿需注意肾脏疾病,尿比重降低,尿呈碱性需注意原发性醛固酮增多症。尿香草苦杏仁酸(vanillylmandelic acid,VMA)升高提示嗜铬细胞瘤,尿17-羟、

17-酮类固醇水平增高提示库欣综合征。

2. **血生化**　测定水电解质、尿素、肌酐、尿酸、血糖、血脂等。选择性检测血浆肾素活性、血管紧张素和醛固酮水平、血皮质醇节律、甲状腺功能等。

（二）影像学检查

1. 心电图。

2. 超声心动图、肾脏超声及相关血管超声检查。

3. X线胸片检查，选择性完善腹部CT、MRI等。

4. 眼底检查。

5. 血管造影是诊断肾动脉狭窄等血管疾病的金标准。

四、诊断思路

主要区别高血压的病因和伴随靶器官损害的程度。需全面了解患儿的生长发育史，泌尿、心血管、神经系统病史，家族史、药物史及高血压症状。需检查患儿的生长发育情况，如有无满月脸和甲状腺肿大，心尖冲动范围及强度，有无异常动脉搏动，下肢血压情况等。

病情严重程度分级：目前国内外尚缺乏统一的标准，但多采用2004年美国心脏协会（American Heart Association，AHA）对高血压的定义，但2017年AAP制订的临床实践指南中对该诊断标准进行了更新，对于1~13岁儿童：经过三次及以上不同时间测得的平均收缩压和/或平均舒张压正常为$<P_{90}$，血压升高为P_{90}~P_{95}或120/80mmHg~P_{95}（以较低的为准），高血压1期血压为P_{95}~P_{95}+12mmHg或（130/80）~（139/89）mmHg（以较低的为准），高血压2期血压≥P_{95}+12mmHg或≥140/90mmHg；而年龄≥13岁者正常血压<120/80mmHg，血压升高为120/<80mmHg~129/<80mmHg，高血压1期血压为130/80mmHg~139/89mmHg，高血压2期血压≥140/90mmHg。

根据眼底的异常所见可将小儿高血压分为4度，Ⅰ度为正常眼底；Ⅱ度即有局灶性小动脉收缩；Ⅲ度有渗出伴有或无出血；Ⅳ度即有视乳头水肿。Ⅲ度或Ⅳ度眼底改变提示恶性高血压，并有迅速进展为高血压脑病的可能。

1. 诊断注意事项

(1) 病史：应全面、细致了解患儿的生长发育情况，泌尿、心血管及神经系统疾病史，家族遗传史，询问有关继发性高血压的临床表现和治疗情况。

(2) 测量四肢血压：如上肢血压高于或等于下肢血压，应考虑主动脉缩窄或多发大动脉炎可能，应进一步完善相应血管超声，甚至血管造影检查。

(3) 尿常规检查：对四肢血压均升高者，注意尿常规有无显著改变，如果有注意肾脏病变引起高血压，可进一步完善尿培养、泌尿系超声等检查明确诊断。

(4) 血液检查。

(5) 心脏和腹部超声检查：心脏超声注意主动脉瓣关闭不全和动脉导管未闭；腹部超声可显示肾脏病变和腹部肿瘤。

(6) 其他检查：若经上述检查，仍不能明确高血压病因，可进一步血管造影检查或肾脏核素检查，以发现高血压继发病因。

2. 年龄与高血压病因的关系

(1) 新生儿：主要是肾动静脉血栓、狭窄、先天性肾脏畸形、主动脉缩窄，少见有支气管肺发育不良、动脉导管未闭、脑室内出血。

(2) 婴儿：主要是主动脉缩窄、肾血管疾病、肾实质疾病。

(3) 学龄前儿童：主要是肾血管疾病、肾实质疾病、主动脉缩窄，少见有内分泌和原发性高血压。

(4) 学龄儿童：主要是肾血管疾病、肾实质疾病、原发性高血压、主动脉缩窄，少见有内分泌疾病和药物性高血压。

(5) 青少年：主要是原发性高血压、药物性高血压、肾实质疾病，少见有肾血管疾病、内分泌疾病和主动脉缩窄。

3. 诊断高血压时年长儿可完善 24 小时动态血压监测，以除外“白大衣综合征”。

4. 但对于 1 岁以下小孩不太适合动态血压监测，可选择安静状态反复测量。

5. 测量四肢血压应选用同一袖带。

五、治疗思路

1. **高血压治疗的目标** 根据近年来研究，儿童高血压控制的最佳水平为 $<P_{90}$ 或 130/80mmHg（以较低者为主），能明显降低靶器官损伤率。

2. **非药物治疗** 是血压升高和高血压Ⅰ期儿童的一线治疗方法，大多数原发性高血压经非药物治疗 6 个月可使血压明显下降。饮食方面包括增加蔬菜、水果、低脂奶制品、全谷物、鱼类、家禽、坚果、瘦肉，减少糖和糖果的摄入量，并且降低盐的摄入量。增强运动，每周 3~5 天，每次 30~60 分钟，应选择有氧运动项目为佳。对于肥胖患儿，应降低身体质量指数（body mass index，BMI）。改变生活方式，避免久坐，保证充足的睡眠。

3. **药物治疗** 对于非药物治疗无效；存在靶器官损害如超声心动图显示左心室肥厚；高血压合并慢性肾病或糖尿病；有症状或无症状但肥胖的高血压 2 期的患儿需给予药物治疗。开始用药后应每 4~6 周复诊，调整用药，达到目标血压后，可 3~4 个月复诊。

（1）常用降压药物

1）血管紧张素转化酶抑制剂（ACEI）：是治疗肥胖相关高血压的首选药物，也是高血压合并慢性肾病伴有蛋白尿患儿的推荐用药。①卡托普利是儿科最常用的抗高血压药物，推荐剂量：0.5~6mg/（kg·d），每 8~12 小时口服 1 次，适用于各年龄段的儿童；②依那普利：推荐剂量：0.1~0.2mg/（kg·d），每 12~24 小时口服 1 次，适用于 1 月龄以上儿童。主要不良反应：低血压、咳嗽、高血钾、低血糖、肾功能损害、致畸及血管神经性水肿等。禁忌证：双侧肾血管疾病或一侧肾动脉严重狭窄患儿，合并高钾血症、严重肾衰竭、主动脉瓣狭窄和肥厚梗阻性心肌病。

2）血管紧张素Ⅱ受体阻滞剂（ARB）：主要用于 ACEI 治疗后发生干咳的患儿，如洛沙坦：推荐剂量为 0.7~1.4mg/（kg·d），仅适用大于 6 岁患儿。

3）钙离子通道阻滞剂（CCB）：对于高血压合并高脂血症的患儿是首选药物。硝苯地平：推荐剂量起始剂量 0.25~0.5mg/（kg·d），每 6~8 小时口服 1 次，最大剂量不超过 10mg/次。适用于各阶段年龄儿童，尚未发现明显副作用。

4）利尿剂：有研究认为长期应用该类药物对骨骼生长有影响，并且可能会加重胰岛素抵抗和血脂异常，甚至可诱发糖尿病、胰腺炎，故不推荐糖尿病及高血脂患儿使用。

5）β 受体阻滞剂：因该类药物可导致体重增加，影响脂类代谢。美国食品和药物管理局不推荐使用于儿童。

6）其他降压药：α 受体阻滞剂，如哌唑嗪；直接血管扩张剂，如米诺地尔、肼苯达嗪、硝普钠等，一般在急性重症高血压时酌情使用。

(2) 急性重症高血压的处理

当高血压患儿血压突然显著升高（大于 30mmHg）并伴有心脏、肾脏和中枢神经系统等靶器官损伤时定义为急性重症高血压。与成人相比，儿童急性重症高血压较少见，且多为继发性，常常继发于肾脏疾病、大动脉炎和嗜铬细胞瘤等，一旦发现应立即评估靶器官损害及其程度，其次才是明确高血压病因。控制降压速度：目前认为，宜在最初 8 小时内使血压降低程度小于计划降低血压的 25%，此后 12~24 小时逐渐将血压降到同年龄同性别 P_{95} 左右。降压药物的选择一般以口服的短效降压药物为首选，起效迅速。口服药物无效情况下选择静脉给药。

硝普钠：治疗时一般从 0.25~0.5μg/（kg·min）开始，根据降压效果逐渐调整，通常剂量为 3~5μg/（kg·min），最大剂量不超过 8μg/（kg·min）。

（李雪梅）

第四节　血管迷走性晕厥

一、疾病简介

晕厥是由于短暂的全脑低灌注导致的一过性意识丧失及体位不能维持的症状，具有起病迅速、持续时间短暂、可自行恢复的特点。晕厥是儿童时期常见急症，资料显示 20%~30% 的

5~18 岁儿童至少经历过 1 次晕厥,女生发病率高于男生。流行病学资料显示,晕厥发病的两个高峰年龄分别为青少年和 60 岁以后的老年阶段。

二、病因分析

晕厥的病因复杂,其中自主神经介导性晕厥是最常见的病因,自主神经介导性晕厥主要分为:血管迷走性晕厥(vasovagal syncope,VVS)、体位性心动过速综合征、直立性低血压、运动性高血压、反射性晕厥、颈动脉窦性晕厥。自主神经介导性晕厥是以由自主神经介导的反射调节异常或自主神经功能障碍作为主要因素所致的晕厥,多为功能性疾病。而血管迷走性晕厥(VVS)是自主神经介导性晕厥中最常见的类型,约占所有晕厥患儿的 80%。目前 VVS 的病因尚不明确,比较公认的是儿茶酚胺水平增高进而引起异常 Bezold-Jarisch 反射。即 VVS 患儿在改变体位或持久站立等情况下,出现回心血量减少、心室充盈下降。在交感神经系统过度激活、体内儿茶酚胺水平增高的基础上,β_1 受体过度激活,使心室异常强烈收缩,使左心室后下壁机械感受器受到刺激。该冲动传递至脑干迷走神经中枢,使迷走神经活性增强,而交感神经张力降低,从而引起血压下降、心动过缓、黑矇、冷汗、肌无力、脑血流减少、意识丧失以至难以维持站位而摔倒。

三、疾病特点

血管迷走性晕厥(VVS)主要发生于学龄期及青春期女孩,以反复发生晕厥为主要表现,晕厥前多有持久站立、体位改变、见血、感到剧烈疼痛、所处环境闷热或精神紧张等诱因。晕厥前可有短暂头晕、注意力不集中、面色苍白、视听觉下降、恶心、呕吐、大汗、站立不稳等先兆症状,有时仅表现为晕厥先兆,而无晕厥发生。

晕厥先兆是指在疾病发展过程中或直立倾斜试验中出现面色苍白、出汗、胸闷、过度换气,继之黑矇、听力下降、反应迟钝,但无意识丧失,恢复平卧后症状消失。

四、诊断思路

对于不明原因晕厥或接近晕厥患儿,经详细询问患儿病史、体格检查、卧立位血压及卧立位心电图检查既不能明确诊断,也不能提示诊断的患儿,如其晕厥反复发作,且发作特点提示可能为自主神经介导性晕厥,则应进行基础直立倾斜试验或药物激发的直立倾斜试验(如舌下含化硝酸甘油激发直立倾斜试验)。

(一)试验禁忌证

在这里我们需要明确一下直立倾斜试验的禁忌证:①主动脉瓣狭窄或左心室流出道狭窄所致晕厥;②重度二尖瓣狭窄伴晕厥;③肺动脉高压或右心室流出道梗阻所致晕厥;④已知有冠状动脉近端严重狭窄;⑤脑血管疾病。另外其他已知的器质性心脏病患儿亦应慎重选择直立倾斜试验检查。

(二)试验步骤

1. **基础直立倾斜试验** 首先,患儿禁食水4小时以上,安静仰卧10分钟,记录基础血压、心率及心电图,然后再站立于倾斜床上(倾斜60°),密切监测血压、心率、心电图变化及临床表现,试验初期每分钟测定心率和血压,3分钟之后每3分钟记录心电图和血压,若患儿有不适则随时监测,直至出现阳性反应,如未出现阳性反应,则需完成45分钟的全过程后终止试验。当出现阳性反应时,应尽快恢复平卧位。

2. **舌下含化硝酸甘油激发直立倾斜试验** 在基础直立倾斜试验的基础上,若完成45分钟试验时,患儿的反应仍为阴性,则可开始舌下含化硝酸甘油激发直立倾斜试验,即令患儿保持在同一倾斜角度下站立在倾斜床上并舌下含化硝酸甘油4~6μg/kg(最大量不超过300μg),持续观察至出现阳性反应或如未出现阳性反应,须进行至含药后20分钟。含药后动态监测血压、心率(每间隔1分钟记录心电图和血压,若患儿有不适则随时监测),并动态监测心电图。

(三)判断标准

1. **血管迷走性晕厥阳性反应的判断标准** 当患儿在直立

倾斜试验中出现晕厥或晕厥先兆(头晕或眩晕、头痛、胸闷、心悸、恶心、呕吐、面色苍白、出冷汗、视力模糊、听力下降、视物模糊或腹痛)伴下述情况之一者为阳性:①血压下降;②心率下降;③出现窦性停搏代之以交界性逸搏心率;④一过性Ⅱ度或Ⅱ度以上房室传导阻滞及长达3秒的心脏停搏。其中血压下降标准为收缩压≤80mmHg或舒张压≤50mmHg或平均血压下降≥25%;心率下降是指心动过缓:4~6岁心率<75次/min,7~8岁心率<65次/min,8岁以上心率<60次/min。若血压明显下降、心率无明显下降,则称为血管迷走性晕厥血管抑制型;若以心率骤降为主、血压无明显下降,则称为血管迷走性晕厥心脏抑制型;若心率与血压均有明显下降,则称为血管迷走性晕厥混合型。

2. **体位性心动过速综合征阳性反应的判断标准** 平卧位时心率在正常范围,在直立试验或直立倾斜试验的10分钟内心率较平卧位增加≥40次/min和/或心率最大值达到标准(6~12岁心率≥130次/min,13~18岁心率≥125次/min);同时收缩压下降幅度<20mmHg,舒张压下降幅度<10mmHg。

3. **直立性低血压阳性反应的判断标准** 平卧位血压正常,在直立试验或直立倾斜试验的3分钟内血压较平卧位持续下降,收缩压下降幅度≥20mmHg和/或舒张压持续下降幅度≥10mmHg,心率无明显变化。

4. **直立性高血压阳性反应的判断标准** 平卧位血压正常,在直立试验或直立倾斜试验的3分钟内血压升高,收缩压增加≥20mmHg和/或舒张压较平卧位增加幅度达到标准(6~12岁≥25mmHg;13~18岁≥20mmHg);或血压最大值达到标准(6~12岁≥130/90mmHg,13~18岁≥140/90mmHg)。心率无明显变化。

(四)血管迷走性晕厥的临床诊断

1. 年长儿多见。

2. 多有持久站立或体位由卧位或蹲位快速达到直立位、精神紧张或恐惧、闷热环境等诱发因素。

3. 有晕厥或晕厥先兆表现。

4. 直立倾斜试验达到阳性标准。

5. 除外其他疾病。

（五）鉴别诊断

1. 心源性晕厥。心源性晕厥是由心脏的结构或节律异常为主要因素导致的晕厥，其核心是心脏有效射血减少或停止，导致心输出量不足，进而引起脑缺血。常规体检、心电图、24 小时动态心电图、超声心动图及心肌酶多能发现诊断线索。

2. 另外临床上易误诊为晕厥的常见情况主要包括其他一些导致短暂意识丧失的基础疾病，由这些疾病导致的短暂意识丧失称为“假性晕厥”：①癫痫，无明显先兆，可由声、光、热刺激诱发，也可表现为突然意识丧失，但发作突然，多伴有肢体的强直或抽搐，发作后可有定位体征脑电图检查多为异常；②代谢紊乱（如低血糖、低氧血症、过度通气导致低碳酸血症）可由血液生化学检测进行鉴别；③假性晕厥，如癔症、抑郁-焦虑精神障碍，实际上这类患儿并未真正发生晕厥，而是表现为呼之不应，不能维持站立或坐位姿势。发作之前多有导致情绪不稳的诱因，发作时患儿无面色改变，心率及血压在正常范围（心率可以轻度升高，但未达到体位性心动过速的诊断标准，血压也可以轻度升高，但未达到直立高血压标准），发作时间偏长，可达数小时，经心理暗示可缓解。

五、治疗思路

血管迷走性晕厥的治疗应以教育及非药物治疗为基础，针对患儿的血流动力学类型提出个体化的治疗，并及时随访，调整治疗方案。

1. **健康教育**　教育患儿及家长认识 VVS 是良性病症，但一旦晕厥发作可造成身体意外伤害，应让其减轻心理负担。指导患儿及家长识别晕厥先兆，使其在发作来临时采取有效措施防止晕厥。

2. **体位调整**　如发生晕厥先兆，应立即进行体位调整，简单有效方法是迅速采取平卧位，也可交叉腿的动作或抬高下肢，或采取坐位或蹲位，以减少血液在肢体远端和腹部聚集，增加回心血量和外周血管阻力，增加心排血量，提高血压，保障脑血流量灌注。

3. **直立训练** 反复晕厥患儿应坚持长期规律倾斜锻炼、站立训练等活动，进行性延长直立或倾斜训练时间，可减少晕厥复发。

4. **其他物理疗法** 交叉腿的动作及将下肢抬高有助于下肢血液回流至中心静脉，可缓解晕厥症状；还可让患儿家长每天用毛巾搓患儿上肢和下肢内侧，至少 1 次/d，至少 15min/次，目的是刺激神经，促进神经调节功能的恢复。

5. **加盐及液体摄入疗法** 对 BMI<18 或者 24 小时尿钠 <133mmol/L 的患儿增加盐和液体的摄入相对安全、简便，且易被患儿及其家长所接受，故而作为 VVS 患儿最初的治疗方法是非常值得推荐的。临床上常采用口服补液盐法来增加患儿盐及液体的摄入量，常用剂量和用法为 500ml/d，疗程 3 个月。

6. **药物治疗** 药物治疗的目的在于阻断 VVS 的触发机制中的某些环节。近年若干用于治疗 VVS 的药物如下：β 受体阻滞剂用于体位性心动过速以及晕厥前一过性心率增快的患儿；α 肾上腺素能激动剂例如米多君，适用于直立后心率一直下降的 VVS 患儿；国外有尝试氟氢可的松、国内今年有针对缩血管物质增多的晕厥患儿试用 5-羟色胺摄取抑制剂，但这些药物的疗效尚需进一步研究证实。

7. **起搏治疗** 对以心脏抑制为主的 VVS，治疗无效者或恶性 VVS 可考虑起搏治疗。安装永久性的起搏器能够减少 VVS 患儿的晕厥发作，能够提高患儿的生存质量，减少危险事件的发生。

（孙 乐 王 虹）

第六章　泌尿系统疾病

第一节　急性肾小球肾炎

一、疾病简介

原发性急性肾小球肾炎(acute glomerulonephritis, AGN)简称急性肾炎,是指由多种病因所致感染后免疫反应引起的弥漫性肾小球肾炎。急性起病,多有前驱感染病史,临床以血尿为主,伴有不同程度的蛋白尿,可有水肿、少尿、高血压或肾功能不全。以5~14岁多见,小于2岁少见。急性肾小球肾炎分为急性链球菌感染后肾小球肾炎(acute poststreptococcal glomerulonephritis, APSGN)和非链球菌感染后肾小球肾炎。因临床绝大多数病例属于APSGN,故本节急性肾炎指APSGN。

急性肾炎主要与乙型溶血性链球菌株感染有关。感染可产生循环免疫复合物或原位免疫复合物。某些链球菌株经神经氨酸酶或其产物,与机体免疫球蛋白(IgG)结合,改变其抗原性,也可产生自身抗体和免疫复合物。抗原抗体免疫复合物的沉积,引起肾小球毛细血管炎症改变,病理改变为肾小球内皮细胞、系膜细胞及其基质增生,引起毛细血管腔变窄甚至闭塞,致使肾小球滤过率(glomerular filtration rate, GFR)下降,发生水钠潴留,继而引起细胞外液容量增加,因此临床上有水肿、尿少、全身循环充血状态等表现。而当累及肾小球基底膜时,可出现血尿、蛋白尿及管形尿等表现。

二、疾病特点

(一) 临床表现及体格检查

1. **前驱感染**　90%有链球菌前驱感染,以呼吸道和皮肤感染为主。前驱感染后经 1~3 周无症状的间歇期而急性起病。

2. **典型表现**

(1) 水肿:70% 有水肿,一般仅累及眼睑及颜面部,重者 2~3 天遍及全身,呈非凹陷性。

(2) 血尿:50%~70% 有肉眼血尿,1~2 周即转镜下血尿。

(3) 蛋白尿:程度不等,多<3g/d,20% 达肾病水平。

(4) 高血压:30%~80% 有血压增高,一般学龄前儿童>120/80mmHg,学龄儿童>130/90mmHg。

(5) 尿量:减少,严重者可伴有排尿困难。

3. **严重表现**

(1) 严重循环充血状态:多发生于起病后 1 周内。出现体循环和肺循环淤血表现,如呼吸困难、端坐呼吸、颈静脉怒张、咳粉红色泡沫痰、两肺满布湿啰音、奔马律、心脏扩大、肝大而硬、水肿加剧。

(2) 高血压脑病:指血压(尤其是舒张压)急剧增高,出现神经系统症状。常在病程早期,表现为剧烈头痛、频繁恶心呕吐、继之视力障碍,如不及时治疗则发生惊厥、少数暂时偏瘫失语,严重时脑疝。

(3) 急性肾功能不全:临床表现为少尿或无尿、血尿素氮、血肌酐增高、高血钾及代谢性酸中毒。少尿或无尿持续 3~5 天或 1 周以上,此后尿量增加、症状消失、肾功能逐渐恢复。

(二) 实验室检查

1. **尿常规** 镜检红细胞增多,可有管形;蛋白尿一般+~++;病初 1~2 周可见少量白细胞,但找不到细菌,主要是因为基底膜病变严重所致。

2. **红细胞沉降率**(erythrocyte sedimentation rate,ESR) 中度增快,一般 2~3 个月恢复正常。

3. **抗链球菌溶血素** O(ASO) 约 70%~80% 滴度升高,通常于感染后 2~3 周出现,3~5 周达高峰。因皮肤感染者可不高。

4. **血清补体** C3 及 C4 下降,一般 6~8 周恢复正常。

5. **肾功能** 多数患儿有轻重不等的肾功能受累,肾小球滤过率(glomerular filtration rate,GFR)均有所下降。少数重症者可有血尿素氮和血清肌酐一过性升高，出现水电解质紊乱。

（三）影像学检查

1. **X线胸片**　肺纹理增粗，重症呈肺水肿表现；心影正常或丰满。

2. **双肾B超**　双肾稍增大或正常，回声有不同程度增高。

3. **肾活检**　具有典型临床表现和病程变化的无需肾活检，只有对非典型病例诊断困难、或需进一步明确病因时，需行肾活检。典型病理改变为：光镜下为毛细血管内皮增生性病理改变；免疫荧光见到IgG和C3沿毛细血管壁、系膜区沉积；电镜下可见驼峰状电子致密物沉积在基底膜外侧或上皮下。

三、诊断思路

1. 如在上呼吸道感染后24~48小时出现的血尿，尤其既往有血尿病史者，需要与IgA肾病相鉴别。后者多无水肿、高血压，血清补体正常，确诊靠肾活检免疫病理诊断。

2. 具有肾病综合征表现的急性肾炎需与特发性肾病综合征鉴别。若患儿急性期发病，有明确的链球菌感染证据，血清补体明显降低，肾活检病理为毛细血管内增生性肾炎者有助于急性肾炎诊断。

3. 对于无明显前期感染，但伴有贫血、肾功能异常，低比重尿或固定低比重尿，尿改变以蛋白增多为主的肾炎患儿，需注意慢性肾炎急性发作可能。如泌尿系超声提示双肾小，更有助于诊断。

4. 以血尿、蛋白尿为首发表现的患儿，还应注意与一些系统性疾病引起的肾炎鉴别，如紫癜性肾炎、狼疮性肾炎等。

四、治疗思路

目前尚缺乏直接针对肾小球免疫病理过程的特异性治疗。主要为通过对症治疗纠正其病理生理过程（如水钠潴留、血容量过大），防治急性期并发症、保护肾功能，以利其自然恢复。

（一）一般治疗

1. **休息**　病初2周应卧床休息，待水肿消退、血压正常、肉眼血尿及循环充血症状消失后，可下床轻微活动并逐渐增加活动量。但3个月内仍应避免重体力活动，血沉正常才可上学。

2. **饮食** 患儿在水肿、少尿、高血压期间，应适当限制水、盐、蛋白质摄入。食盐以60mg/(kg·d)；蛋白质0.5g/(kg·d)，尽量满足热能需要。尿量增多、氮质血症消除后应尽早恢复蛋白质供应，以保证小儿生长发育的需要。

3. **清除感染灶** 对仍有咽部、皮肤感染灶者应给予青霉素或其他敏感药物治疗7~10天。经常反复发生炎症的慢性感染灶如扁桃体炎、龋齿等应予以清除，但须在肾炎基本恢复后进行。

(二) 对症治疗

1. **利尿** 经控制水盐入量后仍水肿少尿者可用氢氯噻嗪1~2mg/(kg·d)，分2~3次口服。无效时需用呋塞米，口服剂量2~5mg/(kg·d)，注射剂量1~2mg/(kg·次)，1~2次/d，静脉注射剂量过大时可有一过性耳聋。

2. **降压** 凡经休息、限水盐、利尿而血压仍高者应给予降压药。

(1) 硝苯地平：系钙通道阻滞剂。紧急降压首选。起始剂量为0.25mg/(kg·d)，最大剂量1mg/(kg·d)，分3次舌下含服，20分钟起效，1~2小时达高峰，维持4~8小时。在成人此药有增加心肌梗死发生率和死亡率的风险，一般不单独使用。

(2) 卡托普利：系血管紧张素转换酶抑制剂(ACEI)。初始剂量为0.3~0.5mg/(kg·d)，或6.25~12.5mg/次，q.8h.口服。但ACEI有降低肾小球滤过率和引起高钾血症的不良反应，应注意监测。

如联合上述药物降压效果仍然不好，可根据心率等情况选用β受体阻滞剂、α受体阻滞剂、血管扩张剂等。

3. **严重循环充血治疗**

(1) 矫正水钠潴留，恢复正常血容量，可使用呋塞米注射。

(2) 有肺水肿表现者除一般治疗外可加用硝普钠，5~20mg溶于5%葡萄糖100ml中，以0.25μg/(kg·min)速度开始，视血压调整滴数1~8μg/(kg·min)静脉滴注，以防发生低血压。滴注时针筒、输液管等需用黑纸覆盖或遮光处理。

4. **高血压脑病治疗**　出现脑病征象应快速给予镇静、扩血管、降压等治疗。紧急降压首选硝普钠，用法同上。对持续抽搐者给予地西泮 0.3mg/(kg·次)，总量不超过 10mg，静脉注射，可联合使用苯巴比妥肌内注射。

5. **其他**　急性(急进性)肾功能不全、严重的体液潴留(对利尿剂反应差)、难以纠正的高钾血症，应予以持续性血液净化治疗。APSGN 表现为肾病综合征或肾病水平的蛋白尿，可适当给予泼尼松治疗。急性肾衰竭的治疗见第一章第八节。

五、预后及疾病预防

1. **预后**　急性肾炎急性期预后好。95% APSGN 病例能完全恢复，小于 5% 的病例可有持续尿异常，病死率在 1% 以下，主要死因是急性肾衰竭。

2. **预防**　减少呼吸道及皮肤等感染是预防急性肾炎的根本。对扁桃体炎、猩红热及脓疱疮患儿应尽早、彻底地用青霉素或其他敏感抗生素治疗。感染后 2~3 周时应检查尿常规以及时发现异常。

(朱万红　杜　悦)

第二节　肾病综合征

一、疾病简介

肾病综合征(nephrotic syndrome，NS)是以肾小球滤过屏障对血浆蛋白通透性增高，导致血浆内大量蛋白质从尿中丢失的临床综合征。临床特征为肾病范围内的蛋白尿、低白蛋白血症，不同程度的水肿及高脂血症，其中前两项为诊断的必备条件。按病因分为原发性、继发性、先天性肾病综合征。先天性肾病综合征通常指生后 3 个月内发病，并排除宫内感染等继发因素，病因多为基因突变所致，需除外梅毒螺旋体感染；继发性肾病综合征是全身性疾病在肾脏的局部表现、如系统性红斑狼疮所致的肾病综合征；原发性肾病综合征是指肾脏病变为原发改变。本节仅介绍原发性肾病综合征。

二、疾病特点

（一）临床表现

1. 单纯性肾病

(1) 多见3~7岁小儿，起病多较隐匿，30%有前驱感染史。

(2) 尿量减少，一般呈高度水肿，凹陷性水肿，与体位有关，可伴有胸水、腹水、阴部水肿。

(3) 常见并发症有以下。

1) 感染：有呼吸道、皮肤、泌尿道和腹部等部位感染，其中上呼吸道感染占50%以上。结核分枝杆菌感染亦应引起重视。医院感染以条件致病菌为主。腹水感染可引起原发性腹膜炎，因无典型腹膜刺激征早期易漏诊。

2) 水电解质紊乱和低血容量：常见的水电解质紊乱有低钠、低钾、低钙血症。表现为厌食、乏力、懒言、嗜睡、血压下降甚至出现低血容量性休克。低钙血症甚至出现低钙性惊厥。

3) 高凝状态和血栓形成：以肾静脉血栓形成常见，表现为突发腰痛、出现血尿或血尿加重，少尿甚至发生肾衰竭。还可有下肢深静脉血栓、肺栓塞、脑血栓等。

4) 肾功能不全：多为低血容量或肾间质损伤。

5) 肾小管功能异常，肾病综合征除了原有肾小球基础病可引起肾小管功能损害外，由于大量尿蛋白的重吸收，可导致肾小管，主要是近曲小管功能损害。

2. 肾炎性肾病 除具备上述表现外，还具备以下四项中之一项或多项表现者：①尿红细胞>10个/HP（2周内3次离心尿检查）；②反复出现或持续高血压：学龄儿童>130/90mmHg，学龄前儿童>120/80mmHg，并排除因用皮质类固醇所致者；③氮质血症：尿素氮>10.7mmol/L（30mg/dl），并排除血容量不足所致；④血总补体活性或补体C3反复降低。

（二）体格检查

凹陷性水肿是其突出表现，与体位有关，颜面、四肢均可出现水肿，还可伴有胸水、腹水、阴部水肿。严重胸腔积液伴肺水肿时肺底部可闻及湿啰音。合并腹水时移动性浊音可阳性。

(三) 辅助检查

1. **尿蛋白**　定性 3+~4+，24 小时尿蛋白定量≥0.05g/kg。

2. **血生化改变**　①血清总蛋白及白蛋白降低，白蛋白<25g/L；②血浆胆固醇增高>5.7mmol/L；③ESR 增快；④IgG 降低；⑤肌酐清除率及血尿素氮（blood urea nitrogen，BUN）一般正常；⑥补体 C3、C4 正常。

3. **新诊断病例**　对新诊断病例应进行鉴别诊断，如乙肝病毒、抗核抗体（antinuclear antibody，ANA），抗-dsDNA 抗体等。

4. **高凝状态和血栓形成的检查**　大多数原发性肾病患儿都存在不同程度的高凝状态、血小板增多、血小板聚集率增加、血浆纤维蛋白原增加、尿纤维蛋白裂解产物（fibrin split product，FDP）增高，D-二聚体增高。对疑似血栓形成者可行彩色多普勒 B 型超声检查以明确诊断，有条件者可行数字减影血管造影（DSA）。

5. **经皮肾穿刺组织病理检查**　肾活检指征：①对糖皮质激素治疗无反应，高度提示局灶性节段性肾小球硬化症或另外一些肾小球肾炎所致的肾病；②临床或实验室证据支持肾炎性肾病或慢性肾小球肾炎的患儿；③对频繁复发和对糖皮质激素依赖者在细胞毒药物治疗前应进行肾活检。

6. **基因学检查**　对于发病年龄过小、激素耐药、频繁复发的患儿必要时应行基因学检查。

三、诊断思路

1. 对于有水肿，同时伴有大量蛋白尿（尿常规尿蛋白定性在 3+以上和/或 24 小时尿蛋白定量>50mg/（kg·d）、低白蛋白血症（血清白蛋白<25g/L）、高脂血症（胆固醇>5.7mmol/L）的患儿首先要考虑肾病综合征。

2. 对于首次诊断的患儿应除外乙肝、紫癜、系统性红斑狼疮等继发原因。

3. 肾病综合征的患儿一般无肉眼血尿，部分肾炎性肾病的患儿可能合并镜下血尿，但对于合并镜下血尿的患儿应注意与

IgA 肾病、非典型链球菌感染后肾炎等疾病相鉴别。

四、治疗思路

(一) 一般治疗

一般治疗包括休息,饮食上控制蛋白摄入量,除高度水肿及高血压患儿外一般不严格限制盐的摄入,同时积极控制感染。

(二) 利尿

轻度水肿采用氢氯噻嗪类利尿药或呋塞米口服;水肿严重者可用利尿合剂:低分子右旋糖苷 10ml/(kg·d)+多巴胺 1~2μg/(kg·min)+酚妥拉明(多巴胺用量一半),滴注结束后给呋塞米 1~2mg/kg。低分子右旋糖苷应做试敏。重度水肿者可输血浆 5~10ml/(kg·次)或白蛋白。

(三) 糖皮质激素

1. **初发 NS 的治疗** 基于我国临床应用实际情况及专家共识,仍建议采用中长程激素疗法。足量泼尼松 1.5~2mg/(kg·d)(按身高的标准体重计算)或 60mg/(m^2·d),最大剂量 60mg/d,先分次口服,尿蛋白转阴后改为晨顿服,共 4~6 周。巩固维持阶段:泼尼松 2mg/kg(按身高的标准体重计算),最大剂量 60mg/d,隔日晨起顿服,维持 4~6 周,然后逐渐减量,总疗程 9~12 个月。

2. **非频复发 NS 的治疗** 积极寻找复发诱因,积极控制感染,部分患儿控制感染后可自发缓解。

(1) 重新诱导缓解:泼尼松 2mg/(kg·d)(按身高的标准体重计算)或 60mg/m^2,最大剂量 60mg/d,分次或晨顿服,直至尿蛋白连续转阴 3 天后改为 1.5mg/kg 或 40mg/m^2,隔日晨顿服 4 周,然后用 4 周以上的时间逐渐减量。

(2) 在感染时增加激素维持量:患儿在巩固维持阶段患上呼吸道或胃肠道感染时改隔日口服激素治疗为同剂量每日口服,连用 7 天,可降低复发率。

3. **频复发 NS/激素依赖 NS 的治疗**

(1) 拖尾疗法:同非频复发重新诱导缓解治疗方案,之后泼尼松每 4 周减量 0.25mg/kg,给予能维持缓解的最小有效激素量(0.5~0.25mg/kg),隔日口服,连用 9~18 个月。

(2) 若隔日激素治疗出现反复,可用能维持缓解的最小有效激素量(0.5~0.25mg/kg),每日口服。

(3) 在感染时增加激素维持量:患儿在巩固维持阶段患上呼吸道或胃肠道感染时改隔日口服激素治疗为同剂量每日口服,连用7天,可降低复发率。若未及时改隔日口服为每日口服,出现尿蛋白阳性,仍可改隔日激素为同剂量每日顿服,直到尿蛋白转阴2周再减量。如尿蛋白不转阴,重新开始诱导缓解或加用其他药物治疗。

对于激素耐药的肾病综合征应尽早行肾活检或基因检测,因为基因突变所致的肾病综合征绝大多数激素或免疫抑制剂耐药,不可盲目延长激素疗程及滥用免疫抑制剂。

(四) 免疫抑制剂治疗

1. 环磷酰胺

(1) 口服疗法:2~3mg/(kg·d),分2~3次,疗程8周。

(2) 静脉冲击疗法:8~12mg/(kg·d),每2周连用2天,总剂量≤168mg/kg或500mg/m^2,或每月1次,共6次。

需要注意环磷酰胺具有远期性腺损害的副作用,应避免青春期及青春前期用药。

2. 霉酚酸酯　20~30mg/(kg·d),每间隔12小时口服1次,每次最大剂量不超过1g,疗程12~24个月。

3. 他克莫司　0.05~0.15mg/(kg·d),每间隔12小时口服1次,维持血药谷浓度5~10μg/L,疗程12~24个月。

4. 环孢素A　4~6mg/(kg·d),每间隔12小时口服1次,维持血药谷浓度80~120ng/ml,疗程12~24个月。

5. 利妥昔单抗　375mg/(m^2·次),每周1次,用1~4次。对上述治疗无反应、不良反应严重的激素依赖NS患儿,可使用利妥昔单抗,其能有效地诱导缓解,减少复发次数,不良反应发生率低,与其他免疫抑制剂合用有更好的疗效。

6. 其他免疫抑制剂　咪唑立宾、硫唑嘌呤、长春新碱等。

(五) 抗凝及纤溶疗法

高凝状态或亚临床性血栓远多于临床可见的显性血栓,需注意抗凝治疗。

1. **肝素** 0.5~1.0mg/(kg·d)加入10%葡萄糖液50~100ml中静点,1次/d,2~4周为一个疗程。同时监测凝血系统改变。也可选用低分子肝素。

2. **双嘧达莫** 5~10mg/(kg·d),分3次口服,2~3个月为一疗程。

3. **尿激酶** 用于溶栓,30 000~60 000U/d,加入10%葡萄糖液100~200ml中静点,1次/d,1~2周为一个疗程。

(六)维生素D及钙剂治疗

口服泼尼松同时加用维生素D制剂和钙,用量依季节、患儿年龄和治疗前患儿骨质状况而定。一般用量维生素D 1 000U/d,钙300~500mg/d,服药过程中监测骨密度、血钙、血磷、碱性磷酸酶、25-羟维生素D。随着激素减量维生素D和钙逐渐减量。

(郑 悦 杜 悦)

第三节 过敏性紫癜性肾炎

过敏性紫癜性肾炎是继发于过敏性紫癜的肾脏并发症,多出现在过敏性紫癜发病6个月内,主要症状为血尿、蛋白尿,部分可能合并高血压、肾功能不全。可根据临床症状和肾脏病理检查进行临床分型和病理分级。

一、诊断标准

在过敏性紫癜病程6个月内,出现血尿和/或蛋白尿。其中血尿和蛋白尿的诊断标准分别如下。

1. **血尿** 肉眼血尿或1周内3次镜下血尿红细胞>3个/高倍视野(HP);

2. **蛋白尿** 满足以下①~③项任一项者:①1周内3次尿常规定性尿蛋白呈阳性;②24小时尿蛋白定量>150mg或尿蛋白/尿肌酐(mg/mg)>0.2;③1周内3次尿微量白蛋白高于正常值。

二、临床分型

孤立性血尿型、孤立性蛋白尿型、血尿和蛋白尿型、急性肾小球肾肾炎型、肾病综合征型、急进性肾小球肾炎型、硬化性肾小球肾肾炎型。

三、病理分级

1. 肾小球病理分级

Ⅰ级：肾小球轻微异常。

Ⅱ级：单纯系膜增生，分为：a. 局灶节段；b. 弥漫性。

Ⅲ级：系膜增生，伴有<50% 肾小球新月体形成和/或节段性病变（硬化、粘连、血栓、坏死）。其系膜增生可分为：a. 局灶节段；b. 弥漫性。

Ⅳ级：病变同Ⅲ级，50~75% 的肾小球伴有上述病变，分为：a. 局灶节段；b. 弥漫性。

Ⅴ级：病变同Ⅲ级，>75% 的肾小球伴有上述病变，分为：a. 局灶节段；b. 弥漫性。

Ⅵ级：膜增生性肾小球肾炎。

2. 肾小管间质病理分级

（-）级：间质基本正常。

（+）级：轻度小管变形扩张。

（++）级：间质纤维化、小管萎缩<20%，散在炎性细胞浸润。

（+++）级：间质纤维化、小管萎缩占 20%~50%，散在和/或弥漫性炎性细胞浸润。

（++++）级：间质纤维化、小管萎缩>50%，散在和/或弥漫性炎性细胞浸润。

四、治疗思路

过敏性紫癜性肾炎患儿的临床表现与肾脏病理损伤程度并不完全一致，后者更能准确地反映病变程度及远期预后。没有条件获得病理诊断时，可根据其临床分型选择相应的治疗方案。过敏性紫癜性肾炎的肾活检指征仍没有统一标准，认为以蛋白尿为首发或主要表现的患儿，应早期行肾活检，以根据病理分级选择合适的治疗方案。

1. 孤立性血尿或病理Ⅰ级　仅对过敏性紫癜进行相应治

疗,镜下血尿目前无明确治疗手段,应密切监测患儿病情变化,加强随访。

2. 孤立性微量蛋白尿或合并镜下血尿或病理Ⅱa级 KDIGO 指南建议对于持续蛋白尿<1g/(d·1.73m²)的过敏性紫癜性肾炎患儿,应使用血管紧张素转换酶抑制剂(ACEI)或血管紧张素受体拮抗剂(ARB)治疗。由于 ACEI 和 ARB 类药物有降低蛋白尿的作用,建议可常规使用。

3. 非肾病水平蛋白尿或病理Ⅱb级、Ⅲa级 KDIGO 指南建议对于持续蛋白尿>1g/(d·1.73m²)、已应用ACEI或ARB治疗、肾小球滤过率>50ml/(min·1.73m²)的患儿,给予糖皮质激素治疗6个月。目前国内外均有少数病例报道使用激素或联合免疫抑制剂治疗。

4. 肾病水平蛋白尿、肾病综合征、急性肾炎综合征或病理Ⅲb级、Ⅳ级 KDIGO 指南建议对于表现为肾病综合征和/或肾功能持续恶化的新月体性紫癜性肾炎的患儿应用激素联合环磷酰胺治疗。该组患儿临床症状及病理损伤均较重,均常规使用糖皮质激素治疗,且多倾向于激素联合免疫抑制剂治疗,其中疗效相对肯定的是糖皮质激素联合环磷酰胺治疗。若临床症状较重、肾脏病理呈弥漫性病变或伴有>50%新月体形成者,除口服糖皮质激素外,可加用甲泼尼龙冲击治疗,15~30mg/(kg·d),每日最大量不超过1.0g,每天或隔天冲击,3次为一疗程。激素联合其他免疫抑制剂如环孢素A、霉酚酸酯、硫唑嘌呤等亦有明显疗效。

5. 急进性肾炎或病理Ⅴ级、Ⅵ级 这类患儿临床症状严重、病情进展较快,治疗方案和前一级类似,现多采用三至四联疗法,常用方案为:甲泼尼龙冲击治疗1~2疗程后口服泼尼松+环磷酰胺(或其他免疫抑制剂)+肝素+双嘧达莫。亦有甲泼尼龙联合尿激酶冲击治疗+口服泼尼松+环磷酰胺+肝素+双嘧达莫治疗的文献报道,必要时血液净化治疗。

过敏性紫癜性肾炎虽有一定的自限性,但仍有部分患儿病程迁延,甚至进展为慢性肾功能不全。对于过敏性紫癜性肾炎患儿应延长随访时间,尤其是对于起病年龄晚、临床表现为肾病水平蛋白尿或肾组织病理损伤严重的患儿应随访至成年期。

（张　洲　杜　悦）

第四节　狼疮性肾炎

狼疮性肾炎是系统性红斑狼疮（systemic lupus erythematosus，SLE）常见的并发症，其临床表现多样，从无症状血尿和/或蛋白尿到肾病综合征，到伴有肾功能损害的急进性肾小球肾炎不等。有肾炎的系统性红斑狼疮患者10年生存率低于无肾炎者。

一、病理分型

狼疮性肾炎的病理分型标准是依据肾小球的病理损害，但应同时分析肾小管间质及血管病变。

Ⅰ型：轻微系膜性狼疮性肾炎。

Ⅱ型：系膜增生性狼疮性肾炎。

Ⅲ型：局灶性狼疮性肾炎；分活动性（A）或非活动性（C）病变，呈局灶性节段性或球性的肾小球内增生、膜增生和中重度系膜增生或伴有新月体形成，典型的局灶性的内皮下免疫复合物沉积，伴或不伴有系膜改变。

Ⅳ型：弥漫性狼疮性肾炎，又分为两种亚型，Ⅳ-S狼疮性肾炎；Ⅳ-G狼疮性肾炎。

Ⅴ型：膜性狼疮性肾炎，肾小球基底膜弥漫增厚，可见弥漫性或节段性上皮下免疫复合物沉积，伴或不伴系膜病变。Ⅴ型膜性狼疮性肾炎可合并Ⅲ型或Ⅳ型病变，这时应做出复合性诊断。

Ⅵ级：严重硬化型狼疮性肾炎，超过90%的肾小球呈现球性硬化，不再有活动性病变。

对增生性狼疮性肾炎在区分病理类型的同时，还应评价其肾组织的活动指数和慢性指数。如果活动指数值≥11/24分，是积极使用激素冲击和免疫抑制剂治疗的指征，慢性指数值≥3/12分，则预示着预后不良，容易进展为终末期肾脏病。

二、治疗思路

狼疮性肾炎患儿的临床表现与肾脏病理类型并不完全平行,建议应尽早行肾活检,根据病理分级选择合适的治疗方案。

(一)一般性治疗

1. **羟氯喹** 剂量为4~6mg/(kg·d),推荐作为全程用药。应注意视网膜毒性,建议用药前及用药后每3个月行眼科检查。

2. **控制高血压和尿蛋白** 对于合并有蛋白尿伴或不伴高血压的患儿,ACEI或ARB类药物均应作为首选药物。该类药物有抗高血压、降尿蛋白、保护肾脏的作用。

(二)不同病理类型的针对性治疗方案

1. **Ⅰ型和Ⅱ型狼疮性肾炎的治疗** 建议患儿只要存在蛋白尿,应加用泼尼松治疗,并按临床活动程度调整剂量和疗程;但如果ACEI或ARB类药物及泼尼松均不能有效控制尿蛋白时,大部分学者推荐加用钙调神经磷酸酶抑制剂。

2. **增殖性(Ⅲ型和Ⅳ型)狼疮性肾炎的治疗** 应用糖皮质激素联合免疫抑制剂治疗。诱导缓解治疗阶段一般6个月,首选糖皮质激素+环磷酰胺冲击治疗。环磷酰胺累计使用剂量150~250mg/kg。霉酚酸酯可作为诱导缓解治疗时环磷酰胺的替代药物,在不能耐受环磷酰胺治疗、病情反复或环磷酰胺治疗6个月无效的情况下,可改用霉酚酸酯,儿童霉酚酸酯应用剂量20~30mg/(kg·d)。维持治疗的目的是维持缓解,防止复发,减少发展为肾衰竭的概率。最佳药物和最佳维持治疗的时间尚无定论。建议维持治疗时间不少于3年。在完成6个月的诱导缓解治疗后呈完全缓解者,停用环磷酰胺,口服泼尼松逐渐减量至5~10mg/d维持数年;在最后一次使用环磷酰胺后2周加用其他免疫抑制剂序贯治疗,首选霉酚酸酯,其次可选用硫唑嘌呤1.5~2mg/(kg·d),1次/d或分次服用。此外,来氟米特有可能成为狼疮性肾炎维持治疗的选择,但目前尚无针对儿童的随机对照实验研究结果。

3. **Ⅴ型狼疮性肾炎的治疗** 表现为非肾病范围蛋白尿且肾功能稳定的单纯Ⅴ型狼疮性肾炎,使用羟氯喹、ACEI及控制肾外狼疮治疗。表现为大量蛋白尿的单纯Ⅴ型狼疮性肾炎,除使用 ACEI，尚需加用糖皮质激素及以下列任意一种免疫抑制剂，即霉酚酸酯、硫唑嘌呤、环磷酰胺或钙调神经磷酸酶抑制剂。对于经肾活检确诊为Ⅴ+Ⅲ型及Ⅴ+Ⅳ型的狼疮性肾炎，治疗方案均同增殖性狼疮性肾炎（Ⅲ型和Ⅳ型狼疮性肾炎）。

4. **Ⅵ型狼疮性肾炎的治疗**　具明显肾衰竭者，予以肾替代治疗。如果同时伴有 SLE 活动性病变，仍应当给予泼尼松和免疫抑制剂（如霉酚酸酯、硫唑嘌呤或环磷酰胺）治疗，注意剂量调整与不良反应监测。

5. **难治性狼疮性肾炎的治疗**　目前对于难治性狼疮性肾炎尚无统一定义，若患儿经常规环磷酰胺治疗后无反应，且采用无环磷酰胺的方案治疗亦无效，那么可认为该患儿为难治性患儿，可考虑使用生物制剂如利妥昔单抗，每次剂量 375mg/m^2，采用每周静脉注射 1 次，可用 2~4 次。血液净化（包括持续免疫吸附和血浆置换）也是治疗选项之一。

（张　洲　杜　悦）

第五节　慢性肾脏病

一、疾病简介

慢性肾脏病（chronic kidney disease，CKD）是指各种原因引起的慢性肾脏结构或功能异常，持续时间超过 3 个月，并且影响患者健康，最终可进展至终末期肾病（end stage renal disease，ESRD），既往称慢性肾衰竭（chronic renal failure，CRF）。

二、病因分析

儿童慢性肾脏病的病因与年龄密切相关。5 岁以下儿童的慢性肾脏病多和解剖异常（如肾发育不良、尿路梗阻、尿路畸形、膀胱输尿管反流等）或先天性肾脏疾病（先天性肾病综合征、常染色体隐性遗传多囊肾病）或先天性代谢性疾病有关。5 岁以上的儿童 CKD 则多和肾小球肾炎、溶血尿毒综合征、间质性肾炎、奥尔波特综合征等遗传性肾脏病和甲基丙二酸血症等遗传性代谢性疾病等有关。

三、辅助检查

（一）实验室检查

1. **尿常规** 尿常规可有不同程度的尿蛋白、红白细胞及管型等。

2. **血常规** 贫血，白细胞及血小板一般正常。

3. **肾功能** 血肌酐、尿素氮增高。

4. **血气及水电解质** 血钠、血钙一般低，血钾、血磷可高可低；代谢性酸中毒多出现于CKD4期。

5. **骨代谢相关检查** 测定血钙磷、甲状旁腺激素、25-羟维生素D明确骨代谢状态。

6. **贫血相关检查** 红细胞形态、血清铁、总铁结合力、维生素B_{12}及叶酸。

7. **病因检查** ANA、补体、ANCA、IgA、抗肾小球基底膜抗体等检查。

（二）影像学检查

1. **泌尿系超声** 经济、操作简单、无辐射，可用于泌尿系统畸形的筛查，同时可大致评估肾脏大小，正常肾脏大小（cm）=年龄（岁）/2+5（需注意肾脏大小和身高、体重相关）。

2. **影像学检查** 泌尿系CT、排尿性膀胱尿路造影、泌尿系MRI等可用于发现先天性畸形，但特别注意的是含碘油的造影剂在CKD患儿中应谨慎使用。

3. **肾组织活检** 对于病因不明的CKD可行肾组织活检。特别注意的是对于瘢痕性固缩肾合并肌酐升高患儿，因高风险而不宜行肾组织活检。

4. **肾小球滤过率（GRF）** 明确CKD分期及分肾功能。

5. **心脏超声** 行心功能评估，注意心脏射血分数及肺动脉压力。

6. **骨密度及X线检查** 可明确骨代谢状态。

（三）基因检测

对于发病年龄小，病因不明确，或临床高度怀疑遗传性疾病的患儿应行基因学检查。

四、诊断思路

由于肾脏有相当的代偿能力，儿童慢性肾脏病一般起病隐匿，临床表现不特异，不易被早期诊断。

1. 当患儿出现乏力、食欲缺乏、生长发育停滞、恶心、呕吐、贫血、高血压、夜尿多、水肿、抽搐等情况应注意肾功能不全的可能，及时行肾功能检查。

2. 当肾功能不全诊断明确后，应通过肾脏大小、血红蛋白水平、甲状旁腺激素水平、心功能等综合评估患儿是否存在慢性肾脏病的并发症。

3. 在诊断为慢性肾脏病后应尽可能明确原发病，因某些原发病仍具有特异性治疗方法，且其中部分患儿经治疗可恢复到肾功能代偿期，有助于延缓病情。

4. 诊断为慢性肾脏病后，应进一步完善 GFR 明确分期见表 6-5-1（由于<2 岁的儿童 GFR 低于正常，此分期标准仅适用于>2 岁儿童）。

表 6-5-1　CKD 分期

分期	GFR 水平
1 期	正常 GFR≥90ml/（min·1.73m^2）
2 期	GFR 60~89ml/（min·1.73m^2）
3a 期	GFR 45~59ml/（min·1.73m^2）
3b 期	GFR 30~44ml/（min·1.73m^2）
4 期	GFR 15~29ml/（min·1.73m^2）
5 期	GFR<15ml/（min·1.73m^2）

5. 在诊断为慢性肾脏病后应注意并发症的评估，包括高血压、贫血、钙磷代谢及骨病、生长障碍、需要干预的水电解质紊乱及代谢性酸中毒、心功能异常、神经系统异常等，并发症的情况往往决定慢性肾脏病的预后。

五、治疗思路

慢性肾脏病的治疗原则是尽可能明确和治疗可纠正的病因，维持内环境稳定，保护残肾功能，防治并发症，对于已进入终末期肾脏病水平以透析维持生命，争取早期移植。

（一）积极控制病因

若存在泌尿系统畸形需及时纠正。对于狼疮性肾炎、过敏性紫癜性肾炎等原因导致的 CKD 可酌情应用激素及免疫抑制剂治疗。

（二）饮食、营养

限制蛋白摄入，但由于儿童需要蛋白质以供生长，需根据不同年龄及 CKD 分期而调整蛋白质摄入量。无水肿和高血压的患儿不严格限盐及水。

（三）水电解质紊乱

1. **代谢性酸中毒** 碳酸氢钠 1~2mmol/(kg·d)，分 2~3 次口服，以维持碳酸氢根浓度≥22mmol/L。当碳酸氢根浓度≤15mmol/L 时可给予碳酸氢钠 2~3mmol/kg 纠正。

2. **高钾血症** 限制（橘子、香蕉、干果、巧克力、蘑菇等）高钾食品的摄入，慎重使用影响钾代谢药物，不输注库存血。对于血钾>5.8mmol/L 时应给予治疗（见第一章第八节）。

（四）并发症治疗

1. **高血压** 慢性肾脏病常引发高血压，而高血压又可进一步加速肾功能恶化，因此积极控制血压有助于延缓 CKD 的进展。CKD 患儿的血压治疗目标需要控制在第 90 百分位以下或低于 120/80mmHg（两者取低值），动态血压监测平均血压低于第 50 百分位以获得最大益处。

（1）血管紧张素转化酶抑制剂（ACEI）：除了降低血压外还能降低尿蛋白以保护肾脏，抑制系膜细胞增生及纤维化。①卡托普利：0.5~1mg/(kg·d)，每 8 小时口服 1 次；②依那普利 0.08~0.6mg/(kg·d)，最大剂量 40mg/d，分 1~2 次口服；③雷米普利 0.05mg/(kg·d)，最大剂量 10mg/d，分 1~2 次口服；④赖诺普利：0.07~0.6mg/(kg·d)，最大剂量 40mg/d，1 次/d，口服。需要注意的是对于孤立肾、肾动脉狭窄及血肌酐>265μmol/L 者应慎用。且由于 ACEI 可致高血钾，用药时需监测血钾。咳嗽患儿慎用。

(2) 血管紧张素Ⅱ受体阻滞剂(ARB)：与 ACEI 有相同效果，缬沙坦 0.8~3mg/(kg·d)，1 次/d，口服。

(3) 钙通道阻滞剂：氨氯地平，0.05~0.17mg/(kg·d)，最大剂量 10mg/d，1 次/d，口服。

(4) 肾上腺素阻滞剂：①美托洛尔 1~2mg/(kg·d)，分 1~2 次口服；②普萘洛尔 0.5~4mg/(kg·d)，最大量 16mg/(kg·d)，分 3~4 次口服。

2. **贫血** 当血红蛋白低于 110g/L 时，推荐使用重组人促红细胞生成素(EPO)以维持血红蛋白在 110~120g/L。EPO 剂量目前无统一方案，一般 50~150IU/(kg·次)，每周 1~3 次。适当补充铁、叶酸、锌等造血原料。当血红蛋白低于 60g/L、伴发感染、出血时应输注新鲜血。

3. **肾性骨病**

(1) 饮食：限制磷摄入。

(2) 磷酸盐结合剂：可应用碳酸钙、葡萄糖酸钙、醋酸钙等，当血钙>2.55mmol/L 是可使用不含钙的磷酸盐拮抗剂司维拉姆。

(3) 活性维生素 D。

1) 维生素 D：血清 25-羟维生素 D<5ng/ml，维生素 D 8 000U/d；血清 25-羟维生素 D 5~15ng/ml，维生素 D 4 000U/d；血清 25-羟维生素 D 16~30ng/ml，维生素 D 2 000U/d；血清 25-羟维生素 D >30ng/ml，维生素 D 400~1 000U/d。大剂量应用维生素 D 时应监测血清 25-羟维生素 D 水平防止维生素 D 中毒。

2) 骨化三醇：当 CKD 患儿血清 25-羟维生素 D>30ng/ml，但甲状旁腺激素高于目标范围，血钙<2.37mmol/L 以及血磷低于年龄校正值高限时，可考虑使用骨化三醇。初始剂量：体重<10kg，0.05μg，隔天 1 次；10~20kg，0.1~0.15μg，1 次/d；>20kg，0.25μg，1 次/d。

3) 其他：病程中出现的感染、心功能不全等也应给予相应的治疗。近年来，生长激素开始使用，可提升 CKD 患儿身高，提高生活质量。

（五）透析和肾移植

当CKD进入4期后，应告知家属做好肾脏替代治疗的准备，包括透析和肾移植。当进入CKD5期，同时出现终末期肾病相关并发症时，应开始肾替代治疗。肾移植更优于透析，但由于肾源、经济等限制，等待期间可行透析治疗。一般来说，对于婴儿和小年龄患儿或心功能差的患儿腹膜透析是较好选择，因为腹膜透析技术不需要建立血管通路，对循环容量要求小。自动腹膜透析可仅夜间透析，对患儿生活工作影响小。对于较大儿童及合并腹腔疾病患儿可考虑血液透析，当准备行血液透析时，需建立血管通路，如动静脉瘘或永久型中心静脉导管。动静脉瘘在建立后需要等候数周到数月，待其成熟后方能使用。

（郑　悦　杜　悦）

第六节　血　　尿

一、疾病简介

血尿（hematuria）可分为肉眼血尿和镜下血尿。当取10ml新鲜清洁中段尿1 500r/min离心5分钟后沉渣镜检，尿红细胞≥3个/HP时考虑诊断血尿。当出血量>1ml/L尿液时可见肉眼血尿。

二、病因分析

儿童血尿的病因较为复杂，要结合病史，查体及辅助检查综合判断。

（一）肾小球疾病

1. **原发性肾小球疾病**　如急慢性肾小球肾炎、急进性肾小球肾炎、IgA肾病、膜增生性肾小球肾炎等。

2. **继发性肾小球疾病**　如系统性红斑狼疮、过敏性紫癜性肾炎、乙型肝炎相关性肾小球肾炎、溶血尿毒综合征、抗中性粒细胞胞质抗体（anti-neutrophil cytoplasmic antibodies，ANCA）相关性肾炎、肺出血-肾炎综合征、肝豆状核变性、淀粉样变性、冷球蛋白血症等。

3. **遗传性肾小球疾病** 如奥尔波特综合征、薄基底膜肾病。

4. **剧烈运动后一过性血尿**

（二）非肾小球疾病

下泌尿道及邻近脏器感染；泌尿系结石及特发性高钙尿症；左肾静脉压迫综合征；先天性肾及血管畸形如多囊肾、膀胱憩室、动静脉瘘、血管瘤；肿瘤、外伤及异物；药物性血尿如环磷酰胺、磺胺药、氨基糖甙类抗生素、头孢拉定；结核、原虫及螺旋体感染；全身凝血障碍如严重肝病、血友病；血小板减少、弥散性血管内凝血、维生素 K 及维生素 C 缺乏；肾血管栓塞及血栓形成。

三、辅助检查

（一）尿液检查

1. **尿常规** 尿红细胞≥3 个/HP 即可诊断血尿。

2. **尿三杯试验** 初步判断血尿来源。在患儿持续排尿过程中，用 3 只玻璃杯分别收集初段、中段、终段尿液各 10ml，然后进行尿常规检查。初段血尿见于尿道疾病；终末血尿见于膀胱颈、三角区、后尿道及前列腺疾病；全程血尿则提示肾脏、输尿管及膀胱疾病。

3. **尿红细胞形态** 由于尿红细胞在经过肾小球基底膜时受到挤压以及在肾小管中受到管腔内渗透压、pH 值及其他代谢产物的作用，在形态上可发生多种变化，形成异形红细胞。应用相差显微镜进行尿红细胞形态检查是判断肾小球源性血尿和非肾小球源性血尿的重要方法。

4. **24 小时蛋白定量** 明确是否合并蛋白尿及蛋白尿程度。

5. **尿细菌培养** 对疑似泌尿系感染者应做。

（二）血液检查

1. **血常规** 血红蛋白、血小板、网织红细胞。

2. **凝血检查** 凝血时间、凝血酶原时间、纤维蛋白原、抗凝血酶Ⅲ等。

3. **生化检查** 肝功能、肾功能、乳酸脱氢酶、血脂等。

4. **免疫检查** 免疫球蛋白、补体、抗核抗体、ANCA 抗体等。

5. **病原检查** ASO、乙肝病毒、支原体、衣原体、EB 病毒、结核、抗流行性出血热病毒抗体、血培养等。

（三）影像学检查

1. **超声** 能发现结石、钙化、囊肿、肿瘤等病灶，对于肾结核、肾肿瘤、左肾静脉受压，肾血栓形成等病变能提供重要参考信息，肾脏大小对于急慢性肾炎的鉴别有一定价值，双肾明显缩小提示慢性病变。超声检查无辐射，价格便宜，是血尿患儿鉴别诊断重要的检查方法。<3mm 结石 B 超诊断价值不如 CT。

2. **静脉肾盂造影** 该检查主要用于了解肾盂、肾盏、输尿管的形态、结构，对于泌尿系统结核、肿瘤、先天畸形、结石等能提供重要信息。但有放射线的副作用，若患儿肾功能异常则不宜作静脉肾盂造影检查。

3. **肾脏 CT** CT 平扫及增强 CT，主要用于肾脏占位性病变的诊断和鉴别诊断。CT 血管模拟三维成像能清晰地显示肾脏的动脉象和静脉象，其成像的效果远远优于传统的数字减影血管造影，对于肾动脉狭窄、左肾静脉压迫综合征、肾内动静脉瘘等肾血管疾病能提供确诊依据。

4. **肾脏磁共振** 肾脏磁共振平扫及其增强检查主要用于肾脏占位性病变的诊断和鉴别诊断，对肿块性质的鉴别能力，并不优于 CT，价格昂贵但无辐射。

（四）肾小球滤过率检查

评估肾功能情况。

（五）肾活检病理

能了解肾组织病变性质和病变程度，是间质性肾炎和某些肾小球疾病如 IgA 肾病、薄基底膜肾小球病、膜增生性肾小球肾炎、新月体性肾小球肾炎的唯一确诊依据，是肾内科领域最重要的有创性辅助检查。但该检查为有创性，不能滥用，对于以血尿为主要临床表现的患儿而言，肾活检主要适用于肾小球性血尿。

（六）基因检测

对于有遗传倾向者可行基因检测。

四、诊断思路

1. **血尿的诊断**　首先要明确是否为真性血尿，肉眼观红色尿不一定是血尿，如某些食物（辣椒、甜菜）、药物（利福平和苯妥英钠等）、血红蛋白、肌红蛋白、卟啉病及新生儿期的尿酸盐等，均可使尿液呈淡红色或红色，而易误诊为“血尿”，但尿沉渣镜检时无红细胞即可鉴别。此外子宫阴道出血、痔疮、直肠息肉出血等引起的尿中混血，应详细询问和相应体检加以排除。需要特别提出的：尿隐血阳性不一定是血尿，隐血实验的原理是氧化反应，血红蛋白、肌红蛋白及食物中的某些天然氧化酶均可使隐血呈阳性反应，不能据此判断为血尿。

血尿的诊断标准如下。

(1) 新鲜清洁中段晨尿 10ml，1 500r/min 离心 5min 取沉渣镜检，红细胞≥3 个/HP。

(2) 新鲜清洁中段尿直接镜检，红细胞≥1 个/HP。

(3) 尿沉渣红细胞计数>0.8 万/ml。

(4) 尿阿迪氏计数红细胞>50 万/12h。

2. **血尿的定位诊断**　确定真性血尿后，需区分肾小球源性血尿和非肾小球源性血尿。常用的方法如下。

(1) 肉眼观察：尿中有血凝块者几乎均为非肾小球性血尿，凝血为索条状提示出血在肾盂、肾盏、输尿管；凝血呈较大块状提示血尿可能来自膀胱，尿道口滴血提示血尿可能来自尿道。

(2) 尿三杯试验：在患儿持续排尿过程中，用 3 只玻璃杯分别收集初段、中段、终段尿液各 10ml，然后进行尿常规检查。初段血尿见于尿道疾病；终末血尿见于膀胱颈、三角区、后尿道及前列腺疾病；全程血尿则提示肾脏、输尿管及膀胱疾病。

(3) 尿蛋白检查：肉眼血尿时　尿蛋白>1g/24h，或定性>(++)；镜下血尿时>0.5g/24h 提示肾小球疾病。但应注意，在重度血尿时，低渗尿会使尿中红细胞溶解，血红蛋白逸出于尿中，易被误诊为尿蛋白，此时可作尿蛋白电泳加以区别。若 β 球蛋白升高提示尿蛋白来自红细胞，再根据血红蛋白水平、网织红细胞数目、库姆斯实验、溶血象检查确定是血管内溶血还是血管外溶血。

(4) 管型检查：尿中出现管型，特别是红细胞管型，是肾小球血尿的特征。

(5) 尿红细胞形态检查：尿中畸形红细胞占多少比例才能确定为肾小球性血尿尚有争论，一般认为，当尿中畸形红细胞≥70%时考虑肾小球源性血尿，畸形率小于30%时，考虑非肾小球源性血尿，若畸形率在40%~60%，为混合性血尿，此时需综合判断。需要注意的是，应用利尿剂后或肉眼血尿特别明显时，肾小球性血尿红细胞形态可为正常形态；相反某些肾结石、膀胱输尿管反流、泌尿系感染尿红细胞可表现为畸形，而IgA肾病可同时出现畸形与非畸形两种形态。

(6) 尿中红细胞平均体积测定：采用血细胞分析仪测定尿红细胞平均容积<72fl，且分布曲线呈小细胞性分布，提示肾小球性血尿，其敏感性为94.34%，特异性为92.31%。

(7) 免疫组织化学染色：70%以上的尿中红细胞表面尿调节素阳性，提示肾小球性血尿。

3. 病因诊断

(1) 详细的病史采集有时能快速获得诊断的线索，如有前驱链球菌感染史要注意链球菌感染后肾炎；有结核接触史要注意肾结核；有老鼠接触史注意流行性出血热；有疫水接触史要注意钩端螺旋体病；有血尿家族史要注意薄基底膜肾小球病；有肾衰家族史要注意奥尔波特综合征；有多囊肾家族史要注意多囊肾；有血友病家族史要注意血友病；有特殊用药史要注意药物性血尿。

(2) 全面而又有重点的查体也常常能发现病因，如双下肢出血点可能为过敏性紫癜；蝶形红斑可能为狼疮性肾炎；发热腹痛伴尿中少量红、白细胞，除了泌尿系感染还可能是阑尾炎；腹部异常包块可能为肾脏肿瘤及多囊肾；发热、咯血、血尿可能为肺出血-肾炎综合征或ANCA相关性肾炎；耳聋及近视可能为奥尔波特综合征；先天性白内障及智力低下可能为眼脑肾综合征。

(3) 血尿的病因诊断最终往往需要辅助检查来证实或排

除,辅助检查包括化验,影像学检查和肾活检病理诊断。化验检查中比较重要的是免疫学检查,包括 ASO,补体 C3、C4,抗核抗体系列,ANCA 抗体,分别是链球菌感染后肾炎、狼疮性肾炎、ANCA 相关性肾炎的重要诊断依据。低补体血症有较强的指向性,往往见于急性链球菌感染后肾小球肾炎、狼疮性肾炎、膜增生性肾小球肾炎、部分的肝炎病毒相关性肾炎、部分的 ANCA 相关性肾炎、部分的溶血性尿毒综合征。

五、治疗思路

1. 血尿的治疗主要是针对不同病因,对症治疗。

2. 对于单纯镜下血尿患儿应每月监测尿常规,3~6 个月监测肾功能。

（郑　悦　杜　悦）

第七节　尿路感染

一、疾病简介

尿路感染(urinary tract infection,UTI)是细菌直接侵入尿路,在尿液中生长繁殖,并侵犯尿路黏膜或组织而引起损伤。根据病原体侵袭的部位不同,一般分为肾盂肾炎、膀胱炎、尿道炎,肾盂肾炎又称上尿路感染,膀胱炎和尿道炎合称下尿路感染。由于小儿时期感染局限在尿路某一部位者较少,且临床上又难以准确定位,故常不加以区别统称为尿路感染。无论在成人或儿童,女性尿路感染的发病率普遍高于男性,但在新生儿或婴儿早期,男性的发病率却高于女性。

UTI 的发病机制是错综复杂的,其发生包括病原体毒力、泌尿道防御功能的缺陷和解剖结构异常等。本病多由来自肠道的 G^- 杆菌感染所致,其中尤以大肠埃希菌最为常见。但不同条件下的致病菌也有所不同:新生儿以 A、B 组溶血链球菌感染常见,有解剖缺陷、外科操作及长期应用抗生素的儿童易引起克雷伯菌、铜绿假单胞菌、金黄色葡萄球菌、真菌等感染。感染途径以上行感染最为常见，血行感染则多见于新生儿及小婴儿。此外，淋巴通路、邻近器官或组织直接蔓延及尿路器械检查亦可引起此病。

二、疾病特点

（一）临床表现

1. **急性尿路感染** 多指病程在6个月以内者。

⑴ 新生儿期：多以全身症状为主，如发热、吃奶差、苍白、呕吐、腹泻、腹胀等非特异表现。还可有生长发育停滞、体重增长缓慢，甚至惊厥、嗜睡等。黄疸可能是新生儿UTI的早期表现。

⑵ 婴幼儿期：仍以全身症状为主，如发热、反复腹泻等。尿频、尿急、尿痛等尿路症状及耻骨上、腹部或腰部疼痛表现随年龄增长（一般2岁以后）逐渐明显。

⑶ 儿童期：症状相对明显。尿频、尿急、尿痛、腹或腰痛。可有发热、尿臭或夜间遗尿。部分患儿可有血尿，但蛋白尿和水肿多不明显，一般不影响肾功能。

2. **慢性尿路感染** 指病程在6个月以上。

反复发作者常有间歇性发热、消瘦、生长迟缓甚至肾功能衰竭表现，如进行性贫血、夜尿增多等。患儿多合并尿反流或先天性尿路结构异常。

（二）实验室检查

1. **尿常规** 新鲜中段离心尿白细胞>10个/HP，未离心尿>5个/HP，可有管形及微量蛋白。部分患儿尿中可有不同程度红细胞。

2. **尿细菌培养** 清洁中段尿培养菌落数≥10^5/ml可确诊，10^4~10^5/ml女性可疑，男性有诊断意义。但球菌≥10^3/ml即可诊断。耻骨上膀胱穿刺获取的尿培养，只要发现有细菌生长，即有诊断意义。

3. **尿细菌涂片** 一滴新鲜混匀尿涂片，革兰氏染色，每油镜视野细菌≥1个，有诊断意义。

（三）影像学检查

反复感染或迁延不愈者应进行影像学检查，以观察有无泌尿系畸形和膀胱输尿管反流(VUR)。首选B型超声检查,其余检查可根据病情选择,如:静脉肾盂造影加体层摄影(检查肾瘢痕形成)、排泄性尿路造影(检查VUR)、放射性核素肾血管造影和CT扫描等。

三、诊断思路

1. 对于婴幼儿,由于尿路刺激症状不明显,而以全身表现较为突出,易致漏诊。排尿时哭闹、顽固性尿布疹、尿味难闻、腹痛、血尿等应想到本病,且对所有不明原因发热的婴幼儿都要及时进行尿液检查,争取在用抗生素治疗前进行尿培养,菌落计数和药敏试验。

2. 儿童的泌尿系感染可能与泌尿系统畸形,特别是VUR密切相关。如频繁复发,可致肾瘢痕形成,成年后可发生高血压和终末肾衰竭。因此如能早期矫治可减少肾损害。

3. 儿童如反复发作UTI,除需明确是否存在泌尿系畸形外,还应注意有无原发病如糖尿病或免疫缺陷情况。

4. 如出现尿路刺激症状伴有血尿、脓尿的年长儿,应注意询问有无结核接触史及结核感染症状。肾结核患儿尿液中可查到结核分枝杆菌,结核菌素试验强阳性,静脉肾盂造影可见肾盂肾盏出现破坏性改变。

5. 急性肾小球肾炎患儿早期也可有轻微的尿路刺激症状,尿常规检查中红细胞增多明显,也有白细胞明显增多,但多有蛋白尿和管形。临床上多伴有水肿和高血压,尿细菌培养阴性有助于鉴别。

四、治疗思路

治疗原则:积极控制感染,防止复发,去除诱因,纠正先天或后天尿路结构和功能异常,尽可能减少肾脏损害。

(一)一般治疗

1. **急性感染时** 应注意休息,多饮水,勤排尿,女孩应注意外阴部清洁。

2. **对症治疗** 对高热、头痛、腰痛的患儿应给予解热镇痛剂缓解症状。对尿路刺激症状明显者，可用碳酸氢钠碱化尿液。

（二）抗菌药物治疗

1. 抗生素选用原则

（1）根据感染部位：上尿路感染应选择血浓度高的药物，下尿路感染选择尿浓度高的药物如呋喃类。

（2）初始根据本地区抗生素耐药情况选择，经验性用药，待尿培养及药敏结果回报后调整用药。

（3）选择对肾损害小的药物。

（4）根据疗效调整：如治疗 2~3 天仍不见好转或菌尿持续存在，可能细菌对所用药物耐药，应及早调整，必要时可两种药物联合应用。

2. 常用药物

（1）单纯 UTI 的初治首选复方磺胺甲噁唑（sulfamethoxazole Co，SMZ Co），按 SMZ Co 50mg/（kg·d），甲氧苄啶 10mg（kg·d）计算，分 2 次口服，连用 7~14 天，待尿细菌培养结果出来后根据药敏结果选用抗菌药物。

（2）上尿路感染者在尿细菌培养后即给予两种抗生素，一般选用 SMZ Co 或呋喃妥因加抗生素，或两种抗生素。呋喃妥因剂量 5~7mg/（kg·d），分 4 次口服。静脉常用的抗生素有氨苄西林 75~100mg/（kg·d），分 4 次静脉滴注；或头孢噻肟钠每 8 小时 50mg/（kg·次）；也可用头孢曲松钠，20~80mg/（kg·d），分 2 次静脉滴注。

3. 尿培养 开始用药后应连续 3 天做尿细菌培养。若 24 小时后尿培养转阴，表示所用药物有效，否则应按尿培养药敏试验结果调整用药。停药 1 周后再做尿培养 1 次。

4. 复发性泌尿系感染 在做尿细菌培养后予以抗生素治疗 1 个疗程，急性症状控制后可用复方磺胺甲噁唑、呋喃妥因、头孢菌素等中的一种小剂量（1/3~1/4）每晚睡前顿服，连服 4~6 个月。

（朱万红 杜 悦）

第八节 儿童夜间遗尿症

一、疾病简介

夜间遗尿症(nocturnal enuresis,NE)俗称尿床,指年龄≥5岁儿童平均每周至少2个夜晚不自主排尿,并持续3个月以上。根据是否伴有下尿路症状(lower urinary tract symptom,LUTS)将遗尿症分为单症状性遗尿症(mono-symptomatic nocturnal enuresis,MNE)和非单症状性遗尿症(non-monosymptomatic nocturnal enuresis,NMNE)。常见于学龄儿童,男女比例为(1.5~2)∶1。

儿童夜间遗尿症发病机制十分复杂,包括遗传、生理和心理因素等。

1. **遗传** 如父母一方幼时遗尿,孩子遗尿风险为43%;如父母双方均有遗尿,则孩子遗尿风险高达77%。大多数遗尿症与常染色体显性遗传有关,只有1/3的病例散发,现已发现第12号、第13号和第22号染色体上的某些位点与遗尿症的遗传性有关。

2. **生理因素** 中枢睡眠觉醒功能与膀胱联系的障碍是单症状性夜遗尿的基础病因,而夜间抗利尿激素分泌不足导致的夜间尿量增多和膀胱功能性容量减小是促发夜遗尿的重要病因。此外,阻塞性睡眠呼吸暂停综合征、肥胖也与遗尿症发病率高相关。

3. **心理因素** 心理社会压力源可能是促成因素。情绪因素包括突然受惊、过度疲劳、骤然换新环境、失去父母照顾及不正确的教养习惯等。小儿对生活环境的改变适应不良时,亦能暂时抑制已经获得的随意排尿功能而遗尿。

儿童夜间遗尿症虽不会对患儿造成急性伤害,但长期夜间遗尿常给患儿家庭带来较大的疾病负担和心理压力,对其生活质量身心成长造成严重不利影响。

二、疾病特点

1. **临床表现** 小儿遗尿大都在半夜一定的时间,有时一夜遗尿数次，亦可持续数月，有时消失后再出现，还有持续数年到性成熟前自然消失的。临床上没有排尿困难或剩余尿，尿常规检查亦正常。

2. **体格检查**　排除解剖学或神经源性等原因。包括一般检查(血压、体重及身高)、外生殖器检查(有无尿道下裂、包茎)、腰骶椎检查(有无皮肤凹陷、多毛、骶骨发育不良)、简单的神经系统检查(包括肌力、肌张力等)。腹部触诊有助于发现直肠团块和巨大膀胱。

3. **辅助检查**

(1) 实验室检查：外周血常规、血生化及尿常规检查基本正常。23:00~04:00 期间测定的抗利尿激素如明显降低则更加支持夜遗尿诊断。

(2) 影像学检查

1) 超声：泌尿系超声检查可以发现潜在的泌尿系结构异常。便秘患儿的直肠扩张可能压迫膀胱并降低膀胱容量，增加夜间遗尿的风险，可行超声检查直肠直径。膀胱壁厚度>2.5mm(膀胱功能障碍)或直肠直径>25mm(粪便滞留和便秘)，提示 NMNE。

2) 尿动力学检查：对疑似夜间遗尿合并 LUTS 的患儿，可常规测量残余尿量和尿流量。残余尿>20ml(膀胱排空不全)可能提示 NMNE。

(3) 其他检查：其他可能引起遗尿的潜在诱因的检查，如脑电图可排除癫痫，睡眠呼吸暂停综合征可通过睡眠呼吸监测诊断，对于椎管内异常患儿常伴有 LUTS 和/或下肢症状，建议完善磁共振成像检查。

4. **排尿日记**　排尿日记是评估膀胱容量、日间尿失禁以及尿床的频率和严重程度的主要依据，同时也是单症状行夜间遗尿症具体治疗策略选择的基础。排尿日记应在做到睡前 2 小时限水、睡前排空膀胱之后进行评价，需详细记录至少 3~4 个日间(儿童上学期间可于周末记录)和连续 7 个夜晚儿童饮水、遗尿、尿量等情况。大多数 MNE 患儿夜间尿床可归因于最大排尿量少[小于年龄预期膀胱容量的 65%，预期膀胱容量=(年龄+1)×30ml]、夜间多尿(夜间尿量>130% 预期膀胱容量)以及觉醒障碍。如果排尿日记显示存在日间 LUTS，说明患儿合并膀胱功能障碍，表明遗尿类型为 NMNE，应首先选择治疗合并症。

三、诊断思路

1. 详细的病史采集是诊断遗尿症的关键步骤，包括以下几个方面。

(1) 日常饮水习惯(饮水次数、饮水量、时间点等)。

(2) 排尿排便习惯(鉴别有无尿频、多尿、便秘等)。

(3) 遗尿特点(包括有无 LUTS，膀胱功能障碍等)。

(4) 合并症(如注意力缺陷多动障碍、睡眠障碍等)。

(5) 社交情况。

2. 对于尿常规，应着重注意尿糖、白细胞尿、血尿和蛋白尿、尿比重情况，以排除糖尿病、肾脏疾病、尿崩症、泌尿系感染等引起的遗尿。遗尿症患儿尿常规检查应无明显异常。

3. 泌尿系超声检查可以发现潜在的泌尿系结构异常，包括肾积水、输尿管积水、输尿管口囊肿、膀胱增大等，或可见膀胱容量小，如高度怀疑小膀胱，需要做尿流动力学检测。

四、治疗思路

遗尿症的治疗方法主要包括基础疗法、报警器疗法、药物疗法。临床上，应结合患儿年龄、病史特点、排尿日记及相关检查等选择治疗方案。

(一) 基础疗法

单症状性遗尿应将教育和鼓励疗法以及对儿童的行为建议作为一线治疗。规律作息，鼓励白天正常饮水，避免食用含茶碱、咖啡因的食物或饮料。晚餐宜早，少盐少油，饭后不宜剧烈活动或过度兴奋。尽早睡眠、固定按时睡眠，睡前 2 小时禁止饮水以及进食水分较多的食品。父母可为干燥的夜晚制定奖励计划。同时鼓励患儿避免憋尿，养成日间规律排尿(4~7 次/d)以及睡前排尿，睡后 2~4 小时醒来，同时确保父母不会惩罚孩子夜间遗尿。此外，如果便秘和粪便嵌塞是问题，应鼓励儿童每天排便，并教导盆底肌肉放松，以改善肠道排空。

（二）报警器疗法

如果上述方法失效，建议行尿报警治疗。遗尿报警器是将尿湿感应器放在床单或内裤上，患儿夜间睡眠时少许尿湿后即可触发特殊音频即振动报警。大约经过一段时间的反复训练后，逐渐形成条件反射，患儿可由被报警器唤醒过渡到最后停用报警器而被膀胱充盈的刺激唤醒而自行排尿。持续治疗2~3个月或至患儿连续14个夜晚无尿床。

（三）药物治疗

1. **醋酸去氨加压素**（desmopressin acetate injection，DDAVP）是一种抗利尿激素合成的类似物，作用于肾脏远端小管并可增加水在集合管的重吸收，从而减少夜间尿量生成。去氨加压素推荐剂量为0.2mg/d，建议从小剂量起开始使用，并根据患儿情况及疗效调整剂量，最大剂量0.6mg/d。去氨加压素仅在给药的夜间有效，须每晚给药，疗程一般为3个月，患儿达到完全应答（尿床夜数减少≥90%）。不良反应很少见，包括头痛、恶心、腹痛和鼻出血。若服药过程摄入大量液体会引起水中毒，伴有低钠血症和惊厥，故去氨加压素疗法要与液体限制相结合。

2. **抗胆碱药物** 抗胆碱药物可以有效抑制膀胱逼尿肌过度活动症状，治疗白天尿频、尿急以及夜间遗尿症的儿童。但只有标准治疗失败时才能对单一症状原发性夜间遗尿症患儿使用抗胆碱能药物，临床常用奥昔布宁，起始推荐剂量2~5mg，年龄较大者可增至10mg，睡前服用。其不良反应主要与药物的抗胆碱能作用有关，包括面色潮红、视力模糊、便秘、肌肉震颤、流涎减少等。

3. **三环类抗抑郁药物** 治疗儿童夜遗尿常用的三环类抗抑郁药物为丙咪嗪，因其抗胆碱作用可增加功能性膀胱容量、减少膀胱无抑制性收缩，故对尿流动力学紊乱的夜间遗尿可能有效。丙咪嗪推荐剂量1.5~2mg/kg，睡前2小时服用，最大剂量2.5mg/kg，总量不超过75mg。但此类药物具有心脏毒性等副作用，现临床不推荐常规使用。

4. **中医药疗法** 中医认为夜间遗尿症属肾虚，治则补之，多以温补固肾醒脑为主。对肾气不足、下元虚寒者宜温肾固涩；对脾肺气虚者则益气固涩；肝经湿热者用泻火清热法。

（四）其他治疗

1. **膀胱功能训练**　膀胱功能训练有利于加强排尿控制和增大膀胱容量。可督促患儿白天尽量多饮水，并通过转移注意力的方法尽量延长2次排尿间隔时间，使膀胱扩张。

2. **心理治疗**　遗尿症患儿或多或少自我评价低、同伴交往差、有较多的焦虑和抑郁等不愉快情绪等，除了上述治疗外，建议同时接受心理专科治疗。

（朱万红　杜　悦）

第九节　溶血性尿毒综合征

一、疾病简介

溶血性尿毒综合征（hemolytic-uremic syndrome，HUS）属于血栓性微血管病的一种，是以微血管病性溶血性贫血、血栓性血小板减少及急性肾功能不全为特征的综合征。目前的已知病因有感染（大肠埃希菌、肺炎链球菌等）、代谢障碍（维生素 B_{12} 代谢障碍）、补体缺陷（先天性和获得性）、药物、肿瘤、妊娠、移植、风湿免疫性疾病、二酰甘油激酶（ethylene diamine tetraacetic acid，DGKE）异常等。大肠埃希菌感染是国外HUS最常见的病因。

二、疾病特点

（一）临床表现

1. **溶血性贫血**　突然发作的苍白、无力、血红蛋白尿、黄疸，血红蛋白可在数小时内下降到30~50g/L。

2. **出血**　皮肤黏膜出血、呕血、便血，皮肤出血点及瘀斑少见。

3. **急性肾功能不全**　急性肾衰与溶血同时发生，发展迅速。少尿期平均2周左右，半数患儿无尿期超过4天，氮质血症、代谢性酸中毒、高钾血症、循环充血、心力衰竭、肺水肿等。

4. **神经系统症状**　嗜睡、抽搐、昏迷等。神经系统症状可能与血管栓塞、高血压、循环充血、肾衰、贫血等多种因素有关。

5. **心血管系统**　心脏扩大、心动过速、心律不齐、水肿、肝大、肺水肿等。

6. **慢性期**　主要是肾脏损害，轻型在数周或数月内肾功能有显著好转，重型则发展为慢性肾功能不全。

（二）辅助检查

1. **血液系统**　血红蛋白下降，中重度贫血；RBC 形态可见机械性溶血表现：异常可见三角形、菱形、靶型、芒刺及碎片，网织红细胞增高至 2.6%~20%；血小板减少可低至 10×10^9/L，持续 1~2 周后逐渐升高。

2. **尿常规**　肉眼血尿或镜下血尿、蛋白尿，可见白细胞及管型。

3. **生化改变**　间接胆红素升高、血乳酸脱氢酶（lactate dehydrogenase，LDH）及其同工酶（丙酮酸脱氢酶）均升高，因两者均来自红细胞，故是诊断 HUS 溶血的支持指标。血肌酐、尿素氮增高，少尿期血钾增高及代谢性酸中毒。

4. **凝血及纤溶检查**　凝血酶原时间、活化部分凝血活酶时间一般正常，D-二聚体明显升高，血、尿纤维蛋白降解产物（fibrin degradation product，FDP）增高。

5. **库姆斯试验**　多阴性，肺炎链球菌引起的 HUS 库姆斯试验可以阳性。

6. **病因学检查**　粪便细菌培养和分离大肠杆菌 O157：H7（E.O157：H7）、同型半胱氨酸水平、遗传代谢病筛查、补体水平、H 因子抗体、基因检查、自身抗体等。

三、诊断思路

1. 突然出现溶血性贫血、血小板减少、急性肾功能不全三联症时，要考虑 HUS 的可能。

2. 诊断 HUS 需要与其他疾病相鉴别。

（1）血栓性血小板减少性紫癜（thrombotic thrombocytopenic purpura，TTP）：TTP 也属于血栓性微血管病，临床表现上与 HUS 的表现相似，除三联症外，还可有发热、神经系统症状。

(2) 系统性红斑狼疮：SLE 可以有血小板减少、贫血、肾损害、尿异常、低补体表现，但 SLE 是抗核抗体驱动的自身免疫性疾病，行抗核抗体检查可资鉴别。另 SLE 补体 C3、补体 C4 均下降，为经典途径的激活所致。SLE 可继发 TTP，TTP 可能是 SLE 的早期表现。

(3) 伊文思综合征：可有溶血性贫血及免疫性血小板减少症，肾功能一般良好。

(4) 流行性出血热：可以有血小板减少、低补体及肾损害，但无溶血性贫血。病史及病原学检查可鉴别。

3. 诊断 HUS 后应进一步明确病因。如大肠埃希菌感染可以有出血性肠炎的表现，部分便培养可培养出 E.O157：H7；甲基丙二酸血症可以有神经系统及血液系统（大细胞性贫血或三系减低）的表现，血尿遗传代谢可筛查，基因可证实；肺炎链球菌感染所致可以有肺脓肿及脑膜炎的表现，部分可培养出肺炎链球菌；药物或移植诱发可有相应病史；风湿免疫性疾病应有相关表现及相应抗体；补体旁路缺陷往往有明显的补体水平降低，但需注意补体旁路缺陷可能有消化道症状，故不能仅凭有无腹泻判断病因，有呕吐等消化道症状也可能是血肌酐突然升高所致。

四、治疗思路

1. **一般治疗**　包括纠正水电解质紊乱、补充营养、利尿降压、输血纠正贫血等治疗，同时根据病因给予不同的侧重治疗。由于肾衰、高血压及高血容量同时存在，一般主张尽可能少输血，如血红蛋白<60g/L 或血细胞比容<15%，可输洗涤红细胞 2.5~5ml/(kg·次)，于 2~4 小时内缓慢输入。无洗涤红细胞时也可以输新鲜红细胞悬液。由于血小板减少为聚集消耗所致，输注血小板会加重微血栓形成，故一般情况下不建议血小板输注。

2. **透析治疗**　及时的透析治疗是降低急性期死亡率的关键。在进行性少尿、无尿，尿素氮迅速升高，血钾顽固升高，伴有严重水肿、心力衰竭和顽固性高血压时，应联合血液透析或腹膜透析治疗。

3. **抗凝剂和血小板解聚药**　双嘧达莫、肝素、尿激酶、阿司匹林等,应用时注意出血倾向。

4. **血浆疗法** 血浆疗法包括血浆输注及血浆置换治疗,不同病因所致溶血尿毒综合征对血浆治疗的疗效反应不一。补体旁路缺陷所致的溶血尿毒综合征是血浆疗法的一类适应证。大肠埃希菌感染所致的溶血性尿毒综合征血浆疗法并无额外获益,仅在重症病例试用。肺炎链球菌感染所致的 HUS 一般禁忌输注血浆,但若用 TF 抗体阴性血浆置换疗效良好。甲基丙二酸血症所致的 HUS 血浆疗法仅作为急性期抢救生命的手段,其治疗应以病因治疗为主。

(1) 血浆置换(plasma exchange,PE):血浆置换治疗主要是去除血浆中相关抗体和炎症因子,补充补体调节蛋白。一旦诊断补体缺陷相关的 HUS,应尽早在 24 小时内进行 PE。每次 PE 置换液剂量为 1.5 倍血浆容量,即 60~75ml/kg。建议每天置换 1 次,连续 5 天;之后 5 次/周,连续 2 周;继之,3 次/周,连续 2 周;达到血清学缓解后再考虑停止 PE 治疗。补体缺陷的 HUS 尽早行血浆置换治疗。

(2) 输注血浆:输注新鲜冰冻血浆主要是补充补体调节蛋白及前列环素(prostaglandin I_2,PGI_2)。需要注意的是短期内输注大量血浆会加重容量负荷,导致肺水肿甚至呼吸衰竭,建议每次按 10ml/kg 输注,单次婴儿<100ml,幼儿<200ml,年长儿<10~20ml/(kg·次),直到血小板数升至正常或>150×10^9/L,溶血停止。

5. **单克隆抗体** 依库珠单抗(eculizumab)是针对补体 C5 的单克隆抗体,作用于补体活化的终端,可阻断补体 C5 的裂解,从而阻断攻膜复合物(membrane attack complex,MAC)的形成,有效地改善补体调控异常。对遗传性和获得性补体缺陷相关的 HUS 患儿均有效,特别适用于 PE 无效或 PE 依赖的预后较差的患儿。

6. **其他** 输注 PGI_2 改善微循环;ACEI 类药物降蛋白;对 H 因子抗体阳性的 HUS 患儿,应用糖皮质激素和免疫抑制剂配合血浆置换治疗,会有更稳定的疗效;其他病因所致的 HUS 激素的应用尚有争议。

(郑 悦 杜 悦)

第七章　血液系统疾病

第一节　缺铁性贫血

一、疾病简介

当机体对铁的需求与供给失衡，导致体内贮存铁耗尽(iron deficiency，ID)，继而红细胞内铁缺乏(iron deficiency in erythrocytes，IDE)，最终引起缺铁性贫血(iron deficiency anemia，IDA)。IDA是铁缺乏症(包括ID，IDE和IDA)的最终阶段，表现为缺铁引起的小细胞低色素性贫血及其他异常。IDA是最常见的贫血。其发病率在发展中国家、经济不发达地区及婴幼儿、育龄妇女明显增高。铁缺乏症发生主要和下列因素相关：婴幼儿辅食添加不足、青少年偏食、妇女月经量过多、多次妊娠/哺乳及某些病理因素(如胃大部切除术后、慢性失血、慢性腹泻、萎缩性胃炎和钩虫感染等)等。

二、疾病特点

(一) 临床表现

1. 任何年龄可发病，6个月~2岁最多见。发展缓慢，临床表现随病情轻重而异。

2. 一般表现皮肤黏膜苍白(唇、口腔黏膜、甲床明显)；易疲乏，不爱活动；年长儿诉头晕、眼前发黑、耳鸣等。

3. 食欲减退，异食癖；呕吐，腹泻；口腔炎，舌炎或舌乳头萎缩，严重者萎缩性胃炎或吸收不良综合征。烦躁不安或萎靡不振、精神不集中、记忆力减退、智力多低于同龄儿，易感染。

(二) 体格检查

皮肤黏膜甲床苍白，肝、脾、淋巴结轻度肿大。婴幼儿可出现呼吸暂停现象。明显贫血时心率增快，严重者心脏扩大甚至发生心力衰竭、反甲。

（三）辅助检查

1. **外周血象** 血红蛋白降低，符合 WHO 儿童贫血诊断标准，即 6 个月~6 岁<110g/L；6~14 岁<120g/L。由于海拔高度对血红蛋白（hemoglobin，Hb）值的影响，海拔每升高 1 000 米，Hb 上升约 4%。血红蛋白减低比红细胞数减少明显，呈小细胞低色素性贫血。成熟红细胞大小不等以小细胞为主，中心淡染区扩大。平均红细胞体积（mean corpuscular volume，MCV）<80fl，平均红细胞血红蛋白含量（mean corpuscular hemoglobin，MCH）<27pg，平均红细胞血红蛋白浓度（mean corpuscular hemoglobin concentration，MCHC）<310g/L。白细胞、血小板无改变。

2. **铁代谢检查指标** ①铁蛋白降低（<15μg/L），建议最好同时检测血清 CRP，尽可能排除感染和炎症对血清铁蛋白水平的影响；②血清铁<10.7μmol/L（60μg/dl）；③总铁结合力>62.7μmol/L（350μg/dl）；④转铁蛋白饱和度<15%。

3. **骨髓穿刺涂片和铁染色** 骨髓可染色铁显著减少甚至消失、骨髓细胞外铁明显减少（0~±）（正常值：+~+++）、铁粒幼细胞比例<15% 仍被认为是诊断 IDA 的“金标准”；但由于为侵入性检查，一般情况下不需要进行该项检查。对于论断困难，或诊断后铁剂治疗效果不理想的患儿，有条件的单位可以考虑进行，以明确或排除论断。

三、诊断思路

1. 具备贫血症状、外周血红细胞呈小细胞低色素性贫血，排除其他疾病即可诊断。

2. 需与其他贫血相鉴别。

（1）慢性病贫血（anemia of chronic disease，ACD）：是指在慢性感染、慢性炎症或恶性肿瘤情况下发生的一组贫血的总称，为临床上最常见贫血类型，发生率可能仅次于 IDA。临床上结核病、慢性骨髓炎、肺脓肿、脓胸、风湿热、幼年型特发性关节炎、炎性肠病等疾病情况下往往发生 ACD。这些疾病往往存在急性或慢性免疫活化，白介素-6（interleukin-6，IL-6）等细胞因子诱导肝细胞铁调节激素（hepcidin）表达，进而抑制单核巨噬细胞系统铁释放，影响骨髓红系前体细胞增殖对铁的需求（“铁限制性红系造血”），已公认为ACD关键发病机制。此外，促红细胞生成素（erythropoietin，EPO）产生不足、幼红细胞对EPO反应性降低，以及炎性细胞因子对骨髓红系前体细胞增殖的抑制作用，也参与ACD发病。ACD一般为轻、中度贫血，Hb多为80~110g/L。早期阶段红细胞呈正细胞正色素改变，随着病程进展部分病例呈典型小细胞低色素性改变。骨髓检查正常，或粒红比例增大，粒细胞可出现中毒颗粒和空泡等改变。骨髓铁染色细胞外铁增多，但细胞内铁显著减少或消失，这与IDA情况下骨髓细胞内外铁均显著降低明显不同。铁代谢指标检查方面，血清铁降低和转铁蛋白饱和度降低均可见于IDA和ACD，因而易于混淆。但ACD情况下，总铁结合力（total iron-binding capacity，TIBC）降低或正常低限，而血清铁蛋白升高为重要鉴别要点。IDA时显著升高，而ACD时降低，有助于两者的鉴别，以及了解ACD患儿是否合并IDA。轻度贫血患儿无特殊治疗，一般无需输血。有贫血症状者可根据临床具体情况选择促红细胞生成素（erythropoietin，EPO），提高Hb水平，改善临床症状。

（2）铅中毒贫血：铅主要通过消化道和呼吸道进入人体。研究显示，铁、钙等降低肠道铅吸收量，缺铁增加铅中毒风险。大量研究已经证实，铅中毒对儿童多种器官系统，尤其是神经系统，产生严重不良影响，造成儿童行为和认知反应异常。铅对含巯基的蛋白具有高度结合能力，从而干扰酶的活性和功能。就血液系统而言，铅中毒主要抑制δ-氨基-γ-酮戊酸脱水酶活性，影响血红素生物合成，导致Hb合成障碍。铅中毒儿童血液学表现为中重度小细胞低色素性贫血，网织红细胞计数增高，出现嗜碱性点彩红细胞，血清铁降低、正常或增高，骨髓可出现环形铁粒幼红细胞、红细胞游离原卟啉显著增高，血铅、尿铅含量增加，尿δ-氨基-γ-酮戊酸增加，为主要诊断依据。对铅暴露和铅中毒高危儿童的识别为关键环节，强调健康教育、环境干预、血铅水平的反复检测和铅螯合治疗等综合性防治措施。美国儿科学会药物事员会铅暴露治疗指南推荐:①血铅<25μg/dl 时仅健康教育和环境干预,不推荐铅螯合治疗;②血铅 25~45μg/dl 时应积极环境干预,不常规驱铅治疗;③血铅 45~75μg/dl 时应开始驱铅治疗,如患儿无明显临床症状,可给予二巯基丁二酸 30mg/(kg·d),3 次/d,连续 5 天,然后改为 20mg/(kg·d),2 次/d,连续使用 14 天,也可采用依地酸钙钠 25mg/(kg·d),连续使用 5 天;④血铅>70μg/dl 具有中枢神经系统症状时,应住院驱铅治疗。

(3) 铁粒幼细胞贫血:是指骨髓幼红细胞线粒体铁沉积导致环形铁粒幼细胞增多为特征的一组贫血,程度轻重不一,病因复杂多样,可分为遗传性和获得性两大类。铁粒幼细胞贫血发病年龄和临床表现与病因密切相关。血常规检查呈小细胞低色素性,红细胞大小不均,异形红细胞增多,红细胞寿命缩短,血清铁增高,贮存铁增加。骨髓涂片检查和铁染色发现环形铁粒幼红细胞显著增多对本病具有诊断价值。国际骨髓增生异常综合征形态学国际工作小组将环形铁粒幼红细胞定义为:至少包含 5 个沿幼红细胞核分布并环核周长 1/3 以上的铁沉着颗粒。环形铁粒幼红细胞必须与骨髓正常铁幼红细胞鉴别,前者为铁沉积于线粒体铁蛋白中,后者为铁沉积于胞质铁蛋白中,为胞质中散在分布的铁沉着颗粒。铁粒幼细胞贫血的治疗主要在于明确和消除病因。绝大部分 X-连锁铁粒幼细胞贫血对维生素 B_6 有效,但对常染色体隐性维生素 B_6 抵抗性铁粒幼细胞贫血患儿无效,后者一般贫血进行性加重,需定期输血治疗,造血干细胞移植为唯一根治手段。

(4) 特发性肺含铁血黄素沉着症:因反复肺泡内出血导致铁沉积于肺泡巨噬细胞(含铁血黄素沉着),可最终引起严重的肺纤维化。可见于任何年龄段儿童,1~7 岁为高峰发病年龄,无明显性别差异。咳嗽、气促,反复咯血痰、贫血为最常见临床表现。患儿常反复呼吸道感染。血常规检查呈小细胞低色素性贫血,网织红细胞增高。血清铁降低,总铁结合力增高。骨髓红系增生明显,细胞内外铁均有减少,白细胞和血小板正常,部分病例嗜酸性粒细胞增高。痰和胃液查见大量含铁血黄素细胞为重要诊断依据。X线胸片和高分辨率CT具有重要诊断价值。肺呈毛玻璃样，有絮片状阴影，慢性反复出血者可呈粟粒样或细网点状阴影。痰涂片查见大量含铁血黄素细胞是重要的诊断依据。治疗主要包括对症支持措施，糖皮质激素和其他免疫抑制剂有一定效果。

(5) 先天性无(低)转铁蛋白血症：转铁蛋白(transferrin，Tf)为肝脏合成的一种β球蛋白，与两分子高铁结合后将铁转运至骨髓幼红细胞合成Hb。先天性无转铁蛋白血症或低转铁蛋白血症为一种极为罕见的常染色体隐性遗传性疾病，是由于*Tf*基因突变导致Tf合成显著降低，目前世界范围内有14家系16个病例的报道。本病一般婴幼儿期发病，因转铁蛋白缺乏所致铁转运障碍，Hb合成受到严重影响，临床上出现严重的小细胞低色素贫血，血清铁和总铁结合力明显降低，血清转铁蛋白水平显著降低或缺乏，骨髓细胞内外铁减少。由于铁不能转运至骨髓幼红细胞等组织，铁沉积于单核巨噬细胞系统(肝脾)，而表现为肝脾大和含铁血黄素沉着。此外，患儿易于反复感染。本病多因肝脏、心脏和内分泌腺严重铁沉积所致器官功能衰竭死亡，反复肺炎和心力衰竭为常见死因。本病尚无根治治疗手段，可定期输注血浆或纯化的去铁转铁蛋白补充转铁蛋白，铁负荷严重者应定期放血治疗。

(6) 珠蛋白生成障碍性贫血(地中海性贫血)：珠蛋白链的分子结构及合成是由基因决定的。γ、δ、ε和β珠蛋白基因组成“β基因族”，ζ和α珠蛋白组成“α基因族”。正常人自父母双方各继承2个α珠蛋白基因(αα/αα)合成足够的α珠蛋白链；自父母双方各继承1个β珠蛋白基因合成足够的β珠蛋白链。由于珠蛋白基因的缺失或点突变，肽链合成障碍导致发病。地中海贫血分为α型、β型、δβ型和δ型4种，其中以β和α地中海贫血较为常见。本病常有家族史，血片中可见较多靶形红细胞，血红蛋白电泳可见胎儿血红蛋白(fetal hemoglobin，HF)或血红蛋白A2(HbA2)增加，血清铁、转铁蛋白饱和度及骨髓可染铁均增加。轻型地中海性贫血无须特殊治疗。中间型和重型地中海性贫血应采取下列一种或数种方法给予治疗：输血和去铁治疗。造血干细胞移植是目前能根治重型β-地中海性贫血的方法。如有人类白细胞抗原（human leukocyte antigen，HLA）相配的造血干细胞供者，应作为治疗重型β-地中海性贫血的首选方法。

四、治疗思路

1. **一般治疗**　加强护理，避免感染，合理喂养，给予富含铁的食物，注意休息。

2. **病因治疗**　尽可能查找导致缺铁的原因和基础疾病，并采取相应措施去除病因。如纠正厌食和偏食等不良饮食行为习惯、治疗慢性失血疾病等。

3. **铁剂治疗**　尽量给予铁剂口服治疗。①在不能进行铁代谢检测的基层医疗单位，如患儿符合贫血诊断标准，红细胞形态呈典型小细胞低色素性改变，并具有引起IDA的明确原因，可拟诊为IDA，开始诊断性补铁治疗。在有条件的医疗单位，应尽可能开展铁代谢指标检查明确诊断。②口服铁剂治疗：应采用亚铁制剂口服补铁，利于铁的吸收。多种亚铁制剂可供选择，应根据供应等情况决定采用何种制剂，但应按元素铁计算补铁剂量，即每日补充元素铁2~6mg/kg，餐间服用，2~3次/d。可同时口服维生素C促进铁吸收。应在Hb正常后继续补铁2个月，恢复机体储存铁水平。必要时可同时补充其他维生素和微量元素，如叶酸和维生素B_{12}。循证医学资料表明，间断补充元素铁1~2mg/（kg·次），1~2次/周或1次/d亦可达到补铁的效果，疗程2~3个月。

4. **疗效**　补铁3~4天后网织红细胞开始升高，7~10天达高峰，2~3周后降至正常。补铁2周后血红蛋白量开始上升，4周后Hb应上升20g/L以上。补铁后如未出现预期的治疗效果，应考虑诊断是否正确，患儿是否按医嘱服药，是否存在影响铁吸收或导致铁继续丢失的原因，应进一步检查或转专科诊治。

五、预后及疾病预防

1. **健康教育**　指导合理喂养和饮食搭配。

2. **孕期预防**　加强营养，摄入富铁食物。从妊娠第3个月开始，按元素铁60mg/d口服补铁，必要时可延续至产后；同时补充小剂量叶酸（400μg/d）及其他维生素和矿物质。

3. **早产儿和低出生体重儿** 提倡母乳喂养。纯母乳喂养者应从2~4周龄开始补铁，剂量1~2mg/（kg·d）元素铁，直至1周岁。不能母乳喂养的婴儿人工喂养者应采用铁强化配方乳，一般无需额外补铁。牛乳含铁量和吸收率低，1岁以内不宜采用单纯牛乳喂养。

4. **足月儿** 由于母乳铁生物利用度高，应尽量母乳喂养4~6个月；此后如继续纯母乳喂养，应及时添加富含铁的食物；必要时可按每日剂量1mg/kg元素铁补铁。未采用母乳喂养、母乳喂养后改为混合部分母乳喂养或不能母乳喂养的人工喂养婴儿，应采用铁强化配方乳，并及时添加富含铁的食物。1岁以内应尽量避免单纯牛乳喂养。

5. **幼儿** 注意食物的均衡和营养，纠正厌食和偏食等不良习惯；鼓励进食蔬菜和水果，促进肠道铁吸收；尽量采用铁强化配方乳，不建议单纯牛乳喂养。

6. **青春期儿童** 青春期儿童，尤其是女孩往往由于偏食厌食和月经增多等原因易于发生缺铁甚至IDA；应注重青春期心理健康和咨询，加强营养，合理搭配饮食；鼓励进食蔬菜水果等，促进铁的吸收。一般无需额外补充铁剂，对拟诊为缺铁或IDA的青春期女孩，可口服补充铁剂，剂量30~60mg/d元素铁。

7. **筛查** IDA是婴幼儿最常见的贫血类型，因此Hb测定是筛查儿童IDA最简单易行的指标，并被广泛采用。美国预防服务工作小组调查认为，尚无证据支持对6~12个月无贫血的健康儿童进行IDA筛查。根据我国现阶段的社会经济现状，建议仅对缺铁的高危儿童进行筛查，包括：早产儿、低出生体重儿，生后4~6个月仍纯母乳喂养（未添加富含铁的食物、未采用铁强化配方乳）、不能母乳喂养的人工喂养婴儿，以及单纯牛乳喂养婴儿。早产儿和低出生体重儿建议在生后3~6个月进行Hb检测，其他儿童可在9~12个月时检查Hb。具有缺铁高危因素的幼儿，建议每年检查Hb 1次。青春期儿童，尤其是女童应常规定期进行Hb检测。

（何秋颖）

第二节 巨幼红细胞贫血

一、疾病简介

巨幼红细胞贫血(nutritional megaloblastic anemia)是由于维生素 B_{12} 和/或叶酸缺乏所致的一种大细胞性贫血。主要临床特点是贫血、神经精神症状、红细胞的胞体变大、骨髓中出现巨幼红细胞、用维生素 B_{12} 和/或叶酸治疗有效。

二、疾病特点

(一)临床表现

1. 以6个月至2岁多见,起病缓慢。

2. 多呈虚胖或颜面轻度水肿,毛发纤细、稀疏、黄色,严重者皮肤有出血点或瘀斑。皮肤常呈蜡黄色,睑结膜、指甲等处苍白,偶有轻度黄疸;疲乏无力,常伴肝脾大。

3. 消化系统,症状常出现较早,如厌食、恶心、呕吐、腹泻和舌炎等。

4. 神经系统,可出现烦躁不安、易怒等症状。维生素 B_{12} 缺乏者表现为表情呆滞、目光发直、对周围反应迟钝、嗜睡、不认亲人、少哭不笑,智力、动作发育落后甚至退步。

5. 重症病例,可出现不规则性震颤、手足无意识运动,甚至抽搐、感觉异常、共济失调、踝阵挛和巴宾斯基征阳性等。

6. 叶酸缺乏不发生神经系统症状,但可导致神经精神异常。

(二)实验室检查

1. **外周血象** 呈大细胞性贫血;MCV>94fl,MCH>32pg。血涂片可见红细胞大小不等,以大细胞为多,易见嗜多色性和嗜碱点彩红细胞,可见巨幼样改变的有核红细胞,中性粒细胞呈分叶过多现象。

2. **骨髓象** 增生明显活跃,以红系增生为主,粒系、红系均出现巨幼样改变,表现为胞体变大、核染色质粗而松、副染色质明显。中性粒细胞的胞质空泡形成,核分叶过多。巨核细胞的核有过度分叶现象，巨大血小板。

3. **血清维生素 B_{12} 和叶酸测定**　维生素 B_{12} 正常值为 200~800ng/L，<100ng/L 为缺乏。血清叶酸水平正常值为 5~6μg/L，<3μg/L 为缺乏。

三、诊断思路

大细胞贫血，同时伴有神经系统变化不难诊断，但要注意与下列疾病相鉴别。

1. **骨髓增生异常综合征（myelodysplastic syndrome，MDS）**　可以有血象全血细胞减少及大细胞贫血的表现，骨髓中可见到红系有巨幼样改变。鉴别主要靠 MDS 有典型病态造血，可累及巨核系及粒系细胞。患儿细胞遗传学的改变亦可帮助鉴别。

2. **再生障碍性贫血**　可有血象全血细胞减少，但骨髓增生低下。由骨髓涂片和活检病理检查可鉴别。

3. **溶血性贫血**　某些溶血性贫血会有相对的叶酸缺乏，当叶酸缺乏性巨幼红细胞贫血临床上出现黄疸及网织红细胞增高时，两者需加以鉴别。溶血性贫血的骨髓中不会出现典型的巨幼样改变，黄疸及网织红细胞增高的程度较显著。此外，溶血性贫血的特殊试验如直接抗球蛋白试验阳性常可帮助证实。

四、治疗思路

治疗基础疾病，去除病因。

1. **叶酸缺乏**　口服叶酸 5~10mg，3 次/d。胃肠道不能吸收者可肌内注射四氢叶酸钙 5~10mg，1 次/d，直至血红蛋白恢复正常。一般不需维持治疗。

2. **维生素 B_{12} 缺乏**　肌内注射维生素 B_{12} 100μg/d（或 200μg，隔天 1 次），直至血红蛋白恢复正常。恶性贫血或胃全部切除者需终生采用维持治疗，维生素 B_{12} 1mg 每月注射 1 次。维生素 B_{12} 缺乏伴有神经症状者对治疗的反应不一，有时需大剂量 500~1 000μg/d（2 周以上）的治疗。对于单纯维生素 B_{12} 缺乏的患儿，不宜单用叶酸治疗，否则会加重维生素 B_{12} 的缺乏，特别是要警惕会有神经系统症状的发生或加重。

3. **低钾血症** 严重的巨幼红细胞贫血患儿在补充治疗后，要警惕低血钾症的发生。因为在贫血恢复的过程中，大量血钾进入新生成的细胞内，会突然出现低钾血症，对老年患儿和有心血管疾患、食欲缺乏者应特别注意及时补充钾盐。

五、预后及疾病预防

1. **巨幼红细胞贫血的预后与原发疾病有关** 一般患儿在进行适当的治疗后可得到很快的反应，临床症状迅速改善，神经系统症状恢复较慢或不恢复。网织红细胞一般于治疗后5~7天开始升高，以后血细胞比容和血红蛋白逐渐增高，血红蛋白可在1~2月内恢复正常。粒细胞和血小板计数及其他实验室异常一般在7~10天内恢复正常。如果血液学指标不能完全被纠正，应寻找是否同时存在缺铁或其他基础疾病。

2. **加强营养知识教育，纠正偏食及不良的烹调习惯** 血液透析，胃肠手术患儿加强营养，补充叶酸、维生素B_{12}。服用影响叶酸、维生素B_{12}吸收利用的药物时应及时补充叶酸、维生素B_{12}。婴儿应提倡母乳喂养，合理喂养，及时添加辅食。孕妇应多食新鲜蔬菜和动物蛋白质，妊娠后期可补充叶酸。

（何秋颖）

第三节 自身免疫性溶血性贫血

一、疾病简介

自身免疫性溶血性贫血（autoimmune haemolytic anemia，AIHA）是一种获得性免疫性贫血，是由患儿体内产生了与红细胞自身抗原起反应的自身抗体，并吸附于红细胞表面，从而引起红细胞过早地破坏而产生的一种溶血性贫血。可发生于任何年龄阶段，小儿时期最常见的是新生儿免疫性溶血，其次是AIHA。儿童时期发病率约为1∶80 000，77%发生于10岁以下小儿，发病高峰年龄为4岁。男性略多于女性。

根据病因分为原发性和继发性两种类型，前者约占40%，后者约占50%可继发于免疫性疾病如系统性红斑狼疮等，恶性肿瘤如白血病、淋巴瘤、霍奇金病等疾病，或因药物如青霉素类、头孢霉素类等吸附于红细胞表面或形成免疫复合物等因素改变了红细胞本身的抗原性而诱导自身抗体产生。另外10%继发于感染（细菌、病毒、支原体、真菌或疫苗接种等）。根据自身抗体与红细胞反应的最适温度，分为温抗体型（最适温度37℃）和冷抗体型（最适温度4℃）。抗红细胞自身抗体的产生机制尚未完全清楚。主要有以下几种观点：红细胞抗原性发生改变；机体免疫监视功能紊乱。红细胞的免疫清除包括在血循环内直接被破坏（血管内溶血）和/或被组织中巨噬细胞清除（血管外溶血）。由温抗体型所致的溶血主要为血管外溶血；当有补体参与时，也可发生血管内溶血。冷抗体型免疫性溶血性贫血可分为冷凝集素综合征（cold hemagglutinin syndrome）和阵发性冷性血红蛋白尿。冷抗体型常继发于各种感染。冷抗体在寒冷和补体参与下与自身红细胞发生凝集，主要在肝内破坏清除或发生血管内溶血。

二、疾病特点

（一）温抗体型临床表现

1. **急性型** 占70%~80%，患儿多为婴幼儿，偶见于新生儿，发病年龄高峰约为3岁，以男性占多数。发病前1~2周常有急性感染病史。起病急骤，伴有发热，寒战、进行性贫血、黄疸、肝脾肿大，常发生血红蛋白尿。少数患儿合并血小板减少，出现皮肤、黏膜出血。临床经过呈自限性，起病1~2周后溶血可自行停止，3个月内完全康复者占50%，最长不超过6个月。严重溶血者，可发生急性肾功能不全，出现少尿、无尿和氮质血症等。急性型者对肾上腺皮质激素治疗的疗效较好，预后一般良好，大多能完全恢复，但合并血小板减少者，可因出血而致死亡。

2. **亚急性型** 患儿多为9岁以下小儿，以继发性者占多数。发病前1~2周常有流感或疫苗接种史。起病缓慢，主要症状为疲劳和贫血、黄疸和肝脾肿大，一般无全身性疾病存在，少数患儿因合并血小板减少而有出血倾向。在病程中常反复发作，使症状加剧。病程一般约2年,有的患儿经过治疗后获得痊愈,有的病情迁延,转为慢性型。合并血小板减少者可因出血而死亡。由青霉素引起者,与青霉素剂量有关,若每天用量不超过120万U,则很少出现溶血。即使出现溶血,通常也较轻,停药后溶血很快消退。

3. **慢性型** 患儿绝大多数为学龄儿童。以原发性者占多数,偶尔继发于系统性红斑狼疮等结缔组织病。起病缓慢,病程呈进行性或间歇发作溶血,反复感染可加重溶血。主要症状为贫血、黄疸、肝脾肿大,常伴有血红蛋白尿。这些症状常反复发作,溶血可持续数月或数年。原发性者的病程可长达10~20年。

(二) 冷抗体型临床表现

1. **冷凝集素综合征** 急性型患者多为5岁以下小儿,常继发于支原体肺炎、传染性单核细胞增多症、巨细胞病毒感染等。起病急骤,主要表现为肢端发绀和雷诺现象,伴程度不等的贫血和黄疸。临床经过呈自限性。原发病痊愈时,本病亦随之痊愈。慢性型患者主要见于50岁以上的老年人,大多为原发性,亦可继发于红斑性狼疮和慢性淋巴结炎,病情经过缓慢,常反复发作,预后严重。

2. **阵发性冷性血红蛋白尿症**(paroxysmal cold hemoglobinuria,PCH) 在我国不少见,1岁以后小儿均可发病,多继发于先天性梅毒、麻疹、腮腺炎、水痘等疾病,少数为原发性。患儿受冷后发病,大多起病急骤,突然出现急性血管内溶血,表现为发热、寒战、腹痛、腰背痛、贫血和血红蛋白尿。偶伴雷诺征。大多持续数小时即缓解,缓解后;若再受冷,可复发。并发症常有急性感染、进行性贫血、黄疸、肝脾肿大;常发生血红蛋白尿,重者并发急性肾功能衰竭;可并发脾功能亢进;少数并有血小板减少、皮肤、黏膜出血,可因出血而致死亡;冷抗体型可并发雷诺现象等。

(三) 辅助检查

1. **血象** 血红蛋白和红细胞计数与溶血程度相关,周围血片可见球形红细胞、幼红细胞,偶见红细胞被吞噬现象,网织红细胞增多。

2. **骨髓象**　呈幼红细胞增生，偶见红细胞系统轻度巨幼样变，这与溶血时维生素 B_{12} 和叶酸相对缺乏有关。

3. **有关溶血的检查**　血清胆红素升高，以间接胆红素为主；新鲜尿检查可见尿胆原增高；血清结合珠蛋白减少或消失；可有血红蛋白尿和 Rous 试验阳性。

4. **抗人球蛋白试验（库姆斯试验）**　分为直接抗人球蛋白试验（DAT，检测红细胞上的不完全抗体）和间接抗人球蛋白试验（IAT，检测血清中的游离抗体），温抗体型 DAT 阳性，部分患儿 IAT 也阳性。当抗体数低于试验阈值时，DAT 可呈阴性。DAT 的强度与溶血的严重程度无关，有时本试验虽呈弱阳性，但发生了严重溶血；反之，有时本试验呈强阳性，而无明显溶血的表现。

5. **冷凝集素试验**　冷凝集素综合征时效价增高。在 4℃本试验滴度增高，效价可高达 1∶1 000 以上，少数患儿在 2~5℃时其效价为 1∶(16~256)。温度接近体温时凝集现象则消失。

6. **冷溶血试验**　又称 Donath-Landsteiner（D-L）试验。D-L 型自身抗体属于 IgG 型免疫球蛋白，在补体的参与下，可通过 4℃与 37℃两期溶血试验加以检测。阵发性冷性血红蛋白尿患儿该试验阳性。

三、诊断思路

1. **网织红细胞增多**　如失血性、缺铁性或巨幼红细胞贫血的恢复早期。

2. **非胆红素尿性黄疸**　如先天性家族性非溶血性黄疸（吉尔伯特综合征等）。

3. **无效性红细胞生成**　兼有贫血及无胆色素尿性黄疸综合征，是一种特殊的血管外溶血，应予注意。

4. **遗传性球形红细胞增多症**　有或无家族史，红细胞渗透脆性显著增高，脾切除治疗有效。

5. **地中海贫血**　遗传性，血管外溶血，珠蛋白肽链合成减少，红细胞呈小细胞低色素性，铁沉积增多。

6. **阵发性睡眠性血红蛋白尿**　获得性血管内溶血，红细胞膜缺陷，对补体敏感，蔗糖溶血试验（+）、酸溶血试验（+）、Rous 试验（+）、CD59（-）细胞>10%，应用激素、骨髓移植治疗有效。

四、治疗思路

1. **病因治疗** 治疗原发病最为重要。

2. **糖皮质激素** 为治疗温抗体型 AIHA 的主要药物，泼尼松 1~3mg/（kg·d），分 3~4 次口服，大约 7 天左右开始出现疗效。经 10~14 天病情好转。治疗过程的监测指标是每周 Hb 水平升高 20g/L 或 30g/L，并有网织红细胞计数升高，一旦 Hb 升至 100g/L，即可开始酌情减量。待 Hb 稳定于正常水平 2 个月后逐渐递减，每周从每天量中减 5mg 直至每天量为 10mg 时连用 6 个月，再以最小量 2.5~5mg/d 维持，当溶血指标阴性，直接库姆斯试验阴性，可停药观察。一般急性者疗程为 8~12 个月。慢性者疗程为 12~24 个月。

3. **大剂量静脉注射丙种球蛋白（IVIG）** 应用大剂量 IVIG 0.4~1.0g/（kg·d）连 3~5 天，可迅速缓解病情。

4. **达那唑** 为弱雄酮类促蛋白合成制剂，可减少巨噬细胞的 FcR 数，本药起效较慢，应与泼尼松类药物合用，起效后逐渐将激素类药物减量。副作用有肝损伤、多毛、乏力等，停药后可好转。

5. **免疫抑制剂** ①环磷酰胺、硫唑嘌呤等可抑制自身抗体合成，剂量分别为 1.5~2mg/（kg·d）、2.5mg/（kg·d）；②环孢素 A（CsA）抑制 T 细胞增殖和依赖 T 细胞的 B 细胞功能，抑制免疫反应，并阻断与细胞免疫相关的淋巴因子作用，无骨髓抑制作用，用量为 3~6mg/（kg·d）；③霉酚酸酯 20~30mg/（kg·d）；④巯嘌呤（6-MP）用于激素耐药或难治性 AIHA，50~75mg/（m^2·d）。

6. **脾切除** 糖皮质激素治疗无效或需大剂量才能维持缓解者，可考虑脾切除，有效率为 60%~70%。但继发性 AIHA 效果较差；另外对冷凝集素综合征和阵发性寒冷性血红蛋白尿，切脾无效。

7. **血浆置换** 采用血细胞分离机将患儿富含 IgG 抗体的血浆清除。

8. **输血**　温抗体型以避免输血为最佳，AIHA 患儿自身抗红细胞抗体可致自体及异体红细胞溶血，自身抗体干扰血型配型等免疫学特点，输血后极易发生更严重输血后溶血反应。儿童对重度贫血耐受力强，Hb<20g/L，仅给予大剂量皮质激素治疗，经过 1 周仍可渡过难关，Hb 逐渐上升。必须严格输血指征：溶血危象、溶血发展迅速、严重贫血（Hct<12%，Hb<40g/L）或发生心功能代偿失调、脑缺氧或全身衰竭等危急症状；应用皮质激素、免疫抑制剂无效时。慢性贫血病情稳定或有慢性肾功能不全者，即使 Hb<40g/L，原则上不予输血。

9. **造血干细胞移植**　对于糖皮质激素和免疫抑制剂治疗均无效患儿可采用。

五、预后

温抗体型中的急性型预后一般较好，对激素治疗反应敏感，病程约 1 个月，大多能完全恢复，但合并血小板减少者，可因出血而致死亡。慢性型患儿常继发于其他疾病，其预后与原发病的性质有关。病死率可达 11%~35%。冷抗体型中的冷凝集素综合征急性型的病程呈一过性，预后良好。慢性型者在冬天时病情可恶化，夏天时缓解，病情长期持续反复。阵发性冷性血红蛋白尿继发急性型患儿的预后与原发病的治愈与否有关。一般在原发病治愈后此病即可痊愈。原发性急性型患儿多呈自限性，即使无特殊治疗亦可自愈。

（何秋颖）

第四节　遗传性球形红细胞增多症

一、疾病简介

遗传性球形红细胞增多症（hereditary spherocytosis，HS）是一种先天性红细胞膜骨架蛋白异常引起的遗传性溶血病。其主要特点是外周血中见到较多小球形红细胞。临床上以贫血、黄疸、肝脾肿大、血液中球形红细胞增多、病程呈慢性贫血经过并伴有溶血反复急性发作为主要特征。现已明确,HS是一种红细胞膜蛋白基因异常引起的遗传性疾病。

二、疾病特点

(一) 临床表现有显著异质性

1. 起病年龄和病情轻重差异很大,HS多见于幼儿或儿童期,从无症状到危及生命的贫血,重者于新生儿或婴儿期起病。根据临床表现,可将HS分为4型:无症状携带者、轻型HS、典型HS和重型HS。多数患儿为显性遗传,临床表现为轻中度贫血;极少数患儿为隐性遗传的纯合子或等位基因都发生突变,临床表现为重型HS。贫血、黄疸和肝脾肿大是HS最常见的临床表现,三者或同时存在,或单独发生。大多数HS有轻中度贫血、中度肝脾肿大和间歇性黄疸。少数(约25%)HS症状轻微,虽然有溶血,但由于骨髓红系代偿性增生,一般无贫血,无或仅有轻微黄疸,无或有轻度肝脾肿大。这类患儿只在进行家族调查或某种诱因导致红细胞破坏加重时才被发现。最常见的诱因是感染,剧烈体力活动也可加重溶血。极少数HS可发生危及生命的溶血,需要定期输血,生长发育也可受到影响。长期明显贫血者,由于骨髓增生、骨髓腔变宽,使额骨和颞骨突起。

2. 新生儿期起病者,黄疸的发生率约50%,常于出生后48小时内出现,并可因高胆红素血症而发生胆红素脑病。新生儿期后,黄疸大多很轻,呈间歇性发作,劳累、感染均可诱发或加重黄疸。

(二) 实验室检查

1. **血象**　轻、中度或重度贫血均可发生,也可无贫血。网织红细胞增高,为5%~20%,最低2%,也有高过20%者。白细胞数正常或稍增,在溶血危象时可增高。血小板数正常。再生障碍危象时,贫血加重,甚至全血细胞减少,网织红细胞也减少。红细胞形态:血涂片镜检可见小球形红细胞,这些细胞数目多少不一,一般占红细胞的20%~30%,亦有仅占1%~2%者。其特征是细胞直径小(6.2~7.01μm),厚度增大,为2.2~3.4μm(正常为1.9~2.0μm),胞体小而染色深,无中央淡染区及双凹盘状。小球形红细胞仅限于成熟红细胞，有核红细胞和网织红细胞形态正常。在重型HS，血涂片除可见到大量小球形红细胞外，还可见到许多棘形红细胞。MCV仅轻度减小，MCHC增高。

2. **骨髓象**　红细胞系统增生极度活跃，以中晚幼红细胞居多。在红细胞再生障碍性贫血危象时，红细胞系统增生低下，有核红细胞减少。

3. **红细胞渗透脆性试验**　是确诊本症的主要方法。绝大多数病例红细胞渗透脆性增高，增高的程度与球形细胞的数量成正比。球形红细胞数量很少者，红细胞渗透脆性试验也可以正常，须将红细胞在37℃孵育24小时后才能发现其渗透脆性增高。红细胞再生障碍性贫血危象和合并铁缺乏时，红细胞渗透脆性可相应降低。

4. **红细胞自身溶血及纠正试验**　48小时的溶血度明显增加，可以达到10%~50%（正常5%），加入葡萄糖或腺苷三磷酸（adenosine triphosphate，ATP）可不完全纠正。

5. **酸化甘油溶解试验**　正常人红细胞悬液的吸光度降至50%的时间约为1 800秒，重症HS患儿红细胞悬液的吸光度降至50%的时间可在150秒内。该法操作简单，适用于诊断和筛查。

6. **红细胞膜蛋白定性分析**　可采用十二烷基硫酸钠-聚丙烯酰胺凝胶电泳（sodiumdodecylsulfate-polyacrylamide gel electrophoresis，SDS-PAGE）对膜蛋白定性分析，80%以上的HS可发现异常，结合免疫印迹法，可提高可信性。还可采用放射免疫法或ELISA法直接对每个红细胞的膜蛋白进行定量分析。

7. **其他**　血清非结合胆红素增高，尿胆原正常或增高，粪胆原增高。51Cr标记测定红细胞寿命缩短，其半衰期（T1/2）为8~18天。血清结合珠蛋白下降，乳酸脱氢酶增高。库姆斯试验阴性。血清叶酸水平一般降低。

8. **影像学检查**　如胸部X线片、B超，注意有无肺部感染，胆结石和肝脾肿大等。

三、诊断思路

本病有溶血症状，球形红细胞增多和渗透脆性增高，有家族史，抗人球蛋白试验阴性是诊断此病的重要依据。一般而言，HS外周血中小球形红细胞形态比较均匀一致，而其他溶血病外周血中的球形红细胞大小不一。AIHA 库姆斯试验多次阴性者与HS 鉴别比较困难，MCHC 测定、红细胞渗透脆性试验和自溶血试验等有助于鉴别。但 AIHA 球形红细胞较多时，红细胞渗透脆性试验也可呈阳性。红细胞膜蛋白分析或组分的定量虽有一定的鉴别意义，但并非 HS 所特有。

1. 药物引起的免疫性溶血性贫血也可出现球形细胞，红细胞渗透脆性增高，但有明确用药史，抗人球蛋白试验阳性，停药后溶血消退。

2. 新生儿溶血症周围血中可因暂时出现球形红细胞而易与遗传性球形红细胞增多症相混淆，但前者母子 ABO 和 Rh 血型不同，抗人球蛋白试验呈阳性，有助于鉴别。

3. 其他。葡萄糖-6-磷酸脱氢酶缺乏症（glucose-6-phoshate dehydrogenase deficiency，G-6-PD）、不稳定血红蛋白病（包括 HbH）和 Rh 因子缺乏综合征引起的溶血性贫血都可有少数球形细胞。但是，G-6-PD 引起的贫血常呈发作性，多能找到诱因，为性联遗传，红细胞葡萄糖-6-磷酸脱氢酶减低。不稳定血红蛋白病热不稳定试验与珠蛋白小体生成试验阳性，血红蛋白电泳可确诊。Rh 因子缺乏综合征则极罕见，外周血中可以见到多量口形红细胞和少量球形红细胞，Rh 抗原部分或完全缺乏。

四、治疗思路

1. **治疗** 血红蛋白<70g/L 时，应适当输注红细胞，以改善贫血。

2. **脾切除** 是治疗本症的根本办法，凡确诊者都应进行脾切除术治疗。极轻症患儿，可将手术时间推迟，并追踪观察病情变化，以决定是否需行手术。年幼儿因免疫功能尚未完善，术后患暴发性感染，特别是肺炎双球菌、大肠埃希杆菌的感染机会较多，因此小儿手术年龄以 5 岁以上为宜。对重症患儿，如频繁发作溶血或红细胞再生障碍性贫血危象，手术年龄亦可适当提前，但应禁忌在 1 岁以内进行。小年龄手术者术后应以苄星青霉素(长效青霉素)注射半年到1年。脾切除后红细胞膜缺陷和球形红细胞依然存在,但由于除去了主要破坏血细胞的场所,红细胞寿命得以延长,使贫血获得纠正,黄疸迅速消退。脾切除术过程中应注意寻找副脾,特别注意脾门、脾韧带、大网膜等好发部位。如有副脾,应一并切除。部分脾动脉栓塞术和骨髓移植治疗HS尚在研究中。如发生贫血危象,应给予输血、补液和控制感染。本病在溶血过程中,对叶酸的需要量增加,应注意补充。新生儿期发病者,主要针对高胆红素血症进行治疗。

五、预后及疾病预防

1. **预后**　在新生儿或婴儿期起病者,因溶血危象发作较频,其预后较差,可因严重贫血并发心力衰竭而死亡。起病较晚者因慢性贫血可致发育迟缓。轻症或无症状者不影响生长发育,预后一般较好。极少数可以死于贫血危象或脾切除后并发症。

2. **预防**　本病属常染色体显性遗传性疾病,预防措施同遗传性疾病,预防应从孕前贯穿至产前。在妊娠期产前保健的过程中需要进行系统的出生缺陷筛查,包括定期的超声检查、血清学筛查等,必要时还要进行染色体检查。

(何秋颖)

第五节　红细胞葡萄糖-6-磷酸脱氢酶缺乏症

一、疾病简介

红细胞葡萄糖-6-磷酸脱氢酶(G-6-PD)缺乏症是一种X连锁不完全显性红细胞酶缺陷病。葡萄糖-6-磷酸脱氢酶是磷酸戊糖途径中6-磷酸葡萄糖转变为6-磷酸葡糖酸反应中必需的限速酶,在此反应中脱出的H^+将烟酰胺腺嘌呤二核苷酸磷酸(nicotinamide adenine dinucleotide phosphate,NADP)还原为还原型辅酶Ⅱ(nicotinamide adenine dinucleotide phosphate,NADPH),

它是一种辅酶，能使红细胞内的谷胱甘肽（glutathione，gsh）还原为还原型谷胱甘肽。当红细胞葡萄糖-6-磷酸脱氢酶缺乏时，还原型辅酶Ⅱ（NADPH）生成减少，不能维持生理浓度的还原型谷胱甘肽，在外源性氧化性药物、蚕豆、感染、酸中毒和内源性过氧化物等氧化应激作用下，氧化损伤红细胞膜蛋白、Hb 和其他酶（膜 Na^{+}-K^{+}-ATP 酶和 Ca^{2+}-Mg^{2+}-ATP 酶）。Hb 肽链上巯基与 GSH 之间发生氧化，形成混合双硫键，并裂解为亚单位，进一步被氧化、变性及沉淀，形成海因小体，粘连于胞膜内侧，损害膜的完整性；膜磷脂氧化，脂质过氧化产物增加，膜流动性下降，红细胞寿命缩短，发生急性血管内溶血。

本病分布遍及世界各地，估计全世界有 2 亿以上的人患有 G-6-PD。但各地区、各民族间的发病率差异很大。高发地区为地中海沿岸国家、东印度、菲律宾、巴西和古巴等。在我国，此病主要见于长江流域及其以南各省，以云南、海南、广东、广西、福建、四川、江西、贵州等省（自治区）的发病率较高，北方地区较为少见。

二、疾病特点

（一）临床表现

根据诱发溶血的不同原因，可分为以下 5 种临床类型。

1. **伯氨喹型药物性溶血性贫血** 是由于服用某些具有氧化特性的药物而引起的急性溶血。此类药物包括：抗疟药（伯氨喹、奎宁等）、解热镇痛药（阿司匹林、安替比林等）、硝基呋喃类、磺胺类、砜类、萘苯胺、大剂量维生素 K、丙磺舒、川莲等。常于服药后 1~3 天出现急性血管内溶血。有头晕、厌食、恶心、呕吐、疲乏等症状，继而出现黄疸、血红蛋白尿，溶血严重者可出现少尿、无尿、酸中毒和急性肾衰竭。溶血过程呈自限性是本病的重要特点，轻症的溶血持续 1~2 天或 1 周左右临床症状逐渐改善而自愈。

2. **蚕豆病** 常见于<10 岁的儿童，男孩多见，常在蚕豆成熟季节流行，进食蚕豆或蚕豆制品（如粉丝）均可致病，母亲食蚕豆后哺乳可使婴儿发病。通常于进食蚕豆或其制品后 24~48 小时

内发病，表现为急性血管内溶血，其临床表现与伯氨喹型药物性溶血性贫血相似。

3. **感染诱发的溶血**　细菌、病毒感染可诱发葡萄糖-6-磷酸脱氢酶缺乏者发生溶血，一般于感染后几天之内突然发生溶血，程度大多较轻，黄疸多不显著。

4. **新生儿黄疸**　在G-6-PD缺乏症高发地区，由葡萄糖-6-磷酸脱氢酶缺乏引起的新生儿黄疸并不少见。感染、病理产、缺氧、哺乳的母亲服用了氧化剂药物，或新生儿穿戴有樟脑丸气味的衣服等均可诱发溶血，但也有不少病例无诱因可查。黄疸大多于出生2~4天后达高峰，半数患儿可有肝脾大，贫血大多数为轻度或中度，重者可致胆红素脑病。

5. **先天性非球形细胞性溶血性贫血**　在无诱因的情况下出现慢性溶血，常于婴儿期发病，表现为贫血、黄疸、脾大；可因感染或服药而诱发急性溶血。约有半数病例在新生儿期以高胆红素血症起病。

（二）实验室检查

1. **红细胞葡萄糖-6-磷酸脱氢酶缺乏的筛选试验**

（1）高铁血红蛋白还原试验：正常还原率>0.75；中间型为0.74~0.31；显著缺乏者<0.30。此试验可出现假阳性或假阴性，故应配合其他有关实验室检查。

（2）葡萄糖-6-磷酸脱氢酶荧光斑点试验：正常10分钟内出现荧光；中间型者10~30分钟出现荧光；严重缺乏者30分钟仍不出现荧光。本试验敏感性和特异性均较高。

（3）硝基四氮唑蓝还原实验（纸片法）：正常滤纸片呈紫蓝色，中间型呈淡蓝色，显著缺乏者呈红色。

2. **红细胞葡萄糖-6-磷酸脱氢酶活性测定**　这是特异性的直接诊断方法，正常值随测定方法而不同。

（1）世界卫生组织推荐的ZinkhAm法为（12.1±2.09）IU/gHb。

（2）国际血液学标准化委员会推荐的Clock与Mclean法为（8.34±1.59）IU/gHb。

（3）硝基四氮唑蓝定量法为13.1~30.0 BNT单位。

（4）近年开展葡萄糖-6-磷酸脱氢酶/6-磷酸葡萄糖脱氢酶

比值测定，可进一步提高杂合子的检出率，正常值为成人 1.0~1.67，脐带血 1.1~2.3，低于此值为葡萄糖-6-磷酸脱氢酶缺乏。

3. **变性珠蛋白小体形成试验** 在溶血时阳性细胞>0.05；溶血停止时呈阴性。不稳定血红蛋白病患儿此试验亦可为阳性。

4. ***G-6-PD* 基因检测** 可采用限制性内切酶片段长度多态性(连锁分析、PCR-限制酶切法、等位基因特异性寡核苷酸探针点杂交、反向点杂交、多重 *SNaPshot* 基因诊断和测序等方法检测 *G-6-PD* 基因突变位点。

三、诊断思路

1. **自身免疫性溶血性贫血(AIHA)** 本病有溶血症状，球形红细胞增多和渗透脆性增高，但无家族史，抗人球蛋白试验阳性是诊断此病的重要依据。

2. **新生儿溶血症** 生后出现黄疸症状，且有母子 ABO 和 Rh 血型不同，抗人球蛋白试验呈阳性，有助于鉴别。

3. **遗传性球形红细胞增多症** 是一种先天性红细胞膜骨架蛋白异常引起的遗传性溶血病。其主要特点是外周血中见到较多小球形红细胞。反复出现溶血症状可出现胆结石和肝脾肿大等。红细胞渗透脆性试验是确诊本症的主要方法。

4. **不稳定血红蛋白病和 Rh 因子缺乏综合征引起的溶血性贫血** 不稳定血红蛋白病热不稳定试验与珠蛋白小体生成试验阳性，血红蛋白电泳可确诊。Rh 因子缺乏综合征则极罕见，外周血中可以见到多量口形红细胞和少量球形红细胞，Rh 抗原部分或完全缺乏。

四、治疗思路

对急性溶血者，应去除诱因。在溶血期应供给足够水分，注意纠正水电解质失衡，口服碳酸氢钠，使尿液保持碱性，以防止血红蛋白在肾小管内沉积。贫血较轻者不需要输血，去除诱因后溶血大多于 1 周内自行停止。严重贫血时，可输葡萄糖-6-磷酸脱氢酶正常的红细胞。应密切注意肾功能，如出现肾衰竭，应及时采取有效措施。新生儿黄疸可用蓝光治疗，个别严重者应考虑换血疗法,以防止胆红素脑病的发生。

五、疾病预防

在 G-6-PD 高发地区,应进行群体 G-6-PD 的普查;已知为 G-6-PD 者应避免进食蚕豆及其制品,忌服有氧化作用的药物,并加强对各种感染的预防。

（何秋颖）

第六节　地中海贫血

一、疾病简介

地中海贫血又称海洋性贫血、珠蛋白生成障碍性贫血,是遗传性溶血性贫血的一组疾病。其共同特点是珠蛋白基因的缺陷使一种或几种珠蛋白肽链合成减少或不能合成,导致血红蛋白的组成成分改变。本组疾病的临床症状轻重不一。本病以地中海沿岸国家和东南亚各国多见,我国长江以南各省均有报道,以广东、广西、海南、四川、重庆等地发病率较高,在北方较为少见。

正常人血红蛋白(Hb)中的珠蛋白含 4 种肽链,即 α、β、γ 和 δ。根据珠蛋白肽链组合的不同,形成 3 种血红蛋白,即 HbA(α2β2)、HbA2(α2δ2)和 HbF(α2γ2)。当遗传缺陷时,珠蛋白基因功能障碍,珠蛋白肽链合成障碍,从而出现慢性溶血性贫血。根据肽链合成障碍的不同,分别称为 α、β、δβ 和 δ 等地中海贫血。其中以 α 和 β 地中海贫血较常见。

二、疾病特点

(一) β 地中海贫血根据病情轻重的不同,分为以下三型

1. 重型

(1) 临床表现:又称 Cooley 贫血。患儿出生时无症状,至 3~12 个月开始发病,呈慢性进行性贫血,面色苍白,肝脾大,发育不良,常有轻度黄疸,症状随年龄增长而日益明显。常需每 4 周左右输红细胞以纠正严重贫血。长期中度或以上贫血者,由

于骨髓代偿性增生，将导致骨骼变大、髓腔增宽，先发生于掌骨，以后为长骨和肋骨；1 岁后颅骨改变明显，表现为头颅变大、额部隆起、颧骨高、鼻梁塌陷、两眼距增宽，形成地中海贫血特殊面容。患儿易并发支气管炎或肺炎。本病如不输红细胞以纠正严重贫血，多于 5 岁前死亡。若只纠正贫血，不进行铁螯合治疗，易并发含铁血黄素沉着症：过多的铁沉着于心肌和其他脏器，如肝、胰腺、脑垂体等而引起该脏器损害，其中最严重的是心力衰竭，是导致患儿死亡的重要原因之一。自 20 世纪 90 年代开始，经推广规律的输红细胞和铁螯合治疗，本病的临床症状和体征可不典型，且预期寿命也明显延长。

(2) 实验室检查

1) 外周血象：呈小细胞低色素性贫血，红细胞大小不等，中央浅染区扩大，出现异形、靶形、碎片红细胞和有核红细胞、点彩红细胞、嗜多染性红细胞、豪焦小体等；网织红细胞正常或增高。

2) 骨髓象：红系增生明显活跃，以中、晚幼红细胞占多数，成熟红细胞改变与外周血相同。红细胞渗透脆性明显减低。HbF 含量明显增高，大多>0.40，这是诊断重型 β 地中海贫血的重要依据。

3) 颅骨 X 线片：可见颅骨内外板变薄，板障增宽，在骨皮质间出现垂直短发样骨刺。

2. 轻型

(1) 临床表现：患儿无症状或轻度贫血，脾不大或轻度大。病程经过良好，能存活至老年。本病易被忽略，多在重型患儿家族调查时被发现。

(2) 实验室检查：成熟红细胞有轻度形态改变，红细胞渗透脆性正常或减低，血红蛋白电泳显示 HbA2 含量增高(0.035~0.060)，这是本型的特点。HbF 含量正常。

3. 中间型

(1) 多于幼童期出现症状，其临床表现介于轻型和重型之间，中度贫血，脾脏轻度或中度大，黄疸可有可无，骨骼改变较轻。

(2) 实验室检查：外周血象和骨髓象的改变如重型，红细胞渗透脆性减低，HbF 含量约为 0.40~0.80，HbA2 含量正常或增高。

（二）α 地中海贫血

1. **静止型**　患儿无症状，也可呈现正常血红蛋白量；红细胞形态正常，甚至没有红细胞体积的变小，出生时脐带血中 Hb Bart 含量为 0.01~0.02，但 3 个月后即消失，故容易漏诊。

2. **轻型**　患儿无症状。红细胞形态有轻度改变，如大小不等、中央浅染、异形等；红细胞渗透脆性正常/降低；变性珠蛋白小体阳性；HbA2 和 HbF 含量正常或稍低。患儿脐血 Hb Bart 含量为 0.034~0.140，于生后 6 个月时完全消失。

3. **中间型**　又称血红蛋白 H 病。患儿出生时无明显症状；婴儿期以后逐渐出现贫血、疲乏无力、肝脾大、轻度黄疸；学龄期后可出现类似重型 β 地中海贫血的特殊面容。合并呼吸道感染或服用氧化性药物、抗疟药物等可诱发急性溶血而加重贫血，甚至发生溶血危象。实验室检查：外周血象和骨髓象的改变类似重型 β 地中海贫血；红细胞渗透脆性减低；变性珠蛋白小体阳性；HbA2 及 HbF 含量正常。出生时血液中含有约 0.25 Hb Bart 及少量血红蛋白 H；随年龄增长，血红蛋白 H 逐渐取代 Hb Bart，其含量约为 0.024~0.44。包涵体生成试验阳性。

4. **重型**　又称 Hb Bart 胎儿水肿综合征。胎儿常于 30~40 周时流产、死胎或娩出后半小时内死亡，胎儿呈重度贫血、黄疸、水肿、肝脾大、腹水、胸腔积液。胎盘巨大且质脆。实验室检查：外周血成熟红细胞形态改变如重型 β 地中海贫血，有核红细胞和网织红细胞明显增高。血红蛋白中几乎全是 Hb Bart 或同时有少量血红蛋白 H，无 HbA、HbA2 和 HbF。

三、诊断思路

地中海贫血需与以下疾病相鉴别。

1. **缺铁性贫血**　轻型地中海贫血的临床表现和红细胞的形态改变与缺铁性贫血有相似之处，故易被误诊。但缺铁性贫血常有缺铁诱因，血清铁蛋白含量减低，骨髓外铁粒幼红细胞减少，红细胞游离原卟啉升高，铁剂治疗有效等可资鉴别。对可疑病例可借助血红蛋白碱变性试验和血红蛋白电泳鉴别。

2. **遗传性球形红细胞增多症**　是一种先天性红细胞膜骨

架蛋白异常引起的遗传性溶血病。其主要特点是外周血中见到较多小球形红细胞。临床上以贫血、黄疸、脾大、血液中球形红细胞增多、病程呈慢性贫血经过并伴有溶血反复急性发作为主要特征。血涂片镜检可见小球形红细胞,MCV 仅轻度减小,MCHC 增高。骨髓象红细胞系统增生极度活跃,以中晚幼红细胞居多。在再生障碍性贫血危象时,红细胞系统增生低下,有核红细胞减少。红细胞渗透脆性试验是确诊本症的主要方法。

3. **传染性肝炎或肝硬化** 因血红蛋白 H 病贫血较轻,伴有肝脾大、黄疸,少数病例还可有肝功能损害,故易被误诊为黄疸型肝炎或肝硬化。但通过病史询问、家族调查以及红细胞形态观察、血红蛋白电泳检查即可鉴别。

四、治疗思路

静止型/轻型地中海贫血无须特殊治疗。中间型和重型地中海贫血应采取下列一种或数种方法给予治疗。

1. **一般治疗** 注意休息和营养,积极预防感染。适当补充叶酸和维生素 E。

2. **输血和除铁治疗是基础治疗**

(1) 红细胞输注:①少量输注法,仅适用于中间型 α 和 β 地中海贫血,不主张用于重型 β 地中海贫血。②重型 β 地中海贫血,应从早期开始给予适量的红细胞输注,以使患儿生长发育接近正常和防止骨骼病变。其方法是先 2~4 周内分次输注浓缩红细胞,使患儿血红蛋白含量达 120g/L 左右;然后每隔 4~5 周输注浓缩红细胞 10~15ml/kg,使血红蛋白含量维持在 90~140g/L。但本法容易导致含铁血黄素沉着症,故应同时给予铁螯合剂治疗。

(2) 铁螯合剂:除铁治疗是改善重型地中海贫血患儿生存质量和延长寿命的主要措施。临床上使用的药物有去铁胺、去铁酮和地拉罗司。建议在规则输注红细胞 1 年或 10 单位后进行铁负荷评估,如有铁过载(SF>1 000μg/L),则开始应用铁螯合剂。去铁胺每日 25~40mg/kg,每晚 1 次连续皮下注射 12 小时,或加入等渗葡萄糖液中静脉滴注 8~12 小时;每周 5~7 天,长期应用。去铁胺副作用不大,偶见过敏反应,长期使用偶可致白内障和长骨发育障碍，剂量过大可引起视力和听觉减退。维生素C与去铁胺联合应用可加强其从尿中排铁的作用，剂量为每天2~3mg/kg，最大量为200mg/d。

3. **脾切除**　对血红蛋白H病和中间型β地中海贫血的疗效较好，对重型β地中海贫血效果差。脾切除应在5~6岁以后施行并严格掌握适应证。

4. **造血干细胞移植**　异基因造血干细胞移植是目前能根治重型β地中海贫血的方法。如有HLA相配的造血干细胞供者，应作为治疗重型β地中海贫血的首选方法。

5. **基因活化治疗**　应用化学药物可增加γ基因的表达或减少α基因的表达，以改善β地中海贫血的症状，已用于临床研究的药物有羟基脲、沙利度胺，5-氮杂胞苷、阿糖胞苷、白消安、异烟肼等。

（何秋颖）

第七节　铁粒幼细胞贫血

一、疾病简介

铁粒幼细胞贫血（sideroblastic anemia，SA）是由不同原因引起的铁利用障碍，致铁在体内储积、血红素合成障碍的一种小细胞、低色素贫血。血红素合成过程中某一种酶或某一环节发生障碍，即可引起血红素合成障碍和铁利用减少，导致有核红细胞胞质内非血红素铁（以铁蛋白和/或铁聚合体形式）过量堆积，产生大量环形铁粒幼细胞及血红蛋白合成障碍造成贫血。本病儿童少见，易误诊为缺铁性贫血，采用补铁治疗可加重病情。

二、疾病特点

（一）分类

1. **遗传性**　X连锁遗传、常染色体隐性遗传（维生素B_6反应性/难治性贫血）、线粒体病（骨髓-胰腺综合征）、红细胞内生成的原卟啉升高综合征。

2. **获得性**

(1) 原发性铁粒幼细胞贫血（主要亚型是原发性获得性SA，难治性贫血并环状铁粒幼细胞增多）。

(2) 继发性铁粒幼细胞贫血：药物、化学毒物、合并有环状铁粒幼细胞增多的疾病如血液系统疾病（白血病、真性红细胞增多症、溶血性贫血及巨幼红细胞性贫血）、肿瘤（恶性淋巴瘤，癌症及骨髓增生性疾病）、炎症性疾病（自身免疫性疾病、类风湿关节炎、结节性动脉炎及感染）、内分泌疾病（毒性甲状腺肿）、尿毒症及黏液性水肿；继发于维生素 B_6 反应性铁粒幼细胞贫血。

（二）临床表现

1. **遗传性铁粒幼红细胞贫血**　极为罕见，X连锁遗传较常染色体遗传多，均为男性。1/2女性后代为携带者。贫血可在出生时或婴幼儿期出现。病程发展缓慢。大剂量维生素 B_6 治疗对部分病例有效。

2. **继发血液系统疾病患儿**　早期即表现严重贫血。贫血进行性加重，铁剂治疗无反应，或婴儿早期重度巨细胞贫血。可有食欲减退、衰弱，皮肤可呈淡柠檬黄色，部分患儿有出血倾向，半数有肝脾轻度肿大。血色病可导致心、肝功能衰竭死亡。骨髓-胰腺综合征是一种线粒体病，表现为先天性渐进性多系统损害，包括胰腺外分泌功能障碍、乳酸中毒及肝肾功能不全等。

（三）实验室检查

1. 原发性呈小细胞低色素性贫血，多在70~100g/L；继发性多为双色性（低色素和正色素）贫血。红细胞大小不一、异形，网织红细胞降低或正常，白细胞正常或减少，单核细胞增多，可伴血小板减少。

2. 骨髓象呈红系增生，偶见巨幼红细胞，有核红细胞可呈核固缩、细胞质空泡化，幼红细胞胞质少；骨髓外铁增加，细胞内铁剧增。铁染色铁粒幼细胞>40%~50%，出现环状铁粒幼细胞（可达到100%），病理环形铁粒细胞增多（>15%），其特征为铁颗粒数目6个以上，铁颗粒分布紧靠着细胞核或近细胞核的内1/3胞质带内。幼红细胞胞质PAS染色法（periodic acid-schiff

stain）阳性物质含量常低于正常。

3. 血清铁剧增，总铁结合力正常，铁蛋白饱和度>50%，未饱和铁降低，FEP 增加（40~300μg/dl）。血清铁蛋白增加。血清铁清除率增加，利用率减低。红细胞寿命正常或轻度缩短，红细胞脆性降低。含铁血黄素沉着，导致血色病。

4. 持续的代谢性酸中毒和高乳酸血症。

三、诊断思路

1. 继发性铁粒幼细胞贫血与原发性获得性铁粒幼细胞贫血鉴别 继发者有明显发病原因，病态造血不及原发病例明显，铁粒幼细胞特别病理环形铁粒幼细胞数目随着病情发展而增减，并且往往呈一过性。一旦消除铁利用障碍原因或合成酶活性恢复正常时，病理性环形铁粒幼细胞可相继消失或恢复正常。原发性获得性铁粒幼细胞贫血幼红细胞 PAS 染色阴性；病程长，中位存活时间长达 10 年；患儿的存活曲线与正常人群相同，而不呈恶性疾患模式（表 7-7-1）。

表 7-7-1 铁粒幼细胞贫血的鉴别

	缺铁性贫血	SA	维生素 B_6 反应性铁粒幼细胞贫血	红白血病
血清铁	↓	↑	↑	正常
总铁结合力	↑	↓		正常
环形铁粒幼细胞	无	大量	少量	少量
细胞外铁	↓/0	↑↑	↑↑	
骨髓铁粒幼细胞比例	正常	正常/↑	正常	↑↑
巨幼样红细胞	无或偶见	无或偶见	无	↑↑
末梢有核红细胞	无或偶见	无或偶见	无或偶见	↑↑
肝脾大	无	轻度	无	中度
治疗反应	铁剂有效	大剂量 B_6 有效（少部分患儿）	大剂量 B_6 有效	铁剂及 B_6 无效

原发性获得性铁粒幼细胞贫血与环形铁粒幼红细胞性难治性贫血鉴别

	原发性获得性铁粒幼细胞贫血	RARS		原发性获得性铁粒幼细胞贫血	RARS
外周血			红系异常	+	+
HB	↓	↓	粒系异常	-	+
WBC	正常,可减少	↓	巨核系异常	-	+
BPC	正常	↓	CFU~GM	正常	异常
骨髓			核型	正常	异常
环铁幼细胞	>30%	<30%			

2. **继发性铁粒幼细胞贫血与骨髓增生异常综合征RARS型** 继发性铁粒幼细胞贫血病理环铁粒幼细胞多出现中晚幼红细胞胞质中,而且胞质铁粒幼细胞数目多,常分布在靠核浆带内,病理环铁粒幼细胞阳性率>20%,多高于30%;而骨髓增生异常综合征出现病态造血巨幼红细胞胞质内,其颗粒数多在7~15个,弥散分布在靠核浆带中,病理环铁粒幼细胞阳性率较低,多为15%~25%,很少超过30%。

四、治疗思路

去除病因,治疗原发病,低碳水化合物饮食。可选用以下药物治疗。

1. **维生素B_6** 20~200mg/d,肌内注射,约1/3~1/2获得性或继发性病者有效,遗传性者部分有效。

2. **叶酸** 15~30mg/d,部分有效。

3. **色氨酸** 每次50mg,3次/d,连用4周,对维生素B_6无效者有效;贫血重者可输血,并用去铁胺;发生血色病者则需静脉放血治疗。

4. **雄性激素和泼尼松** 各1mg/(kg·d),单用或连用3个月以上,有一定效果。

5. **EPO** 对部分患儿有效。

6. **异基因骨髓移植** 先天性者可行异基因骨髓移植(以白

消安+环磷酰胺 4 天预处理)已获成功。

（何秋颖）

第八节　新诊断的免疫性血小板减少性紫癜

一、疾病简介

新诊断的免疫性血小板减少性紫癜(immune thrombocytopenic purpura,ITP)发病率约为(4~5)/10 万,占儿童出血性疾病的 25%~30%。本病多为急性起病,也可反复发作或迁延不愈,见于各年龄儿童,1~5 岁多见,男女无差异,冬春季节多发。常见于感染或疫苗接种后数天或数周内起病,80% 的病例在诊断后 12 个月内血小板计数可恢复正常。

儿童 ITP 血小板减少的可能机制是:①病毒感染后,机体产生免疫应答,形成抗原-抗体复合物,附着于血小板膜 Fc 受体,使血小板易在单核巨噬细胞系统内被破坏,导致血小板减少;②病毒改变血小板结构,使血小板抗原性发生改变,引起自身免疫反应,产生抗血小板抗体,使血小板破坏增加;③抗病毒抗体与血小板膜表面成分存在交叉反应,引起血小板破坏;④机体抗病毒免疫反应过程中,过多地产生特异的抗血小板抗体,引起血小板破坏增多。

二、疾病特点

(一) ITP 分型

1. 根据病因　分为原发性和继发性两种。目前缺乏明确原发性 ITP 的诊断指标,因此原发性 ITP 是一种排除性诊断,需要排除继发性 ITP 和非免疫性血小板减少综合征的疾病。继发性 ITP 包括药物引起的血小板减少或某些自身免疫性疾病引起的血小板减少,如系统性红斑狼疮、各种免疫缺陷病、自身免疫性淋巴细胞增生综合征等。

2. 根据病程　分为:①新诊断 ITP,病程<3 个月;②持续性

ITP，病程在 3~12 个月；③慢性 ITP，病程>12 个月。

3. 根据严重程度

(1) 轻度：血小板>50×10^9/L，一般无出血征，仅外伤后易发生出血或术后出血过多。

(2) 中度：20×10^9/L<血小板<50×10^9/L，皮肤黏膜瘀点，或外伤性瘀斑、血肿和伤口出血延长，但无广泛出血。

(3) 重度：具备下列一项者。①血小板数<20×10^9/L，皮肤黏膜广泛出血点、瘀斑、大量鼻出血或多发血肿；②消化道、泌尿道或生殖道暴发出血，或发生血肿压迫症状；③视网膜或咽后壁出血和/或软腭瘀点、明显血尿、黑便或鼻出血，头痛、眩晕等，可为颅内出血的先兆症状；④外伤处出血不止，经一般治疗无效。

(4) 极重型：具备下列一项即可。①血小板数<10×10^9/L 或几乎查不到，皮肤黏膜广泛自发出血、血肿及出血不止；②危及生命的严重出血(包括颅内出血)。

4. 根据治疗效果 分为普通型 ITP 和难治性 ITP。难治性 ITP 必须同时满足 2 个条件：①重型 ITP，切除脾脏治疗无效或者切脾后复发；②有出血的风险，根据指南需要治疗者。肾上腺糖皮质激素或丙种球蛋白治疗有效，但疗效不能维持，也不能排除难治性 ITP 的可能。

(二) 临床表现

儿童 ITP 多无严重出血，新诊断 ITP 症状和体征存在较大个体间差异。其特点如下。

1. 起病急，部分有发热。1/2~3/4 发病前 1~6 周内有先驱的急性病毒感染，主要为上呼吸道感染，其次为风疹、水痘、麻疹、流行性腮腺炎、传染性单核细胞增多症、传染性肝炎、巨细胞病毒感染及疫苗注射。亦有幽门螺杆菌、肺炎支原体感染，化脓感染等前驱病史。

2. 以自发性皮肤和黏膜出血为主，多为针尖大小的皮内和皮下出血点，可伴有鼻出血或牙龈出血，胃肠道大出血少见，偶见肉眼血尿，极少数患儿有结膜下出血和视网膜出血，颅内出血罕见。血小板减少程度与是否发生出血不完全相关，但颅内出血多发生于血小板<10×10^9/L 时。

3. 淋巴结不大，肝脾偶见轻度肿大。

4. 本病多为自限性，无论是否接受治疗，2/3 以上的患儿在 6 个月内自发缓解。病死率约为 1%，主要死因为颅内出血。

（三）辅助检查

1. **血常规**　血小板计数减少，白细胞及血红蛋白定量正常。当出血明显（如鼻出血、消化道、泌尿道及颅内出血）时，可伴有贫血，白细胞增高。偶见异型淋巴细胞（提示病毒感染）。外周血液涂片检查可见血小板形态大而松散，染色较浅，可见幼稚型血小板增多。

2. **骨髓象**　ITP 的骨髓增生活跃，粒、红系一般正常。巨核细胞数增多或正常，但存在成熟障碍。分类中幼巨核细胞比例增加，而产生血小板的成熟巨核细胞减少或者消失，易见裸核巨核细胞，巨核细胞可见形态改变（胞质少、颗粒少、空泡变性等）。新诊断 ITP 多为幼稚型，慢性者多为成熟型。

3. **血小板相关抗体检测**　绝大多数 ITP 患儿血小板相关抗体（platelet associated antibody，PAIg）水平增高，PAIg 类型有 PAIgG、PAIgM、PAIgA 和 PAC3，以 PAIgG 型最多见，阳性检出率达 90%~95%。PAIgG 水平与患儿外周血血小板数呈负相关。如 PAIgG 水平持续升高，提示可能为慢性型。PAIg 测定诊断 ITP 高度敏感，但缺乏特异性，难于区别免疫性与非免疫性血小板减少症。

三、诊断思路

1. **新诊断的血小板减少症的诊断程序**　①详细询问病史，包括起病情况，有无发热，出血倾向，年龄与性别，感染及服药史，电离辐射史，家族遗传史，输血史，有无基础疾病；②细致的查体，注意皮肤黏膜的颜色，有无破损，有无出血，肝脾淋巴结是否肿大等；③有针对性的实验室检查。

2. **儿童 ITP**　诊断标准仅有血小板计数<100×10^9/L 是其唯一的标准，皮肤、黏膜甚至器官出血仅是判断 ITP 严重程度的指标，而不作为 ITP 的诊断指标。到目前为止仍然缺乏明确的 ITP 的诊断指标，因此 ITP 是一种排除性诊断，需要排除其他可

以引起血小板减少症的疾病。

3. **儿童 ITP 的诊断要点** ①多次检查血小板计数减少，红细胞、白细胞通常正常，如有贫血与出血量成正比；②脾脏不大或仅轻度肿大；③骨髓检查巨核细胞数增多或正常，但产生血小板的成熟巨核细胞减少；④具备以下任何一项：a. 激素治疗有效；b. 脾切除有效；c.PAIg 增高；d.PAC3 增高；e. 血小板寿命缩短；⑤排除继发性血小板减少症。

4. **注意与其他引起血小板减少的疾病相鉴别**

(1) 病毒感染急性期所致血小板减少：病毒感染急性期引起血小板凝集和破坏，骨髓巨核细胞受抑制。血小板减少与感染严重程度相关。

(2) 感染并发 DIC 感染急性期发病：广泛出血的特点，纤维蛋白原减少，凝血酶原时间延长，APTT 延长，鱼精蛋白副凝固试验阳性及微血管性溶血证据等。

(3) 再生障碍性贫血：有部分再生障碍性贫血患儿早期出血、血小板减少明显，白细胞及血红蛋白下降不明显。骨髓细胞形态学检查可鉴别。

(4) 急性白血病：部分急性白血病患儿初期仅有出血，血小板减少、白细胞减少及贫血不明显。骨髓象检查可确诊。

(5) 骨髓增生异常综合征（MDS）：部分患儿早期可表现为血小板减少，贫血及白细胞减少不明显，MDS 的骨髓象可见有一系或两系的病态造血。

(6) 其他免疫性疾病导致的血小板减少：其免疫性血小板减少多有原发病的表现和实验室检查特征，如系统性红斑狼疮，原发性免疫缺陷病等。

(7) 无效性血小板生成所致血小板减少：维生素 B_{12} 或叶酸缺乏所致巨幼红细胞贫血（血小板减少伴巨核细胞增多、巨幼样变、血小板寿命正常）。

(8) 微血管病性血小板减少：见于溶血性尿毒综合征、血栓性血小板减少性紫癜，海绵状血管瘤。

(9) 遗传性血小板减少症：血小板寿命正常。

(10) 脾功能亢进：脾大伴贫血和/或白细胞减少，骨髓中巨核细胞增多，成熟障碍。

四、治疗思路

儿童 ITP 多为自限性，治疗方案更多集中在改善出血症状，降低出血相关性死亡上，而不是纠结在血小板计数上。当 PLT>20×10^9/L，无活动性出血表现时可先观察随访，不予以治疗。在此期间，必须动态观察 PLT 的变化；如有感染需抗感染治疗。

当 ITP 常规治疗无效者，应注意及时地复查骨髓，有时多次复查才能确诊继发性因素。应警惕一些疾病，在某个时期，或某个骨髓象下可能易误诊为 ITP。

1. **一般疗法**　①适当限制活动，避免外伤；②如有活动性出血应选择软食；③有或疑有细菌感染者，酌情使用抗感染治疗；④避免应用影响血小板功能的药物，如阿司匹林等；⑤慎重预防接种。

2. **一线治疗用药**　为肾上腺糖皮质激素及丙种球蛋白。

(1) 肾上腺糖皮质激素（简称激素）：推荐泼尼松(1~2)mg/(kg·d)静脉点滴或分次口服，至 PLT>100×10^9/L 后维持 1~2 周再逐渐减少药量，总疗程 4~6 周或者 4mg/(kg·d) 连用 4 天，随后逐渐减量，总疗程 4~6 周，有效率 75% 左右。特别强调激素使用 4 周仍然无效者及时停止，且泼尼松的最大剂量不超过 60mg/d。应用时注意监测血压、血糖的变化及胃肠道反应，防治感染。

(2) 丙种球蛋白：输注丙种球蛋白的风险等同于输血风险，故在诊断不明确，或者激素治疗效果不佳者，考虑使用 IVIG。传统用法为 0.4g/(kg·d)，连用 5 天，现多国指南均推荐为(0.8~1.0)g/(kg·d)，使用 1~2 天，有效率 80%。故低剂量 5 天，或高剂量 2 天，两种方案均可，总剂量为 2g/kg，并且必要时可以重复，但无确切重复使用时最短的间隔时间。重复使用丙种球蛋白的前提是在激素无效、出血明显、需要输注血小板的情况下，在血小板输注前先给予丙种球蛋白，以期延长输注的血小板的体内生存时间，发挥止血效果。

3. **二线治疗方案**　一线治疗无效病例需对诊断再评估，进一步除外其他疾病。然后根据病情酌情应用以下二线治疗。

(1) 促血小板生成剂：目前中国用于治疗 ITP 的促血小板生成剂是重组人血小板生成素(recombinant human thrombopoietin, rhTPO)。对于严重出血，一线治疗无效可选用。

(2) 利妥昔单抗：利妥昔单抗可以替代激素治疗，使 ITP 获得 6~12 个月的缓解，但很难使患儿达到长期缓解。利妥昔单抗会使免疫系统受损，引起严重感染，因此在使用之前应该进行疫苗接种，使用之后加强丙种球蛋白的输注。

(3) 免疫抑制剂及其他治疗：常用的药物包括硫唑嘌呤、长春新碱、环孢素 A 及干扰素等，可酌情选择免疫抑制剂。但治疗儿童 ITP 的疗效不肯定，毒副作用较多，应慎重选择并且密切观察。

(4) 脾切除：脾切除疗效确切，但考虑到儿童 ITP 是一个良性疾病，脾脏是儿童特别是幼儿一个非常重要的免疫器官，且 ITP 治疗新药的不断涌现。因此目前的常规做法是在其他二线药物使用无效后，可以考虑脾切除，但一定要加强免疫支持治疗和感染的预防。脾切除后可影响患儿免疫功能并可能引起脓毒血症的发生，因此脾切除后要进行疫苗接种和免疫功能监视。

4. ITP 的紧急治疗 若发生危及生命的出血，应积极输注血小板以达迅速止血的目的。同时联合大剂量甲泼尼龙和丙种球蛋白治疗。一般是在使用大剂量甲泼尼龙和丙种球蛋白后开始血小板输注，紧急止血效果更好，以保证输注的血小板不被过早破坏。血小板输注效果差或者出血严重而又缺乏血小板的紧急情况，可以考虑使用人重组凝血因子Ⅶa。

五、预后

目前尚缺乏特异性指标来预测 ITP 的自然病程和转归。新诊断 ITP 患儿如果对一线和二线治疗方案不敏感，将可能会发展成为持续性 ITP(3~12 个月)和慢性 ITP(>1 年)。约占到儿童 ITP 的 3%~5%。持续性血小板低下易引起严重的出血，包括颅内出血，同时患儿的日常学习和社会活动受到限制，使其生活质量下降。同时少部分患儿诊断后 2~3 年病情也可以获得自发缓解。

（顾　敏）

第九节　血栓性血小板减少性紫癜

一、疾病简介

血栓性血小板减少性紫癜(thrombotic thrombocytopenic purpura,TTP)是一种罕见的威胁生命的疾病。典型患儿具有五联症:发热、血小板减少、溶血、不同程度的神经系统症状及肾功能损害。本病主要分为两型:急性获得型和相对罕见的遗传性慢性反复发作型。发病率约为 $3.7/10^6$。发病的高峰年龄是 20~60 岁,中位年龄 35 岁。总体看来,本病在儿童还是相对少见。

本病病因未明,主要是由于小血管病变,可有毒素、药物过敏,细菌或病毒感染、自身免疫、结缔组织病等学说,但均未能证实。常见于伴有小血管病变的疾病,如红斑性狼疮、多发性动脉炎、干燥综合征和类风湿性关节炎等。由于小血管病变,微血管的弥漫性病变,使血管内溶血促进血栓形成。大量血栓形成导致微血管管腔严重狭窄甚至堵塞,致使血流受阻,红细胞通过时受到挤压而发生破裂、溶血,发生微血管病性溶血;同时微血管狭窄或堵塞导致组织缺血缺氧,引起多器官功能受损。

病理特点 TTP 属于微血管病,全身微动脉和毛细血管均可受累。过度增生的内皮细胞和血小板性微血栓堵塞了血管,这种不完全的堵塞造成红细胞在通过微血管时损伤形成碎片细胞(裂细胞)。血管损伤部位极为广泛,没有特异性,但是以肾脏、脑、脾、胰腺、心脏和肾上腺等部位最为常见,尤其是来源于心、肾、脑的内皮细胞更容易被体内的 TTP 血浆损伤。皮肤、牙龈和骨髓活检可以发现 30%~50% 的患儿有损伤证据。最常见的出血部位是受损血管附近,这些地方表现为紫癜,是皮肤活检的理想部位。虽然胰腺和肾脏出血和栓塞最常见，但是最广泛的出血经常发生在脑部，从而导致更严重的结果。

二、疾病特点

（一）临床表现

多数 TTP 患儿既往身体健康（特发性 TTP），大约 15% 左右的患儿可以继发于某些疾病，这类患儿称之为继发性 TTP，这些常见的继发原因有细菌或病毒感染、怀孕、胶原血管疾病或者胰腺炎等。某些药物也可以诱发 TTP-HUS，例如氯吡格雷、奎宁、丝裂霉素 C、环孢霉素以及他克莫司（免疫抑制药）等。

多数情况下，TTP 起病比较突然，最常见的首发症状是出血和神经系统异常表现。神经症状迅速进展可以出现头痛、困倦、木僵、昏迷、脑神经麻痹和癫痫发作等。发热在本病开始时并不一定出现，随着病情的进展可以逐渐出现。

1. **出血症状** 以皮肤黏膜为主，表现为瘀点、瘀斑或紫癜、视网膜出血、胃肠道出血、血尿、鼻出血、牙龈出血等。严重时发生颅内出血。

2. **微血管病性溶血性贫血** 可表现为中重度贫血；有不同程度的黄疸。

3. **中枢神经症状** 患儿可出现意识障碍、失语、偏身感觉异常、共济失调、视野缺损、大脑或脑干小血管病变等。其严重程度决定了本病的预后。神经系统的多变性为本病的特点。

4. **发热** 常在 38~40℃，90% 以上患儿有发热，发热原因可由于病变侵犯下丘脑、组织坏死、溶血物质释放、抗原抗体反应以及并发感染。

5. **肾脏受累症状** 88% 以上的患儿有血尿、蛋白尿管型或氮质血症。

6. **其他** 肝脾大、腹痛、胰腺炎，少数有淋巴结肿大、皮疹、恶性高血压、动脉周围炎及高丙种球蛋白血症等。心脏损害较少见。

（二）实验室检查

1. **血象** 有贫血，为正细胞正色素性，30%~40% 的患儿 Hb

<50g/L,网织红细胞增多,外周血红细胞形态异常(芒刺形、帽盔形、不规则形、碎片),有核红细胞增多,红细胞寿命缩短。白细胞增多,可高达 20×10^9/L,甚至呈类白血病反应。血小板减少,一般<[(10~50) $\times10^9$/L],血小板寿命缩短。

2. **骨髓象**　红细胞系增生极度活跃,巨核细胞正常或增多,多为幼稚巨核细胞,成熟障碍。

3. **出凝血检查**　血管脆性试验常阳性,出、凝血时间延长或正常,血块收缩不良,凝血酶原时间延长,纤维蛋白原减少。因子Ⅴ、Ⅷ因子升高,PGI_2 降低,血栓调节蛋白(TM),PAIgG 升高;人类免疫缺陷病毒-1 感染时内皮损伤,纤溶酶原活化抑制物(PAI)、vW 因子增多,蛋白 S(PS)降低。

4. **溶血指标的检查**　库姆斯试验阴性,少数可呈阳性。血清间接胆红素增加,游离血红蛋白升高,结合珠蛋白下降,部分患儿有血红蛋白尿或含铁血黄素尿。

5. **免疫学检查**　10%~20% 病例狼疮细胞阳性,50% 病例抗核抗体阳性,LDH 升高(100%)且与临床病程和严重程度相关,血小板颗粒和内皮细胞分泌可溶性 P-选择素水平升高,血小板膜糖蛋白 CD36 阳性率高。

6. **vW 因子-PC 活性显著降低**

三、诊断思路

1. 根据三联症(微血管病性贫血、血小板减少和神经系统症状)即可诊断,但也有认为具备五联症(加上发热和肾损害)才能诊断。

2. 并非所有患儿均具有上述典型表现。存在下列表现之一应怀疑 TTP:①有微血管病性溶血表现和血小板减少;②出现局灶性神经系统损害、惊厥或心肌梗死,伴难以解释的微血管病性溶血表现和血小板减少;③既往有 TTP 病史。

3. 须与下列疾病鉴别。①特发性血小板减少性紫癜;②特发性自身溶血性贫血;③症状性溶血性贫血,④伊文思综合征(特发性血小板减少性紫癜合并免疫性溶血性贫血);⑤系统性红斑狼疮。

四、治疗思路

血浆置换(PE)是目前唯一对TTP有确切疗效的治疗方法,PE治疗延迟可致治疗失败。一旦怀疑TTP,则应在留取相关检查标本后尽早开始PE。

1. 急性期的治疗

(1) PE:一般使用新鲜冰冻血浆(fresh frozen plasma,FFP),每次置换量应尽量达到患儿血浆总量的1~1.5倍,可按50~75ml/kg计算。多数1次/d即可,但严重者可2次/d,直至血小板计数恢复正常后2天。暂时不能进行PE治疗者(如预计延迟>6小时),可给予血浆输注,但血浆输注不能代替PE,更不应因血浆输注延误PE。

(2) 激素治疗:一般在使用PE的基础上常规加用激素治疗,目的是抑制抗ADAMTS13抗体生成。如病情较轻,可予泼尼松1mg/(kg·d),胃肠受累严重不能口服者可静脉给予甲泼尼龙。若3~4天后血小板计数仍无上升,可采用激素冲击治疗,当血小板计数恢复后减为常规剂量。确认停止PE治疗血小板计数仍能维持正常后,可逐渐减量停药,一般需2~3周。

(3) 红细胞和血小板输注:输注血小板会促进血栓形成,增加病死率,除非发生危及生命的大出血,一般不予输注血小板。血红蛋白低于70g/L,应考虑输注红细胞。

(4) 难治性TTP的治疗:若治疗后血小板未升至正常,或虽升至正常但停止PE后再次降低,则应考虑为难治性。此时应考虑在PE基础上加用利妥昔单抗治疗,并同时测定ADAMTS13活性和ADAMTS13抑制物。ADAMTS13抑制物严重升高者往往对单独PE治疗反应差,需及时加用利妥昔单抗。利妥昔单抗是抗CD20的单克隆抗体,通过消耗B淋巴细胞减少抗ADAMTS13抗体生成,一般要10~14天才能出现效果,在此期间需继续PE治疗。除利妥昔单抗外,还可应用环磷酰胺、长春新碱、环孢素A等免疫抑制剂。也有报告将静脉注射丙种球蛋白用于难治性TTP,取得了一定的疗效,认为可以将此作为难治性TTP的紧急治疗措施之一。

2. **缓解期的治疗**　患儿达到完全缓解后，应在监测ADAMTS13活性和抑制物水平的基础上尽早停用激素。多种诱因可导致TTP复发，而且尚无有效的方法预防。为减少复发风险，所有缓解后的患儿都需要终生监测。随访过程中要监测ADAMTS13活性和抑制物，ADAMTS13活性明显降低或抑制物阳性者复发风险高。一旦复发，应再次按急性期治疗措施给予治疗。

3. **TTP新诊治方法**　虽然PE治疗大幅降低了病死率，但TTP确诊所需时间长，即使接受PE治疗的TTP患儿，病死率仍高达10%~20%，且存在复发的危险，是目前面临的主要问题。近年有些新的诊断和疗法正在研究之中，有可能在未来几年内应用于临床。由于测定ADAMTS13活性和抗体方法复杂，耗时长，使TTP的快速诊断非常困难，近期有一种同时测定ADAMTS13活性和抗体的方法经初步研究认为较为可靠，可大幅缩短检查所需时间，优于其他方法，随着其应用于临床，有可能改变这一现状。新的治疗方法也在研究中，部分已开始应用于临床。硼替佐米可用于利妥昔单抗无效的患儿。环孢素A被推荐作为激素无效的TTP的二线治疗用药。卡帕珠单抗作为一种抗vW因子的人源化免疫球蛋白，是抗vW因子抗体，可抑制超大vW因子多聚体和血小板间的相互作用，避免血栓形成，使TTP患儿血小板数量恢复时间缩短，已在部分国家上市。利用基因重组技术生产的ADAMTS13是比较有前途的药物，可通过替代治疗维持血浆ADAMTS13活性，在动物实验和一期临床研究中证实耐受性良好，但长期反复应用可能会产生同种抗体，导致疗效降低。

本病预后不良，急性暴发型常在数周内致死，慢性型可持续数月到数年，恶性肿瘤并发者，预后极差。2/3患儿可于发病后3个月内死亡，少数病例呈慢性迁延型，转归及病程难以预料。

五、预防

本病病因未明者占绝大多数，也可继发于其他疾病，同时也发现有家族性发病。常见的继发因素有药物、中毒和免疫疾病等,应积极予以预防,如 NO、染料、油漆、蜂毒、蛇毒等,应避免接触造成毒性损害。

(顾 敏)

第十节 伊文思综合征

一、疾病简介

伊文思综合征系指自身免疫性溶血性贫血病程中发生血小板减少,亦可是原发性血小板减少性紫癜伴获得性溶血性贫血,是一种自身免疫性疾病。临床上根据病因可分为原发性和继发性两种,根据病程分为急性和慢性两种亚型,儿童以急性型多见,发病高峰在 2~8 岁,无性别差异。患儿由于自身免疫紊乱,产生抗自身红细胞和血小板的抗体,从而导致自身免疫性溶血性贫血和免疫性血小板减少。

伊文思综合征可伴有毒性弥漫性甲状腺肿、SLE、皮肌炎、硬皮病及免疫缺陷病等自身免疫性基础疾病。伊文思综合征亦可继发于 HBV 感染(抗 HBV 治疗有效),及造血干细胞移植后。

二、疾病特点

临床表现:①病程可呈慢性和反复发作,血小板减少和溶血可同时或先后出现,少数病例可自发缓解;②除血小板减少所引起的出血症状外,尚有黄疸、贫血等溶血征象;③感染和药物可诱发溶血危象;④血小板明显减少,多在 $100 \times 10^9/L$ 以下,可降至 $(2 \sim 4) \times 10^9/L$,外周血中可检出抗血小板抗体;⑤中重度贫血,直接库姆斯试验(C_3 或 $IgG+C_3$)阳性,间接库姆斯试验可见阳性,黄疸指数升高、血清间接胆红素增加;⑥常同时存在抗中性粒细胞抗体,伴有白细胞减少,低至 $1.0 \times 10^9/L$ 以下,尤其发生于细菌感染后。骨髓巨核细胞增多,红细胞系统增生显著。

三、诊断思路

1. **诊断** 根据临床表现及实验室检查的特点可予以诊断。

2. **鉴别诊断**　临床上血栓性血小板减少性紫癜和溶血性尿毒综合征这两种疾病也可出现溶血和血小板减少的症状，须加以鉴别。此两种疾病发生溶血的机理均为微血管障碍机械损伤红细胞所致，血片中可见较多的破碎红细胞，同时抗人球蛋白试验阴性；血栓性血小板减少性紫癜时神经系统症状明显，而溶血性尿毒综合征以急性肾功能损害为特点，均与伊文思综合征不同。

四、治疗思路

（一）原发病治疗

本病治疗方面与慢性型血小板减少性紫癜基本相似。

1. 肾上腺皮质激素能获得较好疗效，宜足量长期使用。

2. 无效病例可行脾切除术。

3. 若经过皮质激素及切脾治疗均失败者，亦可应用硫唑嘌呤、环磷酰胺、长春新碱等免疫抑制治疗。

（二）严重溶血

在严重溶血时可输新鲜血液，保证尿液碱化，防止肾功能衰竭。

五、预后

本病预后取决于治疗效果和发作情况，也有较长时期不发作处于稳定状态者。

（顾　敏）

第十一节　原发性血小板增多症

一、疾病简介

特发性或原发性血小板增多症（essential thrombocytosis，ET）是一种以巨核细胞增生为主的克隆性多能干细胞增殖性疾病，临床以出血、血栓形成及持续性血小板增多，伴有其他造血细胞系的轻度增生为特点。多见于成人，通常发生于50~70岁。儿童少见，两性患病机会相等。

真性血小板增多的原因可分为两类：原发性血小板增多和反应性（或继发性）血小板增多。在原发性血小板增多中，血小板的产生对正常调控机制无应答，不会出现在正常情况下由于血小板增多而导致的巨核细胞减少的现象。在儿童期，血小板增多以继发性因素为主。通常，反应性血小板增多程度轻微，无症状，经过对原发病因处理可以恢复。血小板增多症的儿童很少出现原发性的骨髓增殖性疾病，如原发性血小板增多或慢性髓系白血病。

二、发病机制

1. **克隆性疾病** 目前认为本病是一种多能造血干细胞的克隆性疾病，根据如下：①与骨髓增生综合征可互相转化，本病与慢性粒细胞白血病、真性红细胞增多症、骨髓纤维化之间关系密切，可合称为骨髓增殖性肿瘤，彼此间可以相互转化，故认为是同一种疾病的不同阶段，其机制可能是骨髓内向红系、粒系、巨核系和成纤维细胞系分化之多能干细胞水平上的恶性变，导致单个或多个细胞系的恶性增殖。只是不同骨髓增生综合征时，主要增生的细胞系列不同而已。一些患儿最终可以发展成急性粒细胞白血病。②具有同种同工酶，用G-6-PD同工酶作为克隆的标志进行研究，本病患儿的红细胞，中性粒细胞及血小板中具有同一种同工酶，故认为本病是一种多能干细胞的克隆性疾病。③血小板持续增高，本病不仅有持续性骨髓的巨核细胞系增殖，还有髓外浸润特点，在肝、脾等组织内出现以巨核细胞系为主的增殖灶。骨髓的血小板产生率可增高6倍，加上髓外组织增生，储存池所释放的血小板进入血液循环，血小板寿命正常，导致外周血小板持续性极度增高，血小板功能常有异常。

2. **血栓形成的机制** 由于血小板明显增多，且功能异常，加上有血管病变存在，极度增多的血小板容易形成血栓，已经活化的血小板可产生血栓素 A_2 引起血小板聚集和释放，形成微血管血栓。

3. **出血的机制** 血栓栓塞区破裂出血，血小板功能异常，此外，血栓形成消耗了过多的凝血因子，造成凝血障碍，造成临床上出血。

三、疾病特点

（一）临床表现

1. 起病缓慢，多数为数月至数年。

2. 20% 患儿无症状，80% 可有头晕、乏力，亦有因术后出血不止或发现脾大才被发现。

3. 出血症状　鼻出血、齿龈出血及消化道出血较多见。皮肤可有瘀斑、少数有泌尿道、呼吸道出血，偶有脑出血死亡者。

4. 血栓形成　约 1/3 患儿有静脉或动脉血栓形成，以肢体多见，可有肢端发凉、怕冷、麻木、酸痛，继而出现间歇性跛行，最后发展为静息痛、夜间痛，局部皮色呈紫红或苍白、皮温降低，皮肤干燥，指/趾干性坏疽。四肢静脉血栓病变表浅者呈红肿、青紫、皮温高，疼痛、压痛。深静脉血栓局部疼痛，深血管可摸及索状物；血栓肢体肿胀、青紫、皮温低，可有静脉性坏疽，可发生肝、脾、肠系膜血栓引起腹痛，恶心、呕吐。80% 患儿脾大，20% 患儿可有无症状的脾梗死而脾萎缩。约 40% 患儿有肝大，肺脑肾等脏器亦可栓塞。

5. 并发症　内脏出血，血栓形成，脾大、肝大。

（二）实验室检查

1. 血液检查

（1）血小板：血小板显著增高，多数大于 $1\,000\times10^9/L$，由于数目过高，计数不准确。有人主张以比积管测定血小板层的高度，即所谓血小板比积，常能较好地反映血小板的变化。血片内血小板形态显著变异，巨大畸形血小板多见。

（2）白细胞：白细胞计数常增高，95% 病例在 $10\times10^9/L$ 以上，最高可达 $60\times10^9/L$，以中性多形核粒细胞增多为主，血片中可见少量中、晚幼粒细胞。10% 患儿中性粒细胞内碱性磷酸酶积分和血清维生素 B_{12} 浓度降低，25% 升高，其余 70% 正常。

（3）红细胞：可有不同程度的贫血，一般呈小细胞或正细胞低色素性，与失血有关。因此低色素性贫血，中性粒细胞增多，结合血小板极度升高，对本病诊断很有意义。红细胞沉降率、血清铁、转铁蛋白饱和度、总铁结合力和血清铁蛋白。

2. **骨髓象** 增生明显活跃，以巨核细胞增生尤著，原始与幼稚巨核细胞增多，血小板成堆。完成骨髓细胞 *JAK2*、*CALR* 和 *MPL* 基因突变检测及细胞遗传学检查（*BCR-ABL* 融合基因检测）。

3. **血小板功能下降** 血小板黏附、聚集、释放功能减低，出血时间延长，血块回缩不良，凝血酶原时间和凝血活酶生成时间延长。血小板因子Ⅲ活力减弱，有效性减低。

4. **其他辅助检查**

(1) 毛细血管脆性试验：根据需要选择毛细血管脆性试验，结果阳性。

(2) 肝脏、脾脏超声或 CT 检查。

四、诊断思路

1. **临床表现** 临床上出现持续性血小板升高超过 2 个月，伴有或不伴有出血、栓塞和脾大的症状和体征。除外继发性血小板增多症相关原因，需完善骨髓象检查及相关基因检测。

2. **诊断** 建议采用 WHO（2016）诊断标准。符合 4 条主要标准或前 3 条主要标准和次要标准即可诊断 ET。主要标准：①血小板计数（PLT）≥450×10^9/L；②骨髓活检示巨核细胞高度增生，胞体大、核分叶、成熟巨核细胞数量增多，粒系、红系无显著增生或左移，且网状纤维极少轻度（1 级）增多；③不能满足 *BCR-ABL*$^+$慢性髓性白血病、真性红细胞增多症、原发性骨髓纤维化、骨髓增生异常综合征和其他髓系肿瘤的 WHO 诊断标准；④有 *JAK2*、*CALR* 或 *MPL* 基因突变。次要标准：有克隆性标志或无反应性血小板增多的证据。

3. **鉴别诊断** 与继发性血小板增多症、真性红细胞增多症、骨髓纤维化、恶性肿瘤以及红白血病鉴别。

五、治疗思路

ET 治疗目标是预防和治疗血栓合并症。因此，现今治疗的选择主要是依据患儿血栓风险分组来加以制定。血小板计数应控制在<600×10^9/L，理想目标值为400×10^9/L。在病程中应对患儿进行动态评估并根据评估结果调整治疗选择。

1. **血小板功能抑制药**　①小剂量阿司匹林10mg/(kg·d)口服，可减少血栓形成。PLT>$1\,000\times10^9$/L的患儿服用阿司匹林可增加出血风险，应慎用。PLT>$1\,500\times10^9$/L的患儿不推荐服用阿司匹林。②双嘧达莫5mg/(kg·d)口服。③对阿司匹林不耐受的患儿可换用氯吡格雷。

2. **化疗**　羟基脲目前为首选，它无引起治疗相关白血病的报道。适用安全，但起效慢，约4周左右，且应给维持量，否则会反跳。

3. **干扰素**　有抗病毒、抗增殖、有免疫调节、诱导分化、抑制骨髓恶性克隆形成作用。剂量：100~300U/次，隔天皮下注射，待血小板<400×10^9/L可停用。

六、预后及预防

若出现并发症者预后不良。根据血小板增多的程度，病程不一。大多数病例进展缓慢，中位生存期常在10~15年以上。少数患儿可转为骨髓纤维化，真性红细胞增多症或慢性粒细胞白血病。重要脏器有血栓形成及出血常为本病致死的主要原因。

因病因尚不明确，原发性血小板增多症尚无确切的预防措施。

（顾　敏）

第十二节　巨大血小板综合征

一、疾病简介

巨大血小板综合征又称贝尔纳-苏利耶综合征(Bernard-Soulier syndrome，BSS)，以轻、中度的血小板减少，血小板体积增大，出血时间延长，凝血酶原消耗不良为特征，这是一种常染色体隐性遗传血小板黏附功能缺陷性出血疾病。

病因:BSS为染色体异常性疾病,患儿血小板膜糖蛋白(glycoprotein,GP)Ⅰb-Ⅸ缺乏。GPⅠb-Ⅸ复合物是血小板黏附必需物质,GPⅠb是血小板表面vW因子受体,是血小板黏附的主要受体,血小板通过GPⅠb与vW因子结合而黏附于皮下组织。由于本病患儿GPⅠb-Ⅸ缺乏,导致血小板黏附功能异常,同时伴血小板减少。此外,患儿血小板体积增大,直径>4μm,大似淋巴细胞,电镜下发现血小板膜系统明显异常,细胞内空泡,表面连接系统、致密管系统、微管系统及膜复合物增多,巨大血小板内蛋白和致密颗粒也增多。

发病机制:BSS的根本问题在于血小板膜糖蛋白GPⅠb-Ⅸ和GPV缺陷,聚丙烯酰胺电泳表明这实际上是一种缺乏,至今尚未发现GPⅠb-Ⅸ数量正常而功能异常的变异型。血小板止血功能的第一步是黏附在受损的血管壁上,以异二聚体形式存在于血小板膜上的GPⅠb-Ⅸ是血小板的主要黏附受体。进一步的研究发现GPⅠb有α、β两条多肽链组成;其中α链含有血管性血友病因子(von Willebrand factor,vWF)的特异受体。在血流的情况下GPⅠb缺乏的血小板不能与血管内皮下基质中的vWF相结合,因而就不能实现其黏附功能。GPV与GPⅠb-Ⅸ的关系尚不清楚,可能与膜的稳定性有关,同时它也是血小板膜上对凝血酶原敏感的蛋白,可能是导致凝血酶原消耗不良的原因。血小板的体积变大,推测是由于GPⅠb-Ⅸ复合物缺乏,导致血小板膜与细胞骨架失去联系并变形而成。所以BSS的出血表现是由于GPⅠb-Ⅸ复合物缺乏、血小板数减少、血小板增大而不易转运至受损血管壁的共同作用的结果。另据遗传研究发现BSS是由于GPⅠbα和GPⅨ的点突变所引起。

二、疾病特点

1. 临床表现　杂合子可有血小板体积增大等生物学异常,但无出血症状。纯合子多有中到重度的出血,以皮肤黏膜自发性出血为主,如瘀点、瘀斑、鼻出血、牙龈出血、胃肠道出血、月经过多等。重者也可并发血尿乃至颅内出血,或致贫血。

2. 实验室检查　血小板数减少伴巨大血小板,出血时间延长、凝血酶原消耗减少、血小板黏附功能降低，瑞斯托霉素及人或牛的vWF不能诱导血小板聚集，低浓度的凝血酶诱导血小板聚集降低。如做血小板膜糖蛋白测定，可发现血小板膜GPⅠb、Ⅸ及Ⅴ降低或缺乏。

三、诊断思路

1. 临床表现

(1) 常染色体隐性遗传，男女均可患病。

(2) 轻度至中度皮肤、黏膜出血，女性月经过多。

(3) 肝脾不肿大。

2. 实验室检查

(1) 血小板减少伴巨大血小板。

(2) 出血时间延长。

(3) 血小板聚集试验：加瑞斯托霉素不聚集。加其他诱聚剂，聚集基本正常。

(4) 血小板黏附试验可减低。

(5) 血块收缩正常。

(6) vWF正常。

(7) 血小板缺乏膜糖蛋白Ⅰb(GPⅠb)。

(8) 排除继发性巨血小板症。

3. 鉴别诊断　须与继发性巨血小板症相鉴别。

(1) 血小板无力症：常染色体隐性遗传病，血小板有功能缺陷，血小板计数和形态均正常，血小板对ADP等无聚集，血小板黏附功能正常，血小板GPⅡb/Ⅲa缺乏。

(2) 血小板贮存池病：血小板计数和形态正常，而血小板内致密体减少或缺乏，对ADP等引起的聚集试验第一相聚集正常，第二相聚集缺乏。本病尚需与其他遗传性血小板功能缺陷性疾病及继发性血小板功能缺陷性疾病相鉴别。

四、治疗思路

1. 护理　在诊断明确的患儿，医务人员应尽量向家长说明病情，告诉家长如何护理孩子，教育孩子自我保护，避免外伤，减少出血。

2. 局部出血 不重时，多可用吸收性明胶海绵、凝血酶等压迫止血。青春期月经过多时可采用避孕药如炔雌醇/炔诺酮以控制月经量。

3. 1-去氨基-8-右旋精氨酸抗利尿激素(DDAVP)对BSS及血小板无力症患儿常无效，重组人活化因子FⅦ可能有效。

4. 严重出血 严重出血者需输注血小板浓缩制剂，反复输注易产生抗小板抗体而失效，因此有条件者宜做ABO及HLA配型，给予去白细胞的同型血小板制剂，不易引起同种免疫。对于已产生抗血小板抗体的患儿，可使用血浆交换以减少抗体后再输同型血小板制剂，有时静脉给予人血丙种球蛋白亦有帮助。

5. 骨髓移植或基因治疗 严重的患儿如能找到合适的供体可进行异基因骨髓移植、脐血干细胞移植，一旦成功即可根治。基因治疗正在研究中，目前尚无成功的报道。

(顾 敏)

第十三节 血小板无力症

一、疾病简介

血小板无力症(thrombocytasthenia)属血小板聚集功能障碍性疾病，为常染色体隐性遗传。其特点是血小板的形态、数量正常，出血时间延长，血块收缩不良或不收缩，聚集功能缺陷。血小板无力症在特定的人群中发病率较高，并且往往与近亲结婚有关。阿拉伯人、伊拉克犹太人、法国吉卜赛人以及南部印第安人中有较多的携带者。本病是由于血小板膜糖蛋白GPⅡb(αⅡb,CD41)和/或GPⅢα(β3,CD61)质或量的异常所致。由于血小板在生理性诱导剂作用下产生聚集时，以及血小板α颗粒摄取纤维蛋白原时，均需要GPⅡb/Ⅲa受体的参与，因此，GPⅡb和/或GPⅢa的异常导致本病血小板黏附及聚集等试验异常。现已在分子水平发现多种分子缺陷包括发生在aⅡbβ-折叠结构域，$β_3$ MIDAS结构域以及影响受体活化三种突变类型，涉及点突变、缺失、倒位等多种突变形式。

发病机制：血小板无力症的生化缺陷在于血小板膜糖蛋白GPⅡb/Ⅲa复合物量的减少、缺失或质的异常。GPⅡb/Ⅲa在其周围微环境发生改变或因血小板激活使其构型改变时，可作为受体与纤维蛋白原、vWF纤维连接蛋白、层素等黏附分子结合，介导血小板聚集。当其数量或质量异常时即出现聚集缺陷。这种血小板能正常地黏附到受损的血管内皮下组织，但不能进一步地正常延伸和形成血小板聚集。临床上可分为3个亚型：Ⅰ型，GPⅡb/Ⅲa复合物的量少于正常的5%；Ⅱ型，相当于正常的5%~25%；Ⅲ型，相当于正常的40%~100%，量无明显减少而结构异常，属变异型。目前研究发现GPⅡb和GPⅢa由不同基因编码，都位于17号染色体上（$17q^{21-22}$）血小板无力症是由于该基因发生了缺失、点突变或插入所致。

二、疾病特点

1. 临床表现

（1）本病为常染色体隐性遗传，因而同一家族中常有多人发病。

（2）杂合子出血症不明显，纯合子则可表现皮肤、黏膜的自发出血甚至内脏出血，如皮肤瘀点、瘀斑、鼻出血、牙龈出血、月经过多、血尿、胃肠道出血等，罕见颅内出血。

2. 并发症　纯合子可并发内脏出血，如血尿、胃肠道出血甚至颅内出血等。

3. 实验室检查

（1）血小板数量及形态正常，但在血片上散在不聚集。

（2）出血时间延长，血块收缩不良或不收缩，也可正常。

（3）血小板聚集试验：加ADP、肾上腺素、胶原、凝血酶、花生四烯酸均不引起聚集；少数加胶原、花生四烯酸、凝血酶有聚集反应。加瑞斯托霉素，聚集正常或降低。

（4）血小板黏附试验减低。

（5）血小板膜糖蛋白（GP）Ⅱb/Ⅲa（CD41/CD61）减少或有异常。

血小板对ADP、胶原、肾上腺素、凝血酶诱导的聚集反应缺如或降低，但对瑞士托霉素和vWF的诱导的聚集反应正常。如能测定可进一步发现血小板GPⅡb/Ⅲa复合物量的减少或异常。

三、诊断思路

1. **诊断标准**　具备如下临床表现：①常染色体隐性遗传；②自幼有出血症状，表现为中度或重度皮肤、黏膜出血，可有月经过多，外伤手术后出血不止。同时符合实验室检查即可诊断。

2. **鉴别诊断**　本病应与其他血小板计数和形态正常的血小板功能缺陷性疾病相鉴别。有些灰色血小板综合征患儿血块回缩缺陷，但血小板聚集仅轻度异常，且缺乏血小板α颗粒分泌蛋白。致密颗粒缺乏患儿血小板二相聚集异常，但血块回缩正常，遗传方式为常染色体显性遗传。先天性无纤维蛋白原血症患儿出血时间延长，但凝血试验异常。

四、治疗思路

1. **护理**　在诊断明确的患儿，医务人员应尽量向家长说明病情，告诉家长如何护理孩子，教育孩子自我保护，避免外伤，减少出血。

2. **局部出血**　不重时，多可用吸收性明胶海绵、凝血酶等压迫止血，青春期月经过多时可采用避孕药如炔雌醇/炔诺酮以控制月经量。

3. **严重出血**　严重出血者需输注血小板浓缩制剂，反复输注易产生抗小板抗体而失效，因此有条件者宜做ABO及HLA配型，给予去白细胞的同型血小板制剂，不易引起同种免疫。对于已产生抗血小板抗体的患儿，可使用血浆交换以减少抗体后再输同型血小板制剂，有时静脉给予人血丙种球蛋白亦有帮助。

4. **骨髓移植或基因治疗**　严重的患儿如能找到合适的供体可进行异基因骨髓移植、脐血干细胞移植，一旦成功即可根治。基因治疗正在研究中，目前尚无成功的报道。

（顾　敏）

第十四节　血　友　病

一、疾病简介

血友病(hemophilia)是一种遗传性出血性疾病，呈X染色体连锁隐性遗传。由于凝血因子Ⅷ或Ⅸ产生减少所致。血友病分为A、B两型。其中血友病A是凝血因子Ⅷ即AHG缺乏，血友病B是凝血因子Ⅸ即PTC缺乏。血友病A多见，约占先天性出血性疾病的85%，血友病B占血友病的15%~20%。血友病是一种终身性疾病，目前输注凝血因子进行替代是唯一有效的治疗手段。如果进行理想的预防治疗，血友病患儿可以和正常儿童一样健康成长，否则90%中、重型患儿成年期将致残。

二、疾病特点

血友病A与血友病B的临床表现类似，表现为外伤后或自发性出血症，以关节出血最常见，占所有出血表现的70%~80%，是血友病最常见也最具特征性的出血表现，也是血友病患儿致残的主要原因。其他出血部位包括肌肉、深部组织、胃肠道、泌尿系统及颅内出血等。血友病A较血友病B出血症状重。根据FⅧ或FⅨ的活性水平，分为轻型、中型、和重型(表7-14-1)。

表7-14-1　血友病的临床分型

临床分型	凝血因子活性	临床特点
轻型	5%~40%	罕见自发性出血，主要是创伤、手术后出血明显
中型	1%~5%	有自发性出血，多在创伤、手术后有严重出血
重型	小于1%	反复自发性出血，见于皮肤、关节、肌肉、内脏等

3. 实验室检查

(1) 初筛检查：血小板计数正常、凝血酶原时间、凝血酶时间均正常；凝血酶原消耗试验、部分凝血活酶时间延长。

(2) FⅧ或FⅨ因子活性测定：凝血因子Ⅷ活性、凝血因子Ⅸ活性均明显减少；血管性血友病抗原正常。

(3) 抑制物检测：①血友病患儿在第1~50个暴露日应定期进行抑制物检测；②出现既往剂量输注后止血效果越来越差、出血难以控制时检测抑制物；③任何手术之前应进行抑制物筛查。

三、诊断思路

1. 遗传方式　血友病A、血友病B由女性传递，男性发病，女性纯合子极少见。有或无家族史，有家族史者符合X性连锁隐性遗传规律。

2. 诊断　患儿反复出现自发性出血症或外伤后出血，以关节出血最常见。根据FⅧ或FⅨ的活性水平明显降低，即可诊断。

3. 鉴别诊断

(1) 血管性假性血友病(von Willebrand's disease，vWD)：是由于von Willebrand因子(*vWF*)基因异常而引起的遗传性出血性疾病。当*vWF*基因缺陷后，产生的vWF量及质异常，致促进凝血活性的血浆水平降低，出现皮肤、黏膜出血倾向，最常见为鼻出血。本病发病率1%。

(2) 获得性血友病A：非血友病患儿体内产生凝血因子Ⅷ自身抗体而导致凝血因子Ⅷ活性降低的一种出血性疾病。出血发生突然且严重为其主要临床特征。病因包括：自身免疫性疾病、女性围产期、恶性肿瘤、药物反应、皮肤病变等。

四、治疗思路

(一) 替代疗法

1. 血友病A的按需治疗

(1) 首选基因重组FⅧ制剂，其次为病毒灭活的血源性FⅧ制剂，无条件者可选用冷沉淀或新鲜冰冻血浆等。静脉输注1U/kg FⅧ，可提高大约2% FⅧ因子水平。所需剂量=体重(kg)×所需提高因子Ⅷ水平(%)×0.5。(不同出血状况的预测补充量：轻度皮下血肿或关节出血15%~20%，皮下伴肌肉血肿20%~25%，中重度关节积血或内脏出血 25%~40%，中、大型手术 50%~80%)。

(2) FⅧ半衰期为 8~12 小时，故依据出血程度及部位不同，可 8~12 小时 1 次，静脉滴注。

(3) FⅧ抗体产生后的治疗：①加大 FⅧ的剂量；②改变 FⅧ的制剂类型；③加用凝血酶原复合物；④肾上腺皮质激素；⑤免疫抑制药。

(4) 不良反应：血源性疾病；各类免疫反应，如溶血、过敏性休克及荨麻疹；发热；肌肉不适感。

2. 血友病 B 的按需治疗

(1) 有两种选择，一是纯化的 FⅨ浓缩物，和含有Ⅸ因子的凝血酶原复合物浓缩物(prothrombin complex concentrate，PCC)。静脉输注 1U/kg FⅨ或 PCC，可提高大约 1% FⅨ水平。所需剂量=体重(kg)×所需提高因子Ⅷ水平(%)。

(2) 由于 FⅨ半衰期为 18~24 小时，故依据出血程度及部位不同，可 12~24 小时 1 次，静脉滴注。

3. 其他替代治疗

(1) 冷沉淀物：含有大量 FⅧ，vWF，纤维蛋白原及 FⅫ。但不含有 FⅨ或 FⅪ。

(2) 新鲜冰冻血浆(FFP)：1ml FFP 中含有 1 单位 FⅧ及 FⅨ。使用 FFP 很难使 FⅧ水平超过 30%，FⅨ超过 25%。适用于不具备凝血因子浓缩物的情况。

(二) 药物治疗

(1) 轻型血友病也可用 1-去氨基-8-右旋精氨酸抗利尿激素(DDAVP)，能提高 FⅧ及 vWF 的水平。每次一般剂量为 0.3mg/kg，快速溶入 30~50ml 生理盐水后静脉注射，1 次/12h。1~3 天为 1 个疗程。幼儿慎用，2 岁以下儿童禁用。DDVAP 不影响 FⅨ的水平，对血友病 B 的治疗无效。

(2) 氨甲环酸：对牙科手术特别有效，可用于控制由于长牙和掉牙引起的口腔出血。氨甲环酸通常片剂口服，3~4 次/d，拔牙后口服 7 天。

(三) 局部止血治疗

一旦出血给予凝血因子输注，同时执行 RICE 的方法即休息（rest）、冷敷（ice）、压迫（compression）和抬高（elevation）4 项基本措施。

（四）预防出血

1. 避免外伤及肌内注射。

2. 禁服阿司匹林类药物。

3. 建立血友病防治中心并定期指导。

五、预防治疗

是重型或中型并有出血表现的血友病患儿改善关节预后的关键治疗措施。

1. **预防治疗方式**　①临时预防（单剂预防）法，在血友病患儿进行较剧烈活动前，一次性注射凝血因子制品，以防止活动引起的出血；②短期预防法，指在一段时期内（4~8 周），持续每周注射凝血因子制品 2~3 次，以防止患儿出血加重或延缓关节并发症的发生；③长期预防（持续预防）法，自确诊日起，坚持长期使用凝血因子制剂作为预防，以保证患儿处于接近正常人的健康水平。

2. **预防治疗时机**　①初级预防，指婴幼儿在确诊后第 1~2 次出血时，即开始实施预防治疗。②次级预防，指患儿有明显的关节出血/关节损害后，才开始预防治疗。

3. **预防治疗方案**　对于血友病患儿的预防治疗方案，目前尚无公认的意见。①血友病 A：欧洲方案 FⅧ制品每次 25~40U/kg，至少 3 次/周；加拿大方案每次 50U/kg，1 次/周；或每次 30U/kg，2 次/周；或每次 25U/kg，3 次/周。中剂量方案每次 15~25U/kg，2~3 次/周；低剂量方案每次 10~20U/kg，2~3 次/周。②血友病 B：FⅨ制品每次 25~40U/kg，1~2 次/周。考虑到我国的实际情况，前几年试行了以下低剂量方案：血友病 A，FⅧ制剂 10IU/kg 体重，2 次/周；血友病 B，FⅨ制剂 20IU/kg 体重，1 次/周。临床实践表明，与按需治疗相比，低剂量方案虽然可以明显减少血友病患儿出血但并不能减少关节病变的发生。建议尽量根据患儿出血的频次和关节评估结果逐步提高预防治疗的剂量与频次。最佳预防治疗方案还有待确定，我们应根据年龄、静脉通路、出血表型、药代动力学特点以及凝血因子制剂供应情况来尽可能制定个体化方案。针对较年幼儿童的一种策略是先开始进行每周1次的预防治疗,再根据出血和静脉通路情况逐步增加频次/剂量。成年患者是否坚持预防治疗尚无共识,无论是国外还是国内的经验都已经证明即使是短期的三级预防治疗仍然可以减少出血次数并改善患者生活质量。对于反复出血(尤其是靶关节出血)的患儿,建议进行4~8周的短期预防治疗来阻断出血关节损伤这种恶性循环。这种治疗可以结合强化物理治疗或放射性滑膜切除术。

六、遗传咨询

建议家族中有血友病患者的女性孕前做基因检测,诊断是否为携带者,在孕期进行产前诊断如绒毛膜活检、羊水穿刺等以明确胎儿是否为血友病或携带者。

（顾　敏）

第十五节　血管性血友病

一、疾病简介

血管性血友病(von Willebrand disease,vWD)是一种复杂的止血功能缺陷的出血性疾病。现已明确血管性血友病因子(von Willebrand factor,vWF)质或量的异常引起vWD,伴有因子Ⅷ促凝血活性降低。临床上有程度不一的皮肤黏膜出血倾向,血小板黏附性降低,出血时间延长。

血管性血友病是一种因vWF质或量的异常而导致的出血性疾病,为常染色体遗传,男、女均可受累,发病率为0.82%~1.6%。国外大规模调查显示vWD发病率从(3~4)/1万到1.3%,目前普遍认为本病是最常见的先天性出血性疾病。我国尚未有大规模的调查。国内本病的病例数低于血友病,这与本病表现型的异质性造成缺少正确简单易行的诊断标准、实验室检查使得诊断困难以及许多轻症患儿不就诊有关。

vWF 是一种多聚体糖蛋白，基因位于 12 号染色体短臂上，长 180kb。它由内皮细胞和巨噬细胞合成，储存在内皮细胞的怀布尔-帕拉德小体和血小板 α 颗粒中。内皮细胞合成的 vWF 大部分以持续性方式分泌，vWF 分子多为二聚体和小的多聚体，另一种受理化因素（如凝血酶、组胺、纤维蛋白等）调节分泌的 vWF 主要是大的多聚体，与基质有强的结合能力，在血小板黏附于血管内皮的过程中起重要作用。血浆中因子Ⅷ和 vWF 以非共价键的形式相互结合形成复合物。vWF 作为因子Ⅷ的载体，使其结构保持稳定，与 vWF 结合的因子Ⅷ也易与其他因子相互作用加速凝血酶的形成。vWF 减少时，因子Ⅷ的降解加快，因子Ⅷ促凝血活性受到影响。vWF 水平减低或功能异常时，血小板不能黏附于受损的血管壁，导致出血症状。

vWD 各型发病机制不同：1 型是 vWF 基因发生错义突变、无义突变，引起 vWF 蛋白水平下降。2A 型是 vWF 分子上 28 外显子发生错义突变。2B 型因 vWF 分子上与 GPIb 结合的位点发生错义突变，vWF 大多聚体与之结合增强，在血浆中易被清除。3 型为常染色体隐性遗传，患儿异常的 *vWF* 基因来自父母双方，突变方式为无义突变、基因缺失或 mRNA 表达缺陷。血浆及血小板中很少或几乎没有 vWF 蛋白。

二、疾病特点

1. 临床特点 大多数患儿自幼即有出血倾向，出血严重程度与疾病的类型、vWF 质或量的异常有关。多以皮肤黏膜尤其是鼻、齿龈出血为主。外伤、手术如拔牙、扁桃体摘除术后有过度出血。女性青春期可有月经过多。3 型 vWD 患儿可有关节、软组织出血，极少数因颅内出血而危及生命。反复出血患儿易导致缺铁性贫血。出血倾向随年龄增长可自行减轻。

2. 临床分型 根据 vWF 交叉免疫电泳结果，vWD 分为量或质的异常，前者为 1 型，后者为 2 型。2 型又分 4 种亚型：血浆中大和中等大小多聚体缺乏者为 2A 型；缺乏大多聚体且与血小板 GPIb 亲和性增加为 2B 型；vWF 与血小板 GPIb 结合力降低为 2M 型；与因子Ⅷ结合力降低者为 2N 型。3 型 vWD 患儿血浆及血小板中多聚体通常检测不出或仅为低浓度水平。

3. **并发症**　可并发贫血；过度出血可并发休克；可并发关节软组织出血；偶有并发颅内出血而危及生命者。

4. **实验室检查**　vWD部分患儿可完全正常。同一患儿在不同时期检验结果也可能不同，因此有必要重复检测。

(1) 出、凝血检查：血小板计数及形态正常，活化的部分凝血活酶时间（APTT）正常或延长，出血时间（Ivy法）延长，阿司匹林耐量试验阳性。

(2) 血浆中凝血因子检查：vWF：Ag减低或正常，因子Ⅷ降低，部分2型vWD正常。

(3) 血小板功能检查：血小板黏附率降低或正常，vWF的Ristocetin辅因子活性（vWF：RcoF）减低，2N型多正常。

(4) 排除血小板功能缺陷性疾病。

5. **实验室分型检查**

(1) vWF交叉免疫电泳，除1型外，其他类型可出现异常免疫沉淀图形。

(2) 瑞斯托霉素诱导的血小板聚集反应减低，2B型增高。

(3) vWF：Ag多聚体分析，1型为多聚体分布正常，2A型为大和中等大小多聚体缺乏，2B型为大多聚体缺乏，但存在部分中等大小多聚体，2M和2N型为多聚体分析正常，3型多聚体缺如。

三、诊断思路

1. **诊断**　根据皮肤黏膜出血史，创伤或手术时有过度出血倾向，女孩有月经过多史，有家族史者符合常染色体遗传规律，应考虑本病的可能。进一步的实验室检查如血小板形态及计数正常，活化的部分凝血活酶时间正常或延长，出血时间（Ivy法）延长，阿司匹林耐量试验阳性，血小板黏附率降低，对瑞斯托霉素诱导的聚集反应降低或不聚集，vWF：Ag减低或正常，因子Ⅷ降低或正常，vWF：RcoF减低或正常可明确诊断。

2. **分型**　RIPA、vWF交叉免疫电泳及vWF：Ag多聚体分析有助于vWD分型。

3. **鉴别诊断**　本病尚需与下列疾病相鉴别。

(1) 血小板型 vWD(Pseudo-vWD):因血小板 GPⅠb 受体异常与 vWF 结合力增强,使血浆中 vWF 减少。有中等程度的血小板计数减少,出血时间延长,因子Ⅷ及 vWF:Ag 减少,大多聚体缺乏,RIPA 增强。此型与 2B 型 vWD 相似,但后者血小板计数正常。

(2) 获得性 vWD:小儿少见,多继发于淋巴系统增生性疾病、获得性单株 γ 球蛋白及其他免疫失调性疾病,无出血家族史。患儿血中产生了中和 vWF 活性的抗体并有出血倾向,vWF 的 Ristocetin 辅因子活性(vWF:RcoF)、vWF:Ag 及因子Ⅷ活性降低,出血时间延长。常有原发病的症状。

(3) 血友病:为 X-连锁隐性遗传,以肌肉关节出血为主,出血时间正常,凝血时间多延长。因子Ⅷ促凝血活性下降,vWF:Ag 正常。与 vWD 的鉴别需依靠实验室检查。

(4) 巨血小板综合征:因血小板膜 GPIb 缺乏,血小板减少伴外周血涂片血小板巨大为其特点,vWF:Ag 正常,出血时间延长。

四、治疗思路

治疗目的即纠正出血时间和凝血异常,提高血浆中 vWF 和因子Ⅷ水平。因出血时间只与大分子多聚体有关,因此 vWF 的来源及多聚体组成成分非常重要。

1. **患儿需加强护理**　避免外伤,禁用阿司匹林、双嘧达莫等抗血小板药物,慎用抗凝药及溶栓类药物。发热时可用对乙酰氨基酚。

2. **局部止血**　体表局部出血可压迫止血或配合冷敷。鼻出血或创伤性出血时,可用吸收性明胶海绵或蘸有新鲜血浆的纱布压迫或填塞出血部位。

3. **替代治疗**　首选冷沉淀物,常用的还有新鲜血浆及新鲜冰冻血浆。这些血液制品都含有 vWF 和因子Ⅷ,具有相同的止血效果。冷沉淀物新鲜血浆,可同时纠正出血时间及因子Ⅷ促凝血活性的下降。vWF 半衰期 36 小时,轻症出血者通常输注 1 次即可控制出血,重症出血者 1 次/d,维持 3~4 天,维持剂量减半。手术前、后应输新鲜血浆或冷沉淀物。手术前 2~4 小时输血浆 10ml/kg 可使因子Ⅷ保持在 30% 以上,以后 1 次/d,每次 5ml/kg,连用 10 天;或输冷沉淀物,直至伤口愈合。新型因子Ⅷ浓缩制品如人抗血友病因子复合物(humate-P),因含有高分子量的 vWF 多聚物,可替代冷沉淀物,剂量 20~50U/kg。而不含 vWF 的因子Ⅷ浓缩剂仅能提高因子Ⅷ的水平,不能纠正出血时间,一般不作为首选制剂,每天 15~20U/kg。本疗法适用于对 DDAVP 无反应者、2B 型及 3 型 vWD 患儿。

4. 1-去氨基-8-右旋精氨酸抗利尿激素(DDAVP) DDAVP 可增加 vWF 从内皮细胞释放入血的量,但不能纠正多聚物结构的异常,只能缩短出血时间,故在拔牙、大手术时须用冷沉淀物。2B 型患儿忌用,因可引起血小板减少使出血加重。3 型患儿因 vWF 缺乏,使用 DDAVP 无效。剂量为 0.2~0.3μg/kg 加入 30ml 生理盐水中静脉滴注,15~20 分钟滴完,每 8~12 小时 1 次;或鼻腔内滴注 0.25ml(1 300μg/ml),2 次/d。

5. 其他

(1) 抗纤溶药物:氨基己酸、氨甲环酸适用于黏膜出血、内脏出血,也用于月经过多、拔牙等小手术。该类药物可单纯使用或与 DDAVP 合用。

(2) 口服避孕药:用于治疗月经过多。

(3) 铁补:因慢性缺铁引起缺铁性贫血者,应给予铁剂治疗。

五、预后及预防

1. 预后 轻型 vWD 出血症状轻,较少发生严重出血,预后较好。通过对 vWD 的准确诊断,对患儿及其家长进行宣传教育,严重出血已比较少见,患儿可以过相对正常的生活。而 3 型 vWD 患儿出血严重,少数发生颅内出血可危及生命。

2. 预防

(1) 产前检查:加强异常染色体、基因携带者的检测,对有患儿家族中的孕妇进行产前诊断,以确定其中病人和携带者,并对他们进行有关本组疾病的遗传咨询,了解遗传规律。可及时判断预后和正确给予处理。

(2) 预防出血:应自幼养成安静生活习惯,以减少和避免外伤出血,尽可能避免肌内注射,如因患外科疾病需做手术治疗,应注意在术前、术中和术后补充所缺乏的凝血因子。

(顾 敏)

第十六节 急性淋巴细胞白血病

一、疾病简介

儿童白血病是造血干细胞增殖分化异常而引起的恶性疾病,是儿童最常见的恶性肿瘤。急性淋巴细胞白血病(acute lymphoblastic leukemia,ALL)是造血系统中淋巴系恶性增殖性疾病,是淋巴系干细胞在分化过程中于某一阶段发生分化阻滞、凋亡障碍和恶性增殖的疾病。

我国儿童白血病中95%以上是急性白血病,其中65%~70%是急性淋巴细胞白血病。但西方国家ALL的比例比亚太地区低。近年来流行病学研究显示小儿白血病发病率呈逐渐上升趋势,发病率逐年升高可能与近代社会城市工业发展,环境、空气污染加重有关。

ALL的具体病因尚不十分明确,目前普遍认为ALL的发生是生物、环境及遗传等多因素共同作用的结果,如感染、环境因素、药物、遗传因素、免疫缺陷和生活方式等。

二、疾病特点

1. 临床表现

(1) 发热与感染:热型不定。发热原因之一是白血病性发热,多为低热且抗生素治疗无效;另一原因是感染。中性粒细胞绝对值$<0.5\times10^9/L$时易并发细菌或真菌感染。由于骨髓是人体最大的免疫器官,ALL患儿的免疫功能低下,感染易发展为败血症。常见感染部位有:呼吸道、消化道、皮肤黏膜、软组织及泌尿道等。

(2) 贫血:常为首发症状,进行性加重。常表现为苍白、乏力、心悸、活动后气促及嗜睡等。查体可见面色、甲床及眼睑结膜苍白，极重度者呈死灰苍黄和颜面水肿。

(3) 出血：为常见的早期症状。以皮肤和黏膜出血多见，表现为出血点或瘀斑，鼻出血、齿龈出血及消化道出血也较常见，严重时可有血尿、便血以及DIC，偶见颅内出血。

(4) 白血病细胞的浸润表现：①淋巴系统浸润，50%以上患儿出血不同程度的肝、脾及淋巴结肿大；②中枢神经系统白血病，早期通常仅在脑脊液检查中发现白血病细胞，晚期可出现脑神经麻痹、偏瘫、脑炎、脑膜炎、脊髓炎或末梢神经炎等；③睾丸浸润，睾丸可单侧或双侧肿大。表现为局部无痛性肿大、触痛，阴囊皮肤可程红黑色；④骨髓及关节浸润，可有长骨、胸骨的压痛。年长儿常以骨关节痛为首发症状而误诊为关节炎，需及早做骨髓穿刺，明确诊断。诊断不明确时不用激素类药物；⑤其他少见浸润，白血病细胞浸润皮肤可有结节、肿块及斑丘疹；唾液腺肿大；可有心肌、肺部、消化道、肾脏、内耳及阴茎浸润。

2. **体格检查** 注意面色，肝、脾、淋巴结的查体，有无胸骨压痛，神经系统查体除外中枢神经系统白血病，睾丸透光试验检查。

3. **辅助检查**

(1) 初步检测：①外周血象，初诊时外周血白细胞多数增高，亦可正常或减低。通常血涂片可见原始及幼稚细胞，但白细胞不增多性白血病外周血中可仅有极少数甚至没有原始和幼稚细胞。②骨髓常规检查，骨髓形态：多见骨髓增生活跃至极度活跃，也可见骨髓增生减低，骨髓中某一系的白血病细胞恶性增生，原始及幼稚细胞≥30%。粒系及巨核系增生明显减少或抑制。③细胞组织化学染色，对骨髓涂片进行组织化学染色检查，确定细胞的生物化学性质，有助于与其他类型的白血病鉴别。ALL的组织化学特征为：过氧化物酶染色和苏丹黑染色阴性；糖原染色(±)~(+++)；非特异性酯酶阴性，氟化钠不抑制。④其他，肝肾功能心肌酶谱，乳酸脱氢酶，血清离子，尿便常规，脑脊液常规、生化、细胞离心涂片及流式。拟用门冬酰胺酶者加查血、尿淀粉酶、脂肪酶、血糖和凝血五项。胸部影像学检查以明确有无胸腺、纵隔淋巴结肿大及胸膜渗出。心电图、腹部B超、头颅CT或MRI、男孩查睾丸超声。

(2) 形态学-免疫学-细胞遗传学-分子生物学检测:ALL的形态学-免疫学-细胞遗传学-分子生物学(morphology-immunophenotype-cytogenetics-molecular biology,MICM)检测已是急性白血病诊断的重要手段,准确的MICM分型反映了白血病细胞的生物学特征及临床特征,实施MICM分型是规范化治疗的前提。

1) 骨髓形态学检查:同前。

2) 免疫学检查:应用系列单克隆抗体对白血病细胞进行标记,常用流式细胞仪进行分析,确定白血病类型;诊断混合细胞型或双表型白血病。

3) 染色体检查:应用染色体显带技术进行核型分析,以发现白血病细胞染色体数目异常及易位、倒位、缺失等结构改变。

4) 融合基因检查:常用PCR或荧光原位杂交(fluorescence in situ hybridization,FISH)检测出染色体易位产生的相关融合基因。

三、诊断思路

1. 诊断　根据患儿发热、贫血、出血、浸润的相应症状,临床拟诊白血病,临床评估:年龄、外周血白细胞数。若骨髓幼稚细胞<25%,临床评估:年龄、外周血白细胞数,观察对症处理;必要时重复、多部位骨髓穿刺。若骨髓幼稚细胞≥25%,结合MICM诊断成立。

2. ALL危险度评估

(1) 高度危险组(HR):①小于3个月的婴儿;②初诊时WBC ≥100×10^9/L;③染色体核型为t(4;11),MLL-AF4(+)或者其他的MLL重排阳性;④MR诱导化疗d15骨髓象呈M2或M3(≥10%)者;⑤4~6周BM不能CR者;⑥IZKF阳性;⑦*MEF2D*重排;⑧*TGF3-HLF*/t(17;19)(q22;p13);⑨低二倍体(≤44)或者DI指数<0.8;⑩新的发现,特殊的高度危险核型;⑪诱导治疗结束MRD≥1%,或者髓外防治之前(第9~14周)≥0.01%;⑫髓外评

估，髓外防治之前仍然存在肿瘤病灶者，诱导缓解结束肿瘤病灶没有缩小到最初体积的 1/3 者。

(2) 中度危险组(MR)：①年龄<1 岁或者≥10 岁；②初诊时 WBC≥50×10^9/L；③诱导化疗 d15 骨髓象呈 M2(MRD 0.1%~10%)化者；④T 细胞型；⑤初诊时发生 CNSL 和 TL；⑥t(9;22)，BCR-ABL(+)的 Ph-ALL 及其 Ph-like；⑦<45 条染色体的低 2 倍体；或其他异常例如 t(1;19)，E2A-PBXI(+)；⑧ZNF358 重排；⑨iAMP21；⑩诱导治疗结束 MRD≥0.01%，并且<1%。

(3) 标准危险组(SR)：①年龄≥1 岁并且<10 岁；②初诊时 WBC<50×10^9/L；③诱导化疗 d15 髓象呈 M1 化者；第 4~6 周 CR 者；④MRD 在 d15<0.1%、诱导缓解结束，MRD≤0.01%，之后一直呈阴性；⑤非 CNS2，CNS3(CNSL)或者/和 TL；⑥非 T 细胞型或成熟 B 细胞型；⑦非 MR/HR 组细胞遗传学、分子生物学特征改变。

(4) 注：①危险度需要随着治疗反应结局予以调整，结合治疗反应的综合评估特别地重要；②即使形态学提示有良好预后，但是没有良好 MICM 综合结果的亦不能进入标组；③分子遗传学(MRD)的改变比形态学更重要，取消以形态学判断治疗预后的危度；④对于 ALL，要求 Induction Ⅰ达到 CR 者，原有的危险度不升级；⑤特殊强调第 15~20 天、第 30~40 天骨髓的 MRD 结局；⑥阳性的融合基因转入阴性，比较 MRD 流式细胞计量术更加敏感、重要；⑦升级到高危组，治疗按照难治性 ALL 再诱导方案进行治疗。

3. **鉴别诊断**　在对 ALL 进行诊断时，应注意排除下述疾病。

(1) 出血倾向明显或非白血病性白血病：需与血小板减少性紫癜、再生障碍性贫血及粒细胞缺乏症相鉴别。急性血小板减少性紫癜血小板明显减少，多在 20×10^9/L 以下，寿命缩短，形态异常，可见大型血小板、颗粒减少和染色过深，骨髓检查巨核细胞数增多或正常，有成熟障碍；脾脏不增大或仅轻度增大；泼尼松治疗有效。再生障碍性贫血的临床表现中以贫血症状最为突出，一般无肝脾肿大，外周血象可见全血细胞均减少，骨髓象见多部位增生减低，粒、红系及巨核细胞明显减少且形态大致正常。在药物或某些感染引起的粒细胞缺乏症的恢复期，骨髓中原、幼粒细胞增多，但该症多有明确病因，血小板正常，原、幼粒细胞中无 Auer 小体及染色体异常。短期内骨髓成熟粒细胞恢复正常。

(2) 以发热及骨关节痛为首发：应与青少年类风湿及风湿热鉴别。类风湿性关节炎最初常常先侵犯膝、踝关节，以后可发展到腕、肘、肩及颈椎等关节，多为两侧对称性，累及关节肿胀明显，并可出现晨僵；肝、脾及淋巴结的肿大不明显；类风湿因子及骨髓检查可鉴别。风湿热的骨骼病变主要累及大关节，常呈多发性，局部症状如红、肿、热、痛和功能障碍较明显；心脏检查可出现心率快、奔马律及病理性杂音等累及心脏的体征；还可出现舞蹈病以及皮肤的病变（皮下结节和环形红斑）；无肝、脾、淋巴结的肿大；实验室检查有链球菌感染，骨髓检查不难鉴别。

(3) 传染性单核细胞增多症：本病肝、脾及淋巴结常肿大；外周血异型淋巴细胞增多，骨髓象正常或有异形淋巴细胞，EB 病毒抗体阳性。

(4) 类白血病反应：以外周血出现幼稚白细胞或白细胞数增高为特征。当原发疾病被控制后，血象即恢复正常。此外，根据血小板数多正常、白细胞中有中毒性改变如中毒颗粒和空泡形成、中性粒细胞碱性磷酸酶积分显著增高等，可与白血病区别。

(5) 此外尚需与恶性组织细胞增生症、骨髓增生异常综合征、神经母细胞瘤、非霍奇金淋巴瘤、视网膜母细胞瘤、中枢神经系统感染及脑部肿瘤等的骨髓浸润鉴别。

四、治疗思路

（一）低危组 ALL

1. 诱导缓解　VDLD 方案。

(1) 长春地辛（vindesine sulphate，VDS）：3.0mg/(m^2·dose)，（每次≤4mg），q.w.，i.v.；4 次：d 8，d 15，d 22，d 29；或者长春新碱（vincristine，

VCR) 1.5mg/(m^2·dose),(每次≤2mg),以下相同。

(2) 柔红霉素(daunomycin,DNR):30mg/(m^2·dose),用生理盐水50~100ml稀释快速静脉滴注(30~40分钟),2次,d 8、d 15。如果状态不允许,只是1次,或者只是VLD方案。

(3) 门冬酰胺酶(asparaginase,ASP):6 000~7 000U/(m^2·dose),q.2d./q.o.d.,静脉滴注或肌内注射,d 8,d 11,d 14,d 17,d 20,d 22,共8次或培门冬酰胺酶(Peg-ASP) 2 500U/(m^2·d),(最大3 750U),肌内注射,d 9共1次。如果过敏,更换Ewing门冬酰胺酶10 000~20 000U/(m^2·d),(最大2万U),肌内注射。

(4) 泼尼松:45~60mg/(m^2·d),(d 1~d 28),t.i.d.,p.o.;d 29起每2天减半,1周内减停。

二联(MTX+Dex)鞘内注射3次:d 1,d 15,d 29(间隔2周)。

注意事项:①≤3岁,最好注射长春地辛,因为感觉认知不足。小心抗利尿激素分泌异常引起低Na^+。②B-ALL可以口服泼尼松,T-ALL一般口服地塞米松,但大于10岁口服泼尼松。③肾上腺皮质激素的胃肠道反应,可以应用抗酸药、胃酸分泌抑制剂缓解。④如果不能够耐受肾上腺皮质激素的毒副作用,可以更换类型、降低剂量,或者提前停止。⑤注射ASP必须复查监测门冬五项,≥10岁者更易发生严重的毒副作用。⑥如果严重感染发热,停止继续治疗。控制严重感染采用降阶梯方式。⑦控制感染和活动性出血是诱导缓解的关键所在。⑧注意门冬酰胺酶引起高血糖、酮症酸中毒的处理。

2. **巩固治疗** CAM方案。

(1) CTX:800~1 000mg/(m^2·dose),静滴(2h),d 1。

(2) Ara-c:75mg/(m·d),q.d./q.12h.,i.m./iv.gtt,d 3~d 6、d 10~d 13,总计8天。

(3) 6-MP:50mg/(m^2·d),晚间睡觉前(q.n.),1次口服,d 1~d 14。

二联(MTX+Dex)鞘内注射2次:d 3、d 10(间隔1周)。

3. **髓外防治** 二联鞘内注射(i.t.):诱导缓解治疗时,若外周血幼稚细胞消失,即每2周1次二联鞘注,共3次,巩固治疗2次,早期强化治疗2次。

(1) 大剂量甲氨蝶呤-亚叶酸钙(HDMTX-CF)疗法:于巩固

治疗后休息2~3周(视血象恢复情况而定),待中性粒细胞绝对计数(absolute neutrophil count,ANC)≥$1.0×10^9$/L,WBC≥$3.0×10^9$/L,肝、肾功能无异常时尽早开始,每间隔14天为1疗程,共4个疗程:d 1、d 15、d 29、d 43。

1) IHDMTX:2~3g/(m^2·次),1/10量(500mg/dose)作为突击量在30分钟内快速静脉滴注,余量于23.5小时泵维均匀滴入。突击量MTX滴入后0.5~2小时内,行三联i.t.,1次,如果没有代谢酶检测,第1次注射2 000mg/m^2。

2) 同时用VDM方案:V Dexa同上,6-MP 25~50mg/(m^2·d),d 1~d 56,总计8周。

3) 开始滴注MTX后42小时用CF解救(表7-16-1),剂量为15mg/(m^2·次),1次/6h,静脉注射、口服或肌内注射,具体次数视MTX血药浓度动态检测而定。需要一直解救到达无毒浓度,即<0.1μmol/L。

表7-16-1 CF解救剂量(mg)

MTX/(μmol·L^{-1})	CF剂量/(mg·$次^{-1}$)
44~48h≥10,68~72h≥5	200mg/m^2
若44h时MTX<5	
4~5	75
3~4	60
2~3	45
1~2	30
<1	15

(2) 注意事项 ①MTX在体内有复杂的代谢过程。其毒副作用和疗效,主要与*ABCB13435*、*MTHFR 677*和*1298*、*GSTP1*(313A>G)、*ATIC*等基因有关。②如果MTX代谢缓慢,就需要不断地解救,直到无毒浓度才可以停止。③血浆置换或者吸附指证:持续上升的药物浓度;严重肾功能损害,尿毒症指标;CNS损害、反复抽搐;严重混合性肝功能损害;显著性凝血紊乱。④如果注射之后发生严重的胃肠道反应,剧烈呕吐,高热,应当立即

停止治疗。⑤第 1 次 HDMTX 的时间浓度可以决定后续 3 个疗程的剂量。

4. 早期强化　血象达标后，以下方案序贯进行(1-2)。

(1) 强化方案 1：VDLD。

1) VCR、DNR 均于 d 1，d 8，d 15；剂量同前，总计 3 次。

注意：如果 d 15 之前出现严重的中性粒细胞缺乏，那么 VD 中止。

2) L-ASP 10 000U/(m^2·d)，q.2d. 或者 q.o.d，d 2，d 5，d 8，d 11，共 4 次；或培门冬酶(Peg-ASP) 2 500U/(m^2·d)，最大 3 750U，肌内注射，d 3 共 1 次。

3) Dex 6mg/(m^2·d)，d 1~d 7、d 15~d 21。总计 14 天，不必减量。

二联鞘内注射 1 次，d 3。

休息 2~4 周(待血象恢复，肝肾功无异常)，继续。

(2) 强化方案 2：CAM。

1) CTX：600~800mg/(m^2·dose)，静脉滴注(2h)，d 1。

2) Ara-c：75mg/(m·d)，q.d./q.12h.，i.m./iv.gtt，d 3~d 6、d 10~d 13，总计 8 天。

3) 6-MP：50mg/(m^2·d)，晚间睡觉前(q.n.)，1 次口服，d 1~d 14。

二联鞘内注射 1 次，d 3。

5. 维持治疗

VD 1 周：VDS 3mg/(m^2·dose)，i.v.，d 1。

Dex 6mg/(m^2·d)，分次口服，d 1~d 5 或 d 7。

接着 6-MP+MTX：6-MP 50~75mg/(m^2·d)，夜间睡前顿服 21 天(d 8~d 28)；MTX 20~25mg/(m^2·d)，肌内注射或口服，每周第 1 天 1 次(d 8、d 15、d 22)，连用 3 次。如此反复序贯用药，遇加强治疗时暂停。

在 6-MP+MTX 用药 2~3 周保持 WBC 计数在$(3.0\sim4.0)\times10^9$/L，ANC$(1.0\sim1.5)\times10^9$/L。根据 WBC 和 ANC 个体化调整药物剂量。

没有加强治疗。

6. 髓外防治　每 8~12 周左右二联 i.t.，1 次，共 6 次。整个疗程总计 17 次。

（二）中危组 ALL

1. 诱导缓解 VDLD 方案

（1）长春地辛（VDS）3mg/（m^2·dose），（每次≤4mg），q.w.，i.v.。d 8、d 15、d 22、d 29。

（2）柔红霉素（DNR）30mg/（m^2·dose），用生理盐水 100~200ml 稀释快速静脉滴注（30~40 分钟），4 次，d 8、d 15、d 22、d 29。如果 d 14 出现粒细胞缺乏，那么停止第 3 次 DNR。

（3）门冬酰胺酶（L-ASP）6 000~10 000U/（m^2·dose），q.2d. 或者 q.o.d.，静脉滴注或肌内注射，d 8、d 11、d 14、d 17、d 20、d 23、d 26、d 29，共 8 次。或培门冬酶（Peg-ASP）2 500U/（m^2·d，最大 3 750U），肌内注射，d 9、d 23 共 2 次。

（4）泼尼松试验（d 1~d 7）口服，45~60mg/（m^2·d），分次口服。地塞米松（dexamethasone）6~10mg/（m^2·d），分次口服，d 8~d 28，d 29 起每 2 天减半，1 周内减停。

三联鞘内注射：3 次，d 1、d 15、d 29。（间隔 2 周）

2. 巩固治疗

（1）巩固治疗 1：CAM 方案/CAML 方案。

1）CTX 1 000mg/（m^2·dose），快速静脉滴注（2h），d 1。

2）Ara-c 75mg/（m^2·d），q.d.，iv.gtt，d 3~d 6、d 10~d 13。

3）6-MP 50~75mg/（m^2·d），晚间睡前（q.n.），口服，d 1~d 14。

4）如果存在 MRD 或者诱导期间门冬酰胺酶不足，补充 1 次培门冬酰胺酶，剂量同上，d 7。

三联鞘内注射 1 次，d 3。

（2）巩固治疗 2：CAM 方案/CAML 方案。

1）CTX 1 000mg/（m^2·dose），快速静滴（2h），d 1。

2）Ara-c 75mg/（m^2·d），q.d./q.12h.，i.v.gtt，d 3~d 6、d 10~d 13。

3）6-MP 50~75mg/（m^2·d），晚间睡前（q.n.），口服，d 1~d 14。

4）如果存在 MRD 或者诱导期间门冬酰胺酶不足，补充 1 次培门冬酰胺酶，剂量同上，d 7。

三联鞘内注射 1 次，d 3。

3. 髓外防治 三联鞘内注射（i.t.）：诱导缓解治疗时，若外周血幼稚细胞消失，即每 14 天 1 次鞘内注射，共 3 次；巩固治疗 2

次；早期强化治疗每轮 2 次，总计 4 次。

HDMTX-CF（大剂量甲氨蝶呤-亚叶酸钙）疗法：于巩固治疗后休息 2~3 周（视血象恢复情况而定），待 ANC≥1.0×10^9/L，WBC≥3.0×10^9/L，肝、肾功能无异常时尽早开始每间隔 14 天 1 疗程，共 4 个疗程：d 1、d 15、d 29、d 43。

1）HDMTX 5.0/（m^2·次），1/10 量（500mg/dose）作为突击量在 30 分钟内快速静脉滴注，余量于 23.5 小时泵维均匀滴入。突击量 MTX 滴入后 0.5~2 小时内，行三联 i.t.，1 次。

注意：MTX 冲击之前需要代谢酶学，第 1 次试验剂量 3 000mg/（m^2·次）；提前 1 天予以水化、碱化。

2）同时用 VDM 方案：VDexa 同上，6-MP 25mg/（m^2·d），d 1~d 56，总计 8 周。

3）开始滴注 MTX 后 42 小时用 CF 解救，剂量为 15mg/（m^2·次），1 次/6h，静脉注射、口服或肌内注射，具体次数视 MTX 血药浓度。

4. **早期强化** 血象达标后，以下方案序贯进行（1-2，总计 2 轮）。

（1）第 1 轮。

强化方案 1：VDLD。

1）VCR、DNR 均于 d 1，d 8，d 15；剂量同前，总计 3 次。

注意：如果 d 14 出现严重的中性粒细胞缺乏，VD 中止。

2）L-ASP 10 000U/（m^2·d），q.2d.，d 1，d 4，d 7，d 10，共 4 次；或培门冬酶（Peg-ASP）2 500U/（m^2·d），最大 3 750U，肌内注射，d 3 共 1 次。

3）Dex 6mg/（m^2·d），d 1~d 7、d 15~d 21。总计 14 天。

三联鞘内注射 1 次，d 3。

休疗 2~4 周（待血象恢复，肝肾功无异常），继续。

强化方案 2：CAM。

1）CTX：1 000mg/（m^2·dose），静脉滴注（2h），d 1。

2）Ara-c：75mg/（m·d），q.d./q.12h.，iv.gtt，d 3~d 6、d 10~d 13，总计 8 天。

3）6-MP：50~75mg/（m^2·d），晚间睡觉前（q.n.），1 次口服，d 1~d 14。

三联鞘内注射 1 次，d 3。

出院之后 6-MP+MTX 维持治疗 2 个疗程(大约 2 个月)，住院接受加强。

(2) 第 2 轮。

强化方案 1：VDLD。

1) VCR、DNR 均于 d 1，d 8，d 15；剂量同前，总计 3 次。

注意：如果 d 14 出现严重的中性粒细胞缺乏，VD 中止。

2) L-ASP 10 000U/(m^2·d)，q.2d.，d 1，d 4，d 7，d 10，共 4 次；或培门冬酶(Peg-ASP) 2 500U/(m^2·d)，最大 3 750U，肌内注射，d 3 共 1 次。

3) Dex 6mg/(m^2·d)，d 1~d 7、d 15~d 21。总计 14 天。

三联鞘内注射 1 次，d 3。

休息 2~4 周(待血象恢复，肝肾功无异常)，继续。

强化方案 2：CAM。

1) CTX：1 000mg/(m^2·dose)，静脉滴注(2h)，d 1。

2) Ara-c：75mg/(m·d)，q.d./q.12h.，iv.gtt，d 3~d 6、d 10~d 13，总计 8 天。

3) 6-MP：50~75mg/(m^2·d)，晚间睡觉前(q.n.)，1 次口服，d 1~d 14。

三联鞘内注射 1 次，d 3。

5. **维持治疗** VD 1 周，VDS 3mg/(m^2·dose)，i.v.，d 1。Dex 6mg/(m^2·d)，分次口服，d 1~d 5。接着 6-MP+MTX：6-MP 50~75mg/(m^2·d)，夜间睡前顿服 21d(d 8~d 28)；MTX 20~25mg/(m^2·d)，肌内注射或口服，每周第 1 天 1 次(d 8、d 15、d 22)，连用 3 次。如此反复序贯用药，遇加强治疗时暂停。

在 6-MP+MTX 用药 2~3 周保持 WBC 计数在(3.0~4.0)×10^9/L，ANC 在(1.0~1.5)×10^9/L。根据 WBC 和 ANC 个体化调整药物剂量。

没有加强治疗。

6. **髓外防治** 每 8 周左右三联 i.t.，1 次，共 5 次。整个疗程总计 18 次。

(三) 高危组 ALL

1. **诱导缓解** VDLD 方案。

1）长春地辛（VDS）3mg/（m^2·dose），（每次≤4mg），q.w.，i.v.。d 8、d 15、d 22、d 29。

2）柔红霉素（DNR）30mg/（m^2·dose），用生理盐水 100~200ml 稀释快速静脉滴注（30~40 分钟），4 次，d 8、d 15、d 22、d 29。

3）门冬酰胺酶（L-ASP）7 000~10 000U/（m^2·dose），q.2d. 或者 q.o.d.，静脉滴注或肌内注射，d 8、d 11、d 14、d 17、d 20、d 23、d 26、d 29、d 32、d 35，共 10 次。或培门冬酶（Peg-ASP）2 500U/（m^2·d），最大 3 750U，肌内注射，d 9、d 23 共 2 次。

4）泼尼松试验（d 1~d 7）口服，45~60mg/（m^2·d），分次口服。地塞米松（dexamethasone）6~10mg/（m^2·d），分次口服，d8~d 28，d 29 起每 2 天减半，1 周内减停。

三联鞘内注射：3 次，d 1、d 15、d 29。（间隔 2 周）

2. **巩固治疗** CAML 方案，总计 2 轮。

（1）巩固治疗 1：第 1 轮 CAML 方案。

1）CTX 1 000mg/（m^2·dose），快速静脉滴注（2h），d 1。

2）Ara-c 75mg/（m^2·d），q.d./q.12h.，i.v.gtt，d 3~d 6、d 10~d 13。

3）6-MP 50~75mg/（m^2·d），晚间睡前（q.n.），口服，d 1~d 14。

4）培门冬酰胺酶，剂量同上，d 7。

三联鞘内注射 1 次，d3。

（2）巩固治疗 2：CAM 方案/CAML 方案。

1）CTX 1 000mg/（m^2·dose），快速静滴（2h），d 1。

2）Ara-c 75mg/（m^2·d），q.d./q.12h.，iv.gtt，d 3~d 6、d 10~d 13。

3）6-MP 50~75mg/（m^2·d），晚间睡前（q.n.），口服，d 1~d 14。

4）如果存在 MRD 或者诱导期间门冬酰胺酶不足，补充 1 次培门冬酰胺酶，剂量同上，d7。

三联鞘内注射 1 次，d 3。

3. **髓外防治** HR-1′→ HR-2′→ HR-3′，共 2 轮 6 次。

三联鞘内注射（i.t.）：诱导缓解治疗时，若外周血幼稚细胞消失，即 1 次/周三联鞘内注射，共 4 次；巩固治疗 2 次。

（1）HR-1′方案：HDMTX-VCALD。

1）HDMTX：5.0g/（m^2·次），1/10 量（≤500mg/次）作为突击量在 30 分钟内快速静脉滴注，余量于 23.5 小时泵维均匀滴入。突击量 MTX 滴入后 0.5~2 小时内，行三联 i.t.，1 次，d 1。

注意：MTX 冲击之前需要代谢酶学，第一次试验剂量 3 000mg/(m^2·次)；提前 1 天水化、碱化。

2）VDS：3.0mg/(m^2·次)，2 次，d 1、d 6。

3）CTX：200mg/(m^2·次)，q.12h.，静脉点滴 5 次，d 2~d 4。

4）Ara-c：2.0g/(m^2·次)，q.12h.，静脉点滴 2 次，即 4.0g/(m^2·d)，d 5。

5）L-Asp：10 000U/(m^2·次)，q.o.d.，静脉点滴 2 次，d 6、d 8，或者培门冬酶 1 次，d 6。

6）Dex：20mg/(m^2·d)，静脉注射或者分次口服 5 天，d 1~d 5。

三联鞘内注射 1 次，d 1。

(2) HR-2′方案：HDMTX-VIDD。

1）HDMTX：5.0g/(m^2·次)，1/10 量（≤500mg/次）作为突击量在 30 分钟内快速静脉滴注，余量于 23.5 小时泵维均匀滴入。突击量 MTX 滴入后 0.5~2 小时内，行三联 i.t.，1 次，d 1。

2）VDS：3.0mg/(m^2·次)，2 次，d 1、d 6。

3）IFO：800mg/(m^2·次)，q.12h.，静脉点滴 5 次，d 2~d 4。

4）DNR：30mg/(m^2·次)，q.d.，静脉点滴 1 次，d 5。

5）Dex：20mg/(m^2·d)，静脉注射或者分次口服 5 天，d 1~d 5。

三联鞘内注射 1 次，d 1，如果 CNSL 增加 1 次。

(3) HR-3′方案：HDA-ELD

1）HDAra-c：2 000mg/(m^2·次)，q.12h.，d 1~d 2，泵维 3h，共 4 次。

Vit.B_6：150mg/(m^2·次)，q.12h.，d 5，ivgtt。

2）Eto：100mg/(m^2·次)，q.12h.，d 3~d 5，共 5 次。

3）培门冬酶：2 500U/(m^2·次)，d 6，肌肉注射。

4）Dexa：20mg/m^2，d 1~d 5，ivgtt。

5）三联鞘内注射 1 次，d 5。

4. **早期强化**　血象达标后，以下方案序贯进行。

(1) 强化方案 1：VDLD。

1）VCR、DNR 均于 d 8，d 15，d 22，d 29；剂量同前，总计 4 次。

注意：如果 d 14 出现严重的中性粒细胞缺乏，VD 终止。

2）L-ASP 10 000U/(m^2·d)，q.2d.，d 8，d 11，d 14，d 17，共 4 次；或培门冬酶（Peg-ASP）2 500U/(m^2·d)，最大 3 750U，肌内注

射，d 3 共 1 次。

3）Dex 10mg/（m^2·d），d 1~d 21，总计 21 天，之后逐渐减停。

三联鞘内注射 2 次，d 1、d 15（间隔 2 周）。

休息 2~4 周（待血象恢复，肝肾功无异常），继续加强。

（2）强化方案 2：CAML。

1）CTX 1 000mg/（m^2·dose），快速静脉滴注（2h），d 1。

2）Ara-c 75mg/（m^2·d），q.d./q.12h.，iv.gtt，d 3~d 6、d 10~d 13。

3）6-MP 50~75mg/（m^2·d），晚间睡前（q.n.），口服，d 1~d 14。

4）培门冬酰胺酶，剂量同上，d 7。

三联鞘内注射 2 次，d 3、d 17（间隔 2 周）。

5. **维持及加强治疗**　6-MP+MTX-CA-VD 节拍化疗。

每 4 周是一个循环，连续到停止治疗。

第 1~2 周：6-MP+MTX。

6-MP 50~75mg/（m^2·d），夜间睡前顿服 14 天（d 1~d 14）。

MTX 20~25mg/（m^2·次），肌内注射或口服，2 次（d 1，d 8）。

第 3 周：CA，总计 12 次（48 周），第 49 周（大约第 2 年）开始，只是应用 6-MP+MTX。

CTX 300mg/（m^2·次），静滴（2h），d 15。

Ara-c 300mg/（m^2·d），q.d.，静滴（2h），d 15。

注意：CTX 的累积剂量，毒副作用。

第 4 周：VD。

VDS 3mg/（m^2·dose），i.v.，d 1。

Dex 6mg/（m^2·d），分次口服，d 1~d 5。

6. **髓外防治**　T-ALL 和 HR 维持治疗时期，每 6~8 周 IT 1 次，共 10 次。整个疗程总计 21 次。

（四）Ph+-ALL

1. **诱导缓解**　一旦确认 *BCR-ABL* 融合基因阳性，立即开始口服甲磺酸伊马替尼，300mg/（m^2·d），比较大年龄儿童可以达到 400~600mg/d。没有严格的界限用来选择第一代或者第二代酪氨酸激酶抑制剂（tyrosine kinase inhibitors，TKI）。或者口服第二代 TKI 达沙替尼、尼洛替尼。TKI 药物治疗贯穿整个治疗过程，持续时间目前没有固定。如果出现严重的中性粒细胞缺乏，同时出现感染发热等等并发症，需要停止 TKI。VDLD 方案相同于 MR-ALL。可以不应用门冬酰胺酶。

2. **巩固治疗** 相同于 MR-ALL。

3. **髓外防治** 相同于 MR-ALL。

4. **早期强化** 相同于 MR-ALL。可以不应用门冬酰胺酶。

5. **维持及加强治疗**

（1）对于维持持续完全缓解，TKI 药物远远比常规的化疗重要。如果联合用药产生严重的骨髓抑制，那么可以停止细胞毒性药物。

（2）动态性监测融合基因 *BCR-ABL* 的载量变化特别地重要，追求达到深度的分子学缓解，乃至无治疗缓解。

（3）不能够应用 TKI 者，可以皮下注射干扰素，(5~10) 万 IU/（kg·次）隔日 1 次或者 2 次/周。

（4）CR 之后至少维持治疗 24 个月。

（5）是否需要异基因造血干细胞移植，依据融合基因 *BCR-ABL* 的载量动态性监测结果而定。

（五）ALL 维持期间的注意事项

1. 特别地警惕，长期应用肾上腺皮质激素导致的股骨头坏死。一般需要减停，或者每一个疗程口服 5 天，或者降低 1/2 的剂量。需要知道，没有准确的方法可以早期预测股骨头的血液供应。

2. 特殊地强调，不要接触泥土、花朵、灰霾，小心肺孢子菌肺炎。

3. 长期口服巯嘌呤，主要的毒副作用是慢性肝功能损害。

4. 骨髓的定期检测，主要目的是确定是否存在残留病灶，复发的可能性如何。

5. 考虑化疗对于骨髓的长期影响，骨髓的耐受性和潜能，维持期间的加强化疗需要特别地慎重。

五、预后及疾病预防

ALL 已成为可以治愈的恶性肿瘤。儿童 ALL 的治疗根据危险程度实施化疗，完全缓解率可达 95% 以上，5 年以上无事件生存(event free survival,EFS)率可达 80%~90%,是当今疗效最好、治疗率最高的恶性肿瘤性疾病之一。

(迟昨非)

第十七节　急性髓细胞性白血病

一、疾病简介

急性髓细胞性白血病(acute myeloid leukemia,AML)是儿童白血病的少见类型,15 岁以下儿童的发病率为 7/100 万。大多数 AML 患儿的发病原因不详,但有些先天性疾病综合征容易继发 AML,如范科尼贫血和面部红斑侏儒综合征,以先天性骨髓细胞生成异常为特点的科斯特曼综合征和先天性纯红细胞再生障碍性贫血。唐氏综合征患儿发生 AML 的概率比正常儿童高出 20 倍,不过有 5% 的唐氏综合征婴儿可以出现一过性骨髓增生异常而出现类似白血病的表现,这些患儿大部分不需治疗而自行缓解。他们需要随访,最终会有 10%~20% 的唐氏综合征患儿在 4 岁前发展成 AML。

二、疾病特点

1. 临床表现　AML 的临床表现主要由骨髓造血衰竭和白血病细胞浸润脏器引起。

(1) 骨髓造血衰竭的临床表现:贫血、粒细胞和血小板减少。贫血表现为面色苍白、乏力和食欲减退;粒细胞减少表现为发热、感染;血小板减少可出现皮肤瘀点瘀斑、鼻出血和牙龈出血。

(2) 白血病细胞浸润脏器:常有骨痛、肝脾肿大、腹胀、牙龈增生、睾丸肿大或视觉障碍(视网膜浸润),当有中枢神经系统白血病时可出现面神经瘫痪。白血病细胞聚集成团可以形成肿物,如髓细胞肉瘤或绿色瘤,常见于 AML,易误诊为恶性实体瘤。当出现眼眶肿瘤或皮肤浸润灶时,应高度怀疑 AML。有些患儿只表现为长期低热和体重减轻。当患儿白细胞明显增多即高白细胞血症时,可出现高黏滞综合征,表现为呼吸急促(肺栓塞)或抽搐(脑栓塞)。

2. **辅助检查**

(1) 血液检查:血常规提示贫血和血小板减少,白细胞数量可高可低或正常,但中性粒细胞多降低,有些患儿的血红蛋白及血小板可以在正常范围内。外周血涂片需仔细观察,有些会出现 Auer 小体,更提示为 AML。所有 AML 患儿均需进行凝血功能检查,如果 APL 患儿出现 DIC 表现,还需行 D-二聚体检查。AML 患儿还需常规行尿酸检查,以监测肿瘤溶解综合征。

(2) 骨髓检查:AML 的确诊必须行骨髓穿刺检查,并进行形态学、免疫学、细胞遗传学和分子生物学检查,即 MICM 分型。

1) 骨髓细胞形态及组化染色:按 FAB 标准将 AML 分为不同的形态学类型,并可区分来源于髓系(过氧化物酶阳性)、单核系(非特异性酯酶阳性)及巨核细胞系的 AML。

2) 免疫分型:流式细胞学检测是目前的标准方法,也可用于检测微小残留病灶。

3) 细胞遗传学及分子生物学检查:有利于 AML 的正确诊断和预后判断。常规核型分析可发现 70%~80% 的患儿具有染色体数量和结构的异常,荧光原位杂交(FISH)可以发现染色体易位。近年来由于分子遗传技术的应用,发现一些正常核型的患儿具有基因学的异常,如 *NPM1*、*FLT3-ITD*、*WT1* 和 *CEPBA* 突变。这些突变具有提示预后、指导将来分层治疗的意义。患儿出现 MRD 的水平升高对预测复发有重要意义。

(3) 脑脊液检查:中枢神经系统白血病占白血病的 5%,在起病时可无任何症状,常见于高白细胞、年龄小、单核细胞性及 *MLL* 基因重排的白血病。腰椎穿刺抽取脑脊液后行离心甩片法检测,如果腰椎穿刺无损伤,WBC>5×10^9/L 并有幼稚细胞,便可断为中枢神经系统白血病。当患儿伴有高白细胞血症或为 APL 时,应避免行腰椎穿刺,以免将白血病细胞带入中枢神经系统。对这类患儿可先行化疗及输注血小板等,使其白细胞下降及 DIC 纠正后再进行腰椎穿刺术。

(4) 影像学检查:所有患儿都应行胸部 X 线检查。由于 AML 患儿的化疗用药具有心脏毒性,因此心电图(electrocardiogram,

ECG）和超声心动图也是必须做的。根据患儿情况，择性进行头颅CT或MRI检查。

三、诊断思路

（一）鉴别诊断

根据临床表现及实验室检查，AML的诊断并不困难，但需与以下疾病进行鉴别。

1. **ALL**　AML的临床表现与ALL相似，仅骨髓形态学有时很难鉴别，需行免疫学及遗传分子生物学检查以鉴别。

2. **MDS**　当患儿骨髓幼稚细胞比例偏低时，很难鉴别AML和MDS，一般用幼稚细胞20%以上的标准来诊断AML。当骨髓幼稚细胞<20%时，如果存在AML特异的遗传学变异、高白细胞血症、髓外疾病以及在短时间（2~4周）内出现病情进展，就应考虑为AML。鉴别AML和MDS非常重要，因为后者通常需要造血干细胞移植。

3. **类白血病反应**　此时外周血可出现幼稚细胞，但本病多见于某些细菌和病毒的严重感染，骨髓细胞分类基本正常，与周围血象表现不同步，原发病去除后，血象可恢复正常。

（二）危险度评估

1. **低危组**　同时具备（1）~（3）者。

（1）WBC<100×10^9/L。

（2）有下列生物学标志物之一者：①t（8;21）/AML1-ETO或RUNX1-T1RUNX1；②inv（16）或（16;16）/CBFβ-MYH11；③t（1;11）（q21;q23）/MLL-MLLT11（AF1Q）；④正常核型，并具有*NPM1*突变；⑤正常核型，并具有*CEBPα*双突变。

注意：若同时具有其他染色体数目或者部分结构缺失时，如-Y，+8，而不是单纯良好核型和融合基因，或者存在上述基因突变，但不是46，XY（XX）者，均不能归入低危组；即使形态学提示有良好预后，如M4eo，但是没有t（8;21）/AML1-ETO或RUNX1-T1RUNX1；inv（16）或t（16;16）/CBFβ-MYH11亦不能进入低危组，分子遗传学的改变比形态学更重要。

（3）除外中枢神经系统白血病、睾丸白血病和粒细胞肉瘤。

2. **中危组**　低危和高危之间的患儿。

(1) 包括良好核型合并其他染色体改变、t(9;11)/MLL-AF9、c-KIT。

(2) 存在中枢神经系统白血病、睾丸白血病，或者 CBF AML 合并髓系肉瘤等情况。

3. **高危组**　具备下列之一者。

(1) WBC≥100×10^9/L。

(2) 具有以下预后不良遗传学标记之一：5 号，7 号染色体单体，5q-；t(2;12)/ETV6-HOXD；(5;11)/MLL-AF5；t(6;11)/MLL-AF6；t(4;11)/MLL-AF4；t(10;11)/MLL-AF10；t(6;9)/DEK-NUP214 或 DEK-CAN；t(7;12)/HLXB9-ETV6；t(9;22)/BCR-ABL1；t(16;21)/TLS-ERG 或 FUS-ERG；INV(3)(q21.3q26.2) 或 t(3;3)(q21.3q26.2)/GATA2，MECOM；复杂核型(3 种及以上遗传学异常，但不包括良好核型)；FLT3-ITD 突变；RUNX1 突变。

(3) 转化型 AML(tAML)：治疗相关 AML，MDS 转化的 AML。

(4) 髓系肉瘤。

4. **急性早幼粒细胞性白血病(APL)的分层标准**　以初治患儿发病时白细胞计数作为分层标准：低危组，WBC<10×10^9/L；高危组，WBC≥10×10^9/L。

四、治疗思路

1. 诱导缓解

DAH：柔红霉素、阿糖胞苷、高三尖杉酯碱；ATRA+6-MP：全反式维甲酸+6 巯基嘌呤。

DAE：柔红霉素、阿糖胞苷、依托泊苷；Ara-c+6-TG：阿糖胞苷+6 硫鸟嘌呤。

(1) DAH 方案：①H-har：3mg/(m^2·d)，d 1~d 7；②Cytarabine：200mg/(m^2·d)，d 1~d 7；③DNR：40mg/(m^2·d)，d 1、3、5。

(2) DAE 方案：①DNR：40mg/(m^2·d)，d 1、3、5，共 3 次，经外周静脉输注时间小于 1 小时，经 PICC 输注时间大于 1 小时；②Ara-C 100mg/(m^2·次)，d 1~d 7，q.12h.，共 14 次；③Eto：100mg/(m^2·d)，d 1~d 5，每次静脉点滴 4 小时，共 5 次。

(3) HAA 方案：①H-har：3mg/(m^2·d)，d 1~d 7；②Cytarabine：200mg/(m^2·d)，d 1~d 7；③Aclarubicin：20mg/(m^2·d)，d 1~d 7。

诱导缓解期间注意事项：

(1) 诱导缓解化疗结束后 48 小时（d 9）复查骨髓，观察 2 个项目：若原始细胞+幼稚细胞≥15%，骨髓抑制不显著，预计 1 疗程难获 CR，则追加 Ara-c，2~3d；若原始细胞+幼稚细胞<15%，有相当程度骨髓抑制者可应用细胞因，较安全；若 d 15 原始细胞+幼稚细胞>15%，若条件允许，提前进行第 2 疗程的化疗。

(2) HR 型诱导缓解治疗选用 IA、MAVm 方案。

(3) HAD、HAE 更适合 M4、M5 型。

(4) 低增生型 AML 的诱导化疗先用 H-HAR 2~3mg/(m^2·d)，7~14 天，或 VCR 1.5mg/(m^2·次)，q.w.，2 次，待骨髓象、血象改善后再进入上述诱导缓解化疗。

(5) APL 的诱导与之不同。

(6) 有条件者加强支持治疗（成分输血和 IVIG 等）。

(7) 必须更积极地防治感染。

(8) 化疗前 WBC≥100×10^9/L 者，化疗中要用别嘌呤醇 10mg/(kg·d)，d 1~d 14。

2. 巩固治疗

(1) IAE 方案：①IDA 10mg/(m^2·d)，d 1、3、5，6 小时泵入；②Ara-C 200mg/(m^2·d)，d 1~d 7，q.12h.，共 14 剂；③VP16 100mg/(m^2·d)，d 1~d 5，每次静脉点滴 4 小时，共 5 次。

(2) IAH 方案：①IDA 10mg/(m^2·d)，d 1、3、5，6 小时泵入；②Cytarabine 200mg/(m^2·d)，d 1~d 7，q.12h.，共 14 剂；③H-har 3mg/(m^2·d)，d1~d 7。

3. 加强治疗

(1) HD-Ara-c+Mito：①Mito 10mg/(m^2·d)，d 1~d 2；②HDAra-c 2g/(m^2·次)，q.12h.，3 小时泵入。d 1、d 2、d 3。

(2) HD-Ara-c+H-Har：①H-Har 3mg/(m^2·d)，d 1~d 5，4 小时泵入；②HDAra-c 2g/(m^2·次)，q.12h.，6 次，3 小时泵入。d 1、d 2、d 3。

(3) HD-Ara-c+L-asp：①L-asp 6 000/(m^2·d)，d 2，在第 4 次 Ara-C 后 3 小时皮下注射，共 1 次；②HDAra-c 3g/(m^2·次)，q.12h.，

4~6次，3小时泵入。共4次（低危）或6次，（中高危）d 1、d 2、d 3。（累计 Ara-c：低危 12g，中高危 18g）。

4. 维持治疗 Ara-C+6MP 1年。

①6MP：50mg/(m^2·d)，晚餐2小时后或睡前服用；②Ara-c：40mg/(m^2·d)，i.v.，d 1~d 4，q.4w.。监测 BM+MRD 的变化，观察期间每3个月监测1次。

5. 髓外防治 AML 各形态亚型（除 M4、M5 外）诱导缓解期进行1次三联鞘内注射，CR 后 q.2w. 作三联鞘内注射2次即可；M4、M5 诱导化疗期做三联鞘内注射3~4次，CR 后每3个月鞘内注射1次，直到终止治疗，总计7~10次。

6. AML 化疗期间的注意事项

(1) 每次应出现骨髓抑制。化疗之前 WBC 计数在(3.0~4.0)×10^9/L，ANC(1.0~1.5)×10^9/L。

(2) 每一疗程前后必须检查肝肾功能、心功能，用蒽环类前后须作心电图检查。

(3) 为预防不可逆性的心肌毒副作用，须密切注意 DNR 累积量≤360mg/m^2（≤2岁，≤300mg/m^2）。

(4) 进入骨髓抑制期间，预防性口服氟康唑5~7天。

(5) 应注意鬼臼类致继发性肿瘤(sAML)。

(6) 由于治疗属于清髓性，所以必须给予积极的血液成分支持。

(7) 注射粒细胞集落刺激因子(granulocyte colony stimulating factor，G-CSF)一般是在化疗结束之后48小时以上给予。

(8) HD-Ara-c 应用时，d 5 使用激素眼膏2天，预防角膜结膜炎。同时注射维生素 B_6 150mg/m^2 连续2天，如果出现眼球震颤、共济失调，需要停止治疗。

(9) 需要动态性监测 MRD 或者融合基因的变化，如果载量增高或者由阴性转为阳性，需要按照复发处理，或者进行造血干细胞移植。

(10) 对于难治性类型，去甲基化药物可能需要考虑应用。

7. 急性早幼粒细胞性白血病(APL)的化疗

(1) 诱导缓解：亚砷酸(As_2O_3)0.15~0.2mg/(kg·d)，d 1~d 40

或更长，静脉滴注 5~6 小时。

注意事项：①As_2O_3 治疗后 d 30~d 40，复查骨髓象，如果原始细胞+早幼粒细胞≤20%（PR），则给予化疗方案，以求迅速 CR，此时发生 DIC 加重的机会较少。如果一直应用 As_2O_3，则 CR 过程较慢。②个别耐受良好者，可延长应用到 70 天左右，但应注意心、肝、肾等重要脏器的毒副作用。③如果治疗无效，建议重新检查细胞遗传学、融合基因等，怀疑是否诊断错误。④由于 As_2O_3 以诱导细胞凋亡为主，如果外周血象未达到 CR 标准，应以骨髓象为准，如果骨髓中出现了细胞核固缩等凋亡现象，可继续应用。⑤在维持治疗中，如果每 3 个月的例行骨髓复查，原始粒细胞+早幼粒细胞>10%，则给予化疗加强，而在≤10% 时，不必化疗，可继续应用 As_2O_3 维持，但应注意复查 *PML-RARa*。⑥As_2O_3 毒副作用较轻，多发生在 WBC 的上升期。而巩固和维持期是温和的。多能够耐受。⑦不推荐口服羟基脲、白细胞分离术治疗高白细胞患儿。⑧分化综合征（differentiation syndrome，DS）：通常在初诊或复发时，与 WBC≥10×10^9/L 并且持续上升相关。表现为呼吸窘迫、发热、肺水肿、肺部浸润、胸腔或心包积液、低血压、骨痛、头痛、充血性心力衰竭、急性肾衰竭等。应当立刻停止 ATRA 或 As_2O_3，依据 WBC 的变化适当加用蒽环类化疗，密切关注容量负荷和肺功能状态，发生低氧血症时应立即予以地塞米松 5~10mg，静脉注射，1 次/12h，至少连用 10~14 天以上，直到低氧血症解除。为了防治 DS，强烈建议 WBC≥4.0×10^9/L 时候，注射地塞米松，同时降低砷剂剂量或者联合注射阿糖胞苷或者蒽环类药物以抑制骨髓。⑨治疗 DIC：注射砷剂是最好的 DIC 治疗，但是血液支持输注血小板以维持 PLT≥（30~50）×10^9/L、输注浓缩纤维蛋白原、凝血酶原复合物、冷沉淀和新鲜血浆，以维持 FIB≥1.0g/L、PT 和 APTT 正常，也是重要的。需要每日监测凝血功能直到功能复常。所谓标准性细胞毒性药物治疗也是可以诱发或者加重 DIC，所以如果注射细胞毒性药物往往需要从低剂量开始逐渐增加，并且严密观察凝血功能指标的变化。⑩如果存在显著性内脏出血，强烈建议注射重组人凝血因子Ⅶ。

（2）巩固治疗：CR 或 PR 后主要用蒽环类如 Mito、DNR、IDA

等2~3次，剂量同前。不推荐注射阿糖胞苷。

(3) 维持治疗：单用As_2O_3或As_2O_3与DA、IA、MA等有效方案交替。由于长期注射As_2O_3，在维持期间注射细胞毒性化疗药物需要特别地慎重，往往导致严重的骨髓抑制，伴随严重感染和出血的风险。

1) 低危：(1~6疗程)。

砷 mg，14天，休息28天

砷 mg，10天，休息28天

砷 mg，7天，休息21天。

2) 高危：亚砷酸与DA、IA、MA等有效方案交替，小的剂量Ara-c 50mg/(m^2·d)，每隔6个月加强化疗，亚砷酸剂量同上。

注意：①每个疗程大约4个月；②总计完成6~7个疗程；③维持时间大约2~2.5年；④必须依据融合基因*PML-RARa*的动态监测结果而定；⑤由于砷剂的蓄积毒性，常规的髓性白血病化疗方案往往导致严重的骨髓抑制。

(4) 中枢神经系统白血病(central nervous system leukemia, CNSL)的预防。

低危组在DIC转阴后做三联鞘内注射2次即可，高危组做三联鞘内注射3次。

五、预后及疾病预防

低危组CR1后的复发率≤35%，中危组和高危组CR1后的复发率分别是50%和80%。AML化疗缓解后，大多数复发发生在2~3年内。AML患儿缓解后随访3年可基本反映其长期后。难治性的长期存活率为0，复发者CR2维持1年仅10%。

(迟昨非)

第十八节 慢性粒细胞性白血病

一、疾病简介

慢性粒细胞性白血病(chronic myelogenous leukemia, CML)是

一种起源于骨髓异常多能造血干细胞的恶性克隆性疾病。小儿CML占儿童白血病2%~7%。随年龄增长其发病率呈上升趋势，1~4岁白血病患儿中CML占0.2%，5~9岁占2.2%，10~14岁占3.7%，15~19岁占8.3%。起病后1~4年内70%患儿发生急变呈AL表现，预后差，自然病程3年，放化疗后生存期1~10年(平均3~4年)。

病因尚不完全清楚，病毒可能是主要的致病因素之一，同时在物理(电离辐射)、化学(药物和化学毒物)或感染(多次感染、增加病毒剂量)等附加因素存在时促使发病。发病的分子学基础是染色体异常，t(9;22)(q34.1;q11.2)(Ph染色体)，易位导致9号染色体上的*c-abl*原癌基因易位到22号染色体断裂点簇集区与*bcr*基因连接产生一种新的融合基因*bcr/abl*，编码210kd蛋白(p210)，可增加酪氨酸激酶活性和自动磷酸化能力，影响细胞内多个信号通路。正常的abl是核内激酶，有肿瘤抑制物的功能，其活性在体内受到严格的控制，由于染色体易位使其功能受损，导致造血干细胞恶性转化。*bcr/abl*基因与*bcl-2*基因一样具有抗细胞凋亡作用，从而导致正常造血干细胞增殖及分化紊乱，产生CML细胞，bcr/abl蛋白还介导CML细胞对多种细胞毒类抗肿瘤药物的耐受性。

90%~95%的CML患儿可检出经典的Ph染色体，另约5%可出现1个或多个附加异常，有些患儿不能检出Ph染色体，但RT-PCR可检出隐匿性染色体易位产生*bcr/abl*融合基因。

CML加速或急变机制可能是：白血病干/祖细胞*bcr-abl*扩增性突变，导致CML干细胞基因组不稳定；出现Ph外的染色体异常；发生抑癌基因的附加突变；最终导致细胞分化与凋亡相关的信号通路的阻滞；CML干细胞对以abl靶点治疗不敏感。CML急变常伴p53突变。超倍体者与急性粒细胞性白血病变有关，亚倍体或假二倍体与急性淋巴细胞白血病变有关。也可见其他染色体易位：t(7;11)，t(15;17)或t(11;14)。

二、疾病特点

1. 临床表现及体格检查

临床表现：主要表现为粒细胞异常增多、显著性脾肿大。根据临床表现及病情分为三期：

(1) 慢性期；最早可出现乏力、头晕及腹部不适等，可出现怕热、盗汗、多汗、体重减轻、低热及心悸等基础代谢增高的症状。最常见的体征是脾肿大并可能作为唯一的症状就诊，脾肿大程度不一，脾肿大程度与病情、病程及白细胞数密切相关，脾脏如达到脐部其病程至少在6个月以上。脾脏质地坚硬，通常无触痛。如出现栓塞和脾周围炎等并发症时，可有局部剧烈腹痛和压痛，严重者可出现脾出血和脾破裂。胸骨压痛也是常见的体征。

(2) 加速期：以不明原因的低热、乏力、食欲减退、盗汗及消瘦加重为特点，伴有与白细胞不成比例的脾脏迅速肿大伴压痛，淋巴结突然肿大、胸骨压痛更明显等体征，贫血常进行性加重，而且使用常规的化疗药物无效。

(3) 急变期：在加速期症状基础上出现全身骨痛，肝、脾、淋巴结进一步增大，可有髓外浸润表现如皮肤结节、睾丸浸润、阴茎异常勃起及眼眶绿色瘤等。急变形式可能为：①缓慢急变，是最常见的急变类型，经慢性期-加速期-急变期的递进发展过程；②迅速急变，没有加速期过程，由慢性期直接进入急变期，发展快、预后差；③髓外急变，罕见，原始细胞在血液和骨髓外的组织内呈弥漫性增殖，形成原始细胞瘤，预后差。

加速期和急变期还常见不同程度的骨髓纤维化，发生率达80%。典型患儿有进行性贫血、脾脏进行性肿大和骨髓穿刺“干抽”三大特征。

2. 辅助检查

(1) 慢性期。

1) 血象：白细胞数明显增加，常超过50×10^9/L，约半数患儿可达$(100\sim600)\times10^9$/L，少数患儿可达$1\,000\times10^9$/L以上。中性粒细胞占白细胞总数的90%以上，以中幼粒和晚幼粒细胞为主，杆状和分叶核粒细胞也多见，原始粒细胞+早幼粒细胞<15%，嗜酸性粒细胞和嗜碱性粒细胞也有不同程度地增加；红细胞和血红蛋白可正常或降低；血小板数正常或升高，常达$(500\sim800)\times10^9$/L，甚至超过$1\,000\times10^9$/L。

2）骨髓象：骨髓增生极度活跃或者明显活跃，粒细胞系显著增生，核左移现象比外周血更显著，多为中性粒细胞和晚幼粒细胞，原始粒细胞和早幼粒细胞比例<15%，嗜酸性和嗜碱性粒细胞明显增多，红细胞系列早期增生旺盛但相对比例减少，各阶段幼稚红细胞均可见到，巨核细胞数可增高或者正常。

3）细胞遗传学：95%以上患儿Ph染色体阳性。随着病情向加速期或急变期发展常会出现新的染色体异常，最常见的是双Ph、+8、i(17q)、+19、+21等，可单独或合并出现，常于急变期之前2~3个月出现，有预测急变期的价值。

4）基因检测：FISH及RT-PCR等方法均可检测CML特异的*bcr/abl*基因或其表达产物，该特异性基因标志也常作为微小残留病检测的指征。

5）中性粒细胞碱性磷酸酶（neutrophil alkaline phosphatase，NAP）：活性常显著减低，积分常为零。

6）血生化：血清乳酸脱氢酶（lactate dehydrogenase，LDH）、尿酸明显升高。

(2) 急变期形态学类型：最常见急性粒细胞性白血病变，约占总急变比例的50%~60%，其次急性淋巴细胞白血病变，约占总急变比例的33%，其他少见的急变类型包括粒-单核细胞变、嗜酸性粒细胞变、单核细胞变、巨核细胞变、幼红细胞和红白血病变、早幼粒细胞变等。

1）急性粒细胞性白血病变：外周血或者骨髓中原始粒细胞≥20%，外周血原始粒细胞+早幼粒细胞≥30%，骨髓中原始粒细胞+早幼粒细胞≥50%，伴有嗜碱性细胞和嗜酸性粒细胞比例增加。

2）急性淋巴细胞白血病变：外周血原淋巴细胞+幼稚淋巴细胞≥20%。

三、诊断思路

1. 诊断标准

(1) Ph染色体阳性或*BCR/ABL*融合基因阳性，满足以下任何一项条件即可诊断：①外周血白细胞升高，以中性粒细胞为主，不成熟细胞>10%，原始细胞（Ⅰ型+Ⅱ型）<5%~10%；②骨髓粒细胞高度增生，以中性中幼、晚幼粒细胞、杆状核粒细胞增生为主，原始细胞（Ⅰ型+Ⅱ型）<10%。

（2）Ph 染色体阴性且 *BCR/ABL* 融合基因明性，满足以下①~④项中的三项和第五项即可诊断：①脾大；②外周血白细胞计数持续升高>30×10^9/L，以中性粒细胞为主，不成熟细胞>10%，嗜碱性粒细胞增多，原始细胞（Ⅰ型+Ⅱ型）<5%~10%；③骨髓增生明显全极度活跃，以中性粒细胞、晚幼粒细胞及杆状核粒细胞增多为主，原始细胞（Ⅰ型+Ⅱ型）<10%；④NAP 积分减低；⑤排除类白血病反应、慢性粒单核细胞白血病（CMML）或者其他类型的骨髓增生异常综合征（MDS）以及其他类型的骨髓增殖性疾病。

2. 分期标准

（1）按临床表现分期：是目前指导治疗的主要依据，也是判断预后的参考标准，因此每个 CML 患儿均应进行分期诊断。按病情发展过程 CML 可以分为慢性期、加速期和急变期。

慢性期：临床表现无症状或有低热、乏力、多汗及体重减轻等；外周血白细胞计数明显增高，以中性中幼、晚幼粒细胞和杆状核粒细胞升高为主。原始细胞（Ⅰ型+Ⅱ型）<5%~10%，嗜酸性和嗜碱性粒细胞增多，可见少量有核红细胞；骨髓增生明显至极度活跃，以粒系增生为主，中性中幼、晚幼粒细胞和杆状核粒细胞增多明显，原始细胞（Ⅰ型+Ⅱ型）<10%；染色体检查存在 t(9;22)(q34;q11)，即存在特异性 Ph 染色。

加速期：外周血和/或骨髓有核细胞中原始细胞占白细胞比例的 10%~19%；外周血嗜碱性粒细胞≥20%；非治疗相关的持续性血小板减少（<100×10^9/L）或者非治疗相关的血小板增多（>1 000×10^9/L）；非治疗引起的进行性脾大和持续性白细胞计数增加；有克隆演变的细胞遗传学表现。

急变期：外周血白细胞或骨髓有核细胞中原始细胞≥20%；髓外原始细胞浸润；骨髓活检中发现较大簇或聚集大量原始细胞。

（2）按染色体分期：Ph 染色体是 CML 特征性的细胞遗传学

标志,根据 Ph 染色体数量和是否伴有核型改变可将 CML 分为 5 期:Ⅰ期,无 Ph 染色体,全部为正常核型;Ⅱ期,Ph 染色体占总细胞数一定比例,部分为正常核型,部分为 Ph 染色体;Ⅲ期,全部为 Ph 染色体;Ⅳ期,Ph 染色体阳性伴有某些中期细胞染色体核型异常;Ⅴ期,全部为 Ph 染色体阳性,同时出现其他异常的染色体,如-Y、+Ph、del(16)、del(13)、t(11;12)、+8 及 i(17q)等。

3. **鉴别诊断**

(1) 骨髓纤维化:本病外周血有较多有核红细胞、泪滴状红细胞和红细胞碎片;骨髓穿刺“干抽”,骨髓象增生低下,活检为纤维组织增生,可与 CML 鉴别。

(2) 类白血病反应:是机体受到刺激而发生的类似于白血病的血象变化,常见原因为严重感染、中毒、恶性肿瘤、大出血、过敏性休克和服用某些药物。可有白细胞总数增高,外周血见到幼稚细胞,出现脾肿大等。但类白血病反应在控制原发病后白细胞数很快恢复正常,白细胞数一般在 100×10^9/L 以内,幼粒细胞百分率不高,骨髓以成熟粒细胞增生为主;外周血碱性磷酸酶积分增高,无 Ph 染色体及 *BCR-ABL* 基因重排。

(3) 真性红细胞增多症及原发性血小板增多症:Ph 染色体及 *BCR-ABL* 基因检测即可鉴别。

(4) 幼年型粒-单核细胞白血病(juvenile myelomonocytic leukemia,JMML):疾病主要发生在 3 岁以内,可能存在黄色瘤或咖啡斑等皮肤损害,外周血单核细胞比例明显增多,细胞遗传学检查没有 Ph 染色体,*BCR-ABL* 基因阴性,而 *RAS/PTPN11/NFI/CBL* 基因突变可能被检出。

(5) 其他:CML 的脾肿大还应与肝硬化、血吸虫病、黑热病及肝糖原累积症等相鉴别。CML 合并脾梗死引起的左上腹剧痛应与相关急腹症相鉴别。由于 CML 有特殊血象及遗传学改变,鉴别容易。

四、治疗思路

1. **一般治疗**　加强护理,清淡易消化饮食,多休息及多饮水。

2. **慢性期治疗** 由于伊马替尼的使用,过去采用的细胞毒性药物治疗摒弃,羟基脲及干扰素治疗仍对部分患儿采用。

(1) 羟基脲:经济困难患儿的首选药,在加速期和急变期亦可使用,可以缓解症状但不能消除 Ph 染色体,不能根治 CML。

(2) 干扰素-α:用于 CML 治疗已有近 30 年历史,曾作为不能进行异基因造血干细胞移植的 Ph+CML 的一线治疗药物。因最终获得 CCR 的比率仅 10% 且副作用较大,目前已趋于弃用。

(3) 酪氨酸激酶抑制剂(甲磺酸伊马替尼、伊马替尼):该药问世对于 CML 的治疗有里程碑的意义,也开辟了肿瘤基因靶向治疗的先河。伊马替尼是特异性酪氨酸激酶抑制剂,通过竞争性结合 BCR/ABL 蛋白上的 ATP 结合位点,阻断 ABL 酪氨酸激酶及其下游分子的持续磷酸化,诱导 CML 细胞凋亡,对 98% 新诊断的慢性期 CML 患儿可获得完全血液学缓解(complete hematologic remissions,CHR),86% 的患儿能获得完全细胞遗传学反应(complete cytogenetic response,CCR)。伊马替尼在儿童的使用多采用 260~340mg/(m^2·d)(最大剂量:慢性期 400mg,加速期及急变期 600mg)口服,主要副作用包括骨髓抑制、胃肠道反应、水肿、肌肉痉挛、皮疹及肝功能受损等。对伊马替尼耐药、治疗失败的 CML 患儿建议改用二代酪氨酸激酶抑制剂(尼洛替尼或达沙替尼)或异基因造血干细胞移植。达沙替尼每天使用剂量 60~80mg/m^2 是安全有效的。

(4) 异基因造血干细胞移植:是唯一可以根治 CML 的首选治疗方案或伊马替尼治疗失败的补救治疗方法。只要条件允许,患儿首选造血干细胞移植治疗。

3. **加速期治疗**

(1) 在患儿能耐受的情况下增加伊马替尼剂量。

(2) 联用羟基脲和 6-MP。

(3) 进入临床试验。

(4) 异基因造血干细胞移植。

4. **急变期治疗**

(1) 确定急变类型,没有使用过伊马替尼的首选伊马替尼治疗。

(2) 根据急变类型选用化疗方案并联合伊马替尼治疗。

(3) 进入临床试验。

(4) 异基因造血干细胞移植。

5. 治疗缓解标准

(1) 完全血液学缓解:①外周血细胞计数完全恢复正常,白细胞计数<10×10^9/L;②血小板计数<450×10^9/L;③外周血中无幼椎细胞如中幼粒细胞、早幼粒细胞或原始细胞;④无疾病的症状、体征,可触及的脾肿大已消失。

(2) 细胞遗传学缓解:①完全缓解:无 Ph 阳性中期分裂相;②部分缓解:1%~34%Ph 阳性中期分裂象;③轻微缓解:35%~90% Ph 阳性中期分裂象。

(3) 部分血液学缓解:与完全血液学缓解相似,除外以下情况。①存在幼稚细胞;②血小板计数较治疗前<50%,但是仍>450×10^9/L;③持续脾肿大,但<50% 治疗前脾肿大程度。

(迟昨非)

第十九节　霍奇金淋巴瘤

一、疾病简介

1832 年霍奇金(Hodgkin)首先对本病在解剖学水平进行描述,因此而命名为霍奇金病(Hodgkin disease,HD),当时认为它是一种脾脏和淋巴结异常性疾病。直至 19 世纪 50 年代以后,随着显微镜技术的发展,人们对本病有了更进一步的了解,并将镜下观察到巨大畸形的细胞作为霍奇金病的诊断依据。Sternberg 和 Reed 分别在 1898 年和 1902 年对霍奇金病的组织病理学变化作了全面的定义和说明。Reed 对本病中的巨型多核细胞作了仔细地描述,以后这些畸形巨型细胞被命名为 Reed-Sternberg 细胞(R-S 细胞)。目前的研究提示 R-S 细胞由相对成熟的生发中心 B 淋巴细胞恶性转化而来。我国 0~14 岁组儿童霍奇金淋巴瘤(hodgkin lymphoma,HL)的年发病率为 2.39/100 万,男女比为 2.3 ∶ 1。

HL 的确切病因目前尚不明确，可能和免疫紊乱、感染、辐射、苯类等化学物质和某些基因缺陷相关。

二、疾病特点

1. 临床表现及体格检查

(1) 全身症状：非特异性全身症状包括发热、乏力、厌食、轻度消瘦及瘙痒。原因不明 38℃以上发热或周期性发热、6 个月内体重减轻 10% 以上、大量盗汗被定义为 HL 的全身症状，又称 B 症状，与不良预后相关。

(2) 淋巴结肿大：疼痛性锁骨上、颈部或其他部位淋巴结肿大最常见，淋巴结质硬有橡皮样感觉。约 2/3 的患儿就诊时有不同程度的纵隔淋巴结浸润，引起咳嗽等气管、支气管受压症状。

(3) 可合并免疫功能紊乱：如合并免疫性溶血性贫血，有贫血、黄疸、网织红细胞升高及库姆斯试验阳性。合并免疫性血小板减少症时，有血小板减少、出血倾向、血小板相关抗体增高及骨髓巨核细胞成熟障碍。

2. 辅助检查

(1) 实验室检查：早期疾病常无血液系统变化，晚期骨髓可见肿瘤细胞，并出现贫血及血小板减少等表现。合并免疫性溶血性贫血或/和血小板减少症时库姆斯试验阳性、血小板相关抗体增高。

(2) 影像学检查：胸腹盆腔影像学检查（以增强 CT 检查为主），疑有骨骼浸润时全身骨扫描可确定疾病范围。

(3) 组织病理学：病变组织中常有正常淋巴细胞、浆细胞、嗜酸性粒细胞及组织细胞反应性浸润，伴有细胞形态异常的 R-S 细胞。R-S 细胞大而畸形，直径 ≥15~45μm，有丰富的细胞质，多核或多叶核，核膜染色深，有细致的染色质网，在核仁周围形成淡染的圈影、核仁大而明显。未见到 R-S 细胞时很难诊断本病，但在其他一些疾病中如传染性单核细胞增多症、非霍奇金淋巴瘤及其他非淋巴系恶性肿瘤中也可见到类似细胞。

3. 分类 目前最常用的为 2008 年 WHO 分类（表 7-19-1）。

表 7-19-1 2008 年 WHO 霍奇金淋巴瘤分类

WHO 分类名称	免疫表型特征
结节性淋巴细胞优势型	$CD20^+$,$CD79a^+$,$BCL6^+$,$CD45^+$,Ig 轻链和/或重链标记呈强(+);$CD15^-$,$CD30^-$
经典型:	
结节硬化型	
富含淋巴细胞型	$CD30^+$,$CD15^{+/-}$,$PAX5^+$,$CD45^-$
混合细胞型	
淋巴细胞削减型	

三、诊断思路

1. 诊断标准

(1) HD 必须通过病理检查确诊,目前尚无其他可替代的确诊方法。并应包括病理亚型诊断。

(2) 分期诊断:完整的诊断还必须包括治疗前疾病分期,常规分期检查包括以下项目:全身体格检查、骨髓活检及涂片、胸腹盆腔影像学检查(以增强 CT 检查为主)以及疑有骨骼浸润时全身骨扫描。通过以上检查确定肿瘤浸润范围并据此作出临床分期。较常用的 HL 分期系统为 Ann Arbor 分期(表 7-19-2)。

表 7-19-2 霍奇金淋巴瘤 Ann Arbor 分期

分期	定义
Ⅰ期	单个解剖区淋巴结(Ⅰ),或单个结外病变($Ⅰ_E$)
Ⅱ期	横膈同一侧≥2 个淋巴结区病变(Ⅱ)。或横膈同一侧的单个肿块(结外)伴有区域淋巴结浸润或≥2 个淋巴结外病变($Ⅱ_E$)
Ⅲ期	横膈两侧淋巴结病变(Ⅲ),伴有脾脏浸润($Ⅲ_S$),伴有结外病变($Ⅲ_E$),或二者都有($Ⅲ_{SE}$)
Ⅳ期	广泛的或远处结外转移

(3) 临床不良特征定义:①根据临床有无症状分为 A 型和 B 型,A 型为无任何下述症状,包括体重减少>10%、反复无原因发热>38.0℃或夜间盗汗;B 型为存在任何前述症状之一。②巨

大肿块定义为单个肿块或融合肿块≥6cm 或纵隔肿块最大直径>1/3 胸腔最大横径。

完整的诊断应包括原发部位、病理亚型、临床分期及临床是否存在不良特征。

(4) 临床危险型分组：国际各大协作组分组标准有所不同，综合各协作组报告和可执行性，临床危险分为高、中、低 3 组，建议标准如下。

R1 组：$Ⅰ_A$、$Ⅱ_A$（≤2 个淋巴结区受累，无巨大肿块，无肺门浸润）。

R2 组：其他Ⅰ、Ⅱ及$Ⅲ_A$期。

R3 组：$Ⅲ_B$、Ⅳ期。

2. **鉴别诊断** 病理检查是不可缺少的鉴别诊断依据，当发现无痛性淋巴结增大怀疑 HL 时应及时作肿块病理活检，针吸或细针穿刺标本量少，常不足以明确诊断及分型。应避免在诊断不明时使用激素及化疗类药物。可通过全面仔细地体格检查，胸部、腹部、盆腔影像学检查，骨髓活检及涂片检查，进行分期评估并以此为依据选择相应的治疗方案。

四、治疗思路

1. **治疗原则及目标** 治疗目标是使疾病获得完全缓解并长期无病生存，同时获得正常的远期生命质量。

2. **手术** 主要目的为病理活检明确诊断。

3. **放射治疗** HL 对放射治疗敏感，成人 HL 普遍采用放射治疗，儿童的放疗模式也来自成人。由于放射治疗的远期副作用，因此有试图进一步减少剂量、缩小放疗野或删除放疗的倾向。目前对生长期儿童Ⅲ、Ⅳ期 HL 以全身化疗为主，而对青少年局灶性病变仍以化疗联合肿瘤浸润野低剂量放疗为标准治疗（1 800~2 500cGy）。有研究认为如治疗早期肿瘤对化疗反应好，如 2 个疗程即能达到完全缓解，可避免放射治疗。

4. **化疗方案**

(1) A：COMP/ABV。

CTX 1 000mg/m^2，d 1。

VDS　3.0mg/m², d 1、d 8。

MTX　30mg/m², d 1。

Pred　60mg/m², d 1~d 7。

Epirubicin　35mg/(m²·2h), d 8。

Pingyangmycin　10mg/(m²·10min), d 8。或博来霉素 Bleomycin 8mg/m²，首次剂量分 2 次用，先 1~2mg，观察有无过敏反应，余量 4 小时后用。每个疗程 21 天。

(2) B:IFOS/EMVP。

IFO　1 200mg/m², d 1~d 5。

Mesna　300mg/(m²·dose), h0-3-6，每天 3 次，d 1~d 5。

Eto　60mg/(m²·3h), d 1~d 3。

MTX　300mg/(m²·3h), d 1。

VDS　3.0mg/m², d 8。

Pred　60mg/m², d 1~d 7。

(3) C:CHOP

CTX　1 200mg/m², d 1~d 2。

Epirubicin　35mg/(m²·2h), d 1~d 3。

VDS　3.0mg/m², d 1。

M-Prednisonlon　250mg/(m²·dose), q.6h., d 1。

M-Prednisonlon　60mg/(m²·d), d2~d5。

治疗计划：

R1　A　A　A　A。

R2　A　A　A　A　A　A。

R3　A　B　C　A　B　C。

治疗过程中特别是难治或复发者应注意蒽环类药物累积剂量，在儿童中不应该超过 320mg/m²，以免导致对心脏的远期毒性。

5. **随访**　治疗结束时进行全面评估，以后第 1、2 年每 3 个月随访 1 次，随访时进行常规体格检查、血常规及相关影像学检查。每 6 个月检查 ECG、心脏超声、肺功能。第 3~5 年每 6 个月随访 1 次，5 年之后每年 1 次。

6. **疗效判断**

(1) CR:全身影像学检查正常，临床无症状及体征。

(2) PR:肿瘤缩小≥50%。

(3) 治疗失败:肿瘤缩小≤50%。

五、预后及疾病预防

1. **预后** HL在合理的治疗下预后良好,5年无病生存率可达80%~90%,分期和有无全身症状影响预后,反复复发的晚期广泛病变预后仍不良,HL可见远期复发。远期非HL事件相对较多,死亡者死于治疗相关并发症多于疾病本身。儿童常见的与放射治疗、化学治疗相关并影响远期生活质量的并发症有放疗部位的软组织、骨骼发育不良及畸形,放疗野内脏器功能障碍,心肺功能障碍、不育和第二肿瘤等。

2. **预防** HL病因不明,因此,没有确凿证据显示能够预防其发生。但是,下列措施可能有益:①预防病毒感染,如EB病毒、成人T细胞白血病病毒、人类免疫缺陷病毒等。在春秋季节防治感冒,加强自身防护,克服不良生活习惯。②去除环境因素,如避免接触各种射线及一些放射性物质,避免接触有关的毒性物质,如苯类、氯乙烯、橡胶、砷、汽油、有机溶剂涂料等。③防治自身免疫缺陷疾病,如各种器官移植后的免疫功能低下状态,自身免疫缺陷疾病,各种癌症化疗后等。这些情况均能激活各种病毒,后者可以诱导淋巴组织的异常增生,最终导致淋巴瘤发生。④保持乐观、自信的健康心态,适当体育锻炼,有助于机体免疫功能的稳定,保持肿瘤免疫监控能力。

(迟昨非)

第二十节 非霍奇金淋巴瘤

一、疾病简介

儿童淋巴瘤的发病率依年龄不同,在世界不同地区地有显著差异。在儿童肿瘤中占第三位,仅次于白血病和颅内肿瘤,其中近80%为非霍奇金淋巴瘤。

儿童非霍奇金淋巴瘤(non-Hodgkin lymphoma,NHL)是源于

免疫系统器官和淋巴细胞的一系列疾病的总称，包括所有未归类于霍奇金病的所有恶性淋巴瘤。由于儿童 NHL 涉及游走于全身各处的淋巴细胞，所以它在发病部位和蔓延速度上类似于儿童白血病，倾向于归类为全身性疾病。儿童 NHL 的形态学特征、免疫学特征及临床表现均呈现出多样化。

儿童 NHL 是过去三十年中疗效进步最为成功的疾病之一。超过 75% 的 NHL 患儿可经现代疗法治愈。值得注意的是，疗效的明显进步并非源自新型有效药物的开发，而是基于对该疾病生物学、免疫学及分子生物学更深刻的认识、更合理的分类系统的建立和与之相适应的治疗方案的进步以及支持治疗的进展。

NHL 的确切病因目前尚不明确。可能和免疫紊乱、感染、辐射、苯类等化学物质和某些基因缺陷相关。

二、疾病特点

1. 临床表现及体格检查 NHL 临床表现差异大，一些患儿仅有无痛性外周淋巴结肿大，几乎无全身症状，因此在病理活检后即明确诊断。但有部分患儿临床表现复杂而危重，而且病理标本的获得与病理诊断均十分困难。各种病理亚型常见表现有非特异性全身症状，如发热、浅表淋巴结肿大及盗汗。晚期患儿出现消瘦、贫血、出血倾向、发热、肝脾肿大、浆膜腔积液及恶病质等症状和体征。部分病理类型有较为特异的临床表现。

(1) 原发于纵隔 NHL：肿块常位于前或中纵隔，巨大肿块可压迫气管、上腔静脉、心脏和肺，有时还合并大量胸腔积液，临床出现胸痛、刺激性咳嗽、气促及平卧困难，重者有呼吸困难、发绀、头颈面部及上肢水肿，称为上腔静脉压迫综合征。胸部 X 线片可见中、前纵隔巨大肿块，可伴有不等量胸腔积液。以淋巴母细胞型淋巴瘤/白血病、弥漫大 B 细胞淋巴瘤为多见。

(2) 原发于腹部 NHL：可有腹痛、腹围增大、恶心、呕吐、大便习惯改变、肝脾肿大及腹水。有时可表现为肠套叠、胃肠道出血及阑尾炎样表现，甚至少数患儿发生肠穿孔等急腹症。右下腹肿块较多见，需与炎性阑尾包块及阑尾炎鉴别。腹部NHL以成熟B细胞多见（B-NHL），如伯基特型或伯基特（Burkitt）样NHL。鼻咽部也是B-NHL较多见的原发部位，可表现为鼻塞、打鼾、血性分泌物及吸气性呼吸困难。

(3) 大细胞型淋巴瘤：70%大细胞型淋巴瘤来源于T淋巴细胞，20%~30%为B细胞性，尚有部分患儿来源于NK细胞或不表达T或B细胞标记的裸细胞。大细胞型NHL临床表现相对复杂，病程相对较长，可有较特殊部位的浸润，如原发于皮肤皮下组织、中枢神经系统、肺、睾丸、骨甚至肌肉等。

(4) 中枢浸润：儿童NHL可在诊断时和病程中出现中枢神经系统浸润，并有相应症状与体征，各型NHL均可发生，包括脑膜、脑神经、脑实质、脊髓、脊髓旁硬膜外及混合性浸润，临床上出现头痛、呕吐等高颅压症状，或面瘫、感觉障碍、肌力改变及截瘫等神经受损症状。如不给予中枢浸润预防性措施，病程中中枢浸润机会很高。少数患儿因中枢浸润所致的临床表现而首诊。

2. 辅助检查

(1) 相关实验室检查：①血清乳酸脱氢酶（LDH）水平与肿瘤负荷呈正相关，并和预后相关，因此在治疗前应进行评估；②高肿瘤负荷者可发生心、肝、肾等重要脏器的浸润而致功能不全，治疗前应仔细评估；③高负荷NHL在治疗前、初始治疗的一周内易发生肿瘤溶解综合征，因此在这段时间内应定时进行肾功能、水电解质的监测；④进行增强CT检查前应先核实肾功能情况，有肿瘤溶解综合征或肾功能不良时应避免增强CT，因造影剂可能加重肾功能不全；⑤外周血常规检查如存在贫血、血小板减少常提示为晚期或有骨髓浸润；⑥骨髓涂片可明确是否存在骨髓浸润；⑦包括脑脊液在内的浆膜腔液体沉渣涂片检查结合免疫表型检查有助于诊断、鉴别诊断和肿瘤浸润状态的评估。

(2) 全身的影像学检查以评估肿瘤浸润范围，肿块常无钙化、无明显包膜。常用方法为增强CT、MRI和B型超声。

(3) 组织活检病理检查：NHL诊断主要依据于组织病理形态及免疫组化。NHL为一组复杂疾病，无论是细胞形态学、临床表现及免疫表型,还是近年来发展较快的细胞遗传学/分子生物学检查等均有较大的变异。根据 WHO-2008 分类标准,儿童 NHL 主要有四个重要类型:①成熟 B 细胞肿瘤,包括伯基特淋巴瘤/成熟 B 细胞性白血病、弥漫大 B 细胞淋巴瘤、纵隔大 B 细胞淋巴瘤亚型和未能进一步分类的 B 细胞淋巴瘤;②成熟或外周 T 细胞及自然杀伤细胞(natural killer cell,NK)肿瘤,主要包括间变性大细胞淋巴瘤(anaplastic large cell lymphonla,ALCL)和 NK 细胞淋巴瘤;③前 B 细胞肿瘤,主要为前体 B 淋巴细胞白血病/淋巴瘤;④前体 T 淋巴细胞白血病/淋巴瘤。

三、诊断思路

1. **诊断标准** NHL 的诊断必须依据病理(细胞)形态学、免疫学和细胞/分子遗传学。病理(细胞)形态学满足 NHL 的基本诊断。免疫标记已成为当今 NHL 诊断及进一步病理分型的必需手段。有条件时应尽可能进行相关亚型的分子生物学特征检测,如伯基特淋巴瘤常存在与 C-MYC 断裂相关的 t(8;14) 及其变异型,而间变性大细胞淋巴瘤常存在 t(2;5) 及其变异,使诊断更为可靠。

2. **St Jude 非霍奇金淋巴瘤分期系统** 完整的诊断必须包括分期诊断。常用分期标准为 St Jude 分期系统(表 7-20-1)。常规分期检查包括以下项目:全身体格检查、眼底检查、骨髓活检及涂片、胸腹盆腔影像学检查(以增强 CT 检查为主)、脑脊液离心甩片找肿瘤细胞,疑有中枢浸润时增强头颅 MRI 或 CT 以除外颅内转移,疑有骨骼浸润时全身骨扫描。通过以上检查确定肿瘤浸润范围并据此作出临床分期。完整的诊断应包括原发部位、病理亚型和临床分期:如纵隔原发淋巴母细胞型非霍奇金淋巴瘤Ⅳ期。

表 7-20-1 St Jude 分期系统

分期	定义
Ⅰ期	单个肿瘤(淋巴结、结外骨骼或者皮肤),除外纵隔及腹部病变
	单个淋巴结外肿瘤伴有区域淋巴结浸润

续表

分期	定义
Ⅱ期	横膈同侧病变,≥2 个淋巴结区域浸润
	胃肠道原发(通常为回盲部)病变,伴或不伴系膜淋巴结浸润,手术已完全切除(如果伴随恶性腹水或者肿瘤扩散到邻近器官应当是Ⅲ期)
	横膈两侧≥2 个结外肿瘤(包括结外骨骼或者皮肤)
	横膈两侧≥2 个淋巴结区域浸润
Ⅲ期	所有原发于胸腔的病变
	腹腔或者腹膜病变,包括肝脏、脾脏、肾脏或者卵巢,不考虑是否切除
	所有脊椎旁或硬膜外病变
	单个骨骼病灶同时伴随结外侵犯或者非区域淋巴结侵犯
Ⅳ期	任何上述病变伴有中枢浸润(Ⅳ期 CNS)或骨髓浸润(Ⅳ期 BM)或者 BM+CNS

注:CNS 浸润定义为存在以下任何一项。

(1) CSF 标本离心发现淋巴瘤细胞。

(2) 有明确中枢神经系统受累症状和/或体征,如脑神经瘫痪,并不能用其他原因解释。

(3) 脊髓浸润。

(4) 孤立性脑内肿瘤占位性病变。

BM 受累定义为。

(1) 骨髓穿刺涂片见肿瘤细胞(通常为≥5% 的淋巴系幼稚细胞)。

(2) 或骨髓活检发现局灶性肿瘤细胞浸润。

3. **鉴别诊断** 鉴别诊断最重要的方法是病理学、细胞形态学及免疫学联合的实验室诊断。常用诊断与鉴别诊断流程:拟诊 NHL 时应首选快速、简便并可能明确诊断的检查,首先进行骨髓涂片形态学检查及免疫分型检查排除白血病或明确诊断 NHL 骨髓浸润及其免疫亚型和病理类型。如果能明确病理类型,积极实施肿块活检,首先推荐手术切开活检,以获得足够组织标本明确诊断及分型。肿块针吸涂片和仅作细胞形态学诊断不常规推荐。在获得标本困难时可考虑体液(如胸腹水等)细胞形态学检查,但必须结合临床特征、免疫表型及分子生物学检查结果才能明确诊断。应尽量避免诊断不明时使用激素及化疗类药物。

4. 疾病状态评估标准 应根据原发部位及浸润部位选择相应的影像及细胞学检查进行评估。

(1) 完全缓解(complete remission,CR):CT/MRI、脑脊液及体检均未发现残留肿瘤迹象,骨髓涂片<5%幼稚淋巴细胞、或经病理证实残留病灶无肿瘤细胞,并维持1个月以上。

(2) 部分缓解(partial remission,PR):肿瘤缩小>50%,但未达CR,无新发或重新进展病灶,骨髓涂片<5%幼淋巴细胞、脑脊液必须无肿瘤细胞,并维持在1个月以上。

(3) 无进展(progress free,PF):所有可检测病灶减少<50%,无新发病灶或重新进展。

(4) 进展(disease progress,DP):原有疾病状态基础上的进展或出现新病灶。

四、治疗思路

1. 成熟B细胞型NHL治疗方案

(1) 适应证:①未治疗的成熟B细胞型NHL。伯基特型NHL;弥漫大B细胞型NHL;纵隔(胸腺)原发大B细胞型NHL;ALK+大B细胞型NHL;B细胞性NHL,未能进一步分类,介于弥漫大B细胞型和伯基特型之间;B细胞性NHL,未能进一步分类,介于弥漫大B细胞型和经典型霍奇金淋巴瘤之间。②ALK^+和ALK^-的T细胞性间变大细胞型NHL。③各脏器功能基本正常。④无先天性免疫缺陷病、无器官移植史、非第二肿瘤。

(2) 分组如下。

G1组:手术已完全切除肿块的Ⅰ、Ⅱ期,LDH正常。

G2组:LDH小于正常2倍的Ⅰ、Ⅱ期,手术未完全切除。

G3组:Ⅲ,Ⅳ期,或LDH大于正常2倍。

G4组:2个疗程未获完全缓解者。

(3) 治疗计划。

评估

G1组 A B A

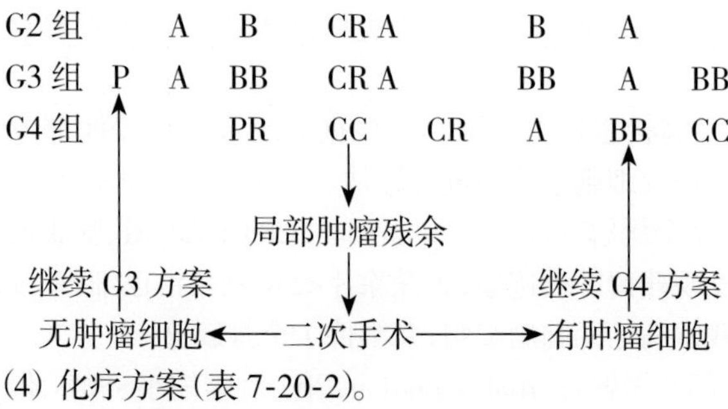

(4) 化疗方案(表 7-20-2)。

表 7-20-2 成熟 B 细胞型 NHL 化疗方案

	药物	剂量	给药时间
引导治疗 P	环磷酰胺	300mg/(m²·d),静脉滴注 2h	d 1
(3~7 天接	长春新碱	1.5mg/m²,静脉注射(最大量 2mg)	d 1
A 方案)	泼尼松	45mg/(m²·d),分 3 次口服	d 1~7
	IT		d 1
A 方案	环磷酰胺	800mg/(m²·d),静脉滴注 2h	d 1
		200mg/(m²·d),静脉滴注 2h	d 2~d 4
	长春新碱	1.5mg/m²,静脉注射(最大量 2mg)	d 1、8、15
	多柔比星	20mg/(m²·d),静脉滴注 2h	d 1~d 2
	阿糖胞苷	500mg(1 500mg)/m²,静脉滴注 2h/q.12h.,2 次	d 1
	泼尼松	60mg/(m²·d),分 3 次口服	d 1~d 7
	IT	dl(G1 组);d 1(G2 组,第一疗程 d 8 加 1 次);d 1、8(G3 组)	
B 方案	异环磷酰胺	1 200mg/(m²·d),静脉滴注 2h	d 1~d 5
	美司那	300mg/m²,静脉注射,第 0、3、6、9h	d 1~d 5
	依托泊苷	60mg/(m²·d),静脉滴注 2h	d 1~d 3
	甲氨蝶呤	300mg/(m²·d),静脉滴注 3h	d 1
	长春新碱	1.5mg/m²,静脉注射(最大量 2mg)	d 8
	泼尼松	60mg/(m²·d),分 3 次口服	d 1~d 7
	IT		d 1

续表

	药物	剂量	给药时间
BB 方案	异环磷酰胺	1 200mg/(m^2·d),静脉滴注 2h	d 1~d 5
	美司那	300mg/m^2,静脉注射,第 0、3、6、9h	d 1~d 5
	依托泊苷	60mg/(m^2·d),静脉滴注 2h	d 1~d 3
	甲氨蝶呤	3 000mg/(m^2·d),静脉滴注 24h	d 1
	四氢叶酸钙	15mg/m^2,静脉注射,第 42h 起 q.6h.,4 次	
	长春新碱	1.5mg/m^2,静脉注射(最大量 2mg)	d 8
	泼尼松	60mg/(m^2·d),分 3 次口服	d 1~d 7
	IT		d 1、d 8
CC 方案	顺铂	100mg/(m^2·d),静脉滴注 2h	d 1
	地塞米松	12.5mg/(m^2·d),分 3 次口服	d 1~d 5
	依托泊苷	100mg/(m^2·d),静脉滴注 2h	d 3~d 5
	阿霉素	30mg/(m^2·d),静脉滴注 2h	d 1
	IT		d 1、d 8

注:每疗程 21 天,并且 ANC ≥ 1.0×10^9/L,血小板达 100×10^9/L 时可进入下一疗程。阿糖胞苷:第二疗程起增加至 1 500mg/m^2。甲氨蝶呤:10% 静脉滴注 30 分钟,90% 23.5 小时,42 小时后四氢叶酸钙解救,剂量根据甲氨蝶呤血药物浓度调整。$CD20^+$的 B 细胞 NHL 可应用利妥昔单抗治疗,375mg/(m^2·次),1 次/周,以 1~4mg/ml 浓度缓慢静脉输注,4 次为 1 个疗程。

2. T/B 淋巴母细胞型 NHL 治疗方案

(1) 适应证:①前体 T 淋巴细胞淋巴瘤;②前体 B 淋巴细胞型淋巴瘤;③骨髓幼稚细胞≤30%;④无先天性免疫缺陷病,无器官移植史,非第二肿瘤。

(2) 分组:①低危组,Ⅰ、Ⅱ期;②高危组:Ⅲ、Ⅳ期。

(3) 治疗计划。

	1	9 11	19 21	28 30	104 周
低危组	诱导Ⅰ、CAM×2	方案 M	维持治疗		
高危组	诱导Ⅰ、CAM×2	方案 M	再诱导Ⅱ、CAM	维持治疗	

注:诱导第 33 天评估肿瘤缩小少于 70% 时进入高危 ALL 治疗方案。第 63 天评估仍有局部残留时行再次活检残留组织

中无肿瘤细胞继续原方案，仍有肿瘤细胞进入高危 ALL 方案。仅 CNS 受累的患儿再诱导后头颅放疗 1 200cGy（年龄 24~36 个月）或 1 800cGy（年龄>36 个月），24 个月以下不推荐头颅放疗。睾丸放疗：仅用于再诱导后睾丸活检仍有肿瘤浸润者或双侧睾丸复发者，总剂量 2 000cGy，治疗总时间 24 个月，如治疗期间因特殊临床情况休息期延长者，维持治疗时间按应实际用药时间延期。

（4）化疗方案：与 HR-ALL 类似（表 7-20-3）。

表 7-20-3　T/B 淋巴母细胞型 NHL 化疗方案

药物	剂量	用药时间/d
诱导方案 I		
泼尼松	60mg/(m^2·d)，分 3 次口服	1~28，减停 7 天
长春新碱	1.5mg/m^2（最大量 2mg），静脉注射	8、15、22、29
柔红霉素	30mg/(m^2·d)，静脉滴注 2h	8、15、22、(29)
门冬酰胺酶	6 000U/(m^2·d)，q.o.d./q.2d.，肌内注射或静脉滴注	9、12、15、18、21、24、27、30
或培门冬酰胺酶	2 500U/(m^2·d)，q.2w.，肌内注射	9、23
IT		1、15、29（CNS^+，加 d8、d22）
CAM×2 个疗程		
环磷酰胺	1 000mg/(m^2·d)，静脉滴注 2h	1
美司纳	400mg/m^2，第 0、3、6h	1
阿糖胞苷	75mg/(m^2·d)，q.d.，皮下注射	3~6、10~13
6-MP	25~50mg/(m^2·d)，睡前空腹口服	1~14
IT		10
方案 M		
6-MP	25mg/(m^2·d)，睡前空腹口服	1~56
MTX	3~5g/(m^2·d)，静脉滴注 24h 需要 CF 解救	8、22、36、50
IT		8、22、36、50

续表

药物	剂量	用药时间/d
再诱导Ⅱ（Ⅰ+Ⅱ期不用）		
地塞米松	10mg/(m^2·d)，分 3 次口服	1~7，15~21
长春新碱	1.5mg/m^2(最大剂量 2mg)，静脉注射	1、8、15、22
多柔比星	30mg/(m^2·d)，静脉滴注 2h	1、8、15、(29)
门冬酰胺酶	10 000U/(m^2·d)，肌内注射或静脉滴注	1、3、5、7、9、11
或培门冬酰胺酶	2 500U/(m^2·d)，q.2w.，肌内注射	3
CAT（Ⅰ+Ⅱ期不用）		
环磷酰胺	1 000mg/(m^2·d)，静脉滴注 2h	1
美司纳	400mg/m^2，第 0、3、6h	1
阿糖胞苷	75mg/(m^2·d)，皮下注射 q.d.	3~6、10~13
6-巯基嘌呤	50mg/(m^2·d)，睡前空腹口服	1~14
IT		3、10
维持治疗		
MTX	20mg/m^2，每周 1 次口服或肌内注射	至 104 周
6-巯基嘌呤	50mg/(m^2·d)，睡前空腹口服	连续应用至 104 周
IT		每 8 周 1 次，Ⅰ、Ⅱ期至 11 次，Ⅲ、Ⅳ期至 17 次，CNS^+ 至 20 次

五、预后及疾病预防

NHL 预后与疾病的类型、侵袭程度、临床分期、分子遗传学、免疫学等多种因素相关。

（迟昨非）

第二十一节　骨髓增生异常综合征

一、疾病简介

骨髓增生异常综合征(myelodysplastic syndromes,MDS)是一组起源于造血干/祖细胞的异质性克隆性疾病,其生物学特征是髓系细胞(粒系、红系和巨核系)一系或多系发育异常和无效造血,特征性病理生理改变是病态造血、不同程度地外周血细胞减少、可以伴有原始细胞增多以及恶性转化为白血病的高度危险性。血细胞发育异常的形态学改变是儿童MDS最基本的特点,但其本质是“造血功能异常”,2001年WHO专家组明确提出MDS是源于克隆性造血干、祖细胞发育异常的疾病,将MDS归入“造血系统肿瘤性疾病”,国际儿童肿瘤组织在2005年将儿童骨髓增生异常/骨髓增殖性疾病划入肿瘤类疾病,2008年WHO修订了儿童MDS的分类标准。

MDS是一种少见疾病,占儿童造血系统肿瘤的比例不足5%,预计发病率为1/100万~2/100万。病因尚不清楚,可能与染色体异常、基因改变以及某些药物或放射损伤等有关。

二、疾病特点

1. 临床表现及体格检查　主要表现为贫血、出血、感染及肝脾肿大,部分患儿可无特殊临床症状。绝大多数患儿以不同程度的贫血为主要临床症状,呈渐进性或慢性过程,表现为面色苍白或发黄、头晕乏力、活动后气促及心悸等。由于常伴有血小板减少,约半数以上患儿有出血症状:早期以皮肤黏膜、牙龈出血或鼻出血为主,少数患儿出现关节腔出血导致关节肿痛,女性患者也会出现月经过多症状,极少数患者在病情发展到晚期时,出现脏器出血导致死亡。患儿因粒细胞减少或功能异常较易发生感染,真菌感染在疾病后期较普遍,脓血症常为疾病终末期的并发症和主要的死亡原因。

体检时MDS患儿肝、脾可有轻或中度肿大,1/3病例有淋巴结无痛性肿大,个别患儿可有胸骨压痛。

2. **辅助检查**

(1) 常规检查:血常规、网织红细胞计数、肝肾功能,有重金属接触史的患儿还应检测微量元素如血铅等。血常规显示 1~3 系细胞减少,贫血为大细胞性或正细胞性,网织红细胞可以正常或轻度升高。

(2) 细胞形态学检查:外周血涂片、骨髓细胞学及骨髓活检是判断各系发育异常的最重要手段。

外周血细胞形态学检测,异常改变多样,包括:①红系,卵圆形巨红细胞、小细胞低色素性改变、嗜碱性点彩及有核红细胞;②粒系,幼稚中性粒细胞、低颗粒化的中性粒细胞,佩尔格式(Pelger-Huët 样)畸形的中性粒细胞(分两叶)及单核细胞增多;③巨核系,可能见到微小巨核细胞。

一系或多系血细胞发育不良是诊断 MDS 的基本条件,骨髓涂片形态学检测仍是 MDS 诊断和分型最基本和最重要的手段。骨髓涂片用以评估原始幼稚细胞、单核细胞及环形铁粒幼红细胞比例,以及各系病态造血情况。WHO 标准(2008)明确提出,判断各系发育异常的定量标准为该系发生形态异常的细胞≥10%。发育异常形态学具体特征包括以下。

1) 红系:核出芽、核间桥、核碎裂、分叶增多、幼红细胞样改变、环状铁粒幼红细胞、空泡形成、红系增生及糖原染色(PAS)阳性等。

2) 粒系:胞体减小或异常增大、核低分裂(Pelger-Huët 样畸形)、不规则的多分裂、颗粒减少、假 Chediak-Higashi 颗粒及 Auer 小体等。

3) 巨核系:小巨核细胞、核低分叶及多核等。

骨髓活检是对骨髓涂片细胞学必要的补充,特别是利用特异性酶标免疫组化技术检测造血祖细胞标志(CD34)、巨核细胞标志(CD31、CD42、CD61)及类胰蛋白酶(肥大细胞相关抗原),在诊断困难的情况下,尚可检测其他谱系特异性抗体例如 CD3、CD20、CD25 及 CD117 等。

(3) 细胞和分子遗传学检测:约有 50% MDS 患儿存在核型

异常，因此应对所有疑诊 MDS 的患儿进行染色体核型分析。维也纳 MDS 最低诊断标准规定染色体核型分析需要检测 20~25 个骨髓细胞的中期分裂象，确认异常克隆需要在≥2 个骨髓细胞中获得相同染色体增加或结构异常，或在≥2 个骨髓细胞中发现相同的染色体丢失；复杂染色体异常则为在≥2 个骨髓细胞中出现 3 条以上独立染色体异常；而克隆演变是在 2 个以细胞中出现新的克隆性改变。较常见染色体异常有：-7/7q-、+8，-21 和-5/5q-。由于 MDS 是一种骨髓衰竭性疾病，常规细胞遗传学检测常常难以获得可分析的分裂象，因此荧光原位杂交（FISH）应作为疑似 MDS 患儿的必要检测项目。

（4）流式细胞术：流式细胞术对 MDS 诊断和预后评估都具有一定的意义。流式细胞术在 MDS 中最重要的应用是定性和定量评估 $CD34^+$祖细胞、成熟骨髓细胞以及单核细胞。当骨髓制片欠佳或者单核细胞极端不成熟时，应用流式细胞术进行定量评估则显得尤为必要。MDS 异常克隆发生于多能干细胞，但以髓系干细胞异常为主，MDS 患儿通常存在两系或三系的免疫表型异常。

（5）其他：胎儿血红蛋白、血清铁蛋白、促红细胞生成素、叶酸和维生素 B_{12} 的测定、病毒学检测等虽然对 MDS 诊断无特异性意义，但对病情及预后判断有一定指导意义。

三、诊断思路

1. WHO 修订的儿童 MDS 分类(2008)　①难治性全血细胞减少症（RCC）：外周血原始细胞<2%，骨髓原始细胞<5%；②难治性贫血伴原始细胞增多（RAEB）：外周血原始细胞>2%，骨髓原始细胞 5%~19%；③难治性贫血伴原始细胞增多在转变中（RAEB-T）：(骨髓原始细胞 20%~29%）或 MDS 相关改变的急性髓细胞白血病（外周血或骨髓原始细胞>20%；④骨髓增生异常综合征/骨髓增殖性疾病（MDS/MPD）：幼年型粒单细胞白血病，唐氏综合征，一过性异常骨髓造血，唐氏综合征髓系白血病。

WHO 2008 年的标准　目前儿童 MDS 的诊断 99% 已采用 WHO 2008 年的标准，需要根据临床表现并结合骨髓细胞形态学、病理学、细胞遗传学、免疫学、基因分析以及临床随访结果做出综合判断，同时要排除其他相关疾病。2003 年 Hasle 等提出的儿童 MDS 最低诊断标准目前仍然适用，即至少符合以下四项中的任何两项：①持续不可解释的血细胞减少（中性粒细胞减少、血小板减少或贫血）；②至少二系有发育不良的形态学特征，且至少有骨髓一个造血系列，即红系、粒系、巨核系显示明确的病态造血细胞比例>10%；③造血细胞存在获得性克隆性细胞遗传学异常；④原始细胞增高（≥5%）。

2. **鉴别诊断**

(1) 再生障碍性贫血（AA）：骨髓增生普遍低下或灶性低下，若穿刺部位增生活跃则必须有巨核细胞减少，病态造血现象少见且轻微，CD34 细胞比例更低，骨髓活检没有造血细胞空间定位异常，没有染色体数量或结构异常。

(2) 阵发性睡眠性血红蛋白尿（paroxysmal nocturnal hemoglobinuria，PNH）：儿童罕见，可能有一过性或睡眠时发生的血尿或血红蛋白尿，流式细胞仪检测骨髓细胞具有 CD55、CD59 缺陷，血液生化检查显示酸、热、糖水试验阳性。

(3) 低增生性白血病：发病通常更急，骨髓原始细胞比例达白血病的诊断标准，很少见到病态造血现象。

四、治疗思路

异基因造血干细胞移植是目前唯一可治愈 MDS 的方法，但对于大多数病情平稳、主要表现为难治性血细胞减少，且没有转化为恶性肿瘤的患儿，治疗以纠正贫血和提高生活质量为主；对于有明确转化为白血病征象的患儿，治疗目标是清除肿瘤细胞，恢复正常造血功能。

1. **支持治疗**

(1) 造血生长因子治疗：包括重组人促红细胞生成素（EPO）、粒细胞集落刺激因子（G-CSF）和粒细胞-巨噬细胞集落刺激因子（granulocyte-macrophage colony-stimulating factor，GM-CSF）、血小板生成素（thrombopoietin，TPO）、白介素-11（IL-11）、白介素-3（IL-3）等，这些生长因子能有效提高 MDS 患儿血细胞数量，减少输血次数，提高生活质量。至于药物使用剂量、疗程尚无推荐方案，多根据病情决定用药时机和时限，采用常规用药剂量。

(2) 成分输血：对于难治性贫血及血小板过低的患儿，成分输血或血小板是主要的支持治疗手段，但需避免过度治疗。

(3) 祛铁治疗：祛铁治疗的必要性仍存在争议，有研究显示对 MDS 低危患儿进行祛铁治疗，能有效提高生存率。对于长期输注红细胞的患儿可定期监测血清铁蛋白，当血清铁蛋白>1 000μg/L，可使用去铁胺、地拉罗司等药物治疗，以减轻铁沉积对于肺脏、肝脏及心脏等重要脏器的损害。

(4) 维生素治疗：形态学有红细胞巨幼样改变或伴有血清叶酸、维生素 B_{12} 浓度降低的患儿可用叶酸和维生素 B_{12} 治疗，对 RARS 患儿可采用大剂量维生素 B_6 治疗。

2. **异基因干细胞移植** 对于有染色体-7 及复杂核型改变的 MDS 患儿应在确诊后积极进行异基因干细胞移植，有研究表明无关供体的复发率较同胞供体低，且 5 年无事生存率亦较高。

3. **免疫抑制疗法** 主要以抗胸腺细胞球蛋白（antithymocyte globulin，ATG）和环孢素 A（ciclosporin A，CsA）两种药物治疗为主，但其作用有限，仅可作为与再生障碍性贫血鉴别不清时使用。

4. **免疫调节治疗** 雷利度胺为沙利度胺的衍生物，已作为 5q-且依赖输血的低危型 MDS 成人患儿的首选治疗，但目前在国内外尚无儿童用药的研究报道。

5. **去甲基化治疗** 最近的研究表明，去甲基化治疗可能成为 MDS 治疗的新方向，而 5-氮杂胞苷能有效使 DNA 甲基化调节因子编码基因 *TET2*、*DNMT3A* 及 *IDH1* 转阴。

（迟昨非）

第二十二节 神经母细胞瘤

一、疾病简介

神经母细胞瘤（neuroblastoma）起源于胚胎神经嵴细胞，多位于肾上腺、腹膜后或胸部等交感神经部位，是儿童最常见的颅外实体瘤，占所有儿童肿瘤的 8%~10%，15% 的儿童肿瘤死亡率，约 8 000 个活产婴儿中有 1 例，美国的资料显示 15 岁以下年发病率 9.8/100 万，据此推算我国每年新发病 3 000 例。45% 患儿具有高危特征，长期无病生存率 10% 以下，55% 患儿为低危或中危，长期无病生存率>90%。病因不明。

二、疾病特点

1. 临床表现及体格检查 婴幼儿多发，中位发病年龄 22 个月，<1 岁 3.6%，<4 岁 79%，<10 岁 97%，男：女为 1.2：1。临床表现差异很大，从自行消退到进展迅速均可发生。比较典型的表现为婴幼儿出现腹部包块，腹部因此膨隆，部分患儿出现突眼。纵隔病变时可以表现为呼吸困难。有胸腹联合病变时出现胸部及腹腔症状。脊髓神经母细胞瘤一般表现为躯干与肢体肌力减退，患儿往往会有站立行走困难。腿部以及髋部等骨头的神经母细胞瘤可以表现为骨痛以及跛行。出现骨髓转移时患儿由于贫血所导致的皮肤苍白，大部分神经母细胞瘤在出现临床表现前已发生广泛转移。

原发神经母细胞瘤最常见的发生部位为肾上腺，其他原发器官包括颈部、胸腔、腹腔以及盆腔，另有一些罕见的病例找不到原发病灶。罕见但具有特征性的临床表现包括脊髓横断性病变、顽固性腹泻、霍纳综合征、共济失调以及高血压。

2. 辅助检查

(1) 血象及骨髓象：发生骨髓转移时可出现外周血三系减少，骨髓增生减低，外周血及骨髓涂片可见神经母细胞，呈菊花样排列。

(2) 生化检查：将近 90% 的神经母细胞瘤患儿其血液或尿液里儿茶酚胺及其代谢产物（多巴胺高香草酸香草扁桃酸）的浓度较正常人群有显著升高。

(3) 影像检查：间碘苄胍显像是去甲肾上腺素的功能类似物并可被交感神经元所摄取。当间位碘代苄胍与放射性物质如 ^{131} 碘或者是 ^{123} 碘耦联后即可作为放射性药物而用于神经母细胞瘤的诊断以及疗效监测，^{123}碘的半衰期为 13 小时，常作为检测的优选手段。

(4) 病理检查：胸腹等肿瘤组织块可以通过 CT 引导下或 B 超引导下的活检取材，或手术切除或活检取材进行病理检查确诊。病理诊断上目前采取 Shimada 分类法，分为良好型和不良型。病理组织可采用 FISH 方法进行 *MYCN* 基因扩增检查，在其≥10 个拷贝时预后不良。

(5) 其他有利于预后判断的实验室检查：①血清铁蛋白>150mg/L；②LDH>1 500IU/L；③MYCN 拷贝数>10；④NSE>100UG/L；⑤TrkC 高表达；⑥DNA 指数 1.0；⑦染色体 1p 缺失；⑧染色体 17q 获得。

三、诊断思路

1. **诊断**　最终的诊断依赖于术后的病理但同时也要综合考虑患儿的临床表现以及其他的辅助检查结果。

2. **分期**　确诊后进行临床分期：采用国际神经母细胞瘤分期系统（International Neuroblastoma Staging System，INSS）。

Ⅰ期：局限于原发器官无转移灶。

ⅡA 期：次全切除的单侧肿瘤；同侧以及对侧淋巴结明确无转移。

ⅡB 期：次全切除或者是全切除单侧肿瘤；同侧淋巴结有明确转移而对侧淋巴结明确无转移。

Ⅲ期：肿瘤跨中线侵袭伴随或未伴随局部淋巴结转移；或者是单侧肿瘤伴有对侧淋巴结转移；或者是跨中线生长的肿瘤并伴有双侧淋巴结转移。

Ⅳ期：肿瘤播散到远处淋巴结、骨髓、肝脏或者是其他器官（除 S 期所定义的器官之外）。

ⅣS 期：小于 1 岁患儿；肿瘤局限于原发器官；肿瘤扩散局限于肝脏、皮肤或者是骨髓（肿瘤细胞少于 10% 的骨髓有核细胞）。

3. **危险评估（表 7-22-1）**

4. **鉴别诊断**　肾上腺神经节细胞瘤为良性，因发病部位与

表 7-22-1　危险度评估表

危险度	内容
LR	① 所有的Ⅰ期
	② <1 岁的所有Ⅱ期
	③ ≥1 岁的,*N-Myc* 没有扩增的Ⅱ期
	④ ≥1 岁的 *N-Myc* 虽然有扩增,但是 INPC 为预后良好类型的Ⅱ期
	⑤ *N-Myc* 未扩增的,INPC 为预后良好型并且 DNA 为多倍体的ⅣS
MR	① <1 岁的,*N-Myc* 没有扩增的Ⅲ期
	② ≥1 岁的,*N-Myc* 没有扩增的并且 INPC 为预后良好类型的Ⅲ期
	③ <18 个月的,*N-Myc* 没有扩增的Ⅳ期
	④ 没有 *N-Myc* 扩增的,DNA 为 2 倍体的ⅣS 期
	⑤ 没有 *N-Myc* 扩增的,并且 INPC 为预后良好类型的ⅣS 期
HR	① ≥1 岁的,*N-Myc* 有扩增,INPC 为预后不良类型的Ⅱ期
	② 所有的 *N-Myc* 扩增的Ⅲ期
	③ ≥1 岁的,*N-Myc* 没有扩增,但是 INPC 为预后不良类型的Ⅲ期
	④ <1 岁的,*N-Myc* 扩增的Ⅳ期
	⑤ 所有>18 个月的Ⅳ期
	⑥ *N-Myc* 扩增的ⅣS 期

神经母细胞瘤类似,容易混淆。临床上神经节细胞瘤多数没有症状,肿瘤巨大压迫邻近结构时,可出现相应的临床症状如腰腹部不适、腹部肿块及乏力等症状。该瘤还可分泌血管活性肠肽、前列腺素及儿茶酚胺等血管活性物质,导致腹泻、腹胀及高血压等,通常手术切除病理检查可明确诊断。

四、治疗思路

1. 治疗要点

(1) LR:存在影像学定义的危险因素,或者具有症状的首先给予化疗：①Ⅰ期主要应用手术切除，大多数的策略是手术之后密切随访，1 次/月，连续观察 18 个月；②手术+化疗：化疗至完全缓解之后 4 个疗程，一般 4~6 个疗程，总疗程≤8 个疗程。

（2）MR：目标是创造有利于手术切除的条件。采用化疗、手术，再化疗过程。原则是：中等强度，标准剂量，择期手术。大多数 4 个疗程化疗之后手术，手术之后 4 个疗程停药，总疗程≤8 个疗程。必要时二次手术。停疗后维持治疗：13-顺式-RA 160mg/(m^2·d)，14d/m，共 6 个月。

（3）HR：首先化疗 4~8 个疗程，肿瘤显著缩小、钙化之后手术。A、B 两种方案交替化疗，二次手术切除残余肿瘤存在争议。CR 后加用 4 个疗程停药，共 8~12 个疗程，时间持续 12~18 个月。或自体造血干细胞移植。吉非替尼+伊立替康联合口服，抗 GD2 抗体治疗。

（4）放疗：LR/MR 出现脊髓压迫症状、RDS，化疗反应不够迅速者；MR 病灶进展者；所有的 HR 需接受原发性部位、持续存在的转移灶的放疗。

2. 化疗方案

（1）LR 化疗方案。

1）ECb 方案：依托泊苷（Eto，Vp16）：120mg/(m^2·d)，d1~d3。[体重≤12kg，4mg/(kg·次)]。

卡铂（CBP，Cb）：560mg/(m^2·次)，d 1。[体重≤12kg，18mg/(kg·次)]。

避光、勿漏，同时补钾、钙、镁，注意水电解质平衡与肾功能。

2）CACb 方案：环磷酰胺（CTX）：1 000mg/(m^2·d)，d 1。[体重≤12kg：33mg/(kg·次)]。

阿霉素（ADM）：30mg/(m^2·d)，d 1。[体重≤12kg：1mg/(kg·次)]。

最大累积剂量 350mg/m^2，注意心毒性。

卡铂（CBP）：560mg/(m^2·次)，d 1。[体重≤12kg，18mg/(kg·次)]。

避光、勿漏，同时补钾、钙、镁，注意水电解质平衡与肾功能。

（2）MR 化疗方案。

1）OPEC 方案。

长春新碱（VCR）：1.5mg/(m^2·d)，d 1。体重≤12kg：0.05mg/(kg·次)。

环磷酰胺（CTX）：1 200mg/（m^2·d），d 1。体重≤12kg：40mg/（kg·次）。

剂量>30mg/kg 时，需水化、碱化。并给美司那 400mg/（m^2·次），1 次/3h，共 3 次，以避免出血性膀胱炎。

依托泊苷（Eto，Vp16）：160mg/（m^2·d），d 4。体重≤12kg：5.3mg/（kg·次）。

顺铂（CDDP）：90mg/（m^2·d），d 2。体重≤12kg：3mg/（k·次）。

需用 2%~3%NaCl 配制，同时补钾、钙、镁，注意水电解质平衡与肾功能。

2）OPAC 方案。

长春新碱（VCR）：1.5mg/（m^2·d），d 1。体重≤12kg：0.05mg/（kg·次）。

环磷酰胺（CTX）：1 200mg/（m^2·d），d 1。体重≤12kg：40mg/（kg·次）。

阿霉素（ADM）：30mg/（m^2·d），d 4。体重≤12kg：1mg/（kg·次）。

最大累积剂量 350mg/m^2，注意心毒性。

顺铂（CDDP）：90mg/（m^2·d），d 2。体重≤12kg：3mg/（kg·次）。

需用 2%~3% 盐水配制，同时补钾、钙、镁，注意水电解质平衡与肾功能以上化疗 3~4 周为 1 疗程。

（3）HR 化疗方案。

1）CTo 方案。

环磷酰胺（CTX）：400mg/（m^2·d），d 1~d 5。体重≤12kg：13.3mg/（kg·次）。

拓扑替康（topotecan，TO）：1.2mg/（m^2·d），泵维 30 分钟，d 1~d 5 或者伊立替康（irinotecan，IR）：120mg/（m^2·d），泵维 30 分钟，d 1~d 3。

2）ODoC 方案：

长春新碱（VCR，O）：0.5~0.75mg/（m^2·d），d 1~d 3。3 天总计≤2mg。

多柔比星（DOxo，Do）：25~30mg/（m^2·d），d 1~d 3。体重≤12kg：0.83mg/（kg·次）。

环磷酰胺（CTX）：1 800mg/（m^2·d），d 1~d 2。体重≤12kg：60mg/（kg·次）。

剂量≥30mg/kg 时，需水化、碱化。并给美司那 400mg/（m^2·次），1 次/3h，共 3 次，以避免出血性膀胱炎。

五、预后及疾病预防

经治疗后低危组患儿治愈率超过 90%，而高危组患儿的治愈率仅为 10%~40%，近年来随着免疫治疗以及新药物的出现，高危组患儿的预后有了一定的提高。

（迟昨非）

第二十三节　中性粒细胞减少症

一、疾病简介

中性粒细胞减少症是由于外周血中粒细胞的绝对值减少而出现的一组综合征。一般来说数值低于 1.5×10^9/L，即可诊断为中性粒细胞减少症。根据中性粒细胞减少的程度，可分为轻度 $\geqslant1.0\times10^9$/L，中度 $(0.5\sim1)\times10^9$/L，重度 $<0.5\times10^9$/L，其中重度粒细胞减少症又称为粒细胞缺乏症。

二、病因分析

引起中性粒细胞减少的原因很多。可分为先天性或后天获得性，也可根据粒细胞生成减少、无效增殖、破坏过多、复合原因及假性粒细胞减少等而分成五大类。

（一）粒细胞生成减少或成熟停滞

1. **药物直接作用在骨髓**　常见的有甲氨蝶呤、6-巯基嘌呤、烷化剂如环磷酰胺等。抗生素中以氯霉素导致的粒细胞减少最多见。

2. **放射性物质的作用**　对脊椎、骨盆和胸骨等部位进行放射治疗，可影响骨髓造血功能而致粒细胞减少。

3. **遗传性粒细胞减少症**　是一种少见的粒细胞减少症，为常染色体隐性遗传。

4. **网状组织发育不全伴有先天性白细胞缺乏症**　本病极罕见。患儿初生后即发病，胸腺、全身淋巴结、扁桃体、肠集合淋巴结皆不发育或发育不良，周围血中淋巴细胞极度减少，细胞免疫低下，血浆 γ 球蛋白减低。此症系由于造血干细胞发育中的缺陷所致。粒细胞增生低下，骨髓中缺乏原始粒细胞，单核细胞也缺如，红细胞系统和巨核细胞系统正常。常在婴儿期死于严重的细菌或病毒感染。

5. **中性粒细胞减少伴有免疫球蛋白异常血症**　约半数患儿有家族史，为性联遗传。预后不良，多于生后数年内死亡。

6. **家族性良性慢性中性粒细胞减少症**　为常染色体显性或隐性遗传，多见于非洲及犹太家族。预后良好。

7. **家族性严重性粒细胞减少症**　本症可能为常染色体隐性或显性遗传。

8. **周期性粒细胞减少症**　本分患儿为常染色体显性遗传，多于婴儿或儿童期发病。发作呈周期性，间隔为 15~35 天，大多为 19~21 天。随着年龄的增长，发作逐渐减轻，有的可于 5~10 年后恢复正常。约 35%~50% 的患儿做脾切除后有所改善。

（二）粒细胞无效增生

粒细胞无效增生为骨髓内粒细胞增生活跃，但未至成熟期即大量破坏，如叶酸或维生素 B_{12} 缺乏所致的巨幼红细胞贫血，多同时有粒细胞寿命缩短。

（三）粒细胞破坏增加

1. **免疫性粒细胞减少症**

(1) 新生儿同族免疫性粒细胞减少症出生后即出现中度或重度粒细胞减少，持续数周。其发生机制为母亲与胎儿粒细胞型不合，在妊娠最后 3 个月或产程中，具有特异抗原的粒细胞进入母亲血循环，刺激母体产生抗胎儿粒细胞的 IgG 抗体，此抗体进入胎儿血循环，使胎儿中性粒细胞凝集和破坏。

(2) 药物免疫反应性粒细胞减少症药物作为一种半抗原，在特异体质患儿体内引起的Ⅱ型变态反应——细胞溶解型超敏反应。氨基比林是这种反应的代表，类似药物还有保泰松、磺胺类、汞制剂和氯普马嗪等。

(3) 自身免疫性疾病如结缔组织病、传染性单核细胞增多症、血管性免疫母细胞淋巴结病、多次输血后和慢性活动性肝炎等皆可出现粒细胞减少。

（4）免疫缺陷病伴粒细胞减少症。

2. **粒细胞寿命缩短**

（1）儿童慢性良性中性粒细胞减少症是一种非家族性、预后较好的粒细胞减少症，发病年龄多在生后6~20个月，男性多于女性。

（2）感染所致的粒细胞减少症多种病毒或立克次体感染可发生白细胞或粒细胞减少。

（3）继发性脾性粒细胞减少症主要见于肝硬变并发充血性脾肿大、淋巴瘤、黑热病、疟疾和戈谢病等，多有全血细胞减少。

（4）粒细胞被吞噬见于网状内皮系统恶性增生性疾病，如恶性组织细胞增生症、恶性淋巴瘤等。

（四）多种因素引起的粒细胞减少症

某些药物如吲哚美辛可使骨髓抑制，又可使粒细胞破坏增加。恶性淋巴瘤晚期骨髓转移引起粒细胞生成减少，又因脾肿大、脾功能亢进使粒细胞破坏过多。

（五）假性粒细胞减少症

假性粒细胞减少症为粒细胞分布异常所致，患儿周围血中粒细胞波动范围较大，变化很快，无原发病亦无反复感染者可统称为良性粒细胞减少症，包括家族性、先天性和假性粒细胞减少症在内。呈间歇发作，粒细胞中度减少，过程良好。当血流速度减慢时，粒细胞易于附着在小血管壁上，致边缘池中的粒细胞增多。

三、辅助检查

1. **血象** 红细胞、血红蛋白、血小板大致正常。中性粒细胞百分比均下降，ANC低于正常水平。

2. **骨髓象** 一般红细胞系、巨核系无明显改变。骨髓干细胞体外培养发现粒系集落数目减少、集落/丛比值<1，提示粒系增生不良。

3. **检查破坏粒细胞的因素** 如怀疑为结缔组织病或由于免疫所致，则应测抗核抗体，寻找狼疮细胞，做白细胞凝集试验、白细胞抗人球蛋白消耗试验、血溶菌酶及溶菌酶指数等。但需注意有假阳性出现。

4. **运动试验**　如果运动前检查粒细胞减少，运动后增至正常，说明附着在血管壁上的中性粒细胞增多，为假性中性粒细胞减少。

5. **胸部X线检查、B超检查**　合并感染时，根据临床表现选择X线胸片检查、B超检查等。

四、诊断思路

应根据病史和家族史，特别是感染病史、服药情况，明确有无家族性或先天性因素。儿童时期粒细胞绝对值低于$1.5\times10^9/L$时即可作出诊断。必要时可根据病情完善骨髓及基因学和检查破坏粒细胞的因素。

五、治疗思路

治疗原则是针对其病因治疗原发病，防止继发感染。

1. **去除病因**　治疗原发病。如系药物等引起的粒细胞减少，应立即停药，停止接触放射线或其他化学毒物。由脾功能亢进引起的，易反复发生严重感染，可做脾切除术。

2. **防止继发感染**　不发热的患儿，切忌滥用抗生素。当发生高热及推测有感染可能时，应立即入院治疗。一旦发生感染应尽快应用广谱杀菌性抗生素。对有发热的患儿，要积极寻找感染病灶，选用适当的抗生素，尽可能选用杀菌类抗生素。

3. **重组人粒细胞集落刺激因子**　粒细胞中重度减少时，除外血液系统恶性疾病，可给予重组人粒细胞集落刺激因子，短期应用升高粒细胞效果显著。

（李　爽）

第二十四节　传染性单核细胞增多症

一、疾病简介

传染性单核细胞增多症主要是由EB病毒感染引起的急性

自限性传染病。典型临床三联症为发热、咽峡炎和淋巴结肿大，可合并肝脾肿大，外周淋巴细胞及异型淋巴细胞增高。病程常呈自限性。多数预后良好，少数可出现慢性活动性EB病毒感染、噬血细胞综合征等严重并发症。经口密切接触是本病的主要的传播途径，如亲吻、共用餐具或咀嚼食物喂食婴儿等。

二、疾病特点

1. 临床表现

(1) 本病的潜伏期不定，多为10天，儿童为4~15天。

(2) 多数患儿有不同程度的发热，一般波动于39℃左右，偶有40℃者。发热持续1周左右，但中毒症状较轻。

2. 体格检查 淋巴结肿大是本病特征之一，全身浅表淋巴结均可累及，颈部淋巴结肿大最常见，淋巴结一般分散无粘连，无压痛，无化脓。多数患儿出现咽痛，扁桃体肿大，陷窝可见白色渗出，偶可形成假膜。脾大常见，一般在肋下2~3cm可触及，同时伴有脾区疼痛或触痛。肝大多在肋下2cm以内，常伴有肝脏功能异。部分患儿会出现形态不一的皮疹，如丘疹、斑丘疹或类似麻疹及猩红热皮疹。

3. 辅助检查 血中淋巴细胞增多，血涂片中异型淋巴细胞比例≥10%或总数≥1.0×10^9/L。血清EB病毒抗体测定，早期抗原(early antigen，EA)-IgG效价≥1：20，病毒衣壳抗原(viral capsid antigen，VCA)-IgM阳性或效价≥1：10，VCA-IgG效价≥1：160，或VCA-IgG在恢复期比急性期升高4倍以上，EB病毒核抗原在病程3~4周阳性。分子生物学方法检测血液、唾液、口腔上皮细胞、尿液中的EB病毒DNA阳性。骨髓检查基本正常。此外还可行颈部淋巴结、肝脾彩超检查。

三、诊断思路

1. 临床表现 临床上出现发热、咽峡炎和颈部淋巴结肿大、皮疹的患儿应注意此病的诊断。

2. 链球菌感染 此病通常有发热、咽峡炎等临床表现，但一般不伴有明显疲劳或者脾肿大，抗生素治疗有效。

3. **淋巴瘤、急性淋巴细胞白血病** 此类疾病通常有淋巴结肿大和肝脾肿大，但同时常伴有贫血、出血、骨痛等表现。

四、治疗思路

1. **一般治疗** 急性期应卧床休息，加强护理，避免发生严重并发症。脾脏显著肿大时应避免剧烈运动，以防破裂。发热时对症退热，若出现继发细菌感染可使用抗生素。

2. **药物治疗** 抗病毒治疗，更昔洛韦、干扰素早期治疗可缓解症状及减少口咽部排毒量，但对 EB 病毒潜伏感染无效。也可应用阿昔洛韦或 EB 病毒特异性免疫球蛋白进行治疗。

3. **紧急治疗** 对于发生气道梗阻的患儿，临床表现为呼吸困难或卧位时呼吸困难，需要给予糖皮质激素并请耳鼻喉科医生紧急会诊，一旦临床症状改善，缓慢逐渐减少糖皮质激素的剂量至停药。

五、预后及疾病预防

1. **预后** 本病的预后大多良好，病程一般 2~4 周。极个别者病程迁延可达数年之久。该病的并发症发生率不高，但一旦发生，患儿预后一般较差。

2. **预防** 该病主要通过密切经口接触传播，确诊患儿应避免亲吻他人或者与他人共用餐具。

（迟作非）

第二十五节 慢性活动性 EB 病毒感染

一、疾病简介

慢性活动性 EB 病毒感染（chronic active Epstein-Barr virus infection，CAEBV）是一种罕见的致命的 EB 病毒感染引起的疾病。患儿表现为持续性的高病毒浓度，频繁引发类似传染性单核细胞增多症的症状，同时伴随全身淋巴结肿大、肝脾肿大、肝炎、血小板减少、极度过敏等全身性症状。最后患儿会因为噬血细胞综合征、淋巴瘤、DIC、肝衰竭、间质性肺炎死亡。

二、疾病特点

1. **临床表现** 发热、肝脾肿大;还可有淋巴结肿大、贫血、皮疹、黄疸、腹泻;可有定期或持续疲劳,咽喉疼痛、淋巴结触痛、贫血、肌肉酸痛、关节痛、牛痘样水疱及蚊虫过敏等。

2. **辅助检查**

(1) 异常的抗 EBV 抗体:包括抗 VCA 和 EA 抗体的升高:VCA-IgG 高滴度(+)、EA-IgG(+)、VCA-IgA(+)。

(2) 外周血中 EBV-DNA 拷贝数增高。

(3) 检测到受累组织 EBV-DNA 阳性。

3. **慢性病程不能用其他疾病所解释**

全部满足以上 3 条标准方能诊断,抗 EBV 抗体(抗 VCA 和抗 EA)增高,但 VCA-IgG ≥1∶640 和 EA-IgG>1∶160 即可,同时推荐了检测组织、外周血中 EBV-DNA、RNA 和组织病理学、免疫学等实验室方法。

三、诊断思路

1. **诊断** 持续或反复性发热、肝脾淋巴结肿大、持续的 EB 病毒的感染应注意此病的诊断。

2. **鉴别诊断**

(1) 结核感染:有结核接触史,同时出现结核中毒症状等。

(2) 淋巴瘤:此类疾病通常有淋巴结肿大和肝脾肿大,常伴有贫血、出血、骨痛等表现。骨髓或活检可鉴别。

(3) 结缔组织病:多见于年长女孩,自身免疫性抗体可鉴别。

四、治疗思路

1. 目前尚无令人满意的治疗措施,尚未形成规律性的治疗策略。抗病毒治疗,免疫化学治疗(包括依托泊苷、糖皮质激素、环孢素 A、丙种球蛋白等),细胞因子的应用(α-干扰素或 γ-干扰素),抗肿瘤药物(CHOP 方案或其他同等的治疗方案),疗效有限,可使症状一度缓解。

2. 根治治疗，应早期采取积极措施，积极进行免疫重建，彻底消除被病毒感染或克隆增殖的淋巴细胞。造血干细胞移植为有前景的治疗，这种疗法能唤醒免疫缺陷患儿 EBV 特异细胞免疫反应，改善 CAEBV 相关症状，使病毒免疫血清学正常。

3. CAEBV 患儿常有多器官损害及严重并发症，干细胞移植后发生并发症的风险较大。

五、预后及疾病预防

总体来说，预后不良。年龄大、血浆 EBV-DNA 载量高、血小板减少、低白蛋白血症和从原发感染到诊断 CAEBV 的时间长者，是 CAEBV 患儿预后不良的危险因素。长期随访发现，约半数患儿于 4~5 年后死亡，其中因脏器功能不全而死亡的约占半数，其他较常见的死亡原因为恶性肿瘤，机会性感染及病毒相关性嗜血细胞综合征等。

（迟昨非）

第二十六节 坏死增生性淋巴结病（亚急性坏死性淋巴结炎）

一、疾病简介

亚急性坏死性淋巴结炎是一种炎症免疫反应性疾病，病因尚未清楚。本病冬季发病较多。主要表现持续性浅表淋巴结肿大、发热和白细胞减少。本病可适当应用糖皮质激素治疗加上对症治疗效果较好。病因不清，与病毒感染引起自身免疫紊乱相关。

二、疾病特点

（一）临床表现

1. **多呈亚急性或急性起病** 多见于年长儿，部分患儿于病前 5~7 天可有咽炎、咽结膜热、腮腺炎等病史。

2. **长期发热，热型不定** 患儿可骤起高烧持续不退或持续低烧，虽有发热但精神状态良好，抗生素治疗无效。

3. **多以颈部淋巴结肿大为首发症状** 耳前、腋下、腹股沟多处浅表淋巴结及肠系膜淋巴结也可累及，少数可出现全身淋巴结肿大。肿大的淋巴结常有压痛。

4. **可伴皮疹** 关节痛/炎，肝脾肿大及心脏、肾脏等脏器受累表现。

（二）辅助检查

1. 外周血白细胞下降，无或有轻度贫血。

2. 血沉增快，C反应蛋白升高。

3. 骨髓象正常或呈感染骨髓象。

4. 细胞免疫异常。

5. 病理检查为确诊依据，淋巴结活检示淋巴结副皮质区显著增生伴凝固性坏死，但无细胞浸润。

三、诊断思路

1. 临床上遇到发热时间长、颈部淋巴结肿大伴有疼痛的年长儿，无明显病原学阳性、外周血白细胞减少且抗生素治疗无效的患儿应注意此病的诊断。

2. 长期发热、淋巴结肿大需要如下疾病相鉴别。

(1) 恶性淋巴瘤：多数无发热或低热，较少出现高热不退，肿大的淋巴结少有压痛。白细胞无下降，病理检查可鉴别。

(2) 淋巴结核：有结核接触史，同时出现结核中毒症状，结核灶等。

(3) 淋巴结炎：淋巴结局部常有红、肿、热、痛等急性炎症特点，起病急，常发热，伴有全身感染症状，抗感染有效。

(4) SLE：多脏器受累表现需与SLE鉴别，自身抗体检查可协助诊断。

四、治疗思路

本病可在1~2个月内自然缓解（自愈），与治疗无关，但其中5%的患儿在数月以至数年后复发。

1. **一般治疗** 去除病因，对症治疗。

2. **激素治疗**　短期使用,体温下降淋巴结缩小后减量,泼尼松 1~1.5mg/(kg·d)分次口服。

3. **免疫调节治疗**

（迟昨非）

第二十七节　朗格汉斯细胞组织细胞增生症

一、疾病简介

朗格汉斯细胞组织细胞增生症(Langerhans cell histiocytosis, LCH),是一组原因未明的组织细胞增生性疾患,骨髓来源的朗格汉斯细胞(Langerhans cell,LC)增生是其共同的组织病理学特点,而在临床上是一组异质性疾病,其临床表现、治疗反应及预后存在明显的差异。疾病范围可从某一器官的局部累及至该器官的多部位受损,也可波及多个器官,即多系统发病。疾病的严重程度和年龄密切相关,年龄小者病变广、病情重,随年龄增长,病变范围相应缩小病情常较轻。临床上骨骼、皮肤、软组织病变最为多见,其次为肝、脾、淋巴结及肺,再次为下丘脑-垂体及中枢神经系统的其他部位。本病发病率为 1/20 万~1/200 万,主要是婴儿和儿童,男性患儿居多。

病因未明,多与体内免疫调节紊乱有关。

二、疾病特点

(一) 常见症状

1. **皮疹软组织损害**　皮肤病变常为就诊的首要症状。湿疹样皮疹最常见,尤其是婴幼儿,其次为类似于脂溢性皮炎的皮损、丘疹或结节。皮损部位以皱褶处和头皮发际最多。

2. **骨病变**　主要表现为溶骨性损害。以扁骨为主,但也可累及长骨。病变呈孤立或多发,也可和其他器官同时受累。病变的骨骼以无任何症状者居多,也可出现局部疼痛。眼眶病变可致单侧或双侧突眼,是特征性临床表现之一,为眼球后肉芽肿形成所致。颅骨累及占首位,破坏时局部常形成硬结性肿块,随后变软有波动感。椎弓根或椎体受累时可出现肢体麻木、疼痛、无力，甚至伴麻痹及大小便失禁等脊神经或脊髓受压症状。上颌骨受累可致牙龈肿胀、牙齿松动漂浮或畸形脱落。手、足骨骼累及者较少。

3. **淋巴结** 表现为三种形式：①单纯的淋巴结病变即称为淋巴结原发性嗜酸性细胞肉芽肿；②为局限性或局灶性 LCH 的伴随病变，常牵涉到溶骨性损害或皮肤病变；③作为全身弥散性 LCH 的一部分常累及颈部或腹股沟部位的孤立淋巴结。

4. **外耳炎症** 主要症状有外耳道溢脓，耳后肿胀和传导性耳聋，可包括乳突炎、慢性中耳炎、表皮样瘤形成和听力丧失。

5. **骨髓** 表现为轻重不等的呼吸困难、缺氧和肺的顺应性变化，重者可出现气胸、皮下气肿，极易发生呼吸衰竭而死亡，肺功能检查常表现限制性损害。

6. **肝脏** 肝功能异常、黄疸、低蛋白血症、腹水和凝血酶原时间延长等，进而可发展为硬化性胆管炎、肝纤维化和肝功能衰竭。

7. **脾脏** 脾大，伴有外周血一系或多系血细胞减少，出血症状并非常见。

8. **尿崩症及神经系统损害** 病损常局限于下丘脑-垂体，出现多饮、多尿，但极少为 LCH 的首发表现。尿崩症的发生率为 5%~30%，此时往往已有多脏器累及的征象。限水试验阳性是诊断的重要依据，必要可检测血抗利尿激素及血、尿渗透压，仅少数患儿的磁共振显像（MRI）有异常发现。

（二）疾病分类

1. **嗜酸性肉芽肿** 占 LCH 病例的 70%，通常涉及到单一骨或少量骨，90% 的患儿发病年龄在 5~15 岁之间，好发于白人和男性。

2. **韩-薛-柯氏综合征** 以头部肿物、发热、突眼和尿崩为多见症状，也可伴有皮疹、肝脾大及贫血。患儿多发生于 1~5 岁，为慢性复发性疾病。

3. **勒-雪综合征** 多见于婴幼儿。最多见症状为皮疹和发热，其次是咳嗽、苍白、营养差、腹泻和肝脾肿大，一般发病年龄小于2岁。

（三）辅助检查

1. **血象**　全身弥散型LCH常有中度到重度以上的贫血，网织红细胞和白细胞计数可轻度升高，血小板减低，少数病例可有白细胞计数减低。

2. **骨髓检查**　LCH患儿大多数骨髓增生正常，少数可呈增生活跃或减低，有骨髓侵犯表现，贫血和血小板减低，故此项检查仅在发现有外周血象异常时再做。

3. **血沉**　部分病例可见血沉增快。

4. **肝肾功能**　部分病例有肝功能异常，则提示预后不良。内容包括AST、ALT、碱性磷酸酶和血胆红素增高，血浆蛋白减低，凝血酶原时间延长，纤维蛋白原含量和部分凝血活酶生成试验减低等。肾功能包括尿渗透压，有尿崩症者应测尿相对密度和做限水试验。

5. **X线检查**　颅骨、长骨平片可表现为溶骨性损害。胸部X线检查多为肺纹理呈网状或网点状阴影，颗粒边缘模糊，不按气管分支排列，但多数病例肺透光度增加，常见小囊状气肿，重者呈蜂窝肺样，不少患儿可合并肺炎。久病者可出现肺纤维化。

6. **血气分析**　如出现明显的低氧血症，提示有肺功能受损。

7. **肺功能检查**　肺部病变严重者可出现不同程度的肺功能不全，多预后不良。

8. **病理学检查**　此症确诊的关键在于病理检查发现朗格汉斯细胞的组织浸润。因此，应尽可能做活体组织检查。有新出现的皮疹者应做皮疹压片，如能做皮疹部位的皮肤活检测更为可靠；有淋巴结肿大者，可做淋巴结活检，有骨质破坏者，可做肿物刮除，同时将刮除物做病理检查，或在骨质破坏处用粗针穿刺抽液作涂片检查。

9. **免疫组织化学染色**　朗格汉斯细胞具有CD1a的免疫表型，以抗CD1a单抗作免疫组化染色呈特异性阳性反应。

三、诊断思路

1. 小于2岁婴幼儿出现皮疹、发热，反复咳嗽肺炎、腹泻和肝脾肿大等多脏器功能受累的应注意勒-雪综合征的诊断。

2. 2~5 岁幼儿出现骨痛、突眼、烦渴多饮、多尿等症状应注意韩-薛-柯氏综合征的诊断。

3. 发病年龄在 5~15 岁之间男孩，反复涉及单一骨或少量骨的破坏应注意的诊断。

4. 鉴别诊断

(1) 骨骼系统：此症的骨病变如不规则破坏、软组织肿胀、硬化和骨膜反应，也可见于骨髓炎、尤文肉瘤、成骨肉瘤、骨巨细胞瘤等骨肿瘤，应注意与之鉴别。

(2) 淋巴网状系统：肝、脾和淋巴结肿大须与霍奇金病、白血病、慢性肉芽肿病、尼曼-皮克病、戈谢病和海蓝组织细胞增生症等鉴别。

(3) 皮肤病：应与脂溢性皮炎、特应性湿疹、脓皮病等鉴别。皮肤念珠菌感染可能与朗格汉斯组织细胞增多症的鳞屑样皮疹相混淆，但此症皮损愈合后形成小的瘢痕和色素脱失为其特点。

(4) 呼吸系统：应特别注意与粟粒型结核相鉴别，多见于营养不良、免疫力低下的婴幼儿和青少年。结核接触史，临床呈急重症经过，首发症状以全身中毒症状。胸部 CT 出现大小、密度和分布“三均匀”的粟粒状高密度阴影，直径 1~2mm 左右，抗结核治疗有效。

(5) 噬血细胞性淋巴组织细胞增生症：是一组以发热，全血细胞减少和肝、脾肿大为特点的临床综合征，诊断的根据偏重于骨髓、淋巴结、肝脾和脑膜病变。高甘油三酯血症、低纤维蛋白原和脑脊液中淋巴细胞增多为本病的典型改变。

四、治疗思路

(一) 药物治疗

1. **重型患儿** 应住院并予以足量抗生素治疗。

2. **化疗** 主要指征为病变累及多脏器、多部位。年龄小的儿童有潜在发展为全身性病变的趋势，也常选用化疗。如按分期积分系统评价，则分期差、积分高者应选化疗。

3. **激素治疗**　对有尿崩症或其他垂体功能减退症的患儿，大多需激素治疗。

（二）手术治疗

在完整评估后，单个骨受侵犯的患儿和在某些情况下多部位受损的患儿可使用局部疗法。若患儿的病损浅表，在容易接近的非危险部位可施行手术刮除。但要避免过大的矫形与整形手术，以及功能的损伤。

（三）其他治疗

局部放疗适于骨骼畸形、眼球突出所致的视力丧失、病理性骨折、脊柱压缩和脊髓损伤，或有严重疼痛以及全身淋巴结肿大的患儿。

（四）预后情况

预后与受累部位、LCH 细胞数量以及有无器官功能障碍直接相关。多系统受累的难治性或复发性者预后不良。

（迟昨非）

第二十八节　噬血细胞综合征

一、疾病简介

噬血细胞综合征（hemophagocytic syndrome，HLH）被认为是一种单核巨噬系统反应性增生的组织细胞病，主要是由于细胞毒性 T 细胞（cytotoxic T lymphocyte，CTL）及 NK 细胞功能缺陷导致抗原清除障碍，单核巨噬系统接受持续抗原刺激而过度活化增殖，产生大量炎症细胞因子而导致的一组临床综合征。噬血细胞综合征主要表现为发热、脾大、全血细胞减少、高甘油三酯、低纤维蛋白原、高血清铁蛋白，并可在骨髓、脾脏或淋巴结活检中发现噬血现象。噬血细胞综合征主要分为原发性（遗传性）及继发性。前者为常染色体隐性遗传或 X 连锁遗传，存在明确基因缺陷或家族史。后者可由感染（主要为 EB 病毒感染）、恶性肿瘤、自身免疫性疾病、药物、获得性免疫缺陷（如移植）等多种因素引起。

二、疾病特点

（一）临床表现

1. **家族性噬血细胞综合征**　发病年龄一般较早，多数发生于1岁以内，亦有年长发病者。临床表现多样，早期多为发热、肝脾肿大，亦可有皮疹、淋巴结肿大及神经症状。发热多为持续性，亦可自行热退。肝脾肿大明显。约半数患儿可有淋巴结肿大。中枢神经系统受累多发生于晚期，可有兴奋性增高、前囟饱满、肌张力改变及抽搐，亦可有局部神经系统体征。肺部可为淋巴细胞或巨噬细胞浸润，与感染鉴别较困难。常见的死因为出血、感染、多脏器功能衰竭及DIC等。

2. **继发性噬血细胞综合征**

(1) 感染相关性噬血细胞综合征：指严重感染可引起强烈的免疫反应，多发生于免疫缺陷患儿。常由病毒引起，但细菌、真菌、立克次体及原虫感染亦可引起。其临床表现除噬血细胞综合征的表现外还存在感染的证据。

(2) 肿瘤相关性噬血细胞综合征：急性白血病、淋巴瘤、精原细胞瘤等可在治疗前、中、后并发或继发噬血细胞综合征。由于原发病可能较为隐匿，特别是淋巴瘤患儿，故极易将其误诊为感染相关性噬血细胞综合征。

(3) 噬血细胞综合征：是儿童慢性风湿性疾病的严重并发症，多见于系统性青少年型类风湿性关节炎患儿。在慢性风湿性疾病的基础上，患儿出现发热、肝脾肿大、全血细胞减少、肝功能异常及中枢神经系统病变等噬血细胞综合征的表现。

（二）辅助检查

1. **血常规**　多为全血细胞减少，血小板减少较为明显。

2. **生化检测**　早期可出现甘油三酯升高，转氨酶及胆红素亦可升高。常见高密度脂蛋白胆固醇降低，低密度脂蛋白胆固醇及极低密度脂蛋白胆固醇降低，病情缓解时可恢复。乳酸脱氢酶常升高，极度增高者需除外血液/淋巴系统肿瘤。血清铁蛋白可明显升高，可作为诊断及监测病情的手段。

3. **骨髓检查**　骨髓涂片可见到噬血现象，早期噬血现象不明显，多次骨髓涂片有助于发现噬血象。此外还应行骨髓活检术，进行骨髓病理检查以除外血液/淋巴系统肿瘤。

4. **凝血功能** 疾病活动时常存在凝血功能障碍，治疗有效凝血功能恢复。可发现凝血酶原时间及部分凝血活酶时间可延长，纤维蛋白原可明显降低，D-二聚体可升高。

5. **免疫学检查** 可出现NK细胞数量及功能的降低，细胞因子可溶性CD25、IFN-γ、TNF增多。

6. **影像学检查** 胸片可见肺浸润，头颅CT及MRI可见异常如脑白质异常、脱髓鞘改变、出血、萎缩或水肿等。

7. **脑脊液** 细胞中度增多，一般为(5~50)×10^6/L，主要为淋巴细胞。脑脊液蛋白增高、糖降低。部分患儿有神经系统症状，但脑脊液未见异常。

三、诊断思路

1. 患儿发热超过1周，高峰≥38.5℃，肝脾肿大伴有血细胞减少，同时伴有肝功能异常及高甘油三酯血症及高铁蛋白血症的应注意此病的诊断。

2. 现广泛使用国际组织细胞协会制定的2004年诊断标准，满足以下2条之一便可建立HLH诊断。

(1) 符合HLH的分子诊断：*PRF1*、*UNC13D*、*Munc18-2*、*Rab27a*、*STX11*、*SH2D1A*或*BIRC4*等基因突变；

(2) 满足以下8条中的5条诊断标准：①发热；②脾大；③血细胞减少(影响2~3系外周血细胞)：血红蛋白<90g/L(新生儿血红蛋白<100g/L)，血小板<100×10^9/L，中性粒细胞<1.0×10^9/L；④高三酰甘油血症和/或低纤维蛋白原血症：空腹甘油三酯≥3.0mmol/L(≥2.65g/L)，纤维蛋白原≤1.5g/L；⑤骨髓、脾或淋巴结中发现噬血细胞现象而非恶变证据；⑥NK细胞活性减低或缺乏(根据当地实验室指标)；⑦铁蛋白≥500μg/L；⑧可溶性CD25(sIL-2R)≥2 400U/ml。

3. **鉴别诊断**

(1) 急性白血病：常有感染、出血、贫血、肝脾肿大、骨痛等症状，骨髓原始或幼稚白血病细胞增多可鉴别。

(2) 朗格罕组织细胞增多症：有特异性皮疹、骨缺损、不会侵犯脑膜等，可鉴别。

(3) 遗传代谢病：婴儿期可有肝脾大、肝功能异常和高甘油三酯血症，但没有进行性全血细胞减少、长期发热等症状，可资鉴别。

四、治疗思路

1. 家族性噬血细胞综合征预后差，疾病进展迅速，建议尽早行骨髓移植术。

继发性噬血细胞综合征的治疗较为复杂。一方面必须针对原发疾病治疗，例如血液/淋巴系统肿瘤需行化疗，感染相关噬血细胞综合征需抗感染治疗。在原发病治疗的同时应使用噬血细胞综合征治疗方案来控制病情的发展。目前国际上普遍采用HLH-2004方案治疗继发性噬血细胞综合征。2004方案以地塞米松、依托泊苷（VP16）及环孢素A为基础，将环孢素A（CsA）提前至诱导期与VP16同时使用。该诱导方案中VP16的剂量为每次150mg/m²。若患儿体重<10kg，VP16剂量也可按5mg/kg来计算。地塞米松：第1~2周10mg/(m²·d)，第3~4周5mg/(m²·d)，第5~6周2.5mg/(m²·d)，第7周1.25mg/(m²·d)，第8周减量至停药，给予口服或静脉注射均可，后者为初始治疗的首选。如伴有中枢神经系统受累，需加以鞘内注射。急性期使用丙种球蛋白有助于缓解病情。

2. 如果治疗困难、失败或疾病复发，可考虑行造血干细胞移植术。

3. 支持治疗　HLH患儿常常合并感染和多脏器功能的受累。支持治疗的准则应与正在进行造血干细胞移植(hematopoietic stem cell transplantation，HSCT）患儿的标准相似，包括预防卡氏肺孢子虫肺炎及真菌感染、静脉补充免疫球蛋白和防范中性粒细胞减少症。任何新出现的发热，需考虑HLH复发以及机会性感染的可能，并予以经验性广谱抗生素治疗。

HLH患儿由于严重的血小板减少和凝血功能异常，自发性出血的风险很高。治疗期间的目标是将血小板计数维持在

50×10^9/L以上。对于急性出血患儿应输注血小板、新鲜冰冻血浆、凝血酶原复合物,必要时需要补充重组活化Ⅶ因子。重组人血小板生成素(rhTPO)也可在HLH治疗期间用于提高血小板计数水平。

由于炎症反应或可能的药物毒性损害,患儿可能在疾病过程中出现或发展为心功能、肝功能、肾功能等多脏器功能不全。因此,在诊断时应充分评估患儿的脏器储备功能,并给予对症支持治疗,严密监测脏器功能。

（李　爽）

第二十九节　脾功能亢进

一、疾病简介

脾功能亢进(hypersplenism),是指由各种不同的疾病引起脾脏肿大和一系或多系血细胞减少,产生相应的临床症状体征的综合征。骨髓造血细胞相应增生,发展至晚期还有肝大,并有肝硬化和腹水等。脾功能亢进可分为原发性和继发性两大类,以继发性脾功能亢进多见。此外有隐匿性脾功能亢进,无论原发性或继发性脾功能亢进,因骨髓代偿性增生良好,所以周围血象未显示血细胞减少。但一旦有感染或药物等因素抑制造血功能,即可导致一系或多系血细胞减少。

二、病因分析

1. **原发性脾功能亢进**　极为少见,有原发性脾增生、非热带性特发性脾大、原发性脾性中性粒细胞减少、原发性脾性全血细胞减少、脾性贫血、脾性血小板减少症以及脾性溶血性贫血等。由于病因不明,很难确定该组疾病系同一病因引起的不同后果,或系相互无关的独立疾病。

2. **继发性脾功能亢进**　在临床上较多见,发生在下列各种病因较明确者。

(1) 感染:如病毒性肝炎、感染性单核细胞增多症、结核、布氏杆菌病、疟疾、黑热病、血吸虫病以及细菌性心内膜炎等；

(2) 充血性脾大：即门脉高压，有肝内阻塞性(门脉性肝硬化、坏死后肝硬化、胆汁性肝硬化、含铁血黄素沉着症及结节病等)及肝外阻塞性(有门静脉或脾静脉外来压迫或血栓形成)等。

(3) 血系统疾病：如淋巴瘤、白血病、恶性组织细胞病、癌细胞转移、遗传性球形红细胞增多症、遗传性椭圆形红细胞增多症、地中海贫血、骨髓纤维化及石骨症等。

(4) 结缔组织疾病：如系统性红斑狼疮和类风湿性关节炎等。

(5) 类脂质沉积症：如戈谢病和尼曼-皮克病。

(6) 其他：脾动脉瘤及海绵状血管瘤等。

三、辅助检查

1. **血常规** 外周血白细胞计数及中性粒细胞计数增高，提示细菌感染。白细胞总数轻度增高或正常，淋巴细胞计数增多，异型淋巴细胞达 10% 以上，提示感染性单核细胞增多症。嗜酸性细胞分类计数及嗜酸性粒细胞绝对计数增高见于血吸虫病及华支睾吸虫病。白细胞异常增多并出现原始和幼稚细胞者，提示白血病。白细胞总数减少多考虑伤寒、疟疾、黑热病、非白血性白血病、组织胞浆菌病等。脾大，外周血两系或以上血细胞减少提示脾功能亢进。外周血涂片查见疟原虫，诊断疟疾。脾大，外周血或骨髓中性粒细胞查见黏多糖颗粒常为黏多糖病。

2. **有关溶血的血液学检查** 有助于先天性和慢性溶血性贫血的诊断。

3. **尿液的检查** 尿胆原阳性，血红蛋白尿阳性及卢斯试验有助于溶血性贫血的诊断。尿胆红素阳性，尿胆原阳性，提示病毒性肝炎所致脾大。尿液黏多糖检查可助于黏多糖病的诊断。尿脱落细胞查见巨细胞病毒有助于巨细胞病毒感染的诊断。

4. **大便虫卵及毛蚴检查** 有助于肝吸虫、血吸虫等寄生虫病的诊断。

5. **骨髓检查** 如骨髓涂片发现多量幼稚细胞，异常网状细胞和淋巴肉瘤细胞可助白血病、淋巴瘤等的诊断。骨髓涂片查见疟原虫及利-杜小体可确诊为疟疾及黑热病。多次骨髓穿刺失败应考虑骨髓纤维化，并应进一步作骨髓活检。

6. **肝功能试验** 用以鉴别脾大是否与肝脏疾病有关。

7. **病原体分离与免疫学检查** 如作血液、骨髓、尿液、粪便等标本培养有助于败血症、伤寒、感染性心内膜炎的诊断。选作肥达试验、嗜异性凝集试验、抗EB病毒抗体、黑热病ELISA及补体结合试验等对病因诊断有意义。结缔组织病患儿可作类风湿因子、狼疮细胞、抗核抗体等自身抗体测定。

8. **特殊检查**

(1) X线、CT、超声波检查：脾脏脾大在肋弓下不能触及者，可借助X线、CT、超声波检查以确定脾脏大小、位置、性质，确定肿块是否为脾脏。

(2) 食管胃肠钡餐检查、肾盂造影：通过食管钡餐检查可观察食管静脉曲张，以了解有无门脉高压。而通过胃肠钡餐检查，肾盂造影等有助于鉴别腹部肿块的性质。

(3) 穿刺及活体组织检查可直接了解病变的性质：①淋巴结穿刺、活检、印片可有助淋巴瘤、恶性组织细胞增生症、转移性淋巴瘤、免疫母细胞性淋巴结病、巨大淋巴结增生症、免疫缺陷病及亚急性坏死性淋巴结炎等病的诊断；②肝穿刺活检有助于脂肪肝、糖原代谢病、肝母细胞瘤、肝硬化、黏多糖代谢病致肝脾大的鉴别；③脾穿刺检查危险性大，尤其是显著脾大，因纤维组织增生，质地变硬而脆，容易破裂出血，故脾穿刺不轻易采用，在小儿更不常采用。在疑为脾脓肿时，可经脾穿刺抽脓确诊。并可通过脾穿刺取活组织或涂片检查以获得疾病的病因诊断。在外科剖腹探查或施行脾切除术后，可做病理检查，提供诊断依据。

(4) 胸部及骨骼X线检查：有呼吸系统症状者可作胸部摄片，如粟粒型结核。头颅摄片有钙化点有助于弓形虫病和巨细胞病毒感染的诊断。骨骼摄片有助于嗜酸性肉芽肿的诊断，头颅X线摄片发现缺损提示韩-雪-柯氏综合征。

(5) 脾内溶血指标 ^{51}Cr 红细胞寿命测定：可确定红细胞破坏场所是否位于脾脏，提供脾切除术指征。

(6) 脾门静脉造影：有助于了解脾静脉有无畸形、脾静脉的阻塞部位，协助充血性脾大诊断。

四、诊断思路

1. **传染性单核细胞增多症(infectious mononucleosis,IM)** 为EB病毒原发感染所致,为儿童最常见病毒感染性疾病之一,呼吸道飞沫吸入为主要传播方式。典型临床表现为发热、肝脾淋巴结肿大、咽峡炎、皮疹和眼睑水肿等。绝大部分病例呈自限性临床经过,预后良好。重型病例可发生气道梗阻、胃肠道、心脏和中枢神经系统、脾脏破裂等并发症,部分病例继发噬血细胞性淋巴组织细胞增生症,可致死亡。外周血WBC总数升高,淋巴细胞比例和绝对值升高,变异淋巴细胞比例升高(一般>10%),为IM重要诊断线索和依据。一般无贫血和血小板减少。血清EBV特异性抗体检测为IM诊断,鉴别原发感染与潜伏感染的重要依据。EBV-VCA-IgM抗体出现早,阳性率高,表明存在EBV新近感染,一般可持续4周。

2. **全身性巨细胞病毒感染** 为巨细胞病毒感染所致,分为先天性或后天性感染。临床常有黄疸、紫癜和肝脾大,常伴有嗜睡、惊厥、脑积水、头大畸形等神经系统症状和体征。生后感染者多有消化道及上呼吸道症状。新鲜尿液尿沉渣检查见巨细胞病毒及CMV抗体测定有助于诊断。组织培养病毒分离可以确诊。

3. **斑疹伤寒** 流行性斑疹伤寒,患儿多为年长儿。临床表现为突起高热,持续不退,常有寒战、头痛、全身酸痛,发病后4~6天出现皮疹。皮疹初似斑丘疹,很快变为瘀点或紫癜。脉速、心音减弱、心律不齐、闻及心脏杂音,常有肝痛、脾大。变形杆菌凝集反应阳性(外斐反应1∶160)有助于诊断。广谱抗生素治疗有效。

4. **败血症** 常有脾大,多为轻度增大,质软。本病起病急,有高热、寒战、皮疹及全身中毒症状。常有皮肤化脓灶及肺、泌尿道或消化道感染性病灶。血培养可培养出致病菌。

5. **感染性心内膜炎** 常有脾大,为轻度,质较软,可发生轻度压痛,如果发生梗死时则疼痛剧烈。本病脾大可与风湿热相鉴别。当原有心瓣膜疾患的患儿出现原因不明的1周以上的发热、伴贫血、皮肤瘀点、心脏杂音变化时应考虑感染性心内膜炎的可能性。

6. **溶血性贫血** 先天性溶血性贫血如红细胞膜、酶、血红蛋白结构和数量异常。获得性以红细胞外在不良影响因素如AIHA、感染、药物、DIC 等。临床表现与病程、溶血速度和程度有关。急性溶血性贫血多有畏寒、寒战、发热、腰背痛、黄疸、葡萄酒色尿等。慢性溶血性贫血多为先天性或遗传性，多在幼年发病，呈慢性过程且进行性加重。常有家族史，脾大明显，质地较硬，黄疸较轻。

7. **戈谢病、尼曼-皮克病** 婴幼儿期发病时以神经系统症状及发育迟缓为主，肝脾大。骨髓穿刺或淋巴结、脾活检有特异性戈谢细胞或尼曼-皮克细胞；测定白细胞或皮肤成纤维细胞中β葡萄糖脑苷脂酶活性或神经鞘磷脂酶活性可行鉴别。

8. **急性白血病**(acute leukemia，AL) 为儿童最常见恶性肿瘤，是由于造血前体细胞异常增生和分化障碍，并浸润各种组织器官。儿童高峰发病年龄 2~5 岁。贫血、出血、发热和肝脾淋巴结肿大最为常见，肢体疼痛、白血病脊髓浸润导致瘫痪，以及牙龈增生等也不少见。白血病细胞脾脏浸润导致脾大为白血病重要临床表现，一般为轻、中度增大，尤其多见于 ALL，而 AML 呈轻度肿大或无脾大。

9. **恶性淋巴瘤** 霍奇金淋巴瘤以颈部无痛性淋巴结肿大最为常见。非霍奇金淋巴瘤临床表现更为复杂多样，早期可单独累及局限性淋巴结或结外组织，进展期广泛累及全身多处淋巴结，或存在纵隔或腹腔巨大包块，或骨骼、骨髓或中枢神经系统转移，导致贫血、肢体疼痛、头痛和呕吐等临床表现。相当部分病例伴有长期发热和不同程度肝脾大，甚至原发于肝脾。恶性淋巴瘤的诊断和病理分型依靠淋巴结等病灶组织病理活检及免疫组织化学染色。CT、MRI 等影像学检查和骨髓穿刺涂片检查为临床分期的主要手段，剖腹探查术和淋巴管造影等临床已应用很少，而氟代脱氧葡萄糖正电子发射断层显像术在恶性淋巴瘤分期诊断、疗效及预后评估方面具有十分重要的作用，临床应用越来越广泛。

10. **恶性组织细胞增生症**(malignant histocytosis,MH) 为组织细胞克隆增生的一种恶性肿瘤性疾病。临床上以高热、出血性皮疹、肝脾淋巴结大、进行性全血细胞减少和全身衰竭为主要临床特征,进展迅猛,预后凶险,死亡率很高。但部分病例始终无明显肝脾淋巴结肿大,相当部分病例仅尸检诊断。进行性全血细胞减少为本病突出血象特点,一般难以查见肿瘤细胞(幼稚细胞),骨髓检查、病理活检为重要诊断依据。联合化疗及造血干细胞移植为主要治疗手段。

11. **嗜酸细胞增多综合征**(hypereosinophilic syndrome, HES) 是指一组以外周血或组织嗜酸性粒细胞数目持续显著升高,外周血嗜酸性粒细胞绝对计数 $\geqslant 1.5\times 10^9/L$,持续时间至少大于 6 个月,并排除寄生虫感染、过敏性疾病、药物、非血液系统肿瘤和其他可致嗜酸性粒细胞增高的其他已知疾病,可因各种器官系统受累出现相应的临床表现,如心力衰竭、胃肠道和中枢神经系统症状。发热、肝脾大、外周血和骨髓嗜酸性粒细胞显著增多为主要临床表现。

12. **巨球蛋白血症** 已明确为一种 B 细胞淋巴增殖性疾病,以骨髓和淋巴组织浆细胞样淋巴细胞浸润并大量产生单克隆 IgM(巨球蛋白)为显著特征。发病机制尚未阐明,因分泌大量单克隆 IgM 导致巨球蛋白血症和高黏滞血症。本病白种人多见,年发病率约 5/10 万。患儿以 60 岁以上为主,男多于女,儿童极为少见。起病隐匿,早期无特殊不适,或有乏力、消瘦等非特异性症状,逐渐出现反复感染、贫血、出血和肝脾淋巴结大等临床表现,严重高黏滞血症影响组织器官血液供应,产生雷诺现象,可致心力衰竭等脏器功能损害。化疗为关键治疗手段,早期主张 CD20 单克隆抗体(利妥昔单抗)单药化疗,进展期病例则主张地塞米松+利妥昔单抗+环磷酰胺(DRC 方案)联合化疗。严重高黏滞血症者应行血浆置换,缓解症状。贫血严重者成分输血,抗凝防治血栓形成。

五、治疗思路

1. **治疗原发疾病** 继发性脾功能亢进要注意原发病的治

疗。随着原发病治疗好转或治愈,脾脏可以缩小,血象与骨髓象改善。

2. **脾切除指征**　巨脾引起压迫症状,内科治疗无改善,或伴有脾梗死,有脾破裂可能;贫血严重,尤其合并严重的溶血性贫血;血小板严重减少(<20×10^9/L)伴严重出血;粒细胞减少(<0.5×10^9/L),常发生感染;^{51}CR 标记证实血细胞在脾破坏为主,脾/肝比值>1.8,如遗传性球形红细胞增多症可切脾;脾肿瘤或脾囊肿所致脾功能亢进。

(迟昨非)

第八章　神经系统疾病

第一节　惊　　厥

一、疾病简介

惊厥(convulsion)是小儿常见急症之一,表现为躯体和/或肢体的强直和/或抽搐(即发作含运动成分),常伴有不同程度的意识障碍。若不及时诊断及恰当地处理,可能给发育中的大脑或其他脏器的功能造成严重损害。

惊厥发生机制尚未完全阐明,与神经元膜兴奋性增高、抑制性冲动不足、神经元膜电位不稳定、遗传易感性有关,也可能由末梢神经肌肉刺激阈降低引起。

二、病因分析

在临床上,可致小儿惊厥的病因较多,大体可分为感染性和非感染性两大类。

1. **感染性病因**　包括颅内感染性疾病和颅外感染性疾病。

(1) 颅内感染:包括各种致病微生物(细菌、病毒、支原体、寄生虫、真菌等)引起的脑膜、脑实质和/或脑血管的炎症。如化脓性脑膜炎、真菌性脑膜炎、结核性脑膜炎、病毒性脑炎、支原体脑炎等。

(2) 颅外感染:包括呼吸道感染、消化道感染,泌尿道感染及全身性感染等神经系统以外的各种感染性疾病,如肺炎、胃肠炎、脓毒症、破伤风、麻疹、伤寒等。颅外感染所致的以热性惊厥和感染中毒性脑病最常见。

2. **非感染性病因**　包括颅内非感染性疾病和颅外非感染

性疾病。

(1) 颅内非感染性疾病：包括各种非感染性病因（结构性、免疫性、遗传性等病因）所致的中枢神经系统疾病：如癫痫、脑血管病、颅脑外伤、颅内肿瘤、自身免疫性脑炎、中枢神经系统脱髓鞘疾病等。

(2) 颅外非感染性疾病：包括水电解质、酸碱平衡紊乱和低血糖，如水中毒、低钠血症、高钠血症、高钾血症、低钙血症、低镁血症、低磷血症、酸中毒、碱中毒等；各种中毒，如有毒动植物、农药（有机磷）、灭鼠药及药物（中枢神经兴奋剂）等；各种原因所致脑缺氧，包括心源性脑缺氧综合征，窒息等；各种代谢性病因所致的代谢性脑病，如甲基丙二酸尿症等。

三、辅助检查

1. 实验室检查

(1) 血常规：有助于明确细菌、病毒等感染性病因。

(2) 水电解质、血气分析、血糖等生化检测：明确有无离子紊乱及低血糖等；当怀疑出凝血功能异常时检测。

(3) 病原学检查：明确感染病原，包括细菌、真菌、结核菌培养；病毒抗原测定；G 及 GM 试验有助于真菌病的诊断；PPD 和 T-SPOT 试验有助于结核病的诊断；寄生虫抗体检测有助于寄生虫感染的诊断。

(4) 脑脊液检查：脑脊液常规生化及病原学检测，抗体检测［如抗 N-甲基-D-天冬氨酸受体（N-methyl-D-aspartate receptor，NMDAR）］等，有助于明确有无颅内感染及感染病原，以及明确自身免疫性脑炎及中枢神经系统炎性脱髓鞘病诊断。

2. 脑电图（EEG）检查　EEG 检查非常重要，包括视频脑电图、24 小时便携式脑电图（动态脑电图）及脑电地形图等。依据脑电图背景能明确脑功能情况，确定惊厥发作类型等。

3. 神经影像学检查　头 CT 检查相对方便快捷，能够明确脑结构有无明显异常，能够明确颅内出血、颅脑外伤等情况。MRI 检查已成为头部影像学的常用手段，尤其是进行高分辨率的 MRI 扫描，对于检测脑结构性病变非常重要。正电子发射断层成像(position emission tomography,PET)可通过检测脑组织对葡萄糖的代谢率反映不同区域神经元功能状态,对局灶性癫痫定位诊断起到重要作用。

4. **心脏超声和心电图**　心电图检查包括常规心电图及动态心电图,能够明确有无心律失常;心脏彩超可发现心脏病变和心脏周围大血管异常;是明确心源性病因导致惊厥发作的重要检查。

5. **遗传代谢病筛查及基因检测**　能够明确代谢性病因及遗传性病因所致的惊厥发作。检测方法包括各种酶学检测、气相层析、串联质谱分析、染色体分析、全外显子(whole exon sequencing,WES)及全基因组(whole genome sequencing WGS)测序等。

四、诊断思路

儿童惊厥表现复杂多样,因此首先确定患儿的发作症状是否为惊厥发作尤为重要,需要与其他发作性疾病鉴别,如屏气发作、晕厥、癔症、多发性抽动、情感性交叉擦腿症、睡眠障碍、战栗发作、运动诱发性肌张力不全、锥体外系症状等;其次,结合临床特点尽早明确发作病因。病史中注意年龄、季节、体温、伴随症状、诱因、毒物接触史、既往有无类似发作、个人史、外伤史、接种史等。全面体格检查同时,重点进行详细的神经系统检查。根据需要进行相关辅助检查。

1. **按惊厥是否伴发热**　可分为发热惊厥和无热惊厥,临床以发热惊厥为主。在大多数情况下,小儿感染尤其是婴幼儿感染多伴有发热,因此在临床上以发热作为感染的提示,但两者并不完全等同,感染是否伴发热与患儿年龄、免疫状态和病原体的毒力强弱等多种因素有关,如在临床上小婴儿重症感染不但可以不发热,还可以体温不升;相反,有的患儿没有感染,但由于排汗障碍或长程惊厥导致产热过多,也可出现发热。在临床实际工作中一定要结合病史和查体,必要时还要借助相应的实验室检查来进行综合判断。

2. **热性惊厥(febrile seizures,FS)**　是儿童时期年龄依

赖性的疾病，首次发作多见于6月龄至5岁。FS为发热状态下（肛温≥38.5℃，腋温≥38℃）出现的惊厥发作，无中枢神经系统感染证据及导致惊厥的其他原因，既往也没有无热惊厥病史。部分热性惊厥患儿以惊厥起病，发作前可能未察觉到发热，但发作时或发作后立即发现发热，临床上应注意避免误诊为癫痫首次发作。热性惊厥通常发生于发热后24小时内，如发热>3天才出现惊厥发作，注意应寻找其他导致惊厥发作的原因。

3. **注意明确中枢神经系统感染疾病引起惊厥发作**　对于伴发热的惊厥病例应首先排除中枢神经系统感染。中枢神经系统感染性疾病通常具有以下特点：惊厥发生前后，除体温升高外，多伴有意识异常，如嗜睡、昏睡、烦躁、呕吐、谵妄、昏迷；惊厥发作常反复多次，每次发作持续时间较长；查体在早期惊厥未发生时或可正常，但已出现惊厥者多可查出异常体征；脑脊液常规、生化检查异常。头部影像学检查提示炎性病变等。临床上应注意发病季节及疾病好发年龄：流行性乙型脑炎多在夏秋季，以脑实质损害为主；流行性脑脊髓膜炎多在冬春季节，有集中发病及流行高峰，休克是暴发型流脑典型而严重的特征；由肺炎链球菌、大肠杆菌、金黄色葡萄球菌等所致的化脓性脑膜炎通常季节性不明显，多见于婴幼儿、特别是小婴儿；真菌性脑膜炎多见于免疫低下、长期应用抗生素或者免疫抑制剂的儿童；有肺结核史及密切的结核接触史，结合临床表现及脑脊液典型改变能明确结核性脑膜炎诊断。需要注意，惊厥是中枢神经系统感染性疾病的一个非特异性症状，部分中枢神经系统慢性感染性疾病如宫内巨细胞病毒感染、寄生虫感染等可在疾病的不同阶段出现惊厥。

4. **急性严重感染（非中枢神经系统）可引起惊厥**　某些严重急性感染性疾病如脓毒症、中毒性菌痢、重症肺炎等在高热时多可发生惊厥。惊厥发生机制是由于高热、急性中毒性脑病及脑部微循环障碍引起脑细胞缺氧、组织水肿等所致。

5. **非感染性中枢神经系统结构性异常所致的惊厥**　发作可急可缓，多反复发作，各年龄均可发生，多伴精神运动发育落后，有明显神经系统异常体征。常见疾病有新生儿缺氧缺血性脑病、颅内出血、先天性脑发育畸形、颅脑外伤等。

6. **非感染性中枢神经系统功能异常所致惊厥发作** 最常见的是癫痫。癫痫是一种疾病，是由各种原因造成的一种慢性脑功能障碍，使得脑神经元易于出现过度同步放电，引起非诱发的、不可预期的反复发作，常伴有慢性脑功能障碍的其他表现，如各种精神行为问题、认知障碍等。癫痫发作是指由于脑内大量神经元异常的过度同步化放电所导致的临床发作，可以是惊厥性的，也可以是非惊厥性的。急性疾病可能通过导致急性脑功能障碍而引起癫痫发作（急性症状性的），但是并不一定都遗留慢性脑功能障碍，不一定导致癫痫。急性期出现频繁惊厥或者急性期伴有癫痫样放电的患儿并不是将来一定都会出现继发性（症状性）癫痫。对于急性重症时期出现惊厥的患儿应该进行一定时间的随访评估，以确定是否发生继发性癫痫及是否需要长期抗癫痫药治疗。

7. **注意代谢异常与水电解质紊乱疾病所致惊厥发作** 以免误诊。当临床考虑低钙血症而补钙无效时，则还要注意考虑低镁血症。遗传代谢病属于罕见病，常在疾病等早期即累及神经系统，对机体损害大，预后差；对这类疾病必须提高警惕，应做到尽早诊断和干预治疗。

8. **明确心血管因素病因** 如高血压脑病、急性心源性脑缺氧综合征等，应予及时有效的相应病因治疗。

9. **尽早诊治惊厥持续状态** 传统上，惊厥发作持续 30 分钟以上，或两次发作间歇期意识不能恢复达 30 分钟以上者称为惊厥持续状态。近来越来越倾向于将癫痫持续状态持续时间的定义（或者称作“操作性定义”）缩短至 5 分钟，即强调惊厥超过 5 分钟后即应该按照惊厥性癫痫持续状态（convulsive status epilepticus，CSE）开始处理，大于 30 分钟而且两种止惊药未能控制者就应该按照难治性癫痫持续状态（refractory status epilepticus，RSE）的治疗方案进行。惊厥持续状态属于危重急症，应紧急处理，以防止惊厥后脑损伤的形成。

五、治疗思路

尽快止惊，同时积极寻找并去除、治疗潜在病因，预防反复发作（表 8-1-1）。

表 8-1-1　儿童惊厥及惊厥持续状态治疗流程

时间	临床处理
0 分钟（第一步）	检查呼吸与循环；如具备条件，吸氧，急诊血常规、血糖、水电解质（小婴儿必须包含钙、镁）、急诊肝肾功能、血气分析、血氨；如果有病史线索提示时，可酌情行脑脊液检查、抗癫痫药血药浓度检测、血培养、血毒物检测等。
5 分钟（第二步）	若无静脉通道，首选咪达唑仑肌内注射：0.2~0.3mg/kg（≤10mg/次）；或者 10% 水合氯醛 0.5ml/kg（50mg/kg），稀释至 3% 或 5% 灌肠；无上述条件者，地西泮注射液（0.3~0.5mg/kg）灌肠。 若已建立静脉通道，地西泮静脉缓慢推注：1mg/min，直至 0.3~0.5mg/kg（≤10mg/次）或者发作停止。
10 分钟后仍惊厥（第三步）	地西泮静脉推注：0.2~0.3mg/kg（≤10mg/次）。 若无静脉通道，咪达唑仑肌内注射：0.2~0.3mg/kg（≤10mg/次）；或者苯巴比妥肌内注射 15~20mg/kg，单剂最大量 200mg。
10 分钟后仍惊厥（第四步）	苯妥英钠 15~20mg/kg，溶于生理盐水静脉滴注，<1mg/（kg·min），需监测心率、心律；或（若无苯妥英钠）苯巴比妥 15~20mg/kg（>5min）；或丙戊酸钠 20mg/kg 缓慢静脉推注（>10min），如有效可静脉维持滴注：1~2mg/（kg·h）（监测肝功能）。
10 分钟后仍惊厥（第五步）	转入 PICU，按难治性癫痫持续状态进行加强综合处理。 1. 持续静脉输注咪达唑仑：先按体重给予首剂 0.2~0.3mg/kg 静脉推注，然后以 1μg/（kg·min）的速度持续静脉泵入，如发作未得到控制，则每 10 分钟递增 1μg/（kg·min），直至最大量为 18~30μg/（kg·min）或者出现严重不良反应，惊厥完全控制后至少维持有效剂量 24 小时，再逐渐每 2 小时递减 1μg/（kg·min），至停药。 2. 持续静脉输注丙泊酚：首剂 1~2mg/kg 静脉推注，如果无效，可以间隔 3~5 分钟重复一次 1~2mg/kg，直至发作停止或者最大量 10mg/kg，继而以 1~2mg/（kg·h）维持，如无效可以每小时增加 1mg/（kg·h），至最大维持量 5mg/（kg·h）。

续表

时间	临床处理
	3. 丙戊酸钠静脉输注：不能用于肝功能障碍的患儿。首剂20~30mg/kg，如果发作停止则20mg/(kg·d)，分2次输注；如果发作持续，则持续输注5mg/(kg·h)，最大量<40mg/(kg·d)。 4. 大剂量托吡酯治疗：可酌情试用。鼻饲给药。首剂10mg/kg，以后再用10mg/(kg·d)，分2次服；随之以5mg/(kg·d)，分2次，长期维持治疗。 5. 左乙拉西坦：可酌情试用。首剂20mg/kg（单剂最大量3g），静脉推注，速度5mg/(kg·min)，随后以20~30mg/kg维持；如无静脉制剂，也可采用鼻饲，剂量为首剂20mg/kg，无效可在12小时后再用20mg/kg，最大剂量不超过3g/d。 在最后一次临床发作或脑电图癫痫样放电后继续麻醉治疗12~24小时，随后开始减量。

1. **急诊处理** 摆正体位，平卧、头偏向一侧，保持呼吸道通畅，及时清理呼吸道分泌物，维持患儿呼吸、循环等生命体征稳定。迅速建立静脉通道，以备后续抢救用药。

2. **尽快终止发作** 各医疗机构需结合可选药物情况，在遵循总体原则的基础上，合理选择药物，常用的有水合氯醛（灌肠）、咪达唑仑、地西泮、苯巴比妥等。见表8-1-1。

3. **减轻脑水肿** 惊厥时间过长时易引起惊厥后脑损伤或脑水肿，惊厥后应适量、适时地给予脱水剂如甘露醇、呋塞米、皮质类固醇等。

4. **病因治疗** 止惊治疗的同时或者稍后尽快明确惊厥的病因就显得尤为重要。根据病因进行相应的治疗，如：降温、纠正酸碱失衡离子紊乱、低血糖、维生素 B_6 缺乏，规范治疗癫痫、颅内感染、颅内出血等。

（范玉颖 刘雪雁）

第二节 热性惊厥

一、疾病简介

热性惊厥是儿童时期常见的神经系统疾病之一，首次发作多见于6个月~5岁,高发年龄段1~3岁。

热性惊厥是指在发热状态下(肛温≥38.5℃,腋温≥38℃)出现的惊厥发作,无中枢神经系统感染证据以及导致惊厥的其他原因,既往也没有无热惊厥病史。热性惊厥通常发生于发热后24小时内,如发热≥3天才出现惊厥发作,应该注意寻找导致惊厥发作的其他原因。

二、疾病特点

(一)临床表现

1. **单纯性热性惊厥**　发病年龄6个月~6岁,高发年龄段1~3岁,体温骤升时很快出现惊厥,呈全面性发作,持续时间不超过5~10分钟,发作前后神经系统检查正常,无惊厥后瘫痪或其他异常,热退1周后脑电图正常。

2. **复杂性热性惊厥**　发病年龄<6个月或在6岁以上仍有发病,抽搐时体温<38℃,发作形式有部分性发作表现,起病24小时内出现2次或多次发作,惊厥时间较长,甚至可达20~30分钟,发病前可能已有神经系统异常(如:智力低下、发育迟缓等),热退1周后脑电图仍有异常。

(二)体格检查

神志清楚,状态尚可或较好,双侧额纹对称,双眼闭合有力,双瞳孔等大正圆,对光反应灵敏,双侧鼻唇沟对称,伸舌居中,咽反射存在,颈软,心肺听诊可正常,四肢肌力正常,肌张力正常,双侧巴宾斯基征阴性,脑膜刺激征阴性。

(三)辅助检查

血常规白细胞计数可正常、升高或降低(因病原不同而不同),血气离子分析以及血糖测定均在正常范围,尿便常规可帮助确定感染灶。脑脊液检查正常。脑电图急性期可正常或背景节律减慢,甚至出现棘慢波等癫痫波发放,但是1周后复查应该恢复正常。头部MRI或CT检查正常。

三、诊断思路

1. 高发年龄段为1~3岁。对于年龄大于3岁或小于1岁的首发患儿一定要完善腰椎穿刺检查除外颅内感染。

2. 对于热性惊厥的诊断是一个综合性诊断。典型热性惊厥诊断的最低标准是:①发病年龄 6 个月~6 岁;②惊厥时体温 38℃以上,可以先发热,后惊厥,也可以惊厥后立即发现发热;③惊厥呈全面性发作,持续时间不超过 5~10 分钟;④无中枢神经系统感染以及其他脑损伤。

3. 对于以下情况不能诊断热性惊厥。

(1) 新生儿的发热伴有惊厥。

(2) 既往有无热惊厥病史。

(3) 中枢神经系统感染伴惊厥。

(4) 有明显的全身性生化代谢紊乱(如低血糖、低血钙等)。

(5) 有明显的遗传代谢病以及神经系统疾病。

4. 对于有癫痫家族史和/或生长发育落后儿童,或在体温较低情况下出现惊厥发作儿童,要注意发热诱发的癫痫首次发作,要积极完善长程脑电图以及头部影像学检查。

5. 诊断热性惊厥时一定要做好鉴别诊断,要充分除外导致惊厥发作的其他病因。

四、治疗思路

(一) 急性发作期治疗

1. 保持呼吸道通畅

2. 立即止痉 惊厥发作>5 分钟,可用地西泮 0.3mg/kg,缓慢静脉注射,单次最大剂量≤10mg;或 5% 水合氯醛 1~2ml/kg 灌肠;或咪达唑仑肌内注射。

3. 处理高热 建议应用布洛芬或对乙酰氨基酚类药物降温,不推荐物理降温。

4. 积极寻找并治疗原发病

(二) 间歇性预防

对于短期内频繁惊厥发作(6 个月内≥3 次或 1 年内≥4 次)或既往惊厥持续状态或者家长对于发作过于焦虑,可在发热性疾病初期间断口服地西泮至热退。

（三）长期预防

单纯性热性惊厥远期预后良好，不推荐使用抗癫痫药物长期预防治疗。对于间歇性预防治疗无效（1 年内发作≥5 次）、热性惊厥持续状态或者复杂性热性惊厥等预测癫痫高风险的患儿，在家长充分知情同意的前提下可以使用丙戊酸钠或左乙拉西坦持续治疗 1~2 年。

五、预后

1. 绝大多数热性惊厥患儿 6 周岁后不再出现惊厥发作，智力以及生长发育不受影响。

2. 小部分有热性惊厥家族史的患儿发作可持续到青春期。

3. 极少数患儿会向癫痫转化。

（张俊梅）

第三节 头 痛

一、疾病简介

头痛（headache）是小儿神经系统疾病最常见的症状之一，7~15 岁儿童中 40%~80% 曾有过头痛，是指头颅上半部（眉弓、耳郭上部、枕外隆突连线以上）区域的疼痛，头痛有时牵涉到面部或颈部，反之亦然。头痛常常为头颅内外疾患所致，有急慢之分。头痛分类十分复杂：原发性头痛：如偏头痛、紧张性头痛、丛集性头痛等；继发性头痛：如外伤、感染、肿瘤等所致的头痛等。

头痛的发病机制极为复杂：①大脑基底动脉环及其主要分支的牵引；②颅内与颅外血管的扩张或痉挛；③血管和颅内、外结构的炎症；④头皮与颈部肌肉持久的收缩；⑤颅内压的改变或鼻旁窦、眼眶、中耳及牙齿髓腔内压力的改变；⑥对含有痛觉纤维的神经直接的压迫与牵引。

二、病因分析

1. **颅内病变** ①炎症：各种脑膜炎、脑炎；②脑血管疾病：

脑血管炎、血管痉挛、扩张、脑出血、血栓形成及脑栓塞；③颅内压增高、颅内占位病变、脑积水；④颅脑外伤、蛛网膜下腔出血、颅内血肿；⑤发作性疾病：癫痫；⑥先天畸形：颅底凹陷症、颅缝早闭。

2. **头部五官病变** ①头颅：头皮撕裂伤、骨折；②颈部：肌肉紧张、关节错位、脱臼；③眼：屈光不正、近视、远视、眶内占位病变；④鼻：鼻炎、副鼻窦炎；⑤耳：中耳炎、乳突炎；⑥口腔：龋齿、牙周炎。

3. **全身性疾病** ①全身急、慢性感染性疾病；②心血管疾病；③代谢性疾病；④急、慢性中毒；⑤急、慢性缺氧。

三、辅助检查

通过病史询问及体格检查，找出线索，选择必要的辅助检查。

1. **实验室检查** 如血、尿、便常规，生化免疫检查，病原学检查及内分泌功能等检查。

2. **脑脊液检查** 为除外颅内感染的情况下进行腰椎穿刺术，做腰椎穿刺前最好先做CT，除外占位性病变，操作前应常规检查眼底，有视乳头水肿时，须先使用20%甘露醇静脉滴注减低颅内压，用细针仔细慢放少量脑脊液进行相关检查，腰椎穿刺后密切观察生命体征。颅内出血后、小脑髓母细胞瘤播散、囊性肿瘤破裂，均可使细胞数上升，蛋白增高，少数情况糖含量下降。相反脑实质炎症也有部分患儿脑脊液是正常的。

3. **头颅CT、MRI检查** 检查适用于肿瘤、脓肿、颅内压增高、脑积水、脑水肿、静脉窦血栓形成及脑囊虫病等定位诊断。可显示多数器质性病变的部位、大小、性质。MRI较CT更好。但脑膜炎及大多数脑炎患儿的影像学无阳性改变。除静脉窦栓塞外大多数脑血管病无合并症时，影像学亦无异常所见。线粒体脑肌病有时可见基底节钙化、低密度、皮质层不均匀低密度及皮质白质海绵状改变。这些改变与血管分布、与梗死表现无关，无增强效应。

4. **脑电图检查** 适用于癫痫的诊断。

5. **脑血流图**　检查适用于偏头痛、丛集性头痛的诊断。经颅彩色多普勒(TCD)为血管病变的无创检查,但应与各实验室儿童正常值对照,要注意采样深度对称,要做平均流速对比。儿童期各血管流速较成人双侧流速差超过 30cm/s 才有意义,注意血流方向及异常频谱形态及异常杂音。

6. **视觉诱发电位**　有先兆的偏头痛患儿 P100 潜伏期显著延长,波幅明显降低。

7. **头颅X线片**　颅内压增高者,头颅X线片可见颅骨压迹,甚至颅缝裂开。

8. **脑血管造影**　诊断先天性脑血管畸形。

四、诊断思路

头痛的诊断过程,包括区别是否真性头痛,头痛的严重程度,头痛的性质(器质性、功能性、心因性)及头痛的原因。主要方法是详细采集病史,全面的内科及神经科体检,针对性的辅助检查。

(一)病史采集

1. **头痛的起病情况**　①急性起病的头痛:各种脑膜炎、脑炎、蛛网膜下腔出血、代谢紊乱、神经痛。少见情况有:腰椎穿刺后头痛、中暑、急性中毒;②亚急性起病的头痛:颅内占位病变、引起良性颅高压的各种因素、结缔组织疾病和血液系统病变伴神经系统损害;③慢性起病的头痛:颅内占位病变、全身各种慢性疾病。

2. **头痛部位**　①全部性头痛:颅内或全身感染性疾病、蛛网膜下腔出血、颅内压增高;②一侧头痛:偏头痛、颅内占位病变初期;③小脑幕上病变的头痛:表现为额、颞、顶区头痛;④小脑幕下病变的头痛:位于耳后、枕、颈上部;⑤五官病变的头痛:器官局限部位较为表浅的疼痛。

3. **头痛的性质**　血管性头痛多为胀痛、跳痛或搏动性头痛;神经痛多呈电击样、火烙样或刺痛;紧张性头痛呈紧箍样、束带样或重压感;功能性及精神性头痛则性质多样、易变、且不固定。

4. **头痛的时间** 肿瘤及各种颅内压增高引起的头痛呈晨重午后轻;血管性头痛晨起轻,多在学习、紧张、活动后重。

5. **加重、缓解头痛的因素** 用力后,如:咳嗽、蹦跳、晃头可使颅内压增高性头痛、颅内占位病变及感染性头痛、血管性头痛加重;清除鼻腔分泌物后可使鼻炎、副鼻窦炎引起的头痛缓解;暗室中休息及睡眠充足后可减轻血管性及紧张性头痛。卧床减轻、直立加重是腰椎穿刺后颅内低压性头痛的特点。

6. **头痛伴随症状** 发热、精神行为异常、脑膜刺激征阳性、抽搐等多与颅内感染性疾病有关,局限性定位性神经功能障碍见于颅内疾病,发作性眩晕、视物黑蒙、视野缺损、恶心、呕吐多提示偏头痛。

7. **年龄** 年长儿能正确叙述头痛的部位、性质、程度及发生的时间。婴幼儿难于正确表达,可表现为突然或阵发性哭闹、烦躁、摇头、摆手,甚至以手击头或以头撞物。幼童对头痛与头晕常难以区分,可将耳痛误为头痛。

8. **头痛有急慢之分** 急性头痛伴有发热、呕吐时,首先应考虑和注意排除中枢神经系统感染。慢性头痛伴有呕吐而不伴发热者,首先应考虑和注意排除中枢神经系统肿瘤。

(二)体格检查

应根据病史有目的地进行合理的体格检查,如血压、眼底检查、头面、耳、鼻窦、口腔检查,脑膜刺激征及中枢神经系统定位体征的检查。

(三)明确病因

小儿头痛的病因很多,必须全面考虑、分析,并结合必要的辅助检查,最后确诊。对头痛患儿应注意全面检查和追踪观察,分清器质性或功能性,抑或两者并存。要尽量争取查明原因,而不要满足于对症处理,以免延误诊断。

五、治疗思路

1. 对头痛儿童不能满足于用止痛药止痛,必须找到头痛的原因并针对病因治疗才能根除头痛。

2. 注意避免滥用麦角制剂、镇痛剂,以防产生药物反跳性头痛。镇痛剂首选非麻醉性制剂。

3. 对于紧张性头痛、偏头痛、功能性和精神性头痛应多做解释工作，保证生活质量。

4. 另外，病因不明的头痛应定期随诊。

六、预后

头痛的预后与发生头痛的病因密切相关。大多为良性头痛，不妨碍身体。少数为非良性头痛，其中最严重的是颅内肿瘤，如延误诊断治疗，可带来严重后果甚至死亡。因此，儿童头痛尤其要排除肿瘤，并与其他原因所致颅内占位病变相鉴别。

（吴 琼　刘雪雁）

第四节　化脓性脑膜炎

一、疾病简介

化脓性脑膜炎（简称化脑）是一种相对常见而且比较严重的中枢神经系统感染性疾病，6~12 个月是化脑的高发年龄。

化脓性脑膜炎是指各种化脓性细菌感染引起的软脑膜的炎症，临床上主要表现为发热、头痛、呕吐、脑膜刺激征阳性以及脑脊液改变。对于年长儿较常见的细菌是脑膜炎球菌、肺炎链球菌以及流感嗜血杆菌，3 个月以下的小婴儿以大肠埃希氏菌和金黄色葡萄球菌为主。在临床工作中除了要积极寻找致病菌，还要注意患儿是否存在解剖缺陷如皮肤窦道、脑脊膜膨出等以及是否存在原发或继发的免疫缺陷。

二、疾病特点

（一）临床表现

1. 前驱感染病史，如上呼吸道感染、肺炎、中耳炎、乳突炎、皮肤等软组织感染、腹泻、脐炎、败血症等。

2. 大多数患儿急性起病，发热、头痛、呕吐、惊厥、嗜睡、易激惹、甚至昏迷。脑膜炎球菌感染时多急骤起病，皮肤瘀点或瘀斑，少数伴有感染性休克。

3. 中枢神经系统表现

(1) 脑膜刺激征阳性：颈强直、克氏征阳性、布氏征阳性。对于前囟未闭的小儿有时脑膜刺激征不明显。

(2) 颅内压升高：如前囟饱满、球结膜水肿、剧烈头痛、喷射性呕吐等。婴儿可有前囟膨隆、颅缝开裂等表现。

(3) 意识障碍：较常见，意识障碍程度不同，可有嗜睡、昏睡、浅昏迷甚至深昏迷状态。一旦出现昏迷，提示预后欠佳。

(4) 惊厥：可为全面性发作，也可出现部分性发作，持续时间可长可短，甚至出现惊厥持续状态。

(5) 局灶性神经系统受累体征：如肢体瘫痪、脑神经受累等。

4. 新生儿化脑的临床特点

新生儿化脑多数起病隐匿，缺乏典型的症状和体征。可有发热或体温不升、拒乳、黄疸加重、呼吸节律不整等表现，可有前囟隆起，缺乏典型的脑膜刺激征，容易误诊。

5. 并发症

(1) 硬膜下积液：化脑最常见的并发症，多发生于起病 7~10 天后，临床特点：①化脑经过有效治疗 3 天左右体温仍不降，或退而复升；②病程中出现进行性前囟饱满、颅缝分离、头围增大及呕吐等颅内压增高表现，或出现意识障碍、部分性或全面性惊厥发作或其他局灶性神经系统受累体征。

(2) 脑室管膜炎：多见于小婴儿革兰氏阴性杆菌脑膜炎，诊断治疗不及时者发生率更高。一旦发生症状凶险，病死率或严重后遗症发生率较高，对于可疑病例应及时行侧脑室穿刺确诊。

(3) 脑积水：发生率约 2%~3%，常见于治疗延误或不恰当的患儿，新生儿和小婴儿多见，可以是交通性脑积水，也可以是梗阻性脑积水。

(4) 其他还可发生抗利尿激素分泌异常综合征，继发性癫痫、失明、智力低下或学习障碍、肢体活动障碍等。

(二) 体格检查

神志可以清楚、嗜睡，重者可昏睡、昏迷，状态差，可有前囟饱满或膨隆，可有脑神经受累体征，如上睑下垂，眼球运功障碍等。颈强直，心肺听诊可正常，四肢肌力可正常或下降，肌张力正常，双侧巴宾斯基征可阳性或正常，克氏征阳性，布氏征阳性。

（三）辅助检查

1. **血常规**　白细胞计数明显升高，中性粒细胞为主。

2. **血培养、CRP、PCT 检查**　腰椎穿刺的同时做血气分析和血糖测定。

3. **脑脊液检查**　对高度怀疑本病者应尽早做腰椎穿刺检查。典型化脑的脑脊液特点是外观浑浊，压力升高；白细胞总数明显增多，可达(500~1 000)×10^6/L，分类以中性粒细胞为主；糖定量显著降低，蛋白质常明显升高，多>1g/L，氯化物偏低或正常。涂片以及培养有助于找到病原菌。

4. **可进行病因相关检查**　如对化脓灶做细菌涂片及培养，呼吸道感染者做咽拭子或痰液细菌学检查，已有内耳先天畸形的，可以做内耳三维 CT 检查，可做尿便细菌培养寻找致病菌，对怀疑有神经系统先天畸形的可做相应部位的 MRI 检查。

三、诊断思路

1. 对于发热的小儿，尤其是小婴儿，要注意观察意识状态，一旦出现意识障碍、惊厥以及其他神经系统症状时要想到本病的可能。

2. 一旦怀疑患儿有中枢神经系统感染的可能，立即完善腰椎穿刺检查，根据脑脊液检查初步结果，结合原发病，根据经验选择抗生素治疗。在应用抗生素之前要完善血培养。

3. 对于在院外经过治疗的不典型化脑要结合病情进行综合分析。要注意和病毒性脑膜炎、结核性脑膜炎以及新型隐球菌脑膜炎相鉴别。

4. 要积极寻找病因，尤其是对于患有化脑的年长儿，要注意有无先天畸形和是否具有免疫缺陷。

四、治疗思路

（一）一般治疗

及时退热、止惊、降低颅内压力，维持水电解质和酸碱平衡，保持皮肤、黏膜清洁，呼吸道通畅。

1. **发热**　给予适当药物降温，高热不退时可加用物理降温，如中枢降温仪等。使用冰枕、冰帽等降低头部温度，降低脑耗氧量。

2. **颅内压增高**　首选 20% 甘露醇，每次 2.5~5ml/kg，根据病情需要选用 6 小时 1 次、8 小时 1 次、12 小时 1 次或 1 次/d 给药，还可在半小时后配合使用利尿剂。

3. **惊厥**　可使用水合氯醛或地西泮止惊，必要时还可以使用苯巴比妥或咪达唑仑等药物。

（二）抗生素治疗

抗生素治疗的原则是早期、足量、足疗程，能透过血脑屏障，在脑脊液中能达到有效杀菌浓度，静脉分次给药，必要时联合用药。

1. **病原菌未明时的早期经验治疗**　对于怀疑化脑的患儿，腰椎穿刺后应该立即给予抗生素治疗，首选头孢曲松钠 100mg/(kg·d)，头孢噻肟 200mg/(kg·d)，疗效不显著尽早联合用药，如万古霉素、头孢吡肟，病情严重者可联合使用美洛培南、利奈唑胺等。对于化脑顽固、经济条件差者可在完全知情同意条件下选择氯霉素、青霉素或氨苄西林，静脉分次滴注。对于疗效不好的患儿应该及时更换或者联合其他药物，或根据院外用药情况选择适当药物。

2. **已知病原菌的治疗**　应参照药物敏感试验选择有效抗生素。

（三）激素治疗

目前认为在足量使用抗生素的同时应该给予糖皮质激素治疗，荟萃分析表明可减少脑积水、脑神经麻痹等后遗症，改善总体预后，但疗程不宜过长，一般 3~5 天即可。常用地塞米松，0.2~0.4mg/(kg·次)，2~3 次/d。

（四）硬膜下积液的治疗

如积液量不多则不必处理，如积液量大，出现明显颅高压或局部刺激症状，则应进行穿刺放液，每日或隔日一次，每次每侧不超过 30ml，大多于穿刺 7~10 次后好转，若仍无减少也可暂停穿刺，观察患儿临床情况，一旦出现症状再行穿刺，完全治愈有时需数月之久，硬膜下积脓时可以局部冲洗并注入适当抗生素。

（五）鞘内注射

用于诊断延误未及时治疗的晚期病例，或起病凶险，脑脊液中细胞数不高而细菌很多的危重病例以及患有脑室炎者。每次选用：青霉素 5 000~10 000U，氨苄西林 30~50mg，庆大霉素 2 000~5 000U，耐药病例可选用万古霉素、头孢曲松、头孢吡肟、美洛培南等，但是经验有限，应根据患儿实际情况谨慎用药。鞘内射注同时加用地塞米松 1mg，1 次/d，5~7 天为一疗程，必要时可重复 2~3 疗程。

五、预后及疾病预防

1. **预后** 化脓性脑膜炎病死率高，预后差。预后取决于是否被早期发现、起病年龄、致病菌的种类、开始治疗的早晚以及治疗的正确与否。

2. **预防** 积极防治如消化道、呼吸道、皮肤的化脓性感染病灶，可接种肺炎链球菌疫苗，注意提高机体的免疫功能。

（张俊梅）

第五节 病毒性脑炎

一、疾病简介

病毒性脑炎是儿童时期最常见的中枢神经系统感染性疾病之一，夏秋季节是病毒性脑炎的高发季节。

病毒性脑炎是指由多种病毒感染引起的脑实质的炎症。85%~95% 病毒性脑炎由肠道病毒引起，其他还有疱疹病毒，呼吸道病毒等，还可有脑膜受累而表现为脑膜脑炎。病毒性脑炎的发病机制与病毒直接破坏及宿主神经组织对病毒抗原产生的免疫反应导致脱髓鞘病变以及血管内皮和血管周围组织损伤引起的缺血、出血改变有关。

二、疾病特点

（一）临床表现

1. 病前 1~4 周大多数患儿有呼吸道感染或消化道症状，如发热、流涕、咳嗽、腹泻、呕吐、头痛、乏力等表现，少数患儿有口唇疱疹，疱疹性咽峡炎，手足口病，水痘等感染征象。

2. 一般急性起病，主要临床表现为发热、头痛、呕吐和不同程度的意识障碍，如易激惹、嗜睡或昏睡等。部分病例可伴有脑膜受累的表现。早期可出现惊厥发作。查体时要注意神经系统以外的伴随症状，如有无腮腺肿大，有无皮疹，有无淋巴结肿大等。有脑膜受累还可出现脑膜刺激征。

3. 有人根据在临床表现中的突出症状，将病毒性脑炎分为几种类型：普通型、精神障碍型、癫痫型、昏迷型、偏瘫型、假性脑瘤型。有的患儿同时具备 2 种或 2 种以上的症状称为混合型。

（二）体格检查

绝大多数患儿神志清楚，双侧额纹对称，双眼闭合有力，双瞳孔等大正圆，对光反应灵敏，双侧鼻唇沟对称，伸舌居中，咽反射存在，颈软，心肺听诊可正常，四肢肌力、肌张力正常，双侧巴宾斯基征阴性，脑膜刺激征阴性。

个别较重患儿可有不同程度的意识障碍，可出现昏睡甚至昏迷，状态差，可有脑神经受累体征，如上睑下垂，眼球运动功障碍等。颈强直(脑膜受累时)，心肺听诊可正常，四肢肌力可下降，肌张力正常，双侧巴宾斯基征可阳性，克氏征阳性，布氏征阳性。

（三）辅助检查

1. **血常规** 白细胞一般正常，少数患儿减低或升高，细胞分数以淋巴细胞为主，部分患儿早期也可以中性粒细胞为主。

2. **脑脊液检查** 外观清亮或微浊，压力可以正常或轻至中等程度升高，细胞数正常或轻度升高，个别可达 300×10^{6}/L，淋巴细胞为主，糖和氯化物多为正常，蛋白定量正常或轻度升高，涂片检菌以及细菌培养阴性。

3. **病原学检查** 病毒分离和血清学试验有助于寻找病原。在发病早期采集脑脊液、血液、尿液、粪便、呼吸道黏膜甚至必要时的脑活检进行病毒分离。血清学试验是采用发病早期和恢复期的血清或脑脊液样本进行抗体滴度测定,如果有4倍以上升高则可确诊。

4. **脑电图检查** 多数患儿有弥漫性慢波增多,个别可见痫样放电。重症昏迷时间长者可出现低电压,甚至电静息。部分年龄<3岁,小脑受累、脑干脑炎以及发病超早期患儿的脑电图也可正常。

5. **头部影像学检查** 头部MRI对于疾病的早期诊断、鉴别诊断意义较大。对于合并脑膜受累者行头部增强CT扫描可见脑回样或花边样增强效应。

三、诊断思路

1. 对于发热的小儿,要注意观察意识状态,一旦出现意识障碍、惊厥以及其他神经系统症状时要想到本病的可能。

2. 一旦怀疑患儿患有中枢神经系统感染,立即完善腰椎穿刺检查,根据脑脊液检查结果,结合原发病,确定疾病诊断。

3. 结合患儿病史、查体以及辅助检查要和部分治疗过的化脓性脑膜炎、结核性脑膜炎以及瑞氏综合征相鉴别。

4. 对于精神症状明显的患儿要注意和自身免疫性脑炎相鉴别,必要时送检血和脑脊液的自身免疫性脑炎抗体。

四、治疗思路

多数病毒引起的病毒性脑炎缺乏特异性的治疗,主要是采取对症、支持等综合性治疗措施。

(一) 一般治疗

保证热量以及营养的供应,维持水电解质的平衡,密切观察患儿的生命体征以及病情的变化,注意眼部、口腔、肛周以及生殖器官的护理,昏迷患儿要定期更换体位,防止褥疮以及各种感染的发生。

(二) 病因治疗

可根据病情适当选择抗病毒药物。

1. **利巴韦林** 10~15mg/(kg·d),连用7~14天。

2. **阿糖腺苷** 主要用于腺病毒和疱疹病毒，5~20mg/(kg·d)，连用7~10天。

3. **阿昔洛韦** 5~10mg/(kg·次)，连用10~14天，对疱疹病毒有效。

（三）对症治疗

1. **退热** 应该给予适当的药物降温，高热不退时可采用物理降温，如中枢降温仪，冰枕、冰帽等，必要时还可采用亚冬眠疗法。

2. **降颅压** 对昏迷、抽搐以及颅内压增高者应及时给予降颅压药物，20%甘露醇2.5~5ml/(kg·次)，根据病情需要选择6小时1次、8小时1次、12小时1次或者1次/d。还可联合应用利尿剂、地塞米松等。

3. **止惊** 首选5%水合氯醛1ml/kg灌肠或口服，地西泮0.3~0.5mg/(kg·次)，最大量不超过10mg，灌肠或静脉推注（注意静脉注射速度要慢），或者选用苯巴比妥5~8mg/(kg·次)，肌内注射，严重时还可以应用咪达唑仑持续静脉滴注。

4. **免疫疗法** 对于中、重度患儿首选大剂量丙种球蛋白冲击疗法，剂量400mg/(kg·d)，根据病情需要连用3~7天，多数效果较好。

五、预后

病毒性脑炎的病程一般为数日至2周，多数患儿恢复期过后完全康复，但有些患儿在随后的一段时间内仍有头痛、头晕，个别患儿持续数月或数年。远期随访还发现，有些患儿遗留有学习困难、行为异常、反复惊厥发作，甚至继发性癫痫。

（张俊梅）

第六节 自身免疫性脑炎

一、疾病简介

自身免疫性脑炎（autoimmune encephalitis，AE）泛指一类由

自身免疫机制介导的脑炎，是机体对神经元抗原成分的异常免疫反应所致。以急性或亚急性发作的癫痫、精神行为障碍、认知功能减退及运动障碍（不自主运动）等为主要临床特点。儿科临床上以抗 N-甲基-D-天冬氨酸（N-methyl-D-aspartate，NMDA）受体脑炎相对常见，女性多于男性。

现阶段，AE 可以被认为是 T 淋巴细胞激活后杀伤神经元或 B 淋巴细胞产生自身抗体协同其他炎性因子（如补体）作用神经元表面受体、离子通道所导致的脑炎，属于非感染性或感染后脑炎。按抗原成分分布部位不同，可以将 AE 分为细胞内抗原抗体相关脑炎和细胞表面抗原抗体相关脑炎。小细胞肺癌、睾丸生殖细胞瘤等特定肿瘤组织表达的抗体多作用于神经元内的抗原，如抗 Hu、Ma2 等抗体，故将所致脑炎归为细胞内抗原抗体相关脑炎；突触受体抗体、离子通道和其他细胞表面蛋白抗体，如抗 N-甲基-D-天冬氨酸受体（N-methyl-D-aspartate receptor，NMDAR）抗体、富亮氨酸胶质瘤失活蛋白 1 等作用于神经元表面抗原，因此其所致脑炎归为细胞表面抗原抗体相关脑炎。临床上常见的儿童 AE，以抗 NMDAR 脑炎最为多见，下面重点介绍。

二、疾病特点

（一）临床表现

1. 12 岁以下的儿童，50% 以癫痫发作或者运动障碍（不自主运动）起病。

2. 越小的患儿，其运动障碍（不自主运动、言语缺陷、共济失调以及偏瘫等症状）的出现率越高。

3. 症状常呈阶段性进展，各期之间无严格分界，惊厥发作可出现在各期。

（1）前驱期：包括发热、头痛、呕吐、腹泻或上呼吸道感染等前驱症状。

（2）精神症状期：前驱感染后数天至 2 周出现精神症状，表现为焦虑、烦躁、易激惹、幻听、幻视、行为异常及刻板动作等。

（3）无反应期：疾病的进展或治疗不及时，出现意识水平下降，对刺激反应减弱，可与紧张、焦虑交替出现。

(4) 不随意运动期：锥体外系症状，肢体震颤、口咽面部运动障碍最常见，如舔唇、咀嚼动作、做鬼脸等。

(5) 恢复期：部分患儿会遗留后遗症。

4. 90% 的抗 NMDAR 脑炎患儿不伴发肿瘤，伴发的肿瘤主要为畸胎瘤，年龄越小合并肿瘤的发生率越低，但随年龄增长合并肿瘤的概率逐渐增大。由于诊断抗 NMDAR 脑炎可先于肿瘤出现，因此对确诊或怀疑为该病的患儿均应行肿瘤排查，并定期复查随诊。

(二) 辅助检查

1. **实验室检查**　患儿血和脑脊液中均可检测到抗 NMDA 受体抗体。脑脊液白细胞增多(数个~数百个)$\times 10^6$/L，淋巴细胞为主；蛋白轻度增加；特异性寡克隆区带阳性。

2. **影像学检查**　磁共振成像(MRI)异常率较成人患者低，50% 患儿正常；无特异性改变，海马、皮质和皮质下 T_2 高信号，水抑制成像(fluid attenuated inversion recovery，FLAIR)序列较敏感，基底神经节、脑干和小脑也可能有类似改变，增强扫描受累区域、脑膜可能有轻度强化。

3. **脑电图**　脑电图异常几乎见于所有患儿，表现为非特异性弥散性 δ、θ 频率慢波背景，偶尔可见癫痫样放电和电发作。特征性极端 δ 刷，在儿科病例中则较少见。

4. **肿瘤学**　卵巢畸胎瘤在青年女性患儿中较常见，卵巢超声和盆腔 CT 有助于发现卵巢畸胎瘤，卵巢微小畸胎瘤的影像学检查可以为阴性。

三、诊断思路

1. 目前儿童抗 NMDA 受体脑炎尚无统一诊断标准，主要依靠临床综合分析及相关辅助检查。急性或亚急性起病，出现急性精神行为异常、异常姿势或运动(主要是口面部及四肢运动异常)、惊厥发作，自主神经功能紊乱、通气障碍。常伴有以下表现。

(1) 脑脊液淋巴细胞增多或寡克隆区带阳性。

(2) 脑电图常为慢波、无规律活动,多数与异常运动无关。

(3) 头颅 MRI 正常或 FLAIR/增强相短暂异常信号。在排除其他疾病后均应考虑本病的可能,血清和(或)脑脊液中检出抗 NMDA 受体抗体可确诊。

2. 对于确诊或怀疑为该病的患儿均应积极行肿瘤排查,包括腹部及盆腔 MRI 检查或胸腹部 CT 检查、睾丸超声检查等。

3. 需要与以下疾病相鉴别。

(1) 病毒性脑炎:尤其单纯疱疹病毒性脑炎早期可表现为精神症状、不自主运动、肌张力改变,脑脊液改变为淋巴细胞、蛋白轻度升高。但单纯疱疹病毒性脑炎起病更急,临床表现以高热、抽搐、精神症状和意识障碍多见,血或脑脊液中可查到相应的病毒 DNA 或抗体、而抗 NMDA 受体抗体阴性,头颅 MRI 显示颞叶病变范围更广并可有出血性改变,应用阿昔洛韦等抗病毒治疗后患儿的症状可缓解。如合并肿瘤尤其是畸胎瘤也有助于鉴别。

(2) 精神病和抗精神病药后反应:许多抗 NMDA 受体脑炎患儿早期精神症状明显,常被误诊为精神疾病,如精神分裂症、妄想障碍、短暂精神病性障碍、精神活性物质(如氯胺酮、甲基苯丙胺)所致的精神障碍、分离(转换)障碍、急性应激障碍、抑郁障碍等。当患儿出现运动障碍等其他神经系统症状时,应考虑 AE。但抗精神病药导致的恶性综合征也会出现肌强直、自主神经功能紊乱、肌酶升高,故应及时对患儿进行 AE 特异性抗体检测。

(3) 其他自身免疫性脑炎:如抗 Hu、CV2、Ma2 等神经元内抗体脑炎、桥本脑病等,在临床上难以与抗 NMDA 受体脑炎鉴别,需进行血清和脑脊液相关特异性抗体确诊。

(4) 线粒体脑病:儿童线粒体脑病主要包括亚急性坏死性脑脊髓病、线粒体脑肌病伴高乳酸血症和卒中样发作(mitochondrial encephalomyopathy with lactic acidosis and stroke-like episode, MELAS)、婴儿进行性脑灰质营养不良,临床表现为进行性加重的精神运动障碍、共济失调、惊厥、构音困难、认知功能减退等,从临床症状上难以与 AE 进行区分,需行辅助检查协助诊断。

多数线粒体脑肌病患儿有代谢性酸中毒,血和脑脊液中乳酸、丙酮酸增高,而自身抗体检测为阴性;肌活检可发现大量异常线粒体;EEG 多为背景异常,可见癫痫样放电。亚急性坏死性脑脊髓病 MRI 典型表现为对称性双基底节、脑干长 T_1、长 T_2 病变,以壳核为著;MELAS 多表现为顶、颞、枕叶多发脑梗死样信号;婴儿进行性脑灰质营养不良表现为颞、枕叶的进行性萎缩,后期可呈全脑萎缩样改变。此外,基因突变可证实线粒体病的诊断。

(5) 原发脑血管炎:原发性脑血管炎的病因尚不清楚,典型临床症状为头痛、意识改变,也可伴有急性缺血性脑卒中、认知功能障碍及难治性惊厥等。缺乏特异性实验室检查,可通过脑血管造影进行诊断。动脉造影可提示动脉节断性狭窄、外周动脉瘤、血管闭塞或完全不显影等改变,头颅 MRI 提示病灶缺血性改变。

四、治疗思路

目前 AE 缺乏特效治疗,尚未建立标准化治疗方案,处于积累经验阶段。儿童抗 NMDAR 脑炎的治疗主要包括免疫治疗、对癫痫发作和精神症状的症状治疗、支持治疗、康复治疗。合并肿瘤者进行切除肿瘤等抗肿瘤治疗。

1. **免疫治疗** 分为一线、二线和长程免疫治疗。一线免疫治疗包括糖皮质激素(甲泼尼龙 20mg/(kg·d),1g/天,连用 5 天)、静脉滴注免疫球蛋白(IVIG)(0.4g/(kg·d),连用 5 天)和血浆置换,单独和联合应用均可起效。当一线免疫治疗无效,或者应用一线药物 10 天后病情仍未改善,可采用二线免疫治疗,主要包括利妥昔单抗[375mg/(m^2·周),共 4 次]、环磷酰胺[750mg/(m^2·月)]或二者同时等。对复发或不伴肿瘤的重症抗 NMDAR 脑炎患儿常用长程免疫治疗,如吗替麦考酚酯、硫唑嘌呤等。

2. **肿瘤切除** 目前主张一旦发现肿瘤,应及时摘除,既有利于病情的恢复,也可降低复发率。

五、预后及疾病预防

12%~25% 病例可能复发,且常见于不伴畸胎瘤者。首次发作时未接受免疫治疗者更易复发。不同年龄患儿伴发肿瘤的发生率不同,对于尚未发现肿瘤的 12 岁以上女性患儿,推荐每半年行腹腔和盆腔肿瘤排查 1 次,持续 4 年。

(刘雪雁)

第七节　急性播散性脑脊髓炎

一、疾病简介

急性播散性脑脊髓炎(acute disseminated encephalomyelitis, ADEM)好发于儿童和青年人,主要的发病年龄阶段为 5~9 岁,无明显性别差异。

急性播散性脑脊髓炎是一种免疫介导的,广泛累及中枢神经系统包括脑和脊髓白质的炎性脱髓鞘疾病,常与感染或疫苗接种有关,临床表现复杂多样,可复发。ADEM 具体发病机制尚不完全明了,免疫机制在其中发挥重要作用。

二、疾病特点

(一) 临床表现

1. 本病多急性起病,少数亚急性起病。症状达高峰时间为数天至数周,平均 4.5 天。绝大多数患儿的病程为单相性,即一次发病后不再复发,也有少数患儿病程为多相性,成为多相性播散性脑脊髓炎。

2. 单相性急性播散性脑脊髓炎临床特点:

(1) 第 1 次多灶性中枢神经系统事件(很可能为炎症性脱髓鞘所导致)。

(2) 必须有脑病表现,可以为意识障碍或行为改变,且不能用发热解释。

(3) 起病 3 个月以后无新的临床症状或磁共振病灶出现。

(4) 急性期(3 个月内)头颅 MRI 异常。

(5) 典型头颅 MRI 表现:广泛、边界欠清晰,常>1~2cm,累及大脑白质为主;白质区 T_1 低信号病灶罕见;可伴深部灰质核团(如丘脑或基底节)病灶。

3. 多相性播散性脑脊髓炎临床特点:

(1) 两次符合急性播散性脑脊髓炎诊断标准的发作。

(2) 两次发作间隔至少 3 个月,且后续不再出现发作。

(3) 第 2 次发作既可以是前 1 次急性播散性脑脊髓炎的原病灶复发,也可以是新病灶。

(二) 体格检查

所有患儿均有脑病表现,表现为不同程度的意识障碍或行为改变,可有脑神经受累表现,颈软,心肺听诊可正常,四肢肌力正常或降低,肌张力正常或减低或增高,双侧巴宾斯基征阴性或阳性,可有脑膜刺激征阳性。可有感觉障碍平面,可有尿潴留等括约肌功能障碍表现。

(三) 辅助检查

1. **血常规** 白细胞一般正常,少数患儿减低或升高,细胞以淋巴细胞为主,部分患儿早期也可以中性粒细胞为主。

2. **脑脊液检查** 外观清亮或微浊,压力可以正常或轻至中等程度升高,细胞数正常或轻度升高,单核细胞为主,糖和氯化物多为正常,蛋白定量正常或轻度升高,涂片检菌以及细菌培养阴性。可发现寡克隆带。

3. **脑电图检查** 多数患儿有弥漫性慢波增多,个别患儿的脑电图也可正常。

4. **头部影像学检查** 头颅核磁共振以长 T_1 长 T_2 异常信号影为主要特征,病变呈多发病灶、不呈对称性,分布于皮质下白质、脑室周围,也可在脑干、小脑、丘脑、基底节等部位发现病灶。脊髓白质也可出现病灶,以累及颈、胸髓为主。

三、诊断思路

1. ADEM 临床表现复杂多样,可复发。

2. 对于单相性 ADEM,可呈急性或亚急性起病,必须有脑病表现,而且这种脑病表现不能用发热解释。头部核磁共振表现为弥漫性、边界模糊、病灶直径大小约 1~2cm,以大脑白质受侵害为主,要求在起病后 3 个月内不能有新的临床症状或磁共振病灶出现。

3. 对于多相性 ADEM，要求与第一次 ADEM 事件间隔 3 个月以上，为再次出现的 ADEM 事件。可以是前 1 次急性播散性脑脊髓炎的原病灶复发，也可以是新病灶。

4. 要注意和多发性硬化、视神经脊髓炎谱系疾病、中枢神经系统血管炎、全身结缔组织病、中枢神经系统肿瘤和副肿瘤综合征以及遗传性白质脑病相鉴别。

四、治疗思路

1. **糖皮质激素**　是首选的一线治疗药物。甲泼尼龙，15~30mg/(kg·d)，连用 3~5 天，可使用 1~3 次，之后改为口服泼尼松并逐渐减量，疗程 4~6 周(目前无统一方案)。

2. **大剂量丙种球蛋白冲击治疗**　(二线治疗)400mg/(kg·d)，连用 5 天。

3. **对于暴发性患儿或对激素、丙种球蛋白无效患儿**　可采用血浆置换。

4. **对症、支持治疗**　严密监测生命体征，维持水电解质和酸碱平衡、降低颅内压力，控制惊厥发作。

(张俊梅)

第八节　急性脊髓炎

一、疾病简介

急性脊髓炎是非特异性炎症引起脊髓白质脱髓鞘病变或坏死，导致急性横贯性脊髓损害，又称横贯性脊髓炎。以病损以下平面肢体瘫痪、伴有感觉以及括约肌功能障碍为主要临床特征。本病的病因目前尚不清楚，有学者认为可能是病毒感染后所诱发的一种自身免疫性疾病，无性别差异，散在发病，可见于任何季节。

二、疾病特点

(一) 临床表现

1. **急性起病** 病前1~2周常有发热、周身不适或上呼吸道感染症状,部分病例可有受凉、过劳、外伤等诱因。

2. **运动障碍** 运动障碍是脊髓炎的主要症状,患儿多先有神经根刺激症状,如肢体麻木,颈、背、腰、腹疼痛,感觉异常等。早期常见脊髓休克,表现为受损节段以下肢体截瘫、肢体肌张力低和各种反射减弱或消失,病理征阴性。休克期多为2~4周或更长。休克期过后患儿肌张力逐渐增强,腱反射亢进,病理征阳性,肢体肌力自远端逐渐恢复。

3. **感觉障碍** 病损节段以下深浅感觉均丧失,在感觉消失水平上缘可有感觉过敏区或束带样感觉异常,随着病情恢复,感觉平面逐渐下降。

4. **括约肌功能障碍** 早期出现尿便潴留,无膀胱充盈感,呈无张力性神经源性膀胱,会出现充盈性尿失禁。随着脊髓功能的恢复,膀胱容量缩小,出现反射性神经源性膀胱。

5. **自主神经功能障碍** 受累节段以下皮肤干燥,少汗或无汗,皮温降低,皮肤脱屑,指甲松脆和角化过度。

6. **特殊类型的脊髓炎**

(1) 非横贯性脊髓炎:部分脊髓炎可出现半横贯性损害,部分双侧损伤不对称,故双侧运动、感觉以及自主神经障碍不完全一致。

(2) 上升性脊髓炎:起病急骤,瘫痪由下肢迅速上升,波及上肢甚至延髓,出现吞咽困难、构音障碍甚至呼吸困难,严重者可导致死亡。

(3) 播散性脑脊髓炎:多见于感染后或疫苗接种后,出现脑和脊髓同时受累的症状和体征。

(二) 体格检查

神志清楚,呼吸平稳,严重病例可有呼吸困难,可有咽反射减弱或消失,悬雍垂居中或向一侧偏斜,伸舌居中或向一侧偏斜,颈软,双肺听诊可正常,心音有力,心率正常或减慢或增快,腹软，可触及充盈的膀胱，有感觉障碍平面，受累平面以下的肢体肌力不同程度下降，肌张力减低或增高，腱反射消失或亢进，双侧巴宾斯基征阴性或阳性。

（三）辅助检查

1. **脑脊液** 外观无色透明，压力正常或轻度升高，细胞数升高，常在$(100\text{~}200)\times10^6/L$，以淋巴细胞或单核细胞为主，蛋白含量一般正常或轻度升高，糖和氯化物正常。

2. **脊髓MRI检查** 急性期可见病变节段水肿，呈不规则长T_1、长T_2信号，恢复期可见受累脊髓变细，软化灶形成。脊髓磁共振检查前要仔细查体，根据感觉障碍平面以及神经反射选择以那一节段为中心进行脊髓MRI检查。

3. **其他检查** 根据病情，明确病因还可做血病原学、生化、免疫方面检查，还可以选择脑干听觉、视觉诱发电位、肌电图、头MRI、脑电图等相关检查。

三、诊断思路

1. 根据急性起病，迅速进展为脊髓完全横贯性或播散性损害，病变水平以下运动、感觉和自主神经功能障碍，结合脑脊液和MRI检查可以确诊。

2. 要注意和急性硬脊膜外脓肿、脊柱结核或转移性肿瘤、脊髓出血等疾病相鉴别。

四、治疗思路

1. **一般治疗** 急性期卧床休息，保证热量以及营养供应，维持水电解质和酸碱平衡，加强护理，避免泌尿系感染以及褥疮等的发生。

2. **糖皮质激素** 急性期主张应用甲泼尼龙冲击治疗，10~20mg/(kg·d)，1次/d，3~5天为一个疗程。或用地塞米松0.2~0.3mg/(kg·d)，1次/d，连用10~14天，以后改为泼尼松口服并逐渐减量，总疗程3~4周。

3. **大剂量丙种球蛋白冲击治疗** 疗效确切，尽早使用，400mg/(kg·d)，1次/d，连用5~7天。

4. 其他治疗

(1) 早期有脊髓水肿,可使用20%甘露醇或呋塞米等药物减轻水肿,改善血液循环以及缺氧状态。

(2) 神经营养药物:纳洛酮0.01~0.03mg/(kg·d),1~3次/d静脉滴注,连用10~14天。还可应用维生素B(B_1、B_6、B_{12}),胞磷胆碱等促进神经恢复。

五、预后及疾病预防

预后和病情严重程度有关,严重者可在急性期内死于呼吸循环衰竭,脊髓病变广泛者预后不良,遗留永久性神经系统功能障碍,容易合并泌尿系统、褥疮、肺炎等疾病而影响康复,无合并症者通常3~6个月可基本恢复。

(张俊梅)

第九节 吉兰-巴雷综合征

一、疾病简介

吉兰-巴雷综合征(guillain barré syndrome,GBS),又称急性感染性多发性神经根神经炎,既往多翻译成格林-巴利综合征。该病病因尚不明确,是一类免疫介导的急性多发性神经病,通常由前驱感染引发。GBS有多种变异型的临床综合征,GBS经典临床表现始于足趾和指尖的感觉异常,随后出现下肢对称性或稍微不对称性的肌无力,无力可在数小时至数日内向上蔓延,直至累及双上肢,严重病例可累及呼吸肌。

二、疾病特点

(一) 临床表现

1. 大多呈急性起病 多数患儿在发热性呼吸道或胃肠道感染后2~4周出现神经系统症状。

2. 运动障碍 患儿出现进行性、对称性肢体无力,从远端开始,逐渐加重和向上发展,最后出现四肢对称性迟缓性麻痹。

3. **感觉障碍**　一般出现在病初,患儿有肢体麻木、蚁走感、针刺感或灼热感,有的还出现神经根刺激症状。体格检查可见手套、袜套样感觉减退或消失。

4. **脑神经损害**　可发生在病程各个阶段,少数以此为首发,常见受累的脑神经有三叉神经、面神经、舌咽神经、迷走神经和副神经,可单个脑神经受累,也可多组脑神经受累,表现为咀嚼无力,吞咽困难,饮水呛咳,声音嘶哑,眼睑闭合不全,鼻唇沟不对称以及咽反射减弱或消失等。

5. **自主神经功能障碍**　多汗、便秘,一过性尿潴留,血压轻度增高或心律失常等。自主神经功能紊乱是GBS患儿猝死的常见原因之一。

6. **呼吸肌麻痹**　由于颈胸段神经根受累而出现呼吸肌麻痹,表现为呼吸困难、口周发绀、三凹征阳性,甚至矛盾呼吸。

(二) 体格检查

绝大多数患儿神志清楚,精神状态尚可,严重者可有呼吸困难、吞咽困难、饮水呛咳,可有脑神经受累体征,颈软,心肺听诊可正常,四肢肌力不同程度下降,肌张力不同程度降低,腱反射减弱或消失,双侧巴宾斯基征阴性。

(三) 辅助检查

1. **脑脊液检查**　疾病早期正常,一般于病后1周蛋白升高,在2~3周达高峰,第4周开始下降。外观清亮,压力正常,细胞数正常,蛋白升高,糖和氯化物正常,出现蛋白-细胞分离现象。

2. **电生理检查**　呈神经源性损害,运动和/或感觉神经传导速度减慢,F波潜伏期延长。

三、诊断思路

1. 对于有前驱感染病史,呈急性或亚急性起病,进行性加重,多在2周左右达高峰;对称性肢体无力,重者可有呼吸肌无力,四肢腱反射减弱或消失,脑脊液有蛋白-细胞分离现象要注意该病的可能。

2. 同时要注意和肠道病毒感染引起的急性松弛性瘫痪、

急性横贯性脊髓炎、脊髓前动脉综合征、重症肌无力、肌炎和多发性肌炎、代谢性肌病、中毒性或药物性周围神经病等疾病相鉴别。

四、治疗思路

本病尚无特效治疗方法，主要是采用综合疗法及对症、支持治疗。

（一）一般治疗

监测生命体征，注意呼吸情况，保持呼吸道通畅，必要时人工辅助通气，吞咽困难者及早鼻饲，保证营养以及热量供应，维持水电解质和酸碱平衡。

（二）大剂量丙种球蛋白冲击治疗

尽早应用效果明显，400mg/(kg·d)，1 次/d，连用 3~7 天。

（三）血浆置换

血浆置换被推荐用于快速进行性肌无力、呼吸状态恶化、不能独立行走、需要机械通气或有严重延髓性麻痹的患儿。由于血浆置换的费用、风险以及会引起患儿不适，故其通常不用于病情较轻的可走动患儿或症状已稳定的患儿。

（四）对症治疗

1. **镇痛**　疼痛是 GBS 初期常见的症状，可根据病情需要适当给予止痛药物。

2. **脱水剂**　可减轻神经根水肿，可以选择甘露醇、呋塞米，必要时可以选择激素。

3. **呼吸肌麻痹的处理**　由于呼吸肌和后组脑神经麻痹导致的周围性呼吸衰竭是本病死亡的主要原因，对出现呼吸衰竭或者后组脑神经受累导致咽喉分泌物积聚而出现呼吸功能障碍者应及时气管插管，进行呼吸机辅助通气治疗。

4. **康复训练**　对瘫痪肌群尽早进行康复训练，防止肌肉萎缩，促进恢复。

五、预后

本病病程呈自限性。绝大多数患儿在病后 6 个月内能完全恢复，但约有 10% 左右的患儿会遗留不同程度的肢体无力。极少数患儿急性期死于呼吸肌麻痹。

（张俊梅）

第十节　急性小脑共济失调

一、疾病简介

急性小脑共济失调（acute cerebellar ataxia）是由多种原因引起的以急性小脑功能异常为主要特征的临床综合征，可见于各年龄小儿，以 1~3 岁幼儿最为多见，急性起病。感染、中毒或肿瘤等均可引起急性小脑共济失调，但临床上多指由感染性原因所致者，即急性小脑炎。除小脑症状外神经系统其他症状少见，全身症状不重，无占位性病变症状，无代谢或中毒性疾病，经过良好，多数在 1 周内好转。少数在 3~4 个月内完全恢复。

引起急性小脑性共济失调的原因很多，包括感染性和非感染性两大类。

1. **感染性**　各种感染均有可能出现共济失调，病毒感染最为常见，如水痘病毒、腮腺炎病毒、流感病毒、埃可病毒（9 型）和柯萨奇病毒 B 组等、支原体或其他病原体感染也可引起急性共济失调。感染因子既可以直接引起小脑炎症，也可以通过感染后诱发的自身免疫性炎症而波及小脑。

2. **非感染性**　包括后颅窝肿瘤、多发性硬化症、急性中毒等。

二、疾病特点

（一）临床表现

1. **一般情况**　约半数以上病例在共济失调发生前 1~3 周有非特异性感染史，常有呼吸道或肠道感染病史，由多种病毒、细菌感染引起或有预防接种史。

2. **主要表现**　步态异常、震颤及眼球运动异常为本病三大特征。表现为步态不稳，醉酒步态，躯干摇晃，容易跌倒。严重时不能行走、站立、独坐、竖头,躯干共济失调表现重于四肢,下肢重于上肢。部分患儿可见头、躯干、四肢粗大震颤,主动运动时加重。可见眼球运动异常,如眼震、眼球阵挛,多为水平性,也可见垂直性或旋转性眼震。可伴构音障碍、言语不清、语言断续、不流利,重者不能说话。

3. **绝大多数病例** 不伴全身症状,极少数人有低热、头痛、畏光、嗜睡等症状,个别伴有头及上肢的肌阵挛样动作,但不出现惊厥。

4. **本病多为自限性** 预后大多良好,极少数留有后遗症。

(二) 体格检查

眼球震颤,构音障碍,吐字不清或缓慢,肌力正常,肌张力减低或正常,腱反射减弱或亢进,病理反射阴性。指鼻试验、跟膝胫试验不准,有辨距不良、意向性震颤,走直线不能,双足基底宽,步态蹒跚,闭目难立征(Romberg sign)动作不稳伴运动性震颤,但睁闭眼变化不大。一般无脑膜刺激征。

(三) 辅助检查

1. **脑脊液** 大多数正常。1/4病例可见轻度细胞增多,以淋巴细胞为主。病程后期个别可见蛋白升高。如细胞或蛋白明显升高应考虑其他疾病。

2. **神经影像学检查** 头颅CT或MRI以排除后颅凹病变,特别是脑干、小脑或第Ⅳ脑室肿瘤。由于后颅凹一般被认为是CT检查的“盲区”,近年来MRI的检查日益增多。典型的小脑共济失调时神经影像学检查正常,但也可以见到小脑炎症性改变,如有发生小脑水肿,有头颅MRI异常信号的报道。

3. **毒物筛查** 对有可疑中毒史者可进行血、尿或其他分泌物的毒物监测。例如铅、铊等重金属浓度分析等。对有抗癫痫药物服用史者应特别注意进行血药浓度测定,如苯妥英钠、卡马西平、苯巴比妥等。

三、诊断思路

(一) 定位诊断

病变定位于小脑,采集临床资料时需注意。

1. **病史** 步态不稳、震颤和眼球运动异常。也常见构音障碍、言语不清,严重者不能说话。一般无全脑症状。

2. **体格检查** ①走路蹒跚,足基底加宽,不能走直线;②指鼻实验不稳,辨距不良和意向性震颤,快速轮替实验笨拙,跟膝胫实验不稳;③可见四肢肌张力减低;④腱反射减低或亢进;⑤脑神经不受累,感觉功能正常。

(二)定性诊断

病前1~3周常有呼吸道或肠道感染病史,由多种病毒、细菌感染引起或有预防接种史。绝大多数病例不伴全身症状,极少数人有低热、头痛、嗜睡等症状,但不出现惊厥。脑脊液检查一般正常,但细胞数均可轻度增加,以淋巴细胞为主。典型的急性小脑共济失调神经影像学检查正常,但也可以见到小脑炎症性改变。

(三)症状性诊断

急性小脑共济失调的症状性诊断并不困难,根据临床表现即可明确。但由于该病症系多种病因所致的综合征,临床上主要用于描述非特异性感染(或感染后)相关的急性共济失调,因此诊断时要注意排除其他疾病,需要与中枢神经系统感染、中毒、眼阵挛-肌阵挛综合征及先天性代谢病等相鉴别。

1. **中枢神经系统感染** 如果患儿共济失调同时出现发热、伴有明显的全脑症状,脑脊液病毒DNA或抗体阳性,脑电图背景活动明显增多,则考虑为中枢神经系统感染。

2. **中毒** 对有可疑中毒史者可进行血、尿或其他分泌物的毒物监测。对有抗癫痫药物服用史者应特别注意血药浓度的测定,如苯妥英钠、卡马西平、苯巴比妥。

3. **颅后窝病变** 后颅窝肿瘤及颅后窝发育异常(丹迪-沃克综合征、小脑扁桃体下疝畸形、小脑发育不良等)很少表现为急性症状。后颅窝脓肿、血肿等有相应感染、外伤等病史。此类疾病头颅影像学可确诊。

4. **眼阵挛-肌阵挛综合征** 该病为副肿瘤综合征,主要特征为易激惹、震颤、共济失调、发育停止、眼阵挛和肌阵挛。眼阵挛表现为眼球向各个方向无秩序、成对地、快速地跳动。眼阵挛在其他儿童神经系统疾病中少见。怀疑本病的儿童应进行胸腹部CT等及肿瘤标志物等检查以寻找潜在的肿瘤。

5. **先天遗传代谢性疾病** 如枫糖尿症、尿素循环障碍等，急性感染性疾病可诱发发作，表现为间歇性共济失调。可有相应家族史、代谢异常、智力低下等表现。如果怀疑存在遗传代谢性缺陷，应进行遗传代谢病筛查或特定基因检查。

6. **遗传性共济失调** 如Friedreich共济失调、共济失调-毛细血管扩张症、脊髓小脑共济失调等也需考虑。但此类疾病一般病情呈慢性过程。

四、治疗思路

1. 本病缺乏特效治疗。
2. 急性期以加强护理、保证营养和休息为主。
3. 应采取适当措施防止因共济失调而致意外伤害。
4. 对感染后自身免疫紊乱所致者可短期应用肾上腺皮质激素，或静脉注射大剂量免疫球蛋白。

五、预后及疾病预防

大多数病例呈自限性病程。多于起病后1周至半年内完全康复，2/3的病例于2个月内症状全部消失。部分病例症状持续数年，或留有不同程度的后遗症，如躯干或肢体共济失调、言语功能障碍、智力低下或行为异常等。个别病例可以复发，一般为痊愈后数月或数年因发热性疾病所致。复发病例常遗留不同程度后遗症。

（刘雪雁）

第十一节 视神经脊髓炎谱系疾病

一、疾病简介

视神经脊髓炎谱系疾病（neuromyelitis optica spectrum disorders，NMOSD）是中枢神经系统炎性疾病，以免疫介导的严重脱髓鞘及轴突损伤为特征,主要累及视神经和脊髓。以往认为视神经脊髓炎(optic neuromyelitis,NMO)是多发性硬化(multiple sclerosis,MS)的一种变异型,目前依据其独特的免疫学特征,认为NMO是一种独立的临床疾病。随着选择性结合水通道蛋白-4(aquaporin-4,AQP4)的疾病特异性血清抗体的发现,人们对这一多样化的疾病谱系有了更多的认识。

二、疾病特点

(一)临床表现

1. 20%~30%患儿有前驱感染病史,如发热、咳嗽等呼吸道感染症状。

2. 疾病中可能出现的六大核心症状。

(1) 视神经炎。

(2) 急性脊髓炎。

(3) 极后区综合征(发作性呃逆,恶心或呕吐,无法用其他原因解释)。

(4) 急性脑干综合征。

(5) 症状性发作性嗜睡,或急性间脑症状伴MRI上NMOSD典型的间脑病灶。

(6) 大脑综合征伴NMOSD典型的大脑病灶。

3. AQP4抗体阳性的NMOSD诊断标准。

(1) 至少出现一项核心临床症状。

(2) AQP4抗体检测呈阳性结果(强烈推荐基于AQP4转染细胞的检测方法)。

(3) 除外其他可能的诊断。

4. AQP4抗体阴性的NMOSD诊断标准。

(1) 在一次或多次临床发作中,出现至少两项核心临床症状,且所出现的核心症状必须符合下述所有要求。

1) 至少一项核心临床症状必须是视神经炎、急性脊髓炎(MRI上应为长节段横贯性脊髓炎)或脑干背侧极后区综合征。

2) 满足磁共振要求,急性视神经炎MRI(单侧/双侧视神经

或视交叉 T_2WI 高信号或 T_1WI 增强病灶，病灶相对较长，易累及视神经后部及视交叉）；脊髓炎 MRI（相关的脊髓髓内病灶长度大于或等于 3 个椎体节段或对于既往有脊髓炎病史者，存在长度大于等于 3 个椎体节段的局灶性脊髓萎缩）；极后区综合征 MRI（需要有相应的延髓背侧/极后区病灶）；急性脑干综合征 MRI（需要有相关的室管膜周围的脑干病灶）。

3）所出现的核心临床症状应能提示病灶的空间多发性（至少 2 个核心临床症状）。

(2) AQP4 抗体阴性或无条件检测 AQP4 抗体。

(3) 除外其他可能的诊断。

（二）体格检查

患儿可神志清楚或有不同程度的意识障碍，可有视力下降，可有视野缺损，可有脑神经受累表现，颈软，心肺听诊可正常，四肢肌力正常或降低，肌张力正常或减低或增高，双侧巴宾斯基征阴性或阳性。可有感觉障碍平面，可有尿潴留等括约肌功能障碍表现。

（三）辅助检查

1. **血常规** 白细胞一般正常，少数患儿减低或升高，细胞分数以淋巴细胞为主，部分患儿早期也可以中性粒细胞为主。

2. **脑脊液检查** 外观多清亮，压力可以正常或轻至中等程度升高，细胞数正常或轻度升高，单核细胞为主，糖和氯化物多为正常，蛋白定量正常或轻度升高，涂片检菌以及细菌培养均阴性。可有 AQP4 抗体阳性，也可阴性。

3. **脑电图检查** 多数患儿有弥漫性慢波增多，个别患儿的脑电图也可正常。

4. **头部影像学检查** 头颅核磁共振以长 T_1、长 T_2 异常信号影为主要特征，病变呈多发病灶、不呈对称性，分布于视神经、皮质下白质、脑室周围、也可在脑干、小脑、丘脑等部位发现病灶。脊髓白质也可出现病灶，以长节段颈髓受累为主。

三、诊断思路

1. 视神经炎的症状和脊髓炎的症状可以同时也可先后出

现，两者发病间隔时间不等。

2. 易复发是本病的主要特点，有文献报道60%患者在1年内复发，90%患者在3年内复发。

3. NMOSD的标志性特征就是长节段性脊髓炎，需要和其他引起长节段脊髓炎的疾病如感染、自身免疫、脱髓鞘和副肿瘤综合征导致的相鉴别。

4. 要注意和MS相鉴别。

四、治疗思路

目前尚没有对照试验来评估NMOSD的治疗，推荐的依据主要来源于一些观察性研究的数据和专家的临床经验。

（一）急性发作期的治疗

1. **糖皮质激素冲击治疗** 甲泼尼龙：推荐剂量20mg/(kg·d)，最大量不超过1 000mg，连用3~5天。

2. **血浆置换** 对于症状严重、糖皮质激素治疗无效的患儿建议予以血浆置换处理，血浆置换隔日1次，总次数最多7次。

（二）预防复发的治疗

推荐一旦做出NMOSD的诊断，就应开始使用长期免疫抑制治疗，以预防发作。

1. **一线治疗** 硫唑嘌呤、利妥昔单抗、霉酚酸酯。

2. **其他** 环磷酰胺、米托蒽醌、甲氨蝶呤、间断静脉使用丙种球蛋白。

五、预后及疾病预防

NMOSD患儿由于具有较高的致残率，因此普遍预后不良。一旦NMOSD的诊断被证实，应该尽早开展长期免疫抑制治疗。治疗的目标是延缓复发时间，减轻发作时的严重性，减少远期功能残障。

（张俊梅）

第十二节 面神经麻痹

一、疾病简介

面神经麻痹(facial nerve paralysis,FNP)是指急性起病,非对称性面神经受累导致病变侧面肌完全或不完全麻痹和闭目不严,是常见的脑神经单神经病变,为面瘫最常见的原因。

该病确切病因未明,可能与病毒感染或炎性反应等有关。临床特征为急性起病,多在3天左右达到高峰,表现为单侧周围性面瘫,无其他可识别的继发原因。具有自限性,但早期合理的治疗可以加快面瘫的恢复,减少并发症。

二、疾病特点

(一)临床表现

1. 急性起病,多数患儿可无发热。
2. 小儿任何年龄、季节均可发病。
3. 病后1至数天内(多在3天左右)症状迅速达到高峰。
4. 多见一侧受累,双侧受累少见。
5. 患侧由上至下可表现有额纹消失,因眼轮匝肌无力而致眼睑闭合不严,多有流泪现象,鼻唇沟变浅或消失,口角下垂,哭或笑时口角偏向健侧。可伴有同侧耳后疼痛或乳突压痛。根据面神经受累部位的不同,可伴有同侧舌前2/3味觉消失、听觉过敏、泪液和唾液分泌障碍。个别患儿可出现口唇和颊部的不适感。当出现瞬目减少、迟缓、闭目不拢时,可继发同侧角膜或结膜损伤。

(二)体格检查

表现为单侧周围性面瘫,如受累侧蹙额、皱眉、闭目、鼓腮、示齿和闭唇无力,眼睛闭合不良,眼裂变大、鼻唇沟变浅或消失及人中沟歪、露齿时口角歪向健侧;闭目时患儿可出现眼球上转,角膜下方露出巩膜带称Bell征。如仔细检查味觉,约半数患儿的舌前2/3有味觉丧失。如久病后患侧面肌挛缩,口角歪向病侧出现“倒错”现象。

(三) 辅助检查

运动神经传导检查可以发现患侧面神经复合肌肉动作电位波幅降低,发病 1~2 周后针极肌电图可见异常自发电位。面肌瘫痪较轻的患儿,由于通常恢复较好,一般不必进行电生理检查。对于面肌完全瘫痪者,可以根据需要选择是否行神经电生理测定,在发病后 1~2 周进行测定时,可能会对预后的判断有一定指导意义。当面神经传导测定复合肌肉动作电位波幅不足对侧 10%,针极肌电图检测不到自主收缩的电信号时,近半数患儿恢复不佳。

三、诊断思路

1. 根据本病起病方式及临床特点诊断并不困难,但需要注意。

(1) 该病的诊断主要依据临床病史和体格检查。详细的病史询问和仔细的体格检查是排除其他继发原因的主要方法。

(2) 检查时应要特别注意确认临床症状出现的急缓。

(3) 注意寻找是否存在神经系统其他部位病变表现(特别是脑桥小脑角区和脑干),如眩晕、复视、共济失调、锥体束征、听力下降、面部或肢体感觉减退;是否存在耳科疾病的表现,如外耳道、腮腺、头面部、颊部皮肤有无疱疹、感染、外伤、溃疡、占位性病变等;注意有无头痛、发热、呕吐。

(4) 注意询问既往史,如糖尿病、卒中、外伤、结缔组织病、面部或颅底肿瘤以及有无特殊感染病史或接触史。

2. 诊断标准　急性起病,通常 3 天左右达到高峰;单侧周围性面瘫,伴或不伴耳后疼痛、舌前味觉减退、听觉过敏、泪液或唾液分泌异常;排除继发原因。

3. 需要与能引起周围性面神经麻痹的其他疾病鉴别,较常见病因可有先天性、感染性、肿瘤性、外伤性及血管性。鉴别疾病。

(1) 拉姆齐·亨特综合征(Ramsay Hunt syndrome):带状疱疹病毒常侵犯面神经膝状神经节,累及感觉与运动纤维。根据外耳部出现疱疹、耳痛及同侧周围性面神经麻痹即可确诊。根据神经病变范围可分四型：Ⅰ型无明显神经系统症状出现；Ⅱ型伴同侧面神经麻痹；Ⅲ型为疱疹合并面瘫及听力减退；Ⅳ型合并有前庭功能障碍。

(2) 梅克松-罗森塔尔综合征（Meikesson-Rosenthal 综合征）：10~40 岁多见。临床特征是单侧或双侧复发性面神经麻痹，复发性颜面水肿，一侧或双侧，常累及上唇及下唇。沟状舌，舌部水脚，沟纹加深，呈皱折状。最初可完全缓解，以后反复发作可转为慢性。

(3) 莱姆病（Lyme disease）：螺旋体感染所致，患儿可有一侧或双侧面神经麻痹，同时有皮肤红斑、肢体疼痛、头痛等。脑脊液蛋白及单核细胞增多，并有特异性螺旋体 IgM 抗体增高，本病常见于欧洲。

(4) 腮腺炎与中耳炎可并发面神经麻痹：前者因腮腺炎及局部压痛不难鉴别。后者因中耳炎侵及面神经管产生面神经麻痹，并常有舌前 2/3 的味觉丧失（由于鼓索纤维受累所致）。急性中耳炎伴乳突炎可致单侧或双侧面神经麻痹，由于应用广谱抗生素后，可无典型的临床症状和体征，脑 MRI 检查对乳突炎诊断有重要的价值。

(5) 颅后窝病变：脑桥小脑角肿瘤、脑桥肿瘤、脑干脑炎等均可致周围性面神经麻痹。根据患侧同时有三叉神经，外展神经麻痹及对侧肢体锥体束征等不难鉴别。

(6) 先天性面神经麻痹：生后即有临床表现，可因先天性面神经管狭窄所致，常伴有患侧听力减退或耳畸形等。

除上述病因外，FNP 也可见于急性炎症性脱髓鞘性多发性神经病、脊髓灰质炎等。此外罕见继发于高血压、川崎病等。

4. 对于急性起病的单侧周围性面瘫，在进行鉴别诊断时，主要通过病史和体格检查，寻找有无特发性面神经麻痹不典型的特点。当临床表现不典型，或发现可疑的其他疾病线索时，需要根据临床表现评估实验室检查的价值，确定是否需要开展相关针对性的检查。特发性面神经麻痹不典型表现包括：①双侧周围性面瘫；②既往有周围性面瘫史，再次发生同侧面瘫；③只有面神经部分分支支配的肌肉无力;④伴有其他脑神经的受累或其他神经系统体征。对于发病3个月后面肌无力无明显好转甚至加重的患儿,也有必要进行神经科或耳科专科的进一步评估。

四、治疗思路

治疗原则为立即采取措施改善局部血液循环,促使局部水肿、炎症消退,增强面神经功能的恢复。

(一)一般治疗

1. **按摩疗法** 用手按摩患侧面肌,3~4次/d,5~10min/次,可促进局部血液循环,并可减轻患侧面肌受健侧的过度牵引,是简单有效的疗法。

2. **理疗** 急性期在茎乳突孔附近部位予以热敷,或给予红外线照射,有利于改善局部血液循环。

3. **保护暴露的角膜及预防结膜炎** 可采用眼药水,涂药膏等方法。

(二)药物治疗

1. **皮质类固醇激素** 急性期可用口服泼尼松或静脉地塞米松治疗,尽早应用可以促进神经损伤的尽快恢复,改善预后。儿童特发性面神经麻痹恢复通常较好,使用糖皮质激素是否能够获益尚不明确;对于面肌瘫痪严重者,可以根据情况选择。

2. **维生素B族药物** 如维生素B_1、维生素B_{12}等。

3. **抗病毒治疗** 对于急性期的患儿,可以根据情况尽早联合使用抗病毒药物和糖皮质激素,可能会有获益,特别是对于面肌无力严重或完全瘫痪者;由带状疱疹引起者,皮质类固醇激素联合阿昔洛韦。

(三)针灸治疗

宜在发病1周后进行。

五、预后

本病预后取决于病情的严重程度及处理是否及时正确。约75%的患儿在病后2~3月内完全恢复。肌电图检测面神经如提示轴索变性反应,病情有可能迁延6个月之久不能完全恢复。一般说,病程超过6个月尚未恢复者,日后难以恢复正常。约25%的患儿预后不良,部分可残留联带运动和面肌痉挛等后遗症,挛缩现象表现为病侧鼻唇沟加深,眼裂缩小,容易误将健侧认为病侧,需要注意。约7%的患儿有复发。

(刘雪雁)

第十三节 重症肌无力

一、疾病简介

重症肌无力(myasthenia gravis,MG)是由于免疫攻击导致神经肌肉接头处突触后膜上乙酰胆碱受体(acetylcholine receptor,AChR)减少的获得性自身免疫性疾病,由其抗体(AChR antibody,AChRAb)介导、细胞免疫依赖、补体参与。

MG在临床上表现为部分或全身骨骼肌表现出具有波动性和易疲劳性的肌无力症状,眼外肌受累最常见,晨轻暮重,活动后加重,休息后可缓解。在儿童并不少见,眼肌型患儿是我国儿童MG最常见类型。

二、疾病特点

(一) 临床表现

1. 可发生在儿童各个年龄阶段。青春期前MG的发病无性别差异,青春期后MG则像其他自身免疫性疾病一样,女性多见。MG发病诱因多为感染、精神创伤、过度疲劳、妊娠、分娩等。这些因素也可使病情恶化甚至诱发MG危象。

2. 本病起病隐袭,眼外肌不同程度的无力,上睑下垂、眼球活动受限而出现复视,是MG最常见的首发症状,眼外肌力弱可由单眼开始,以后累及双眼;或双眼同时发病,但两侧受累程度常不对称。除眼外肌外,其他骨骼肌也可受累。面肌受累可致鼓腮漏气、眼睑闭合不全、鼻唇沟变浅、苦笑或呈面具样面容。咀嚼肌受累可致咀嚼困难。咽喉肌受累可以出现构音障碍、吞咽困难、鼻音、饮水呛咳及声音嘶哑等。如胸锁乳突肌和斜方肌受累则转头和耸肩无力。颈部肌肉受累以屈肌为著。肢体各组肌群均可出现肌无力症状，以近端为著，可影响日常活动，严重时被迫卧床。呼吸肌无力可以导致呼吸困难、皮肤黏膜发绀等。心肌也可受累，可引起突然死亡。

3. 上述症状通常以晨起时减轻，重复活动后症状加重，休息后又有程度不等的缓解，因此有“晨轻暮重”的趋势，此为本病主要的临床特征。

4. 相当数量的病例合并胸腺肥大或胸腺瘤，可通过 X 线胸部断层摄影或 CT 扫描加以诊断。部分病例合并甲状腺功能亢进等其他自身免疫疾病。

（二）辅助检查

1. **疲劳试验**　使可疑病变的肌肉反复地收缩，若肌无力症状加重，休息后肌力恢复为阳性。

2. **药理试验**

(1) 新斯的明试验：由于新斯的明试验持续时间长，特别适用新生儿和小婴儿。使用甲基硫酸新斯的明试验时，儿童可按 0.02~0.03mg/kg 肌内注射给药，最大用药剂量不超过 1mg，为减轻其 M 型胆碱样不良反应，可同时注射 0.01mg/kg 阿托品。新斯的明注射前可参照 MG 临床绝对评分标准记录一次肌力情况，注射后每 10 分钟记录 1 次，持续记录 60 分钟。以改善最显著时的单项绝对分数，依照公式计算相对评分作为试验结果判定值。相对评分=（试验前该项记录评分−注射后每次记录评分）/试验前该项记录评分×100%。其中<25% 为阴性，25%~60% 为可疑阳性，≥60% 为阳性。

(2) 依酚氯铵试验：适用年长儿。根据儿童大小，依酚氯铵 0.1~1mg 静脉推入，通常用药 30 秒起效，用药后 2 分钟显效，5 分钟内药物作用消失。

3. **电生理检查**

(1) 低频重复神经刺激（repetitive nerve stimulation，RNS）：采用低频（2~5Hz）超强重复电刺激神经干，在相应肌肉记录复合肌肉动作电位。持续时间为 3 秒，结果判断用第 4 或 5 波与第

1 波相比，当波幅衰竭 10% 或 15% 以上为异常，称为波幅递减。如果动作电位波幅下降 10% 以上则为阳性。常规检查的神经包括面神经、副神经、腋神经和尺神经。服用胆碱酯酶抑制剂的患儿需停药 12~18 小时后行此项检查。

(2) 单纤维肌电图检查（single fiber electromyography，SFEMG）：非常规的检测手段，因其敏感性较高，主要用于眼肌型 MG、临床怀疑 MG 及 RNS 未见异常的患儿。

4. 血清学检查

(1) 乙酰胆碱受体抗体（AChRAb）：在约 30%~50% 的单纯眼肌型 MG 患儿外周血中可以检测到 AChRAb，约 80%~90% 的全身型 MG 患儿血中可以检测到 AChRAb。抗体检测阴性者不能排除 MG 的诊断。

(2) 抗骨骼肌特异性受体酪氨酸激酶（antibody against muscle-specific tyrosine kinase，抗-MUSK）抗体：在部分 AChRAb 阴性的全身型 MG 患儿血中可检测到抗-MuSK 抗体。

(3) 抗横纹肌抗体：包括抗 Titin 抗体、抗 RyR 抗体等。此类抗体在伴有胸腺瘤、病情较重的晚发型 MG 或对治疗不敏感的 MG 患儿中阳性率较高，但对 MG 诊断无直接帮助，可以作为筛查胸腺瘤的标志物。

5. 免疫功能及鉴别诊断相关检查 肌肉酶谱、感染病因学检查等。

6. 胸腺影像学检查 儿童 MG 合并胸腺瘤少见。纵隔 CT 的胸腺瘤检出率可达 94%。部分 MG 患儿的胸腺异常需要进行胸腺增强扫描才能被发现。

（三）临床分类

根据疾病侵犯部位及受累程度，临床常采用改良 Osserman 分型方法。

(1) Ⅰ型眼肌型：疾病仅局限于眼外肌，两年之内无其他肌群受累和电生理检查证据。

(2) Ⅱ型全身型：有一组以上肌群受累。按其严重程度再分为ⅡA 型和ⅡB 型两种。

1) ⅡA 型：轻度全身型，四肢肌群轻度受累，伴或不伴眼外肌受累,通常无咀嚼、吞咽和构音障碍,生活能自理。

2）ⅡB 型:中度全身型,四肢肌群中度受累,伴或不伴眼外肌受累,通常有咀嚼、吞咽和构音困难,生活自理困难。

(3) Ⅲ型重度激进型:起病急、进展快,发病数周或数月内即可累及咽喉肌,半年内累及呼吸肌,伴或不伴眼外肌受累,生活不能自理。

(4) Ⅳ型迟发重度型:起病隐匿,缓慢进展,开始表现为Ⅰ、ⅡA、ⅡB 型,两年内逐渐发展至累及呼吸肌。

(5) Ⅴ型肌萎缩型:起病半年内出现骨骼肌萎缩。

(四) 重症肌无力危象

1. **MG 危象**　因呼吸肌无力或延髓性麻痹引发呼吸功能不全而需呼吸支持,是致死的主要原因。多因感染、过度劳累、手术、情绪激动、漏服或停服抗胆碱酯酶药物而诱发。表现为无力症状突然加重、呼吸困难、吞咽困难、构音障碍等。体检可见瞳孔正常或散大、心动过速、皮肤苍白可伴发凉、腹胀、肠鸣音正常。

2. **胆碱能危象**　为抗胆碱酯酶药物过量引起。除肌无力加重外,尚有胆碱能中毒表现,如瞳孔缩小、心动过缓、肌束颤动、皮肤潮红温暖、多汗、唾液及呼吸道分泌物增多、腹痛、腹泻等。

3. **反拗危象**　又称无反应性危象,因感染、水电解质紊乱、胸腺手术后或不明原因引起对胆碱酯酶抑制剂突然完全无反应,虽然药物剂量不变,但突然失效。

三、诊断思路

(一) 确定 MG 诊断、分清类型,识别危象类型

1. **临床特征**　某些特定的横纹肌群肌力表现出波动性和易疲劳性,通常以眼外肌受累最常见,肌无力症状晨轻暮重,持续活动后加重,经休息后缓解。

2. **药理学特征**　肌肉注射胆碱酯酶抑制剂甲基硫酸新斯的明后,以改善最显著时的单项绝对分数计算相对评分,各单项相对评分中有 1 项阳性者,即为新斯的明试验阳性。

3. **电生理学特征** 低频 RNS 检查发现波幅递减 10% 以上；SFEMG 测定的“颤抖”增宽，伴有或不伴有阻滞。

4. **血清学特征** 可检测到 AChRAb 或抗-MuSK 抗体。

5. **诊断与分型** 在 MG 临床特征的基础上，具备药理学特征和/或神经电生理学，以及血清学特征，可确定诊断。按照改良 Osserman 分型方法分型。

6. **胆碱能危象与重症肌无力危象的鉴别** 最主要的鉴别点在于有过量使用胆碱酶抑制剂的病史及刺激胆碱能受体的症状及体征。

（二）明确胸腺病理性质

区别胸腺增生与肿瘤，并进一步区别良性与恶性肿瘤。

（三）明确是否伴随其他疾病

如甲状腺功能亢进、类风湿性关节炎、溶血性贫血等。

（四）眼肌型 MG 的鉴别诊断

1. **米-费综合征**（Miller-Fisher syndrome） 属于吉兰-巴雷综合征变异型，表现为急性眼外肌麻痹，共济失调和腱反射消失，新斯的明试验阴性，AChR 抗体检测阴性，周围神经传导速度减慢，有脑脊液蛋白细胞分离现象。

2. **慢性进行性眼外肌麻痹**（chronic progressive external ophthalmoplegia，CPEO） 属于线粒体肌病，表现为双侧无波动性眼睑下垂，伴近端肢体无力，新斯的明试验阴性，AChR 抗体检测阴性，肌源性损害，部分可伴周围神经传导速度减慢，血乳酸升高，肌肉活检或基因可帮助诊断。

3. **眼咽型肌营养不良**（oculopharyngeal muscular dystrophy，OPMD） 属于进行性肌营养不良症，表现为无波动性的眼睑下垂，斜视明显但无复视，新斯的明试验阴性，AChR 抗体检测阴性，肌源性损害，肌酶轻度增高，肌活检和基因检测可助诊断。

4. **颅内占位病变** 眶内肿瘤、脓肿或炎性假瘤等所致，表现为眼外肌麻痹并伴结膜充血，眼球突出、眼睑水肿。新斯的明试验阴性，AChR 抗体检测阴性，电生理检查正常，眼眶 MRI、CT、超声可助诊断。

5. **脑干病变**　眼外肌麻痹可伴有相应的中枢神经系统症状和体征，新斯的明试验阴性，AChR 抗体检测阴性，脑干诱发电位可有异常，头颅 MRI 检查有助于诊断。

6. Graves **眼病**　属于自身免疫性甲状腺病，表现为限制性眼外肌无力，眼睑退缩不伴眼睑下垂，新斯的明试验阴性，AChR 抗体检测阴性，电生理检查正常，眼眶 CT 显示眼外肌肿胀，甲状腺功能亢进或减退。

7. Meige **综合征**　属于锥体外系疾病，表现为单侧或双侧眼睑痉挛，眼裂缩小，伴有面、下颌和舌肌非节律性强直性痉挛，新斯的明试验阴性，AChR 抗体检测阴性，电生理检查正常，服用多巴胺受体拮抗剂和局部注射 A 型肉毒素治疗有效。

（五）全身型 MG 的鉴别诊断

全身型 MG 需要与急性炎症性脱髓鞘性多发性神经病、低钾性周期性麻痹、进行性脊肌萎缩、肉毒毒素中毒、有机磷中毒（中间期肌无力综合征）以及肌肉病等相鉴别。

1. **急性炎症性脱髓鞘性多发性神经病**（acute inflammatory demyelinating polyneuropathy）　免疫介导的急性炎性周围神经病，表现为弛缓性肢体肌无力，腱反射减低或消失，手套袜套样感觉异常，2~3 周脑脊液呈现蛋白-细胞分离现象，新斯的明试验和 AChR 抗体检测均阴性，电生理检测显示运动神经传导潜伏期延长、速度减慢、传导阻滞、异常波形离散等。

2. **低钾性周期性麻痹**（hypokalemic periodic paralysis）　多为反复发作性弛缓性无力，发生时间不定，以四肢近端无力为著，轻者仅有全身乏力，重者可累及全身骨骼肌，可出现呼吸障碍。发作期腱反射减弱或消失，无感觉异常，每次发作持续数小时，个别可以持续数天。异常家族史、反复发作性的肢体无力以及发作期血钾减低是诊断本病的特征。电生理检测无特征性改变。

3. **进行性脊髓性肌萎缩症**（spinal muscular atrophy，SMA）　本病属于运动神经元病的亚型，表现为弛缓性肢体无力和萎缩、肌束震颤、腱反射减低或消失，多慢性进展，可有肌酶轻度增高，肌活检为神经源性损害，电生理检测神经源性损害，可有明显纤颤电位、运动单位减少和巨大电位。新斯的明试验和 AChR 抗体检测均为阴性。

4. **肉毒毒素中毒** 病前有摄食发酵豆谷类制品、肉类和罐头食品史,临床出现肢体无力、眼睑下垂、瞳孔扩大、复视及眼肌麻痹。重症患儿可出现声音嘶哑,吞咽、咀嚼、言语无力,肢体对称性弛缓性瘫痪,可累及呼吸肌。肌电图示低频重复电刺激无明显递减,高频重复电刺激可使波形增高或无反应,取决于中毒程度。新斯的明试验可部分有阳性反应,AChR 抗体检测阴性,异常饮食史及肉毒毒素检出有助诊断。

5. **有机磷中毒(中间期肌无力综合征)** 有机磷类化合物抑制乙酰胆碱酯酶所致,表现为胆碱能危象,吞咽、构音、咀嚼无力,肢体弛缓性瘫痪,可累及呼吸肌。多于有机磷化合物急性中毒后 1~7 天出现,新斯的明试验部分有阳性反应,AChR 抗体检测均阴性,电生理检测高频重复电刺激可出现类似重症肌无力样波幅递减现象。应询问有无农药接触史。

6. **肌肉疾病** 炎症性肌病如病毒性肌炎、多发性肌炎、皮肌炎及代谢性肌病均可出现肌肉无力和肌肉疼痛。其代谢紊乱、血清肌酸肌酶升高以及肌电图呈现肌源性损害有助疾病诊断。

四、治疗思路

(一) 药物治疗

强调早期诊断、早期治疗。

1. **胆碱酯酶抑制剂** 溴吡斯的明是所有类型 MG 的一线用药,用于改善临床症状。其使用剂量应个体化,从小剂量开始,逐渐调整。儿童可按 1mg/kg,q.4~6h.,口服;青少年可应用 60mg,q.6~8h.,口服。根据症状控制的需求和是否有毒蕈碱样不良反应发生,可适当增减每次剂量与间隔时间。

2. **糖皮质激素** 是治疗 MG 的一线药物,泼尼松从 0.5~1mg(kg·d)晨顿服,根据病情变化可维持 4~16 周后逐渐减量,每 2~4 周减 5~10mg,至 20mg 后每 4~8 周减 5mg,直至隔日服用最低有效剂量。对于体重不足 20kg 的儿童,目前尚无推荐,可遵循先快减后慢减原则根据病情调整。如病情危重，可使用糖皮质激素冲击治疗，期间密切观察病情变化，患儿在冲击的4~10天内可导致肌无力症状一过性加重并有可能促发肌无力危象。

3. **静脉注射用丙种球蛋白**　主要用于病情急性进展的MG患儿、胸腺切除术前准备以及辅助用药，400mg/(kg·d)，连续静脉注射5天，作用可持续2个月左右。

4. **免疫抑制剂**　硫唑嘌呤单独使用作用不及糖皮质激素，与糖皮质激素联合使用较单独使用糖皮质激素效果好。多于使用后3个月左右起效。儿童按1~3mg/(kg·d)，分2~3次口服，可长期使用。其他应用的免疫抑制剂还有甲氨蝶呤、环磷酰胺、环孢素、氯酚酸酯、FK506和针对白细胞抗原的抗体治疗。使用上述免疫抑制剂应定期检查肝、肾功能及血、尿常规，如影响较大应停用或选其他药物。

（二）血浆置换

使用适应证与静脉注射用丙种球蛋白相同，对解除肌无力危象有较好疗效，但价格昂贵。长期重复使用不能增加远期疗效。血浆置换量50ml/kg，全血60~80ml/kg，可交换1~3次。

（三）胸腺摘除手术治疗

确诊的胸腺瘤应行手术治疗，可不考虑MG的严重程度，早期手术可减低肿瘤扩散的风险。对于未成年MG患儿是否需要胸腺摘除手术存在争议。

（四）其他

避免疲劳、感染、忌用抑制神经肌肉传递的药物，如奎宁、奎尼丁、普萘洛尔、氯丙嗪、利多卡因及氨基糖甙类抗生素。伴有感染者应用抗生素控制感染，伴发甲状腺功能亢进者以治疗甲亢为主，多数在甲亢控制后肌无力好转。

（五）肌无力危象治疗

怀疑有肌无力危象的儿童均应立即评估呼吸肌功能，尽早治疗，包括正压呼吸、气管插管和气管切开，监测生命体征，进一步判断MG危象性质，如为肌无力危象，应酌情增加胆碱酯酶抑制剂剂量，直到安全剂量范围内肌无力症状改善满意为止，如不能获得满意疗效时考虑甲泼尼松冲击治疗，部分患儿还可以考虑同时应用血浆置换或大剂量丙种球蛋白冲击治疗。如为胆碱能危象,应尽快减少或停用胆碱酯酶抑制剂,一般5~7天后再次使用,从小剂量开始逐渐加量。并可酌情使用阿托品0.02~0.03mg/kg,静脉或肌注15~30分钟后可重复1次。注意呼吸支持及对症处理。反拗危象:主要是对症治疗,根据腾喜龙试验调节抗胆碱酯酶药物剂量。

五、预后

少数病例可自然缓解,个别病例呈暴发型,多数病例迁延靠药物维持,病情常有波动。眼肌型MG是我国儿童MG最常见类型,通常治疗效果好,但复发率较高,如有复发或转变为全身型。眼肌型MG在青春期前发病者预后较青春期后发病者好。

(刘雪雁)

第十四节 动脉缺血性脑卒中

一、疾病简介

儿童动脉缺血性脑卒中(arterial ischemic stroke,AIS)是指1个月~18岁的儿童由于脑血管痉挛、狭窄或闭塞,导致神经影像学显示缺血病灶;或无影像学改变时,症状/体征持续超过24小时。发病率为(5~10)/10万,2/3的患儿可有永久性的残疾,导致了相当大的社会经济负担。早期诊断、及时治疗是预后好坏的关键环节之一。

儿童AIS常见病因包括。

(1) 感染:约占40%~60%左右,常见的感染源有病毒、肺炎支原体、细菌、弓形体、钩端螺旋体以及真菌等。

(2) 颅内病变:包括脑脓肿、肿瘤、血管畸形以及神经皮肤综合征等。

(3) 颅内创伤:主要是指颅脑外伤。外伤后脑卒中是儿童特有的AIS类型。

(4) 血液病变:主要是指因蛋白 C、S 缺乏,白血病、镰状细胞贫血、凝血机制障碍、高脂血症、严重脱水等。

(5) 遗传代谢病:如高同型半胱氨酸血/尿症,尿素循环障碍等。

(6) 心源性:主要包括先天性心脏病(尤其是发绀型先天性心脏病)、风湿性瓣膜病以及心脏外科手术。特发性 AIS 目前病因不明。

二、疾病特点

(一) 临床表现

1. 年龄不同,症状不同。婴幼儿及学龄前期儿童,尤其是 3 岁以下患儿,主要以惊厥和意识障碍起病;学龄期儿童则主要表现为偏瘫、失语和共济失调等。

2. 与病变部位、受累区域大小相关

(1) 颈内动脉 AIS:常出现对侧"三偏综合征",优势半球侧病变可伴运动性失语,有时出现患侧一过性失明或 Honor 综合征,轻者可无临床症状或一过性单眼失明,重者可出现急性颅高压、昏迷,甚至死亡。

(2) 大脑中动脉 AIS:最常见,临床常见偏瘫、偏盲、偏身感觉障碍,常伴失语或惊厥发作。

(3) 大脑前动脉 AIS:相对少见,表现为对侧下肢运动和感觉障碍,可出现淡漠或欣快、强迫症等精神症状,或因旁中央小叶受累出现尿便潴留。

(4) 大脑后动脉 AIS:典型的大脑后动脉 AIS 表现为急性起病,深度昏迷,清醒后有短暂的遗忘,复视,垂直凝视麻痹,视野缺失,同向偏盲或皮质盲,可有轻瘫、对侧肢体深感觉障碍。

(5) 椎-基底动脉系统:小儿罕见,以眩晕为主要表现,可伴明显的脑干受累症状,或出现闭锁综合征。

(二) 辅助检查

1. **头颅 CT**　是疑似急性脑卒中患儿首选的影像学检查方法,可准确识别绝大多数颅内出血,帮助进行初步的鉴别诊断。AIS 头部 CT 可发现局灶性低密度区,并可据此推测血管闭塞的部位和病变范围。

2. **头颅 MRI** 对于较小的病灶及 CT 难于诊断的解剖结构如脑干、底节、后颅窝等敏感，且在梗死发生后 6 小时内，甚至早在 30 分钟内即可显示病变部位。

3. **MRA** 对于发现椎动脉及颅外动脉狭窄的敏感度和特异度高，可显示卒中部位管辖血管闭塞、狭窄或纤细。

4. **数字减影血管造影技术（DSA）** 是诊断 AIS 的金标准，但儿科临床应用受到一定限制。

5. **实验室检查** 包括病原学检查（病毒、细菌、真菌、支原体或衣原体等）、免疫学检查（红细胞沉降率、C 反应蛋白、类风湿因子、T 细胞亚群、免疫球蛋白、补体 C3、抗核抗体，甲状腺功能及抗体）、代谢检查（铁代谢、血糖、血氨、血乳酸、血脂、血气、肝肾功能、水电解质、血尿代谢筛查）、凝血状态筛查（凝血象、S 蛋白、C 蛋白），应尽快完善肌钙蛋白 I。

6. **胸部 X 线、心脏超声、心电图和腹部超声等** 评估有无其他脏器病变和/或功能受损。

7. **腰椎穿刺** 怀疑感染性疾病继发卒中时。

8. **脑电图** 怀疑癫痫发作的患儿应完善脑电图检查。

9. **考虑全身血性疾病时** AIS 患儿可完善颈动脉双侧超声及颅内多普勒 TCD 以及周身动脉和静脉血管超声检查，或影像学检查。

三、诊断思路

对小儿缺血性脑血管病的诊断一般应包括以下几个方面：①是否为血管病变，病变类型是什么；②血管病变的部位；③病因。要回答这些问题，应全面分析患儿的临床特征，并选择恰当的辅助检查。

1. 小儿脑血管病的临床表现复杂多样，年龄愈小愈不典型。急性起病一般仍是小儿脑血管病的共同特征。症候的不同取决于病变的类型、部位与范围。急性偏瘫是本病最常见、最主要的表现，约占全部小儿脑血管病变的 3/4。意识障碍和惊厥发作在小儿缺血性卒中的发生率也较高，约占 20%~40%。

在脑卒中早期出现惊厥是婴幼儿及 4 岁以下儿童的较常见特征之一，有些甚至首先出现惊厥发作。任何小儿如果突然出现偏瘫，伴或不伴其他神经功能异常，均应想到脑血管病变的可能性。

2. 如起病急骤，症状迅速到达高峰，应考虑脑栓塞；急性起病，症状于 2~3 天到达高峰，应考虑脑血栓形成；如呈反复发作性病程，发病后症候很快到达高峰且短期内（不超过 24 小时）缓解则应考虑小儿短暂性脑缺血发作。

3. 对于突然出现失语、偏瘫、惊厥、意识障碍、颅内压增高等为主要表现的患儿，首先要考虑是否为卒中（排除非血管性疾病）；是否为缺血性脑卒中（进行脑 CT/MRI 排除出血性脑卒中）。结合病史、实验室、脑病变和血管病变等资料进行病因分析。

4. 小儿 AIS 的病因与成人不同，后者主要由动脉粥样硬化引起，因此应特别重视卒中患儿的伴随症状或疾病，尤应注意发热或其他感染性疾病的症状。约半数小儿 AIS 与感染有关，化脓菌、结核菌、病毒、钩端螺旋体等感染均可引起脑血管病变。心脏结构异常、血液黏稠综合征、脱水、凝血功能异常等也是小儿 AIS 的常见原因。

四、治疗思路

（一）一般治疗

1. **氧疗**　无缺氧患儿不建议吸氧；呼吸衰竭及循环衰竭的患儿需给予气管插管及机械通气；非空气栓塞患儿不推荐高压氧。

2. **维持体液、能量、维生素及水电解质平衡**　急性期应积极控制高血糖。

3. **营养支持治疗**　发病 7 天内应尽早予以患儿肠内营养，对于存在吞咽困难患儿应尽早下胃管进行喂养（7 天内）并可持续留置胃管至患儿可良好的自主吞咽（2~3 周）。

4. **体温控制**　物理降温、口服退热药物等使体温维持在正常范围，并积极寻找和处理发热原因。

5. **感染控制**　多数 AIS 患儿由于感染性疾病导致，积极控制感染有利于疾病恢复。

（二）特异性治疗

1. **改善脑血循环**

（1）静脉溶栓：静脉溶栓儿童暂不推荐应用，血管内治疗要求年龄>18 周岁。

（2）抗凝治疗：不推荐常规应用。对于动脉夹层或心源性卒中，可应用肝素治疗。

（3）抗血小板聚集治疗：英国卒中治疗指南推荐儿童卒中不伴有镰状红细胞疾病或动脉剥离时，急性期可应用阿司匹林治疗。阿司匹林推荐剂量为 1~5mg/(kg·d)，口服，1 次/d。预防卒中复发，阿司匹林长期治疗剂量为 3~5mg/(kg·d)，如出现胃肠道反应，剂量降低为 1~3mg/(kg·d)，疗程 3~5 年。对于不能耐受阿司匹林的卒中患儿，可使用氯吡格雷替代，剂量为 1mg/(kg·d)。

（4）血液稀释疗法：适用于血液黏度过高、血容量不足患儿。低分子右旋糖酐可以改善症状，改善脑代谢和脑血液循环，对大多数 AIS 患儿，不推荐扩容治疗。

（5）降纤治疗：主要用于合并高纤维蛋白原血症患儿。常用药物包括降纤酶、巴曲酶及安克洛酶等。对不适合溶栓并经过严格筛选的脑梗死患儿，特别是高纤维蛋白原血症者可选用降纤治疗。

2. **扩张脑血管**　由于脑内盗血综合征，故适用于脑梗死后 2~3 周，早期一般不宜采用。一般采用盐酸罂粟碱、钙通道阻滞剂等。

（三）对症治疗

1. **脑水肿和颅内压增高**　甘露醇、呋塞米、甘油果糖或皮质醇类激素可减轻脑水肿、降低颅内压，减少脑疝的发生风险，可根据患儿的具体情况选择治疗剂量及给药次数。必要时可行外科减压术。

2. **癫痫**　AIS 后出现的急性期抽搐发作的治疗与其他神经系统症状引起的癫痫发作治疗方法一致，给予抗癫痫类药物。

孤立发作 1 次或急性期发作控制后，不建议长期使用抗癫痫药物。卒中后 2~3 个月再发的癫痫，建议按癫痫常规治疗进行长期药物治疗。脑卒中后癫痫持续状态，建议按癫痫持续状态治疗原则处理。

3. **肺炎**　疑有肺炎的发热患儿应予以抗生素治疗。早期评估和处理吞咽困难和误吸问题，对意识障碍患儿应特别注意预防肺炎。

4. **压疮**　对于肢体活动障碍患儿定期翻身，以防止皮肤受压。保持良好的皮肤卫生，保持营养充足。使用特定防压气垫床，直到恢复行动能力。

（四）病因治疗

针对性病因治疗，有助于卒中发作的更快稳定和防止再次发作。包括对心律失常、糖尿病、血液病及凝血障碍、脑血管炎等的治疗，以及对颅内血管畸形、烟雾病的外科矫治等。

（五）神经保护

理论上，神经保护药物可改善缺血性脑卒中患儿预后，临床上研究结论尚不一致，如氨基丁酸受体激动剂、兴奋性氨基酸受体拮抗剂、自由基清除剂、抗氧化剂、神经营养因子、神经生长因子及神经节苷脂等。

（六）康复

是脑卒中整体治疗中不可或缺的关键环节，包括物理治疗、作业治疗和语言治疗等，还应辅以针灸、推拿、理疗、高压氧等，以减轻神经损害后遗症，同时可给予心理支持和行为治疗。

五、预后及疾病预防

约 25% 的 AIS 患儿有复发的可能性，为降低脑卒中复发率，应尽早启动脑卒中二级预防。心源性脑栓塞与非心源性栓塞的脑卒中二级预防重点完全不同，前者强调抗凝治疗，后者突出根据病因的防治治疗等。

（杨凤华　刘雪雁）

第十五节 癫　　痫

一、疾病简介

癫痫(epilepsy)是一种有着不同病因基础、临床表现各异但以反复癫痫发作为共同特征的慢性脑部疾病,具有能够产生癫痫发作的持久易患性和出现相应的神经生物、认知、心理及社会等方面的后果,是神经系统最常见的疾病之一。中国大约有600万癫痫儿童。癫痫病因众多,一般分为遗传性、结构性、感染性、免疫性、代谢性以及未知病因等。

癫痫发作(epileptic seizure)是指由于脑内大量神经元异常过度、同步化放电所引起的一组临床症状,可以是惊厥性的,也可以是非惊厥性的。癫痫综合征(epileptic syndrome),是一组具有特征性临床和脑电图表现的癫痫疾病,且通常具有特定的病因。癫痫性脑病(epileptic encephalopathy),是指由于频繁痫性发作和/或癫痫样放电造成的进行性神经精神功能障碍或退化,如认知、语言、感觉、运动及行为等方面。新提出"发育性癫痫性脑病(developmental and epileptic encephalopathy)"的概念,指发育性因素和频繁的癫痫发作/放电在患儿脑功能障碍或倒退中发挥作用。

二、疾病特点

(一)临床表现

临床表现为反复的癫痫发作,分为局灶性起源、全面性起源、发作起始不明三大类,常见癫痫发作类型如下:

1. **局灶性运动性发作**　包括自动症发作、失张力发作、阵挛发作、癫痫性痉挛发作、过度运动发作、肌阵挛发作、强直发作。

(1)自动症:表现为一些不自主、无意识的动作,如舔唇、咂嘴、咀嚼、吞咽、摸索、擦脸、拍手、无目的走动、自言自语等,发作过后不能回忆。

(2) 局灶性失张力发作：是由于单侧或双侧部分肌肉张力突然丧失，导致不能维持原有的姿势，出现猝倒、肢体下坠等表现，发作时间相对短，持续数秒至10余秒多见，发作持续时间短者多不伴有明显的意识障碍。

(3) 局灶性阵挛发作和痉挛发作：阵挛表现为持续节律性刻板的部分肌肉收缩；痉挛表现为突然、短暂的部分肌肉的强直性屈性或者伸性收缩，多表现为发作性点头，偶有发作性后仰。其肌肉收缩的整个过程大约1~3秒，常成簇发作。

(4) 局灶性肌阵挛发作：是由于单侧或者双侧部分肌肉突发快速短促的收缩，表现为类似于躯体或者肢体电击样抖动，可连续数次。

(5) 局灶性强直发作：表现为发作性一组或多组肌群的强烈持续的收缩，肌肉僵直，使肢体和躯体固定在一定的紧张姿势，常不对称，持续数秒至数十秒。

2. **局灶性非运动性发作**　包括感觉性发作、自主神经性发作、行为终止发作、认知性发作、情绪性发作。

(1) 感觉性发作：包括躯体感觉、嗅觉、视觉、听觉、味觉、冷热觉或前庭感觉异常。

(2) 自主神经性发作：表现为胃肠道感觉异常，一种热或冷感，红脸、立毛、触觉、性欲勃发、呼吸改变，或其他自主神经症状。

(3) 行为终止发作：表现为行动停止和反应丧失。行动终止占整个发作过程的突出方面。

(4) 认知性发作：指患者发作时表现出语言、思维或高级神经功能方面的缺陷，如似曾相识、陌生感、幻觉、错觉、强迫性思维等异常认知现象。

(5) 情绪性发作：表现为情绪异常改变，包括恐惧、焦虑、激惹、愤怒、妄想、欣快、狂喜、大笑(发笑)、哭啼或吼叫等。

3. **全面性运动性发作**　包括强直-阵挛发作、阵挛发作、强直发作、肌阵挛发作、肌阵挛-强直-阵挛发作、肌阵挛-失张力发作、失张力发作、癫痫性痉挛发作。强直-阵挛发作以突发意识丧失、全身强直和抽搐为特征，典型的发作过程可分为强直期、阵挛期和发作后期,一次发作持续时间一般小于 5 分钟,常伴有舌咬伤、尿失禁等,并容易造成窒息等伤害。

4. **全面性非运动性发作** 包括典型失神发作、非典型失神发作、肌阵挛发作、眼睑肌阵挛伴失神发作。典型失神发作表现为突然发生、动作中止、凝视、叫之不应、可有眨眼,但基本不伴有或伴有轻微的运动症状,结束也突然;通常持续 5~20 秒,罕见超过 1 分钟,主要见于儿童失神癫痫。

(二) 体格检查

癫痫患儿发作期根据不同发作类型可出现异常的神经系统体征;发作间期可无神经系统异常表现。

(三) 辅助检查

1. **血生化检查** 包括血离子、血糖、血常规、肝肾功、免疫指标、血尿遗传代谢筛查等。癫痫患儿多数血生化检查正常。

2. **脑电图(EEG)检查** 是诊断癫痫最重要的辅助检查,依据 EEG 结果能明确癫痫诊断,确定癫痫发作类型,亦能监测治疗效果、客观评价预后。脑电图设备包括视频脑电图、24 小时便携式脑电图(动态脑电图)及脑电地形图等。

3. **脑脊液检查** 主要与颅内感染性疾病、脱髓鞘疾病等鉴别,对某些遗传代谢病的诊断也有帮助。

4. **神经影像学检查** ①头 CT:明确脑结构有无明显异常;②MRI 检查已成为癫痫影像学的基础手段,尤其是进行高分辨率的 MRI 扫描;③正电子发射断层成像(PET)可通过检测脑组织对葡萄糖的代谢率反映不同区域神经元功能状态,对局灶性癫痫定位诊断起到重要作用;④单光子发射计算机断层成像(SPECT)能够提供局部脑血流量信息,通过间歇期与发作起始时的成像对比,为致痫区定位诊断提供重要信息;⑤功能 MRI 以及脑磁图(magnetoencephalography,MEG)能够在癫痫致痫区定位方面提供重要信息,同时能够对癫痫患儿运动、感觉、语言功能区定位,越来越多的应用于癫痫外科领域。

5. **癫痫遗传学检测** 能够明确癫痫遗传学病因,为癫痫的精准治疗提供重要信息。检测方法包括染色体分析、全外显子(WES)及全基因组(WGS)测序等。目前使用二代测序技术(NGS),已有越来越多的癫痫致病基因被发现。

三、诊断思路

1. **癫痫的实用性临床定义** 是一种脑部疾病,符合以下任一情况即可诊断为癫痫:至少两次间隔>24 小时的非诱发性(或反射性)发作;一次非诱发性(或反射性)发作,而且未来 10 年内再次发作风险与两次非诱发性发作后再发风险相当(至少 60%);诊断为某种癫痫综合征。

2. **癫痫诊断的首要也是最重要部分** 先确定患儿的发作症状是否为癫痫发作,需要与其他非癫痫发作性疾病鉴别,如维生素 D 缺乏性手足搐搦症、屏气发作、低镁血症、晕厥、心因性发作、睡眠障碍和感染、代谢中毒等引起的发作性症状。

3. **区分诱发性和非诱发性癫痫发作** 并非所有的癫痫发作都要诊断为癫痫,诱发性癫痫发作即使反复出现通常也不考虑诊断为癫痫。将反复的急性诱发性发作误诊为"症状性癫痫"的做法必然导致过度诊断及治疗。存在癫痫发作但通常不诊断为癫痫的情况包括:新生儿良性发作、热性惊厥、酒精或药物戒断性发作、中枢神经系统或全身系统性疾病的急性期出现的发作。

4. **确诊癫痫后** 需进一步明确癫痫发作类型,及是否属于某种癫痫综合征。诊断癫痫综合征有助于治疗选择、判断预后。小儿常见的癫痫综合征如下。

(1) 大田原综合征(ohtahara syndrome):又称早期婴儿癫痫性脑病伴暴发抑制,主要表现为婴儿早期出现强直痉挛性发作,伴脑电图暴发抑制图形和严重的精神运动障碍。病因复杂,部分病例有脑结构病变。发作多难以控制,预后差,存活者常转变为婴儿痉挛症和 Lennox-Gastaut 综合征。

(2) 婴儿痉挛症(infantile spasms):又称 West 综合征,是临床最常见的癫痫性脑病。通常起病于 3~12 个月,典型表现为癫痫性痉挛发作、脑电图高度失律和精神运动发育障碍三联症,大多数预后不良。

(3) Lennox-Gastaut 综合征(Lennox-Gastaut syndrome,LGS):

是临床常见的年龄相关性癫痫脑病之一,多发生于1~8岁儿童。发病机制不明,病因复杂多样。典型三联症包括:多种癫痫发作类型、脑电图广泛性1.5~2.5Hz棘-慢综合波和精神运动发育迟滞。常见的发作类型包括强直、不典型失神、失张力,也可有肌阵挛发作、全面强直-阵挛发作及局灶性发作。发作频繁,药物难以控制,总体预后差。

(4) 儿童良性癫痫伴中央颞区棘波(benign childhood epilepsy with centro-t emporal spike,BECT),又称儿童良性罗兰多癫痫,是儿童期最常见的综合征,具有年龄依赖性,多数5~10岁发病。EEG特征性表现为中央颞区棘波,在睡眠期明显增多。发作特点多表现为面部和口咽局灶运动性感觉发作,偶有继发全面性发作。大多数病例仅在睡眠中发作,通常不频繁,大多数预后良好。

(5) 儿童失神癫痫(childhood absence epilepsy):是儿童期常见的特发性全面性癫痫综合征。一般起病于4~10岁,临床表现为频繁典型失神发作,可被过度通气诱发,发作期脑电图表现为双侧广泛、同步对称性3Hz棘-慢复合波。患儿精神运动发育正常,预后良好。

5. **分析查找癫痫的病因** 尽可能明确癫痫病因学分类。

6. **进一步判断是否存在癫痫共患病** 如多动注意缺陷综合征、抽动障碍、孤独症谱系疾病等。

7. **尽早诊治癫痫持续状态(status epilepticus,SE)** 传统定义为:一次癫痫发作持续30分钟以上,或频繁发作且间歇期意识未能恢复达30分钟以上。2015年国际抗癫痫联盟(International League Against Epilepsy,ILAE)将SE定义为:终止癫痫发作的机制失效或新的致痫机制导致了异常持久(t1)的痫性发作,且可能造成长期损伤(t2),引起包括神经元损害甚至死亡、神经网络结构改变等较严重的后果。癫痫发作t1及t2时间概念:①强直-阵挛发作t1为5分钟,t2为30分钟;②伴意识障碍的局灶性发作t1为10分钟,t2为60分钟;③失神发作t1为10~15分钟,t2未确定。癫痫持续状态又可分为惊厥性SE和非惊厥性SE;临床则以惊厥性SE多见,其中以强直-阵挛发作持续状态最常见。

四、治疗思路

癫痫的治疗不仅仅是控制发作,更重要的是提高患儿生活质量。癫痫治疗主要包括药物治疗、外科治疗、生酮饮食及神经调控治疗等。优化选择或采取综合性干预措施,重在对疾病长期全面的管理。

1. **一般治疗**　规律生活,避免癫痫发作的各种诱发因素。

2. **抗癫痫药物(antiepileptic drugs,AEDs)治疗**　药物选择需要依据癫痫发作类型(见表 8-15-1)、癫痫综合征类型及患儿的个体情况进行。药物治疗原则:依据发作类型与综合征选药;尽可能单药治疗;逐渐调整药物剂量、个体化治疗;合理的联合用药治疗:第一种药物治疗失败后需考虑选用不同机制、药代动力学及不良反应无相互增加、具有疗效协同增强作用的药物;规律用药、用药疗程足够;治疗中关注抗癫痫药物不良反应,定期随访等。常用 AEDs 药物剂量见表 8-15-2。

3. **其他治疗**

(1) 外科手术:除药物治疗外,癫痫外科治疗是主要的治疗手段之一,可用于药物难治性癫痫以及病变相关性癫痫,如局灶性脑皮质发育不良、海马硬化等。

(2) 生酮饮食治疗:可用于难治性儿童癫痫、葡萄糖转运体Ⅰ缺陷症、丙酮酸脱氢酶缺乏症的治疗。

(3) 神经调控治疗:包括迷走神经刺激术、经颅电刺激、经颅磁刺激术等可作为辅助治疗选择。

4. **癫痫持续状态的治疗**　参见惊厥持续状态治疗。

五、预后

1. **预后**　癫痫的预后受多种因素影响。大多数患儿 AEDs 治疗效果良好,其中约 2/3 的患儿获得长期无发作,部分可以停药。但停药后存在癫痫复发风险,癫痫复发的高风险因素包括青少年起病的癫痫,局灶性发作,潜在神经系统病变,儿童异常脑电图等。

2. **预防**　约 25% 的癫痫是能够预防的,主要可控的癫痫危

表 8-15-1 依据癫痫发作类型 AEDs 的选择

癫痫发作类型	一线治疗	添加治疗	其他可考虑的治疗	可能加重发作的药物（不推荐）
全面性强直-阵挛发作	丙戊酸钠、奥卡西平、卡马西平、拉莫三嗪	丙戊酸钠、左乙拉西坦、托吡酯、拉莫三嗪、氯巴占		若同时存在失神或肌阵挛发作，则慎用奥卡西平、卡马西平、加巴喷丁
局灶性发作	奥卡西平、左乙拉西坦、卡马西平、丙戊酸钠、拉莫三嗪	奥卡西平、左乙拉西坦、卡马西平、丙戊酸钠、拉莫三嗪、托吡酯、氯巴占、加巴喷丁、拉科酰胺	苯巴比妥、唑尼沙胺	
强直或失张力发作	丙戊酸钠	拉莫三嗪	托吡酯、卢非酰胺	奥卡西平、卡马西平、加巴喷丁
失神发作	丙戊酸钠、拉莫三嗪、乙琥胺	乙琥胺、拉莫三嗪、丙戊酸钠	氯硝西泮、左乙拉西坦、托吡酯、氯巴占、唑尼沙胺	奥卡西平、卡马西平、加巴喷丁
肌阵挛发作	左乙拉西坦、丙戊酸钠、托吡酯	左乙拉西坦、丙戊酸钠、托吡酯	氯硝西泮、氯巴占、唑尼沙胺	奥卡西平、卡马西平、加巴喷丁

表 8-15-2　常用 AEDs 药物剂量表

药物名称		起始剂量	增加剂量	维持剂量	最大剂量	每日用药次数
丙戊酸钠	成人	5~10mg/(kg·d)	逐渐增加剂量	600~1 200mg/d	1 800mg/d	2~3
	儿童	15mg/(kg·d)	逐渐增加剂量	20~30mg/(kg·d)		2~3
奥卡西平	成人	300mg/d	300/周	600~1 200mg/d	2 400mg/d	2
	儿童	8~10mg/(kg·d)	10mg/(kg·周)	20~30mg/(kg·d)	46mg/(kg·d)	2
托吡酯	成人	25mg/d	25mg/周	100~200mg/d		2
	儿童	0.5~1mg/(kg·d)	0.5mg/(kg·d)	3~6mg/(kg·d)		2
左乙拉西坦	成人	1 000mg/d	500~1 000mg/2 周	1 000~4 000mg/d		2
	儿童	14~20mg/(kg·d)	14~20mg/(kg·d·2 周)	20~60mg/(kg·d)		2
氯硝西泮	成人	1.5mg/d	0.5~1mg/3d	4~8mg/d	20mg/d	3
	儿童 10 岁以下或<30kg	0.01~0.03mg/(kg·d)	0.03~0.05mg/(kg·3d)	0.1~0.2mg/(kg·d)		2~3
拉莫三嗪	成人及 12 岁以上儿童单药治疗	25mg/d	50~100mg/2 周	100~200mg/d	500mg/d	1~2
	与肝酶诱导类 AEDs 合用					

续表

药物名称		起始剂量	增加剂量	维持剂量	最大剂量	每日用药次数
拉莫三嗪	成人及12岁以上儿童	50mg/d	100mg/2周	200~400mg/d		1~2
	2~12岁儿童	0.6mg/(kg·d)	1.2mg/(kg·2周)	5~15mg/(kg·d)		2
	与丙戊酸类药物合用					
	成人及12岁以上儿童	12.5mg/d	25~50mg/2周	100~200mg/d		1~2
	2~12岁儿童	0.15mg/(kg·d)	0.3mg/(kg·2周)	1~5mg/(kg·d)		1~2
	与其他AED合用					
	成人及12岁以上儿童	25mg/d	50~100mg/2周	100~200mg		1~2
	2~12岁儿童	0.3mg/kg	0.6mg/(kg·2周)	1~10mg/kg	200mg/d	1~2

险因素有围产期损伤、中枢神经系统感染、脑外伤和卒中。

有效的措施包括：孕妇和新生儿保健、传染病防控、避免外伤和心脑血管保健。

癫痫的二级预防措施：初级预防是指防止影响大脑出现癫痫发展的潜在事件如外伤或脑部疾病，二级预防指初始事件发生后的早期治疗以限制癫痫及脑损害的进展，初级预防和二级预防同等重要。

（范玉颖　刘雪雁）

第十六节　抽 动 障 碍

一、疾病简介

抽动（tic）是一种不自主、无目的、快速、刻板的肌肉收缩，分为运动性抽动和发声性抽动。抽动障碍（tic disorders，TD）是一种起病于儿童时期、以运动抽动和/或发声抽动为主要表现的神经精神疾病。男性明显多于女性，男女之比为（3~5）：1。其临床表现多样，部分患儿表现为难治性，可伴多种共患病。共患病增加了疾病的复杂性和严重性，影响患儿学习、社会适应能力、个性及心理品质的健康发展，给治疗和管理增添诸多困难。

TD 发病是遗传、生物、心理和环境等因素相互作用的综合结果，确切病因和发病机制不清，中枢神经递质失衡，纹状体多巴胺活动过度或突触后多巴胺受体超敏感为其发病机制的关键环节。

二、疾病特点

（一）临床表现

1. **一般特征**　TD 的起病年龄为 2~21 岁，以 5~10 岁最多见，10~12 岁最严重。

2. **抽动分类**　分为运动性抽动和发声性抽动：运动性抽动是指头面部、颈、肩、躯干及四肢肌肉不自主、突发、快速收缩运动；发声性抽动是口鼻、咽喉及呼吸肌群的收缩，通过鼻、口腔和咽喉的气流而发声。运动性抽动或发声性抽动可再进一步分为简单性和复杂性两类,有时二者不易分清:前者仅累及一组肌肉,表现一种短暂、孤立的急跳状运动,或一种简单、无意义、不连接的发音。诸如眨眼、皱眉、耸肩等,声音如鼻吸气喉鸣声、清喉声、尖叫、吹气、吸吮等;复杂性运动性抽动为协调性系列运动类似正常运动动作或姿势,但并无目的,发生强度与时间均不恰当,诸如触摸、打、跳、踢、模仿姿势等,复杂性发声抽动包括单词、词组、甚至秽语、重复别人语言等。40%~55% 的患儿于运动性抽动或发声性抽动之前有身体局部不适感,称为感觉性抽动,被认为是先兆症状(前驱症状),年长儿尤为多见,包括压迫感、痒感、痛感、热感、冷感或其他异样感觉。

3. **抽动特点**

(1) 病初抽动症状通常从面部开始,逐渐发展到头、颈、肩部肌肉,而后波及躯干及上、下肢,眨眼是 TD 最常见的首发症状。

(2) 抽动形式也可以从一种形式转变为另一种形式,或者出现新的抽动形式。

(3) 抽动频度和强度在病程中呈现明显的波动性,新的抽动症状可以取代旧的抽动症状,或叠加在旧的抽动症状之上。病程较长的患儿,有时在出现抽动或发声后,迅速做一另外动作企图掩饰,使得临床表现更加复杂。

(4) 抽动症状时好时坏,可暂时或长期自然缓解,也可因某些诱因而加重或减轻。

(5) 与其他运动障碍不同,抽动是在运动功能正常的情况下发生,非持久性存在,且症状可短暂自我控制。

4. **常见加重抽动的因素**　包括紧张、焦虑、生气、惊吓、兴奋、疲劳、伴发感染、被人提醒等。常见减轻抽动的因素包括注意力集中、放松、情绪稳定等。

5. **共患病**　约半数患儿共患 1 种或多种行为障碍,包括注意缺陷多动障碍(attention deficit and hyperactive disorder,ADHD)、学习困难(learning difficulty,LD)、强迫症(obsessive-compulsive disorder,OCD)、睡眠障碍(sleep disorder,SD)、情绪障碍(emotional disorder,ED)、自伤行为(self injurious behavior,SIB)、品行障碍

(conduct disorder,CD)、暴怒发作等。其中共患 ADHD 最常见,其次是 OCD。TD 共患病越多,病情越严重。

(二) 辅助检查

1. **TD 的辅助检查** 结果一般无特征性异常,仅少数 TD 患儿可有非特异性改变,目的在于评估共患病及排除其他疾病。

2. **实验室检查** 根据需要可选做血常规生化、微量元素、IGE、ASO、铜蓝蛋白、免疫相关、脑脊液检测等。

3. **脑电图检查** 可发现少数TD患儿背景慢化或不对称等,主要有助于鉴别癫痫发作。

4. **头颅 CT 或 MRI 等神经影像学检查** 主要在于排除基底核等部位有无器质性病变。

5. **心理测验** 有助于判别共患病。

6. **评估抽动严重程度** 可采用耶鲁综合抽动严重程度量表(Yale Global Tic Severity Scale,YGTSS)等进行量化评定,其TD 严重程度判定标准:YGTSS 总分<25 分属轻度,25~50 分属中度,>50 分属重度。

三、诊断思路

1. **诊断指标** TD 的诊断缺乏特异性诊断指标,主要采用临床描述性诊断方法,依据患儿抽动症状及相关共患精神行为表现进行诊断。因此,详细询问病史是正确诊断的前提,体格检查包括神经、精神检查;可选择的辅助检查包括脑电图、神经影像、心理测验及实验室检查,目的在于评估共患病及排除其他疾病。

2. **DSM-5 中的诊断标准**

(1) 短暂性 TD:①一种或多种运动性抽动和/或发声性抽动;②抽动 1 天发作多次,几乎每天发作,持续时间至少 4 周,但不超过 1 年;③18 岁以前起病;④TD 症状不是直接由某些药物(如兴奋剂)或内科疾病(如亨廷顿舞蹈病或病毒感染后脑炎)所致;⑤既往无慢性 TD 或 TS 病史。

(2) 慢性 TD:①一种或多种运动性抽动或发声性抽动,但在病程中不同时出现;②抽动可每天或频繁发作,病程超过 1 年;

③18 岁以前起病；④TD 症状不是由某些药物（如兴奋剂）或内科疾病（如病毒感染后脑炎）所致；⑤既往无 TS 病史。

(3) 发声和多种运动联合抽动障碍：①在病程中具有多种运动性抽动及一种或多种发声性抽动，不必在同一时间出现；②抽动可每天发作多次（通常为丛集性）或间歇发作，抽动病程在 1 年以上；③18 岁以前起病；④抽动症状不是直接由某些药物（如兴奋剂）或内科疾病（如病毒感染后脑炎）所致。

3. **病情评估** 根据病情严重程度，可分为轻度、中度及重度。轻度（轻症）是指抽动症状轻，不影响患儿生活、学习或社交活动等；中度是指抽动症状重，但对患儿生活、学习或社交活动等影响较小；重度（重症）是指抽动症状重，并明显影响患儿生活、学习或社交活动等。也可依据抽动严重程度量表进行客观、量化评定，如耶鲁综合抽动严重程度量表等。此外，TD 伴发共患病越多，病情越严重。

4. **诊断流程** 临床诊断有赖于详细的病史、体检和相关辅助检查。应与患儿直接会谈，观察抽动和一般行为表现，弄清症状的主次、范围、演变规律及发生的先后过程。要注意患儿的症状可短暂自我控制，易被忽视而漏诊。同时，TD 由于常共患 ADHD、强迫障碍等，也易被误诊。

5. **鉴别诊断** 肌张力障碍也是一种不自主运动引起的扭曲、重复运动或姿势异常，亦可在紧张、生气或疲劳时加重，易与 TD 相混淆，但肌张力障碍的肌肉收缩顶峰有短时间持续而呈特殊姿势或表情，异常运动的方向及模式较为恒定。诊断 TD 还需注意排除风湿性舞蹈病、肝豆状核变性、癫痫、药源性抽动、心因性抽动及其他锥体外系疾病。

(1) 风湿性舞蹈病：实验室检查可有血沉降升高、抗链球菌溶血素 O 抗体阳性、C 反应蛋白升高，抗风湿治疗有效。

(2) 肝豆状核变性：通常有肝损害，眼角膜可见 K-F 环。实验室检查肝功能异常、血清铜蓝蛋白降低、尿铜排泄增加可资鉴别。

(3) 癫痫：在同一患儿身上发作形式比较固定，且抽搐发作次数远较 TD 少。TD 抽动能够受意志控制一段时间，而癫痫发作则无法用意志控制。TD 发作时脑电图多数无癫痫样放电，而癫痫发作时脑电图为癫痫样放电。

(4) 多种器质性疾病及有关因素也可以引起 TD,即继发性 TD。包括遗传因素(如 21 三体综合征、脆性 X 综合征、结节性硬化、神经棘红细胞增多症等)、感染因素(如链球菌感染、脑炎、神经梅毒、克-雅病等)、中毒因素(如一氧化碳、汞、蜂毒等中毒)、药物因素(如哌甲酯、匹莫林、安非他明、可卡因、卡马西平、苯巴比妥、苯妥英、拉莫三嗪等)及其他因素(如脑卒中、头部外伤、发育障碍、神经变性病等)。

四、治疗思路

治疗前应确定治疗的靶症状,通常是对患儿日常生活、学习或社交活动影响最大的症状。抽动通常是治疗的靶症状,对于轻度 TD 患儿,主要是心理疏导,密切观察;中重度 TD 患儿的治疗原则是药物治疗和心理行为治疗并重。而有些患儿靶症状是多动、冲动、强迫观念等共患病症状时,需在精神科医师等多学科指导下制定治疗方案。

(一) 非药物治疗

1. **心理行为治疗**　对于轻症患儿,多数单纯心理行为治疗即可奏效。对患儿和家长进行心理咨询,同时可给予行为治疗,其中习惯逆转训练、效应预防暴露是一线行为治疗。

2. **教育干预**　在对 TD 进行积极药物治疗的同时,对患儿的学习问题、社会适应能力和自尊心等方面予以教育干预。策略涉及家庭、学校和社会。

3. **神经调控治疗**　重复经颅磁刺激、脑电生物反馈和经颅微电流刺激等神经调控疗法,可尝试用于药物难治性 TD 患儿。

(二) 药物治疗

1. **要求**　对于中至重度 TD 患儿,单纯心理行为治疗效果不佳时,需加用药物治疗,包括多巴胺受体阻滞剂、α 受体激动剂以及其他药物。药物治疗要求疗程足,剂量适宜,不宜过早换药或停药。

2. **儿科常用治疗 TD 药物**　硫必利、舒必利、阿立哌唑、可乐定、氟哌啶醇等,超病种和超年龄适应证范围的标签外用药前应与患儿家长进行有效沟通,并注意监测药物不良反应。亦有文献报道托吡酯、丙戊酸钠等药物具有抗抽动作用。

3. 治疗方案

(1) 一线药物:可选用硫必利、舒必利、阿立哌唑、可乐定等。从最低起始剂量开始,逐渐缓慢加量(1~2 周增加 1 次剂量)至治疗剂量。

(2) 强化治疗:病情基本控制后,需继续治疗剂量至少 1~3 个月,称为强化治疗。

(3) 维持治疗:强化治疗阶段后病情控制良好,仍需维持治疗 6~12 个月,维持剂量一般为治疗剂量的 1/2~2/3。强化治疗和维持治疗的目的在于巩固疗效和减少复发。

(4) 停药:经过维持治疗阶段后,若病情完全控制,可考虑逐渐减停药物,减量期至少 1~3 个月。用药总疗程为 1~2 年。若症状再发或加重,则应恢复用药或加大剂量。

(5) 联合用药:当使用单一药物仅能使部分抽动症状改善,难治性 TD 亦需要联合用药。

(6) 如共患 ADHD、OCD 或其他行为障碍时,可转诊至儿童精神/心理科进行综合治疗。

五、预后

TD 症状可随年龄增长和脑部发育逐渐完善而减轻或缓解,需在 18 岁青春期后评估其预后,总体预后相对良好。大部分 TD 患儿成年后能像健康人一样工作和生活,但也有少部分患儿抽动症状迁延或因共患病而影响工作和生活质量。

TD 患儿到成年期的 3 种结局:近半数患儿病情完全缓解;30%~50% 的患儿病情减轻;5%~10% 的患儿一直迁延至成年或终生,病情无变化或加重,可因抽动症状或共患病而影响患儿生活质量。

TD 患儿的预后与是否合并共患病、是否有精神或神经疾病家族史及抽动严重程度等危险因素有关。

(吴 琼 刘雪雁)

第九章　内分泌疾病

第一节　生长激素缺乏症

一、疾病简介

生长激素缺乏症(growth hormone deficiency,GHD)是由于腺垂体合成或分泌生长激素(growth hormone,GH)部分或完全缺乏,或由于GH分子结构异常等所致的生长发育障碍性疾病。患儿身材矮小,即身高低于同种族、同年龄、同性别正常健康儿童平均身高2个标准差(–2*SD*)或身高位于正常儿童生长曲线第三百分位。

本病是由于下丘脑-生长激素-胰岛素样生长因子(insulin-like growth factor-1,IGF-1)轴功能缺陷是导致GHD的病因,可分为原发性和继发性。下丘脑功能异常、垂体发育异常及GH基因缺陷为原发性GHD。而由于下丘脑、垂体或颅内肿瘤,颅脑外伤(产伤、手术损伤等)及放射性损伤引起的为继发性GHD。

二、疾病特点

(一)临床表现

1. 部分患儿出生时有难产史、窒息史或者胎位不正,应注意询问出生史。患儿出生时身长正常,1岁后起出现生长减慢,后逐渐明显,至2~3岁时引起家长注意。

2. 矮小,身高低于正常均数–2*SD*以下。生长速度较同龄儿减慢,如学龄儿每年增长不足5cm。患儿声音高尖,智力正常。一般出牙、换牙延迟,同时伴有骨龄落后。

3. 伴有其他垂体激素缺乏会出现相应的临床症状，如：伴有促肾上腺皮质激素缺乏者容易发生低血糖；伴促甲状腺激素（thyroid stimulating hormone，TSH）缺乏者可能有食欲下降、不爱活动等轻度甲状腺功能不足症状；伴有促性腺激素缺乏者性腺发育不全，到青春期仍无性器官发育和第二性征缺乏。

（二）体格检查

体态匀称，上部量比下部量正常。皮下脂肪相对较多，可出现腹部脂肪堆积，面容幼稚，圆脸。

（三）辅助检查

1. 生长激素刺激试验

（1）筛查试验，门诊常做运动实验，用作对 GHD 筛查。试验方法：试验前 4 小时禁食，休息 30 分钟，抽血作为对照，然后令患儿快走 15 分钟，上下楼梯 5 分钟，停止运动后抽血。如运动后 GH<10ng/ml，应进一步做 GH 刺激试验。

（2）GH 药物刺激试验，试验方法：①一夜禁食，次日清晨空腹静卧 30 分钟，于用药前及用药后 30 分钟、60 分钟、90 分钟、120 分钟各取血 2ml（共 5 次）测 GH。在做胰岛素低血糖刺激试验时要同时采血测血糖值。为了诊断准确，一个患儿必须作两项以上刺激试验才能诊断。②结果判定：GH 峰值<5μg/L 诊断为生长激素缺乏；GH 峰值在 5~10μg/L 之间为部分缺乏；GH 峰值≥10μg/L 者为正常。③常用药物：短效胰岛素，0.1U/kg 稀释成 1.0U/mL 静脉注射；精氨酸，0.5g/kg 用注射用水配成 10% 溶液 30 分钟内静脉注射；可乐定，4μg/kg 晨起口服；左旋多巴，10mg/kg 晨起口服。生长激素刺激试验具体操作见表 9-1-1。

表 9-1-1 生长激素刺激试验具体操作方法

试验	方法	采血时间
生理性		
运动	禁食 4~8h 后，剧烈活动 15~20 分钟	开始运动后 20~40 分钟
睡眠	晚间入睡后用脑电图监护	Ⅲ~Ⅳ期睡眠时

续表

试验	方法	采血时间
药物刺激		
胰岛素	0.05~0.1U/kg,静脉注射	第 0,15,30,60,90,120 分钟测血糖、GH、皮质醇
精氨酸	0.5g/kg,用注射用水配成5%~10%溶液,30分钟静滴完	第 0,30,60,90,120 分钟测 GH
可乐定	4μg/kg,1 次口服	同上
左旋多巴	10μg/kg(不超过 500mg),1 次口服	同上

2. **血清 IGF-1、胰岛素样生长因子结合蛋白 3(IGFBP3)测定**　血循环中的 IGF-1 大多与 IGFBP3 结合。两者血中浓度稳定,并于与 GH 水平呈一致关系,是较理想的检测下丘脑-GH-IGF 生长轴功能指标。GHD 患儿血清 IGF-1、IGFBP3 皆低下。其他可根据临床表现可选择性地检测甲状腺激素和性腺激素等,判断有无甲状腺、性腺轴等相关激素缺乏。女孩必要时还应查染色体。

3. **IGF-1 生成试验**　对疑诊 GH 抵抗(如 Laron 综合征)的患儿,可通过本试验检测 GH 受体功能。①方法一:0.075~0.15U/(kg·d)每晚皮下注射基因重组人生长激素(recombinant human growth hormone,rhGH)1 周,于注射前、注射后第 5 和 8 天各采血 1 次,测定 IGF-1。②方法二:0.3U/(kg·d)每晚皮下注射 rhGH,共 4 天,于注射前和末次注射后各采血样 1 次,测定 IGF-1。血清 IGF-1 在注射后较其基础值增高 3 倍以上,或达到与其年龄相当的正常值。

4. **影像学检查**　摄左腕部 X 线正位片,6 个月以下摄膝关节正位片检查骨龄。对确诊的 GHD 应做下丘脑-垂体 MRI 检查。

三、诊断思路

1. 生长激素缺乏症主要是一种临床诊断,根据患儿发育特征及结合辅助检查确诊。诊断依据包括:①患儿出生时身长和体重均正常,1 岁后出现生长速度减慢,身高落后于同年龄、同性别正常健康儿童身高第 3 百分位或–2*SD* 以下;②年生长速率<7cm/年(3岁以下);<5cm/年(3岁~青春期);<6cm/年(青春期);③匀称性矮小,面容幼稚;④智力正常;⑤骨龄落后于实际年龄;⑥两项GH药物激发试验GH峰值<10μg/L;⑦IGF-1、IGFBP3水平低于正常。

2. 尽管是儿科内分泌常见疾病,仍需注意矮小的患儿应充分鉴别诊断。不能仅仅凭借GH激发试验去诊断,应仔细查体,注意有无特殊面容、皮肤有无异常、有无如先天性心脏疾病、肾脏疾病等慢性疾病,染色体有无异常,除外其他可能引起矮小的病因。若仍有生长速度下降,但GH激素激发试验GH峰值≥10μg/L,IGF-1浓度正常,骨龄正常或延迟,需考虑特发性矮小。

3. 父母身高均矮的患儿,需与家族性矮小症进行鉴别,这样的患儿身高常在第三百分位数左右,但年生长速率正常,骨龄与年龄相当,智能和性发育均正常。

4. 青春期矮小儿童,应注意性腺发育情况,注意体质性青春延迟的可能,一般男孩多见,青春发育延迟,多有家族史,父母一方往往有青春发育延迟病史。身高与骨龄相当,最终身高正常。

5. 甲状腺功能检测很重要,在就诊的矮小儿童中,需要除外甲状腺功能减低症,因甲状腺功能低下可导致生长速度下降及骨龄落后,可通过化验甲状腺功能进行鉴别。

6. 对于女孩身材矮小,需要除外特纳综合征,本病特点一般身材矮小,性腺发育不良,具有特殊的体征,如后发际线低、蹼状颈、肘外翻、乳距宽等,完善染色体检查有助于诊断。

四、治疗思路

基因重组人生长激素(rhGH)替代治疗是治疗本病最有效的方法,rhGH已被广泛应用于临床,短效生长激素可分为水剂及粉剂,用量为每天0.1U/kg,每晚临睡前皮下注射,每周6~7次。目前还有长效制剂用量为每周0.1~0.2mg/kg。一般治疗6~12个月疗效最明显,身高增长可达每年10~12cm以上。开始治疗的年龄愈小,效果愈好。原则上治疗可持续至骨骺融合为止。

治疗后每月查身高、体重,每3个月查血糖、FT_3、FT_4、TSH和IGF-1、IGFBP3,每6个月查血、尿常规,肝功能、肾功能,摄左腕正位片1次。血清IGF-1检测可用来评估rhGH疗效和安全性。应用rhGH注意有无副作用的发生,可能出现:①注射局部红肿,可能与制剂纯度相关,停药后可消失;②少数患儿注射后可产生抗体;③一过性血糖增高,一般停药后可恢复正常;④甲状腺功能减低,如果出现,应加用甲状腺素治疗;⑤脊柱侧弯,股骨头滑脱等。目前临床资料未显示rhGH治疗可增加肿瘤发生、复发,但对于恶性肿瘤及严重的糖尿病患儿不建议rhGH治疗。rhGH治疗前应常规行垂体MRI检查,以排除颅内肿瘤。

(杨 敏)

第二节 性 早 熟

一、疾病简介

性早熟(precocious puberty)是指女童在7.5岁前,男童在9岁前呈现第二性征的一种常见的内分泌疾病。目前全球儿童青春发育普遍提前,不同国家定义年龄不同,因此需注意该定义有一定的主观性。本病女孩较多见,男、女之比为1∶4。

按发病机制和临床表现分为中枢性(促性腺激素释放激素依赖性)性早熟和外周性(非促性腺激素释放激素依赖性)性早熟。中枢性性早熟(central precocious puberty,CPP)具有与正常青春发育类同的下丘脑-垂体-性腺轴(hypothalamic-pituitary-gonad axis,HPGA)发动、成熟的程序性过程,直至生殖系统成熟。特发性CPP多见,下丘脑垂体病变,如错构瘤、松果体瘤,先天畸形及原发甲状腺功能减退症也可导致CPP发生。外周性性早熟是由于各种原因引起的体内性甾体激素升高至青春期水平,故只有第二性征的早现,不具有完整的性发育程序性过程。常见的病因包括肾上腺疾病、性腺肿瘤及McCune-Albrigt综合征等。

二、疾病特点

(一)临床表现

1. 中枢性性早熟 ①第二性征提前出现,并按照正常的程序进展。女孩首先出现乳房发育、乳头增大，大、小阴唇增大，色素沉着，阴道出现白色分泌物，一般乳房发育2年左右出现月经初潮。男孩表现为睾丸增大，阴囊皮肤皱褶增加，色素加深，阴茎增长增粗，阴毛、腋毛、胡须生长，一般睾丸增大2年后出现变声和遗精。身高增长突增。②如合并颅内肿瘤，后期可能出现颅压增高、头痛、呕吐、视野缺损等表现。

2. **外周性性早熟**　第二性征提前出现，但不按正常的发育程序进展，临床表现差异较大，性腺大小一般在青春前期水平。

（二）体格检查

女孩一般乳房B2~B4期，可触及乳核，伴或不伴触痛，乳晕可色素沉着，若色素沉着明显，应高度注意外周性性早熟；可伴或不伴阴毛生长，大小阴唇可有色素沉着，阴道口可见分泌物。男孩可伴或不伴胡须及喉结，发育初期可在阴茎根部发现少量阴毛，双侧睾丸增大≥4ml。

（三）辅助检查

1. **基础性激素测定**　基础促黄体生成激素（luteinizing hormone，LH）有筛查意义，如LH 3.0~5.0IU/L可肯定已有中枢性发动。凭基础值不能确诊时需进行激发试验。人绒毛膜促性腺素（human chorionic gonadotropin，HCG）（β-HCG）和甲胎蛋白（alpha fetoprotein，AFP）应当纳入基本筛查，是诊断分泌HCG生殖细胞瘤的重要线索。雌激素和睾酮水平升高有辅助诊断意义。

2. **促性腺激素释放激素激发试验**　①方法：以促性腺激素释放激素（gonadotropin-releasing hormone，GnRH）2.5~3.0μg/kg（最大剂量100μg）皮下或静脉注射，于注射的0、30、60和90分钟测定血清LH和卵泡刺激素（follitropin，folliclestimulating hormone，FSH）水平。GnRH类似物（GnRH analogue，GnRHa）的激发作用比天然GnRH强数十倍，峰值在60~120分钟出现，一般不推荐其在常规诊断中使用。②判断：如用化学发光法测定，激发峰值LH>3.3~5.0IU/L是判断真性发育界点，同时LH/FSH比值>0.6时可诊断为中枢性性早熟。目前认为以激发后30~60分钟单次的激发值，达到以上标准也可诊断。如激发峰值以FSH升高为主,LH/FSH 比值低下,结合临床可能是单纯性乳房早发育或中枢性性早熟的早期,后者需定期随访,必要时重复检查。

3. **影像学检查子宫卵巢 B 超**　①单侧卵巢容积≥1~3ml,并可见多个直径≥4mm 的卵泡,可认为卵巢已进入青春发育状态;子宫长度>3.4~4cm 可认为已进入青春发育状态,可见子宫内膜影提示雌激素呈有意义的升高。但单凭 B 超检查结果不能作为 CPP 诊断依据。②骨龄是预测成年身高的重要依据,但对鉴别中枢和外周性无特异性。③垂体 MRI 对于鉴别有垂体占位及发育异常有非常重要的作用。对于确诊为 CPP 所有男孩,6 岁以下发病的女孩及性成熟过程迅速或有其他中枢病变表现者必须做该项检查。

三、诊断思路

1. **性早熟诊断需结合临床表现及辅助检查**　中枢性早熟诊断依据包括:①女孩 7.5 岁前、男孩 9 岁前出现第二性征;②有性腺发育的依据,女孩按子宫附件超声影像进行判断,男孩双侧睾丸容积≥4ml;③促性腺激素水平升高至青春期水平;④骨龄一般提前,但发现早者也可不提前;⑤睾酮或 E_2 水平可升高至青春期水平。外周性性早熟除第二性征出现外,临床表现差异较大,促性腺激素水平一般位于青春期前甚至更低水平,可通过完善 GnRH 激发试验来明确诊断。

2. **对于中枢性性早熟的诊断明确**　尤其对于男孩,应积极查找病因,如明确有无中枢神经系统占位性病变,如错构瘤、松果体瘤等。女孩大部分为特发性,但仍需鉴别诊断,如除外染色体异常等引起的性早熟。

3. **对于外周性性早熟**　需注意有无其他伴随症状,如伴有皮肤牛奶咖啡斑、骨折等需注意是否为 McCune-Albrigt 综合征。先天性肾上腺皮质增生症(congenital adrenal hyperplasia,CAH)是外周性性早熟的常见病因,需注意患儿除性早熟外,有无其他伴随症状,如血压高、离子紊乱等,进一步明确 CAH 类型。

4. **起病年龄小的女童**　需注意鉴别单纯乳房早发育,这样患儿常小于 2 岁，乳腺轻度发育，呈周期性变化。不伴生长加速及骨龄提前，血中 FSH 及雌二醇(E_2)的水平常有轻度增高，GnRH 兴奋试验中 FSH 峰值升高为主。部分患儿可逐步演变成完全性中枢性性早熟，应密切随访。

5. **对于仅有阴毛生长，不伴其他性征患儿，需要鉴别单纯阴毛早现**　男孩、女孩均可发生，为不完全性性早熟类型，除阴毛外可伴有腋毛发育，无性腺发育，亦无男性化，部分患儿有轻度生长加速及骨龄提前，常有家族史。可能与肾上腺功能早现，过早分泌大量雄激素有关。

四、治疗思路

1. **中枢性性早熟**　GnRH 类似物(GnRHa)是当前主要的治疗选择，目前常用制剂有曲普瑞林和亮丙瑞林的缓释剂。

(1) 以改善成年身高为目的的应用指征：①骨龄大于年龄 2 岁或以上，但需女孩骨龄≤11.5 岁，男孩骨龄≤12.5 岁者。②预测成年身高：女孩<150cm，男孩<160cm。③发育进程迅速，骨龄增长/年龄增长>1。

(2) GnRHa 剂量：GnRHa 缓释剂的常规初始剂量是 3.75mg，此后剂量 80~100μg/(kg·4w)；或采用通用剂量 3.75mg，每 4 周注射 1 次。但需强调的是，维持剂量应当个体化，根据性腺轴功能抑制情况而定(包括性征、性激素水平和骨龄进展)，男孩剂量可偏大。

(3) 治疗监测和停药决定：治疗过程中每 3~6 个月测量身高以及性征发育状况；首剂 3~6 个月末复查 GnRH 激发试验，LH 峰值在青春前期水平提示剂量合适。其后对女孩需定期复查基础血清 E_2 和子宫、卵巢 B 超；男孩需复查基础血清睾酮浓度以判断性腺轴功能抑制状况。每半年复查骨龄 1 次，结合身高增长，预测成年身高改善情况。首次注射后可能发生阴道出血，但如继后注射仍有出血时应当认真评估。为改善成年身高的目的疗程至少 2 年，具体疗程需个体化。

一般建议在年龄 11 岁，或骨龄 12~13 岁(女孩 12 岁，男孩 13 岁)时停药，可望达最大成年身高，开始治疗较早者(<6 岁)成

年身高改善较为显著。

单纯性乳房早发育多呈自限病程，一般不需药物治疗，但需强调定期随访，小部分患儿可能转化为中枢性性早熟，尤其在4岁以后起病者。

有中枢器质性病变的CPP患儿应当按照病变性质行相应病因治疗。错构瘤是发育异常，如无颅压增高或其他中枢神经系统表现者，不需手术，仍按特发性真性性早熟药物治疗方案治疗。蛛网膜下腔囊肿亦然。

(4) GnRHa治疗中部分患儿生长减速明显，小样本资料显示联合应用重组人生长激素(rhGH)可改善生长速率或成年身高，但目前仍缺乏大样本、随机对照研究资料，故不推荐常规联合应用。适合联合应用的人群：①GnRHa治疗中，生长减速明显者(骨龄≤11岁者，生长速率<4cm/年)；②开始治疗时已是矮身材(年龄别身高<-2.0*SD*，按人群参照值或靶身高)。

2. **外周性性早熟**　按不同病因分别处理，如各类肿瘤的手术治疗，先天性肾上腺皮质增生症予以皮质醇替代治疗等。

(杨　敏)

第三节　甲状腺功能亢进症

一、疾病简介

甲状腺功能亢进症(简称甲亢)，是一种十分常见的内分泌疾病。临床上，以毒性弥漫性甲状腺肿最常见，本文主要讨论毒性弥漫性甲状腺肿。毒性弥漫性甲状腺肿，又称Graves病，是一种伴有甲状腺激素分泌增多的器官特异性自身免疫性疾病，也是儿童甲亢的主要原因，占儿童所有甲状腺疾病的10%~15%。Graves病虽可见于任何年龄，但5岁以下少见，随年龄的增长发病率增加，女童发病是男童的4~5倍。其特征有甲状腺肿大、突眼、高代谢综合征。严重者可出现甲亢危象、昏迷甚至危及生命。

目前，Graves病的确切病因尚不完全清楚，但是被认为是遗传、免疫和环境因素参与的复杂的相互作用所致。患有Graves

病的孕母所生的新生儿大约2%可发生自身免疫性新生儿甲亢。

二、疾病特点

(一) 临床表现

典型症状为交感神经兴奋性增加、基础代谢率增高表现,包括:多食善饥,大便次数增多,体重下降,怕热多汗,心悸,性情改变(易激动、好动、多语、脾气急躁),乏力等。骨质疏松可伴有骨痛等。性发育缓慢,可有月经紊乱、闭经及月经过少。注意并非每位甲亢患儿所有的临床症状都有,需要仔细询问病情。

(二) 体格检查

1. **甲状腺肿大** 这也是绝大多数患儿最为常见的主诉。

(1) 甲状腺肿大分度标准:①正常,甲状腺看不到、摸不到;②Ⅰ度,仰头能看到甲状腺肿;③Ⅱ度,一般体位即能看到甲状腺肿,肿大腺体达到胸锁乳突肌内侧缘;④Ⅲ度,能明显看到甲状腺肿,肿大腺体超过胸锁乳突肌内侧缘。

(2) 弥漫性肿大者腺体光滑、柔软,有震颤,可听到血管杂音。甲状腺峡部及体部肿大,可随气管上下移动。结节性肿大者可扪及大小不一、质硬,单个或多个结节。

2. **眼部表现** 眼球可有不同程度突出、瞬目差、辐辏力弱、眼裂增宽、恶性突眼伴有暴露性眼炎、流泪、畏光和复视。

3. **心率增快** 心前区可闻及收缩期杂音,血压高,以脉压增大为主,甚至心脏扩大及心律时长等,手及舌出现细微而快速震颤等,少数有胫前黏液水肿。身材略高于同龄儿。

(三) 辅助检查

1. **血清 FT_3、FT_4 和 TSH 测定** FT_3、FT_4 均升高("T_3 型甲亢"仅血清 FT_3 升高),TSH 降低。

2. **甲状腺抗体测定** 抗甲状腺球蛋白抗体(TG-Ab),抗甲状腺过氧化物酶抗体(TPO-Ab)和促甲状腺素受体抗体(TR-Ab)明显升高。

3. **甲状腺彩超** 甲状腺普遍肿大,边缘多规则,内部回声有较密集细小光点,血流增速和血管增多征象,典型描述为"火海征"。

4. **甲状腺核素扫描**　对于彩超发现甲状腺有可疑结节者可做此项检查。

5. **甲状腺 CT**　有些患儿在甲状腺触诊中可触及质坚韧或硬的结节，甲状腺核素扫描呈“冷结节”改变，需做 CT 与甲状腺新生物鉴别。

6. **X 线片检查**　腕骨片，骨龄增速及骨质疏松。

7. **心脏彩超**　病久未治疗者，可出现左心室增大。

8. **心电图**　窦性心动过速、左心室高电压或左心室大。

三、诊断思路

1. 典型病例经详细询问病史，依靠临床表现、甲状腺功能检测和甲状腺彩超等辅助检查即可诊断。需注意不典型病例，易被误诊或漏诊，甲状腺功能检测和甲状腺彩超等检查对于明确诊断尤为重要。

2. 多数发病缓慢，但也有起病急，在典型甲亢症状出现前半年，较大儿童经常有注意力不集中、记忆力差、学习成绩下降和性情改变。有甲状腺疾病家族史的患儿和 Graves 病母亲所生的小儿应密切监测甲状腺功能和甲状腺自身抗体。

3. 新生儿甲亢。母亲患甲亢影响胎儿，男孩比女孩多，多为暂时性，大多数在 3 个月内缓解。主要表现：心率快、呼吸增加、极易烦躁、易激惹、易饥饿、皮肤潮红而热、可有过早的骨成熟和颅缝闭合，甲状腺肿和突眼不典型。

4. 心悸、心动过速、心律失常与心肌炎相鉴别；消化吸收不良，大便次数增多，消瘦与慢性结肠炎相鉴别；多食消瘦与糖尿病相鉴别；焦虑、心动过速、过分敏感、易兴奋、体重减轻以及乏力等与神经官能症鉴别；单侧突眼需与眶内肿瘤、炎性假瘤等鉴别。

5. 与其他甲亢的鉴别（病因鉴别）临床上应先排除非 Graves 病性甲亢后，Graves 病的诊断才能成立。

（1）单纯性甲状腺肿大：除甲状腺肿大外无上述症状和体征，甲状腺激素和促甲状腺激素正常。

（2）亚急性甲状腺炎：发病前常有上呼吸道感染病史，随后甲状腺肿大并伴有甲状腺疼痛,疼痛可放射至下颌、耳后、颞枕等部位。出现甲亢的高代谢综合征,但多有发热(体温 38℃左右),白细胞计数轻度升高,甲状腺 ^{131}I 摄取率降低,与 FT_4 升高相背离,甲状腺扫描发现双侧或单侧甲状腺不显影。

(3) 桥本甲状腺炎(甲亢期):起病缓慢,多无症状,常因甲状腺肿大就诊。彩色超声提示甲状腺弥漫性肿大,回声粗糙,血流不似 Graves 病那般丰富。TPO-Ab 和 TG-Ab 阳性。甲亢期一般呈一过性,随疾病进展,FT_4 会逐渐下降,需动态监测甲状腺功能。

四、治疗思路

低碘饮食。若心率增快或血压高者,需卧床休息,尽量减少活动。目前,甲亢治疗有三种方法:抗甲状腺药物治疗,放射碘治疗和手术治疗。儿童甲亢的治疗首选抗甲状腺药物治疗。

1. 抗甲状腺药物

(1) 急性期:①甲巯咪唑:开始用量 0.5~0.7mg/(kg·d),总量不超过 30mg/d,分 2~3 次口服。服药期间 2 周测 1 次血 FT_3、FT_4 和 TSH,治疗后 2~3 周临床症状缓解,4~6 周甲状腺功能恢复正常。②丙基硫氧嘧啶(propylthiouracil,PTU):由于可能出现严重肝损害等不良反应,此药在儿科已少用。

(2) 减药期:临床甲状腺功能正常后,进入减量期。减掉全量的 1/3 或 1/2。即甲巯咪唑 0.3~0.4mg/(kg·d);丙基硫氧嘧啶 3~4mg/(kg·d)。每 2 周复查 1 次血 FT_3、FT_4 和 TSH,如正常,继续减量,疗程 1~3 个月。

(3) 维持用药期:减到能维持甲状腺功能正常的最小有效药量,疗程平均达 4~5 年,每 3 个月复查 1 次 FT_3、FT_4 和 TSH。有证据支持长疗程有利于改善儿童甲亢缓解率。

注意事项:①因甲亢本身就可能会导致中性粒细胞减少和转氨酶升高,故在用药治疗前务必化验血常规和肝功能;②治疗开始后,患儿必须要有良好的依从性,切勿擅自停药,切勿擅自更改药物剂量,定期复查;③副作用主要包括:粒细胞缺乏症、肝脏毒性、血管炎和低血糖,注意监测血常规、肝功、ANCA 相关指标及血糖；④停药的时机：如果甲状腺不大，TR-Ab 阴性或最后阶段抗甲状腺药物维持剂量很小时，可考虑停药。停药后还需定期复查甲亢，如有复发迹象，还需再次治疗。

2. **辅助药物治疗**

(1) 甲状腺制剂的应用：治疗过程中若出现甲状腺功能减退症症状，T_4 水平降至正常以下，TSH 升高，甲状腺已由大变小，又逐渐增大者，可加服甲状腺片，一般 30~60mg/d，并酌情减少抗甲状腺药用量。

(2) 普萘洛尔：心率增快者 1~2mg/(kg·d)，分 3 次口服，有喘息，心脏传导阻滞者禁用。

3. **对症治疗**　镇静剂、抗心力衰竭药物、各种维生素类药物和调节免疫力药物。

4. **突眼的治疗**　轻度者，不需要治疗。恶性突眼，建议眼科就诊治，可选用维生素 B_6 及强的松 1~2mg/(kg·d)。

五、预后

绝大多数甲亢患儿服用药物治疗后，病情能够得到缓解，但儿童的缓解率远低于成人。远期预后目前没有权威的结论，但是确定的是儿童的治疗时间长于成人。

（张　丹）

第四节　先天性甲状腺功能减退症

一、疾病简介

先天性甲状腺功能减低症，简称先天性甲减或甲减，是由于甲状腺激素合成不足所致的一种疾病，是引起儿童生长和智力发育障碍的常见小儿内分泌疾病之一，分为散发性甲减和地方性甲减。散发性先天性甲减最主要的原因是甲状腺的先天发育不全、缺如或异位，此外母体孕期摄入致甲状腺肿的药物、甲状腺激素合成及功能障碍、甲状腺受体缺陷等也是致病的原因。地方性甲减又称克汀病，多出现在严重的地方性甲状腺肿流行区,为孕母碘缺乏所致。

二、疾病特点

1. 临床表现

(1) 新生儿期甲减:多数患儿新生儿期无特异性临床表现。部分患儿可有母孕期胎动少,过期产,出生体重较大,生理性黄疸延迟,喂养困难,少哭少动,腹胀、便秘,体温不升,心音低钝,心率慢,囟门增大等表现。

(2) 神经系统功能障碍:智力低下,运动发育及语音发育落后于正常同龄儿。

(3) 生理功能低下:食欲差、便秘、怕冷、低体温、少汗、皮肤干、乏力、对周围事物反应差、动作缓慢、声音嘶哑、脱发、体重增加、黏液水肿,累及心脏者可出现心包积液。

2. 体格检查

典型的甲减患儿有特殊面容及体态,表现为眼距宽、眼裂小、鼻根平、口唇厚、舌大而宽厚,常伸出口外,皮肤苍黄、干燥粗糙,毛发稀少,黏液水肿貌。身材不匀称矮小,四肢短,躯干长,上部量/下部量>1.5。囟门晚闭,出牙延迟,腹部膨隆,常有脐疝。

3. 辅助检查

(1) 新生儿筛查:新生儿出生72小时采足跟血,测定TSH水平,一般结果大于10mU/L(需根据筛查实验室阳性切割值决定)时,再检测血清FT_4及TSH水平以确诊。该筛查方法只能检出原发性甲减和高TSH血症,无法检出中枢性甲减及TSH延迟升高的患儿。危重新生儿或接受过输血治疗的新生儿可能出现筛查假阴性结果,必要时应再次采血复查。低或极低出生体重儿由于下丘脑-垂体-甲状腺轴反馈建立延迟,可能出现TSH延迟升高;为防止新生儿筛查假阴性可在生后2~4周或体重超过2 500g时重新采血复查。

(2) 血清FT_3、FT_4、TSH测定:如TSH明显增高,FT_4降低可确诊,FT_3可能降低或正常。若TSH持续升高,FT_4正常,可诊断为高TSH血症。若TSH正常或降低,FT_4降低,则需考虑继发性甲减或中枢性甲减。

(3) 甲状腺球蛋白(TG)测定:甲状腺发育不良患儿 TG 水平下降。甲状腺摄碘缺乏而 TG 升高者提示甲状腺存在,需注意 TSH 受体突变、碘转运障碍或存在母源性 TRB-Ab。

(4) 甲状腺彩超:可评估甲状腺发育情况,部分患儿存在甲状腺发育不良或缺如,少数可有甲状腺肿大(合成激素酶缺乏时)。

(5) 核素检查:甲状腺放射性核素显像可判断甲状腺的位置、大小、发育情况及摄取功能。

(6) 其他检查:基础代谢率降低,病程长者可有轻度贫血,血胆固醇、甘油三酯水平升高,心电图示窦性心动过缓、低电压、T 波低平。心脏彩超可见少量心包积液。中枢性甲减患儿应完善垂体激素及下丘脑垂体 MRI 检查。

三、诊断思路

1. 典型的甲减患儿根据临床表现、体征及甲状腺功能检查即可诊断。但在新生儿期甲减患儿多无特异性临床表现,新生儿筛查十分重要,对于结果异常的患儿应立即采静脉血化验甲状腺功能,若有异常及时给予诊治。

2. 先天甲减的患儿常有腹胀、便秘的表现,需与先天性巨结肠相鉴别。但先天性巨结肠的患儿无特殊面容,精神反应及哭声也无明显异常,钡灌肠检查见结肠痉挛段与扩张段是该病的特异性表现。

3. 未及时治疗的甲减患儿多存在智力及运动发育的落后,需与 21 三体综合征相鉴别。21 三体综合征的患儿虽也有特殊面容,但与先天甲减的特殊面容不同,完善染色体核型分析即可明确诊断,注意该病可与先天性甲减同时发生。

四、治疗思路

本病治疗的关键是早诊断,早治疗,坚持终身用药,主要是采用甲状腺激素替代疗法,首选左甲状腺素钠(sodium-L-thyroxine,L-T_4)。

新生儿期甲减初始治疗剂量 10~15μg/(kg·d),每日 1 次口服,应尽早使 FT_4 及 TSH 恢复正常,一般 FT_4 在治疗 2 周内、

TSH 在治疗 4 周内达到正常为佳。对于伴有严重先天性心脏病患儿,初始治疗剂量应减少。

服药后需观察患儿脉搏、体温、大便次数等临床表现,治疗后 2 周首次进行复查,如有异常,调整 L-T_4 剂量后 1 个月复查。1 岁内每 2~3 个月复查 1 次;1 岁以上 3~4 个月复查 1 次;3 岁以上 6 个月复查 1 次;剂量改变后均应在 1 月后复查。同时进行体格发育评估,在 1 岁、3 岁、6 岁时进行智力发育评估。L-T_4 维持剂量需个体化,保证患儿 FT_4 水平在平均值至正常上限范围之内,TSH 水平在正常值范围内,一般婴儿期为 5~10μg/(kg·d),1~5 岁为 5~6μg/(kg·d),5~12 岁为 4~5μg/(kg·d)。

对于 TSH 大于 10mU/L,而 FT_4 正常的高 TSH 血症,复查后 TSH 仍然增高者应予治疗,L-T_4 起始治疗剂量可采用维持剂量,4 周后根据 TSH 水平调整剂量。对于 TSH 维持在 6~10mU/L 的婴儿,目前处理方案尚存在争议。由于在生后头几个月 TSH 可能有生理性升高,因此对于有这种情况的婴儿需密切随访其甲状腺功能。

五、预后

本病的预后主要取决于开始诊治的时间及患儿的依从性。若在新生儿期做出诊断,并能严格遵医嘱用药,智力及生长速率可与正常同龄儿大致相同;若生后 6 个月内诊治,身高可与正常同龄儿大致相同,但智力落后;2 岁以后诊治者,身高及智力均落后于正常同龄儿童。

(唐 诗)

第五节 儿童糖尿病及糖尿病酮症酸中毒

一、疾病简介

糖尿病(diabetes mellitus)是一种能量代谢疾病,是由于内源性胰岛素缺乏或作用不足所致。临床特征表现为空腹及饭后的高血糖状态,伴有脂肪及蛋白质代谢异常。根据发病原因,儿童糖尿病可分为3类:①1型糖尿病;②2型糖尿病;③特殊类型糖尿病:主要包括青少年发病的成年型糖尿病(maturity-onset diabetes of the young,MODY)和新生儿糖尿病(neonatal diabetes mellitus,NDM)等单基因糖尿病。在儿童及青少年糖尿病中1型糖尿病所占比例超过90%,故本节主要叙述儿童期1型糖尿病及其最常见的急性并发症糖尿病酮症酸中毒(diabetes ketoacidosis,DKA)。

1型糖尿病是由于胰岛β细胞遭到破坏、胰岛素分泌不足所造成,必须使用胰岛素治疗,故又称为胰岛素依赖型,大多数儿童糖尿病属于此型。按照世界卫生组织1999年对于糖尿病的定义与分类,1型糖尿病可分为1A及1B型糖尿病。1A型糖尿病自身抗体多为阳性,提示病因可能是环境诱发的自身免疫反应破坏胰岛β细胞所致。1B型糖尿病,即特发性1型糖尿病,目前病因不明确。

二、疾病特点

(一)临床表现

1. 儿童糖尿病起病较急。

2. 典型的症状　多尿、多饮、多食和体重下降(三多一少),有些小儿缺乏多食的主诉。

3. 年长儿可有精神不振、倦怠乏力等症状。

4. 部分患儿发病急,在尚未诊断糖尿病之前,可因昏迷、脱水、酸中毒就诊,即以酮症酸中毒为首发症状。此现象可发生于任何年龄,但幼年患儿的发生率较年长儿为高,常因急性感染、过食、诊断延误或诊断已明确但突然中断胰岛素治疗等因素诱发,此时患儿进食少、恶心、呕吐、腹痛、关节或肌肉疼痛,迅速出现脱水和酸中毒征象,呼吸深长,呼出气带有酮味。脉搏细速,血压下降,体温不升,随即出现嗜睡,淡漠甚至昏迷,需与急腹症、脑膜炎等疾病鉴别。

(二)辅助检查

1. 血糖。空腹血糖≥7.0mmol/L(126mg/dl),或随机血糖≥11.1mmol/L(200mg/dl)。

2. 尿常规。尿糖阳性,尿酮体可阳性或阴性。

3. 合并酮症酸中毒者,应及时检测血气分析、血清钾、钠、氯及尿素氮(BUN)测定。

4. 血胰岛素和C肽水平降低。

5. 糖化血红蛋白(HbA1c)。正常人<6%,但试验方法缺乏标准化。

6. 血清胰岛细胞抗体(ICA)、胰岛素抗体(IAA)和谷氨酸脱羧酶(GAD)抗体可呈阳性。

7. 无症状或症状不显著,尿糖阳性,血糖升高不明显者,应做葡萄糖耐量试验(OGTT),试验前夜禁食10小时以上。晨起口服葡萄糖1.75g/kg(最大量75g),每克葡萄糖加水3~4ml,在5~10分钟内服完。于0、30、60、120、180分钟分别取血测血糖,必要时同时测血胰岛素及C肽水平。空腹血糖≥7.0mmol/L(126mg/dl),或OGTT中2小时血糖≥11.1mmol/L(200mg/dl)诊断为糖尿病。

三、诊断思路

(一)糖尿病的诊断

我国目前采用国际儿童和青少年糖尿病协会(International Society for Pediatric and Adolescent Diabetes, ISPAD)的糖尿病及糖代谢状态分类标准。满足糖尿病诊断标准后再根据病因学证据进行分型诊断。

1. 糖尿病三多一少症状+随机血糖≥11.1mmol/L(200mg/dl)。

2. 空腹血糖≥7.0mmol/L(126mg/dl)。

3. OGTT试验中2小时血糖≥11.1mmol/L(200mg/dl)。

4. HbA1c 6.5%。但是试验方法缺乏标准化,血糖和HbA1c的相关性存在个体变异。

5. 糖耐量减低(impaired glucose tolerance, IGT)和空腹血糖受损(impaired fasting glucose, IFG)。IGT:2小时负荷后血糖7.8~11.1mmol/L(140~199mg/dl);IFG:空腹血糖5.6~6.9mmol/L(100~125mg/dl)。

6. 对一个无症状的患儿进行糖尿病的临床诊断需要至少

两个异常的、有诊断价值的、在单独两天测量的葡萄糖值。

(二) DKA 的诊断

1. **临床表现**　“三多一少”等糖尿病的特征表现,呼气有酮味及口唇樱红等酮症酸中毒的症状,甚至出现昏迷。DKA 通常表现为:①脱水;②深大或叹气样呼吸;③恶心、呕吐、腹痛,可类似急腹症;④进行性意识障碍或丧失;⑤白细胞增多或核左移;⑥血清淀粉酶非特异性升高;⑦合并感染时可发热。

2. **实验室检查**　静脉血糖≥11.1mmol/L,血气 pH 值<7.3,或 HCO_3^-<15mmol/L,酮血症和酮尿症。根据静脉血气 DKA 分为:①轻度:pH 值<7.3,或 HCO_3^-<15mmol/L;②中度:pH 值<7.2,或 HCO_3^-<10mmol/L;③重度:pH 值<7.1,或 HCO_3^-<5mmol/L。

(三) 鉴别诊断

1. 与 1 型糖尿病相比,2 型糖尿病发病年龄相对较大,多在青春期后,起病隐匿,“三多一少”症状不典型,DKA 发生率偏低,肥胖发生率高,具有黑棘皮和多囊卵巢综合征等胰岛素抵抗表现,多有糖尿病家族史,胰岛素及 C 肽水平正常或偏高,糖尿病自身抗体阴性。

2. 对于初诊糖尿病患儿有时仅凭临床表现难以区分为 1 型或 2 型糖尿病。因为 DKA 并不是 1 型糖尿病特有的急性并发症,有相当数量的 2 型糖尿病在诊断时伴有 DKA。而青春期肥胖儿童增多,2 型糖尿病家族史在一般人群中的阳性率可达 15% 甚至更高,导致肥胖及家族史对 2 型糖尿病诊断的特异性降低。同时 1 型和 2 型糖尿病在发病时的胰岛素及 C 肽水平可有相当大的重叠、中国人 1 型糖尿病的抗体阳性率相对较低、且部分 2 型糖尿病患儿也可有胰岛的免疫损伤而出现部分抗体阳性,因此有时需要通过随访观察患儿是否需要依赖胰岛素治疗以及 C 肽的下降速度来最后确立分型。对于 1 型糖尿病患儿来说,患病 12~24 个月后基本不会有持续高的 C 肽水平。另外在不典型的 1 型和 2 型糖尿病中需甄别单基因糖尿病,其中最常见的是新生儿糖尿病(NDM)和青少年发病的成年型糖尿病(MODY)。单基因糖尿病的诊断除了病史和临床特点外,有赖于分子遗传学的精准诊断。

3. 国际儿童和青少年糖尿病协会定义了需要怀疑单基因

糖尿病的儿童患者的特征：非典型的1型糖尿病患儿，初诊年龄小于6个月，发病3年后C肽分泌量仍可测到，以及没有自身抗体则可能为单基因糖尿病；非肥胖、缺乏胰岛素抵抗证据（无黑棘皮征、C肽正常）的2型糖尿病患儿也可能为单基因糖尿病。因此，如果我们临床中遇到没有明显糖尿病症状，血糖仅轻度升高，随访后发现糖尿病无进展表现，家族中多人尤其是三代均有血糖异常的情况，应注意单基因糖尿病的可能。

4. 对于已经确诊为糖尿病的患儿并发DKA比较容易诊断，但是很多以DKA首诊的糖尿病患儿，起病时常伴有呼吸道感染、恶心、呕吐、腹痛等症状，甚至以昏迷首诊，不易首先考虑到DKA，可能误诊为急腹症、颅内感染、中毒等导致延误诊治。故对不明原因酸中毒、昏迷者应进行尿糖、血糖和水电解质的检测，及时明确有无糖尿病及DKA的可能。

四、治疗思路

对于合并酮症或DKA的2型糖尿病患儿，以及难以区分1型和2型糖尿病的患儿必须使用胰岛素治疗。对于确诊2型糖尿病且无酮症或DKA的患儿，如果随机静脉血糖大于13.9mmol/L或者HbA1c>9%也建议使用胰岛素。

1. 胰岛素治疗

（1）胰岛素的剂型及种类：按其作用时间分为速效、短效、中效、长效剂型（表9-5-1）

表9-5-1 胰岛素种类及作用特点

胰岛素种类	作用起效时间/h	峰浓度时间/h	作用时间/h
速效胰岛素类似物（门冬胰岛素、赖脯胰岛素）	0.15~0.35	1~3	3~5
常规胰岛素（短效）	0.5	1.5~3.5	7~8
中效半慢胰岛素锌混悬液（猪）	1~2	4~10	8~16
NPH	1.5	4~12	大约24
IZS慢效胰岛素	3~4	6~15	18~24

续表

胰岛素种类	作用起效时间/h	峰浓度时间/h	作用时间/h
基础长效胰岛素类似物			
甘精胰岛素	3~6	时间~作用曲线平缓	24
地特胰岛素	约3	时间~作用曲线平缓	24
长效胰岛素			
特慢胰岛素	4~8	12~24	20~30

(2) 常用的方案:①每日2次方案:速效胰岛素类似物或短效胰岛素与中效胰岛素混合在早晚餐前使用;②每日3次方案,早餐前速效胰岛素类似物或短效胰岛素与中效胰岛素混合,晚餐前单用速效或常规胰岛素,睡前使用中效胰岛素,或为其他类似的方案;③基础-餐时方案:每日总体胰岛素的需要量中的30%~50%应当由基础胰岛素提供,余量为餐前速效或常规胰岛素;④胰岛素泵能提供持续的皮下胰岛素注射。

(3) 胰岛素剂量以及剂量的调节。①剂量:部分缓解期每日胰岛素总剂量<0.5IU/kg/d。青春期前儿童(部分缓解期外)通常需要0.7~1.0IU/(kg·d),青春期儿童通常要>1U/(kg·d)。常规胰岛素注射应在每餐前20~30分钟进行;速效胰岛素类似物可在餐前即刻注射。中效胰岛素或者基础胰岛素/长效胰岛素类似物多在睡前使用。②胰岛素剂量的分配:每日接受两次胰岛素注射的儿童早晨通常予胰岛素总量的2/3,晚餐前予以总量的1/3。其中大约1/3为短效胰岛素,2/3为中效胰岛素,其后的比例根据血糖监测结果调节。使用基础-餐时方案治疗的糖尿病患儿,夜间胰岛素往往占总需要量的30%(应用常规胰岛素)~50%(应用速效胰岛素)。余量分为3~4次餐前注射。③胰岛素用量的调整:晨起空腹血糖升高并证明不是夜间低血糖所致则增加前一日晚餐前或者睡前的中效或长效胰岛素。餐后血糖高则增加餐前速效或常规胰岛素用量。午餐前及晚餐前血糖水平升高,如果使用了基础胰岛素,则增加早餐前基础胰岛素剂量/午餐前常规或速效胰岛素的量。晚餐后血糖水平升高，增加晚餐前常规胰岛素或者速效胰岛素的用量。胰岛素泵的使用正在逐渐增加，目前是模拟生理性胰岛素分泌方式的最好选择。

2. **饮食管理**　每日所需总热量为 1 000+年龄×(70~100)，饮食成分的分配为蛋白质 15%~20%，脂肪应少于 20%~25%，碳水化合物 55%~60%，碳水化合物最好以面食为主，建议将全日热量分为 3 次正餐 3 次间食，以减少血糖的波动。血糖平稳的患儿可适量进食水果及甜食，但须以总热量不超标为前提，蔗糖等精制糖应该避免。

3. **运动**　原则上不限制患儿的运动，提倡每日保持适量的体力活动，在从事剧烈运动前，可事先增加饮食量或将运动前的胰岛素量减少 10%，还应随身备有充饥的食品或糖果，以防止低血糖的发生。

4. **糖尿病教育和管理**　糖尿病控制的好坏直接关系到患儿的生存质量，由于本病需终生注射胰岛素和控制饮食，给患儿及其家庭带来种种精神烦恼，因此医务人员必须详细介绍有关知识，帮助患儿树立信心，使患儿能坚持有规律的生活和治疗，定期随访复查，以减少糖尿病肾病、视网膜病及心血管疾病等远期并发症的发生。

5. **酮症酸中毒的治疗**

(1) 补液治疗：①脱水程度的估计：DKA 患儿细胞外液的丢失通常为 5%~10%，临床估计脱水程度常是主观的和不精确的。一般中度 DKA 脱水 5%~7%，重度 DKA 脱水 10%，以下征象有助于脱水程度的判断：5% 为轻度脱水，皮肤弹性稍差，黏膜干燥，心动过速；7% 为中度脱水，眼窝凹陷，皮肤弹性差，毛细血管再充盈时间延长；10% 为重度脱水，脉搏细弱，低血压，休克，少尿。②补液量的计算：24 小时需补液总量=累计丢失+维持量，含静脉和口服途径给予的所有液体量。具体计算方法为：累计丢失量(ml)=估计脱水百分数 %×体重(1kg 体重，1 000ml)。维持量的计算，体重法：维持量(ml)=体重×每 kg 体重毫升数(每 kg 体重毫升数：<10kg，80ml；10~20kg，70ml；20~30kg，60ml；30~50kg，50ml；>50kg，35ml。)。体表面积法：维持量每日按 1 200~1 500ml/m^2

计算(年龄越小,每平方米液体量越多)。输液按照先快后慢、先浓后淡、见尿补钾的原则进行。利用第一个静脉通道,首批输注生理盐水 20ml/kg,于 1 小时内输入,根据临床症状和血生化结果决定第 2 批液体性质(通常为 0.45% 氯化钠加钾),以后视血糖下降情况加入含糖液体。累积损失的 1/2 量应在开始治疗 8~10 小时内给予,余量在其后第 14~16 小时匀速输入。如有继续丢失,则丢多少补多少。液体疗法(包括口服补液)应维持 48 小时,且不超过日常需要量的 1.5~2.0 倍,尿量不应该被计算在补液量之内。③补钾:DKA 患儿总体钾的缺乏为 3~6mmol/kg。钾的丢失主要来自细胞内,血浆渗透压升高引起水分和钾从细胞内移向细胞外,胰岛素不足引起的糖原分解和蛋白分解使钾从细胞内外流,呕吐和渗透性利尿也可引起钾丢失,血容量不足导致继发性醛固酮增多症也促进尿钾排出,造成总体缺钾。但由于酸中毒时钾由细胞内移至细胞外,可造成血钾正常的假象。随着脱水酸中毒纠正,特别是应用胰岛素后,钾重新回到细胞内而使血钾迅速下降,因此需尽早开始补钾。最初补液时如没有血钾数据,在输入含钾液之前应先用心电图监测,若无高钾的证据,则尽早使用含钾液体。膀胱有尿后(一般输注第二步液体时),将氯化钾与 1/2 张盐水混合输入,钾浓度为 40mmol/L(0.3%),使血钾维持在正常范围。整个静脉补液过程应当持续补钾,能进食后改为口服氯化钾 1~3g/d,持续 5~7 天。④碱性液的使用:目前没有证据说明使用碳酸氢钠有任何明确的益处。然而有证据表明碳酸氢盐的使用可加重中枢神经系统酸中毒和组织缺氧,可加重低钾血症和改变钙离子浓度而发生危险,还可增加血浆渗透压,因此应该慎用。只有当动脉血气 pH 值<6.9,休克持续不好转,心脏收缩力下降时可以考虑使用。所需量按 5% 碳酸氢钠(ml)=BE×体重(kg)×0.2,或 1~2mmol/kg,先给半量,以灭菌注射用水稀释成等张液(1.4%)方能使用,且静脉输注持续时间大于 1 小时。

(2) 小剂量胰岛素的应用:扩容结束,即液体疗法开始 1~2 小时再开始胰岛素输注。开辟另一条静脉通路,胰岛素输入速度为 0.1U/(kg·h)[可将 25U 短效胰岛素(regular insulin,RI)

加入250ml生理盐水中，即10ml液体含RI 1U。切记RI是唯一适用于静脉注射的胰岛素]，利用输液泵控制输液速度。在DKA治疗过程中，过去曾沿用的在开始输注前静脉推注1次胰岛素(0.1U/kg)的做法已被禁止，因为其可能增加脑水肿的风险。应每小时监测血糖1次，血糖下降速度以3~5mmol/(L·h)为宜。当血糖下降至12~17mmol/L时，开始改换为2%~5%糖浓度的晶体液输注，根据血糖下降情况逐渐调整输液速度，以控制血糖维持在8~12mmol/L为宜。胰岛素的输注剂量应当维持在0.1U/(kg·h)直至DKA被纠正。如血糖下降迅速[>5mmol/(L·h)]，可适当增加液体中葡萄糖的质量浓度(10%甚至12.5%)以防止低血糖。如患儿对胰岛素非常敏感(某些小婴儿和高血糖性高渗综合征患儿)，胰岛素剂量可减为0.05U/(kg·h)或更低，只要代谢性酸中毒逐渐在纠正即可。如临床症状消失，DKA已被纠正(静脉血pH值>7.3，尿酮体阴性)，血糖<11.2mmol/L，患儿有进食的愿望，且能耐受口服，可将静脉滴注胰岛素转换为皮下注射。不能单凭血糖下降而停静脉滴注胰岛素。在停止静脉滴注前0.5小时需皮下注射RI 0.25U/(kg·次)，也可以适当延长静脉小剂量胰岛素的治疗，直至进餐时停用静脉胰岛素改为常规皮下注射。

(3) 消除诱因：常见的诱因为感染，选择强有力的抗生素，积极控制感染，但应注意白细胞升高常是DKA特征性的应激反应，不一定提示有感染，除非有并发感染的证据。

(4) 治疗中的评估内容：治疗期间应注意评估生命体征、意识状态、出入液量，每小时测末梢血糖1次，每2~4小时测静脉血糖和血酮1次，同时每2~4小时重复检测1次血电解质、血气分析，直至酸中毒纠正。

治疗期间需评估脑水肿的发生风险。DKA患儿中症状性脑水肿的发生率为0.5%~1.0%，在DKA相关的死亡病例中脑水肿占60%~90%，存活者中15%~26%留有永久的神经系统损伤，故减少脑水肿的发生是抢救DKA成功的关键。典型的症状性脑水肿发生于DKA开始治疗的4~12小时，但也有病例发生于开始治疗前或治疗开始24~28小时。易患脑水肿的危险因素有:来诊时有严重的酸中毒和低碳酸血症,血 BUN 升高,治疗过程中血钠上升缓慢,纠酸不当,在最初 4 小时内给予过多液体,年龄小,初发 1 型糖尿病及症状持续时间长等。脑水肿发生的警示信号如下:头痛、血压升高和心率减慢,氧饱和度下降,以及躁动、激惹、嗜睡、大小便失禁或特异的神经征象,如脑神经麻痹和瞳孔反应异常。一旦考虑脑水肿则应限制液量,予以甘露醇 0.25~1.0g/kg,20 分钟内输入,如治疗无反应可于 30 分钟~2 小时后重复。甘露醇无效且血钠低者可予 3% 氯化钠 5~10ml/kg,30 分钟内输入。同时液体输入速度降低 1/3,抬高床头,必要时呼吸支持等。颅脑影像学检查有助于脑栓塞和脑出血的诊断,如果确实存在,则给予相应治疗。

(佟雅洁)

第十章　原发免疫缺陷及遗传代谢性疾病

第一节　原发性免疫缺陷病

一、疾病简介

原发性免疫缺陷病(primary immunodeficiency disease,PID)是一类主要由单基因突变导致免疫细胞或免疫分子缺陷,出现免疫功能降低、缺如或免疫调节功能失衡,临床表现为机体抗感染免疫功能减低、易患肿瘤、自身免疫性疾病、过敏性疾病、炎症性疾病的一组疾病。PID 属罕见病,疾病种类繁多但单个疾病发病率很低,其中许多疾病的发病机制和病因尚未完全阐明。

二、病因分析

PID 系免疫细胞或其组成成分量或质的变化,导致机体对多种病原体易感性显著增高的一组疾病。因在骨髓多能干细胞发育成为各种功能齐全的免疫细胞的各个阶段,均接受数量巨大的基因群调控,其中某个或某些基因的突变或缺失可导致这一分化过程受阻,从而影响某些细胞的数量和/或功能,从而引发 PID。

三、疾病分类

随着高通量测序在临床的快速推广,应用大数据和生物信息学的快速进步 PID 疾病检出率明显加快。截至目前,已发现 354 种 PID 疾病。2017 年 2 月在伦敦召开的专家会对 PID 进行了最新的分类。新分类中,PID 分为 9 大类:①联合免疫缺陷病;

②伴有典型症状的免疫缺陷综合征;③抗体免疫缺陷病;④免疫失调性疾病;⑤吞噬细胞缺陷;⑥天然免疫缺陷;⑦自身炎症性疾病;⑧补体缺陷;⑨免疫出生缺陷的拟表型。

其中,抗体免疫缺陷病,联合免疫缺陷病,吞噬细胞缺陷在各类文献报道中是相对最常见的类型。

四、常见 PID 的诊断与鉴别

(一) X 连锁无丙种球蛋白血症

抗体免疫缺陷病是世界范围内最常见的一种原发性免疫缺陷病。而 X 连锁无丙种球蛋白血症(X-linked agammaglobulinemia,XLA)是抗体免疫缺陷病中最具代表性的疾病之一。

1. **病因分析**　XLA 的病因为 Bruton 酪氨酸激酶(bruton tyrosine kinase,BTK)缺陷,导致外周血 B 淋巴细胞明显减少,使免疫球蛋白合成不足,血清中各类免疫球蛋白明显降低或缺乏,对很多抗原不能产生特异性抗体反应,使机体的免疫力低下,容易发生细菌感染。但患儿的 T 淋巴细胞数量及功能正常。

2. **辅助检测**

(1) 血常规:此类患儿多有反复的或是严重的细菌感染,所以血常规常表现为白细胞增高,伴中性粒细胞的比值及计数升高,具体升高的程度根据细菌感染的程度而异。

(2) 血清免疫球蛋白检测:外周血清免疫球蛋白明显下降是该病的主要实验室特征。血清 IgG 水平降低,通常<2g/L,大部分 XLA 患儿血清 IgG 为 1~2g/L,少数患儿(<10%)的血清 IgG 可>2g/L。而 IgM 和 IgA 水平通常<0.2g/L。

(3) 外周血淋巴细胞亚群及绝对值计数:外周血 B 淋巴细胞细胞绝对计数显著降低,其百分比一般<2%。

(4) 病原学检测:病原体多为细菌,其中肺炎链球菌和流感嗜血杆菌等较为多见。艰难梭菌,以及贾第虫、沙门氏菌、弯曲杆菌和耶尔森菌也有检出。

(5) 基因检测:根据患儿病史、体格检查及实验室检查初步发现 XLA 并不困难,但最终确诊还需依靠 *BTK* 基因检测。*BTK* 基因定位于染色体 Xq21.3-q22,属于胞质酪氨酸激酶有关的 Tec

家族成员，全长 37.5kb，含有 19 个外显子和 PH 区、TH 区、SH3 区、SH2 区和 TK 区 5 个功能区，共有 18 个编码序列，编码全长为 659 个氨基酸的蛋白。目前报道的 *BTK* 基因突变以错义突变最为多见，其次为移码突变、剪切突接和无义突变等。

3. 鉴别诊断

XLA 需要与其他存在明显体液免疫缺陷的疾病相鉴别。

(1) 普通变异型免疫缺陷病(common variable immunodeficiency, CVID)：XLA 和 CVID 在临床上都以反复感染为主且外周血 IgG、IgA、IgM 含量均普遍降低，但 XLA 的发病年龄通常较 CVID 早，临床症状通常较CVID 患儿重，且绝大多数XLA 患儿的 $CD19^+$(B 细胞)<2%，而 CVID 的 $CD19^+$大致正常，故 $CD19^+$正常或降低是鉴别此两种疾病关键点。

(2) X 连锁高 IgM 综合征(X-linked hyper immunoglobulin M syndrome, XHIM)：由 *CD40L* 基因突变引起，其患儿的免疫球蛋白 IgG、IgA 降低，IgM 增高或正常，据报道只有 50% 患儿的 IgM 增高。其与 XLA 都可表现为男性患儿且血清 IgG 水平低于相应年龄正常值至少 2 个标准差，但 XHIM 患儿的 T 细胞和 B 细胞数正常，故可鉴别。

4. 诊断思路

(1) 从病史及临床表现入手。XLA 患儿为男性且常有反复感染病史：包括呼吸道感染、中耳炎、鼻窦炎、结膜炎、皮肤感染、腹泻等。症状多起始于 5 岁以前，可出现危及生命的细菌感染，包括脓毒症、脑膜炎、蜂窝组织炎或脓胸等。

(2) 详问家族史，寻踪追迹。家族中尤其是母亲一方是否有类似反复感染症状及不明原因早夭的男性亲属等。但并不是每个患儿都有家族史。家族中无此类患儿，并不可排除此病可能。

(3) 体格检查，不可忽略。除注意不同部位感染的相应体征外，还需注意全身情况，包括是否有营养不良貌、生长落后、慢性缺氧体征等。此外关节体征、淋巴结及肝脾情况对诊断也有一定价值。小的咽扁桃体和扁桃体及浅表淋巴结不能触及亦提示患儿淋巴组织缺乏，可能存在免疫器官发育不良。

(4) 免疫功能检查，临床诊断。实验室检查主要表现为严重的低丙种球蛋白血症、B 淋巴细胞水平显著降低。

(5) 基因诊断,最终确诊。通过 BTK 基因检测,得以明确诊断。

5. **治疗思路**　IgG 替代治疗和抗生素的使用完全改变了 XLA 患儿的预后。无正规治疗前,XLA 患儿通常在 10 岁前因脓毒症及脑膜炎等侵袭性感染而死亡。但是现在,只要早期诊断并辅以合理的 IgG 替代治疗,并给予相对积极的抗生素治疗,XLA 患儿少有侵袭性感染,大部分都可以生存到成年,且生活质量可接近健康人。

在临床应用中,通常每 3~4 周使用 400~600mg/kg 的静脉用免疫球蛋白,可维持血液 IgG>5g/L 的浓度,但是由于患儿的体质差异、自身体重、临床是否存在感染等情况不同,是否可达到该浓度值,以及该浓度是否可降低感染次数及住院次数,仍然存在相当大的差异,故 IgG 治疗需考虑个体化原则。

长期随访研究发现,血清 IgG 维持 5g/L 的浓度值不能为所有患儿提供足够保护,部分患儿可能需更高剂量的 IgG 以预防及控制感染。

(二) 严重联合免疫缺陷病

严重联合免疫缺陷病(severe combined immunodeficiency, SCID)属于是 PID 分类中联合免疫缺陷病中的一种,且为 PID 中最为严重的一种类型,其预后差,致死率高。

1. **病因分析**　SCID 是指由于遗传、发育或感染等因素导致的 T 细胞和 B 细胞同时出现发育、分化、增殖、代谢或功能障碍,从而引起的一种严重原发性免疫缺陷疾病,患儿往往同时出现 T 细胞数量、功能异常和血清抗体参数异常。这类患儿容易罹患病毒、细菌和真菌等各种病原体的反复性感染,以及恶性肿瘤和自身免疫病等免疫相关性疾病,甚至会因这些疾病本身或其继发的并发症而死亡。

2. **辅助检测**

(1) 血常规:此类患儿白细胞可表现为增高,亦可为正常或减低。因其存在明显的 T 细胞发育缺陷,所以血常规最明显的特征性表现为淋巴细胞的减少,通常小于<1 000/L。

(2) 血清免疫球蛋白检测：外周血清免疫球蛋白较正常值明显减低。

(3) 外周血淋巴细胞亚群及绝对值计数：T 细胞绝对数量的减少，伴或不伴有 B 淋巴细胞数量的减少。

(4) 病原学检测：细菌、病毒及真菌皆可感染，亦或多是种病原体混合感染。

(5) 影像学检查：患肺部感染的患儿胸部 CT 可表现严重的炎症感染征象，具体可表现为弥漫性的渗出影或是大片实变影。更重要的是，肺部 CT 纵隔窗不见胸腺影，提示胸腺发育不良或确如。

(6) 基因检测：SCID 最常见的是由 *IL2RG* 基因突变所致 X 连锁严重联合免疫缺陷，约占总体的 50%~60%。*RAG* 基因突变（包括 RAG1 和 RAG2）所致联合免疫缺陷病约占 10%。

3. 诊断思路

(1) 生命早期起病，反复致死性感染。SCID 多在婴儿期起病，患儿生后不久即发生频繁的细菌、病毒及真菌的致死性严重感染。也有早期临床表现不典型的，仅表现为对局部用激素无效的难治性湿疹。可同时伴有生长发育停滞。此类患儿感染的特点为临床表现重、不易治愈、反复或是条件致病菌感染，部分患儿出现持续性的腹泻。感染谱十分广泛，包括细菌、病毒和真菌。细菌感染以中耳炎、肺炎和皮肤感染多见，另外，播散性卡介苗（bacille Calmette-Guerin，BCG）感染也很常见。巨细胞病毒（cytomegalovirus，CMV）感染是最常见的机会性感染，也是 T 淋巴细胞缺陷的一个重要标志。真菌感染主要表现为鹅口疮，反复的真菌感染可导致喂养困难和体质量减轻。

(2) 详问家族史，寻踪追迹。家族中尤其是母亲一方是否有类似反复感染症状及不明原因早夭的男性亲属等。但并不是每个患儿都有家族史。家族中无此类患儿，并不可排除此病可能。

(3) 体格检查，不可忽略。除注意不同部位感染的相应体征外，还需注意全身情况，包括是否有营养不良貌、生长落后、贫血貌等体征。此外存在巨细胞病毒感染的患儿，可以出现肝脾肿大表现。若患有播散性卡介苗感染，卡疤部位可破溃、流脓，同侧颈部及腋下淋巴结也会出现肿大。

(4) 免疫功能及影像学检查，临床诊断。实验室检查主要表现为淋巴细胞数目的减少，具体表现为 T 细胞绝对数量的减少，伴或不伴有 B 淋巴细胞数量的减少；明显的低丙种球蛋白血症。但血 IgG 无明显降低不能除外 SCID，因为 6 个月以内的婴儿体内存在母体子宫内的 IgG 输注残留，个别患儿在入院前因感染曾输注免疫球蛋白协助治疗。

(5) 最终确诊仍需进行基因检测。

4. 治疗思路

(1) 单人病房隔离，营养支持。此类患儿 B 淋巴细胞及 T 淋巴细胞同时存在免疫功能障碍，其整体免疫功能极其低下。对多种细菌、病毒及真菌均易感，尤其条件性致病菌也可感染此类患儿，所以此类患儿应单人单间，隔离治疗，病房采取特殊消毒措施。预防可能发生的交叉感染及机会性致病。

此类患儿因反复感染，常伴随发育不良，可表现为消瘦，体重不增及贫血等。所以对有这些表现的患儿应给予相应的营养支持治疗，如蛋白质及维生素/铁剂的补充，必要时输血等治疗。但应注意的是，若需输血，应输注 25Gy 辐照血，以防止移植物抗宿主反应。

(2) 积极抗感染，丙种球蛋白支持治疗。此病预后差，多数患儿在 1~2 岁内死于严重感染。所以此类患儿在抗感染方面应重拳出击，联合治疗。感染控制后，再逐渐降阶梯治疗。且在积极予患儿抗感染治疗的同时，可以采用静脉用丙种球蛋白(gamma globulin，IVIG)、胸腺肽等替代疗法，其中 IVIG 推荐剂量为 400~600mg/kg。

(3) 明确诊断，尽早移植治疗。SCID 患儿的自然生存年龄大多不超过 1 岁，因此一旦确诊应尽早移植。目前治疗 SCID 最有效的根治手段是异基因造血干细胞移植(hematopoietic stem cell transplantation，HSCT)。有研究表明：年龄 ≤3.5 个月的患儿进行移植，无论选用何种移植物或是否合并感染，其移植后长期存活率都可达到 94%；而年龄>3.5 个月患儿进行移植，移植后的长期存活率相对下降，尤其是移植时合并活动性感染的患儿。

绝大多数患儿因诊断延迟，感染严重，脏器功能衰竭和家庭经济原因而错失 HSCT 的机会。所以临床医生遇到婴儿早期出现致死性严重感染（尤其是条件性致病菌引起的）或注射卡介苗出现不良者，需及时实验室检测免疫功能异常（免疫球蛋白降低、淋巴细胞尤其 T 细胞缺如及胸腺缺失者）要考虑 SCID 的可能，尽早完善基因检测确诊以争取造血干细胞移植的机会。

（三）慢性肉芽肿病

慢性肉芽肿病（chronic granulomatous disease，CGD）是原发性吞噬细胞免疫缺陷病中的一种，其特点为反复地细菌和真菌感染并伴随肉芽肿的形成。遗传方式可以是 X 连锁遗传或常染色体遗传。

1. 病因分析

该病患儿的吞噬细胞如中性粒细胞、嗜酸性粒细胞和单核细胞不能通过烟酰胺腺嘌呤二核苷磷酸（nicotinamide adenine dinucleotide phosphate，NADPH）氧化酶产生氧依赖性细胞内代谢物（过氧化氢、超氧阴离子），从而使得细胞无法发挥正常呼吸爆发作用，并杀伤胞内细菌。故此病特征为反复发生且严重的感染、免疫失调和易患自身免疫性疾病。

2. 辅助检测

（1）血常规：此病患儿的白细胞大多表现为明显地增高，且中性粒细胞增多为主。

（2）血清免疫球蛋白检测及外周血淋巴细胞亚群及绝对值计数：因为此病病因为吞噬细胞功能障碍，不涉及体液免疫及细胞免疫，故该病患儿外周血清免疫球蛋白及淋巴细胞亚群、绝对值计数无特殊表现。个别患儿因反复感染，外周血免疫球蛋白 IgG 可反应性升高。

（3）病原学检测：此病因中性粒细胞无法发挥正常“呼吸暴发”（respiratory burst）作用，严重损害了吞噬细胞吞噬病原菌的作用，因而可发生致死性的细菌和真菌感染。美国 CGD 患儿最常见的病原菌为曲霉菌和金黄色葡萄球菌，此外还包括一些沙门菌、铜绿假单胞菌以及洋葱伯克霍尔德氏菌。但在发展中国家，卡介苗和结核分枝杆菌是CGD的重要病原菌。

(4) 影像学检查：胸部影像学表现为感染征象，多表现为团块样病变，临床易误诊为占位性病变，需引起临床医生的注意。也可表现为肺脓肿和厚壁空洞。还有个别患儿表现为纤维条索样的间质改变。在播散性卡介苗(BCG)感染的CGD患儿影像学检查可见肺门及腋下淋巴结肿大或钙化影。

(5) 中性粒细胞呼吸暴发实验：中性粒细胞呼吸爆发实验是诊断慢性肉芽肿病的有效方法，且中性粒细胞呼吸爆发实验比基因突变筛查更实用。

(6) 基因检测：引起CGD的基因目前发现了*CYBB*、*CYBA*、*NCF1*、*NCF2*、*NCF4*及*CYBC1*共6个基因，其中以*CYBB*(70%)基因缺陷导致的X连锁慢性肉芽肿病(X-CGD)最为常见，*NCF1*(20%)，*NCF2*(5%)，*CYBA*(5%)为常染色体慢性肉芽肿病(AR-CGD)。

3. **诊断思路**　起病早晚皆有，反复难愈的细菌及真菌感染。

(1) CGD较多见于新生儿期起病，常表现严重的肺部，肛周脓肿或顽固性腹泻。慢性肉芽肿病患儿对于分枝杆菌有一定的易感性，我国新生儿出生后常规接种卡介苗，所以慢性肉芽肿病患儿可感染结核分枝杆菌。也有慢性肉芽肿病患儿至学龄前期甚至成年期才出现临床症状，说明慢性肉芽肿起病年龄不限于生命的初期。儿童CGD典型的临床表现有反复发热、局部化脓性炎症，包括反复肺部感染、淋巴结炎、肝脓肿、骨髓炎、皮肤脓肿、中枢神经系统感染等。绝大多数CGD患儿有肺部疾病，多数表现为严重细菌或者真菌感染。故当患儿有反复难愈的细菌或真菌感染，或卡介苗接种出现播散性卡介苗感染时应想到其为CGD可能。

(2) 详问家族史，寻踪追迹。X-CGD占大多数，故应注意询问家族中尤其是母亲一方是否有类似反复感染症状及不明原因早夭的男性亲属等。但并不是每个患儿都有家族史。家族中无此类患儿，并不可排除此病可能。

(3) 体格检查，不可忽略。CGD患儿常有皮肤感染，最常见的就是肛周脓肿。若患有播散性卡介苗感染，卡疤部位可破溃、流脓，同侧颈部及腋下淋巴结也会出现肿大。除注意不同部位感染的相应体征外，还需注意全身情况，包括是否有营养不良貌、生长落后、贫血貌等体征。个别患儿查体可触及明显肿大的肝脾。

(4) 影像学提示，呼吸爆发实验筛查，临床诊断。临床表现为肺部的反复难治性感染，肺部 CT 出现多发结节，球形或类圆形密度影。以及接种卡介苗后出现感染，肺部 CT 可见肺门及腋下淋巴结肿大或钙化影。需要怀疑 CGD 的可能。尽快行呼吸爆发实验来筛查。

(5) 基因诊断，最终确诊。最终确诊仍需进行基因检测。

4. 治疗思路

(1) 终身预防，避免感染。预防感染是 CGD 患儿临床治疗的基础。已有研究表明，复方磺胺甲噁唑可明显降低 XL-CGD 和 AR-CGD 的感染率，在美国以及欧洲，推荐长期使用复方磺胺甲噁唑预防细菌感染以及预防性的抗真菌治疗。推荐食用剂量为甲氧苄啶-磺胺甲噁唑[按甲氧苄啶计算 5mg/(kg·d)，分 2 次口服，每日最高剂量为 320mg]和伊曲康唑[5mg/(kg·d)，口服，每日最高剂量为 200mg]进行终身预防。皮下注射重组人干扰素、增加 NADPH 氧化酶活性，其疗效目前仍有争议。CGD 患儿应该接受除 BCG 等减毒活疫苗外的所有常规儿童免疫接种。

(2) 积极抗感染，保证生命。尽管已采取适当的预防措施，但 CGD 患儿仍可在任何时候发生可能危及生命的感染。一旦发生感染，应该尽早、积极寻找病原菌同时进行抗感染治疗，在未得出病原学检查结果前应该针对金黄色葡萄球菌和革兰氏阴性菌（包括洋葱伯克霍尔德菌）进行经验性治疗。同时应联合抗真菌治疗，主要针对曲霉菌属。

经验性抗细菌治疗建议选择甲氧苄啶-磺胺甲噁唑[按甲氧苄啶计算 15mg/(kg·d)，每日最高剂量 640mg]、氟喹诺酮类或大剂量碳青霉烯类（覆盖阴性菌和卡诺菌）；考虑到耐甲氧西林金黄色葡萄球菌多见，建议对淋巴结炎患儿开始时给予万古霉素治疗，待确定病原菌再根据药物敏感试验结果调整使用抗生素。

伏立康唑是治疗曲霉菌属感染的一线药物，但对于伏立康唑治疗无效的难治性真菌感染患儿应选择两性霉素 B 脂质体、卡泊芬净、泊沙康唑或联合用药治疗。

(3) 掌握指证，根治 CGD。异基因造血干细胞移植(allo-HSCT)仍为根治 CGD 的唯一手段。基因检测可明确致病基因。以感染防治为主的传统治疗方法的进步降低了 CGD 患儿死亡率，但仅 55% 患儿可存活至 30 岁。而异基因造血干细胞移植(allogeneic hematopoietic stem cell transplantation, allo-HSCT)后患儿 2 年生存率可达 90% 及以上，而且与传统治疗相比，移植后患儿年感染率下降，生理及心理状况显著改善。

拥有 HLA 相合供者的 CGD 患儿若无剩余活性氧或有严重并发症者被认为应进行移植。但影响 CGD 患儿预后的危险因素不止于此，近期公认具备以下任一条件者应造血干细胞移植：①缺乏免疫专家医疗照护；②预防用药依从性差；③≥1 次威胁生命的感染；④严重 CGD 合并进展性器官功能障碍；⑤激素依赖的肉芽肿病；⑥复发难治性的现症感染；⑦基因治疗后出现 MDS 或癌前病变。但对无上述危险因素的 CGD 患儿而言，HSCT 的风险可能超过获得的好处。

(王　佳)

第二节　脑苷脂贮积病

一、疾病简介

脑苷脂贮积病(cerebrosidosis)又称戈谢病(Gaucher's disease)是因 β-葡萄糖苷酶(β-glucocerehrosidase)减少或缺乏，使葡萄糖脑苷脂(glucocerbroside)不能分解成半乳糖脑苷脂或葡萄糖和 N-酰基鞘氨醇，因而葡萄糖脑苷脂在单核巨噬细胞系统各器官中大量沉积、引起组织细胞大量增殖。我国河北、山东、河南及辽宁病例报告较多。

二、病因和发病机制

本病为常染色体隐性遗传。是由于 β-葡萄糖苷酶缺乏致葡萄糖脑苷脂在肝、脾、骨骼和中枢神经系统的单核巨噬细胞内蓄积。此病的根本缺陷在于葡萄糖脑苷脂酶的活性缺乏，此酶能把葡萄糖脑苷脂分解成葡萄糖和神经酰胺。常在儿童期发病，但亦有许多在婴儿期和成年期发病。

三、疾病特点

(一) 临床表现

由于葡萄糖脑苷脂酶缺乏的程度不同，临床表现会较大的差异。主要表现：①生长发育落后于同龄人，甚至倒退；②肝脾进行性肿大，尤以脾大更明显，出现脾功能亢进、门脉高压；③骨和关节受累，可见病理性骨折；④皮肤表现为鱼鳞样皮肤改变，暴露部位皮肤可见棕黄色斑；⑤中枢神经系统受侵犯出现意识改变、语言障碍、行走困难、惊厥发作等；⑥肺部受累有咳嗽、呼吸困难、肺动脉高压；⑦眼部受累表现眼球运动失调、水平注视困难、斜视等。

(二) 分型

根据各器官受累的程度发病的急缓，以及有无神经系统受累，分类在型：①Ⅰ型，成人型或慢性型；②Ⅱ型，婴儿型或急性型；③Ⅲ型，少年型或亚急性型。

1. Ⅰ型(慢性型)　可见于任何年龄，以学龄儿童发病者最多，此型最多见，β-葡萄糖苷酶的活力约相当于正常人的12%~45%，发病早的其酶的活力相对较低。起病隐匿，病程缓慢，常以肝脾大和贫血就诊。随病情进展，可出现皮肤、眼和骨关节症状，但无神经系统症状。

按病情进展可分三期：①初期：一般状况好，仅有脾肿大和轻度正色素贫血，生长发育接近正常。②中期：肝脏亦逐渐增大，但不如脾大明显。浅表淋巴结多不肿大。随着贫血的加重，面色逐渐苍白。由于脾功能亢进，白细胞和血小板亦减少，网织红细胞轻度增高。在暴露部位的皮肤呈现特殊的棕黄色。部分患儿骨关节症状出现较早，可有骨和关节隐痛。③晚期：各型症状逐渐加重，贫血显著，白细胞与血小板明显减少，常合并感染和有皮肤黏膜出血倾向。淋巴结亦可轻度肿大。若肝脏浸润严重，可出现肝功能损害和凝血因子的减低，尤其Ⅸ因子缺乏比较多见。骨和骨髓浸润可致骨痛，关节肿痛，X射线检查可见髓腔增宽、普遍性骨质疏松，并可见局限性骨质破坏；典型所见是股骨远端膨大，有如烧瓶样，常合并股骨颈和脊椎压缩性骨折。两眼球结膜出现对称性棕黄色楔形斑块，其底在角膜边缘，尖端指向眼眦，先见于鼻侧，后见于颞侧，此征多只见于成年人，儿童较少见。此类患儿身高及体重多在正常低限。

2. **Ⅱ型（急性型）** 发病多在1岁以内，可早在生后1~4周即出现症状。较慢性型少见，β-葡萄糖苷酶的活力最低，几乎不能测出。发病越早，病情进展越快。开始常出现消化不良症状，以后则导致生长发育迟缓。除肝脾肿大和贫血外，主要是神经系统症状，如意识障碍、斜视、颈强直、角弓反张、四肢肌张力增强及下肢呈剪刀样交叉、牙关紧闭、咽下因难、喉喘鸣，亦可出现惊厥。肺内大量高雪氏细胞浸润，当病情严重时多有咳嗽，甚至出现呼吸困难和青紫。X线片可见肺内浸润性病变，骨骼改变不明显。

3. **Ⅲ型（亚急性型）** 可在婴儿或儿童期发病，其β-葡萄糖苷酶活力相当于正常人的13%~20%。起病缓慢，以进行性肝脾肿大、轻至中度贫血为常见。多在10岁左右逐渐出现神经系统症状，多有癫痫样发作、斜视或水平注视困难和娃娃眼。脑电图广泛异常。病情进展时，四肢渐僵直，全身肌肉消耗萎缩，行走困难，语言障碍。晚期出现骨髓症状，偶见病理骨折，由于血小板减少，常有出血症状。此型与Ⅱ型不同点除发病年龄外，一般无严重智力障碍，智商在70左右，以此与Ⅱ型鉴别。

（三）辅助检查

1. **血常规** 可正常，脾功能亢进者可见三系减少，或仅血小板减少。

2. **X线检查** 广泛性骨质疏松影响股骨、肱骨、腓骨等。表现为海绵样多孔透明区改变、虫蚀样骨质破坏、骨干扩宽或在股骨下端可见扩宽的“三角烧瓶样”畸形；骨皮质变薄，并有化骨核愈合较晚等发育障碍现象。

3. **脑电图检查** 可早发现神经系统浸润。

4. **骨髓涂片** 在片尾可找到戈谢细胞,这种细胞体积大、直径约20~80μm,有丰富胞质,内充满交织成网状或洋葱皮样条纹结构,有一个或数个偏心核;糖原和酸性磷酸酶染色呈强阳性的苷脂包涵体。此外,在肝、脾、淋巴结中也可见到。

5. **酶学检查** GC是一种外周膜蛋白,在人类细胞中常与激活蛋白Saposin C聚集在一起。测患儿的白细胞或皮肤成纤维细胞中GC活性可对GD做确诊。此法也用于产前诊断。通过测绒毛和羊水细胞中的酶活性,判断胎儿是否正常。

6. **基因诊断** 它是定性而酶学诊断是定量,而且标本稳定。通过突变型的分析可推测疾病的预后。患儿基因型确定后,其母再次妊娠时可做产前基因诊断,也可于杂合子检出。

四、诊断思路

1. 生长发育落后、肝脾进行性肿大、病理性骨折、鱼鳞样皮肤改变、出现中枢神经系统障碍等应注意此病诊断。

2. 鉴别诊断

(1) 尼曼-皮克病(鞘磷脂贮积症):见于婴儿,且肝、脾也肿大,但此病肝大比脾大明显;中枢神经系统症状不如戈谢病显著。主要鉴别点为此病黄斑部有樱桃红色斑点,骨髓中所见特殊细胞与戈谢病显著不同,且酸性磷酸酶反应为阴性,结合其他组织化学染色可资鉴别。

(2) 某些代谢性疾病:如脂质贮积病中的GM1神经节苷脂贮积症、岩藻糖苷贮积症及黏多糖贮积症IH型,均有肝大、脾大及神经系统表现。但GM1神经节苷脂贮积症50%有黄斑部樱桃红色斑,骨髓中有泡沫细胞;三者均有丑陋面容、舌大、心脏肥大,X线片均有多发性骨发育不良改变;岩藻糖苷贮积症尚有皮肤增厚及呼吸困难等。

(3) 具有肝脾肿大的疾病:如血液病中的白血病、霍奇金病。除肝大、脾大外,少有进行性发育迟钝、智力减退等,且免疫表型可见异型瘤细胞克隆性生长。汉-许-克病除肝大、脾大外,尚有骨骼缺损和/或突眼和/或尿崩症。

(4) 具有戈谢细胞的疾病：戈谢细胞可见于慢性粒细胞白血病、重型珠蛋白生成障碍性贫血、慢性淋巴细胞白血病，此类患儿中β-葡萄糖苷酶正常，但由于神经鞘脂转换率也增加，超越组织巨噬系统的分解代谢能力，而出现葡糖脑苷脂的沉积，形成戈谢细胞。艾滋病及分枝杆菌属感染及霍奇金病时也可有戈谢细胞。鉴别有赖于临床、辅助检查及β-葡萄糖苷酶的测定。

五、治疗思路

根据不同分型，可采取脾切除、酶替代治疗、基因治疗，以及对症支持治疗。

1. **手术治疗**　适用于巨脾，伴脾功能亢进者，年龄在4~5岁或5岁以上，可以改善临床症状。对于Ⅰ型和Ⅲ型部分患儿建议脾切除术。

2. **酶替代治疗**　Ceredase基因重组的β-葡萄糖脑苷脂酶制剂，对于延长患儿寿命、提高生存质量有显著效果。绝大多数临床症状改善，脏器不再继续受累。主要用于戈谢病Ⅰ型治疗。对Ⅲ型患儿不是酶替代疗法的适应证。

3. **基因治疗**　应用造血祖细胞，成肌细胞移植，葡萄糖脑苷脂酶基因导入患儿体内，并通过其增生特性在体内获得大量含有葡萄糖脑苷脂酶基因的细胞，产生具有生物活性的β-葡萄糖苷酶，起到持久治疗作用。

4. **对症治疗**　包括支持、营养、输血等。对Ⅱ型患儿还需止痛、解痉等治疗。

六、预后

戈谢病Ⅰ型进展缓慢，脾切除后可长期存活，智力正常，但生长发育落后。对葡萄糖脑苷脂酶制剂替代治疗反应显著，预后最好。

戈谢病Ⅱ型多于发病后1年内死于继发性感染，少数患儿可存活2年以上。

戈谢病Ⅲ型多由于神经系统症状较重，死于并发症。

第三节 尼曼-皮克病

一、疾病简介

尼曼-皮克病(Niemann-Pick disease,NPD)是因鞘磷脂(sphingomyelin)及胆固醇沉积于身体各器官的遗传性代谢病,以年幼儿童多发,具有肝、脾大,眼底黄斑部樱桃红色斑及骨髓涂片中大的泡沫样细胞等主要特征。NPD主要包括A/B型(NPD-A/B)和C型(NPD-C)。NPD-A(MIM 257200)/B(MIM 607616)型即酸性鞘磷脂酶缺乏症,是由于*SMPD1*基因突变所致。NPD-C是因*NPC1*或*NPC2*基因突变导致胆固醇转运障碍所致。

二、病因和发病机制

常染色体隐性遗传。NPD-A/B的致病基因*SMPD1*位于染色体11p15.1-p15.4,含6个外显子,编码含629个氨基酸的糖蛋白。*SMPD1*基因编码酸性鞘磷脂酶(acidsphingomyelinase,ASM),ASM缺乏导致其降解的底物鞘磷脂在单核-吞噬细胞系统及脑组织贮积。

*NPC1*基因位于18q11-q12,含25个外显子,已知突变超过300种,p.I1061T突变最为常见,90%的尼曼-皮克病C型患儿是由于*NPC1*基因突变所致。*NPC2*基因位于14q24.3,含5个外显子,已报道突变有30个,4%的尼曼-皮克病C型患儿是由于*NPC2*基因突变所致。*NPC1*或*NPC2*基因突变后,胆固醇转运障碍,游离的胆固醇在溶酶体内贮积致病。

三、疾病特点

(一)临床表现

1. **NPD-A型** 患儿最早出现的症状是腹部膨隆,肝脾增大,部分患儿可在新生儿期发病。智力和运动发育落后随即出现,肌张力低下,运动发育迟缓,而脑神经功能常不受累,1岁后运动智力发育倒退明显,最后进展为痉挛强直状态。50%患儿可以发现眼底樱桃红斑。间质性肺部病变可导致反复呼吸道感染、低氧血症或呼吸功能衰竭。多数患儿3岁前死亡。。

2. NPD-B型　患儿可以在各个年龄阶段因肝脾大而被发现。与NPD-A型不同之处在于多数患儿没有明显的中枢神经系统受累表现。病情进行性发展，会出现肝功能异常、脾功能亢进；缓慢出现间质性肺部病变、骨质疏松和高脂血症表现。1/3患儿出现眼底樱桃红斑，极少数起病较早的患儿可以出现进行性神经系统受累的症状。

3. NPD-C型　患儿的症状可以发生在任何年龄段，临床表现多样。新生儿期起病表现为腹水，严重的肝脏病变，肺间质病变可致呼吸功能衰竭。婴儿期发病可以出现胆汁淤积性肝病，伴或不伴有呼吸衰竭、肌张力低下和运动发育延迟。儿童主要表现为肝脾大，脾大为主，缓慢进展的共济失调，肌张力障碍，构音障碍，痴笑猝倒和惊厥等。青少年及成人发病的患者肝脾大不明显，可以出现学习障碍、认知减退、痴呆、精神疾病（精神分裂症、抑郁、双相情感障碍等）。

（二）辅助检查

1. NPD-A/B型

（1）血常规：脾功能亢进患儿可出现血小板减少，甚至出现全血细胞减少。

（2）酸性鞘磷脂酶活性检测：外周血淋巴细胞或皮肤成纤维细胞培养酸性鞘磷脂酶活性低于正常下限的30%可以确诊NPD-A/B型。

（3）组织病理检查常用组织为骨髓、脾、肝脏、肺及淋巴结。光镜下可以看到富含脂质的巨噬细胞（lipid-laden macrophage），也称泡沫样细胞或尼曼-皮克细胞。电镜下泡沫细胞的细胞核小并偏离细胞中心，膜侧因为脂肪蓄积而呈透明状。活组织检查发现泡沫细胞提示尼曼-皮克病可能，但阴性并不能除外此病。

（4）*SMPD1*基因分析检出2个等位基因已知致病变异可以确诊NPD-A/B型。

2. NPD-C型

（1）常规检查：大多数患儿血常规、肝功能等没有明显异常。

(2) 活组织检查：常用组织为骨髓、脾、肝脏、肺及淋巴结。光镜下可以看到特征性的泡沫细胞。

(3) 成纤维细胞相关检查：①菲律宾(Filipin)荧光染色：Filipin 能与游离的胆固醇特异性结合，荧光显微镜下可见核周溶酶体强荧光信号(即游离胆固醇)，为 NPD-C 阳性细胞，是确 NPD-C 的方法之一。大于 80% 的 NPD-C 型病例可以观察到这种典型表现。②胆固醇酯化率的检测：具有经典表型的细胞胆固醇酯化率明显降低甚至为 0，而变异型患儿的细胞只有轻度的酯化受损。对于这一类患儿，基因诊断更加重要。该方法敏感性较菲律宾荧光染色低。

(4) 基因分析：基因检测可以确诊疾病。对于临床高度怀疑为 NPD-C 型的患儿，即使菲律宾荧光染色阴性的患儿，均应进行基因分析。*NPC1* 或 *NPC2* 基因检出 2 个等位基因致病突变有确诊意义。

四、诊断思路

1. 临床出现肝脾大、发育落后或者肺间质改变，应注意本病，进一步做骨髓及基因检测。

2. 鉴别诊断

(1) 糖原贮积症：有肝大，而脾一般不大。Ⅰ型多见于 1 岁以内，有反复低血糖发作，且可因此而致智力发育落后。患儿体型亦矮小，颊部等处脂肪堆积呈娃娃脸，与尼曼-皮克病有神经系统症状及体格发育落后有所不同。可借临床表现，糖耐量曲线或胰高糖素试验与尼曼-皮克病鉴别。

(2) 戈谢病：骨髓穿刺或脾穿刺涂片中找到戈谢细胞。β-葡萄糖苷酶活力降低。

(3) GM1 神经节苷脂贮积症、岩藻糖苷贮积症：两病皆有肝、脾大，智力落后，前者骨髓中尚有泡沫细胞，黄斑部有樱桃红色斑，但两者皆有丑陋面容，骨骼 X 线片中有骨发育不良表现。

五、治疗思路

1. **对症治疗**　对于 NPD-A/B 型患儿应积极控制肺部感

染，缓解呼吸困难；脾功能亢进贫血的患儿需补充红细胞。对于NPD-C型患儿针对睡眠障碍和惊厥，可以考虑镇静和抗惊厥治疗；针对运动功能减退，给予物理治疗；吞咽困难导致进食困难并因此常引起吸入性肺部感染，可以尝试通过胃肠造瘘术给予胃肠营养。

2. **酶替代治疗（ERT）**　重组人酸性鞘磷脂酶（recombinant human ASM，rhASM）目前已在NPD-A/B进行Ⅱ期临床试验。

3. **底物减少疗法**　美格鲁特（miglustat）通过抑制鞘糖脂合成进而阻止或延缓NPD-C型患儿神经系统症状的进展，可用于4岁以上*NPC1*基因突变有神经系统受累表现的NPD-C型患儿。

4. **骨髓移植**　对于NPD-A/B型患儿可以在一定程度上缩小肝脾体积，延缓疾病进展，但对神经系统症状改善不明显。

5. **遗传咨询**　尼曼-皮克病为常染色体隐性遗传病，患儿父母再次生育再发风险为25%。应对所有患儿及其家庭成员提供必要的遗传咨询，对高风险胎儿进行产前诊断。

第十一章 风湿性疾病

第一节 幼年特发性关节炎

一、疾病简介

幼年特发性关节炎(juvenile idiopathic arthritis,JIA)是一组不明原因,以慢性关节滑膜炎为主要特征,伴有不同程度机体各器官、组织损害的慢性、全身性疾病。国际风湿病学会联盟在2001年将16岁以下起病,不明原因、持续6周以上的关节炎统一命名为JIA。确切的病因和致病因素尚未可知。目前认为免疫遗传的敏感性和外部的触发2个因素是必不可少的。

体液免疫和细胞免疫异常参与JIA的发病。T淋巴细胞起着中心作用,释放促炎细胞因子(如TNF-α、IL-6和IL-1)。补体的消耗、免疫复合物形成和B细胞活化也会促进炎症形成。所有这些免疫异常引起炎症性滑膜炎,病理特征为绒毛肥大和增生,伴有滑膜组织充血和水肿。血管内皮增生明显,其特征是以T淋巴细胞为主的单核细胞和浆细胞浸润。疾病未得到控制或病程晚期疾病会导致关节软骨和邻近骨的血管翳形成和进行性侵蚀。

目前国内JIA流行病学资料匮乏,国外统计JIA各型总发病率约为1/15 000。JIA在1岁以内相对罕见,此后各年龄组均可发生,但各种类型有其相对集中的发病年龄。类风湿因子(rheumatoid factor,RF)阳性多关节炎多发生于年长儿(≥8岁),≥8岁男孩的少关节炎可能是幼年强直性脊柱炎(ankylosing spondylitis,AS)早期表现。RF阴性多关节炎和全身型可发生在任何年龄,但仍以幼年多见;抗核抗体(antinuclear antibody,ANA)阳性少关节炎型多发生在6岁以内。各亚型间性别比例也不尽相同,多关节与少关节型ANA阳性患儿以女性居多,年长少关节型(或AS)以男孩为主。

二、疾病特点

(一)临床表现

2001年国际风湿病联盟将JIA分为:全身型、少关节炎型、多关节炎型(RF阳性)、多关节炎型(RF阴性)、银屑病型、附着点炎相关型、其他型。JIA全身型内容见本章第二节。

1. **少关节型(oligoarthritis)** 发病最初6个月1~4个关节受累,主要累及下肢大关节,如膝关节和踝关节。单纯累及上肢大关节者不常见。其中包含两个亚型:①持续性少关节型JIA,为持续性不超过4个关节受累;②扩展型少关节JIA,随疾病发展,受累关节增加超过4个。扩展型少关节JIA者预后差。髋关节受累多提示强直性脊柱关节炎或非风湿性关节炎。抗核抗体阳性者患葡萄膜炎的风险更高,需要定期裂隙灯检查。

2. **多关节型(polyarthritis)** 发病最初6个月5个以上关节受累,上肢下肢关节均可受累,受累关节多对称分布。根据类风湿因子结果分为类风湿因子阴性型和类风湿因子阳性型。部分患儿可于肘部伸肌表面和跟腱上方出现类风湿性结节,多见于类风湿因子阳性患儿,且提示疾病严重。小颌畸形反应慢性颞下颌关节疾病。颈椎受累表现为颈部延伸范围减少,伴有寰枢椎半脱位和神经系统后遗症。髋关节受累表现较轻微,体格检查可发现活动范围减少或被动性疼痛。

3. **银屑病关节炎** 1个或以上的关节炎合并银屑病,或关节炎合并以下至少2项:①指(趾)炎;②指甲凹陷或指甲脱离;③一级亲属患银屑病。

4. **附着点炎相关关节炎** 关节炎合并附着点炎症,或关节炎或附着点炎症,伴有下列情况中至少2项:①有骶髂关节压痛和/或炎症性腰骶部疼痛或既往有上述症状;②HLA-B27阳性;③8岁以上发病的男性患儿;④急性或症状性前葡萄膜炎;⑤家族史中一级亲属有强直性脊柱炎，与附着点炎症相关的关节炎，炎症肠病性关节炎，瑞特综合征或急性前葡萄膜炎病史。

（二）辅助检查

目前没有一项实验室检查对JIA诊断有确诊价值，以下辅助检查仅为判断疾病活动度及鉴别诊断的指标。

1. 非免疫学实验室检查 多关节型JIA患儿外周血白细胞、CRP和ESR增高；少关节型JIA外周血白细胞、CRP和ESR可能无明显变化；全身型JIA患儿外周血白细胞一般至少$>15\times10^9/L$，中性粒细胞比例升高，血小板升高，铁蛋白升高，伴有小细胞低色素性贫血（血红蛋白多在70~100g/L）。以上指标可提示炎症活动性，无诊断特异性。

2. 免疫学实验室检查

（1）类风湿因子（RF）：阳性率低，可能提示预后不佳。

（2）抗环瓜氨酸肽抗体（anticyclic citrullinated peptide antibody，CCP）：对多关节型特异性较强，阳性可能提示预后不佳。

（3）抗核抗体（ANA）：少关节型和多关节型患儿中约40%~85%患儿有ANA滴度升高，在全身型患儿中基本无阳性。ANA检测不能确定或排除JIA诊断。JIA患儿ANA阳性表达仅与发病年龄偏小、不对称性关节炎、虹膜睫状体炎有关。

3. 影像学检测

（1）X线检测：JIA早期（病程1年内）X线多显示其软组织肿胀、骨质疏松、关节滑膜炎、关节面骨膜炎等，更晚才能见到关节面软骨破坏、关节腔变窄、畸形、骨质破坏等征象。

（2）核磁共振成像（MRI）：MRI能更早全面评估骨关节病变。滑膜、关节积液，软骨、骨、韧带、肌腱、腱鞘及骨髓水肿等病变，被视为早期JIA诊断的敏感手段。

（3）超声学检查：能够安全、准确地显示关节渗出液、滑膜增厚、软骨浸润和变薄而辅助诊断JIA。活动期JIA受累关节积液明显增加，滑膜明显增厚，且局部血流明显，与缓解期和正常对照组间均有明显差异。

（4）骨密度检测：JIA整个病程中均存在骨质丢失及骨密度减低，且日后发生骨质疏松的风险显著增加。早期监测骨密度变化并适时干预治疗有利于 JIA 的恢复。

三、诊断思路

(一) 诊断

JIA 实际上是一排除性诊断,没有一项检查对于 JIA 有确诊价值。关节炎是诊断任何类型 JIA 的必要条件之一。关节炎的定义是关节肿胀或积液,并出现以下两种或两种以上症状:活动范围受限、活动时有压痛或疼痛、局部皮温增高或皮肤红。JIA 的鉴别诊断是广泛的,通过详细的病史、体格检查、实验室检查和影像学检查对其他潜在病因的进行仔细、彻底的研究。

(二) 鉴别诊断

本病的诊断主要依靠临床表现、辅助检查,在排除了其他疾病之后才能诊断,故鉴别诊断十分重要。对于有以小关节为主的对称性关节炎、晨僵、关节畸形等典型症状者不难诊断。只累及单个大关节的 JIA 容易被误诊。对于怀疑 JIA 患儿,需从以下几方面鉴别:

1. **感染**　金黄色葡萄球菌、淋病奈瑟菌、布氏杆菌、结核分枝杆菌、肺炎链球菌、梅毒螺旋体等感染性关节炎。需结合全身感染症状,病原学结果,关节腔积液穿刺化验结果综合考虑。

金黄色葡萄球菌或淋病奈瑟菌等引起的化脓性关节炎常表现为单关节受累,局部关节红肿热痛明显,伴有全身中毒症状,关节穿刺液培养可检出致病菌。少关节型 JIA 虽然也可能是单关节受累,但局部只是肿胀明显,发红及疼痛程度远较化脓性者轻,且无高热等全身症状。

风湿热的关节炎呈典型的游走性,每次发作的持续时间较短,一般不超过 3 个月。伴持续性发热。心脏受累的机会明显多于 JIA,如果是伴有心包炎同时合并心内膜炎的表现,则更支持风湿热的诊断。水杨酸类药物治疗有效,不遗留关节畸形。不能单纯以抗链球菌溶血素 O(anti-streptolysin O,ASO)是否升高来区分 JIA 和风湿热,因约 1/3 的 JIA 伴有 ASO 慢性升高。

另外,一些病毒感染,如 EB 病毒、风疹病毒、乙型肝炎病毒等可引起反应性关节炎,关节痛比关节炎多见,通常为游走性,病程短(1~2 周),不残留关节损伤。

2. 其他结缔组织病引起的关节炎

多种结缔组织病在不同的阶段都有关节症状,甚至某些结缔组织病的首发症状即表现为关节炎,而其特征性的症状、体征或实验室检查结果只是到了一定的阶段才逐渐显现。

(1) 系统性红斑狼疮(systemic lupus erythematosus,SLE):SLE 可累及关节,部分患儿可有 RF 阳性。但 SLE 患儿同时具有特异性的抗 ds-DNA 抗体、抗 Sm 抗体及高滴度的 ANA,血液、神经系统、肾脏等其他系统改变。同时 SLE 关节炎是非侵蚀性、非畸形的。JIA 虽亦可 ANA 呈阳性,但一般滴度比 SLE 低。

(2) 血管炎:过敏性紫癜、川崎病、ANCA 相关性血管炎;除关节肿痛,还伴有皮疹、发热等系统症状。

(3) 皮肌炎或系统性硬化病偶尔也可表现为多关节炎,系统性硬化病的皮下钙质沉着可能会被误认为是类风湿结节,但皮肌炎一般有特征性的皮疹,而系统性硬化病有其特征性的皮肤发紧和增厚改变。

3. 血液系统疾病

(1) 白血病是儿童期导致肌肉、骨骼疼痛和关节炎最常见的恶性肿瘤。白血病引起骨浸润初期表现为弥漫性,后固定在身体的某一部位,尤其是长骨的干骺端。儿童白血病最显著的诊断要点是疼痛的部位和程度,与幼年特发性关节炎(JIA)相比,儿童白血病的疼痛更严重,且局限在骨骺端而非整个关节。部分患儿外周血可完全正常,所以骨髓穿刺术和相关影像学的检查是必要的。

(2) 血友病是一组遗传性凝血功能障碍的出血性疾病,可因关节腔内出血而出现关节肿胀、疼痛、活动减少。若 APTT 明显延长,对该病有提示意义。确诊需行凝血因子检测。

4. 骨、关节肿瘤 原发性骨、关节及相关组织肿瘤:骨关节肿瘤好发于膝关节、肩关节、髋关节、脊柱、骨盆等多个部位,而原发性骨关节肿瘤好发于青少年,转移性骨关节肿瘤好发于老年患者。肿瘤性疾病可出现骨痛和关节痛,且其疼痛程度剧烈,常超过肿胀的程度。

良性肿瘤如骨样骨瘤、骨软骨瘤、骨巨细胞瘤、骨纤维异常增殖症、色素沉着绒毛结节性滑膜炎、滑膜血管瘤、骨嗜酸性肉芽肿等。恶性骨肿瘤如骨肉瘤、软骨肉瘤、骨纤维肉瘤、滑膜肉瘤。转移性骨肿瘤,如肾母细胞瘤。

5. **神经系统疾病** 附着点炎症相关性关节炎表现为腰部和腰骶部疼痛时,需与脊髓肿瘤、腰椎感染、椎间盘病变相鉴别。肢体活动障碍还需与急性炎症性脱髓鞘性多发性神经病、肌炎等神经系统疾病相鉴别。

6. **营养与代谢性疾病** 营养性肌肉骨骼疾病和代谢性骨病主要是因明确或可疑的营养成分(维生素、矿物质或微量元素)不足或过剩而表现为类似风湿样症状。如尿酸代谢异常所致痛风、高脂蛋白血症、维生素 A 过多、维生素 D 相关性佝偻病、肝豆状核变性、溶酶体贮积症(神经类脂增多症、黏多糖贮积病、黏多糖症、糖原贮积病)等。

该类疾病多伴有特殊面容,以及其他脏器如肝脏、肾脏、心脏、神经系统受累表现,需详细询问病史、查体,完善系统检查后鉴别。

7. **骨软骨发育异常** 肥厚性骨关节病、盘状半月板、进行性假性风湿样骨发育不良、家族性婴儿骨皮质增生症、肢骨纹状肥大症等。

8. **内分泌和外分泌腺功能紊乱** 糖尿病手关节病变或手部僵硬综合征、糖尿病骨病;甲状旁腺功能亢进出现疼痛、骨质疏松,甲状腺功能亢进和甲状腺功能减退症,出现弥漫性肌肉骨骼疼痛、肌无力。

四、治疗思路

(一) 非甾体消炎药

非甾体消炎药(NSAIDs)可作为一线用药,能缓解疼痛、肿胀等炎症症状,但不能延缓或阻止关节破坏。不能两种 NSAIDs 联合使用。布洛芬 30~40mg/(kg·d),每 8 小时口服;萘普生 10mg/(kg·d),分 2 次口服;美洛昔康 0.125~0.25mg/(kg·d),1 次/d 口服;双氯酚酸 2~3mg/(kg·d),每 8 小时口服,在病情控制后 2~3 个月,逐渐减量至停药。

（二）改变病情抗风湿药

改变病情抗风湿药（DMARDs）联合NSAIDs治疗可稳定病情和减少关节破坏与致残率。

1. **甲氨蝶呤（methotrexate，MTX）** 剂量7.5~10mg/m^2，1次/周口服。病情稳定1~2年再逐渐减量至停药。服药后24小时给予叶酸2.5~5mg以减少副作用。

2. **柳氮磺胺吡啶（sulfasalazine，SSZ）** 剂量30~50mg/（kg·d），分3~4次口服。在MTX有禁忌或不耐受时首选SSZ或来氟米特。对多关节炎、少关节炎均有效。对于附着点相关关节炎常是首选或与MTX联用。

3. **来氟米特** 年长儿剂量0.3mg/（kg·d），1次/d口服。

4. **羟氯喹** 常用剂量4~6mg/（kg·d），最大剂量<200mg/d。用于疾病的早期和轻微活动JIA，常与其他DMARDs药物联合应用。但应注意药物所致的视力视野，以及视网膜病变，建议每6~12个月进行1次眼科随访。

（三）免疫抑制剂

严重、难治的JIA或对DMARDs有禁忌者，可联合或单用硫唑嘌呤、环孢素A（Cyclosporine A，CsA）、环磷酰胺（cyclophosphamide，CTX）等免疫抑制剂。

1. CsA 常用剂量4~6mg/（kg·d），分2次口服。可用于少数重症全身型JIA，尤其在合并MAS的患儿。

2. CTX 一般不推荐使用CTX治疗多关节或少关节型JIA。

（四）糖皮质激素

在初始治疗中，糖皮质激素可与DMARDs短期联合使用，利于疾病的快速缓解。不建议少关节型JIA全身应用激素，仅必要时用于关节腔内注射或合并葡萄膜炎时局部应用；多关节型JIA在使用NSAIDs及DMARDs药物后如关节炎症仍活动，可短暂口服小剂量泼尼松0.5~1mg/（kg·d），症状缓解后即尽快减量停用。

（五）生物制剂

生物制剂已成为治疗JIA的新里程碑，在缓解炎症与阻止骨侵蚀方面均有突出作用。

1. **依那西普** 推荐剂量 0.4mg/kg，2 次/周皮下注射。为重组人可溶性 TNF 受体融合蛋白，竞争性抑制 TNF-α。有良好的安全性，非全身型 JIA 疗效反应明显好于全身型 JIA。

2. **英夫利昔单抗** 常用剂量 3~6mg/(kg·次)，最大可 10mg/(kg·次)，分别于 0、2、6 周，以后每间隔 8 周使用，总疗程 6~12 个月。为人鼠嵌合的 TNF-α 单克隆抗体，可结合可溶性及膜型 TNF-α。

3. **阿达木单抗** 每次 $24mg/m^2$，隔周 1 次，皮下注射。是完全人化的单克隆 TNF 抗体。阿达木单抗与可溶性的 TNF 结合，进而抑制 TNF 与细胞表面的 TNF 受体结合，以达到其抗 TNF 作用。

五、预后

国内没有 JIA 致残率长期统计报告，JIA 儿童期死亡率低(0.9%~4.2%)，大部分患儿能进入成年期。但很多患儿(31%~55%)进入成年期后病情仍处于活动状态，需要继续治疗。关节功能残废和虹膜睫状体炎所致的自理障碍为主要严重后果。RF 阴性的患儿一般预后较好，RF 和/或 CCP 阳性一般预示着预后不佳。扩展型少关节 JIA 患儿较持续性少关节 JIA 患儿发生关节残疾的比例大。全身型 JIA 患儿经长期随访也有 25% 左右发生严重关节残废，虽然这些患儿 RF 均阴性。

(尹 璐 杜 悦)

第二节 幼年型特发性关节炎全身型和巨噬细胞活化综合征

一、疾病简介

幼年型特发性关节炎全身型(SoJIA)是 JIA 中最特殊的一种类型，约占 JIA 发病率的 10%，男女发病比例相当，其致死率及致残率较高。因炎性细胞因子 IL-6、IL-18、IL-1、TNF-α 等在 SoJIA 发病中具有明显作用，而无自身抗体参与及组织相容性抗原相关性。目前一些学者更倾向于将其划分为自身炎症性疾病，而非自身免疫性疾病。自身炎症性疾病是针对自身组织、器官的免疫性炎性疾病,固有免疫细胞异常反应是自身组织损伤的直接原因。

巨噬细胞活化综合征(macrophage activation syndrome,MAS)是 SoJIA 的一种少见但致命性的并发症,可以发生在疾病的任何阶段,其特征为 T 淋巴细胞和巨噬细胞持续过度活化和增殖导致“细胞因子风暴”。是一种继发性噬血细胞综合征。

二、疾病特点

(一) 临床表现

全身型 JIA 具标志性特征的表现是高热及与之相伴随的红斑样皮疹。其他临床表现可以有疲乏、贫血、发热和疼痛等全身性非特异性症状,这些症状往往较突出,并且可以出现在关节炎之前。关节症状出现的迟早,个体之间差异很大,从数周、数月甚至数年不等。

MAS 临床表现为高热、淋巴结肿大和肝脾肿大。部分患儿可出现中枢神经系统症状,如激惹、定向障碍、嗜睡、头痛、昏迷、惊厥;皮肤黏膜出血等症状。

(二) 辅助检查

1. 非免疫学实验室检查 SoJIA 患儿外周血白细胞一般至少>15×10^9/L,中性粒细胞比例升高,血小板升高,常伴有小细胞低色素性贫血(血红蛋白多在 70~100g/L),CRP 升高,铁蛋白升高;如果外周血白细胞、粒细胞、血小板及 ESR 突然下降,乳酸脱氢酶、铁蛋白等迅速升高,应高度警惕 MAS 的发生。

2. 免疫学实验室检查 SoJIA 患儿各种血清免疫球蛋白于活动期增高,严重者可有高丙种球蛋白血症,病情改善后可望降至正常。补体通常也增高,但自身抗体如类风湿因子和抗核抗体阳性并不常见。

三、诊断思路

1. SoJIA 典型表现为发热、关节炎和浆膜炎。发热特点为连续性弛张热,至少超过 2 周;伴随至少 1 项以下症状:①与热伴随的皮疹,皮疹无明显痒感、迁移性、持续时间一般小于1小时;②全身淋巴结肿大;③肝脾肿大;④浆膜炎。

2. SoJIA做为JIA中的一种特殊类型,其诊断困难,是一种排他性诊断。鉴别诊断需从感染性疾病、风湿免疫性疾病和肿瘤性疾病这3方面进行尽可能完善、细致的排查,注意多发性大动脉炎、先天性自身炎症性疾病的鉴别。诊治过程中还应时刻警惕MAS的发生。

3. 全身型JIA并发MAS的诊断标准(Ravelli初步诊断指南,2005)

(1) 临床标准:①中枢神经系统症状:易怒、定向障碍、嗜睡、头痛、昏迷、惊厥;②出血:紫癜、易擦伤、黏膜出血;③肝大:肝下缘于肋下3cm以上。

(2) 实验室标准:①血小板计数减少(≤262×10^9/L);②天冬氨酸氨基转移酶升高(>59U/L);③血常规白细胞计数降低(≤4.0×10^9/L);④纤维蛋白原下降(≤2.5g/L)。

(3) 组织病理标准:骨髓穿刺有巨噬细胞嗜血现象。

(4) 诊断标准:MAS的诊断需要(1)任意2条及以上的实验室标准;或(2)任意2条及以上的临床和/或实验室标准。骨髓穿刺提示巨噬细胞噬血现象在怀疑诊断的病例中是必须的。

需要注意的是:一旦SoJIA继发MAS,病情进展迅速,致死率高,早期的预警尤为重要。早发现、早治疗,及时遏止“细胞因子风暴”的蔓延是扭转病情的关键。故对于MAS的诊断,临床分类标准比诊断标准更有意义,因为一旦符合诊断标准多提示已经进展到MAS的晚期阶段,对于早期预警意义不大。其他MAS的临床表现包括:高热不退、脾大、全身淋巴结肿大、与全身症状不平行的关节症状改善。其他异常实验室检查包括:贫血、红细胞沉降率降低、丙氨酸转移酶升高、胆红素升高、纤维蛋白降解产物升高、乳酸脱氢酶升高、高甘油三酯血症、低钠血症、低白蛋白血症和高铁蛋白血症。

四、治疗思路

全身型JIA的治疗分两个方面,一是治疗全身病变,二是治疗关节炎症。但在治疗之前,需对关节外的表现做出仔细的评估,尤其是心肺功能、贫血程度、MAS 的可能性等。

1. **糖皮质激素** 除 NSAIDs 治疗外,全身型 JIA 常需要早期应用糖皮质激素。当病情严重时可采用静脉注射甲泼尼龙(每天 30mg/kg 至最大量 1g/d,连续 1~3 天)治疗,继而口服泼尼松(每天 1~2mg/kg 至最大 60mg/d)。对于全身型 JIA 关节症状明显时,可关节腔内注射糖皮质激素。

2. **环孢素** 应用剂量为 3~5mg/(kg·d),分 2 次,间隔 12 小时服用 1 次。环孢素治疗儿童关节炎的疗效不确切,但在伴发 MAS 时环孢素治疗显得尤为重要。

3. **白细胞介素(IL)-6 受体拮抗剂** 托珠单抗为 IL-6 受体的重组人源化的单克隆抗体,适用于 2 岁以上的全身型 JIA,可单药治疗或与 MTX 联合应用。每次剂量为 12mg/kg(体重<30kg)或 8mg/kg(体重>30kg),每 2 周 1 次静脉注射。有研究显示生物制剂可诱发 MAS,故在怀疑或已发展至 MAS 时慎用此药。

4. **TNF-α 拮抗剂** 依那西普缓解 JIA 全身型的关节症状效果更佳,对于发热等炎症反应无确切疗效。

5. **IL-1 受体拮抗剂** 国内尚未上市。

6. **甲氨蝶呤** 主要用于缓解全身型 JIA 的关节症状,应用剂量为每周 7.5~10mg/m^2,口服。

7. **MAS 的治疗** 对 MAS 早期预警,早期治疗,以改善预后。

(1) 糖皮质激素:轻症可口服泼尼松 1~2mg/(kg·d),重症可采用甲泼尼龙冲击治疗,剂量为 15~30mg/(kg·d),一般最大剂量为 1g/d,连续 3~5 天后改为口服泼尼松维持。

(2) 环孢素:重症或对糖皮质激素不敏感患儿,可考虑使用环孢素。急性期以静脉用药效果更佳,常用剂量为 2~8mg/(kg·d),分次静脉滴注,多数患儿可在 24~48 小时内见效,病情控制后改为口服治疗。应用本药需监测血药浓度。

(3) 丙种球蛋白:当患儿对糖皮质激素、环孢素反应不佳时可以考虑使用静脉内注射免疫球蛋白,使用方法为 400mg/(kg·d),连续使用 3~5 天,以后视病情需要每月重复 1 次。

(4) 免疫抑制剂：儿童噬血细胞综合征诊疗规范提出，依托泊苷静脉滴注 100mg/(m^2·次)，2 次/周使用 1 周，1 次/周使用 7 周。

(5) 其他：上述治疗无效时可考虑免疫净化疗法、干细胞移植等治疗方法。

(尹　璐　杜　悦)

第三节　系统性红斑狼疮

一、疾病简介

系统性红斑狼疮(systemic lupus erythematosus，SLE)是一种以多系统损害和血清中出现多种自身抗体为特征的自身免疫性疾病。为儿童常见的风湿免疫性疾病之一。其特征为广泛的血管炎和结缔组织炎症，存在抗核抗体(ANA)，特别是抗 Ds-DNA 和抗 Sm 抗体阳性。

我国大陆地区儿童 SLE 的发病率或患病率尚无报道。国外报告的儿童和青少年 SLE 患病率(1~6/100 000)低于成人(20~70/100 000)。5 岁以下的 SLE 患儿较少，通常是在青春期诊断。高达 20% 的 SLE 患儿在 16 岁之前被诊断出，其中 90% 为女性。

SLE 的病因尚不明确，认为遗传易感性、激素水平和环境暴露等多因素参与发病。目前认为自身抗体、细胞因子和异常的淋巴细胞功能参与 SLE 的发病。SLE 的一个特征是产生针对自身抗原的自身抗体，特别是核酸。可能与 SLE 患儿细胞凋亡水平明显增加或清除细胞碎片的能力明显受损，导致长期暴露于血液中的这些核酸抗原有足够的机会被免疫细胞识别，从而导致 B 细胞产生自身抗体。细胞免疫功能低下，T-B 淋巴细胞之间，T 淋巴细胞亚群之间平衡失调，T 细胞绝对值减少及 T 抑制细胞减少，致使 B 细胞功能亢进，自发产生大量自身抗体。循环中的大量自身抗体与抗原相结合形成抗原抗体复合物沉积在皮肤血管壁、表皮和真皮连接处、肾小球血管壁及其他受累组织，导致局部补体激活，引发炎症级联反应，造成多脏器损害。

SLE 肾脏和皮肤的组织病理学有特异性改变。系统性红斑狼疮的肾脏表现根据国际肾脏学会的标准进行分类(见狼疮性肾炎)。肾活检对于确定系统性红斑狼疮的诊断和疾病分期很有帮助。免疫荧光显微镜下可见多种免疫复合物沉积(满堂亮)。盘状皮疹的皮肤活检表现为过度角化,滤泡堵塞,单个核细胞浸润到真皮-表皮连接处。光过敏性皮疹的组织病理学可能是非特异性的,但是对受累和未受累皮肤的免疫荧光检查可能显示在皮肤表皮交界处有免疫球蛋白和补体沉积,即皮肤狼疮带试验阳性。

二、疾病特点

(一) 临床表现

儿童 SLE 较成人病情重,更易累及重要器官,特别是肾脏、心脏和神经系统,全身症状也较成人多见。病情呈现慢性过程,容易反复,少数暴发性起病,可迅速危及生命。

1. **非特异性表现** 乏力、厌食、体重下降、发热、淋巴结肿大等。

2. **皮肤、黏膜** 发生率 30%~90%,40% 左右患儿以皮疹为首发症状,包括面部蝶形红斑、盘状皮疹、光过敏、网状硬化、皮肤血管炎、甲周毛细血管异常、雷诺现象、脱发、口腔溃疡和鼻腔溃疡。面部蝶形红斑最常见(40%~92%),是 SLE 的标志性表现。

3. **关节、肌肉** 发生率 20%~80%。表现为关节炎、肌炎、关节痛、肌痛、肌腱炎、骨质疏松等。其中关节痛、关节炎最常见,表现为对称性、多发性大小关节的肿、痛、积液、活动受限、晨僵,但无骨质破坏。

4. **狼疮性肾炎** 儿童狼疮性肾炎比成人多见且严重,发生率 40%~90%。90% 在发病第一年内出现,症状从轻度蛋白尿或镜下血尿到终末期肾功能衰竭。

5. **血液系统** 发生率 50%~75%。贫血最为常见,其次是白细胞和血小板减少,其中淋巴细胞减少比中性粒细胞减少更常见,是疾病活动的敏感指标。儿童病例中近 15% 以血小板减少为首发症状。约 20%~30% 的抗核抗体(ANA)阳性的血小板减少患儿数年后发展为 SLE。其他表现包括高凝状态、血栓性微血管病。

6. **神经系统** 约占 17%~95%,25% 的狼疮脑病发生于起病的第一年内,临床表现为头痛、癫痫、脑炎、中风、横贯性脊髓炎、认知障碍、周围神经病、舞蹈病、视神经炎等。

7. **心血管系统** 以心包炎最常见,其次为心肌炎,心瓣膜异常、心律失常/传导异常以及心脏扩大相对少见。16% 儿童 SLE 存在无症状性心肌缺血,4% 存在确切的冠心病。

8. **呼吸系统** 50% 的儿童 SLE 存在肺部受累,并且 4%~15% 患儿以肺部表现起病。表现为胸膜炎、间质性肺疾病、肺出血、肺动脉高压、肺栓塞等。

9. **消化系统** 肝脾大、胰腺炎、失蛋白性肠病、肠道血管炎。

10. **其他** 视网膜血管炎、巩膜炎、视盘水肿等。

(二)实验室检查

1. **非特异性实验室检查** SLE 患儿急性活动期,炎症指标,特别是血沉通常升高,但 C-反应蛋白与疾病活动度相关性较差,C-反应蛋白的升高多提示感染。

2. **免疫学指标** 血清补体 C3、C4 在疾病活动期下降,随着疾病缓解而逐渐升高。部分患儿可出现高丙种球蛋白血症。

3. **特异性实验室检查** 抗核抗体(ANA)诊断 SLE 的敏感度为 100%,特异度为 90%,特别是高滴度的 ANA 高度提示 SLE 的可能;抗 dsDNA 和抗 Sm 抗体对 SLE 诊断的特异度近 100%;抗磷脂抗体、类风湿因子、抗核糖体 P 抗体也是 SLE 患儿较常见的自身抗体。

三、诊断思路

1. 系统性红斑狼疮具有多系统受累的临床表现和特异性的实验室检查指标,但需注意一些药物、感染或肿瘤引起的狼疮样表现,不能归为 SLE,诊断时需注意鉴别。

2. 系统性红斑狼疮国际临床协作组(Systemic Lupus International Collaborating Clinics,SLICC)于 2012 年发表了新的 SLE 分类标准,包括 11 条临床标准和 6 条免疫学标准。

(1) 临床标准:①急性或亚急性皮肤狼疮;②慢性皮肤型狼疮;③口鼻部溃疡;④非瘢痕性脱发;⑤关节炎;⑥浆膜炎,胸膜炎和心包炎;⑦肾脏病变,尿蛋白/肌酐比值>0.5mg/mg,或24小时尿蛋白>0.5g/d,或有红细胞管型;⑧神经病变,癫痫发作或精神疾病,多发性单神经炎,脊髓炎,外周或脑神经病变,脑炎;⑨溶血性贫血;⑩白细胞减少(至少1次$<4.0\times10^9/L$)或淋巴细胞减少(至少1次$<1.0\times10^9/L$);⑪血小板减少症(至少1次$<100\times10^9/L$)。

(2) 免疫学标准:①ANA滴度高于参考标准;②抗dsDNA滴度高于参考标准(ELISA法需≥2次);③抗Sm阳性;④抗磷脂抗体,狼疮抗凝物阳性/梅毒血清学实验假阳性/抗心磷脂抗体高于正常2倍或抗β2GPI中滴度以上升高;⑤补体减少,C3/C4/CH50;⑥无溶血性贫血但Coombs试验阳性。

患儿如果满足下列2条至少1条,则归类于SLE:①有活检证实的狼疮肾炎,伴有ANA阳性或抗ds-DNA阳性;②患儿满足分类标准中的4条,其中包括至少1条临床标准和1条免疫学标准。

3. 早期不典型SLE可表现为原因不明的反复发热,抗感染治疗无效;持续性或反复发作的胸膜炎、心包炎;抗生素或抗结核治疗不能治愈的肺炎;不能用其他原因解释的皮疹、网状青斑、雷诺现象;多发和反复发作的关节痛和关节炎,往往持续多年而不产生畸形;肾脏疾病或持续不明原因的血尿蛋白尿;慢性血小板减少性紫癜或溶血性贫血;不明原因的肝损伤;深静脉血栓形成;不明原因持续性脱发。对这些可能为早期不典型SLE的表现,需要提高警惕,避免诊断和治疗的延误。

4. 鉴于系统性红斑狼疮其多系统受累的特性,所致广泛的潜在临床表现,常被视为许多临床情况的鉴别诊断。包括不明原因的发热、关节痛、关节炎、皮疹、血细胞减少、神经或心肺异常和肾炎。

5. 同时SLE也可能和其他免疫性疾病同时存在,而出现重叠综合征,故在临床工作中应谨慎对待。

6. 需要注意的是某些药物包括米诺环素、许多抗惊厥药、磺胺类药物、抗心律失常药等可引发狼疮样表现。在易患系统性红斑狼疮的个体中，这些药物可能会触发真正的系统性红斑狼疮。药物性狼疮患儿可出现抗组蛋白抗体阳性，不太可能出现双链 DNA 抗体、低补体血症和严重的肾脏或神经疾病。与系统性红斑狼疮不同，药物引起的狼疮症状在停药后消失，完全恢复可能需要几个月到几年的时间。

四、治疗思路

目前 SLE 尚无特效的治疗方法，治疗原则为积极控制狼疮活动、改善和阻止脏器损害，坚持长期、规律治疗，加强随访，尽可能减少药物副作用以改善患儿生活质量。治疗前应对病情的轻重程度进行评估，建议应用 SLE 疾病活动指数（SLEDAI）评分进行 SLE 活动度的评估，评分以评估前 10 天以内的症状和检查为准。

（一）一般治疗

适当的休息和营养、防治感染，日常生活中防晒等。

（二）药物治疗

1. **轻度活动的 SLE 的治疗**　针对轻度活动 SLE 的皮肤黏膜和关节症状，可选用非甾体抗炎药物、羟氯喹以及甲氨蝶呤治疗，必要时给予小剂量糖皮质激素。

2. **中度活动的 SLE 的治疗**　可采用口服足量糖皮质激素，常用泼尼松 1.5~2mg/（kg·d），建议 2~3 次/d 给药。应维持 3~8 周，然后根据患儿病情控制情况酌情缓慢减量，至 5~10mg/d 维持数年。快速减量会导致病情复发，也不主张过早改为隔日应用。如果需要长时间应用 0.3mg/（kg·d）的激素维持治疗，则有必要联合免疫抑制剂治疗。常用药物为甲氨蝶呤、硫唑嘌呤、来氟米特等。

3. **重度活动的 SLE 的治疗**　因有重要器官受累，其治疗分为诱导缓解和维持治疗两个阶段。诱导缓解阶段应用足量糖皮质激素加免疫抑制剂治疗，特别是对于临床表现严重和狼疮危象的患儿，应积极给予甲泼尼龙冲击治疗，15~30mg/（kg·次），最大不超过 1g/次，连用 3 天为 1 疗程，可连用 2~3 疗程，间歇期间及疗程结束后服用足量泼尼松。同时联合环磷酰胺冲击治疗。其他免疫抑制剂可选用霉酚酸酯、环孢素和他克莫司;维持治疗阶段应根据病情逐渐减少糖皮质激素的用量,最后小剂量维持。免疫抑制剂是改善预后的关键药物,不可单独使用激素。

(三)血液净化治疗

危及生命的重症 SLE 除了积极的药物治疗外,也可采用血浆置换或免疫吸附等治疗方式,有利于迅速稳定病情,度过免疫风暴期。

(四)生物制剂

B 淋巴细胞刺激因子(B-lymphocyte stimulator,BLyS)是肿瘤坏死因子超家族新成员,作为一种 B 淋巴细胞共刺激因子,参与 B 细胞的增殖和分化。研究显示,B 淋巴细胞刺激因子在体内过量表达与 SLE 的发病密切相关。贝利尤单抗是可溶性 BLyS 的特异性人 IgG1 单克隆抗体,可通过阻断可溶性 BLyS 与 B 细胞上的受体的结合,抑制 B 细胞的存活,使自身反应性 B 细胞发生凋亡,从而减少血清中的自身抗体;同时并不影响处于晚期阶段的细胞(如记忆性 B 细胞或存活较久的浆细胞),从而保持机体的免疫力。贝利尤单抗静脉制剂适用于在常规治疗基础上仍具有较高疾病活动性、自身抗体阳性的 SLE 患儿。推荐的给药方案为 10mg/kg,前 3 次每 2 周给药 1 次(在第 0、14 和 28 天各给药 1 次),随后每 4 周给药 1 次。如果治疗 6 个月后疾病控制无改善,应考虑终止本品治疗。

(张 洲 杜 悦)

第四节 幼年型皮肌炎

一、疾病简介

幼年型皮肌炎(juvenile dermatomyositis,JDM)是儿童最常见的免疫性炎性肌炎,以近端肌无力和特征性皮疹为特征。炎症细胞浸润导致血管炎症,是本病的病理特点。

美国研究显示 JDM 每年发病率为 3/100 万,发病高峰年龄为 4~10 岁，女孩好发，女孩与男孩比例为 2∶1。

本病的病因和发病机制不明。研究显示，发病与遗传易感性、感染等环境因素、免疫紊乱等相关。主要的病理特点为广泛的血管炎。小动脉、小静脉和毛细血管可见血管变性、栓塞、多发性梗死。这种血管改变可见于皮肤、肌肉、皮下组织、胃肠道、中枢神经系统和内脏的包膜。皮肤改变表现为皮肤萎缩、真皮水肿、基底细胞液化变性、慢性炎性细胞浸润、胶原纤维断裂与破裂。肌肉组织出现肌束周围肌纤维小血管病变，导致肌纤维粗细不等、变性、坏死。疾病晚期，可出现肌纤维萎缩或被纤维性结缔组织替代、钙质沉着。胃肠道血管损害可造成溃疡、穿孔和出血。

二、疾病特点

（一）临床表现

JDM 起病多缓慢。早期可表现为发热、乏力易倦、腹痛、关节痛、体重减轻、食欲减退等非特异性症状。约 1/3 患儿呈急性起病，表现为广泛多系统损伤，伴有高热。个别患儿全身症状严重，病情进展迅速，经数周或数月急剧恶化而死亡。

1. **肌肉症状**　肌肉症状通常是对称的，影响近端肌肉，如颈屈肌、四肢近端、肢带肌。患儿可表现为爬楼梯、梳头发、穿衣和起床困难，不能下蹲等，进而发展为坐、立、行动和翻身困难。颈前屈肌无力表现为平卧时不能将颈部前屈。体格检查显示不能仰卧起坐、Gower 征（坐位站起时，需要将手放到大腿做支撑）。由于肌肉炎症，约半数患儿可有肌肉压痛。

食道和呼吸道肌肉亦受影响，导致误吸和呼吸衰竭。通过病史、体格检查来评估是否存在呼吸困难、音弱、吞咽困难、咽反射和胃食管反流等情况，是很重要的。呼吸肌无力是该病的急重症事件，可导致呼吸衰弱。

2. **皮肤症状**　约 50% 患儿以皮疹为首发症状，可同时伴有乏力易倦。典型的皮肤改变为向阳征，即上眼睑或上、下眼睑紫红色斑伴轻度水肿。皮疹可逐渐蔓延至前额、鼻梁、上颌骨，类似蝶形红斑，还可出现毛细血管扩张。还可因紫外线暴露，而在胸部和颈部出现红斑，成为“披肩征”或“V 领征”。

另一类特征性皮肤改变为戈特隆征。此类皮疹见于掌指关节和指间关节伸面及跖趾关节和趾关节伸面，也可出现在膝、踝和肘关节伸侧。皮疹呈红色或紫红色，扁平或尖顶丘疹，可融合成斑块，伴有细小鳞屑或皮肤萎缩及色素减退。部分患儿在甲根皱襞可见僵直的毛细血管扩张，可见瘀点。

迁延不愈的皮肌炎患儿可发生皮肤溃疡，眼角部、腋窝、肘部或受压部位出现血管炎性溃疡是严重的并发症，特别是继发感染后治疗更加困难。

3. **钙质沉着和脂肪营养不良** 约 40% 患儿在疾病后期发生钙质沉着，是儿童皮肌炎的特殊表现。常出现在未充分治疗而病程迁延和进展的儿童。表现为皮下小硬块或结节、关节附近呈团块状沉着、肌肉筋膜面片状钙化等。可引起肢体疼痛、关节挛缩或功能障碍。当晶体或钙化液被挤出，可出现皮肤疼痛、溃疡。

脂肪营养不良可导致皮下脂肪和内脏脂肪的进行性丢失，通常发生在脸部和上身，伴有胰岛素抵抗、多毛症、棘皮症、高甘油三酯血症和葡萄糖耐受异常。

（二）实验室检查

1. 血清肌酶谱 肌酸激酶(creatine kinase，CK)、醛缩酶(aldolase，ALD)、天冬氨酸氨基转移酶(AST)、丙氨酸转移酶(ALT)、乳酸脱氢酶增高(LDH)。一般认为肌酸激酶(CK)最为敏感。其次为天冬氨酸氨基转移酶(AST)、丙氨酸转移酶(ALT)和醛缩酶(ALD)增高。肌酶升高反应肌纤维的活动性损伤或肌细胞膜通透性增加，并与肌炎的病情变化相平行。肌酶的改变常出现于病情改变前数周，晚期肌萎缩后不再有肌酸激酶的释放，故肌酸激酶可不高。由于肌肉破坏增多，尿肌酸排泄量增加，疾病活动期可出现尿酸增高。

2. ANA 可阳性 一般滴度较低。可发现抗合成酶抗体、抗 Mi-2 抗体、抗 KL-6 抗体、肌炎相关性自身抗体、抗附加素 XI 抗体。

3. 红细胞沉降率可增快，CRP 增高，类风湿因子通常是阴性。

4. 肌电图　显示肌源性损害，自发电位出现插入电位延长、纤颤电位、正锐波、高频放电；轻微收缩时出现短时限低电压多相运动电位；最大收缩时出现病理干扰项。肌纤维坏死则出现动作电位幅度和持续时间减少。除非出现严重的肌肉坏死和萎缩，神经传导通常是正常的。

5. 肌肉活检　活检部位应选择中度受累的肢体近端肌肉。通常在肱三头肌或肱四头肌。病理变化可以是肌肉广泛性或局灶性受损。表现为血管炎改变及炎症细胞浸润。血管壁水肿坏死、内膜增厚、管腔狭窄甚至栓塞。肌纤维变性坏死、再生及肌束周围萎缩。肌纤维的损伤和萎缩常集中于肌束周围，横断面上可看到肌束边缘的肌纤维粗细不等。肌肉组织活检显示内皮细胞出现泡状坏死和吞噬肌纤维、纤维再生、肌肉增生、炎性细胞浸润和血管炎，以及小管网状包涵体。束周肌纤维变性和肌内衣为主的炎细胞浸润，毛细血管坏死。

6. 影像检查　MRI 检查可在肌电图、肌肉酶谱正常情况下，四肢出现对称性的异常高密度区的 T2 波，代表该处肌肉水肿和炎性改变。X 线片可看到筋膜和肌肉内钙质沉着。

三、诊断思路

（一）目前多应用 Bohan 1975 年提出的诊断标准，典型的皮肤改变，包括上眼睑皮肤呈紫红色伴眼眶周围水肿；以及掌指关节和近端指间关节背侧有红色鳞屑样皮疹（戈特隆征）；同时伴有以下肌炎表现中的 3 条。

1. 对称性近端肌无力，可伴有吞咽困难和呼吸肌无力。

2. 血清肌酶水平升高，特别是肌酸激酶、天冬氨酸氨基转移酶、乳酸脱氢酶、醛缩酶。

3. 肌电图提示肌源性损害。

4. 肌肉活检　炎症、坏死改变。

（二）鉴别诊断

1. 若仅表现为非典型性乏力易倦，无皮疹表现，需要与下列肌肉疾病鉴别。包括多发性肌炎、感染相关性肌炎（流感、柯萨奇病毒和其他感染性疾病)、肌营养不良(Duchenne 和 Becker,以及其他疾病)、急性炎症性脱髓鞘性多发性神经病、脊髓炎、内分泌疾病(甲状腺功能亢进、甲状腺功能减退、库欣氏综合征、阿迪森病)、代谢性肌病(糖原代谢性肌病、脂质代谢性肌病、线粒体病)等。

2. 若仅表现为皮疹者,需与湿疹、系统性红斑狼疮、雷诺现象引起的毛细血管扩张和其他风湿性疾病相鉴别。

3. 若同时表现为皮疹及肌炎,需与系统性红斑狼疮、幼年特发性关节炎、混合型结缔组织病、炎症性肠病和抗中性粒细胞胞质抗体(antineutrophil cytoplasmic antibody,ANCA)阳性血管炎相鉴别。

(三)临床经验

1. 儿童皮肌炎首发症状多为皮疹,大部分患儿随后或与皮疹同时即出现肌无力。但也有少部分患儿肌无力在皮疹数月、半年后才出现。典型皮肌炎皮疹包括眼睑紫红色皮疹(向阳征),戈特隆征,V 领征,甲床毛细血管扩张等;也可以分布在躯干四肢的充血性皮疹,血管炎明显时,皮疹可以有溃烂。故临床常可见到因不能识别皮肌炎皮疹,而将皮肌炎诊断为“湿疹”或其他皮肤病的患儿,直至患儿出现肌无力、肌酶增高才考虑本病。

2. 皮肌炎合并肺损害是一种非常严重的并发症,是影响皮肌炎预后的重要因素之一。肺部受累时,可以为肺实质间质同时受累,轻者随着原发病的治疗而好转,重者可以发生肺间质纤维化、ARDS、呼吸衰竭,甚至死亡。故该病患儿需要定期监测肺CT、肺功能。

四、治疗思路

治疗的基本原则是给予免疫抑制剂和改善循环的药物,加强护理,防止肌肉挛缩的发生。

1. **皮质类固醇激素** 对于临床表现相对较轻,通常口服泼尼松,开始 2mg/(kg·d)。胃肠道症状患儿口服类固醇吸收少,需静脉注射。对于呼吸道、口咽部无力较严重的患儿,应用大剂量甲泼尼龙冲击治疗[30mg/(kg·d),连续 3 天,最大剂量 1g/d],

每周或每月静脉给予，并根据需要每日口服皮质类固醇激素。皮质类固醇激素在炎症指标（肌酶）恢复正常后，缓慢减量，至12~24个月。

2. **甲氨蝶呤**　每周口服、静脉注射或皮下注射甲氨蝶呤（0.5~1mg/kg 或 15~20mg/m^2，最高 25mg）。可减少疾病所需的激素累积量。甲氨蝶呤的副作用包括：免疫抑制、血细胞计数异常、肝功异常、肺部损伤、恶心/呕吐。需同时每天服用叶酸 1mg，以减少叶酸抑制的毒性和副作用（口腔溃疡、恶心和贫血）。正在服用甲氨蝶呤等免疫抑制剂的儿童，应避免接种活病毒疫苗。

3. **羟氯喹**　可用于减少出疹和维持缓解，副作用较少。每日口服 4~6mg/kg。建议每年进行 1~2 次眼科随访，以监测罕见的视网膜毒性反应。其他副作用包括葡萄糖-6-磷酸缺乏症患儿出现溶血、消化道不耐受和皮肤/头发变色。

4. **其他治疗**　严重、无反应疾病的药物包括静脉注射免疫球蛋白、霉酚酸酯、环孢素和环磷酰胺。患有咽部肌肉受累患儿，可能需要鼻饲或胃造口术喂养以避免误吸。严重呼吸衰弱的患儿需要呼吸机辅助通气治疗。

5. **物理治疗和康复治疗**　是不可缺少的。最初用于疾病早期的被动伸展。随着炎症得到缓解，可锻炼恢复肌肉力量和活动范围。不建议卧床休息，因为负重可以提高骨密度，防止挛缩。JDM 患儿应避免日晒，涂防晒霜。长期接受皮质类固醇治疗的儿童需要补充维生素 D 和钙。

（尹　璐　杜　悦）

第五节　ANCA 相关性小血管炎

一、疾病简介

ANCA 相关性小血管炎（ANCA-associated vasculitis，AASV）是累及全身多系统，以小血管损害为主、循环中抗中性粒细胞胞质抗体（antineutrophil cytoplasmic antibody，ANCA）阳性，病理为寡免疫复合物沉积的一组血管炎。原发性 ANCA 相关性小血管炎包括显微镜下多血管炎(microscopic polyangitis,MPA)、韦格纳肉芽肿病(Wegener's granulomatosis,WG)、变应性肉芽肿性血管炎(Churg-Strauss Syndrome,CSS);继发性ANCA相关性小血管炎多由结缔组织病和药物引起。常见的引起ANCA相关性小血管炎的药物有丙基硫氧嘧啶、异烟肼、米诺环素等。

ANCA的检测方法有间接免疫荧光试验(indirect immunofluorescence test,IFT)、酶联免疫吸附法(enzyme-linked immunosorbent assays,ELISA)和放射免疫法等。根据IFT时ANCA免疫荧光染色类型,ANCA分为胞质型(cytoplasmic pattern ANCA,c-ANCA)和核周型(p-ANCA)。c-ANCA的胞质主要靶抗原为蛋白酶3(proteinse-3,PR3),占c-ANCA靶抗原的90%,另一靶抗原为CAP57,为蛋白酶3相关的阳离子蛋白。p-ANCA的靶抗原主要是髓过氧化物酶(MPO),其他还有乳铁蛋白、中性粒细胞弹力蛋白酶和组织蛋白酶G等。

1. **流行病学** 韦格纳肉芽肿(WG)是一种坏死性肉芽肿性小血管炎,可发生于所有年龄段,以呼吸道和肾脏为主要靶器官。多见于成人,儿童平均诊断年龄为14岁。女性为主,男女比例(3~4):1。显微镜下多血管炎(MPA)是坏死性小血管炎,临床特点与WG相似。变应性肉芽肿性血管炎(CSS)是一种小血管坏死性肉芽肿性血管炎,伴难治性哮喘和外周嗜酸性粒细胞增多症。MPA和CSS在儿童中罕见,无性别差异。

2. **发病机制** ANCA是一种以中性粒细胞和单核细胞质成分为靶抗原的自身抗体,ANCA的特异性靶抗原中最重要的是蛋白酶3(PR3)和髓过氧化物酶(MPO)。ANCA产生的启动环节目前还不清楚,可能在遗传易感因素的背景下,感染、药物、肿瘤等因素使中性粒细胞质抗原成分(如PR3、MPO)暴露,使免疫系统对中性粒细胞内自身成分的耐受破坏,从而产生ANCA,释放炎症因子如TNF-α和IL-8。这些炎症细胞位于内皮细胞,导致ANCA特征性血管炎。

3. **病理** 主要组织学特征是坏死性血管炎。肾活检主要表现为新月体型肾小球肾炎,少或无免疫复合物沉积。在WG和CSS中,常见肉芽肿性炎症改变,但在MPA却不常见。病理显示血管周围嗜酸性粒细胞浸润是 CSS 区别于 MPA 和 WG 的不同之处。

二、疾病特点

(一) 临床表现

非特异性表现包括乏力、体重下降、发热、关节肌肉疼痛。不同类型 ANCA 相关性小血管炎具有不同的临床表现。

1. **显微镜下多血管炎**(microscopic polyangitis,MPA) 是一种系统性坏死性血管炎,任何器官的动静脉血管均可受累,从而出现相应的症状。

(1) 肾脏:约 80%~90% 的患儿有肾脏受累,表现为血尿,伴有不同程度的蛋白尿,其中约 30% 为肉眼血尿,血压一般不高。约半数患儿呈急进性肾小球肾炎表现,可出现短期内发生急性肾衰竭。

(2) 肺脏:约半数患儿有不同程度的肺受累,导致非特异性肺炎、间质性肺炎,甚至肺出血,临床表现为咳嗽、气促、咯血等,肺出血是 MPA 的重症并发症,发生率约为 12%。

(3) 神经系统:发生于 20%~25% 的患儿。由于营养神经的血管出现炎症导致感觉神经和(或)运动神经的损伤,临床上以多发性单神经炎最为常见,表现为手足麻木、下垂。中枢神经系统受累相对少见。

(4) 消化道:腹痛、腹泻、血便、肠穿孔等消化道缺血的表现。

(5) 眼耳部受累:可导致巩膜炎、虹膜睫状体炎、葡萄膜炎、中耳炎等,因此在临床上出现耳鸣、眼红、视力下降、听力下降等。

(6) 皮肤:最常见的损害为白细胞破碎性皮肤血管炎,表现为皮肤紫癜或狼疮,也包括结节性红斑或网状青斑。

2. **韦格纳肉芽肿**(Wegener's granulomatosis,WG) 是一种坏死性肉芽肿性血管炎,多起病缓慢,但也可呈快速进展性发病。典型的韦格纳肉芽肿有三联症:上呼吸道、肺脏和肾脏病变,此外关节、眼、皮肤、心脏、神经系统、消化系统等也均可累及。

(1) 上呼吸道症状:通常表现为鼻塞、流涕、鼻黏膜溃疡和结痂、鼻出血、唾液中带血丝。鼻窦炎可以较轻，严重者鼻中隔穿孔，鼻骨破坏，出现鞍鼻。咽鼓管的阻塞能引发中耳炎，导致听力丧失，部分患儿可因声门下狭窄出现声音嘶哑及喘鸣。上呼吸道病变是多数患儿的首发症状。

(2) 下呼吸道症状：肺部受累是韦格纳肉芽肿的基本特征之一，约 50% 的患儿在起病时即有肺部表现，在整个病程中超过 80% 的患儿伴有肺部受累，常常表现为胸闷、胸痛、咳嗽、咯血、气短等症状。大量肺泡性出血较少见肺部影像学检查发现肺内结节状影、固定性浸润性病灶或空洞，大量肺泡性出血较少见，但一旦出现，则可发生呼吸困难和呼吸衰竭。

(3) 肾脏损害：大多数病例有肾脏受累，表现为蛋白尿、红细胞、白细胞及管型尿，严重者发展为肾病综合征或者伴有高血压，最终可导致肾衰竭，这是韦格纳肉芽肿患儿的重要死因之一。无肾脏受累者称为局限型韦格纳肉芽肿，但是应警惕部分患儿在起病时无肾脏病变，但随病情进展可逐渐累及肾脏，导致肾小球肾炎的发生。

3. **变应性肉芽肿性血管炎**(Churg-Strauss Syndrome，CSS) 是一种以中小动脉静脉受累为主的系统性肉芽肿性血管炎。嗜酸性粒细胞增多，以及嗜酸性粒细胞在脏器中的浸润是 CSS 组织损伤的重要原因之一。临床上 CSS 可以分为 3 期，即过敏性鼻炎和哮喘期、嗜酸性粒细胞浸润期(如嗜酸性粒细胞性肺炎或胃肠炎)和全身性中小血管肉芽肿性炎症期。典型 CSS 表现为 3 方面：①呼吸道过敏(包括过敏性鼻炎或支气管哮喘)；②血嗜酸性粒细胞增多；③组织内嗜酸性粒细胞浸润。嗜酸性粒细胞增多及其在脏器中的浸润是 CSS 组织损伤的重要原因之一，病变多分布在肺、皮肤、神经系统、胃肠道、心脏和肾脏。

(1) 呼吸道受累：常表现为过敏性鼻炎、副鼻窦炎、哮喘，对糖皮质激素治疗反应较好。肺部受累可出现咳嗽或咯血症状。

(2) 心脏受累：心脏是 CSS 主要的靶器官之一，表现为心肌炎、心包炎，可以出现急性缩窄性心包炎、心肌梗死和心力衰竭。由冠状动脉炎症造成的心肌炎和心肌梗死是 CSS 患儿最主要的死亡原因。

(3) 神经系统受累：约75%患儿表现为多发性单神经炎。

(4) 胃肠道受累：多表现为腹痛、腹泻和消化道出血，可能与胃肠道血管炎、嗜酸性粒细胞胃肠炎或结肠炎有关。

(5) 肾脏受累：一般表现轻微，多为短暂的镜下血尿和/或蛋白尿，极少进展为肾衰竭。

(6) 皮肤：约半数患儿有皮肤受累，表现为紫癜、红斑、丘疹、网状青斑、皮下结节、坏死等。

（二）实验室检查

1. 显微镜下多血管炎

(1) 实验室检查：血白细胞增多、血小板增高、贫血、血沉升高、C-反应蛋白增高、高γ球蛋白血症、血肌酐和尿素氮升高，尿常规显示蛋白尿和镜下血尿。ANCA是MPA诊断的重要指标，其阳性率为50%~80%，主要为髓过氧化物酶（MPO）-ANCA阳性，在荧光检测法示核周型（p-ANCA）阳性，同时ANCA水平也可能用于监测MPA的病情活动度和预测疾病的复发。

(2) 胸部X线检查：在早期可发现非特异性肺部浸润影或小片状浸润影，中晚期可出现肺间质纤维化。

(3) 肾活检的病理特征：为坏死性新月体性肾小球肾炎，肾小球毛细血管丛节段性纤维素样坏死；免疫荧光检查提示寡免疫复合物或无免疫复合物沉积，临床上坏死性肾小球肾炎是MPA的突出表现。肾脏活检对MPA诊断具有重要意义。

2. 韦格纳肉芽肿

(1) 实验室检查：血常规显示贫血、血沉CRP增高、蛋白尿、抗SSA、SSB抗体和抗平滑肌抗体阳性，少数患儿RF阳性。抗中性粒细胞胞质抗体，主要为c-ANCA和PR3-ANCA阳性，为WG的特异性抗体。

(2) 影像检查：胸片显示双肺多发性病变，以双下肺多见，病程呈迁延性或自发消失为该病特点，病灶呈结节样、粟粒样、局灶性浸润或有空洞形成。上呼吸道X线片可显示鼻旁窦黏膜增厚，甚至鼻及鼻窦骨质破坏。

(3) 病理检查：上呼吸道及支气管病理显示类纤维蛋白变性的血管炎及巨细胞肉芽肿，伴有肾脏病变时可行肾活检，病理为局灶性、节段性、坏死性肾小球肾炎。

(4) 肺功能检查:显示肺容量及弥散功能降低、气流受阻。

3. 变应性肉芽肿性血管炎

(1) 实验室检查:急性期,约97%患儿血嗜酸性粒细胞增高,一般占外周血白细胞总数的10%~50%,计数在1.5×10^9/L以上;血沉和C-反应蛋白升高,高球蛋白血症;约2/3患儿血清ANCA阳性,主要为核周型(pANCA),MPO-ANCA阳性。稳定期,部分患儿ANCA可转阴,血嗜酸性粒细胞计数和血沉、CRP也可恢复正常。

(2) 病理检查:必要时可行组织活检,明确诊治。活检部位包括:皮肤、肺、肾脏、神经或肌肉。小动脉和小静脉的坏死性血管炎伴肉芽肿形成是CSS的典型病理学改变。

三、诊断思路

(一) 显微镜下多血管炎(MPA)

1. 目前尚无统一的MPA诊断标准。MPA是一种以小血管受累为主的寡免疫复合物沉积的坏死性血管炎,约90%的患儿有肾脏受累,如果患儿同时存在其他一些表现,如紫癜样皮疹、腹痛、咳嗽、咯血、手足麻木等症状时应高度警惕MPA的可能,可以进一步行ANCA检测,pANCA阳性有助于诊断。

2. 本病需要与结节性多动脉炎、变应性肉芽肿性血管炎、韦格纳肉芽肿、肺出血-肾炎综合征、系统性红斑狼疮肾炎等相鉴别。

(二) 韦格纳肉芽肿(WG)

1. 目前韦格纳肉芽肿的诊断仍然采用1990年美国风湿病学会分类标准,即:①鼻或口腔炎症,痛性或无痛性口腔溃疡,脓性或血性鼻腔分泌物;②胸片异常,胸片示结节、固定浸润病灶或空洞;③尿沉渣异常,镜下血尿(RBC>5/高倍视野)或出现红细胞管型;④病理性肉芽肿性炎性改变,动脉壁或动脉周围或血管(动脉或微动脉)外区域有中性粒细胞浸润形成肉芽肿性炎变。符合以上4条中2条或2条以上者可以诊断为韦格纳肉芽肿,诊断的敏感性和特异性分别为88.2%和92.0%。

2. 鉴别诊断　淋巴瘤样肉芽肿病，肺出血-肾炎综合征、显微镜下多血管炎、变异性肉芽肿性血管炎、复发性多软骨炎。

（三）变应性肉芽肿性血管炎（Churg-Strauss Syndrome，CSS）

1. 参照1990年美国风湿病学会CSS诊断标准　①有哮喘病史或呼气相有高调啰音；②外周血嗜酸性粒细胞分类>10%；③多发性单神经炎或多神经病；④非固定或一过性肺内浸润性病变；⑤副鼻窦炎症：包括急性或弥漫性副鼻窦炎疼痛或压痛史，或副鼻窦X线异常；⑥血管外嗜酸性粒细胞浸润的组织病理学证据。具备上述6项中的4项或以上者可诊断CSS。

2. 鉴别诊断　本病需与嗜酸性粒细胞增多症、肺嗜酸性粒细胞浸润、变异性支气管肺真菌感染相鉴别。

（四）临床经验

ANCA相关性小血管炎是系统性疾病，肾脏最容易受累。其他脏器受累或非特异性症状如发热、腹痛、关节肌肉疼等，均可能是ANCA相关性小血管炎引起，要及时进行相应的检查。在出现以下临床表现时需考虑该诊断：①顽固性鼻窦炎，或上呼吸道的溃疡或造成软组织或骨结构破坏的病变；②弥漫性肺泡性出血、咯血及血红蛋白下降；③急性肾小球肾炎：部分可表现为急性进展性肾小球肾炎；④X线胸片上显示结节、空洞病变；⑤可触及的紫癜，伴有坏死；⑥多发性单神经炎：突然出现的足下垂或腕下垂；⑦多系统损害。同时，需要注意药物性、结缔组织病、感染等继发性因素。

四、治疗思路

ANCA相关性小血管炎的治疗原则是早期诊断，早期治疗，阻止肾脏病变进展，预防复发，并尽可能降低并发症的发生率，防止不可逆的肾脏损害，保护肾功能。

ANCA相关性小血管炎的治疗分为诱导缓解期、维持缓解期以及复发的治疗。其主要治疗方法包括：药物治疗即糖皮质激素和细胞毒药物、血浆置换疗法、特异性免疫吸附、大剂量免疫球蛋白、联合应用抗淋巴细胞抗体、透析和肾移植等。诱导缓解期治疗是应用糖皮质激素联合细胞毒药物，对于重症患儿应采取必要的抢救措施，包括大剂量甲泼尼龙冲击和血浆置换；维持缓解期主要是长期应用免疫抑制药物伴或不伴小剂量糖皮质激素治疗。由于感染是ANCA相关性小血管炎重要的并发症和致死原因，也是复发的诱因，对韦格纳肉芽肿患儿，在使用糖皮质激素和免疫抑制剂治疗的过程中，建议使用复方磺胺甲噁唑片预防感染的发生。

五、预后及并发症

呼吸道损伤可侵袭眼眶，造成视神经损伤，并可对听力造成永久性损害。呼吸系统并发症包括致命的肺出血和声门下狭窄引起的呼吸道阻塞。继发于肉芽肿性炎症、空洞病灶的慢性肺部疾病，可导致反复感染。对于晚期或未及时治疗的患儿，慢性肾小球肾炎可进展为终末期肾病。

本病如有脏器严重受累预后较差，约75%的患儿会出现复发。随着环磷酰胺和其他免疫抑制剂的应用，死亡率已显著下降。

（尹 璐 杜 悦）

第六节 过敏性紫癜

一、疾病简介

过敏性紫癜（henoch-schonlein purpura，HSP）是儿童时期常见的系统性小血管炎，以皮肤紫癜、消化道黏膜出血、关节肿胀疼痛和肾炎等为主要临床表现，少数患儿还伴有血管神经性水肿。成人患病较少，大多发生于儿童，17岁以下儿童的发病率约为20/10万，发病高峰年龄为4~6岁，男女比例为2∶1。本病四季均可发病大多数流行于冬春两季。

过敏性紫癜病因尚不明确，一般认为与感染或接触致敏原有关。其发病机制与IgA肾病相似。特征为受累器官中含免疫球蛋白A的免疫复合物在血管壁沉积。除毛细血管外，也可累及小动脉和小静脉。皮肤损伤主要见于真皮血管，可有急性炎症反应，血管周围见中性粒细胞及嗜酸性粒细胞浸润。红细胞经血管壁渗出，发生水肿，邻近血管的胶原纤维肿胀。血管壁有纤维样坏死及间质水肿。重者呈坏死性小动脉炎。肠道改变以黏膜下为常见，呈显著水肿、出血，重者可发生黏膜溃疡。肾脏改变主要累及肾小球，呈局灶性或弥漫性损伤。毛细血管内皮增生，局部纤维化和血栓形成、灶性坏死，亦可见新月形病变。其中肾脏是否受累和受累的程度是决定远期预后的关键。

二、疾病特点

(一) 临床表现

以皮肤紫癜为主，伴或不伴消化道黏膜出血、关节肿胀和肾脏损害等。

1. 皮肤症状　反复发作的皮肤紫癜样皮疹，压之不褪色，有时可略突出体表。多见于下肢远端，其次是臀部和上肢，面部、躯干也可出现，呈对称性分布，严重者可同时伴有出血性坏死，通常 1~2 个月才可消退。在疾病急性期，运动可以使皮疹加重。

2. 关节症状　全身大小关节均可受累，表现为疼痛，可伴有水肿或压痛，最易累及踝关节、膝关节，影响关节活动，但并不遗留关节永久性损害。

3. 消化道症状　最常见的症状是腹痛，多为脐周部剧烈的绞痛，3/4 的患儿可有压痛。同时可有呕吐。严重者可伴有消化道出血、肠穿孔或肠梗阻等。

4. 肾脏症状　约 20%~60% 的患儿合并肾脏受累，常发生在起病的 6 个月内，可出现血尿、蛋白尿等症状，很少发生肾功能不全。肾脏的受累程度与远期预后密切相关。

5. 少数病例可出现心肌炎、心包炎或累及神经系统等症状。

(二) 辅助检查

1. 血常规　中性粒细胞、嗜酸性粒细胞可能轻微升高，出血量多可有贫血，血小板正常。

2. 凝血功能　D-二聚体数目增高，凝血时间无明显改变。

3. 血沉增加，部分患儿免疫球蛋白 A 升高，部分患儿总免疫球蛋白 E 升高。

4. 出现肾脏受累的患儿可出现尿常规中红细胞和/或蛋白增高。

三、诊断思路

1. **过敏性紫癜** 通常依赖临床进行诊断，基于病史和体格检查中的典型特征，实验室检查缺乏特异性。当遇到非血小板减少、凝血功能正常的紫癜样皮疹患儿，并伴有关节痛或腹痛等症状是时应想到本病。

2. **鉴别诊断** 但需注意鉴别其他可引起血管炎的疾病，如系统性红斑狼疮、ANCA 相关性血管炎等。一些感染性疾病如感染性心内膜炎、流行性脑膜炎等也会在肢端出现栓塞性皮疹，有时会模拟出血管炎表现，故诊断时应避免思维固化，谨慎鉴别。

3. **其他** 还有部分患儿可能仅表现为腹痛，诊断时需谨慎。

四、治疗思路

1. **一般治疗** 充分休息，减少活动，维持水电解质平衡，控制饮食，予以低敏清淡饮食，对症抗感染治疗，抗过敏治疗，维生素 C 降低毛细血管通透性，双嘧达莫抑制血小板聚集。腹痛患儿可应用质子泵抑制剂。

2. **免疫治疗** 糖皮质激素能抑制抗原-抗体反应，具有抗过敏及改善血管通透性的作用。在出现关节肿痛、腹痛、消化道出血或肾脏损害严重的患儿可应用糖皮质激素治疗，一般为 2~3mg/(kg·d)，非肾脏损害患儿应在临床症状缓解后尽快减量并停用激素。

这里需要特别注意的是，目前为止，多数专家认为激素不能有效预防过敏性紫癜肾损害的发生，故不建议常规使用激素预防过敏性紫癜肾损害发生。

五、预后及疾病预防

过敏性紫癜一般为自限性疾病，但远期预后跟肾脏受累程度有密切关系。紫癜性肾炎常发病于过敏性紫癜起病6个月内，大多预后良好，部分难治性患儿病程迁延，约有11%~30%病例最终可发展成终末期肾脏病。

（张　洲　杜　悦）

第七节　多发性大动脉炎

一、疾病简介

多发性大动脉炎（polyarteritis），也成为Takayasu血管炎（Takayasu arteritis，TA）、无脉症，是一种病因不明的慢性、多发性、非特异性炎症性大血管炎，主要累及主动脉及其主要分支，造成管腔狭窄或闭塞，引起病变动脉供血组织的临床缺血性表现。儿科以学龄期儿童多见，女：男比例为（2~4）：1。

病因尚不清，可能与免疫异常、结核感染及遗传易感性、内分泌因素相关。病理改变为全层动脉炎，呈节段性分布。早期受累动脉壁全层炎症反应，伴大量浆细胞、吞噬细胞和淋巴细胞浸润，以外膜最重，中层次之。外膜表现为广泛性纤维粘连和增厚，滋养血管增生。中层除基质增多、炎性渗出和细胞浸润以外，还有弹力纤维不同程度的局灶肿胀、断裂、破坏以至消失，平滑肌纤维亦有相应破坏，肉芽组织形成，故中层可有不同程度的增后或变薄。内膜炎性反应较轻，基质蛋白质增多，黏液性水肿，并出现弹力纤维增生。晚期动脉壁全层纤维化，广泛不规则性增厚和僵硬，纤维组织收缩造成不同程度的动脉狭窄和闭塞。偶有动脉壁因弹性纤维和平滑肌破坏，中层组织坏死，不足以承受血流冲击，导致动脉壁膨胀形成动脉瘤。锁骨下动脉、肾动脉和颈动脉是最常受累的主动脉分支，肺动脉、冠状动脉和椎动脉也可能受累。镜下增厚的内膜主要是广泛增生的结缔组织和粥样硬化斑块，内膜表明常有血栓附着和新生的毛细血管，内弹力纤维板常见断裂或消失。中膜的弹性纤维和平滑肌组织常被不规则的纤维组织所替代，形成形状和大小不一的灶性纤维瘢痕。外膜常有致密的结缔组织增生，使外膜明显增厚。

二、疾病特点

(一) 临床表现及体格检查

因多发性大动脉炎早期表现往往是非特异性的,因此常发病数月后方可诊断。非特异性表现包括:发热、体重减轻、头痛、高血压、肌痛、关节痛、头晕,腹痛是“无脉前期”常见的早期症状。儿童出现无法用其他原因解释的头痛、高血压,需要考虑多发性大动脉炎的可能。晚期低灌注表现包括脉搏减弱,血压不对称,跛行,雷诺现象,肾衰竭以及肺部或心脏缺血症状。炎症可累及主动脉瓣,导致瓣膜功能不全。其他表现包括心包积液、心包炎、胸膜炎、脾肿大和关节炎。查体可发现双上肢或双下肢左右血压差>10mmHg,主动脉及其分支走行处可闻及血管收缩期杂音,股、腘、足背动脉搏动减弱或消失。

(二) 并发症

进行性血管损伤可导致动脉狭窄、动脉瘤和闭塞,产生缺血性症状,可危及器官或生命。潜在的缺血性并发症包括中风、肾功能损害或衰竭、心肌梗死、肠系膜缺血和威胁肢体的动脉疾病。

(三) 实验室检查

多发性大动脉炎的实验室检查为非特异性的。血沉、C-反应蛋白会升高,其他非特异性慢性炎症指标包括,如白细胞增多、血小板增多、慢性炎症性贫血和高丙种球蛋白血症。自身抗体除了能排除其他自身免疫性疾病外,对多发性大动脉炎的诊断没有帮助。

(四) 影像学检查

诊断金标准是主动脉和主要分支的动脉造影,包括颈动脉、锁骨下动脉、肺动脉、肾动脉和肠系膜上动脉。动脉造影可以发现管腔缺损,包括扩张、动脉瘤和狭窄。但由于血管造影为侵袭性操作,有一定风险。临床上可通过血管多普勒超声、磁共振血管成像、CT 血管造影、数字减影血管造影评估血管壁厚度及血流情况。

1. **血管造影**　是本病诊断的主要依据。大动脉造影的主要造影征象是动脉管腔粗细不均，边缘比较光滑的向心性狭窄和阻塞，部分病例可见扩张和动脉瘤形成或两者并存(混合型)。

2. CT　80%~100% 的患儿经增强 CT 扫描可见不同程度的主动脉壁增厚(1~4mm)，多累及全血管壁，也可见新月形的局部增厚。钙化的检出率 CT 明显高于 X 线检查。

3. MRI　不需造影增强，多体位直接成像，可同时显示主动脉管腔全长及管壁变化，而梯度回波快速成像可观察继发的主动脉瓣关闭不全为其优点。

4. **超声检查**　彩色多普勒超声图像：显示主动脉及其主要分支和周围动脉的血管壁弥漫性或节段性增厚，内膜面粗糙、回声增强，血管壁僵硬、搏动减弱或消失，血管腔多发生狭窄或闭塞；彩色多普勒血流可显示动脉狭窄处五彩镶嵌血流柱或单色明亮细小血流束，脉冲多普勒检测狭窄动脉腔内可获得高速湍流。

三、诊断思路

1. **儿科多发性大动脉炎建议分类标准**　主动脉或其主要分枝的血管造影异常(血管造影、CT 或磁共振血管造影)以及至少下列标准之一：①外周动脉脉搏减弱和/或四肢跛行；②双上肢或双下肢左右血压差>10mmHg；③主动脉及其主要分支上有血管杂音；④高血压(根据儿童标准数据定义)。

2. **鉴别诊断**

(1) 在多发性大动脉炎的早期阶段，当非特异性症状占主导地位时，鉴别诊断包括一系列的系统感染、自身免疫性疾病和恶性肿瘤。

(2) 导致大血管损害的非炎症性疾病包括纤维肌肉发育不良、马方综合征和艾勒斯-单洛综合征。

3. **临床经验**　对于学龄期儿童，出现长期发热、乏力、腹痛、血压升高等上述症状，化验炎症指标高，需注意测量四肢血压，血管杂音，动脉搏动情况；完善相关血管影像学检查明确诊断。

四、治疗思路

糖皮质激素是主要的治疗方法，一般从泼尼松每天1~2mg/kg开始，然后逐渐减量。当多发性大动脉炎进展或复发时，通常需要加用甲氨蝶呤或硫唑嘌呤治疗。环磷酰胺是用来治疗严重或难治性疾病的。有部分研究显示霉酚酸酯和抗肿瘤药物治疗可能对某些患儿获益。对于有肾血管狭窄引起的高血压患儿，需要抗高血压治疗。当出现并发症时，需要采用外科血管移植或导管血管成形术和支架置入等干预措施，以恢复充足的血流。但血管内支架置入术后复发性狭窄的发生率很高。

五、预后及疾病预防

虽然20%的多发性大动脉炎患儿有单相病程并达到持续缓解。但大多数患儿都会复发。总体存活率5年为93%，10年为87%。但是，血管并发症的发病率仍然很高。由于存在血管内皮慢性损伤和炎症，多发性大动脉炎患儿未来发生动脉粥样硬化风险增加。早期检测和治疗对优化治疗及预后至关重要。

（尹 璐 杜 悦）

第八节 川 崎 病

一、疾病简介

川崎病(kawasaki disease，KD)是一种急性自限性血管炎，主要发生于婴幼儿，也可见于年长儿甚至成年人。以发热、双侧非渗出性球结膜充血、杨梅舌及口唇皲裂、肢端改变、皮疹和颈部淋巴结肿大为主要临床特征。目前成为儿童后天性心脏病的首位病因。川崎病患儿可出现冠状动脉扩张或冠状动脉瘤，甚至可能出现心肌梗死、猝死或缺血性心肌病。

二、病因分析

1. **感染因素** KD的发生具有季节性、区域流行性、自限性及高发于6个月~5岁儿童等特点，提示其致病因子可能是自然界普遍存在的微生物。通过血清学、组织培养和分子生物学方法的研究，已在KD患儿体内检测出多种病原体，如螺旋体、耶尔森菌、假结核菌、衣原体、EB病毒及冠状病毒等，但上述病原体对KD有无明确的致病性尚待证实。

2. **免疫活化**　免疫活化是KD重要的特征和损伤因素，T细胞介导的免疫应答以及细胞因子的级联放大反应是血管炎发生的基础。

3. **免疫抗体**　KD患儿亚急性期可以检测到血清中升高的IgG、IgM、IgA和IgE。

4. **细胞因子**　KD患儿的免疫活化常表现为IL1、TNF-α、IL4、IL6、IL8、L-10等细胞因子升高。

5. **发病率**　KD的发病率以日本最高，亚裔人群高于非亚裔人群；其同胞兄妹患病的相对危险性远高于同龄的正常人群。

三、辅助检查

（一）血液学检查

急性期外周血白细胞增高，以中性粒细胞为主，伴核左移，轻度贫血，多为小细胞低色素性贫血，血小板早期可正常，2~3周明显增高。血沉增快，CRP增高、ALT可增高、白蛋白降低、纤维蛋白原及D-二聚体升高。

（二）心电图

早期可有窦性心动过速，非特异性的ST-T改变，P-R间期延长；心包炎时可有广泛ST段抬高和低电压，恢复期可见左心导联q波。

（三）胸部平片

可有肺部纹理增多、模糊或可伴有片状阴影，心影可增大。

（四）超声心动图

急性期可伴有少许心包积液，左心室内径大、二尖瓣反流、三尖瓣反流；可伴有冠脉异常，如冠脉扩张。恢复期可以有冠状动脉血栓、扩张型心肌病。

(五)冠状动脉造影

冠脉超声提示多发冠脉瘤,心电图提示心肌缺血改变,需要完善冠脉造影检查,可以发现冠状动脉远端的病变、冠状动脉狭窄和钙化,观察病变指导治疗。

四、诊断思路

1. **川崎病的诊断标准** 根据2013年日本川崎病诊断标准和2017年AHA川崎病诊断指南:发热≥5天,具有至少4项临床表现:双眼结膜非化脓性充血;口唇潮红干裂,杨梅舌;躯干多形性红斑、卡介苗接种部位的红肿与硬结;手足硬肿,恢复期出现指甲移行处脱皮;非化脓性颈部淋巴结肿大(直径>1.5cm);如不满足以上5项中的4项,合并冠脉受累亦可诊断。

2. **不完全型川崎病的诊断标准** 发热≥5天,具有2或3项临床指标,且C反应蛋白(CRP)≥30mg/L和/或红细胞沉降率(ESR)≥40mm/h,有以下3项实验室指标及以上者可诊断,包括:①白蛋白(ALB)≤30g/L;②年龄校正的贫血;③谷丙转氨酶(glutamic-pyruvic transaminase,GPT)升高;④发热1周后血小板(PLT)≥450×10^9/L;⑤外周血白细胞(WBC)≥15×10^9/L,以中性粒细胞比值(NE)为主;⑥尿常规提示WBC>10/HP;如患儿CRP和ESR均未升高但出现膜状脱皮,或患儿辅助指标不足3项,有心脏超声冠脉异常亦可诊断。并除外发热出疹性疾病。

3. **冠脉异常的诊断**

(1)冠状动脉扩张标准采用日本的诊断标准:①冠状动脉直径5岁以下>3mm,5岁及5岁以上>4mm;②内径≥邻近段的1.5倍;③小型冠脉瘤<4mm;中型冠状动脉瘤≥4mm~8mm;大型或巨大冠状动脉瘤≥8mm。

(2)由于不同年龄体重冠状动脉直径差异较大,2017AHA川崎病指南主张用体表面积校正的冠状动脉z值(z值)诊断冠状动脉扩张更合适。①z值≥2.5为冠状动脉瘤CAA。②z值在2.0~<2.5,并存在冠状动脉周围回声增强或冠状动脉缺乏正常的逐渐变细为冠状动脉扩张。③小型冠脉瘤≥2.5~<5.0;中型冠状动脉瘤≥5.0~<10.0;大型或巨大冠状动脉瘤≥10.0。

4. **各脏器受累的临床表现**

(1) 心血管系统:心肌炎、心包炎、瓣膜返流、休克;冠状动脉异常;主动脉根部扩大。

(2) 呼吸系统:支气管炎、支气管肺炎改变。

(3) 肌肉骨关节:关节炎、关节肿痛、寰枢椎脱位。

(4) 消化系统:腹泻、呕吐、腹痛、肝炎、黄疸、胆囊积液、胰腺炎、肠套叠、腹膜炎、肠坏死。

(5) 神经系统:易激惹、无菌性脑膜炎、面神经麻痹、感音神经性聋、外展神经炎。

(6) 泌尿系统:无尿性尿道炎、鞘膜积液、蛋白尿、血尿。

(7) 其他:腹股沟脱皮;咽后壁蜂窝织炎;前葡萄膜炎。

5. **川崎病为急性热性发疹性疾病,要和以下疾病相鉴别**

(1) 麻疹。

(2) 其他病毒感染(如腺病毒、EB 病毒)。

(3) 葡萄球菌和链球菌毒素介导的疾病(如猩红热和中毒性休克综合征)。

(4) 药物过敏反应,包括史-约(Stevens Johnson)综合征。

(5) 全身性幼年特发性关节炎。

(6) 脓毒症。

五、治疗思路

(一) 基本治疗

1. 所有诊断川崎病患儿在发热 10 天内应给予静脉用丙种球蛋白(IVIG)2g/kg 10 小时以上静脉输入治疗。超过 10 天,如果仍然有发热,炎症指标明显升高,或伴有冠状动脉扩张,也需给予 IVIG。

2. 阿司匹林 30~50mg/(kg·d)分次口服。热退 36~48 小时以上及时予阿司匹林减量至 3-5mg/(kg·d)分次口服,如果冠脉复查一直正常,疗程 6~8 周。

(二) 川崎病冠脉瘤的治疗

1. 巨大冠状动脉瘤患儿在严重炎症情况下具有血栓形成的高度危险,积极的抗凝和抗血小板治疗可明显提高预后。低分子肝素用法：①<12个月婴儿：150U/(kg·d)(预防)~300U/(kg·d)(治疗)，分2次；②≥12个月：100U/(kg·d)(预防)~200U/(kg·d)(治疗)，分2次，皮下注射。

2. 巨大冠状动脉瘤患儿需要长期抗凝和抗血小板治疗，对于巨大冠状动脉瘤近期发生过冠状动脉栓塞的患儿，有作者建议给予抗凝及双抗血小板治疗。

3. 氯吡格雷在我国的药物说明书上没有儿童适应证，但日本及美国心脏协会(AHA)的管理指南均有明确的儿童用法，<2岁0.2mg/kg；≥2岁1mg/kg，每天1次。

4. 巨大冠脉瘤：应用华法林。抗凝总体调整国际标准化比值(INR)在2~3范围，根据冠状动脉瘤大小和病变严重程度决定INR靠近下限或是上限。合并冠脉瘤需长期口服阿司匹林治疗的患儿，若需口服退热药，尽量避免布洛芬类。多发冠脉瘤或合并远端冠脉瘤，建议发病>1月后完善冠脉造影检查，以后每2~3年复查。

（三）丙球不反应病例的治疗

1. IVIG　治疗结束后至少36小时热不退(1周内，甚至2周)，无其他原因，炎症指标持续增高，需立即给予更积极的抗感染治疗IVIG 2g/kg，>10小时输入。

2. 激素应用　第二剂IVIG联合激素对IVIG无反应患儿体温恢复和冠状动脉恢复均有效，但不会降低冠状动脉损害风险。

3. 英夫利昔单抗(infliximab IFX)　阻滞肿瘤坏死因子α(tumor necrosis factor-α，TNF-α)的功能是近年来新的一种治疗IVIG无反应性KD的方法。单次静脉注射：5mg/kg i.v.>2小时。

4. 环孢素、甲氨蝶呤及血浆置换目前国际在上述治疗无效时可以尝试应用。

（四）并发症的治疗

1. KD休克综合征(KD shock syndrome，KDSS)，表现为低血压以及心脏舒张功能障碍，可以为心源性，分布性，或混合型休克。建议按儿童脓毒症性休克对症处理，可应用血管活性药物如多巴酚丁胺，肾上腺素，去甲肾上腺素，多巴胺等，但前提是纠正低蛋白血症，提升血容量。

2. 及时复查肝功能，白蛋白小于30g/L，须补充白蛋白治疗；及时纠正低钠血症。

3. 各系统并发症随着川崎病病情的缓解，给予对症治疗后，除了冠状动脉瘤相关的并发症以外，可缓解。

（王 策 王 虹）

附　　录

附录一　儿童肺功能检查

一、儿童肺功能检查简介

肺功能检查是运用呼吸生理和现代检查技术对人体的呼吸功能进行检测、评价，是描述呼吸功能的一种重要方法。肺功能检查可用于儿童健康评估、呼吸系统疾病的诊断和治疗等方面，尤其是在喘息性疾病的诊断、鉴别诊断、治疗及预后评估方面有重要意义。目前，我国儿童肺功能检查的普及率不高，检测质量参差不齐，临床医生对儿童肺功能的意义理解不足。

儿童肺功能检查方法很多，临床上常用的检查项目包括肺容量、肺通气功能、肺换气功能、气道阻力、顺应性、气道反应性、气道可逆性、呼吸肌力等。其中，目前临床应用最广泛、价值最大的检查方法是常规通气肺功能检查；潮气呼吸肺功能和脉冲振荡肺功能（impulse oscillometry，IOS）检查，因其对受试者配合程度要求低，在儿科临床应用也越来越多。不同肺功能检查方法各有其优势和缺点，不能互相替代，临床医生要清楚不同检查方法的优缺点，合理选择检查方法。三种常用检查方法的对比见附表 1-1。

附表 1-1　儿童常用肺功能检查方法比较

项目	常规通气法	脉冲振荡法	潮气呼吸法
主要原理	流量传感器 测量流体速度和肺容积	多频率声波 测量呼吸系统阻抗和电抗	流量传感器 测量流体速度和肺容积

续表

项目		常规通气法	脉冲振荡法	潮气呼吸法
主要参数		容积：FEV_1、FVC 流量：PEF、$FEF_{25\%\sim75\%}$	Z5、R5、R10、R15、R20、X5、Fres、Ax	V_T/kg、TPTEF/tE、VPEF/VE、TEF_{50}/TIF_{50}、Ti/Te
患者配合要求		+++	++	+
呼吸形式		用力呼气	潮气呼吸(清醒)	潮气呼吸(睡眠)
适用年龄		≥4 岁	≥3 岁	≤3 岁
变异率		3%~5%	5%~15%	≤10%
气道定位	中心气道	+	+++	±
	外周气道	++	+++	±
舒张试验	阳性界值	FEV_1 改善率≥12%	R5改善≥40%或X5改善≥50%或AX改善≥80%	tPTEF/tE 或 VPTEF/VT 改善率≥15%
	证据级别	+++	++	+
激发试验	阳性界值	FEV_1 下降≥20%	R5 增加≥50%	–
	证据级别	+++	++	–
呼吸生理		+	+++	±
操作标准化		+++	++	+
正常预计值		+++	+	+

注：FVC，用力肺活量；FEV_1，1 秒量；PEF，最大呼气流量；$FEF_{25\%\sim75\%}$，用力呼出 25%~75% 肺活量时的平均呼气流量；Z5，外加频率为 5Hz 时的呼吸总阻抗；R5、R10、R15、R20。外加频率为 5Hz、10Hz、15Hz、20Hz 时的呼吸道黏性阻力；X5，5Hz 时的电抗值；Fres，共振频率；Ax，电抗下面积；V_T/kg，每公斤体质量潮气量；TPTEF/tE，达峰时间比；VPEF/VE，达峰容积比；TEF_{50}/TIF_{50}，呼气中期流量与吸气中期流量比值；Ti/Te，吸呼比。

二、常规通气肺功能检查

常规通气肺功能检查又称肺量计，是肺功能检查中最常用的一种方式，也是一系列肺功能检查中的初始项目。肺量计根据检查原理的不同分为容积型和流量型，前者也称为直接描记法，后者又称为间接描记法，其通过开放的管路可同步测定流量和容积（流量对时间的积分为容积）。因流量型体积小，操作简便，是目前临床上常用的方法。

（一）适应证

适用于4岁及以上能够主动配合完成检查的儿童，主要用于呼吸系统疾病的诊断、鉴别诊断和治疗的评估。可用于以下情况：①生长发育的评估；②呼吸功能的评价；③病情评估、治疗反应和预后的判断，尤其是儿童哮喘；④运动能力的评价；⑤外科手术前后的评估；⑥呼吸肌功能监测等。

（二）禁忌证

以下患者应作为常规通气肺功能检测的禁忌：①气胸、肺大疱者；②有明显心律失常等病史的；③儿童中耳炎鼓膜穿孔者；④近1个月内有过咯血；⑤正在接受抗结核药物治疗或有活动性肺结核；⑥有呼吸道传染病；⑦近1~3个月接受过胸部、腹部或眼科手术；⑧癫痫发作需要药物治疗者；⑨腹股沟疝、脐疝等疝环较松易嵌顿的患儿；⑩患儿不能配合肺功能测试（如认知问题）。

（三）主要参数及临床意义

1. **肺活量（vital capacity，VC）** 由潮气量（tidal volume，VT）、补吸气量（inspiratory reserve volume，IRV）和补呼气量（expiratory reserve volume，ERV）共同构成，是反映肺容积的指标。根据检测肺活量时受试者用力程度的不同，肺活量可分为用力肺活量（forced vital capacity，FVC）和慢肺活量（slow vital capacity，SVC，VCmax），其中前者是在受试者做快速、最大用力呼气时测得的，后者是在受试者做缓慢、最大呼气时测得的。正常情况下二者基本相等，若FVC明显小于VCmax，可能与阻塞性病变时气道陷闭有关，如哮喘急性发作。

根据肺活量的实测值/预计值百分比，分级判定标准如下：

≥80%，正常；60%~<80%，轻度下降；40%~<60%，中度下降；<40%，重度下降。肺活量是肺最大扩张和收缩的幅度，与性别、年龄、身高、体质量、胸廓和肺的弹性、呼吸肌肌力、气道阻力等因素均有关，个体差异较大。肺活量减低主要见于限制性病变，如肺不张、肺实变、肺叶切除、肺纤维化、胸腔积液、肥胖等。部分阻塞性病变可导致残气量（residual volume，RV）增高，从而导致 VC 的间接性下降。

2. **FEV_1**　指最大吸气至肺总量（total lung capacity，TLC）位后用最大力量最快速度在第 1 秒内所呼出的气量，简称 1 秒量。FEV_1 既是容积指标，也是流量指标，在阻塞和限制性病变中均可有不同程度下降。FEV_1 的异常分级判定标准同 FVC，可用来判定阻塞性或混合性病变的程度。

3. **1 秒率（FEV_1/FVC，FEV_1/VCmax）**　是用力呼气第 1 秒所呼出的容积占肺部全部可呼出气体容积的比例，即 FEV_1 与 FVC 或 VCmax 的比值。一般用 FEV_1/FVC 表示，但若同时行 VCmax 检测，则 FEV_1/VCmax 更为准确。目前我国儿童肺功能指南推荐，儿童 1 秒率以实测值占预计值百分比≥92% 为正常，但该标准也存在一定的问题，尤其是小年龄儿童。一秒率减低见于阻塞性病变，但该指标受多种因素影响，其减低的程度与阻塞的程度往往不平行，因此仅用于定性判断有无阻塞性病变。

4. **流量指标**　在流量-容积曲线上，可获得不同容积下的瞬间流量和不同呼气时期的平均流量。呼气流量随容积变化取决于气道通畅程度、肺的弹性、胸廓的弹性、呼吸肌力量和受试者配合程度。在曲线初始、高容积部分，流量大小与气道通畅程度、用力程度和肺容积都有密切关系，但与用力程度的关系更大，称为用力依赖部分；反之，在曲线末期、低容积部分，流量大小主要与气道通畅程度有关，称为非用力依赖部分。

（1）呼气流量峰值（peak expiratory flow，PEF）：是指最大吸气至肺总量位后，用最大力量、最快速度呼气所产生的最大瞬间流量，称为最大呼气流量。出现在流量-容积曲线的初始高容积部分，与大气道通畅程度和用力程度密切相关，因此该指标能反映患儿用力程度是否达到质控标准。PEF 与 FEV_1 有较好的相关性，其异常分级判定标准同 FEV_1。PEF 连续监测较单次结果的临床意义更大，如 PEF 日间变异率（连续监测 2 周）≥13% 是儿童哮喘诊断的重要依据之一，哮喘患儿 PEF 持续减低常提示有急性发作的风险，是增加临时用药的指征。

(2) 用力呼出 25%、50%、75% 肺活量时的瞬间流量（$FEF_{25\%}$、$FEF_{50\%}$、$FEF_{75\%}$ 或 $MEF_{75\%}$、$MEF_{50\%}$、$MEF_{25\%}$）：其中 $FEF_{25\%}$ 出现在呼气早期、流量-容积曲线的初始高容积部分，与 PEF 的意义相似，除了受用力程度影响外，也与气道通畅程度有关，尤其是大气道阻塞时明显减低，小气道明显阻塞时也会引起该指标的间接性下降。$FEF_{50\%}$ 出现在流量-容积曲线的中期，用力程度对其影响较 $FEF_{25\%}$ 小。$FEF_{75\%}$ 则出现在呼气后期、流量-容积曲线末期的低容积部分，主要受小气道通畅程度影响，在小气道阻塞时明显减低。$FEF_{75\%}$ 是评价小气道功能的敏感指标，但其变异性相对较大，因此需要在合格质控的前提下进行判读。根据 $FEF_{25\%}$、$FEF_{50\%}$、$FEF_{75\%}$ 实测值/预计值百分比，分级判定标准如下：≥65%，正常；55%~<65%，轻度下降；45%~<55%，中度下降；<45%，重度下降。

(3) 最大呼气中期流量（MMEF）：指用力呼出 25%~75% 肺活量时的平均呼气流量，亦可表示为 $FEF_{25\%\sim75\%}$。MMEF 大部分处于 FVC 的非用力依赖部分，主要受中小气道直径影响，其下降主要反映小气道的阻塞。MMEF 对小气道功能的评价敏感性不如 $FEF_{75\%}$，但稳定性相对较好。MMEF 异常分级判定标准同 FEF。

（四）报告解读

在具体参数解读之前，应首先判断检查结果是否符合质控标准，进行质量分级。肺功能质量控制是肺功能检查的生命线，优良的质量控制可以为临床医师提供准确的信息，帮助诊断和治疗，反之则会误导临床。对于完全不可靠的结果，需要重新进行测试；若患儿确实不能配合则应取消检查，不能因质控不合格而发出错误的报告，误导临床。但儿童配合程度远不及成人，有时也不必过于苛求，如果能做出合格的呼气曲线也可以反映出临床实际，但需要有经验的技术员谨慎判断，并在报告中注明配合情况，以供临床参考、综合解读。

在符合质控标准的前提下，根据主要参数的测试结果，判断通气功能障碍的性质和类型，总体上可分为阻塞性、限制性和混合性通气功能障碍。阻塞性通气功能障碍者，根据 FEV_1 下降程度判断阻塞的严重程度，根据不同容积下流量变化的特点，初步估计阻塞的部位；另外，可结合支气管舒张试验，判断阻塞是否具有可逆性。限制性通气功能障碍者，则根据 FVC 下降程度判断通气功能障碍程度。报告判读流程详见附图 1-1。

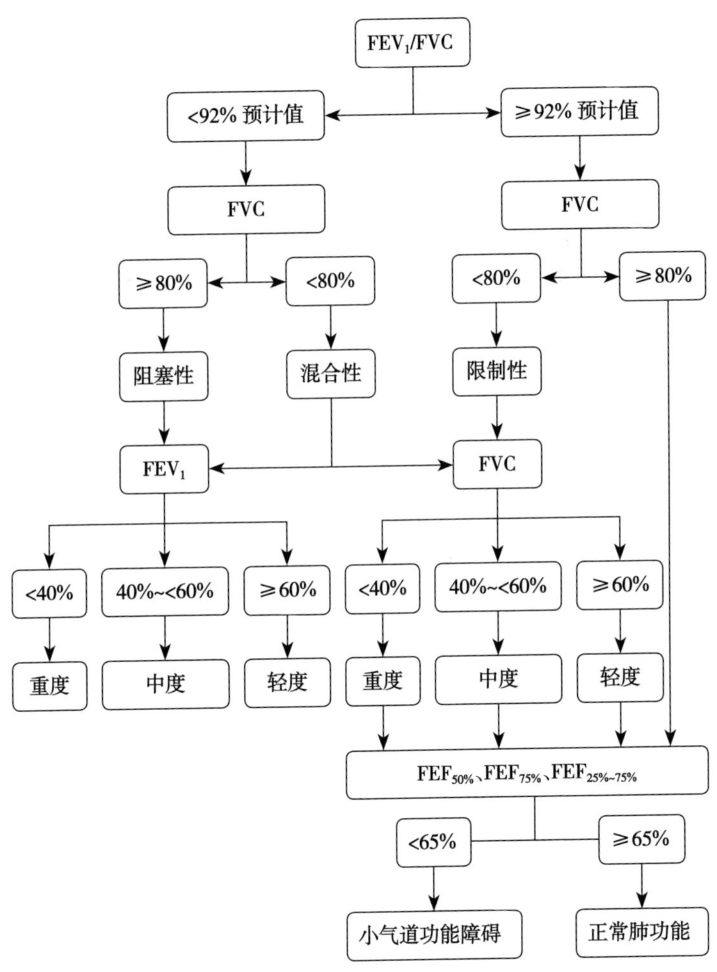

附图 1-1 儿童常规通气肺功能报告解读流程

1. **阻塞性通气功能障碍** 是指气流受限或气道狭窄所引起的通气障碍，是儿童常见的通气障碍类型。引起阻塞性通气功能障碍的常见原因有：气管和支气管疾病（如哮喘、闭塞性细支气管炎）、支气管肺炎等。主要参数变化特点为：FEV_1/FVC 下降，FEV_1 下降，流量指标下降，而 FVC 多正常；流量-容积曲线向横轴凹陷。

2. **限制性通气功能障碍** 是指肺扩张受限所引起的通气功能障碍。引起限制性通气功能障碍的常见疾病有：胸膜疾病、胸壁疾病、肺间质疾病、肺实质疾病、肺叶切除术后、心脏疾病、神经肌肉病变、胸腔外疾病等。主要参数变化特点为：FVC 下降，FEV_1 下降，流量指标可正常或下降，而 FEV_1/FVC 多正常或升高；流量-容积曲线陡直。

有时肺功能检查提示限制性通气功能障碍，而临床判定并非限制性疾病，二者的不一致与限制性通气功能障碍的判定标准有关。ATS/ERS 等多个肺功能指南以 TLC 下降来判定限制性通气功能障碍，而非 FVC 下降。TLC 是 FVC 与 RV 之和，在一些阻塞性疾病中，可有 RV 增高，导致间接性 FVC 减低，而 TLC 正常或增高，故此时虽然有 FVC 下降，但并非真正的限制性疾病。临床上可见于哮喘患儿，属于“假性限制性通气功能障碍”，部分给予支气管舒张剂后 FVC 可有明显改善，且有研究认为这种特殊肺功能表现与哮喘控制不佳有关。但由于 TLC 的检测需要特殊的设备和方法，如体描法或一口气弥散法，一方面设备相对昂贵、普及率不高，另一方面检查过程需要受试者很好的配合，大年龄儿童方能完成，因此在儿童肺功能结果判读时以 FVC 代替 TLC。

3. **混合性通气功能障碍** 是指气流阻塞与肺扩张受限因素同时存在所引起的通气障碍，表现为阻塞为主或以限制为主。引起混合性通气功能障碍的常见原因：肺炎、支气管扩张等。主要参数变化特点为：FVC 与 FEV_1/FVC 同时下降，FEV_1 下降，流量指标下降；流量-容积曲线既向横轴凹陷又有陡直改变。

4. **小气道功能障碍** 表现为低容积呼气流量下降，而常规通气其他指标正常（或有限制性病变），称小气道功能障碍。

$FEF_{50\%}$、$FEF_{75\%}$、MMEF 均可反映小气道功能，其中 $FEF_{50\%}$ 和 $FEF_{75\%}$ 更为敏感，MMEF 更为稳定。

值得注意的是，按照目前我国儿童肺功能检查指南的诊断标准，当出现 FEV_1/FVC 下降就不再诊断小气道功能障碍，而称为阻塞性通气功能障碍，但并不等于此时一定没有小气道功能下降。在中-重度小气道功能下降时，不仅有 $FEF_{50\%}$、$FEF_{75\%}$ 显著下降，也会同时出现 $FEF_{25\%}$、PEF、FEV_1 或 FEV_1/FVC 不同程度下降，但 $FEF_{25\%}$、PEF 下降程度明显低于 $FEF_{50\%}$、$FEF_{75\%}$。另外，低容积的呼气流量也受肺容量的影响，因此在限制性通气功能障碍时，即使没有小气道阻塞，也可能出现流量下降；故此时 $FEF_{25\%}$、$FEF_{50\%}$、$FEF_{75\%}$ 三者呈"阶梯状"下降（$FEF_{75\%}$ 下降最显著，$FEF_{50\%}$ 其次，$FEF_{25\%}$ 下降最轻），诊断小气道功能障碍更为确切。

三、支气管激发试验

支气管激发试验是通过吸入抗原或非特异性刺激物来诱发气道平滑肌收缩及气道炎性反应的一种方法，以通过测定刺激前后肺功能指标的改变，判定气道收缩程度，对气道高反应性（airway hyperresponsiveness，AHR）作出定性或定量判断。支气管激发试验是检测 AHR 最常用的临床检查。根据刺激物的作用机制，支气管激发试验可分为直接和间接激发试验，前者主要包括乙酰甲胆碱（Mch）、组胺、白三烯 D4 等，后者包括运动、甘露醇、腺苷、高渗盐水、冷空气等。儿科临床应用价值最大的是 Mch 直接支气管激发试验，也是哮喘诊断指南中推荐的方法，但是目前国内尚无通过临床试验的 Mch 药物，导致该项检查开展困难。而运动激发试验和高渗盐水激发试验属于间接激发试验，其敏感性相对差，应用价值不如直接激发试验。

（一）适应证

1. 协助哮喘的诊断。
2. 协助哮喘治疗效果的评估。
3. 对变应性鼻炎患者下气道炎症状态的评估。
4. 辅助了解哮喘及其他呼吸道疾病的发病机制。

5. 了解哮喘的流行病学情况。

（二）禁忌证

1. 绝对禁忌证

（1）气流受限，FEV_1<60% 预计值。

（2）曾有过致死性哮喘发作，或近 3 个月内曾有因哮喘发作需机械通气治疗者。

（3）对吸入的激发剂有明确的超敏反应。

（4）主动脉瘤。

（5）不能解释的荨麻疹。

（6）有其他不适常规肺通气功能检查的禁忌证。

（7）哮喘发作或急性加重期。

2. 相对禁忌证

（1）基础肺功能呈中度以上损害（FEV_1 占预计值百分比<70%），但如严格观察并做好充足的准备，则 FEV_1 占预计值百分比>60% 者仍可考虑行支气管激发试验。

（2）基础肺功能检查配合不佳，不符合质量控制要求。

（3）近期呼吸道感染（< 4 周）。

（4）正在使用胆碱酶抑制剂（治疗重症肌无力）的患者不宜行 Mch 激发试验，正在使用抗组胺药物的患者不宜行组胺激发试验。

3. 安全措施　若检查过程中出现喘息、剧烈咳嗽等，应及时终止支气管激发试验转为吸入支气管舒张剂，直至 FEV_1 恢复至基础值的 90% 以上。备有急救药品，如吸入的速效 β_2 受体激动剂、氧气等，有经验丰富的医生在场。若患儿出现哮喘急性发作，应及时按照相应的救治方案进行处理。

（三）报告解读

1. 判定标准　Mch 直接支气管激发试验，FEV_1 较基础值下降≥20% 时，可判定为阳性；运动激发试验，任一监测时点 FEV_1 较基础值下降≥10%，可判定为阳性；高渗盐水激发试验，任一浓度高渗盐水吸入后 FEV_1 下降≥15% 或咳嗽、胸闷、气促且肺部哮鸣音时，可判定为阳性。

2. 支气管激发试验阳性　是哮喘诊断的重要客观依据，在咳嗽变异性哮喘和胸闷变异性哮喘的诊断中尤为重要，尤其是缺乏确切临床诊断依据时。虽然哮喘者的 AHR 可持续很久，但随着规范的控制治疗，其程度会逐渐减弱，因此可根据激发试验阳性程度的变化，监测控制治疗的效果。此外，其他相关因素导致的 AHR，如接触暴露环境变应原、变应性鼻炎、慢性支气管炎、上气道感染等，也可出现支气管激发试验阳性，但程度较典型哮喘患者轻、持续时间短。对于结果可疑者（如 FEV_1 下降 15%~20%，无气促喘息发生），可预约 2~3 周复查，必要时 2 个月后复查。

3. **支气管激发试验阴性** 支气管激发试验阴性可考虑排除哮喘。但应除外是否有以下可能原因所致直接支气管激发试验假阴性。①药物因素：是否曾使用影响气道反应性的药物或停药时间不足，如 β_2 受体激动剂、抗胆碱能药、抗组胺药、茶碱类药物、白三烯受体拮抗剂、糖皮质激素等；②仪器的影响：如雾化装置及雾化量等未达到质量控制标准；③操作人员的影响：如手捏式雾化吸入时，操作人员未能充分捏满橡皮球，使受试者吸入雾化液量不足；④受试者配合不佳，吸入激发剂不足；⑤激发剂过期或未按要求保存；⑥部分运动诱发哮喘患者可能对 Mch 等直接支气管激发试验不敏感，需通过间接支气管激发试验等才可诱导出来。

四、支气管舒张试验

支气管舒张试验又称呼吸道可逆性试验，是指对于已有气流阻塞的患者，应用一定剂量的支气管舒张剂后重复测定肺功能，以评价气流阻塞可逆程度的试验，是哮喘等疾病重要的诊断和鉴别诊断方法。支气管平滑肌痉挛是引起气流阻塞的重要原因之一，支气管扩张剂可迅速缓解支气管痉挛和改善气流阻塞，支气管舒张试验即应用这一原理来了解气流阻塞可逆性的程度。

（一）适应证

1. 有合并呼吸道痉挛的疾病，如哮喘、过敏性肺泡炎等的诊断和鉴别诊断。

2. 哮喘治疗的随访。

3. 有呼吸道阻塞现象，需排除非可逆性呼吸道阻塞的疾病。

（二）禁忌证

1. **绝对禁忌证** 对已知支气管舒张剂过敏者，伴严重危及生命的疾病或体征者，有常规通气肺功能检查的禁忌证。

2. **相对禁忌证** 有心脏疾患的患儿（如心律失常）。

（三）报告解读

1. **判定标准** 以常规通气肺功能检查为基础的支气管舒张试验，FEV_1 改善率≥12%，可判定为阳性。与成人不同的是，在儿童中仅 FEV_1 改善率≥12% 即判定为阳性，而不要求 FEV_1 绝对值增加超过 200ml。儿童的肺容积相对小，且阻塞时 FEV_1 减低，因此基础值明显低于成人，故仅改善率超过 12% 即可判定为阳性。目前尚缺乏关于 IOS 和潮气呼吸法支气管舒张试验的确切阳性判定标准，虽有部分临床研究结果，但缺乏验证，故在解读时需要密切结合临床。

2. **支气管舒张试验阳性** 是呼吸道可逆性气流受限的客观指标之一，已作为哮喘的诊断标准之一。对于有临床症状的患儿，虽然基础肺功能 FEV_1≥80% 预计值，仍可进行支气管舒张试验，尤其是伴有小气道功能障碍者，有时可获得阳性结果，亦能支持哮喘诊断。部分临床控制的哮喘患儿，亦可表现为基础肺通气功能正常而支气管舒张试验阳性，提示患儿存在潜在呼吸道痉挛因素和应用支气管舒张剂有益。但这种情况需要额外注意基础肺功能的检查质量是否合格，部分受试者随着检查次数的增多，逐渐掌握了呼气方法，使得检查结果越来越好，造成假阳性。

3. **支气管舒张试验阴性**

(1) 不存在可逆性气流阻塞。

(2) 轻度呼吸道缩窄，肺功能接近正常，用药后呼吸道舒张的程度较小。

(3) 较多的分泌物堵塞呼吸道，如重症哮喘患者支气管腔内常有大量黏液栓，影响吸入药物在呼吸道的沉积和作用。

(4) 质量控制存在疑问，包括药物吸入方法不当、使用药物剂量不足、试验前未按照检查前准备停用支气管舒张剂或影响结果的药物。

(5) 缩窄的呼吸道对该种支气管舒张剂不敏感,但并不一定对所有舒张剂均不敏感,此时应考虑联合用其他支气管舒张剂再作检查,如尝试联合应用异丙托溴铵。

(6) 部分患儿对支气管舒张剂的起效时间慢,在吸入支气管舒张剂后 15min 未表现出阳性,但延长时间至 20~30min 可能出现阳性。

(7) 如果受试者在吸入支气管舒张剂后,肺功能不但没有改善,反而大幅度下降,此时多与患儿呼吸道雾化后湿化,痰液分泌有关;但也需要注意排除受试者是否对某种成分或对吸入冷的液体存在呼吸道高反应性,或对支气管舒张剂或其辅助成分过敏,并适时予以处理。

(冯 雍)

附录二 血 气 分 析

血气分析可以了解氧气的供应和酸碱平衡状况,是抢救危重患者和手术中监护的重要指标之一。由于静脉血不能反映氧合情况,临床上常用动脉血。

一、血气分析测定标本采集的基本要求

1. **采血部位** 桡动脉、肱动脉、股动脉。

2. **严格地隔绝空气** 在海平面大气压下、安静状态下,肝素抗凝血。

3. **标本采集后立即送检** 若血标本不能及时送检,应在4℃环境中保存,但不得超过 2 小时。

4. **吸氧者** 若病情许可应停止吸氧 30 分钟后再采血送检,否则应标记给氧浓度及流量。

二、血气分析检测指标参考值及临床意义

1. **动脉血氧分压(PO_2)**

(1) 定义:是指血液中溶解的氧分子所产生的压力,参考值:

95~100mmHg。

(2) 临床意义。

1) 判断有无缺氧和缺氧的程度,常见病因:肺泡通气不足、通气血流比例失调、动静脉分流及弥散功能障碍等。轻度:80~60mmHg,中度:60~40mmHg,重度:<40mmHg,当 PaO_2 在 20mmHg 以下,生命难以维持。

2) 判断有无呼吸衰竭的指标。

Ⅰ型呼吸衰竭:缺氧而无 CO_2 潴留(PaO_2<60mmHg,$PaCO_2$ 降低或正常);Ⅱ型呼吸衰竭:缺氧伴有 CO_2 潴留(PaO_2<60mmHg,$PaCO_2$>50mmHg)。

2. 肺泡-动脉血氧分压差 $P(A\text{-}a)O_2$

(1) 定义:$P(A\text{-}a)O_2$ 指肺泡氧分压(PAO_2)与动脉血氧分压(PaO_2)之差。反映肺换气功能的指标,能较早地反映肺部氧摄取状况。参考值:15~20mmHg。

(2) 临床意义。

1) $P(A\text{-}a)O_2$ 增大伴有 PaO_2 降低:提示肺部疾病所致氧合障碍,主要见于:①右-左分流或肺内动静脉解剖分流致静脉血掺杂;②弥散性间质性肺病、肺水肿、急性呼吸窘迫综合症等所致的弥散障碍;③通气血流比例严重失调,如阻塞性肺气肿、肺不张、或肺栓塞。

2) $P(A\text{-}a)O_2$ 增大而无 PaO_2 降低:见于肺泡通气量明显增加,而大气压、吸入气氧流量与机体耗氧量不变时。

3. 动脉血氧饱和度(SaO_2)

(1) 参考值:95%~98%。

(2) 临床意义。

1) 判断机体是否缺氧的一个指标,但不敏感。由于氧合血红蛋白解离曲线呈 S 形的特性,轻度的缺氧时尽管 PaO_2 已有明显下降,SaO_2 却无明显变化。

2) 氢离子增加(pH 下降)、$PaCO_2$ 升高、体温升高时氧合血红蛋白解离曲线右移,否则,左移。曲线右移即氧与血红蛋白亲和力减弱,有利于给组织供氧。因此,在处理酸碱失衡时,在一定范围内宁酸勿碱。

4. **动脉血二氧化碳分压**($PaCO_2$)

(1) 定义:指血液中物理溶解的 CO_2 分子所产生的压力。反映肺泡通气量的指标。参考值:35~45mmHg,平均值 40mmHg。

(2) 临床意义。

1) 判断呼吸衰竭类型和程度的指标,Ⅰ型呼吸衰竭,$PaCO_2$ 可略降低或正常;Ⅱ型呼吸衰竭,$PaCO_2$>50mmHg;肺性脑病时,$PaCO_2$ 一般应>70mmHg。

2) 判断呼吸性酸碱平衡是否失调,①$PaCO_2$>45mmHg 提示肺通气量不足致呼吸性酸中毒,如慢阻肺、哮喘、呼吸机麻痹等疾病或代谢性碱中毒的呼吸代偿;②$PaCO_2$<35mmHg 提示肺过度通气。见于呼吸性碱中毒或代谢性酸中毒的呼吸代偿。

3) 判断代谢性酸碱失衡是否为代偿反应,代谢性酸中毒时可经肺代偿后 $PaCO_2$ 降低,最大代偿极限为 $PaCO_2$ 降至 10mmHg。代谢性碱中毒时经肺代偿后 $PaCO_2$ 升高,最大代偿极限为 $PaCO_2$ 升至 55mmHg。

5. **pH 值**

(1) 定义:表示体液 H^+ 浓度的指标或酸碱度。参考值:7.35~7.45,平均 7.40。

(2) 临床意义:pH<7.35 为失代偿性酸中毒;pH>7.45 为失代偿性碱中毒;pH 正常可有 3 种情况:无酸碱失衡、代偿性酸碱失衡、混合型酸碱失衡。

6. **标准碳酸氢盐**(standard bicarbonate,SB)

(1) 定义:指 37℃、SaO_2 100%、$PaCO_2$ 为 40mmHg 的标准状态下测得的血浆 HCO_3^- 浓度。参考值:22~27mmol/L。

(2) 临床意义:准确反映代谢性酸碱平衡的指标,不受呼吸的影响(肾调节)。

1) SB>27mmol/L 为代谢性碱中毒。

2) SB<22mmol/L 为代谢性酸中毒。

7. **实际碳酸氢盐**(actual bicarbonate,AB)

(1) 定义:指隔绝空气血液标本,实际 $PaCO_2$ 和血氧饱和度条件下所测得血浆 HCO_3^- 浓度。参考值:22~27mmol/L。

(2) 临床意义。

1）正常人SB和AB两者无差异。但AB受代谢、呼吸双重因素的影响。

2）AB增高可见于代谢性碱中毒，亦可见于呼吸性酸中毒经肾代偿时的反应，慢性呼吸性酸中毒，AB最大代偿可升至45mmol/l；AB降低既见于代谢性酸中毒，亦见于呼吸性碱中毒经肾代偿的结果，最大代偿可下降至12mmol/l。

3）AB与SB的差值反映呼吸因素对血浆HCO_3^-影响的程度。当呼吸性酸中毒时，AB>SB；当呼吸性碱中毒时，AB<SB；相反，代谢性酸中毒时，AB=SB<正常值；代偿性碱中毒时，AB=SB>正常值。

8. **缓冲碱**（buffer base，BB）

（1）定义：指血液中一切具有缓冲作用的碱性物质（负离子）的总和，包括HCO_3^-、Hb^-、和血浆蛋白、HPO_4^-。HCO_3^-是BB的主要成分，约占50%，是反映代谢性因素的指标。考值：45~55mmol/l，平均50mmol/L。

（2）临床意义

1）反映机体在酸碱失调时总的缓冲能力，不受呼吸因素、CO_2改变的影响。

2）在血浆蛋白和血红蛋白稳定的情况下，其增减主要取决于SB。

9. **碱剩余**（base excess，BE）

（1）定义：指血液在37℃、PCO_2 40mmHg、SaO_2 100%条件下，将1L全血或血浆滴定pH至7.4所需的酸或碱量，反映缓冲碱的增加或减少。参考值：-3~3mmol/L。

（2）临床意义：BE只反映代谢性因素的指标，与SB的意义大致相同。BE正值提示血中碱增加，固定酸减少；BE负值提示血中碱缺失，固定酸增加。

10. **阴离子隙**（anion gap，AG）

（1）定义：血浆中未测定阴离子（UA）与未测定阳离子（UC）的差值。

（2）计算公式：AG=Na^+-（Cl^-+HCO_3^-）。AG升高数=HCO_3^-下降数。参考值：8~16mmol/L。

（3）临床意义：协助判定代谢性酸中毒和各种混合酸碱失衡

的重要指标。

1）高AG代谢性酸中毒以产生过多酸为特征，常见于乳酸酸中毒、尿毒症、酮症酸中毒。

2）正常AG代谢性酸中毒，又称高氯性酸中毒，可由HCO_3^-减少（如腹泻）、酸排泄衰竭（如肾小管酸中毒）或过多使用含氯的酸（如盐酸精氨酸）。

3）判断三重酸碱失衡中AG增大的代谢性酸中毒。>30mmol/L肯定有代谢性酸中毒；20~30mmol/L时代谢性酸中毒可能性很大；17~19mmol/L只有20%有酸中毒。

三、血气酸碱失衡的分析

进行酸碱失衡诊断之前，首先逐个判断各指标是否在正常范围，如有异常，则需要计算测定值与均值的差值，以便在指标间进行比较和计算代偿范围等。血气正常并不能除外酸碱失衡，还需要全面观察其他指标才能确定。机体酸碱平衡的紊乱包括：单纯型（代酸、代碱、呼酸、呼碱）和混合型（酸碱失衡的不同组合，包括二联、三联酸碱失衡）。

血气分析比较复杂，简易酸碱失衡诊断采用三步法：

1. **判断原发病** 呼吸、神经系统原发疾病以呼吸指标为原发。循环、腹泻、休克、肾衰以代谢指标为原发。

2. **患者是否存在酸中毒或碱中毒** 看pH定酸碱。正常值为7.35~7.45。pH≤7.35为失代偿性酸中毒；pH≥7.45为失代偿性碱中毒。pH正常三种情况：正常、代偿性、混合性。

3. **酸/碱中毒是呼吸性还是代谢性** 看pH和PCO_2改变的方向（附表2-1）。

附表2-1 pH判断酸/碱中毒类型

pH	PCO_2	类型	pH判断酸碱
↑	↑	代谢性	碱中毒
↓	↓	代谢性	酸中毒
↑	↓	呼吸性	碱中毒
↓	↑	呼吸性	酸中毒

(1) 同向改变(PCO_2 增加,pH 也升高,反之亦然)为代谢性。

(2) 异向改变为呼吸性。

(3) 另外看原发因素决定着 pH 偏向,原发失衡的变化大于代偿变化。

4. 如果是呼吸性的,进一步判断是单纯呼吸性或还有代谢成分。方法:看 BE 值,BE>3 提示代谢性碱中毒,BE<-3 提示代谢性酸中毒。

5. 判断是否存在混合型酸碱失衡还是代偿性改变。方法:如果 $PaCO_2$ 和 HCO_3^- 变化方向相同,则另一因素为代偿改变;如果 $PaCO_2$ 和 HCO_3^- 变化方向相反,则存在混合性酸碱失衡。例如:

呼吸性酸中毒(pH<7.35,$PaCO_2$ 升高),HCO_3^- 升高(BE>3),表示肾代偿。

呼吸性酸中毒(pH<7.35,$PaCO_2$ 升高),HCO_3^- 降低(BE<3),表示合并代酸。

呼吸性碱中毒(pH>7.35,$PaCO_2$ 下降),HCO_3^- 升高(BE>3),表示合并代碱。

呼吸性碱中毒(pH>7.35,$PaCO_2$ 下降),HCO_3^- 降低(BE<3),表示肾代偿。

附录三　脑脊液测定正常值

项目	年龄	检测方法	正常值
压力		物理测压	
	新生儿		0.29~0.78kPa
	儿童		0.69~1.96kPa
细胞数		计数板显微镜检查	
	新生儿		$(0\sim34)\times10^6$/L
	极低体重儿		$(0\sim44)\times10^6$/L
	婴儿		$(0\sim20)\times10^6$/L
	儿童		$(0\sim10)\times10^6$/L
蛋白总量		邻苯三酚红钼络合显色法	
	新生儿		0.2~1.2g/L

续表

项目	年龄	检测方法	正常值
	极低体重儿		0.45~2.27g/L
	儿童		0.2~0.4g/L
蛋白定性		Pandy 试验	阴性
糖		己糖激酶法	
	婴儿		3.9~5.0mmol/L
	儿童		2.8~4.5mmol/L
细菌		涂片染色	阴性
氯化物		离子选择电极法	
	婴儿		110~122mmol/L
	儿童		117~127mmol/L

附录四　小儿各年龄血液细胞成分平均正常值

项目	标本类型	检测方法	参考区间
红细胞/$\times 10^{12}$/L	全血	仪器法	
新生儿			5.2~6.4
婴儿			4.0~4.6
儿童			4.0~4.5
血红蛋白/($g \cdot L^{-1}$)			
新生儿			180~190
婴儿			110~120
儿童			120~140
红细胞压积/%			35~55
红细胞平均体积(MCV)/fl			80~100
红细胞平均血红蛋白(MCH)/pg			27.4~34
红细胞平均血红蛋白浓度(MCHC)/($g \cdot L^{-1}$)			320~360
网织红细胞/%			
新生儿			3~6
儿童			0.5~2.5

续表

项目	标本类型	检测方法	参考区间
白细胞/$\times10^9$/L			
新生儿			15~20
婴儿			11~12
儿童			4~10
中性粒细胞/%			50~70(新生儿至婴儿 31~40)
淋巴细胞/%			20~40(新生儿至婴儿 40~60)
单核细胞/%			3~10
嗜酸性粒细胞/%			0.5~5
嗜碱性粒细胞/%			0~1
血小板/$\times10^9$/L			100~300

附录五 血气分析正常值

项目	标本	检测方法	正常值
pH(37℃)	动脉血	电极法	7.35~7.45
氧分压 PO_2	动脉血	电极法	10.6~13.3kPa(80~100mmHg)
二氧化碳分压 PCO_2	动脉血	电极法	4.6~5.9kPa(35~45mmHg)
	静脉血		6.1~6.6kPa(46~50mmHg)
标准碳酸氢盐	动脉血	计算值	21.3~24.8mmol/L
实际碳酸氢盐	动脉血	计算值	21.4~27.3mmol/L
缓冲碱	动脉血	计算值	45~55nmol/L
碱剩余	动脉血	计算值	±3mmol/L
氧饱和度	动脉血	计算值	91.9%~99.0%
二氧化碳结合力	血清	酶法	18~27mmol/L
二氧化碳总量	动脉血	计算值	24~32mmol/L

附录六　尿液一般检查正常值

项目	标本类型	检测方法	正常值
颜色	随机尿	目测法	浅黄
透明度	随机尿	目测法	清晰
蛋白	随机尿		
定性	随机尿	干化学分析法	阴性
定量	24h 尿	邻苯三酚红钼络合显色法	<150mg/2h
糖(定性)	随机尿	干化学分析法	阴性
比重	随机尿	干化学分析法	随机尿 1.003~1.030（新生儿 1.002~1.004）
pH	随机尿	干化学分析法	4.5~8.0
酮体	随机尿	干化学分析法	阴性
胆红素	随机尿	干化学分析法	阴性
尿胆原	随机尿	干化学分析法	3.2~16.0ummol/L 或-/±
亚硝酸盐	随机尿	干化学分析法	阴性
隐血	随机尿	干化学分析法	阴性
白细胞	随机尿	干化学分析法	阴性
沉渣	随机尿	尿离心后显微镜检查	
白细胞			<5 个/HP
红细胞			<3 个/HP
管型			无或偶见透明管型
1h 尿沉渣计数	准确收集3h 尿	计数板显微镜检查	
红细胞			男<3 万/h 女<4 万/h
白细胞			男<7 万/h 女<14 万/h
管型			<3 400/h

续表

项目	标本类型	检测方法	正常值
Addis 计数			
白细胞			<100 万/12h
红细胞			0~50 万/12h
管型			–5 000/12h
钠			95~310mmol/24h
钾			35~90mmol/24h
氯			80~270mmol/24h
钙			2.5~10mmol/24h
磷			16~48mmol/24h
肌酸			0.08~2.06mmol/24h
肌苷			9~18μmmol/24h
尿酸			1.48~4.43mmol/24h
尿素			250~600mmol/24h
淀粉酶			<64U（温氏法）
苦杏仁酸			7~85mmol/24h

附录七　血液生化检查正常值

项目	标本	检测方法	正常值
钾	血清	离子选择电极法	3.5~5.5mmol/L
钠	血清	离子选择电极法	136~146mmol/L（135~145）
氯	血清	离子选择电极法	98~108mmol/L
钙（总钙）	血清	偶氮砷Ⅲ法	2.25~2.75mmol/L
离子钙	血清	离子选择电极法	1.1~1.3mmol/L
无机磷	血清	磷钼酸紫外终点法	1.1~1.8mmol/L
镁	血清	二甲苯胺蓝比色法	0.8~1.2mmol/L

续表

项目	标本	检测方法	正常值
铜	全血	原子吸收分光光度法	12.6~29.8μmol/L
铁	血清	亚铁嗪比色法	
（男）			11.6~31.3μmol/L
（女）			9.0~30.4μmol/L
锌	全血	原子吸收分光光度法	7.65~22.95μmol/L
铅	全血	原子吸收分光光度法	<0.48μmol/L
氨	全血	谷氨酸脱氢酶法	<54μmol/L
总铁结合力	血清	亚铁嗪比色法	男：50~77μmol/L 女：54~77μmol/L
转铁蛋白（男）	血清		1.6~3.0g/L
（女）	血清		1.7~3.2g/L
铁蛋白（男）	血清		18~370μg/L
（女）	血清		9~120μg/L
总蛋白	血清	双缩脲终点法	60~80g/L
白蛋白	血清	溴甲酚绿比色法	35~55g/L
球蛋白	血清	计算值	20~30g/L
白蛋白/球蛋白	血清	计算值	(1.5~2.5)：1
谷丙转氨酶	血清	速率法	5~40U/L
谷草转氨酶	血清	速率法	5~40U/L
碱性磷酸酶	血清	速率法	女：1~12岁：<50U/L， 12岁以上：40~150U/L 男：1~12岁：<500U/L； 13~15岁：<750U/L； 15岁以上 40~150U/L
总胆红素	血清	矾酸氧化法	2~19μmol/L （早产儿：<274μmol/L； 足月儿：<205μmol/L）

续表

项目	标本	检测方法	正常值
直接胆红素	血清	矾酸氧化法	0~6.8μmol/L
间接胆红素	血清	计算值	1.71~13.00μmol/L
总胆汁酸	血清	酶循环法	0~10μmol/L
前白蛋白	血清		0.2~0.4g/L
胆碱脂酶	血清		4 000~12 600U/L
γ-谷氨酰转肽酶	血清	速率法	5~50U/L
甘油三脂	血清	GPO-PAP 法	0.4~1.7mmol/L
总胆固醇	血清	胆固醇氧化酶法	1.8~5.2
LDL-胆固醇	血清	选择性直接法	0~3.36mmol/L
HDL-胆固醇	血清	选择性直接法	1~1.55mmol/L
载脂蛋白-A1	血清	免疫透射比浊法	1~1.6g/L
载脂蛋白-A1	血清	免疫透射比浊法	0.8~0.9g/L
乳酸脱氢酶	血清	速率法	50~240U/L
肌酸激酶	血清	速率法	25~200U/L
肌酸激酶同工酶	血清	速率法	<15U/L
α-羟丁酸脱氢酶	血清	速率法	80~220U/L
腺苷脱氨酶	血清	酶偶联速率法	0~25U/L
乳酸脱氢酶同工酶 1			14.8%~25.9%
乳酸脱氢酶同工酶 2			31.7%~41.4%
乳酸脱氢酶同工酶 3			18.1%~25.9%
乳酸脱氢酶同工酶 4			7.2%~13.6%
乳酸脱氢酶同工酶 5			5.3%~16.5%
蛋白电泳法	血清	丽春红 S 染色	
白蛋白			57%~68%

续表

项目	标本	检测方法	正常值
α1-球蛋白			1.0%~5.7%
α2-球蛋白			4.9%~11.2%
β-球蛋白			7%~13%
γ-球蛋白			9.8%~18.2%
尿酸	血清	尿酸酶比色法	119~416μmol/L
尿素	血清	脲酶比色法	2.9~8.2mmol/L
肌酐	血清	肌氨酸氧化酶法	27~132μmol/L
C-反应蛋白	血清	速率散射比浊法	0~8mg/L
IgG	血清	速率散射比浊法	新生儿:0.1~0.9g/L 半月~6个月:7.0~14.8g/L 6个月~2岁:3~10g/L; 2~6岁:5~12g/L; 6~12岁:5~13g/L; 12~16岁:7.0~16.5g/L
IgA	血清	速率散射比浊法	新生儿:0~0.022g/L 半个月~6个月:0.03~0.82g/L; 6个月~2岁:0.14~1.08g/L; 2~6岁:0.23~1.90g/L; 6~12岁:0.29~2.70g/L; 12~16岁:0.81~2.32g/L
IgM	血清	速率散射比浊法	新生儿:0.05~0.30g/L 半个月~6个月:0.15~1.09g/L; 6个月~2岁:0.43~2.93g/L; 2~6岁:0.50~1.99g/L; 6~12岁:0.5~2.6g/L; 12~16岁:0.45~2.40g/L
IgE		化学发光免疫法	<1岁:≤29U/ml 1~2岁:≤49U/ml

续表

项目	标本	检测方法	正常值
			2~3 岁：≤45U/ml
			3~9 岁：≤52U/ml
			>9 岁：≤87U/ml
ASO	血清	速率散射比浊法	<200IU/ml
C3	血清	速率散射比浊法	0.85~1.93g/L
C4	血清	速率散射比浊法	0.12~0.36g/L
类风湿因子	血清	速率散射比浊法	0~30U/ml
淀粉酶	血清	酶法	25~125U/L
	尿		<800U/L
脂肪酶	血清	比色法	1~54U/L
葡萄糖(空腹血糖	血清	己糖激酶法	3.61~6.11mmol/L
口服糖耐量试验	血清	己糖激酶法	空腹≤6.1mmol/L
			2h≤7.8mmol/L
乳酸	血浆/全血	酶法	<2.0mmol/L(空腹静脉血浆)
			动脉血为静脉血乳酸水平1/3~1/2
			全血乳酸 0.5~1.7mmol/L
			新生儿末梢血乳酸水平比空腹静脉血浆值高 50%
血液丙酮酸	血浆/	酶法	<0.1mmol/L(空腹静脉血浆)
	全血		全血丙酮酸 0.03~0.10mmol/L
D3-羟丁酸	血清	酶法	0.03~0.30mmol/L
糖化血红蛋白	EDTA抗凝全血	高效液相色谱法	4.0%~6.0%
胰岛素 C 肽	血清	化学发光免疫法	1.1~5μg/L
胰岛素	血清	化学发光免疫法	6~27U/L

续表

项目	标本	检测方法	正常值
血清甲状腺素 T_3	血清	化学发光免疫法	1.34~2.73nmol/L
血清甲状腺素 T_4	血清	化学发光免疫法	78.4~157.4nmol/L
游离 T_3	血清	化学发光免疫法	3.67~10.43pmol/L
游离 T_4	血清	化学发光免疫法	11.2~20.1pmol/L
促甲状腺素	血清	化学发光免疫法	0.2~7.0mIU/L
铜蓝蛋白	血清		210~530mg/L
α1-抗胰蛋白酶	血清		1.4~3.1g/L
α2-巨球蛋白	血清		1.5~3.5g/L
α1-微球蛋白	血清		10~30mg/L
结合珠蛋白	血清		0.5~2.2g/L
β_2-微球蛋白	血清		1 010~1 730μg/L
	尿		<300μg/L
肌红蛋白	血清		<70μg/L

附录八　止血与凝血障碍检查

名称	检测方法	正常值
出血时间	Ivy 法	2.5~8.5min
凝血时间	试管法	4~12min
活化部分凝血活	凝固法	25.1~38.4s
凝血酶原时间	凝固法	9.4~12.5s
凝血酶时间	凝固法	16~18s
纤维蛋白原	凝固法	2.0~4.0g/L
D-二聚体	免疫比浊法	0~0.256mg/L
血浆抗凝血酶Ⅲ	发色底物法	83%~128%

附录九 儿科常用药物

一、抗细菌药

药品名称	剂型/规格	给药途径	用法用量
青霉素钠	注射剂 40 万 U 80 万 U 100 万 U	肌内注射 静脉给药	(2.5~5)万 U/(kg·d),分 2~4 次给药; 肺炎败血症:(5~20)万 U/(kg·d),分 2~4 次给药;流行性脑脊髓膜炎:(20~40)万 U/(kg·d);亚急性心内膜炎:(40~60)万 U/(kg·d),1 次/6h
青霉素 V 钾	分散片 250mg(40 万 U)	口服	15~50mg/(kg·d), 分 3~4 次服用,最大 1g/d
氨苄西林钠	注射剂 0.5g,1g	肌内注射 静脉给药	50~100mg(kg·d), 分 4 次给药 100~200mg/(kg·d),分 2~4 次给药,极量 300mg/(kg·d)
阿莫西林	胶囊/颗粒剂 0.125,0.25g 注射剂 0.5g,1g	口服 肌内注射/静脉给药	25~50mg/(kg·d),分 3~4 次给药 40~80mg/(kg·d),分 3~4 次给药
美洛西林	注射剂 0.5g,1g	肌内注射/静脉给药	150mg/(kg·d), 分 2~4 次给药
头孢唑林	注射剂 0.5g,1g	肌内注射/静脉给药	30~50mg/(kg·d),分 2~3 次给药;严重感染 100mg/(kg·d),分 2~4 次给药
头孢拉定	干混悬剂 0.125g,0.25g 注射剂 0.5g,1g	口服 肌内注射 静脉给药	6.25~12.5mg/(kg·次),每 6~8 小时 1 次 12.5~25mg/(kg·次),每 6~8 小时 1 次 50~150mg/(kg·次),每 6~8 小时 1 次

续表

药品名称	剂型/规格	给药途径	用法用量
头孢羟氨苄	片剂/颗粒剂 0.125g,0.25g	口服	30~40mg/(kg·d)，分 2 次服药
头孢硫脒	注射剂 0.5g,1.0g	肌内注射/静脉给药	25~50mg/(kg·d)，分 3~4 次给药
头孢替唑	注射剂 0.5g,1.0g	肌内注射/静脉给药	20~80mg/(kg·d)，分 2 次给药
头孢呋辛	注射剂 0.75g,1.0g	肌内注射/静脉给药	50~100mg/(kg·d),分2~4次给药
头孢呋辛酯	胶囊/颗粒/干混悬剂 0.125g,0.25g	口服	20~30mg/(kg·d),分2次服药,极量 1g/d
头孢替安	注射剂 0.5g,1.0g	静脉给药	40~60mg/(kg·d),分 3~4 次给药
头孢克洛	胶囊/颗粒/干混悬剂 0.125g,0.25g	口服	20~40mg/(kg·d),分3次服药,极量 1g/d
头孢噻肟	注射剂 0.5g,1.0g	肌内注射/静脉给药	50~100mg/(kg·d)，分 2~3 次给药;严重感染 300mg/(kg·d),分 3~4 次给药
头孢曲松	注射剂 0.5g,1.0g	肌内注射/静脉给药	20~80mg/(kg·d),分 1~2 次给药;脑膜炎患者可加至 100mg/(kg·d),分 2 次给药
头孢哌酮	注射剂 0.5g,1.0g	肌内注射/静脉给药	100~150mg/(kg·d),分2~4次给药
头孢他啶	注射剂 0.5g,1.0g	肌内注射/静脉给药	50~150mg/(kg·d)，分 2~3 次给药
头孢唑肟	注射剂 0.5g,1.0g	肌内注射/静脉给药	50~100mg/(kg·d)，分 2~3 次给药;严重感染 150mg/(kg·d),分 2~3 次给药
头孢克肟	胶囊/颗粒 50mg,100mg	口服	6~8mg/(kg·d),分 2 次服药

续表

药品名称	剂型/规格	给药途径	用法用量
头孢泊肟酯	片剂/胶囊 50mg,100mg	口服	8~10mg/(kg·d),分2次服药,极量400mg/d
头孢地尼	胶囊/颗粒 50mg,100mg	口服	9~18mg/(kg·d),分3次服药
头孢他美酯	胶囊/干混悬剂 90.65mg,181.3mg	口服	16~24mg/(kg·d),分2次服药
头孢吡肟	注射剂 0.5g,1.0g	肌内注射/静脉给药	50~100mg/(kg·d),分2次给药
头孢西丁	注射剂 1.0g,2.0g	静脉给药	3个月以上儿童,13.3~26.7mg/(kg·次),每6~8h 1次;20~40mg/(kg·次),1次/8h。
头孢美唑	注射剂 0.5g,1.0g	肌内注射/静脉给药	25~100mg/(kg·d),分2~4次给药;严重感染150mg/(kg·d),分2~4次给药
氨曲南	注射剂 0.5g,1.0g	肌内注射/静脉给药	50~100mg/(kg·d),分2~3次给药;最大剂量120mg/(kg·d),分4次给药
亚胺培南/西司他丁	注射剂 0.5g,1.0g(1∶1)	静脉给药	3个月以上,50~100mg/(kg·d),最大剂量2g/d,分3~4次给药
美罗培南	注射剂 0.25g,0.5g	静脉给药	3个月以上,60~80mg/(kg·d),分3次给药,极量4g/d
厄他培南	注射剂 1g	肌内注射/静脉给药	3个月以上,15mg/(kg·次),分2次给药,极量1g/d。13岁以上同成人
拉氧头孢	注射剂 0.25g,0.5g	静脉给药	40~80mg/(kg·d),分2~4次给药;严重感染150mg/(kg·d),分2~4次给药
阿莫西林/克拉维酸	片剂/颗粒/干混悬剂(比例不同) 注射剂 0.6g(5∶1)	口服 静脉给药	不同比例用法不同,请参阅说明书 5~100mg/(kg·d),分3~4次给药(以混合物计)

续表

药品名称	剂型/规格	给药途径	用法用量
替卡西林/克拉维酸	注射剂 1.6g,3.2g (15∶1)	静脉给药	200~300mg/(kg·d),分4次给药(以混合物计)
氨苄西林/舒巴坦	注射剂 0.75g,1.5g(2∶1)	肌内注射/静脉给药	75~225mg/(kg·d),分3~4次给药。(以氨苄西林计)
头孢哌酮/舒巴坦	注射剂 0.75g,1.5g(1∶1)	肌内注射/静脉给药	40~80mg/(kg·d),每6~12h给药1次;严重感染160mg/(kg·d),分2~4次给药。(以混合物计)
哌拉西林/他唑巴坦	注射剂 1.125g,4.5g (8∶1)	静脉给药	100~300mg/(kg·d),分3~4次给药(以混合物计)
庆大霉素	注射剂 1ml:20mg(2万U) 2ml:40mg(4万U)	肌内注射/静脉给药	2~2.5mg/(kg·次),1次/8h。建议监测血药浓度
阿米卡星	注射剂 50mg(5万U) 100mg(10万U)	肌内注射/静脉给药	5~10mg/(kg·次),分2~3次给药
奈替米星	注射剂 1ml:5万U 2ml:10万U	肌内注射/静脉给药	1.7~2.3mg/(kg·次),1次/8h;2.5~3.5mg/(kg·次),1次/12h(以盐基计,1mg=1 000U)
氯霉素	注射剂 2ml:0.25g	静脉给药	30~50mg/(kg·d)(浓度3~5mg/ml),新生儿、早产儿禁用,足月儿发生脑膜炎必须应用时需监测血药浓度,且不超过25mg/(kg·d)
红霉素	肠溶片/胶囊 0.125g(12.5万U) 0.25g(25万U)	口服	30~40mg/(kg·d), 分3~4次服药,百日咳疗程14d
	注射剂 0.3g(30万U)	静脉给药	20~30mg/(kg·d),分2~3次给药(0.5~1mg/ml)(按红霉素计)

续表

药品名称	剂型/规格	给药途径	用法用量
罗红霉素	片剂/胶囊/颗粒 50mg,75mg	口服	2.5~5mg/kg/次,一日2次,空腹口服
阿奇霉素	片剂/干混悬剂 0.125g,0.25g	口服	3日疗法,一日10mg/kg,一日1次;5日疗法,首日10mg/kg,第2~5日,5mg/kg
克拉霉素	颗粒/胶囊 0.125g,0.25g	口服	10~15mg/(kg·d),分2次服用
吉他霉素	片/剂颗粒 0.1g:10万U	口服	10~20mg/(kg·d),分3~4次服用
克林霉素	注射剂 2ml:0.3g	肌内注射/静脉给药	15~25mg/(kg·d),分2次服用
复方磺胺甲噁唑	片剂/胶囊/颗粒 SMZ：TMP=4：1	口服	40~60mg/(kg·d),分2次;卡氏肺孢菌肺炎50mg/(kg·d),分2~4次(以SMZ计)
磷霉素钠	片剂/胶囊 0.1g:10万U 0.25g:25万U	口服	50~100mg/(kg·d),分3~4次服用
	注射剂 1g,2g	静脉给药	100~300mg/(kg·d),分3~4次给药
夫西地酸	注射剂 0.125g,0.25g	静脉给药	7mg/(kg·镒),3次/d,每次滴注时间2~4h
万古霉素	注射剂 0.5g:50万U	静脉给药	20~40mg/(kg·d),分2~4次给药,新生儿15~20mg/(kg·d),分2次给药
替考拉宁	注射剂 0.2g:20万U	静脉给药	新生儿,6mg/(kg·次),1次/d;<2月,8mg/(kg·次),1次/d;>2月,10mg(kg·次),首日2次,继以1次/d
利奈唑胺	注射剂 100ml:200mg 300ml:600mg	静脉给药	20~30mg/(kg·d),分3次给药。<7d的新生儿,10mg/(kg·次),1次/12h

续表

药品名称	剂型/规格	给药途径	用法用量
环丙沙星	片剂/胶囊 0.25g,0.5g	口服	10~20mg/(kg·d)，分 2~3 次服用。18 岁以下儿童应用需告知
	注射剂 0.1g,0.2g	静脉给药	5~8mg/(kg·d)，分 2 次给药。18 岁以下儿童应用需告知
甲硝唑	片剂 0.1g,0.2g	口服	20~50mg/(kg·d)，分 3 次服用
	注射剂 0.2g,0.5g	静脉给药	首剂 15mg/kg,然后 7.5mg/(kg·次),1 次/8~12h
黄连素 (小檗碱)	片剂 0.25g,0.05g	口服	10mg/(kg·d),分 3~4 次服用

二、抗真菌药

药品名称	剂型/规格	给药途径	用法用量
氟康唑	片剂/颗粒 0.05g,0.1g	口服	3~6mg/(kg·d),1 次/d
	注射剂 0.05g,0.1g	静脉给药	浅表真菌感染:1~2mg/(kg·d),1 次/d;深部真菌感染:3~6mg/(kg·d),1 次/d
伊曲康唑	颗粒/口服液 0.1g,25ml:0.25g	口服	3~5mg/(kg·d),分 1~2 次服用
伏立康唑	片剂/干混悬剂 0.05g,0.1g,0.2g	口服	一次 200mg,2 次/d
	注射剂 0.05g,0.1g	静脉给药	6~12mg/(kg·d),分 2 次给药。首日用 12mg/(kg·d),次日后改为 6mg/(kg·d)
卡泊芬净	注射剂 0.05g,0.07g	静脉给药	3 月~17 岁,第 1 日给予 70mg/m^2 的负荷剂量(实际剂量不超 70mg),之后给予 50mg/m^2 的日剂量(实际剂量不超过 70mg)
制霉菌素	片剂 25 万 U 50 万 U	口服	5~10 万 U/(kg·d),3~4 次服用

三、抗病毒药

药品名称	剂型/规格	给药途径	用法用量
利巴韦林	分散片/颗粒剂	口服	10mg/(kg·d),分4次服用。6岁以下剂量未定。
	注射剂	静脉给药	10~15mg/(kg·d),分2次给药,滴注时间不少于20min
阿昔洛韦	片剂/胶囊/颗粒 0.1g,0.2g,0.4g	口服	10~20mg/(kg·d), 分3~4次。2岁以下用法不确定
	注射剂 0.25g,0.5g	静脉给药	5~10mg/(kg·d),3次/d,每次最大量不超过500mg/m^2(10mg/kg)。2岁以下用法不确定
更昔洛韦	注射剂 0.05g,0.1g,0.25g	静脉给药	诱导治疗5mg/(kg·次),1次/12h,连用14~21d,维持治疗5mg/(kg·d),1次/d,每周3次
膦甲酸钠	注射剂 100ml:2.4g	肌内注射/静脉给药	10~15mg/(kg·d),分2次。
奥司他韦	胶囊/颗粒	口服	治疗用药:体重<15kg,30mg/次,2次/d;15~33kg,45mg/次,2次/d;24~40kg,60mg/次,2次/d 预防用药:体重<15kg,30mg/次,1次/d;15~33kg,45mg/次,1次/d;24~40kg,60mg/次,1次/d

四、呼吸系统用药

药品名称	剂型/规格	给药途径	用法用量
氢溴酸右美沙芬	片剂/颗粒 7.5mg,15mg 糖浆 10ml:15mg	口服	2~6岁,2.5~5mg/次,6~12岁,5~10mg/次,3~4次/d

续表

药品名称	剂型/规格	给药途径	用法用量
氨溴索	口服液 5ml:15mg	口服	1.2~1.6mg/(kg·d),分3次服用
	注射剂 1ml:7.5mg 2ml:15mg	静脉给药	6岁以下7.5mg/次,6岁以上15mg/次,2~3次/d
乙酰半胱氨酸	颗粒 100mg,200mg	口服	100mg/次,一日2~4次
沙丁胺醇	气雾剂2%;	气雾吸入	1~2喷/次,1次/4h
	吸入用溶液 1ml:5mg; 2.5ml:5mg	雾化吸入	12岁以下从0.5ml雾化溶液(含2.5mg沙丁胺醇)起用,以注射用水稀释至2~2.5ml,间歇疗法可每日重复4次
丙卡特罗	片剂 25μg,50μg 口服液 30ml:0.15mg	口服	6岁以上,25μg/次,1次/12h;<6岁,1.25μg/(kg·次),1次/12h
特步他林	片剂2.5mg	口服	0.065mg/(kg·次),3次/d,总量不超过1.25mg
	气雾剂 0.25mg/喷 雾化溶液 2ml:5mg		雾化吸入:体重<20kg,2.5mg/次,>20kg,5mg/次,1次/6~8h
沙美特罗	气雾剂/粉雾剂 各产品含量不同	气雾吸入 粉雾吸入	25μg/次,2次/d; 25μg/次,2次/d
妥洛特罗	贴剂 0.5mg/贴,1mg/贴,2mg/贴	外贴	0.5~3岁,0.5mg/次,3~9岁,1mg/次,>9岁,2mg/次,1次/d。可粘贴于胸部、背部及上臂部
倍氯米松	气雾剂/粉雾剂 50μg,100μg	气雾吸入	50~100μg/次,2~4次/d
布地奈德	混悬液	雾化吸入	0.5~1mg/次,2次/d
	气雾剂	气雾吸入	2~7岁,200~400μg/d,2~4次/d。7岁以上,200~800μg/d,2~4次/d
	粉雾剂	干粉吸入	6岁以上200~400μg/d,1~2次/d

续表

药品名称	剂型/规格	给药途径	用法用量
氟替卡松	气雾剂 50μg， 125μg/喷	气雾吸入	125~250μg/d，2 次/d
	混悬液	雾化吸入	1mg/次，2 次/d（4~16 岁需急性发作治疗）
孟鲁司特	片剂/颗粒 4mg，5mg	口服	1~5 岁，一次 4mg，1 次/d；6~14 岁，一次 5mg，1 次/d
酮替芬	片剂 1mg	口服	3 岁以上 0.5~1mg/次，1~2 次/d

五、消化系统用药

药品名称	剂型/规格	给药途径	用法用量
西咪替丁	片剂/胶囊 100mg，200mg	口服	5~10mg/(kg·次)，2~4 次/d
	注射剂 2ml：200mg	肌内注射/静脉给药	用法同口服，静脉滴注时滴速为 1~4mg/kg
雷尼替丁	片剂/胶囊 75mg，150mg	口服	胃食管反流 4~6mg/(kg·d)；消化性溃疡 3~5mg/(kg·d)，1 次/12h 或睡前 1 次。
	注射剂 2ml：50mg 5ml：50mg	静脉给药	缓慢静脉注射 0.5~1mg/kg/次，2 次/d 或 1 次/6~8h
奥美拉唑	片剂 10mg，20mg	口服	0.5~2mg/(kg·次)，1~2 次/d
	注射剂 20mg，40mg	静脉给药	同口服
阿托品	注射剂 0.5mg，1mg， 2mg，5mg， 10mg，25mg	静脉给药	0.03~0.05mg/(kg·次)。根据病情可 1 次/15~30min
氢溴酸山莨菪碱	注射剂 1ml：10mg 1ml：20mg	肌内注射 静脉给药	0.1~0.2mg/(kg·次)，1~2 次/d 0.3~2mg/kg，1 次/15~30min，至恢复后即减量停用

续表

药品名称	剂型/规格	给药途径	用法用量
丁溴酸东莨菪碱	注射剂 1ml:20mg	肌内注射/静脉给药	1 月~2 岁,0.3~0.5mg/(kg·次),最大 5mg;2 岁以上,5~20mg/次,3 次/d
鞣酸蛋白	片剂 0.3g 散剂 0.9g	口服	婴儿 0.05~0.2g/次,儿童 0.2~1g/次,3 次/d
鞣酸蛋白酵母散	鞣酸蛋白 0.1g 干酵母 0.1g	口服	同上
蒙脱石	散剂	口服	新生儿 1/4 袋/次,3 次/d;1 岁以下,1 袋/d;1~2 岁,1~2 袋/d;3 岁以上,2~3 袋/d,分 3 次服用
熊去氧胆酸	片剂/胶囊 50mg,150mg,250mg	口服	8~10mg(kg·d),分 2~3 次
乳果糖	口服溶液 10ml:5g,100ml:50g,100ml:66.7g	口服	婴儿 5ml/d,3~6 岁,5~10ml/d,7~14 岁起始剂量 15ml/d,维持剂量 10ml/d
开塞露	10ml		肛门注入,5~10ml/次,挤入直肠,保留 5min

六、循环系统用药

药品名称	剂型/规格	给药途径	用法用量
地高辛	片剂 0.25mg 口服液 10ml,0.5g 注射剂 1ml:0.25mg	口服 静脉给药	<2 岁:0.06~0.08mg/kg;>2 岁:0.04~0.06mg/kg 分 3~6 次完成饱和量,1~2d 用完,以后用上述量的 1/4 为 1 日维持量 饱和量,<2 岁:0.04~0.06mg/kg;>2 岁:0.02~0.04mg/kg。早产儿及新生儿宜用 1/2 或 1/3 量
去乙酰毛花苷	注射剂 2ml:0.4mg	肌内注射/静脉给药	饱和量,<2 岁:0.03~0.04mg/kg;>2 岁:0.02~0.03mg/kg,分数次给药。维持量为饱和量的 1/3~1/4

续表

药品名称	剂型/规格	给药途径	用法用量
毒毛花苷 K	注射剂 1ml:0.25mg	静脉给药	0.007~0.01mg/kg,必要时可重复 1~2 次
米力农	注射剂 5ml:5mg	静脉给药	负荷量 25~50μg/kg,以后以 0.25~1.0μg/(kg·min)的速度缓慢滴注维持
多巴胺	注射液 2ml:20mg	静脉给药	10~20mg 加入 5% 葡萄糖溶液,按 4~8μg/(kg·min)静脉滴注
多巴酚丁胺	注射剂 2ml:20mg	静脉给药	持续静脉滴注 2~20μg/(kg·min),从小剂量开始,视病情调整剂量
肾上腺素	注射剂 0.5ml:0.5mg 1ml:1mg	静脉给药 肌内注射	心肺复苏:浓度 1∶10 000,0.1ml/(kg/·次)(0.01mg/kg) 气管插管:浓度 1∶1 000,0.1ml/(kg·次)(0.1mg/kg); 抗休克:持续静滴 0.1μg/(kg·min); 抗过敏性休克:即刻给药<6 岁 0.15mg;6~12 岁,0.3mg;>12 岁,0.5mg
去甲肾上腺素	注射剂 1ml:2mg 1ml:5mg	静脉给药	0.1~2μg/(kg·min)持续静脉滴注
间羟胺	注射剂 1ml:10mg	肌内/皮下 静脉给药	0.1mg/kg 0.4mg/kg 或 12mg/m^2,用氯化钠稀释至每 25ml 含间羟胺 1mg 的溶液,以维持理想压力
盐酸利多卡因	注射剂 5ml:50mg 5ml:100mng	静脉注射 静脉滴注	1mg/kg,1 次/10~15min,极量 5mg/kg 维持量 20~50μg/(kg·min)
胺碘酮	片剂 0.1g,0.2g	口服	5~10mg/(kg·d),分 3 次服,4~8 次后改为 5~6mg/(kg·d)

续表

药品名称	剂型/规格	给药途径	用法用量
普罗帕酮	片剂 50mg 注射剂 5ml:17.5mg	口服 静脉给药	5~6mg/(kg·次),3~4 次/d,见效后减半量维持 1~2mg/(kg·次)加入葡萄糖溶液 10~20ml,5~10min 缓慢推注
盐酸普萘洛尔	片剂 10mg 注射剂 5ml:5mg	口服 静脉滴注	0.5~1mg/(kg·次),3 次/d 0.05~0.1mg/(kg·次),不超过 1mg/次,缓慢注射
三磷酸腺苷	注射剂 20mg,40mg	静脉注射	首次 0.05~0.1mg/kg 快速静脉推注,30s 内如不能终止心动过速,第 2 次可用 0.2mg/kg
硝苯地平	片剂 5mg,10mg	口服/舌下含服	10~20mg/次,3 次/d
硝普钠	注射剂	静脉给药	0.2~8μg/(kg·min),从小剂量开始,以后每 5min 增加,0.1~0.2μg/kg 至产生疗效
维拉帕米	片剂 40mg 注射液 2ml:5mg	口服 静脉给药	1~2mg/kg/次,2~3 次/d 0.1~0.2mg/(kg·次)
巯甲丙脯酸	片剂 12.5mg	口服	0.3mg/(kg·次),3 次/d,逐渐增加剂量
福辛普利	片剂/胶囊 10mg	口服	0.1~0.6mg/kg,1 次/d,6 岁以下慎用
尼卡地平	注射剂 2mg	静脉注射	开始剂量 0.5~5μg/(kg·min),最大量 4~5μg/(kg·min)
前列地尔	注射剂 10μg	静脉滴注	0.02~0.5μg/(kg·min),1 次/d
果糖二磷酸钠	口服液 1g 注射剂 5g	口服 静脉滴注	0.5~1.0g/次,2~3 次/d 100~250mg/kg,1~2 次/d

七、血液系统疾病用药

药品名称	剂型/规格	给药途径	用法用量
维生素 B_{12}	注射液 1ml:0.05mg 1ml:0.1mg	肌内注射	25~50μg/次,隔日1次,疗程共2周。以后1次/月
叶酸	片剂 0.4mg,5mg	口服	5mg/次,3次/d
硫酸亚铁	合剂 2.5%	口服	治疗量 3~6mg/(kg·d),分1~2次服用 预防用 1~2mg/(kg·d),1次/d给药
富马酸亚铁	片剂 35mg,50mg	口服	同上
右旋糖酐铁	片 25mg,50mg	口服	同上
山梨醇铁	注射液 2ml:50mg	深部肌内注射	体重>6kg,1ml/1次,1次/d;<6kg,0.5ml/1次,1次/d
肌苷	片剂/胶囊 0.2g 注射剂 2ml:50mg 2ml:100mg	口服	100~200mg/次,3次/d 100~200mg/次,1次/d
重组人粒细胞刺激因子(rhG-GSF)	注射剂 75μg,150μg,300μg	皮下注射 静脉注射	<3岁,75μg/次;3~6岁,150μg/次;6~12岁,300μg/次,1次/d
重组人粒细胞刺激因子(rhG-GSF)	注射剂 75μg,150μg,300μg	皮下注射	再障、骨髓增生异常综合征,3μg/次,1次/d;癌症化疗5~10μg/次,1次/d,于化疗停药后开始使用,持续7~10日
维生素 K_1	注射剂 1ml:2mg 1ml:10mg	肌内/皮下注射	治疗新生儿出血症每次1mg皮下或肌内注射,8h后可重复给药。预防新生儿出血可在出生后给予0.5~1mg,1次/6~8h 一般治疗 10mg/次,1~2次/d

续表

药品名称	剂型/规格	给药途径	用法用量
硫酸鱼精蛋白	注射剂 5ml:50mg 10ml:100mg	静脉注射	中和肝素，与末次肝素用量相当
		静脉滴注	抗自发性出血静脉滴注5~8mg/kg，分2次，间歇6小时，连续应用不超3日
氨甲环酸	注射剂 2ml:0.1g 5ml:0.25g	静脉给药	0.25g/次，加入25%葡萄糖注射液20ml中静脉推注，或加入5%~10%葡萄糖注射液或0.9%氯化钠注射液中静脉滴注，2次/d
氨甲苯酸	注射液 5ml:50mg 10ml:100mg	静脉给药	0.25g/次，加入25%葡萄糖注射液20ml中静脉推注，或加入5%~10%葡萄糖注射液或0.9%氯化钠注射液中静脉滴注，2次/d
氨基己酸	注射液 10ml:2g 20ml:4g	静脉滴注	0.2g/kg，溶解于50~100ml 5%~10%葡萄糖注射液或0.9%氯化钠注射液中，1次/4~6h
酚磺乙胺	2ml:0.25g 5ml:0.5g	肌内/静脉注射	0.125~0.25g，2~3次/d
肝素钠	注射液 2ml:100U 2ml:5 000U	静脉滴注	100U/kg或1mg/(kg·次)，溶于10%葡萄糖注射液或0.9%氯化钠注射液50~100ml中，在4h内缓慢滴入
肝素钙	注射液 1ml:5 000U 1ml:7 500U 1ml:10 000U	静脉注射	首剂50U/kg，之后每4h 50~100U/kg，根据检验结果调节剂量
		静脉滴注	首剂50U/kg，之后每4h给予100U/kg，24h持续滴注，根据检验结果调节剂量。DIC时每4h按25~50U/kg持续静脉滴入，若4~8h无好转即停用
华法林钠	片剂 2.5mg，3mg，5mg	口服	0.2~0.5mg/(kg·次)，之后日维持量为2~8mg/次

续表

药品名称	剂型/规格	给药途径	用法用量
巴曲酶	注射液 1ml:10BU 0.5ml:5BU	肌内注射	0.3~0.5KU/次,1 次/d,一般疗程为 2 日。也可用于外用蘸药压迫止血
尿激酶	注射剂 5 万 U 10 万 U	静脉给药	静脉滴注 200~400U/(kg·次),1~2 次/d,3 日后,(1~2)万 U/d,共 7~10 日
链激酶	注射剂 10 万 U 15 万 U	静脉给药	负荷剂量 25~60 万;维持剂量 10 万/h,连续静脉滴注
凝血酶原复合物	注射剂 500U	局部用药	局部止血用干粉或灭菌生理盐水溶成 50~1 000U/ml,喷于创面。消化道止血以 50~500U/ml 口服或灌注,2 000~20 000U/次,1 次/1~6h

八、泌尿系统疾病用药

药品名称	剂型/规格	给药途径	用法用量
氢氯噻嗪	片剂 6.25mg,10mg, 25mg,50mg	口服	1~2mg/(kg·d),分 1~2 次服用
呋塞米	片剂 20mg 注射剂 20mg	口服 静脉给药	2~3mg/(kg·d),分 2~3 次服用 0.5~1mg/(kg·次)
依他尼酸	片剂 25mg	口服	0.5~1mg/(kg·d),分 1~3 次服用
	注射剂 25mg	静脉给药	0.5~1mg/(kg·次),缓慢静脉注射或滴注
螺内酯	片剂 4mg,12mg	口服	1~3mg/(kg·d),分 2~4 次服用
甘露醇	注射剂 20ml:4g; 100ml:20g	静脉滴注	利尿:0.25~2g/(kg·次),以 15%~20% 溶液于 2~6h 内静脉滴注;颅内高压:0.5~2g/kg,以 15%~20% 的溶液于 30~60min 内静脉滴注

续表

药品名称	剂型/规格	给药途径	用法用量
乙酰唑胺	片剂 250mg	口服	5mg/(kg·次),1~3 次/d
甘油果糖	注射剂 250ml	静脉滴注	5ml/kg,1 次/8~12h
右旋糖苷 40	注射剂	静脉滴注	5~15ml/(kg·次),1~2 次/d

九、中枢神经系统用药

药品名称	剂型/规格	给药途径	用法用量
地西泮	片剂 2.5mg,5mg	口服	<1 岁,1~2.5mg/d,幼儿不超过 5mg/d,5~10 岁不超过 10mg/d。6 个月以内慎用
	注射液 2ml:10mg	静脉注射	0.25~0.5mg/(kg·次),每次不可超过 20mg,缓慢注射。6 个月以内慎用
氯硝西泮	片剂 0.25mg,0.5mg,2mg	口服	0.03~0.05mg(kg·d),2~3 次/d。维持量 0.1~0.2mg/(kg·d)
咪达唑仑	注射剂 2ml:2mg	肌内注射	术前准备,术前 20~30min 注射 0.15~0.2mg/kg
	2ml:10mg	静脉注射	术前准备 0.2mg/kg,维持麻醉时,视个体差异而定
苯巴比妥	片剂 15mg 30mg,50mg	口服	2~3mg/(kg·次),2~3 次/d
	注射剂	肌内注射	抗惊厥:6~10mg/(kg·次),必要时 4h 后可重复,极量 0.2g/次
水合氯醛	5%或10%溶液	口服/灌肠	镇静、催眠 30~40mg/(kg·次);抗惊厥 40~60mg/(kg·次),极量 1g/次
苯妥英钠	片剂 50mg,100mg 注射剂 0.1g,0.25g	口服	3mg/(kg·d),2~3 次/d 肌内注射 3~5mg/(kg·次),癫痫持续状态 5~10mg/(kg·次)。需做血药浓度测定
卡马西平	片/胶囊 0.1g,0.2g	口服	5~10mg/(kg·d),每 3~5 日增加 5~10mg/kg,维持量 10~30mg/(kg·次),分 2~3 次服用。

续表

药品名称	剂型/规格	给药途径	用法用量
丙戊酸钠	片剂 100mg,200mg 口服液 300ml:12g 注射剂 400mg	口服	20~30mg/(kg·d),2~3 次/d。或 15mg/(kg·d),按需隔周增加 5~10mg/kg,极量 40mg/(kg·d) 需定期复查肝功、血常规及血药浓度
奥卡西平	片剂 150mg,300mg,600mg	口服	10mg/(kg·d),一日 2 次,必要时可增至 40mg/(kg·d)
拉莫三嗪	片剂 25mg,50mg,100mg	口服	单药治疗:2~12岁,第1~2周 300μg/(kg·d),分 1~2 次服用,第 3~4 周 600μg/(kg·d),分 1~2 次服用,第 5 周后每 1~2 周增加 600μg/(kg·d)。一般维持量 1~10mg/(kg·d),分 1~2 次服用,极量 15mg/(kg·d)。12~18 岁,第 1~2 周 25mg/次,1 次/d,每 1~2 周增加一次,维持量 100~200mg/d,分 1~2 次服用,最大剂量 500mg/d
托吡酯	片剂 25mg 胶囊 15mg,25mg	口服	单药治疗:0.5~1mg/(kg·d),一周后每隔 1~2 周递增 0.5~1mg/(kg·d)
左乙拉西坦	片剂 0.25g,0.5g	口服	起始剂量 10mg/kg,每周增加 1 次,增量 10mg/kg,维持量 40~60mg/(kg·d)
盐酸苯海索	片剂 2mg	口服	1~2mg/次,3 次/d。4 岁以下不用或慎用
尼可刹米	注射剂 1ml:375mg	皮下/肌内/静脉注射	10~15mg/(kg·次),必要时 30min 可重复 1 次
盐酸洛贝林(山梗菜碱)	注射剂 1ml:3mg 1ml:10mg	静脉注射 皮下/肌内注射	0.3~3mg/次,必要时每 30min 可重复使用 1~3mg/次

续表

药品名称	剂型/规格	给药途径	用法用量
吗啡	注射剂 0.5ml:5mg	皮下注射	0.1~0.2mg/(kg·次),1岁以内不用
盐酸哌替啶	注射剂 1ml:50mg 2ml:100mg	皮下/肌内/静脉注射	0.5~1mg/(kg·次),婴儿忌用
纳洛酮	注射剂 1ml:0.4mg	肌内注射	0.005~0.01mg/(kg·次),必要时隔3~5min再注射1次

十、解热镇痛抗炎及抗风湿药

药品名称	剂型/规格	给药途径	用法用量
阿司匹林	片剂 10mg,25mg,50mg	口服	解热5~10mg/(kg·次),1次/4~6h;风湿性疾病:急性期80~100mg/(kg·d),分3~4次服用,逐次减量;川崎病30~50mg/(kg·d),分3~4次服用,稳定后逐步减至3~5mg/kg顿服,维持2~3个月
对乙酰氨基酚	片剂 0.1g,0.5g 滴剂 10ml:1g, 15ml:1.5g		解热镇痛:10~15mg/(kg·次),1次/4~6h,每日不超过4次,连续给药不超过3日
布洛芬	片剂/胶囊 0.1g,0.2g 栓剂 50mg,100mg 滴剂 15ml:0.6g 20ml:0.8g	口服	解热镇痛:5~10mg/(kg·次),1次/6h,每日不超过4次;抗风湿:30~40mg/(kg·d),分3~4次服药
贝诺酯	片剂/颗粒 50mg	口服	20~25mg/(kg·次),3~4次/d,3个月以下慎用
吲哚美辛	片剂/胶囊 25mg,75mg	口服	0.5~1.0mg/(kg·次),2~3次/d。抗风湿:1~3mg/(kg·d),分3~4次口服

续表

药品名称	剂型/规格	给药途径	用法用量
柳氮磺吡啶	片剂/胶囊 0.25g	口服	初始剂量10mg/(kg·d),渐增至30~50mg/(kg·d),分3~4次服用,总量不超过2g/d,2岁以下不用
硫唑嘌呤	片剂 50mg,100mg	口服	1~2mg/(kg·d),1次/d,总量小于150mg/d
环孢素	胶囊 10mg,25mg,50mg 口服液 50ml:5g	口服	4~6mg/(kg·d),分2次服用,1岁以上服用,需监测血药浓度

十一、内分泌系统药物

药品名称	剂型/规格	给药途径	用法用量
醋酸可的松	口服片 5mg,25mg 注射剂 2ml:50mg	口服 肌内注射	2.5~10mg/(kg·d),分3~4次服用 1/3~1/2口服量
氢化可的松	片剂 4mg,10mg,20mg 注射剂 10mg,25mg,50mg,100mg	口服	10~20mg/(m^2·d),分3~4次 4~8mg/(kg·d),8h内滴入,或分3~4次滴入
泼尼松龙(氢化泼尼松)	片剂 1mg,5mg 注射剂 25mg	口服 肌内注射/静脉滴注	1~2mg/(kg·d),分3~4次服用 1~2mg/(kg·d),分2次
醋酸泼尼松(强的松)	片剂 5mg	口服	1~2mg/(kg·d),分3~4次服用
甲泼尼龙	片剂 2mg,4mg 注射剂 20mg,40mg	口服 静脉给药 关节腔内肌注	1~2mg/(kg·d),分3~4次服用 10~20mg,1~2次/d 10~80mg/次

续表

药品名称	剂型/规格	给药途径	用法用量
地塞米松	片剂 0.75mg 注射剂 1mg,2mg,5mg	口服 肌内注射/静脉滴注	0.1~0.25mg/(kg·d),3~4次/d 0.2~0.3mg/(kg·次),1~2次/d
左甲状腺素钠	片剂 25μg,50μg,100μg	口服	每日完全替代剂量:6个月以内6~8μg/(kg·d);6~12个月6μg/(kg·d);1~5岁5μg/(kg·d);6~12岁4μg/(kg·d)。开始时应用完全替代剂量的1/3~1/2,以后每2周逐渐增量
甲巯咪唑	片剂 5mg	口服	起始剂量:0.4mg/(kg·d),分3次口服;维持量:0.1~0.2mg/(kg·d)
重组人生长激素	注射剂 100U	肌内注射	促进儿童生长推荐剂量:0.1~0.15U/kg,1次/d

十二、抗变态反应药物

药品名称	剂型/规格	给药途径	用法用量
马来酸氯苯那敏	片剂 1mg,4mg	口服	0.3~0.4mg/(kg·d),分3~4次口服。早产儿新生儿不用,婴幼儿慎用
苯海拉明	片剂 25mg 注射剂 1ml:10mg	口服 静脉给药	1~2mg/(kg·次),3次/d。新生儿、早产儿禁用 0.5~1mg/(kg·次),3次/d
异丙嗪	片剂 12.5mg,25mg,50mg 注射剂 1ml:25mg 2ml:25mg	口服 肌内/静脉注射	0.5~1mg/(kg·次),1~3次/d。早产儿、新生儿禁用。2岁以下慎用

续表

药品名称	剂型/规格	给药途径	用法用量
西替利嗪	口服溶液 10ml:10mg 片剂/胶囊 10mg	口服	2~6 岁,5mg/d,分 1~2 次服用;6~12 岁,10mg/d,分 1~2 次服用
氯雷他定	片剂 10mg 颗粒 5mg,10mg	口服	2~12 岁,体重 >30kg,10mg/d,体重 <30kg,5mg/d,1 次/d
富马酸酮替芬	片剂 1mg	口服	0.5~1mg/次,2 次/d

十三、维生素类药物

药品名称	剂型/规格	给药途径	用法用量
维生素 A	胶丸 5 000U 2.5 万 U	口服	对营养不良,6 月~1 岁口服 10 万 U;1 岁以上口服 20 万 U。眼干燥症 6 月~1 岁首日口服 10 万 U,第 2 日及 4 周后各服 10 万 U;1 岁以上口服 20 万 U,次日及第 4 周各服 20 万 U
维生素 B_1	片剂 10mg 注射剂 2ml:50mg	口服	B_1 缺乏症:轻型口服 10mg/d,重型肌内注射 10~25mg/d
维生素 B_6	片剂 10mg	口服	维生素 B_6 依赖综合征:婴儿维持量 2~10mg/d,1 岁以上同成人量,开始 30~600mg/d,维持量 50mg/d,终身服用。维生素 B 缺乏症:2.5~10mg/d,共 3 周,之后 2~5mg/d,持续数周
维生素 B_{12}	注射剂 1ml:0.05mg 1ml:0.1g	肌内注射	25~50μg/次,隔日 1 次,共 2 周;以后每月肌内注射 1 次

续表

药品名称	剂型/规格	给药途径	用法用量
维生素 D_2	软胶囊 5 000U (0.125mg) 10 000U (0.25mg) 注射剂 1ml:5mg 1ml:10mg	口服	预防性维生素D缺乏:早产儿日摄入量不足100U时,出生后1~3周起一日口服500~1 000U,如不能坚持口服可每月或隔月注射20万U,母乳喂养婴儿400U/d。治疗维生素D缺乏:1 000~4 000U/d,后减至400U/d。维生素D依赖性佝偻病:3 000~1 000U,最大量5万U/d。肾性骨萎缩:4 000~40 000U/d
维生素 D_3	滴剂 400U/粒 注射液 (15万U) 0.5ml:3.75mg	口服	预防维生素D缺乏:400U/d;骨软化症1 000U/d;手足搐搦症:2 000~5 000U/d,1个月后改为400U。甲状旁腺功能减退(5~50)万U/d
维生素E	片剂 5mg,10mg 胶囊 10mg,50mg	口服	维生素E缺乏:1mg/(kg·d),早产儿每日15~20mg。慢性胆汁淤积,15~25mg/d
维生素 K_1	片剂 5mg 注射剂 1ml:10mg		预防新生儿出血:于分娩前12~24h给母亲肌内注射或缓慢静脉注射2~5mg。也可在新生儿出生后肌内或皮下注射0.5~1mg,8h后可重复
注射用水溶性维生素	注射剂	静脉给药	>10kg儿童1瓶/d,新生儿及小于10kg的儿童按体重0.1瓶/(kg·d)
脂溶性维生素注射液(Ⅱ)	注射剂	静脉给药	11岁以下1ml/(kg·d),日最大剂量10ml
左卡尼汀	口服溶液 10ml:1g	口服	起始剂量50mg/(kg·d),可按需增大剂量,通常为50~100mg/kg,一日不超过3g

十四、解毒药

药品名称	剂型/规格	给药途径	用法用量
二巯丙醇	注射剂 2ml:0.2g	肌内注射	2~3mg/kg，第1、2日1次/4h，第3日改为1次/6h，第4日后1次/12h，疗程10日
二巯丁二钠	注射剂 0.5g，1g	静脉注射	用10ml的5%葡萄糖或0.9%氯化钠溶液溶解1g药物，按20mg/kg给药，静脉注射
碘解磷定	注射剂 20ml:0.5g	静脉注射	轻度中毒15mg/kg，中度中毒20~30mg/kg，重度中毒30mg/kg
氯解磷定	注射剂 2ml:0.5g	肌内/ 静脉注射	轻度中毒15mg/kg，中度中毒20~30mg/kg，重度中毒30mg/kg
硫酸阿托品	注射剂 1ml:0.5mg 1ml:1mg	静脉注射	严重中毒：首次剂量0.05~0.1mg/kg静脉注射，以后0.05mg/(kg·次)，1次/5~10min，至瞳孔散大，肺水肿消退，改为0.02~0.03mg/(kg·次)，皮下注射，1次/15~30min，至意识恢复改为0.01~0.02mg/(kg·次)，1次/30~60min。中度中毒：0.03~0.05mg/(kg·次)，1次/15~30min，皮下注射，减量指征同上。轻度中毒：0.02~0.03mg/(kg·次)，口服或皮下注射，必要时重复
硫代硫酸钠	注射剂 10ml:0.5g； 20ml:1g	静脉注射	按体重计25%溶解1~1.5ml/kg(250~375mg/kg)
亚甲蓝	注射剂 2ml:20mg 5ml:50mg	静脉注射	1~2mg/(kg·次)，缓慢静脉注射5~10min以上。氰化物中毒10mg/(kg·次)，加5%葡萄糖注射液20~40ml稀释后缓慢静脉注射，直至口周发绀消退，再给硫代硫酸钠
氟马西尼	注射剂 5ml:0.5mg	静脉注射	0.01mg/kg，静脉注射最大剂量1mg
乙酰半胱氨酸	片剂 200mg 600mg	口服	首次140mg/kg，然后每4h给药70mg/kg，共给17次

（韩 梅　田维敏）